成方便讀

成方便讀

張秉成 著

鄭岐薰 譯

譯 序

하늘은 끊임없이 사물을 발생하니 그 강건하고 동적인 성질은 양(陽)에 해당하고, 땅은 꾸준히 만물을 양육하여 완성하니 그 꿋꿋하고 정적인 성질은 음(陰)에 해당한다. 이런 하늘과 땅의 성질에 대해 옛사람들은 위에 언급한 것 이외에도 더욱 다양한 표현들을 하였다. 우선 숫자상으로 양(陽)의 숫자인 삼(三)으로 하늘을 상징하면서, 음의 숫자인 이(二)로 땅을 상징하여 삼천양지(參天兩地)라 하였고, 기하학적으론 지름과 무한소수인 원주율의 곱이 둘레가 되는 원형(圓形)으로 하늘을 상징하면서, 서로 다른 꼭짓점을 이은 각 선분 길이의 합이 둘레가 되는 방형(方形)으로 땅을 상징하여 천원지방(天圓地方)이라고도 하였다. 이처럼 천동지정(天動地靜), 천양지음(天陽地陰), 삼천양지(參天兩地), 천원지방(天圓地方)과 같은 말들은 모두 하늘과 땅을 빌어 음양(陰陽)을 다양하게 표현한 것이니 이 말들의 의미는 서로 통한다고 할 것이다. 그러므로 위에서 언급된 단어 중 방(方)이란 단어에는 단순히 기하학적 방형(方形)의 의미만 있는 것이 아니라 음(陰)의 상징인 땅과 관련되어 '방위'와 '장소'라는 의미가 있게 되었고, 아울러 하늘의 추상성에 대비되는 땅의 구체성과 관련되어 '방법'과 '규정'이라는 의미가 있게 되었으며, 더 나가서는 의미가 확대되어 '함께', '모방', '원리'와 같은 의미도 내포하게 되었으니, 이것들은 모두 음(陰)의 화현(化現)인 땅의 의미가 방(方)에 내포된 것이라 하겠다. 따라서 의학에서 사용되는 방(方) 즉 처방에도 이런 의미가 내포되어 있어야 하니, 임상가가 처방을 낼 경우라면 병증을 치료하는 구체적인 방법이 자세하게 드러나야 하겠고, 초학자가 처방을 공부하는 경우라면 누구나 이해할 수 있는 원리로 설명되면서 쉽게 모방할 수 있어야 하겠다.

『성방편독(成方便讀)』은 장병성(張秉成) 선생이 지은 방론서(方論書)이다. 선생의 사적이 자세하게 전해져 내려오진 않으나 사관(謝觀) 선생의 서문을 보면 생존 당시부터 명의로 이름을 날려 많은 의료활동을 하였고, 아울러 활발한 교육 활동으로 많은 제자를 길러낸 근대의 명의이자 교육자인 것을 알 수 있다. 이런 선생이 아들과 제자들의 의학 교육을 위해 지은 저술이 바로 『본초편독(本草便讀)』, 『성방편독(成方便讀)』, 『맥진편독(脈診便讀)』인데 이들 서적은 발행 당시부터 의학계의 주목을 받아 의사들에게 널리 읽혔고, 현재에도 본초학이나 방제학 또는 진단학과 같은 수많은 (한)의학 교과서에 다수 인용되고 있다.

역자는 견문이 좁아 2009년에 『성방편독』을 처음 접했다. 처음에는 시중에 나와 있는 수많은 처방해설서와 같이 단순히 본초 약성만을 나열해 엮게 처방을 해설한 서적이려니 하고 가볍게 살펴보던 중 사군자탕(四君子湯) 속의 복령(茯苓) 해설과 옥추단(玉樞丹) 속의 오배자(五倍子) 해설 등이 역자가 평소 품어왔던 생각과 완전히 같은 것을 발견하고선 마치 오랫동안 보지 못했던 친구를 만난 것처럼 너무 기뻐 다른 처방의 해설도 자세히 살펴보니 결코 가볍게 일독할 서적이 아님을 알게 되었다. 이에 이 책을 번역하여 세상에 알릴 마음을 세우고 동료들과 더불어 1권부터 번역을 시작하였는데 시간이 촉박하여 우선 2권까지만 번역을 해 2010년에 논문으로 발표하게 되었고, 그 후 대학에서 대학원생을 지도하면서 나머지 3권과 4권을 마저 번역하게 되었다. 그러나 일신의 변화로 인해 시간이 여유롭지 못하게 되면서 위 번역물들을 정리해 책으로 간행하지 못하고 시간을 보내던 중, 경자년(庚子年) 상반기에 잠시 시간을 얻게 되어 기존의 번역물을 다시 수정하고 정리해 간행을 도모하게 되었으니, 생각해보면 『성방편독』이라는 책을 세상에 알리고자 마음먹은 지 11년만 이다.

『성방편독』에는 아들과 제자들을 위해 수없이 고민한 장병성 선생의 마음이 담겨있다. 따라서 독자가 이 마음을 살펴 이 책을 세밀하게 읽는다면 임상가에게는 좋은 친구가 될 것이고, 초학자에게는 훌륭한 선생이 될 것이라는 세간의 평가가 절대로 미사여구가 아님을 알 수 있을 것이다. 아울러 더 나가 완숙(完熟)하게 익혀 자유롭게 사용할 수 있게 된다면 곱자로 방(方)을 그리는 것뿐만 아니라 컴퍼스로 원(圓) 또한 자유롭게 그릴 수 있을 것이니, 이렇게 된다면 원방상함(圓方相涵)하여 원신방지(圓神方智)하게 될 것이므로, 역자에게는 큰 기쁨이 되겠다.

2020년 8월,

경일암(敬一庵) 정기훈(鄭岐薰)이 어약재(魚躍齋)에서 쓰다.

일러두기

○ 이 책의 원문 저본(底本)은 다음과 같다.

□『成方便讀』 張秉成 編著, 楊威 校注, 北京, 中國中醫藥出版社, 2002.3

□『成方便讀』 張秉成 撰, 張效霞 · 杜鵑 校注, 北京, 學苑出版社, 2010.6

○ 원문 저본(底本)의 내용이 서로 다른 경우, 문장의 의미와 다른 서적을 참고하여 이교(理校)하였다.

○ 번역은 역자가 작성하거나 지도한 아래의 논문들을 기본으로 삼아 수정과 교정을 진행하였다.

□ 鄭岐薰,『成方便讀』에 대한 硏究 -卷一, 卷二를 중심으로-, 대전대학교, 2010.

□ 鄭岐薰, 徐榮培,『成方便讀 · 潤燥之劑』에 대한 硏究, 대전대학교, 2010.

□ 崔雄植,『成方便讀』에 대한 硏究 -卷三를 중심으로-, 대전대학교, 2015.

□ 韓相坤,『成方便讀』에 대한 硏究 -卷四를 중심으로-, 대전대학교, 2015.

○ 번역 중 주석이 필요한 경우, 내용이 적으면 문단 밑에 미주의 형식으로, 내용이 많으면 문단 밑에 말머리(의안)를 붙인 후 기술하였다.

○ 주석은 원저자인 장병성 선생이 아쉬워한 출전 고증 등에 집중하였고, 다른 방론서와의 배오 원리 비교 등과 같은 것은 향후를 기약하였다.

發表劑 80

攻裏劑 111

제 2 권

和解劑

理氣劑

理血劑 196

祛風劑 226

利濕劑 325

潤燥劑 355

제 4 권

『成方歌括』 謝序

상주(常州) 장조가(張兆嘉) 선생의 저서 『성방가괄(成方歌括)』은 생전에 간행되지 못하다가, 올봄 외손자인 비형손(費馨孫)이 원고를 천경당(千頃堂) 사장에게 넘겨주면서 비로소 간행 배포하게 되었는데, 선생께서 돌아가신 지 벌써 20여 년이나 되었다. 나와 선생은 비록 같은 고을에서 살았으나, 내가 양씨(楊氏) 친척 집에 살았을 약관의 나이 때 맹씨(孟氏)의 병을 진료하는 선생을 겨우 뵈었을 뿐으로, 장신에 하관이 넓으셨고 수염이 적으면서 다리를 저셨지만, 태도는 고요하면서도 근엄하셨는데, 당시 처방한 약은 갈근탕(葛根湯)이었다. 10년 후에는 선생의 저작인 『본초편독(本草便讀)』을 구해서 읽었고, 또 10년간 선생의 제자인 풍단생(馮端生)과 서로 통교(通交)하고 난 후에야 선생의 도덕과 학문에 대해 비로소 자세하게 알게 되었는데, 뛰어난 선생의 의술은 모두 선생 자신에게서 나온 것임을 알 수 있었다.

대략 30여 년 전부터 나는 강남(江南)지역에서 중의학을 배우고자 하는 사람들에게 반드시 읽어야 할 서적과 반드시 열람해야 할 서적 및 섭렵해야 할 서적 몇몇 종류들을 지정하여 익히게 하였고, 임증(臨證)하고 실습하는 데에도 반드시 일정 시간을 수련하게 하였으며, 이런 규정들을 지킨 후에야 비로소 세상에 나가 진료하는 것을 허락하였다. 이렇게 한 후에야 병을 볼 때 그 근원을 알 수 있을 것이고 약을 사용할 때 고심이 없을 것이다. 선생의 치료의학은 더욱더 상규(常規)의 준수를 사명으로 삼았기 때문에, 선생께서 지으신 몇몇 종류의 『편독(便讀)』 모두를 일상에서 학습서로 삼아 정밀히 익힌다면, 제멋대로 이론

(異論)을 세워서 스스로 잘난 척하지는 않을 것이다. 그러므로 문하에 있던 제자는 기본 학식(學識)이 충후(充厚)하여 병(病)을 보면 알 수 있었고 병(病)을 치료하면 낫게 하였으며, 여기에 더욱더 공부에 정진해 선철(先哲)의 정오(精奧)를 깊이 탐구하고 힘이 닿는 대로 연구하고 확충하였으니, 이것이 풍단생(馮端生)의 명성이 남경시(南京市)에 널리 알려지게 된 이유였다.

최근에 자신을 스스로 상한(傷寒) 전문가라고 자랑하는 자들이 중경(仲景)의 책을 가지고 "세상의 모든 병을 개괄하고 있다."라고 주장하면서 중경(仲景) 이외 선철(先哲)들의 저서들을 한 줄의 글로 완전히 무시하고 있는데, 이것은 있는 힘을 다해 여러 선철(先哲)의 저서들을 비방하여 자신들의 조그마한 이익을 넓히려고 꾀하는 것이다. 그 무리는 다시 한번 더욱더 맹렬히 변신하여, 한 개인의 편벽되고 과격한 주장을 가지고 세상에 자랑하고 있는 실정이 되었다. 이렇게 되면서 병(病)을 봐도 알지 못하게 되었고 병(病)을 치료해도 효과가 없게 되었으며 병(病)을 만나도 파악하지 못하게 되어서, 드디어는 중의학(中醫學)은 쓸모가 없다며 서의학(西醫學)의 겉모양만을 표절해 개량의 기치로 앞세우면서 사람들의 이목을 집중시키고 자신들의 주장을 외치며 발호하여 중의계(中醫界)와 대립해 명성을 구하고 있는 실정이 되었다. 여기에 일반 청년들은 쉬우면서 기이한 것만 찾고 주인의 길은 버리고 노예가 되는 풍조에 맹목적으로 부화뇌동하면서, 중의학(中醫學)의 정밀한 의미는 점점 가려지게 되었다.

천경당(千頃堂)의 사장은 이러한 현실을 바라보면서 의학계의 어지럽고 혼란한 상태를 구제하려면 중의학(中醫學)의 상식을 소리 높여 제창하지 않으면 안 된다고 여겨, 먼저 선생의 『본초편독(本草便讀)』을 간행한 다음 뒤를 이어 『성방편독(成方便讀)』을 출판하니, 의학에 뜻이 있는 사람이 『본초편독(本草便讀)』과 『성방편독(成方便讀)』으로 입문하여 각 의가(醫家)들의 정미하고 깊은 학문을 연구한다면 중의학(中醫學)으로 병을 치료하는 효력이 추락하지 않고 유지될 것이니, 역시 요즘 세상 중에 사려와 뜻이 깊은 사람이라 하겠다. 앞서서 진백미

(秦伯未)군과도 이야기를 나누어 보니 진군(秦君) 역시 흔쾌히 찬성하였다. 난초를 아끼는 마음으로 몇 마디 말을 책머리에 썼으니 중의(中醫)에 대한 확신이 있어 사설(邪說)에 미혹(迷惑)되지 않은 사람이라면 내 말에 대하여 반드시 깊이 느끼는 바가 있을 것이다.

중화민국(中華民國) 22년(1933) 9월,

무진(武進)의 이항(利恒) 사관(謝觀)이 호우(滬寓)의 등재(登齋)에서 글을 짓다.

秦 序

『성방편독(成方便讀)』 약간 권은 무진현(武進縣)의 장병성(張秉成) 선생께서 지으신 것이다. 선생께서는 일찍이 『본초편독(本草便讀)』을 편찬해 이미 의료계에 널리 이름을 알리셨는데, 이 책을 편찬한 뜻도 앞선 『본초편독(本草便讀)』과 동일하게 읽고 외우기에 편리하도록 만든 것이다. 중의 서적 중에서는 방약서(方藥書)가 가장 읽기 쉽지 않고, 읽었다 하더라도 쉽게 암기되지 않는다. 그러므로 선생께서는 이사재(李士材)의 변려문체(駢儷文體)와 왕인암(汪訒庵)의 가결(歌訣) 형태를 모방해, 초학자가 쉽게 읽을 수 있고 읽은 후에는 쉽게 암기될 수 있도록 이 책을 만드셨다. 비록 내용에 새롭게 발명한 것이 많다고는 할 수 없지만, 후학들을 이끌어 주려는 마음은 결코 묻힐 수 없을 것이다. 또한, 선생께서는 책에 수록될 처방을 신중히 선택하시면서 그 처방의 의미를 절실히 궁리하셨는데, 옛것을 버리지 않으면서도 지금의 것도 남지 않게 이 한 권에 모아 임상에 도움이 되도록 하셨다. 고금의 수많은 처방에서 그 정수만을 뽑아냈으므로 익숙하게 익혀 변화에 맞춰 사용할 수 있다면, 널리 사용할 수 있으면서도 세세한 것에도 알맞게 될 것이므로 더욱 뛰어난 장점이 될 것이다. 서경(書經) 잠관화(岑冠華)가 정리 교정하는 과정에서 나에게 글을 구하니, 이에 책머리에 몇 마디 말을 적어, 뜻 있는 이들에게 소개하는 바이다.

계유년(癸酉年, 1933) 7월 16일에

진백미(秦伯未) 쓰다

自序

맹자(孟子)께서는 "눈이 밝은 이루(離婁)와 기교가 좋은 공수자(公輸子)도 규구(規矩)[1]를 사용하지 않으면 방(方)과 원(圓)[2]을 만들 수 없고, 귀가 밝은 사광(師曠)도 육률(六律)을 사용하지 않으면 오음(五音)을 바로잡지 못한다."[3]고 말씀하셨다. 백공(百工)의 기예도 이와 같은데, 하물며 의도(醫道)에 있어서는 어떻겠는가? 더구나 의학의 도(道)는 천지조화의 권능(權能)을 붙잡고 있으면서, 질병과 생사의 근본을 장악하고 있다. 예전에 범문정공(范文正公)[4]께서는 "훌륭한 재상(宰相)이 될 수 없으면 훌륭한 의사(醫師)가 되겠다."고 하셨는데, 재상은 천하의 안위(安危)를 구제할 수 있고 의사는 한 지역의 질고(疾苦)를 치료할 수 있으므로, 훌륭한 재상과 훌륭한 의사는 비록 나아가고 머문 바가 서로 다르지만, 그 마음 씀씀이는 하나가 되기 때문이었다. 이런 것으로 살펴보면 의학을 어찌 작은 도(道)라고 할 수 있겠는가? 다만 의학을 배우는 자는 마땅히 먼저 약성(藥性)의 성미(性味)를 밝게 알고, 적절한 치료법이 각기 다르다는 것을 안 연후에야 옛 처방을 운용해 지금의 병을 치료할 수 있을 것이니, 또한 방원(方圓)을 이루는데 규구(規矩)를 없앨 수 없고, 오음(五音)을 바로 하는데 육률(六律)을 없앨 수 없는 것과 같은 것이다. 고금의 본초(本草) 서적들을 살펴보면 수레에 실어 운반하면 소가 땀을 흘리게 되고 쌓아 올리면 들보에 닿을 정도로 많지만, 모두 번잡함을 버리지 못한 난해함 때문에 그 본지를 잃어버렸으니, 정확하면서도 적절하고 간명하면서도 읽기 쉬운 것은 진실로 만나기가 어려운 실정이다. (그리하여) 정해년(丁亥年, 1887)에 손수 『본초편독(本草便讀)』 두 권을 편집하여, 큰아이에게 교정(校正)하고 초록(抄錄)하게 한 후 그것을 학습해 외우게 하였다. (그런데) 약은 비록 (지금의) 의사 손에서 나오겠지만, 처방은 옛사람을 많이 모방하고 있으므로, 무릇 의도(醫道)로 세상에 이름을 떨치는 자들은 모두 고방(古方)을 공부해야 할 범위로 여기고 처방할 때에 반드시 고방(古方)을 읽어야만 한다고 말하지 않는 자가 없음을 생각하게 되었다. (그리하여) 이 책에 고금의 처방 200여 수를 수집해 채록(採錄)하였는데, 모두 세상에서 상용되면서 동료 의사들이 익히고 숭상하는 것들이 되겠고, (아울러) 가결(歌訣) 형식으로 엮으면서 처방 아래에는 주소(注疏)를 달아 독자에게 병증의 기원과 처방의 출전을 알게 하였다. 이 책은 의가(醫家)의 규구(規矩)나 육률(六律)이 아니고 초학자를 위한 송독용(誦讀用)에 불과하지만, 가슴속에 대략 대나무를 그리게 하여 병을 살필 때 근원을 생각하게 하는 데에는 약간의 도움이 있을 것이니, "높은 것을 만들려면 반드시 구릉(丘陵)을 이용하고, 낮은 것을 만들려면 반드시 천택(川澤)을 이용하라."[5]는 말과 같이 이 두 책을 읽는 것 또한 이것을 일컫는 것이 될 것이다.

광서(光緖) 30년 갑진년(甲辰年, 1904) 중춘(仲春)에

무진(武進) 장병성(張秉成)은 존성당(存誠堂)에서 자서(自序)하다

1 규(規)는 원을 그리는 컴퍼스이고, 구(矩)는 각형을 그리는 곱자를 말한다.

2 방(方)은 방형(方形) 즉 사각형과 같은 각진 모양을 말하고, 원(圓)은 원형과 같은 둥근 모형을 말한다.

3 『맹자(孟子) · 이루장구상(離婁章句上)』에 나오는 구절이다.

4 범중엄(范仲淹) : 989년~1052년, 중국 북송(北宋)시대의 명신(名臣)으로, 자는 희문(希文)이고 시호는 문정(文正)이다.

5 『맹자(孟子) · 이루장구상(離婁章句上)』에 나오는 구절이다.

凡例

1. 이 책은 고금의 처방 200여 수를 모아서 왕인암(汪訒庵)의 『의방집해(醫方集解)』 예를 모방해 문(門)을 나누고 종류별로 구별해 가결(歌訣)로 엮었다. 그중에 지금 사용하기에 적절하지 않은 것은 제외하고, 세상에서 좋아하고 숭상하며 동료 의사들이 앞다투어 사용하는 장경악(張景岳), 오국통(吳鞠通) 같은 여러 선생의 처방들이나 후세에 비치해 사용하는 환산제 등의 여러 처방 중 우수한 것을 선택해 하나로 편입하였다.

2. 예나 지금이나 방서(方書)의 창시자로 장중경(張仲景)이 첫째로 받들어진다. 『천금방(千金方)』이나 『외대비요(外臺秘要)』와 같은 기타의 여러 방서(方書)는, 처방이 많은 것 같더라도 뒤섞여 있고 순수하지 않아 비록 각각에 깊은 뜻이 있더라도 총체적으로는 장중경(張仲景)의 범위를 벗어나지 못한다. 그러므로 이 책에서는 배우는 자가 이끌고 나아가야 할 처음의·기초를 만들기 위해 처방 중에 장중경(張仲景)의 처방을 채록한 것이 많고, 『천금방(千金方)』과 『외대비요(外臺秘要)』 및 사용 약물이 괴벽스럽고 지금 사람들이 상용하지 않는 것들은 전부 채록(採錄)하지 않았다.

3. 옛사람들이 만든 처방들은 모두 의미가 깊어 군신좌사(君臣佐使) 사이에 진퇴가감(進退加減)의 방법이 질서정연하지 않은 것이 없다. 그러나 후대 처방 주석가들은 모두 문장에 의지해 처방의 의미를 설명하였으니, 총체적으로

처방의 정밀한 의미를 드러낼 수가 없었다. 그러므로 이 책은 특별히 각 처방 뒤에 먼저 발병(發病)의 근원과 출처(出處)의 불일치를 논했고, 다시 처방을 세운 의미를 서술하여 질병과 함께 서로 맞추어 보도록 하였다. 아울러 각 약물의 성미(性味)와 주치(主治)로 처방을 주해(注解)해 여러 독자가 종류에 따라 변통(變通)하여 병을 치료하고 처방을 만드는 방법에 밝을 수 있도록 하였다.

4. 이 책은 원래 초학자의 암송과 학습을 위해 만든 것으로, 가슴속에서 법칙을 찾는 정도에 불과하므로, 가결(歌訣)의 경우 해성(諧聲)만을 취하고 음운(音韻)에 한정을 두지 않았다. 또한 가결(歌訣)은 모두 처방명으로 머리를 삼았으며 평측법(平仄法)은 고려하지 않았다. 독자들의 이해를 바란다.

5. 무릇 의학을 배우려는 자는 마땅히 먼저 『영추(靈樞)』와 『내경(內經)』을 읽어 우선 인체의 표리음양(表裏陰陽)과 장부경락(臟腑經絡)의 대략적인 개요를 깨달아야 한다. 그다음 다시 본초(本草)를 읽어 각 약물의 성미(性味)와 주치(主治)에 밝아진 후에, 다시 『금궤(金匱)』와 『상한(傷寒)』을 이리저리 학습하고 외우면, 자연히 병(病)을 대할 때 화폭에 그릴 대나무를 미리 가슴속에 그릴 수 있게 되고, 처방을 쓸 때에 신령스런 기교가 있게 된다. 이처럼 되었을 경우 다시 이 책을 읽어서 각 처방에 대해 충분히 숙지해 사용할 때에 닥쳐 응용할 수 있도록 대비하여야 하겠다.

6. 이 책은 왕인암(汪訒庵)의 방법을 모방하였다. 첫머리에 보양제(補養劑)를 배열한 것은 이른바 성인(聖人)은 이미 병든 것을 치료하지 않고, 병들지 않은 것을 치료한다는 의미이다. 정기가 허약해져 회복되지 않으면 병사(病邪)가 침범하니, 마땅히 그 증세가 표(表)에 속하는지 리(裏)에 속하는지를 관찰한

후 분별하여 치료해야 하고, 만일 반표반리(半表半裏)에 있어서 표(表)에도 속하지 않고 리(裏)에도 속하지 않는 경우라면 화해(和解)시켜야만 한다. 그런데 인체는 기(氣)와 혈(血)이 주관하므로 표리(表裏)의 병이 허증(虛證)에 속하거나 실증(實證)에 속하거나를 막론하고 모두 기(氣)와 혈(血)에서 벗어나지 못한다. 기혈(氣血) 뒤에는 풍(風)·한(寒)·서(暑)·습(濕)·조(燥)·화(火)를 연이어 배치해 배우는 자에게 외감육음(外感六淫)의 사기(邪氣)를 알게 하였다. 이증(裏證)에선 담(痰)을 모든 병의 모체로 삼기에 육음(六淫)에 이어서 제담제(除痰劑)를 배치하였다. 실(實)하고 유여(有餘)하여 혹 적취(積聚)가 발생한 경우엔 마땅히 소도(消導)해야 하고, 허(虛)하고 부족하여 혹 한출(汗出)하거나 유뇨(遺尿)하는 경우엔 마땅히 수삽(收澁)하여야 한다. 학질(瘧疾)은 복사(伏邪)가 발현한 것이므로 배우는 사람에게 복사(伏邪)를 치료하는 법을 알게 하였는데, 이런 후에야 종류에 따라 온병(溫病)을 치료할 수가 있겠다. 충(虫)은 습열(濕熱)로 발생하는 것으로 만약에 치료하지 않으면 그 피해가 헤아릴 수가 없어 심하면 사람이 죽기도 하므로 이어서 치충제(治虫劑)를 배치하였다. 목병(目病)·외과(外科)·부인(婦人)·소아(小兒)는 비록 각각의 전문 과목이 있으나 이 또한 치료법을 알지 못하면 안 된다. 해구법(解救法)으로 마무리한 것은 갑작스러운 응급상황에 대응하는 것도 의사의 맡은 바 임무이기 때문이다.

7. 각 처방 아래에 간혹 부방(附方)이 있으면 목록 중에 전부 표출시킨 후 본방(本方) 아래에 덧붙여 배우는 사람이 읽어보고 가감출입(加減出入)의 묘미를 편하게 알게 하였다.

8. 책 중에 각 처방이 어떤 사람의 저작에서 나오는 가를 고증한 것은 기록하였고 고증하지 못한 것은 빼놓았다. 처방의 주(注)에는 대부분 전인(前人)들의 기술

한 바를 드러냈는데 다만 그 성씨를 기록할 수는 없었다. 간혹 어리석은 견해를 드러낸 곳들이 있는데 진심으로 동료 여러분들의 질정(叱正)을 기다린다.

9. 이 책과 『본초편독(本草便讀)』은 모두 초학자가 외우고 학습하기에 좋게 한 것으로, 평판을 생각하지 않고 다시 『맥진편독(脈診便讀)』 1권을 이어서 출판하였다.

제1권

補養劑
發表劑
攻裏劑

補養劑

보(補)라는 것은 부족(不足)한 것을 보익(補益)하는 것이요, 양(養)이란 것은 생기(生氣)를 자양(滋養)하는 것이다. 인체가 천지(天地)의 조화로운 기운을 품부(稟賦)하고 태어나 음양(陰陽)이 서로 화합해 평형을 이룬다면 자연히 편승(偏勝)하는 폐단이 없어서 하늘이 내린 수명을 다 누릴 수 있다. 그러나 들쑥날쑥한 오운육기(五運六氣)와 뒤틀린 한서수한(寒暑水旱) 때문에 음양(陰陽)이 평형을 얻지 못하고 항해승제(亢害承制) 현상이 발생하게 되면 인체가 천지(天地)로부터 품부한 것 또한 조화를 잃으면서 한쪽으로 치우치게 된다.

인체의 음양이 이미 서로 화합해 평형을 이룰 수 없다면, 이것이 이기면 저것은 지게 되고 이것이 왕성하면 저것은 쇠약하게 되니, (기운의) 승부(勝負)로 인해 상승(相乘)[1]하게 되고 (기운의) 성쇠(盛衰)로 인해 상모(相侮)[2]하게 되어 각종 재앙이 이를 따라 발생하게 된다. 즉 외감육음(外感六淫)의 사기(邪氣)가 허약한 곳으로 들어와 서로 침습할 뿐만 아니라, 양허(陽虛)한 경우엔 한(寒)이 속에서 발생하고, 음허(陰虛)한 경우엔 열(熱)이 안에서 발생하므로, 병들거나 요절하는 것 모두 이것에서 유래하게 된다. 그러므로 조물주께서 특별히 천지의 편벽된 기운을 물려받은 초목금석(草木金石)을 낳아 이것들을 이용해 치우친 것을 보익(補益)하게 하셨고 피폐해진 것을 구제하게 하셨다.

그러나 이것은 단지 선천적인 편승(偏勝)만을 말한 것으로, 태어난 후에 (편승이) 발생하는 것을 말하자면, 음주와 향락으로 인하여 진음(眞陰)과 진양(眞陽)이 소모되거나, 기포(饑飽)나 노역(勞役)으로 인하여 장부(臟腑)와 영위(營衛)가 손상되어 각종 질병이 발생하는 것 모두가 허약(虛弱)으로 말미암아 얻지 않은 것이 없다. 만약에 허약(虛弱)이 오래도록 회복되지 못한다면 생기(生氣)는 나날이 쇠퇴할 것이고 병세는 나날이 진행될 것이니, (이렇게 되면) 죽음에 이르지 않는 자가 드물 것이다!

따라서 전적으로 의사가 환자의 부족한 곳을 찾아서 채워주고, 생기(生氣)가 있는 곳을 살펴서 길러준다면 환자는 정상 상태를 회복할 것이니 비록 대풍(大風)이나 가독(苛毒)과 같은 병사(病邪)가 발생하더라도 몸을 훼손시킬 수는 없을 것이다. 정기(正氣)가 회복되면 사기(邪氣)가 침범하지 못하니, 이것이 이른바 성인은 병이 난 후에 치료하지 않고 병이 들기 전에 치료한다는 것이다. 이와 같은 이유로 보양(補養)하는 여러 처방을 이 책의 첫머리에 배치하였다.

1 상승(相乘) : 오행학설의 술어. 상극(相剋)이 지나쳐 비정상적으로 제약하는 현상. 예를 들어 목기(木氣)가 매우 왕성하고 금기(金氣)가 허약하여 목기(木氣)가 토기(土氣)를 과다하게 억압하는 현상을 말한다. 이와 관련해 『소문(素問) · 오운행대론(五運行大論)』에서는 "氣有餘, 則制己所勝而侮所不勝; 其不及, 則己所不勝侮而乘之, 己所勝輕而侮之.(기가 유여하면 자기가 이기던 것은 그대로 제압하고[制], 이기지 못하던 것에는 모(侮)하며, 기가 불급하면 자기가 이기지 못하던 기가 깔보고 와서 더욱 억압하고[乘], 자신이 이기던 기도 깔보고 와서 도리어 모(侮)합니다.)"라고 하였다.

2 상모(相侮) : 오행학설의 술어. 자신의 세력이 커져 자기가 이기지 못하던 것을 이기는 현상. 예를 들어 목기(木氣)가 왕성해져 평소 이기지 못했던 금기(金氣)를 이기는 현상을 말한다. 반극(反克), 반모(反侮)라고도 한다.

六味地黃丸 錢氏[1]

桂附八味丸 知柏八味丸 八仙長壽丸
杞菊地黃丸 金匱腎氣丸 參麥地黃丸

六味丸은 補法의 선두가 되어　　六味丸爲補法先
相兼한 三陰의 虧損病을 치료하는데　　三陰虧損病相兼
熟地黃(8량) 山藥 山茱萸(각4량)과　　地黃八兩山山四
茯苓 澤瀉 牧丹皮(각3량)이 들어간다네.　　苓澤丹皮三數添
益火에는 원방에 다시 肉桂와 附子를 가하고,　　益火更宜加桂附
陽强에는 知母와 黃柏을 가해 燎炎을 제어하지.　　陽强知柏製燎炎
八仙長壽丸은 麥門冬과 五味子를 가한 것이고,　　八仙長壽增冬味
目疾肝虛에는 枸杞子와 甘菊을 가한다네.　　目疾肝虛杞菊賢
『金匱要略』에 있는 腎氣丸은　　金匱有方名腎氣
車前·牛膝·肉桂·附子를 더한 것으로 견고한 水邪를 치료하지.　　車牛桂附水邪堅
원방에 西洋參과 麥門冬을 가하면　　原方加入洋參麥
壯水, 淸金 및 上下의 부족함을 채워준다네.　　壯水淸金上下填

육미지황환(六味地黃丸)은 숙지황(熟地黃) 8량, 산수유(山茱萸) 4량, 회산약(懷[2]山藥) 4량, 택사(澤瀉) 3량, 목단피(牧[3]丹皮) 3량, 복령(茯苓) 3량으로 구성된다.

이 처방은 간(肝) · 비(脾) · 신(腎) 3장(臟)의 진음부족(眞陰不足)과 정혈휴손(精血虧損) 등의 증상에 크게 보익(補益)한다.

옛사람들은 보법(補法)을 사용할 때 반드시 겸하여 사기(邪氣)를 제거했으니, 사기가 제거되어야만 보법(補法)이 비로소 힘을 얻게 된다. 그러므로 신장(腎臟)의 정혈(精血)을 크게 보하는 숙지황(熟地黃)을 군약(君藥)으로 삼았으면, 반드시 신(腎)과 방광(膀胱)의 탁(濁)한 사기(邪氣)를 분해해 빼내는 택사(澤瀉)를 좌약(佐藥)으로 삼아야 하고, 산수유(山茱萸)로 보간고정(補肝固精)하였으면 목단피(牧丹皮)로 궐음(厥陰)·소양(少陽) 혈분(血分)의 상화(相火)를 청설(淸泄)해야 하며, 산약(山藥)으로 비음(脾陰)을 길렀으면 복령(茯苓)으로 비습(脾濕)을 빼내도록 해야 한다. 서로가 조화를 이루고 서로가 서로를 도우며, 약성이 건조하지도 않고 차갑지도 않은 왕도(王道)의 처방이 되겠다.

○ 본방(本方)에 육계(肉桂), 제부자(製附子) 각 1량을 가해서 계부팔미환(桂附八味丸)[4]이라 부른다. 명문(命門)의 진양부족(眞陽不足)과 허리소기(虛羸少氣) 등의 증상을 치료한다. 육계(肉桂)와 부자(附子)를 육미지황환(六味地黃丸)에 더함으로써 바로 음중(陰中)의 양(陽)을 온양(溫養)할 수 있으니, 이른바 왕빙(王冰)이 "화(火)의 근원을 보익하여 음예(陰翳)를 없앤다.[益火之原, 以消陰翳]"고 말한 의미가 되겠다.

○ 본방(本方)에 황백(黃柏), 지모(知母) 각 1량을 가해서 지백팔미환(知柏八味丸)[5]이라 부른다. 명문(命門)의 진수부족(眞水不足)과 상화염치(相火炎熾) 등의 증상을 치료한다. 지모(知母)와 황백(黃柏)을 육미지황환(六味地黃丸)에 더함으로써 바로 음중(陰中)의 음(陰)을 도울 수 있으니, 이른바 왕빙(王冰)이 "수(水)의 근원을 보태서 양광(陽光)을 제어한다.[壯水之主, 以制陽光]"라고 말한 의미가 되겠다.

○ 본방(本方)에 오미자(五味子) 2량, 맥문동(麥門冬) 3량을 가해서 팔선장수환(八

仙長壽丸)[6]이라 부른다. 폐신음휴(肺腎陰虧), 허손노수(虛損勞嗽) 등의 증상을 치료한다. 맥문동(麥門冬)은 음(陰)을 기르고 폐(肺)를 보호하는데, 여기에 다시 오미자(五味子)를 가해서 금수상생(金水相生)하게 하고 모산(耗散)된 것을 수렴하게 하면, 위에 언급한 증상들을 치료하는데 적당하므로 장수(長壽)라는 이름이 있게 되었다.

○ 본방(本方)에 구기자(枸杞子), 감국(甘菊) 3량을 가해서 기국지황환(杞菊地黃丸)[7]이라 부른다. 간허목질(肝虛目疾) 등의 증상을 치료한다. 구기자(枸杞子)는 온윤보간(溫潤補肝)하고 감국화(甘菊花)는 수풍명목(搜風明目)하니 육미(六味)와 합하면 을계동원(乙癸同源)의 치법이 된다. 간신(肝腎)이 부족해서 목질(目疾)이 있는 자에 모두 쓸 수 있다.

○ 본방(本方)에 육계(肉桂), 부자(附子) 각 1량과 회우슬(懷牛膝), 차전자(車前子) 각 3량을 가해서 금궤신기환(金匱腎氣丸)[8]이라 부른다. 비신(脾腎)의 진양(眞陽)이 크게 허약해 수사(水邪)가 위로 침범하여 복부는 창대(脹大)하고 사지는 부었으며 소변은 불리하여 이미 수고증(水鼓症)이 발생한 것 등을 치료한다. 신중(腎中)의 화(火)가 쇠약해지고 진양(眞陽)이 부족하면 진수(眞水) 또한 변하여 사수(邪水)가 된다. 여기에 수사(水邪)가 범람하여 아래로부터 중간 부위를 거쳐 상부에 이르게 되면 폐(肺) · 비(脾) · 신(腎) 3장(臟)이 모두 병들게 된다. 이런 경우에 단순히 폐(肺)와 비장(脾臟)만을 치료하게 되면 이것은 지류(支流)만 막고 근원을 다스리지 않는 것과 마찬가지가 된다. 그러므로 육계(肉桂)와 부자(附子)를 숙지황(熟地黃) 등에 합해 신중(腎中)의 소화(少火)를 따뜻하게 해 음사(陰邪)를 제어하면 진수(眞水)는 그 위치에서 편안히 있게 된다. 그러나 이미 변해버린 사수(邪水)는 몸 밖으로 몰아내지 않을 수 없으므로 차전자(車前子)와 우슬(牛膝)을 복령(茯苓), 택사(澤瀉) 등과 함께 사수(邪

水)를 이끌고 배출하게 한 것이다. 시험해본 여러 치수(治水) 처방 중 이 처방보다 빠른 약효를 보인 것은 없었다.

○ 본방(本方)에 서양삼(西洋參)[9], 맥문동(麥門冬) 각 3량을 가해서 삼맥지황환(參麥地黃丸)[10]이라 부른다. 금수양휴(金水兩虧)와 골증노열(骨蒸勞熱) 등의 증상을 치료한다. 육미지황환(六味地黃丸)은 본래 장수(壯水)에 뛰어난데, 서양삼(西洋參)과 맥문동(麥門冬)을 가하면 청금(淸金)까지 겸하게 되므로, 음허화왕(陰虛火旺)하여 폐(肺) 안의 진액이 손상되었으면 이 처방으로 치료한다.

1 육미지황환(六味地黃丸)은 염효충(閻孝忠)이 편집하여 1119년에 간행한 전을(錢乙, 1035～1117)의 『소아약증직결(小兒藥證直訣)』 권하(卷下)에 지황원(地黃圓)으로 나오는데, 『금궤요략(金匱要略)』의 신기환(腎氣丸)에서 계지(桂枝) 부자(附子)를 빼 완성한 처방이다. 『집험방(集驗方)』에서는 보신지황환(補腎地黃丸), 『기효양방(奇效良方)』에서는 보간신지황환(補肝腎地黃丸), 『교주부인양방(校注婦人良方)』에서는 육미환(六味丸), 『명의잡저(明醫雜著)』에서는 지황환(地黃丸)으로도 불리었다.

2 회(懷)는 회경(懷慶) 지역을 말한다. 회경은 정주(鄭州) 초작시(焦作市) 근처의 온현(溫縣), 무척(武陟), 박애(博愛), 맹주(孟州), 심양(沁陽) 일대를 말하는 것으로, 예로부터 이곳에서 생산되는 산약(山藥), 지황(地黃), 우슬(牛膝), 국화(菊花)의 품질이 좋아서 4대 회약(懷藥)이라고 일컬어지고 있다.

3 목단피(牧丹皮)는 모란피(牡丹皮)와 통용되는데, 이시진(李時珍)의 『본초강목(本草綱目)』에서는 "時珍曰 : 牡丹, 以色丹者爲上, 雖結子而根上生苗, 故謂之牡丹.(시진이 말하기를 모란은 색깔이 붉은 것이 좋고, 비록 씨앗을 맺지만, 뿌리 위에서 싹을 틔우므로 모란이라고 한다.)"라고 하여, 색깔이 붉고 번식을 씨앗이 아닌 뿌리에서 싹을 틔워 수컷번식을 하므로 "모(牡)"를 사용한다고 하였으나, 현실에선 "목(牧)"를 많이 사용해 "목(牧)"로 기재하였다.

4 계부팔미환은 『금궤요략』 신기환(腎氣丸)의 이명으로 1629년에 편찬된 손지굉(孫志宏)의 『간명의구(簡明醫彀)』에 나온다.

5 지백팔미환은 1584년에 간행된 오곤(吳昆)의 『의방고(醫方考) · 권3(卷之三) · 허손노채문제십팔(虛損勞瘵門第十八)』에 나온다.

6 팔선장수환은 1549년 간행된 팽용광(彭用光)의 『체인회편(體仁匯編)』에 팔미지황환(八味地黃丸)으로 나온다. 일반적으로 맥미지황환(麥味地黃丸)이라 한다.

7 기국지황환은 활수(滑壽)에 가탁(假託)한 『마진전서(痲疹全書)·제삼권(第三卷)』에 나온다.

8 금궤신기환은 1253~1267년에 완성된 엄용화(嚴用和)의 『엄씨제생방(嚴氏濟生方)』에 나온다.

9 서양삼(西洋參)은 *Panax quinquefolium*으로 화기삼(花旗參), 미국삼(美國參), 광동인삼(廣東人參) 등으로 불리는데, 1716년에 캐나다 몬트리올에서 프랑스 선교사 Josep Francois Lafiteau에 의해 발견되어 1718년부터 중국으로 수출된 인삼속 식물이다. 따라서 약효에 대하여 앞 시대 본초 서적에는 실려져 있지 않고 조학민(趙學敏)의 『본초강목습유(本草綱目拾遺)』(1765)와 오의락(吳儀洛)의 『본초종신(本草從新)』(1788) 및 장수이(張壽頤)의 『본초정의(本草正義)』(1932) 등에 실리기 시작하였다. 대략적인 효능을 살펴보면 미(味)는 고한(苦寒)하고 보폐강화(補肺降火), 생진액(生津液), 제번권(除煩倦) 등의 효과가 있다.

10 삼맥지황환이란 처방명을 『성방편독』 이외에선 찾지 못하였다. 출전에 관한 추가 연구가 필요해 보인다.

四君子湯[1]

五味異功散 六君子湯 香砂六君湯 星附六君湯 歸芎六君湯 烏蝎六君湯 四獸飮

補氣의 首方으로 추앙되는 사군자탕은	四君補氣首方推
脾肺가 허쇠한 것을 주재하지.	脾肺虛衰聽主裁
人參·白朮·甘草·茯苓·生薑·大棗에	參朮甘苓薑棗合
陳皮와 半夏가 가해지면 六君子湯이 된다네.	若加陳夏六君來
육군자탕에 다시 香附子와 砂仁을 가하면	香砂加入六君子
氣滯·虛寒으로 인한 胃脘痛이 없어지지.	氣滯虛寒脘痛開
星附六君湯은 風病에 사용되고,	星附六君風病取
營分을 조화하려면 芎藥과 當歸를 배합한다네.	和營須配芎當歸
風痰으로 인한 類中風 중 脾虛로 인한 것은	風痰類中脾虛疾
烏蝎六君子湯으로 위급함을 다스릴 수 있지.	烏蝎六君可濟危
또 하나의 처방인 四獸飮은	更有一方四獸飮
六君子湯에 草果와 烏梅를 넣은 것이라네.	六君草果與烏梅

사군자탕(四君子湯)은 인삼(人參) 2돈, 겨울에 캐어 포제(炮製)한 백출(白朮)[2] 2돈, 복령(茯苓) 3돈, 감초(甘草) 1돈, 생강(生薑) 1片, 대조(大棗) 2枚로 구성된다.

비폐(脾肺)가 기허(氣虛)하고 중토(中土)가 쇠약하여 발생한 식소편당(食少便溏), 체수신권(體瘦神倦), 기단식미(氣短息微), 피취모락(皮聚[3]毛落) 등의 증상을 치료한다.

인삼(人參)은 폐비(肺脾)의 원기(元氣)를 크게 보익하니 군(君)이 되고, 백출(白朮)은 보비조습(補脾燥濕)하니 신(臣)이 된다. 비장(脾臟)은 온조(溫燥)한 것을 좋아하고, 토기(土氣)가 왕성하면 금기(金氣)를 발생할 수 있으므로 폐비(肺脾)가 모두 허(虛)한 경우에는 더욱더 보비(補脾)를 급선무로 삼아야 한다. 더구나 비장(脾臟)은 후천(後天)의 근원으로 사장(四臟) 모두가 비장(脾臟)의 기운에 힘입으니 오로지 폐장(肺臟)만 관련된 것이 아니다. 또한 복령(茯苓)을 좌(佐)로 삼아 폐비(肺脾)의 습탁(濕濁)을 삼설(滲泄)하여 하행시키는데, 이렇게 한 연후에야 인삼(人參)과 백출(白朮)의 약효가 더욱 뚜렷하게 효과를 드러내게 되니, 이것은 육미지황환(六味地黃丸)이 보사(補瀉)를 겸용하는 것과 같은 의미이다. 이런 다음에 감초(甘草)를 사용하게 되면 상호 간에 균형을 잡을 수 있다. 생강(生薑)과 대조(大棗)는 영위(營衛)를 크게 조화롭게 한다. 각각의 약물이 서로 신묘한 효능을 나타내니 군자(君子)라 일컫는 것이다.

○ 사군자탕(四君子湯)에 진피(陳皮) 1돈을 가해서 오미이공산(五味異功散)[4]이라 부른다. 비위중기(脾胃中氣)가 부족하여 식소곤권(食少困倦)한 증상을 치료한다. 무릇 비양(脾陽)은 하늘의 강건함을 본받아서 전신을 흘러 다니면서 운행을 멈추지 않는데, 만약 비양(脾陽)이 부족하게 된다면 운화(運化)가 원활하지 못하므로 식사량이 적어진다. 또 비(脾)는 사지(四肢)를 주관하고 사지(四肢)는 모든 양기(陽氣)의 근본이므로 양기(陽氣)가 허약해지면 사말(四末)을 충실히 할 수 없으므로 곤권(困倦)하게 된다. 아울러 비허(脾虛)하면 습사(濕邪)가 치성해지니 사군자탕(四君子湯)에 조습이기(助濕利氣)하는 진피(陳皮)를 가하여 비(脾)가 좋아하는 본성대로 따르게 하여 유동(流動)하는 힘을 돕고자 하였다.

○ 만약 습성담다(濕盛痰多)하다면 오미이공산(五味異功散)에 다시 반하(半夏) 2돈을 가하여 담(痰)을 없애는데 육군자탕(六君子湯)[5]이라 부른다.

○ 육군자탕(六君子湯)에 향부자(香附子) 2돈과 사인(砂仁) 5푼을 가해서 향사육군탕(香砂六君湯)[6]이라 부른다. 앞의 증상에 한사(寒邪)가 정체하여 완복작통(脘腹作痛) 등의 증상이 더해진 것을 치료한다. 비장(脾臟)은 온조(溫燥)를 좋아하고 한습(寒濕)을 싫어하여, 습(濕)을 얻으면 정체하고 한(寒)을 얻어도 정체한다. 정체하면 기기(氣機)가 막힘없이 자연스럽게 흐르지 않기 때문에 완복(脘腹) 등의 부위에 통증이 일어난다. 그러므로 신온향조(辛溫香燥)한 향부자(香附子)와 사인(砂仁)으로 산한(散寒) · 도체(導滯) · 이기(理氣)하여 중초(中焦)를 선통(宣通)하였다. 이렇게 되면 나머지 여섯 군자(君子)의 효능이 보(補)와 사(瀉) 각각에서 드러나게 된다.

○ 육군자탕(六君子湯)에 포제(炮製)한 남성(南星) 1돈과 백부자(白附子) 1돈를 가해서 성부육군탕(星附六君湯)[7]이라 부른다. 풍담(風痰)이 허약을 틈타서 양명(陽明)에 들어가 오래도록 낫지 않고 두풍(頭風)과 목풍(目風) 등이 된 것을 치료한다. 무릇 위(胃)는 토(土)이며 오장육부의 바다로 만물은 모두 위(胃)로 돌아가고, 풍(風)은 목(木)에 속하므로 풍사(風邪)는 위(胃)에 올라타기를 매우 좋아하는데, 양명경(陽明經)은 앞으로 흘러 두면(頭面)으로 올라간다. 담(痰)이 반드시 풍사(風邪)가 엄습해야만 발생하는 것은 아니지만, 풍사(風邪)가 침입하면 그 특징이 더욱 잘 드러난다. 그러므로 육군자탕(六君子湯)으로 정기(正氣)를 보익하면서 담습(痰濕)을 제거하여 근본을 굳건히 하고, 남성(南星)과 백부자(白附子)로 양명(陽明)에 들어가 풍담(風痰)을 없애 말단을 치료하는, 두 가지 방법을 병행한 것이다.

○ 육군자탕(六君子湯)에 당귀(當歸) 2돈과 백작약(白芍藥) 1돈을 가해서 귀작육군탕(歸芍六君湯)[8]이라 부른다. 비허습성(脾虛濕盛)으로 말미암아 월경(月經)이 부조(不調)한 것과 월경색이 담회(淡晦)한 것을 치료한다. 비(脾)는 전신의 혈(血)을 통솔한다. 비(脾)가 허약하면 혈(血)이 조화롭지 못하게 되고, 조화롭지 못한 혈(血)은 습사(濕邪)와 더불어 서로 합해져서 나뉘지 않으니 이것은 마치 양민이 도적으로 바뀐 것과 같은 양상이다. 불결한 것들이 합쳐져서 아래로 가면 월경색이 담회(淡晦)할 뿐만 아니라 대하(帶下)가 혼탁한 증상 또한 이것으로 말미암아 발생하게 된다. 비록 부인과의 월경병이지만 질병을 치료함에서는 반드시 근본을 구하여야 하니, 만약 비(脾)를 보익하여 습(濕)을 몰아내지 않는다면 장차 발생할 월경병을 어떻게 막겠는가? 그러므로 육군자(六君子)를 군(君)으로 삼고 당귀(當歸)를 가미(加味)하여 혈(血)을 조화시키고 어혈(瘀血)을 사라지게 하여 신혈(新血)이 돌아갈 곳을 마련하였다. 백작약(白芍藥)은 기경(奇經)을 통보(通補)하고 영(營)을 보호하며 액(液)을 수렴하고 비(脾)를 편안케 하며 목(木)을 제어하고 아울러 메마른 성질의 반하(半夏)와 진피(陳皮)를 다스릴 수 있다.

○ 육군자탕(六君子湯)에 포제(炮製)한 천오(川烏) 5푼과 전갈미(全蝎尾) 1조(條)를 가해서 오갈육군탕(烏蝎六君湯)[9]이라 부른다. 비위허(脾胃虛)로 인해 발생한 중풍담성(中風痰盛), 구목왜사(口目歪斜), 어성불출(語聲不出)의 증상을 다스린다. 육군자(六君子)는 정기(正氣)를 보익하는 효능을 갖추었고 천오(川烏)와 전갈(全蠍)은 풍사(風邪)를 찾는 데 뛰어나, 서로가 약효를 이루면서 서로가 조화를 이루어 양쪽의 장점을 발휘하게 한다. 남은 의미는 풍문(風門)의 여러 처방을 살펴보라.

○ 육군자탕(六君子湯)에 오매육(烏梅肉) 1매와 초과(草果) 5푼을 가해서 사수음

(四獸飮)[10]이라 부른다. 비위(脾胃)의 정기(正氣)가 크게 허약하여 학질(瘧疾)이 오랫동안 낫지 않는 증상을 치료한다. 무릇 학질(瘧疾)의 사기(邪氣)는 모두 정기(正氣)의 변화에서 발생하므로, (정기가 학질의 사기로) 변화하는 것이 끝나야 (학질의) 증상도 그친다. 병이 오래되어서 사기(邪氣)가 이미 다 없어졌는데도 학증(瘧症)이 오히려 그치지 않는 것은 모두 정기(正氣)가 허약하기 때문이다. 양허(陽虛)하면 한(寒)이 발생하고, 한(寒)하면 양기(陽氣)가 속에서 약해진다. 그러나 양기(陽氣)는 끝까지 약해져 있지만은 않아서 오래지 않아 곧 회복하는데, 회복하면 한(寒)은 사라지고 열(熱)이 발생하여 음허생열(陰虛生熱)의 증상이 나타나게 된다. 이런 경우에는 음양(陰陽)이 조화하여 한열(寒熱)이 스스로 그치는 것을 기다려야 하는데, 이런 한열(寒熱)의 증상들은 모두 중허뇌겁(中虛餒怯)[11]으로부터 오는 것이다. 만약 정기(正氣)를 도와주어 양(陽)이 스스로 충만해져 한(寒)이 생기지 않는다면, 약을 먹지 않고도 학질을 치료할 수 있는 것이다. 즉 부적과 주문으로 학질을 진압하는 일체의 방법도 모두가 올바르지 않고 괴이한 것은 아니어서, 환자의 양기(陽氣)를 도와 허약해지지 않게 하려는 의미가 있는 것이다. 초과(草果)는 비(脾)에 들어가서 양기(陽氣)를 도와 한(寒)을 흩고, 오매(烏梅)는 간(肝)에 들어가서 음기(陰氣)를 보존하고 진액을 수렴한다. 초과(草果)와 오매(烏梅)가 육군자(六君子) 중에 들어가서 정기(正氣)를 돕고 음양(陰陽)을 조화롭게 하면, 허(虛)로 인한 오랜 학질도 어찌 낫지 않을 수 있겠는가! 남은 의미는 학문(瘧門)의 여러 처방을 살펴보라.

1 사군자탕의 출처는 서적마다 약간씩 달라 일부에선 1119～1125년에 간행된 조길(趙佶)의 『성제총록(聖濟總錄) · 권제80(卷第八十) · 수종해역상기(水腫咳逆上氣)』에 실려있는 백출탕(白朮湯)을 사군자탕의 원방으로 본 경우도 있고, 일부에선 1133년 완성된 장예(張銳)의 『계봉보제방(鷄峰普濟方)』의 사군자탕(四君子湯)을 원방으로 본 경우도 있으며, 또 다른 일부에서는 1208년 간행된 『태평혜민화제국방(太平惠民和

劑局方)·권3(卷之三)·신첨제국경험비방(新添諸局經驗秘方)』의 사군자탕을 원방으로 보는 경우도 있다. 역자의 우견(愚見)으로는 "治水氣渴, 腹脇脹滿"했던 『성제총록(聖濟總錄)』의 백출탕(白朮湯)이 후대로 가면서 보익의 효능이 인정받아 『계봉보제방(鷄峰普濟方)』에서는 "和胃進食"하는 처방으로 응용이 되었고, 『태평혜민화제국방(太平惠民和劑局方)』에서는 더 넓게 "治榮衛氣虛, 臟腑怯弱, 心腹脹滿, 全不思食, 腸鳴泄瀉, 嘔噦吐逆, 大宜服之."하는 효능으로 확장되어 나갔던 것 같으므로 사군자탕의 출처는 『성제총록(聖濟總錄)』으로 하는 것이 좋을 듯하다.

사군자탕(四君子湯)은 이명(異名)도 다양하여 『주씨집험방(朱氏集驗方)』에서는 백출산(白朮散), 『활유구의(活幼口議)』에서는 사성탕(四聖湯), 『보제방(普濟方)』에서는 인삼산(人參散), 『고금도서집성(古今圖書集成)·의부전록(醫部全錄)』에서는 온중탕(溫中湯), 『문당집험방(文堂集驗方)』에서는 사군탕(四君湯)이라 하였다.

사군자탕(四君子湯)의 처방명(處方名)에 대해 왕자접(王子接)의 『강설원고방선주(絳雪園古方選注)·중권(中卷)·사군자탕(四君子湯)』에서는 "湯以君子名, 功專健脾和胃, 以受水穀之精氣, 而輸布于四臟, 一如君子有成人之德也."라고 설명하고 있는데 참고할 만하다.

2 제동출(製冬朮)은 겨울에 캐어 포제(炮製)한 백출(白朮)로 일반 백출보다 우수한 약효가 있다고 한다. 백출을 지칭하는 용어로 동출(冬朮) 이외에도 우출(于朮), 구두출(狗頭朮) 등이 있는데 우출(于朮. 동의어로 어출(於朮)도 쓰임)은 절강성(浙江省) 임안시(臨安市) 어잠진(於潛鎭)에서 생산된 백출을 말하고, 구두출(狗頭朮)은 개 머리 모양을 닮은 백출을 말하는데, 이들 모두 약효가 우수한 백출을 의미한다.

3 피취(皮聚) : 피부가 쭈그러들어 주름이 잡히는 현상.

4 오미이공산은 염효충(閻孝忠)이 편집하여 1119년에 간행한 전을(錢乙, 1035~1117)의 『소아약증직결(小兒藥證直訣)·권하(卷下)·제방(諸方)』에 이공산(異功散)으로 나온다.

5 사군자탕에서 변화되어 발전한 육군자탕은 임상에서의 넓은 활용에 걸맞게 아주 오래전부터 동명이방(同名異方)이 많다. 예를 들어 1178년에 간행된 양담(楊倓)의 『양씨가장방(楊氏家藏方)·권제6(卷第六)·비위방육십일도(脾胃方六十一道)』에도 지각(枳殼) 진귤피(陳橘皮) 인삼(人參) 백출(白朮) 백복령(白茯苓) 생강(生薑)으로 구성된 육군자탕이 있는 정도이다. 그러나 일반적으로 일컬어지는 사군자탕(四君子湯)에 반하(半夏) 진피(陳皮)가 가미된 육군자탕은 1515년에 편찬된 우단(虞摶)의 『의학정전(醫學正傳)·권3(卷三)·애역(呃逆)』에 나온다.

6 향사육군자탕은 육군자탕(六君子湯)에 향부자(香附子) 사인(砂仁)이 가미된 경우와 육군자탕(六君子湯)에 목향(木香) 사인(砂仁)이 가미된 경우가 있다. 우리나라에서는 일반적으로 전자를 의미하고 중국에서는 후자를 의미한다. 전자의 경우는 예경(芮

經, 1522~1598)이 지은 『행원생춘(杏苑生春) · 권4(卷四)』에 나오고, 후자의 경우에는 나미(羅美)의 『고금명의방론(古今名醫方論) · 권1(卷一)』에 나온다.

7 성부육군탕은 1658년 편찬한 유가언(喻嘉言)의 『의문법률(醫門法律) · 권5(卷五) · 담음문(痰飮門) · 담음문제방(痰飮門諸方)』에 나온다.

8 귀작육군탕은 1824년에 편찬된 강함돈(江涵暾)의 『필화의경(笔花醫鏡) · 권2(卷之二) · 비부(脾部)』에 귀작육군자탕(歸芍六君子湯)으로 나온다.

9 오갈육군탕은 1695년에 편찬된 장로(張璐)의 『장씨의통(張氏醫通) · 권16(卷十六) · 조방(祖方) · 사군자탕(四君子湯)』에 오갈육군자탕(烏蝎六君子湯)으로 나온다.

10 사수음은 1190년에서 1195년 사이에 완성된 왕석(王碩)의 『이간방(易簡方)』에 나온다.

11 중허뇌겁(中虛餒怯) : 굶주림 또는 지친 상태와 같이 기운이 허약 · 위축돼 있는 상황. 중뇌(中餒)이라고도 한다.

四物湯[1]

坎離丸 膠艾四物湯 艾附暖宮丸 玉燭散 佛手散 八珍湯 十全大補湯

사물탕은 血藥의 우두머리로	四物湯爲血藥宗
當歸·生地黃·白芍藥·川芎으로 구성된다네.	當歸地芍與川芎
坎離丸은 陰虛火를 치료하는데	坎離丸治陰虛火
知母와 黃柏이 四物과 함께 하지.	知柏相兼四物同
膠艾湯은 阿膠·艾葉·甘草에	膠艾湯中膠艾草
四物을 합해 진하게 끓인 것이라네.	仍連四物合煎濃
艾附暖宮丸이라는 약이 있으니	有名艾附暖宮者
艾葉과 香附子를 四物에 가한 것이지.	二味加之四物中
調胃承氣湯에 四物湯을 합하면	調胃全方合四物
子和玉燭散으로 瘀血을 소통시키고,	子和玉燭散瘀通
川芎과 當歸로 佛手散을 만들면	芎歸二味和爲散
産後나 胎前에 널리 쓸 수 있다네.	産後胎前藥力洪
四物湯과 四君子湯을 합한	四物四君相合用
八珍湯의 雙補法은 자못 강력하구나.	八珍雙補法頗雄
八珍湯에 黃芪와 肉桂를 종종 가하면	黃芪肉桂頻加入
바야흐로 十全大補의 功을 볼 수가 있다네.	方見十全大補功

사물탕(四物湯)은 酒炒한 당귀(當歸) 2돈, 생지황(生地黃) 3돈, 백작(白芍) 2돈, 천궁(川芎) 1돈 반으로 구성된다.

영혈(營血)이 허체(虛滯)한 것과 음분(陰分) 부족으로 인한 부인의 경수부조(經水不調) 일체를 치료한다.

무릇 인체가 의지하여 살아가는 바는 혈(血)과 기(氣)뿐이다. 의사가 편벽된 것을 바로잡고 쓰러진 것을 구하는 것 역시 혈(血)과 기(氣)뿐이다. 그러므로 보기(補氣)하는 모든 처방은 모두 사군자탕(四君子湯)에서 변화해온 것들이고, 보혈(補血)하는 모든 처방은 당연히 이 사물탕(四物湯)에서 변화해온 것들이다. 보기(補氣)는 마땅히 비폐(脾肺)를 통하여 도모해야 하고, 보혈(補血)은 마땅히 간신(肝腎)을 통해서 도모해야 하는데, 지황(地黃)은 신장(腎臟)에 들어가서 수(水)를 왕성하게 하면서 음(陰)을 보익하고, 백작(白芍)은 간장(肝臟)에 들어가서 음(陰)을 수렴하면서 혈(血)을 보충하니, 이 두 약물은 보혈(補血)의 정약(正藥)이 된다. 그런데 혈(血)이 허약하게 되면 자주 정체되어 경맥(經脈)의 통로가 매끄럽게 잘 소통되지 못하고, 아울러 순음(純陰)에 속하는 지황(地黃)과 작약(芍藥)에 온양(溫養)과 유동(流動) 작용이 없는 것이 걱정되기 때문에, 반드시 신향온윤(辛香溫潤)하고 양혈(養血)할 수 있으면서 혈중(血中)의 기(氣)를 운행 유동시킬 수 있는 당귀(當歸)와 천궁(川芎)을 가하여 유동(流動)하도록 해야만 한다. 총괄하면 이 처방이 일체의 혈증(血證)을 다스리는 것은 장점이나, 만약에 순전히 음허혈소(陰虛血少)에 속하여 음혈(陰血)을 움직이지 않고 고요하게만 해야 하는 경우라면, 잘 달리면서 행산(行散)하는 당귀(當歸)와 천궁(川芎)은 마땅하지가 않다.

○ 본방(本方)에 지모(知母)와 황백(黃柏) 각 1돈을 가해서 지백사물탕(知柏四物湯)[2]이라 부른다. 밀환(蜜丸)하면 감리환(坎離丸)[3]이라 부른다. 단계(丹溪)는 이 처방으로 음혈(陰血)이 허체(虛滯)하고 상화(相火)가 독왕(獨旺)하며 해혈(咳血)하는 등의 증상을 치료했다. 지황(地黃)과 작약(芍藥)으로 수기(水氣)를

왕성하게 하고, 지모(知母)와 황백(黃柏)으로 양사(陽邪)를 쫓아낸다. 혈증(血證)이 있으므로 당귀(當歸)를 사용하여 모든 혈(血)이 각기 마땅히 돌아가야 할 경락(經絡)으로 돌아가게 인경(引經)한다. 천궁(川芎)은 혈중(血中)의 기(氣)를 운행할 수 있으므로 자연히 기(氣)는 순조롭게 되고 혈(血)도 조화롭게 되어 허약하지도 정체하지도 않게 할 수 있다. 그러나 음허화왕(陰虛火旺) 병증엔 결국 신향(辛香)한 약물에 속하는 천궁(川芎)은 적당하지 않은 듯하니 사용하는 사람이 살펴보아야 하겠다.

○ 본방(本方)에 아교(阿膠) 1돈, 애엽(艾葉) 1돈, 감초(甘草) 5푼을 가해서 교애사물탕(膠艾四物湯)[4]이라 부른다. 충 · 임맥(衝 · 任脈)이 휴손(虧損)하여 월경혈이 적고 허한(虛寒)하여 통증이 있는 등의 증상을 치료한다. 충맥(衝脈)은 혈해(血海)로 혈맥(血脈)이 충취(衝聚)하는 구역이 되고, 임맥(任脈)에는 포태(胞胎)를 주관하고 태원(胎元)을 임재(任載)하는 의미가 있다. 독맥(督脈)과 더불어 모두 하극(下極)에서 일어나서 근원은 같으나 흘러가는 곳이 다른데, 허리를 둘러 원을 그리는 대맥(帶脈)과 더불어 모두 기경(奇經)에 속하여 짝이 되는 경락이 없다. 그런데 부인병은 기경팔맥(奇經八脈)을 따라 발병하는 경우가 많으므로 옛사람들은 기경(奇經)을 두루 보익하는 법을 만들어 부인병의 치료 범위로 삼았다. 아교(阿膠)는 혈액을 북돋아 폐(肺)와 간(肝)에 도달하니 좌우승강(左右升降)의 도로를 윤택하게 하여 자유로이 통하게 한다. 애엽(艾葉)은 명문(命門)을 덥히고 충 · 임맥(衝任脈)에 통하니, 온양(溫養)하는 힘으로 기경(奇經)을 상하로 순환하게 한다. 감초(甘草)는 여러 약을 화합시키니 여러 보법(補法)에 모두 적합하다. 이것들을 혈분(血分)을 조리하는 약인 사물탕(四物湯)에 합하면 또한 가히 부인병에 기경(奇經)을 두루 보하는 한 방법이 되지 않겠는가?

○ 본방(本方)에 애엽(艾葉) 1돈과 제향부자(製香附子) 2돈을 넣고 초호(醋糊)로 환을 빚으면 애부난궁환(艾附暖宮丸)[5]이라 부른다. 월경 부조, 월경통, 자궁허랭(子宮虛冷), 불임 등의 증상을 치료한다. 무릇 부인병에 조경(調經)하려면 먼저 이기(理氣)하여야 하는데 기(氣)가 순조로우면 혈(血) 또한 순조롭게 된다. 무릇 혈기(血氣)는 따뜻함을 좋아하고 차가움을 싫어하여서, 차가우면 생육(生育)이 어렵고 따뜻하면 임신(姙娠)하기 쉽다. 그러므로 처방 중에 향부자(香附子)로 기분(氣分)을 다스렸고, 애엽(艾葉)으로 자궁을 덥혔는데, (여기에) 사물(四物)을 합해 사용하면 위의 증상들을 치료하기에 적당하다. 남은 의미는 부인문(婦人門)의 여러 처방을 살펴보라.

○ 본방(本方)의 당귀(當歸)와 백작약(白芍藥)을 당귀미(當歸尾)와 적작약(赤芍藥)으로 바꾸고, 대황(大黃)과 망초(芒硝) 각 1돈 반, 감초(甘草) 1돈을 가하여 옥촉산(玉燭散)[6]이라 부른다. 경폐(經閉)로 손도 대지 못하게 복통(腹痛)이 있으면서 맥(脈)이 침현유력(沈弦有力)한 증상을 치료한다. 경폐(經閉)에는 허실(虛實)의 구분이 있는데, 허(虛)한 것은 혈허(血虛)에 말미암은 것이니 당연히 보양(補養)하는 것이 마땅하고, 실(實)한 것은 모두 혈어(血瘀)로 말미암은 것으로, 혈어(血瘀)하면 발열(發熱)하고 발열(發熱)하면 혈(血)은 더욱더 굳어지므로, 부득불 혈분(血分)으로 들어가 연견(軟堅)하는 대황(大黃)과 망초(芒硝)로 준하(峻下) 해야만 한다. 어혈(瘀血)이 없어지지 않으면 신혈(新血)이 생성되지 않고, 아울러 성질이 급한 망초(芒硝)와 대황(大黃) 또한 우려되므로 감초(甘草)로써 완화하였으니 바로 조위(調胃. 調胃承氣湯)의 의미가 된다. 그러나 혈어(血瘀)로 인한 경폐(經閉)라도 만약 복통으로 인해 손대는 것을 거부하는 등의 증상이 없으면 사용할 수가 없겠다.

○ 본방(本方)에서 당귀(當歸)와 천궁(川芎) 두 약재만을 사용하면 불수산(佛手散)[7]

이라 불린다. 부인(婦人)의 혈허(血虛)로 인한 감모풍한(感冒風寒)이나 태동하혈(胎動下血)이나 자사복중(子死腹中)과 같은 모든 증상에 이 처방을 가감하여 투여할 수 있다. 당귀(當歸)와 천궁(川芎)은 모두 신고성온(辛苦性溫)하고 방향질윤(芳香質潤)하여서 조혈(調血)하면서도 이기(理氣)할 수 있고, 그 달리는 힘은 해산(解散)하는 것이 많다. 그러므로 혈분(血分)에 발생한 일체의 풍한(風寒) 증상과 태전(胎前)과 산후(産後)에 발생한 일체의 기혈(氣血)이 불순한 증상들을 모두 치료할 수 있다.

○ 본방(本方)에 사군자탕(四君子湯)를 합하여 팔진탕(八珍湯)[8]이라 부른다. 기혈(氣血)이 모두 허약하여 허손증(虛損證)이 되려는 것을 치료한다. 그러나 처방의 의미를 세밀하게 살펴보면, 일반적인 기혈부족(氣血不足)의 증상만을 다스릴 수 있을 뿐으로, 만약 정말로 기혈(氣血)이 크게 허약하여 음양(陰陽)이 함께 고갈된 증상이라면 신산(辛散)한 당귀(當歸)와 천궁(川芎)으로 음(陰)을 다시금 흔드는 것과 음한(陰寒)한 지황(地黃)과 작약(芍藥)으로 양(陽)을 다시금 가로막는 것들은 모두 마땅하지 않은 듯하다.

○ 팔진탕(八珍湯)에 황기(黃芪) 2돈, 육계(肉桂) 5푼을 가하여 십전대보탕(十全大補湯)[9]이라 부른다. 영위양허(營衛兩虛), 기혈부족(氣血不足)을 치료하며, 옹저(癰疽)가 터진 후 허약하여 수렴되지 않는 것에도 사용할 수 있다. 팔진탕(八珍湯)이 기혈(氣血)을 같이 보익한다는 것은 확실하므로 논할 필요가 없고, 거기에 다시 황기(黃芪)로 정기(正氣)를 도와 위기(衛氣)를 보충하고, 육계(肉桂)로 혈맥(血脈)을 따뜻하게 하여 영기(營氣)를 조화롭게 한 것이다. 또한, 각각의 약물이 온양(溫養)의 힘을 얻게 되면 보익하는 성질이 더욱 풍족해져 더더욱 큰 효과를 볼 수 있으니, 비단 양허자(陽虛者)를 온양(溫養)할 뿐만 아니라 음허자(陰虛者) 또한 온양(蘊養)할 수 있다. 양(陽)이 없으면 음(陰)

또한 발생할 수 없으므로, 음(陰)에 속하는 일체 유형의 물체들은 춘하(春夏)에 생겨 추동(秋冬)에 죽지 않는 것이 없다. 무릇 인체의 진음(眞陰)이 휴손(虧損)이 되어서 노채(勞瘵) 등의 증상이 발생하려 하는 것은 총체적으로 감온(甘溫)한 약물로 치료하는 것이 적당하고, 혹 허약한 것이 극성한 경우에는 여러 보약 속에 포강(炮薑)과 육계(肉桂)를 가해 사용하면 저절로 신효한 효과가 있게 된다. 만약 단순히 고한(苦寒)하고 유정(柔靜)한 약물이나 자윤(滋潤)한 약물들만을 오랫동안 복용시키면 음혈(陰血)이 만들어질 수 없을 뿐만 아니라 양화(陽和)의 생기(生氣)마저도 날마다 점점 쇠약해져서 결국에는 양기(陽氣)마저 다 없어지게 된다. 음허내열증(陰虛內熱證)의 치료과정을 매번 사람들을 위해 기록하였는데, 감한윤정(甘寒潤靜)의 약재를 여러 번 사용하였는데도 열이 계속 없어지지 않을 때, 원방에 포강(炮薑) 5푼을 가하면 열이 즉시 사라지니 그 효과가 마치 귀신처럼 신묘하였다. 이런 사실들을 기록하여 배우는 자의 깨달음을 돕고자 한다.

1 사물탕은 846년에 간행된 인도인(藺道人)의 『선수이상속단비방(仙授理傷續斷秘方)』에 처음 실려 외상(外傷), 어혈작통(瘀血作痛)에 사용된 처방이다. 『성제총록(聖濟總錄)』에서는 지수탕(地髓湯), 『계봉보제방(鷄峰普濟方)』에서는 대천궁탕(大川芎湯)이라고 언급되었다. 사물탕이 인도인의 『선수리상속단비방』에 처음 실려있기는 하나, 장산뢰(張山雷)와 같은 많은 학자는 그 기원을 『금궤요략(金匱要略) · 부인임신병맥증병치제20(婦人姙娠病脈證幷治第二十)』에 실려있는 교애탕(膠艾湯)의 변방이라고 인식하고 있다.

2 지백사물탕이란 처방명은 1641년 완성된 진창우(秦昌遇)의 『증인맥치(症因脈治) · 권2(卷二) · 노상총론(勞傷總論) · 내상노상(內傷勞傷) · 비허노상(脾虛勞傷)』에 처음 나온다. 그러나 1264년 완성된 양사영(楊士瀛)의 『인재직지방론(仁齋直指方論) · 권15(卷之十五) · 부화증(附火證)』에 수재 되어 있는 육물탕(六物湯)도 천궁, 백작약, 생지황, 당귀, 황백, 지모로 구성되어있다. 따라서 지백사물탕은 남송 때 만들어져 명나라 때 지백사물탕으로 명명된 처방이 되겠다.

3 감리환의 처방 구성이 서적마다 다른데, 『동의보감(東醫寶鑑) · 권1(卷一) 정(精)』에 실려있는 감리환은 지모와 황백으로 구성되어있고, 1759년에 편찬된 조학민(趙學

敏)의 『관아내편(串雅內編) · 권1(卷一)』에 실려있는 감리환은 전당귀(全當歸), 천궁(川芎), 백작(白芍), 숙지황(熟地黃), 후황백(厚黃柏), 지모(知母)로 구성되어있으므로, 여기서 말하는 감리환은 『관아내편(串雅內編)』의 처방을 말한다.

4 교애탕은 장중경의 『금궤요략(金匱要略) · 부인임신병맥증병치제20(婦人姙娠病脈證幷治第二十)』에 나오는 처방이다. 구성 약물에 대해 『동의보감(東醫寶鑑) · 권10(卷十) 부인(婦人)』에서는 숙지황(熟地黃), 애엽(艾葉), 당귀(當歸), 아교주(阿膠珠), 감초자(甘草炙), 황기(黃芪)로 기재하고 있고, 교애궁귀탕(膠艾芎歸湯)도 아교주(阿膠珠), 애엽(艾葉), 천궁(川芎), 당귀(當歸), 감초자(甘草炙)로 기재하고 있어 『성방편독』 처방과 약간 차이가 있다.

5 애부난궁환은 1264년에 완성된 양사영(楊士瀛)의 『인제직지방론(仁齊直指方論) · 권26(卷之二十六)』에 나오는데, 애엽(艾葉), 향부자(香附子), 오수유(吳茱萸), 대천궁(大川芎), 백작약(白芍藥), 황기(黃芪), 천초(川椒), 속단(續斷), 생지황(生地黃), 관계(官桂)로 구성되어있다.

6 옥촉산에 대해 1228년에 완성된 장자화(張子和)의 『유문사친(儒門事親) · 권12(卷十二) 하제(下劑)』에서는 "玉燭散 : 以四物湯 · 承氣湯 · 朴硝各等份. 水煎, 去滓, 食前服之"라고 언급되어 있다.

7 불수산은 동명이방이 대단히 많은 처방이다. 우리가 익히 알고 있는 당귀-천궁으로 구성된 불수산은 허숙미(許叔微, 1080~1154)의 『보제본사방(普濟本事方) · 권10(卷第十) · 부인제질(婦人諸疾)』에 처음 나오는데 구성 비율이 당귀(6량) 천궁(4량)으로 구성되어있다. 그런데 『보제본사방』의 불수산에는 당귀 · 천궁(각등분)으로 구성된 『태평혜민화제국방(太平惠民和劑局方) · 권9(卷之九) · 치부인제질(治婦人諸疾)』 의 궁궁탕(芎藭湯)의 주치증을 인용하고 있고, 더욱이 『태평혜민화제국방』보다 훨씬 앞선 752년에 간행된 『외대비요(外臺秘要) · 권33(卷第三十三) · 임신태동방9수(姙娠胎動方九首)』에는 당귀(6분) 천궁(4분)으로 구성된 「效神驗胎動方」이 수재 되어 있는 것으로 보아, 당귀-천궁으로 구성된 일련의 처방이 최소 당나라 때부터 내려오다가 송나라 때 불수산으로 명명된 것으로 생각된다.

8 팔물탕의 기원에 대해 일부 방제학(方劑學) 서적에서는 1323년에 간행된 원대(元代) 사도목소(沙圖目蘇)의 『서죽당경험방(瑞竹堂經驗方)』에 처음 나온다고 하였다. 그러나 1297년에 왕호고(王好古)가 복간(復刊)한 『의루원융(醫壘元戎) · 권11(卷十一) · 궐음증(厥陰證) · 활인사물가감례(活人四物加減例)』에 "四君子湯合四物湯爲八珍湯. 治女子不孕, 癃閉遺溺, 咽乾. 女子因服熱藥嗌乾者, 亦亡血損氣之所致也, 宜八珍湯"이라고 언급되어 있고, 이보다 더욱 앞선 시기인 1186년에 유완소(劉完素)가 간행한 『소문병기기의보명집(素問病機氣宜保命集)』에는 "八物湯 : 治心肺虛損, 皮聚而毛落, 血脈虛損, 婦人月水愆期, 宜益氣和血. 白朮 人參 黃芪 茯苓 川芎 熟地黃 當歸

芍藥(各等分)"이라 언급되어 있으므로 팔물탕의 출전은 유완소(劉完素)의 『소문병기기의보명집(素問病機氣宜保命集)』으로 보는 것이 타당한 듯하다.

9 십전대보탕은 1180년에 간행된 오언기(吳彦夔)의 『전신적용방(傳信適用方)』에 처음 나온다. 『간이방(簡易方)』에서는 십보탕(十補湯), 『태평혜민화제국방(太平惠民和劑局方)』에서는 십전음(十全飮)과 십전대보탕(十全大補湯), 『의루원융(醫壘元戎)』에서는 대보십전산(大補十全散), 『단계심법부여(丹溪心法附餘)』에서는 천금산(千金散), 『증치준승(證治準繩)·유방(類方)』에서는 십전대보산(十全大補散), 『촉씨회약의경(蜀氏會約醫鏡)』에서는 가미팔진탕(加味八珍湯)이라고도 하였다.

歸脾湯[1] 『濟生』

歸脾湯에는 人參·白朮·黃芪와 歸脾參朮與黃芪
當歸·甘草·茯神·遠志 및 歸草茯神遠志宜
酸棗仁·木香·龍眼肉이 들어가니 酸棗木香龍眼肉
과다한 思慮를 없애고 心脾를 補益하지. 蠲除思慮益心脾

귀비탕(歸脾湯)은 인삼(人參) 2돈, 겨울에 채취해 포제한 백출(白朮) 2돈, 복신(茯神) 3돈, 초산조인(炒酸棗仁) 2돈, 용안육(龍眼肉) 2돈, 자황기(炙黃芪) 1돈 반, 주세(酒洗)한 당귀(當歸) 2돈, 원지(遠志) 1돈, 목향(木香) 5푼, 감초(甘草) 5푼으로 구성된다.

사려를 과도하게 하고 심비(心脾)를 노상(勞傷)하여 혈(血)이 경락에 돌아가지 않아 건망(健忘)·불매(不寐)·정충(怔忡) 등의 증상이 된 것을 치료한다.

무릇 심(心)은 혈(血)을 만드는 장기이면서 정신을 간직하고 있는 곳으로, 과로하면 기(氣)가 흩어지고 양기(陽氣)가 밖으로 달아나 정신이 편안하지 못하게 된다. 그러므로 산미(酸味)의 산조인(酸棗仁)으로 수렴하고, 정적인 복신(茯神)으로 편안하게 하며, 심열(心熱)을 배설하는 원지(遠志)로 심신(心神)을 평온하게 해야 한다. 생각하면 비기(脾氣)가 뭉치게 되므로 목향(木香)을 사용하여서 기체(氣滯)를 운행하면서 비울(脾鬱)을 펴서 상초(上焦)와 중초(中焦)를 막힘없이 잘 흐르게 하여 청궁제도(清宮除道)[2]해야 하는데, 이렇게 한 연후에야 심비(心脾)를 대보(大補)하는 인삼(人參)·황기(黃芪)·백출(白朮)·감초(甘草)·용안육(龍

眼肉) 등이 그 공을 이룰 수 있게 된다. 이어서 당귀(當歸)로는 모든 혈(血)이 각자 돌아가야 할 경락으로 돌아가도록 이끌어 준다. 원방에는 생강(生薑)과 대조(大棗)가 있으나 이곳에는 들어있지 않은데, 왕인암(汪訒庵)의 『의방집해(醫方集解)』에 해설이 없어서 여기에서도 삭제하였다.

의안 이 처방은 『소문(素問) · 음양별론편(陰陽別論篇)』에 나오는 "二陽之病, 發於心脾"의 이론에 근거하여 엄용화(嚴用和)가 『제생방(濟生方) · 경계정충건망문(驚悸怔忡健忘門) · 건망론치(健忘論治)』에서 "治思慮過度, 勞傷心脾, 健忘怔忡"하는 처방으로 선보인 것이 시초이다. 이 처방은 그 구성과 주치증이 후대로 가면서 확대 변경되었는데, 즉 원대(元代) 위역림(危亦林)의 『세의득효방(世醫得效方) · 권제7(卷第七) · 실혈(失血) · 칠정(七情)』에서는 "治思慮傷脾, 心多健忘, 爲脾不能統攝心血, 以致妄行, 或吐血 · 下血"이라 하여 기존의 주치증에 비불통혈(脾不統血)로 인한 출혈증을 치료할 수 있음을 제시하였고, 명대(明代) 설기(薛己)의 『교주부인양방(校注婦人良方) · 권24(卷二十四) · 창양문(瘡瘍門) · 부인결핵방론제사(婦人結核方論第四)』에서는 엄용화(嚴用和)의 원방에 당귀(當歸)와 원지(遠志)를 가하여 "治脾經失血少寐, 發熱盜汗; 或思慮傷脾, 不能攝血, 以致妄行; 或健忘怔忡, 驚悸不寐; 或心脾傷痛, 嗜臥少食. 或憂思傷脾, 血虛發熱; 或肢體作痛, 大便不調; 或經候不准, 晡熱內熱; 或瘰癧流注, 不能消散潰斂"이라 하였다. 현재에는 엄용화(嚴用和) 처방에 당귀(當歸)와 원지(遠志)를 넣은 설기(薛己)의 처방을 기본방으로 삼고 있다.

1 귀비탕은 1253~1267년에 완성된 엄용화(嚴用和)의 『제생방(濟生方)』에 나온다.

2 청궁제도(淸宮除道) : 청(淸)과 제(除)는 물을 뿌리고 길을 쓰는 것을 말하고, 궁(宮)은 고대 방실(房室)의 통칭이다. 그러므로 이것은 방실(房室)과 도로(道路)를 청소하

고 정비하여 귀빈을 영접한다는 의미이다. 여기서는 목향(木香)으로 청소를 하여 인삼 · 황기 · 백출 · 감초 · 용안육 등의 심비(心脾)를 대보(大補)하는 약물들을 맞이 한다는 의미이다.

當歸補血湯[1] 東垣

當歸補血湯은 기성방으로	當歸補血是成方
黃芪를 當歸보다 5배 많이 넣고 달여서 복용하지.	五倍黃芪煎和嘗
血脫, 脈洪, 勞役이 극에 달한 것을 치료하니	血脫脈洪勞役致
東垣의 치법은 세밀하고 자세히 연구해야 한다네.	東垣治法細參詳

당귀보혈탕(當歸補血湯)은 자황기(炙黃芪) 1량과 주세당귀(酒洗當歸) 2돈으로 구성된다.

번로(煩勞)로 양(陽)이 손상되고 기화(氣火)가 망동하여, 음혈(陰血)이 안정되지 못하고 맥홍(脈洪), 신열(身熱), 탈갈(脫竭)된 증상을 치료한다.

무릇 병증(病證)에는 진가(眞假)가 있는데 맥상(脈象)에도 또한 진가(眞假)가 있으니, 맥홍(脈洪)하면서 신열(身熱)하면 한 눈에 화사(火邪)가 양항(陽亢)된 것임을 알 것이나, 탈혈(脫血)된 후에도 화사(火邪)가 양항(陽亢)된 것과 비슷한 증상이 있으면 이것은 양(陽)이 의지할 바가 없어서 외부로 부산(浮散)한 것이다. 이것의 판별은 전적으로 의사가 설태(舌苔)의 황백윤조(黃白潤燥)를 구별하고 구갈(口渴)에 냉수를 원하는지 온수를 원하는지를 세심하게 살피는 데 달려있으나, 가장 중요한 요점은 오히려 소변으로, 진열(眞熱)인 경우엔 소변이 반드시 단적(短赤)하나, 가열(假熱)인 경우엔 반드시 청장(淸長)하다. 가슴속에 확신이 있어야만 용약(用藥)에 자연히 터럭만큼의 오차도 없게 된다. 만약 대량으로 탈혈(脫血)한 후에 이런 맥상과 증상들이 보이게 된다면 이것은 단지 음혈(陰血)

만 없는 것이 아니라 양기(陽氣) 또한 흩어져서 없어지려고 하는 것이다. 이런 경우에 유형의 혈(血)은 빨리 만들어질 수 없고 무형의 기(氣)는 급히 견고하게 해야 하므로, 황기(黃芪)를 군약으로 삼아 폐비원기(肺脾元氣)를 크게 보익하면서 외부를 견고히 해야 한다. 이 경우의 양기(陽氣)는 이미 내부(內部)를 이탈해 표부(表部)로 달아났기 때문에 잠깐 내부(內部)를 견고하게 한다 해도 소용이 없을까 두려우므로 어쩔 수 없이 위기(衛氣)를 따라 외부(外部)로 나가서 이탈하려는 양기(陽氣)를 만류하여만 한다. 당귀(當歸)는 익혈화영(益血和營)한다. 두 약물이 합해지면 곧바로 양(陽)이 발생하고 음(陰)이 성장하여 손상된 혈(血)이 제각기 돌아가야 할 경락으로 돌아가 스스로 견고하게 될 수 있으므로 사소한 일반 보혈자니(補血滋膩)한 약과 같이 취급할 처방이 아니다.

1 당귀보혈탕은 1247년에 간행된 이동원(李東垣)의 『내외상변혹론(內外傷辨惑論) · 권지중(卷之中) · 서상위기론(暑傷胃氣論)』에 나오는 처방이다. 『난실비장(蘭室秘藏)』에서는 황기당귀탕(黃芪當歸湯), 『맥인증치(脈因證治)』에서는 보혈탕(補血湯), 『주신재유서(周愼齋遺書)』에서는 기귀탕(芪歸湯), 『산과심법(産科心法)』에서는 황기보혈탕(黃芪補血湯)이라고도 불렸다.

大補陰丸[1] 丹溪

大補陰丸은 水虧와	大補陰丸治水虧
火炎勞熱로 虛羸에 이른 것을 치료하는데	火炎勞熱致虛羸
熟地黃과 龜板에 知母와 黃柏을 더하고	地黃龜板兼知柏
猪脊脂膏와 꿀로 반죽해 만든다네.	猪脊脂膏蜜和爲

대보음환(大補陰丸)은 염수초(鹽水炒)한 황백(黃柏) 2량, 염수초(鹽水炒)한 지모(知母) 2량, 숙지황(熟地黃) 4량, 자귀판(炙龜板) 4량을 저척수(猪脊髓)와 꿀로 환을 빚은 것으로, 염탕(鹽湯)으로 복용한다.

신수(腎水)가 극도로 손상되고 상화(相火)가 홀로 왕성하여 발생한 몽유(夢遺), 골증(骨蒸), 노채(勞瘵) 등의 증상을 치료한다.

무릇 상화(相火)가 넘치는 것은 신수(腎水)의 부족으로 말미암은 것이므로 신수(腎水)를 크게 보하는 숙지황(熟地黃)으로 군약을 삼았다. 그런데 화(火)가 유여하면 소화(少火)가 장화(壯火)로 변화하고, 변화한 장화(壯火)는 인체의 정기를 소모하니, 만약 자수배양(滋水配陽)의 방법만을 사용한다면 사납게 날뛰는 세력을 어찌 족히 꺾을 수 있겠는가? 그러므로 모름지기 성미가 고한(苦寒)하고 신(腎)에 들어가서 능히 하초(下焦)의 화(火)를 직접 식힐 수 있는 황백(黃柏)과 지모(知母)를 사용해야만 그 화(火)를 굴복시킬 수 있을 것이다. 귀판(龜板)은 북방의 신으로 잘 저장하는 성질이 있으므로, (귀판의) 감한(甘寒)하면서 신장(腎臟)을 보익하는 효능과 개류(介類)로써 잠양(潛陽)하는 효능을 사용한다면, 용뢰지화(龍雷之火)[2]는 자연스럽게 저장되어 쓰이지 않게 될 것이다. 돼지는 수(水)의 동물로 그 골수를 사용하는 것은 신(腎) · 명문(命門)과 통한 다음 유형의 정수(精髓)로 보충하려는 것이다. 꿀로 반죽해 환을 만드는 것은 하초(下焦)에 들어가 완만하게 효과를 나타내게 하려는 것이다.

1 대보음환은 명대 정충(程充)에 의해 1481년에 간행된 주진형(朱震亨, 1282~1358)의 『단계심법(丹溪心法) · 제3권(第3卷) · 51 보손(補損)』에 "大補丸 : 降陰火, 補腎水. 黃柏(炒褐色) 知母(酒浸炒, 各四兩) 熟地黃(酒蒸) 龜板(酥炙, 各六兩) … ."이라고 언급되어 있다. 『본초강목(本草綱目)』에서는 이 처방을 보음환(補陰丸)이라고도 하였다.

2 용뢰지화(龍雷之火) : 신화(腎火) 또는 명문지화(命門之火)를 의미하는 단어로 용화(龍火)라고도 한다.

玉屛風散[1]

玉屛風散은 매우 신령하니	玉屛風散最爲靈
黃芪·白朮·防風이 솥의 세 다리를 이루지.	芪朮防風鼎足形
表弱하여 땀이 많으면서 感冒가 있을 때 사용하니	表弱汗多兼感冒
약은 비록 相惡하나 효과는 相成하는구나.	藥雖相惡效相成

옥병풍산(玉屛風散)은 겨울에 채취하여 포제(炮製)한 백출(白朮) 2량, 자황기(炙黃芪) 1량, 방풍(防風) 1량으로 구성된다. 가루 내어 매번 3돈씩 복용한다.

중기(中氣)가 허약하고 위양(衛陽)이 왕성하지 못해, 표부(表部)가 성글어 자한(自汗)이 있으면서 풍한(風寒)에 쉽게 감촉되는 증상 등을 다스린다.

무릇 표부(表部)가 허약해 외부를 지킬 수 없는 경우라면 맨 먼저 중기(中氣)를 세워야만 한다. 그러므로 보비건중(補脾建中)하는 백출(白朮)로 군약을 삼았으니[2] 비장(脾臟)이 왕성해지면 사장(四臟)의 기운 모두가 그 도움을 받으므로 표부(表部)는 스스로 견고해지고 사기(邪氣)는 침범하지 못하게 된다. 여기에 다시 고표익위(固表益衛)하는 황기(黃芪)가 잘 달리는 방풍(防風)을 얻게 되면 상외(相畏)하면서도 상사(相使)하여 그 공효가 더욱 뚜렷해지니, 자연히 황기(黃芪)가 사기(邪氣)를 가둘까 걱정하지 않아도 되고, 방풍(防風) 또한 표부(表部)를 소산(疏散)시킬까 걱정하지 않아도 된다. 이는 흩어버리는 중에 보익(補益)하는 것이요, 보익하는 속에 소통(疏通)시키는 것으로, 처방의 이름을 돌아보고 방의(方義)의 오묘함을 생각해보면 실로 후학들이 미치지 못할 경지이다.

1 옥병풍산의 출전에 대해서 기존 학계에는 크게 양대 학설이 있다. 하나는 1481년 간행된 주단계의 『단계심법(丹溪心法)·권3(卷三)·자한(自汗)』이라는 설이고, 다른 하나는 1213년에 완성된 송(宋)의 장송(張松)이 지은 『구원방(究原方)』이라는 설이다. 그런데 1186년에 완성된 유완소(劉完素)의 『소문병기기의보명집(素問病機氣宜保命集)』을 살펴보면, 「파상풍론(破傷風論) 제12(第十二)」에 실려있는 백출방풍탕(白朮防風湯)이나 「해리상한론(解利傷寒論) 제13(第十三)」에 실려있는 황기탕(黃耆湯)의 경우, 구성 약물의 용량 비율만 다르지 약물 종류는 같아 사실상 옥병풍산과 같은 처방으로 보아도 무방하다. 그러므로 옥병풍산의 출전에 대해서는 『소문병기기의보명집(素問病機氣宜保命集)』을 포함하여 추가적인 토론이 필요하다고 생각된다.

2 옥병풍산(玉屛風散)의 군약(君藥)에 대해 『성방편독(成方便讀)』에서는 백출(白朮)을 군약으로 삼았는데, 이것은 앞 시대 방제학 서적인 왕앙(汪昂)의 『의방집해(醫方集解)·보양지제(補養之劑)·옥병풍산(玉屛風散)』에서 황기(黃芪)를 군약으로 잡은 후 대부분의 방론서에서 황기를 군약으로 잡은 것과는 차이가 있다. 이에 대해 근래에 흥미로운 실험(이비(李飛)·시서제(柴瑞霽)·번교령(樊巧玲), 방제적배오방법(方劑的配伍方法), 북경(北京), 인민위생출판사(人民衛生出版社), 2005, p.138.)이 진행되었는데 소개하면 다음과 같다. 해당 실험에서는 옥병풍산(玉屛風散) 구성 약물인 황기(黃芪) : 백출(白朮) : 방풍(防風)을 1 : 2 : 1과 2 : 1 : 1의 비율로 구성하여 실험을 진행하였는데, 실험 결과 둘 다 소서(小鼠)의 항피로 효과 등에서는 비슷하였으나 내한능력(耐寒能力)에 대해서는 황기(黃芪) : 백출(白朮) : 방풍(防風)의 비율이 1 : 2 : 1인 것이 더욱 우수하였다고 보고되었다. 이런 결과는 황기(黃芪)를 군약으로 잡는 일반적인 시각 대신 백출(白朮)을 군약으로 잡은 『성방편독』의 시각도 향후 집중적인 연구가 필요함을 의미한다고 하겠다.

天王補心丹

天王補心丹은 柏子仁에	天王補心柏子仁
天門冬·麥門冬·當歸·生地黃·人参·元参·丹参과	二冬歸地與三参
桔梗·茯苓·遠志·朱砂·蜜 및	桔苓遠志朱砂蜜
大棗·五味子·酸棗仁으로 구성되어, 血을 거둬 自生하게 하지.	棗味酸收血自生

천왕보심단(天王補心丹)은 주세(酒洗)한 생지황(生地黃) 4량, 인삼(人參) 5돈, 원삼(元參) 5돈, 단삼(丹參) 5돈, 복령(茯苓) 5돈, 길경(桔梗) 5돈, 원지(遠志) 5돈, 초(炒)한 산조인(山棗仁) 1량, 초(炒)한 다음 갈고 거유(去油)한 백자인(柏子仁) 1량, 초(炒) 천문동(天門冬) 1량, 초(炒)한 맥문동(麥門冬) 1량, 주세(酒洗)한 당귀(當歸) 1량, 자(炙)한 오미자(五味子) 1량으로 구성되어 탄자대(彈子大)로 밀환(蜜丸)하고 주사(朱砂)로 옷을 입힌 것이다. 잠자기 전에 등심탕(燈心湯)으로 한 알씩 복용한다.

사려과도(思慮過度)로 심혈부족(心血不足)하여 발생한 건망(健忘)과 정충(怔忡) 등의 증상을 치료한다.

무릇 심(心)은 이화(離火:☲)로 가운데에 진수(眞水)를 머금고 있는데, 책을 읽고 읊고 암송하거나 생각이 과도하여 이괘(離卦:☲) 중의 음(陰)을 손상했다면 반드시 진수(眞水)로서 도와야 한다. 그러므로 생지황(生地黃)과 현삼(玄參)으로 신수(腎水)를 돕게 하였고, 천문동(天門冬)과 맥문동(麥門冬)으로는 수(水)의 상원(上源)을 자양하게 하였다. 당귀(當歸)와 단삼(丹參)은 비록 심(心)에 들어가서 보혈(補血)할 수는 있으나 결국에는 움직이는 약물이므로 반드시 인삼(人參)의 강력한 힘을 빌려서 이괘(離卦:☲)의 두 양효(陽爻) 사이로 들어가야만 비로소 양생음장(陽生陰長)의 오묘함이 있게 된다. 복령(茯苓)과 원지(遠志)는 심열(心熱)을 배설하여 심신(心神)을 안녕하게 하고 담습(痰濕)을 제거하여 청궁제도(淸宮除道)[1]케 하니 이렇게 되면 보약(補藥)들이 더욱더 힘을 얻게 된다. 다만 생각이 과도하게 되면 심기(心氣)가 그로 인해 울결하므로 방향윤택(芳香潤澤)한 백자인(柏子仁)을 넣어서 신명(神明)과 흉격(胸膈)이 펼쳐지게 해야 하고, 산조인(酸棗仁)과 오미자(五味子)로 소모되고 흩어진 기(氣)를 수렴해야 하며, 길경(桔梗)으로 여러 약물을 이끌고 상행해서 심(心)으로 들어가게 해야 한다. 주사(朱砂)로 옷을 입히면 주사의 묵직함이 허역(虛逆)을 진정시킬 수 있고, 주사의 차가운 성질은 부양(浮陽)을 내릴 수 있다. 아울러 주사는 색깔이 붉어 이(離)에 속하지만, 안에는 음(陰)인 수은을 머금고 있어 사람의 심(心)과 더불어 동기상구(同氣相求)하고 동류상종(同類相從)하는 약물이 된다.

의안 현재까지 찾아본 바에 의하면 천왕보심단(天王補心丹)이 최초로 기재된 서적은 1178년에 간행된 군인이자 의사인 양담(楊倓)의 『양씨가장방(楊氏家藏方) · 권제10(卷第十) · 심기방일십도(心氣方一十道)』이다. 그러나 천왕보심단은 동명이방(同名異方)이 아주 많은 처방으로 『성방편독(成方便讀)』에 실려있는 천왕보심단은 1547년에 완성된 설기(薛己)의 『교주부인양방(校注婦人良方) · 권6(卷六) · 부인열로방론제1(婦人熱勞方論第一)』에 실려있는 것이다. 아래의 도표에 실려있는 동명이방(同名異方)의 천왕보심단들을 살펴보면 주숙(朱橚)의 『보제방(普濟方)』에 실려있는 천왕보심단을 제외하고는 거의 대동소이하게 구성 약물이 비슷하다. 따라서 천왕보심단(天王補心丹)은 『양씨가장방(楊氏家藏方)』에 최초로 실린 후 여러 의가에 의해 꾸준히 가감되어 사용됐다가 후대에 설기(薛己)

의 『교주부인양방(校注婦人良方)』이 크게 유행한 것에 힘입어 설기(薛己)의 처방이 대중적으로 널리 알려지게 된 것으로 생각된다.

그런데 천왕보심단(天王補心丹)의 기원과 "天王"이라는 것에 대해 위와는 별개의 불교 관련 기록들이 보인다. 예를 들어 『의방고(醫方考) · 권3(卷之三) · 허손노채문(虛損癆瘵門)』에서는 "此方之傳, 未考所自. 偈云 : 昔者志公和尙, 日夕講經, 鄧天王憫其勞也, 錫以此方, 因得名焉, 載在『經藏』, 今未辨其眞僞, 異日廣求佛典而搜之."라 하였고, 『의방집해(醫方集解) · 권1(卷一) 보양지제(補養之劑)』에서는 "終南宣律師課誦勞心, 夢天王授以此方, 故名."이라 하였는데, 여기서 지공화상(志公和尙)은 『벽암록(碧巖錄) · 제1칙(第1則) 달마불식(達磨不識)』에서 양무제(梁武帝)와 대화를 나누던 사람으로, 양무제(梁武帝)의 생몰연대가 464년~549년이고 재위기간이 502년~549년이며 『벽암록(碧巖錄) · 제1칙(第1則) 달마불식(達磨不識)』에서는 514년에 죽었다고 하니 남조(南朝)의 양(梁)나라 사람임을 알 수 있고, 종남선률사(終南宣律師)는 곧 당나라 때 종남산(終南山)의 도선율사(道宣律師, 596~667)로 중국 남산(南山) 율종(律宗)의 시조가 된다.

여기에 현대의 연구 결과에 의하면 천왕보심단은 당나라 손사막(孫思邈)의 『비급천금요방(備急千金要方) · 권14(卷14)』의 치건망방(治健忘方: 천문동(天門冬) · 원지(遠志), 복령(茯苓), 지황(地黃))과 『천금익방(千金翼方) · 권15(卷15)』의 정지보심탕(定志補心湯: 원지(遠志), 창포(菖蒲), 인삼(人參), 복령(茯苓)) 및 북송시대인 992년에 간행된 『태평성혜방(太平聖惠方) · 권3(卷3)』의 복신산(茯神散: 복령(茯苓), 백자인(柏子仁), 산조인(酸棗仁), 황기(黃芪), 인삼(人參), 지황(地黃), 원지(遠志), 오미자(五味子))이 합쳐지고 변화해 만들어진 것이라고 보고되고 있는데, 이들 시대에는 도교(道敎)와 불교(佛敎)가 왕성한 활동으로 투쟁과 교류를 활발히 했던 시대였고, 손사막 자신도 도교의 여러 양생 서적을 연구했던 경험이 있는 것으로 미루어 보면, 아마도 손사막으로부터 시작되었던 일단의 처방들이 부단한 발전을 하던 중 불교계에도 흘러 들어갔고 이것이 양담(楊倓)의 『양씨가장방(楊氏家藏方)』 등에 수록되어 전해지다가 설기(薛己)에 의해 완성된 것이 아닌가 생각된다. 향후 보다 정교한 연구가 필요하다고 생각된다.

【주요 天王補心丹 일람표】

의 가	출 전	연 도	구성약물
楊倓	楊氏家藏方	1178	熟乾地黃 白茯苓 茯神 當歸 遠志 石菖蒲 黑參 人參 麥門冬 天門冬 桔梗 百部 柏子仁 杜仲 甘草 丹參 酸棗仁 五味子 煉蜜爲丸, 金箔爲衣, 燈心·棗湯 服用.
陳 沂 所撰 陳文昭 補解	陳素庵婦科補解	南宋 1522	白芍 當歸 生地 熟地 丹參 遠志 麥冬 天冬 玄參 棗仁 杜仲 丹皮 菖蒲 茯苓 茯神 桔梗 栢子仁 石蓮肉 辰砂爲衣.
危亦林	世醫得效方	1345	熟地黃 人參 白茯苓 遠志 石菖蒲 黑參 柏子仁 桔梗 天門冬 丹參 酸棗仁 甘草 麥門冬 百部 杜仲 茯神 當歸 五味子 煉蜜丸, 金箔爲衣, 燈心·棗湯 服用.
朱橚	普濟方	1361 ~1425	朱砂 半夏 人參 麝香 青木香 檳榔 葶藶子 江子
薛己	校注婦人良方	1547	人參 茯苓 玄參 丹參 桔梗 遠志 當歸 五味 麥門冬 天門冬 柏子仁 酸棗仁 生地黃 煉蜜丸, 朱砂爲衣, 竹葉煎湯迭下. 一方 : +石菖蒲, 熟地黃, 杜仲, 百部, 茯神, 甘草.
龔廷賢	萬病回春	1587	懷生地 天門冬 桔梗 當歸 柏子仁 酸棗仁 五味子 麥門冬 遠志 白茯苓 元參 丹參 人參 煉蜜爲丸, 朱砂爲衣, 燈心·竹葉煎湯送下, 燈心·棗湯亦可. 一方 : +酒炒黃連
吳崑	醫方考	1584	人參 白茯苓 玄參 丹參 遠志 桔梗 生地黃 五味子 當歸 麥門冬 天門冬 柏子仁 酸棗仁
王肯堂	證治準繩·類方	1602	人參 當歸 五味子 麥門冬 天門冬 柏子仁 酸棗仁 白茯苓 玄參 丹參 桔梗 遠志 生地黃 黃連
許浚	東醫寶鑑	1613	生乾地黃 黃連 石菖蒲 人參 當歸 五味子 天門冬 麥門冬 栢子仁 酸棗仁 玄參 白茯神 丹參 桔梗 遠志 朱砂

의 가	출 전	연 도	구성약물
龔廷賢	壽世保元	1615	生地 天門冬 桔梗 當歸 柏子仁 酸棗仁 五味子 麥門冬 遠志 白茯苓 元參 丹參 人參 大中丞松石劉公傳, 加石菖蒲, 百部, 杜仲, 甘草. 一方, 加酒炒黃連.
皇甫中 著 邵達參 補	名醫指掌	1622	人參 玄參 杜仲 天門冬 麥門冬 遠志 熟地黃 百部 桔梗 牡丹皮 柏子仁 五味子 甘草 茯神 茯苓 石菖蒲 酸棗仁
洪基	攝生秘剖	1638	人參 丹參 玄參 白茯苓 五味子 遠志 桔梗 當歸身 天門冬 麥門冬 柏子仁 酸棗仁 生地黃 辰砂爲衣, 煉蜜丸, 白滾湯下, 或圓眼湯俱佳.
秦昌遇 所撰 秦之楨 重輯	症因脈治	1706	人參 玄參 丹參 五味子 柏子仁 當歸 遠志 桔梗 生地 天門冬 麥門冬 甘草 黃連 酸棗仁 白茯神
何夢瑤	醫碥	1751	柏子仁 五味子 茯苓 當歸 桔梗 丹參 遠志 酸棗仁
劉 黙 所撰 林開燧 補編	活人方匯編	1753	棗仁 茯神 麥冬 生地 人參 丹參 栢子仁 天冬 黃連 玄參 遠志肉 知母 五味子 朱砂 菖蒲

1 귀비탕(歸脾湯)의 청궁제도(清宮除道) 주석을 참고하라.

百合固金湯 趙氏[1]

百合固金湯은 (百合)·生地黃·熟地黃에	百合固金二地黃
麥門冬·貝母·桔梗·甘草와	麥冬貝母桔甘良
元參·芍藥·當歸가 배합되어	元參芍藥當歸配
肺가 병들어 喘咳하면서 痰血을 뱉는 것을 치료한다네.	喘咳痰紅肺受殃

백합고금탕(百合固金湯)은 백합(百合) 1돈, 생지황(生地黃), 숙지황(熟地黃) 각 3돈, 맥문동(麥門冬) 1돈 반, 초(炒)한 백작약(白芍藥) 1돈, 당귀(當歸) 1돈, 패모(貝母) 1돈, 생감초(生甘草) 1돈, 원삼(元參) 8푼, 길경(桔梗) 8푼으로 구성된다.

신수(腎水)가 부족하여 허화(虛火)가 금(金)을 형극(刑剋)해 발생한 해수(咳嗽)와 담혈(痰血) 등의 증상들을 치료한다.

백합(百合)은 색이 희고 형상이 폐(肺)와 같아 홀로 금가(金家)에 들어가서 보폐영신(保肺寧神)하고 청금윤조(清金潤燥)할 수 있는 약물이다. 또한 폐(肺)와 신(腎)은 자모(子母)의 장기로, 『의관(醫貫)』에서 "모(母)가 자궁(子宮)에 숨어들면 자(子)가 모태(母胎)를 숨긴다."[2]고 하였으니 수(水)가 허약하면 금(金)이 화(火)의 형극(刑剋)을 받게 된다. 지황(地黃)과 현삼(玄參)으로 수(水)의 근원을 왕성하게 하고[壯水之主], 맥문동(麥門冬)과 패모(貝母)로 폐(肺)의 번증(煩症)을 식히며, 백작약(白芍藥)으로 평간(平肝)하여 폐(肺)를 보호한다. 당귀(當歸)는 혈(血)을 끌고 경락으로 돌아가며, 감초(甘草)와 길경(桔梗)은 원래 있던 처방으로 인후를 통리(通利)하고 상부의 울결한 열을 흩어준다.

1 백합고금탕의 창방자에 대해 『성방편독』에서 말한 조씨(趙氏)는 『의방집해(醫方集解)』와 『성방절용(成方切用)』에서 언급한 조즙암(趙葺庵)을 말한다. 그러나 이들보다 앞선 1573년에 편찬되고 1776년 간행된 주자간(周子幹)의 『신재유서(愼齋遺書)·권7(卷之七)』에 "手太陰肺病, 有因悲哀傷肺, 患背心前胸肺募間熱, 咳嗽咽痛, 咯血, 惡寒, 手大拇指循白肉際間上肩房, 至胸前如火烙, 宜百合固金湯. 熟地 生地 歸身(各三錢) 白芍 甘草(各一錢) 桔梗 元參(各八分) 貝母 麥冬 百合(各半錢). 如咳嗽, 初一二服加五味子(二十粒)."이라고 기재되어 있어 출전을 수정하는 것이 옳을 듯하다.

2 조헌가(趙獻可)가 지은 『의관(醫貫)·권1(卷之一)·현원부론(玄元膚論)·오행론(五行論)』에 언급된 구절로 원문은 "蓋人肺金之氣. 夜臥則歸藏於腎水之中. 丹家謂之母藏子宮. 子隱母胎"이다. 즉 모기(母氣)인 폐금(肺金)의 기운은 자기(子氣)인 신수(腎水)의 보호를 받아야 한다는 의미이다. 참고로 "丹家謂之母藏子宮. 子隱母胎"라는 구절은 위백양(魏伯陽)이 지은 『참동계(參同契)·양규호용(兩竅互用)』에 나오는 "金爲水母, 母隱子胎, 水爲金子, 子藏母胞"라는 구절을 변형 인용한 것이다.

四陰煎[1]『景岳』

절묘하게 입방된 景岳의 新方 四陰煎은	新方妙立四陰煎
保肺淸金하고 火炎을 제어하지.	保肺淸金製火炎
生地黃·麥門冬·白芍藥·甘草에	生地麥冬白芍草
沙參·百合·茯苓으로 구성된다네.	沙參百合茯苓兼

사음전(四陰煎)은 생지황(生地黃) 3돈, 맥문동(麥門冬) 2돈, 백작약(白芍藥) 1돈, 백합(百合) 1돈, 사삼(沙參) 2돈, 생감초(生甘草) 1돈, 복령(茯苓) 1돈 반으로 구성된다.

음허(陰虛)와 노손(勞損)으로 상화(相火)가 금기(金氣)를 억눌러 발생한 건해(乾咳)와 진액이 메마른 증상 등을 치료한다.

생지황(生地黃)은 신수(腎水)를 자양하고, 사삼(沙蔘)과 맥문동(麥門冬)은 폐음(肺陰)을 자양한다. 백작약(白芍藥)은 색이 희고 미산(微酸)하여 능히 폐(肺)로 들어가서 수렴을 도울 수 있으며, 백합(百合)은 감한(甘寒)하면서 고미(苦味)가 있어 능히 폐금(肺金)을 보익할 수 있고 겸해서 정신을 맑게 할 수 있다. 복령(茯苓)은 탁담(濁痰)을 내리고, 감초(甘草)는 허열(虛熱)을 흩는다. 사음(四陰)이라고 명명한 것은, 지사(地四)가 금기(金氣)를 생하는 의미를 취한 것이다.

1 사음전은 1624년에 편찬된 장경악(張景岳)의 『경악전서(景岳全書)·권51(卷之五十一) 덕집(德集) 신방팔진(新方八陳)·보진(補陣)』에 나오는 방제이다. 명칭에 대해 경악 자신은 "此保肺淸金之劑, 故曰四金"이라고 하였다.

資生丸[1] 仲淳

資生丸은 麥芽·山查肉·陳皮와	資生丸內麥查陳
薏苡仁·芡實·建蓮·川連·蔻仁·四君子湯 및	苡芡蓮連蔻四君
藿香·厚朴·桔梗·山藥·神麯·澤瀉·白扁豆로 구성되어	藿朴桔山神澤扁
脾虛를 보익하고 濕熱을 맑게 한다네.	脾虛濕熱補而清

목중순(繆仲淳)의 자생환(資生丸)은 인삼(人參) 3량, 백출(白朮) 3량, 복령(茯苓) 1량 5돈, 자감초(炙甘草) 5돈, 진피(陳皮) 2량, 산약(山藥) 1량 5돈, 거심(去心)한 건련(建蓮)[2] 1량, 검실(芡實) 1량 5돈, 의이인(薏苡仁) 3돈, 백편두(白扁豆) 1량, 신국(神麯) 2량, 산사육(山査肉) 2량, 맥아(麥芽) 1량 5돈, 후박(厚朴) 1량, 백두구인(白豆蔻仁) 3돈 5푼, 곽향(藿香) 5돈, 택사(澤瀉) 3돈 5푼, 길경(桔梗) 5돈, 천황련(川黃連) 3돈 5푼으로 구성된다. 가루 내어 수환(水丸)[3]한다.

비위(脾胃)의 기허(氣虛)로 습열(濕熱)이 온결(蘊結)하여 발생한 소아의 감적복창(疳積腹脹), 면황기수(面黃肌瘦), 구사구리(久瀉久痢) 등을 치료하는데, 비위(脾胃)가 부족한 일체의 경우에 모두 복용할 수 있다.

천지(天地)의 큰 덕성은 낳는다는 것인데[4], 자생(資生)하려면 반드시 먼저 비위(脾胃)를 도와야 하므로 사군자(四君子)로 비위(脾胃)를 보익하게 하였고, 여기에 산약(山藥) · 연자육(蓮子肉) · 백편두(白扁豆) · 검실(芡實)과 같은 약물들을 합하여 협조하게 하였다. 그런데 비(脾)는 조(燥)를 좋아하고 습(濕)을 싫어하며 잘 움직여 머무르지 않고자 하므로 향조(香燥)한 진피(陳皮)와 백두구(白豆蔻)로 비기(脾氣)를 펴주었고, 담삼(淡滲)한 복령(茯苓) · 택사(澤瀉) · 의이인(薏苡仁)으로 소변을 통하게 하였다. 산사(山査) · 신국(神麴) · 맥아(麥芽)로는 소도(消導)를 돕게 하였고, 곽향(藿香)과 후박(厚朴)으로는 온중(溫中)하게 하였다. 길경(桔梗)으로는 청기(淸氣)를 끌고 상행하게 하였고, 황련(黃連)으로는 능히 습열(濕熱)을 하강시켰다. 이와 같으면 비(脾)는 정상의 상태를 회복하여 가히 생기(生氣)하는 것을 도울 수 있게 된다.

1 자생환은 1622년 간행된 목희옹(繆希雍)의 『선성재광필기(先醒齋廣筆記) · 권2(卷之二) · 부인(婦人)』에 실린 보태자생환(保胎資生丸)이다. 목희옹(繆希雍)은 강소성(江蘇省) 상숙시(常熟市) 사람으로 생몰연대는 1546년~1627년이고, 중순(仲淳)은 그의 자(字)이다.

2 건련(建蓮)은 복건성(福建省) 건녕현(建寧縣)에서 나오는 연자육(蓮子肉)으로 명 · 청(明淸) 시대 황실에 바쳐져 공련(貢蓮)이라고도 하였다.

3 수환(水丸)이란 환제의 하나로, 환제를 만들 때 물로 반죽하여 만드는 것을 말한다.

4 "天地之大德曰生"은 『주역(周易) · 계사전하(繫辭傳下)』의 구절이다.

人參固本丸[1]

人參固本丸은 虛勞를 치료하는데	人參固本治虛勞
天門冬과 麥門冬은 保肺에 뛰어나고	天麥門冬保肺高
生地黃과 熟地黃은 腎水를 滋養하며	生熟地黃滋腎水
人參은 脾胃中焦를 돕는다네.	參扶脾胃助中焦

인삼고본환(人參固本丸)은 인삼(人參) 2량, 초(炒)한 천문동(天門冬), 초(炒)한 맥문동(麥門冬), 생지황(生地黃), 숙지황(熟地黃) 각 4량으로 구성되어 밀환(蜜丸)한 것이다.

폐신(肺腎)의 음허(陰虛)로 인한 노열(勞熱) 등의 증상을 치료한다.

무릇 허로증(虛勞證)은 음허(陰虛)와 양허(陽虛)로 구별되는데, 음허(陰虛)로 말미암는 것은 모두 신장(腎臟)에서 시작되어 폐장(肺臟)에서 끝마치게 된다. 신수(腎水)가 부족하게 되면 허화(虛火)가 폐금(肺金)을 핍박하게 되고 금(金)이 화(火)의 억압을 받게 되면 수(水)를 만들 수 없게 되므로, 이렇게 되면 신(腎)은 더욱 허약해지고 금(金)은 더욱더 메말라져 바싹 졸여지고 불태워지므로 폐금(肺金)과 신수(腎水) 둘 다 모두 같이 소멸하는데 이르게 된다. 그러므로 생지황(生地黃)과 숙지황(熟地黃)으로 신수(腎水)를 자양(滋養)하고, 맥문동(麥門冬)과 천문동(天門冬)으로 폐금(肺金)을 보호하였다. 그러나 생지황(生地黃)과 숙지황(熟地黃), 맥문동(麥門冬)과 천문동(天門冬)은 모두 중탁자니(重濁滋膩)하여 질(質)은 있어도 기(氣)가 없다. 세상에서 형질이 있는 사물의 경우 기(氣)가 있으면 움직일 수 있고 기(氣)가 없으면 움직일 수 없다. 비유하면 하늘은 기(氣)로 움직임을 주관하고 땅은 질(質)로 고요함을 주관하는데, 땅 또한 움직일 때가 있는 것은 모두 질(質) 중에 기(氣)가 있기 때문이다. 그러므로 생지황(生地黃)과 숙지황(熟地黃), 맥문동(麥門冬)과 천문동(天門冬)이 비록 보신보폐(補腎保肺)의 효능이 있다고 하더라도 금수(金水)가 상생(相生)하여 상하로 순환할 수 없을까 두려우므로, 부득불 기후(氣厚)하면서 힘이 충분한 인삼(人參)에 기대어서 중초(中焦)부터 돕게 해야 한다. 아울러 비위(脾胃)는 중류지주(中流砥柱)[2]로 폐(肺)와 신(腎)의 음허(陰虛)가 심할 때는 전부 감약(甘藥)으로 보중(補中)하여 위와 아래가 그 혜택을 받도록 하여야만 한다.

1 인삼고본환은 이황환(二黃丸), 지황환(地黃丸), 고본환(固本丸), 생료고본환(生料固本丸)으로도 불리는데, 북송(北宋) 신종(神宗) 시대 사람인 진직(陳直)이 원찬(原撰)하고 원대(元代) 추현(鄒玄)이 속증(續增)하여 1307년 간행한 『수친양로신서(壽親養老新書)·권2(卷之二)』에 이황환(二黃丸)으로 실려있다. 비슷한 시대에 간행된 다른 서적에도 인삼고본환이 실려있는데, 예를 들면 원나라의 사도목소(沙圖穆蘇)가 지어 1323년 간행한 『서죽당경험방(瑞竹堂經驗方)·권7(卷七)·이보문(羨補門)』에도 실려있고, 1445년 조선에서 간행된 『의방유취(醫方類聚)·권150(卷150)』에도 『간이방(簡易方)』이 『섭씨녹험방(葉氏錄驗方)』을 인용한 것을 참고해 이 처방을 싣고 있는데, 『서죽당경험방(瑞竹堂經驗方)』은 『수친양로신서(壽親養老新書)』보다 간행연도가 늦고, 『의방유취(醫方類聚)』에서 언급된 『간이방(簡易方)』은 아마도 조선 초기 권중화(權仲和)가 서찬(徐贊)에게 명하여 편찬케 한 『향약간이방(鄉藥間易方)』을 지칭하는 것 같으므로 이 책 또한 『수친양로신서(壽親養老新書)』보다 간행시대가 늦다. 따라서 인삼고본환(人參固本丸)의 출처는 『수친양로신서(壽親養老新書)』로 보는 것이 타당한 듯 보인다.

2 중류지주(中流砥柱)는 난세에 처하여 의연하게 절개를 지킴을 비유적으로 이르는 말로, 중국 황하의 가운데 있는 지주산(砥柱山)이 황하의 격류 속에서 조금도 흔들리지 않는다는 데서 유래하였다. 여기서는 생명의 근원을 쥐고 있는 토기(土氣)를 상징한다.

壽脾煎[1] 『景岳』

壽脾煎은 景岳의 新方으로	壽脾煎法是新方
脾虛와 七氣傷으로 인한 血脫을 치료하는데	血脫脾虛七氣傷
人參·白朮·甘草·蓮肉·山藥·遠志와	參朮甘蓮山藥遠
當歸·酸棗仁·炮乾薑으로 구성된다네.	當歸酸棗炮乾薑

수비전(壽脾煎)은 백출(白朮), 산약(山藥) 각 2돈, 당귀(當歸), 자감초(炙甘草) 각 1돈, 산조인(山棗仁) 1돈 반, 원지(遠志) 5푼, 포강(炮薑) 1돈, 거심하여 초(炒)한 연자육(蓮子肉) 20알, 인삼(人參) 3돈으로 구성된다.

근심과 걱정으로 울결하여 비토(脾土)가 손상되고 혈(血)을 다스릴 수 없어서 대변볼 때나 구토할 때 피가 나는 것을 치료한다. 혹 서늘한 공벌제(攻伐劑)의 오용으로 인한 비양(脾陽)이 손상된 것이나, 화기(火氣)가 없어 발생한 부인의 붕림(崩淋) 등의 증상을 치료하기도 한다.

무릇 비장(脾臟)은 혈(血)을 통괄(統括)하는 장기이며[脾統血], 강건하게 운행하는 직책을 맡고 있어서 혈(血)을 장부와 경락에 뿌리고 흩어주는 역할을 한다. 만약 비장(脾臟)이 허약해지면 혈(血)을 전체적으로 다스릴 수 없어서 여러 질병이 발생하게 된다. 그런데 혈(血)은 열(熱)을 만나면 운행되고 한(寒)을 만나면 응결되기 때문에, 실혈증(失血症)에는 한(寒)에 속한 것과 열(熱)에 속한 것이 있게 되니, 또한 모름지기 출혈한 색깔의 명암, 발병 기간의 장단 그리고 맥박의 유 · 무력을 정밀하고 상세하게 살피고 분별하여야만 치료에 실수하지 않게 된다. 이 처방에서 인삼(人參) · 백출(白朮) · 감초(甘草)는 비중(脾中)의 원기(元氣)를 크게 보익한다. (그런데) 발병의 원인이 허약(虛弱)으로 인해 통섭(統攝)할 수 없는 것이므로 산약(山藥)과 연자육(蓮子肉)으로 보익(補益)하면서 겸하여 고섭(固攝)해야만 한다. (여기에) 근심과 걱정으로 울결하면 비(脾)를 손상하게 되고 비(脾)가 손상되면 간(肝) 또한 혈(血)을 저장할 수 없으므로 원지(遠志)로 해울(解鬱)하여 울체한 것을 펴주고, 산조인(酸棗仁)으로 염간(斂肝)하여 혈(血)을 거두어들이게 해야 한다. 포강(炮薑)을 사용한 것은 인삼(人參)과 백출(白朮)이 포강(炮薑)을 얻으면 효력이 강해질 뿐만 아니라 (포강이) 인삼(人參)과 백출(白朮)의 힘을 이끌고 혈분(血分)을 향해 돌아가기 때문이다.

1 수비전은 1624년에 편찬된 장경악(張景岳)의 『경악전서(景岳全書) · 권51(卷之五十一) 덕집(德集) 신방팔진(新方八陣) · 열진(熱陣)』에 나오는 방제로, 섭영전(攝營煎)이라고도 한다.

發表劑

표(表)는 이(裏)의 상대적 개념이다. 발(發)은 상승(上升)시키고 해산(解散)시키며 발한(發汗)하여 겉에 있는 사기(邪氣)를 외부로 풀어 안으로 전해지지 않게 하는 것이다. 인체가 품부한 것이 충실하다면 내부에서 사기(邪氣)가 일어나지 못할 뿐만 아니라, 육음(六淫)의 사기(邪氣) 또한 어떻게 들어올 수 있겠는가? 그러나 장부 중 하나라도 부족한 바가 있게 되면 사기(邪氣)가 허약한 틈을 타고 들어오게 되고, (들어오는) 육음(六淫)의 사기(邪氣)는 각자 (성질이) 부합되는 곳으로 좇아 들어가 장부를 침범하게 되는 것이다.

예를 들어 한사(寒邪)가 침입하면 반드시 (인체의) 양기(陽氣)를 손상하는데, 인체에서 등[背]은 양(陽)이 되고 태양(太陽)은 양중지양(陽中之陽)으로 그 경락이 등[背]으로 흐르니 양허(陽虛)한데 한사(寒邪)가 침범하여 나타난 두항강통(頭項强痛) 등의 증상은 곧 태양(太陽)의 표증(表證)이 되겠다.

또 풍(風)·서(暑)·화(火) 같은 것들은 모두 양사(陽邪)로 양사(陽邪)는 가장 쉽게 (인체의) 음기(陰氣)를 손상하니, 풍(風)·서(暑)·화(火) 세 기운이 외부로부터 침입하게 되면 반드시 먼저 음분(陰分)인 폐(肺)로 침범하여 해수비색(咳嗽鼻塞)하거나 천촉자한(喘促自汗)하거나 신열자통(身熱刺痛)하므로 이런 증상들은 모두 폐(肺)의 표증(表證)이 되겠다.

습(濕)은 사기(四氣) 모두와 결합해 변화할 수 있어 상하표리(上下表裏) 모두가 영향받을 수 있다. 안개나 이슬이 상초(上焦)를 침범하거나, 수습(水濕)한 기운이 하부(下部)를 침범하거나, 쏟아지는 비[1]가 기부(肌膚)를 침범하는 것 같은 세 가지 경우는 모두 표병(表病)이라 할 수 있겠고, 술이나 음료 등을 즐기는데 비(脾)가 허약하여 습사(濕邪)가 정체된 경우만큼은 이습(裏濕)이라 하겠다.

육음(六淫) 중에 오직 조사(燥邪)만이 중병(重病)이 되지 않는다. 『소문(素問) · 지진요대론(至眞要大論)』에서 "청기(淸氣)가 크게 도래하면 조기(燥氣)가 편승(偏勝)해진다."[2]라고 한 것은, 추금(秋金)의 미한(微寒)한 기운에 감촉되면 인체의 진액이 속박되어 기부(肌膚)가 마르게 된다는 의미에 불과한 것으로, (이처럼 조사가 중병이 되지 않으므로) 그러므로 『내경(內經)』에는 "秋傷於燥"라는 문장이 없었다. 모름지기 육음(六淫)으로 인한 금조(金燥)와 음허(陰虛)로 인한 화조(火燥)[3]가 동일하지 않다는 것을 알아야만 하겠다.

무릇 표(表)는 영위(營衛)가 항상 운행하는 곳으로 도읍을 다스리는 데 있어 성곽이 있는 것과 같고, 육음(六淫)은 천지의 정상적인 기운이 변한 것으로 밖에서 들어온 도둑과 같다. 도둑이 침입하려면 반드시 성곽을 통해서 들어오는 것과 같이, 육음(六淫)의 침입 또한 반드시 표부(表部)를 통해서 들어오는 것임을 알 수 있다. 그러므로 치료를 잘하는 자는 피모(皮毛)에서 치료하고 그다음은 기육(肌肉)에서 치료하며 그다음은 혈맥(血脈)에서 치료하는데, 반대로 이처럼 치료하지 못한다면 병사(病邪)는 반드시 표(表)에서 이(裏)로 부(腑)에서 장(臟)으로 들어가 불치병을 이루는 경우가 많게 되므로 발표제(發表劑)를 두 번째에 배치하게 된 것이다.

1. 원문에 "雨汗之氣"라고 되어 있는데, "雨汗之氣"는 일반적으로 비처럼 흐르는 땀을 의미한다. 그러나 여기서는 의미가 통하지 않기 때문에 땀이 흐르는 것처럼 많이 쏟아지는 비라고 해석하였다.
2. 『소문(素問) · 지진요대론(至眞要大論)』의 "靑氣大來, 燥之勝也. 風邪受邪, 肝病生焉." 구절을 변형 인용한 것이다.
3. 금조(金燥)와 화조(火燥)에 대해서는 권3의 윤조제(潤燥劑)에 실려있는 의안을 참고하라.

麻黃湯 仲景[1]

麻黃湯은 傷寒을 치료하니	麻黃湯法治傷寒
邪氣가 營分 중에 뭉쳐져 땀이 나지 않는 경우지.	邪斂營中汗不宣
甘草·杏仁·麻黃·桂枝 등으로 구성되니	甘草杏仁麻桂等
사용하고 가감하는 것은 의사의 능력에 달려있다네.	用方加減在人權

마황탕(麻黃湯)은 마디를 제거한 마황(麻黃) 3량, 계지(桂枝) 2량, 껍질과 뾰족한 부분을 제거한 행인(杏仁) 70개, 자감초(炙甘草) 1량으로 구성된다.

한사(寒邪)가 태양(太陽)이 관장하는 표부(表部)를 손상한 후 위분(衛分)을 지나 영분(營分)으로 들어가 혈맥(血脈)에서 엉기고 뭉쳐져서 발생한 무한(無汗), 오한(惡寒), 발열(發熱), 신동(身疼), 두항강통(頭項强痛), 맥부긴(脈浮緊) 등의 증상들을 치료한다.

신온(辛溫)한 마황(麻黃)은 (형태가) 속이 비고 (성질이) 외달(外達)하여 기표(肌表)의 위분(衛分)을 잘 돌아다니므로 발한(發汗)의 주약(主藥)이 된다. 신온(辛溫)하고 발산(發散)하는 계지(桂枝)는 색이 붉어 영분(營分)으로 들어가니, 마황(麻黃)과 같이 영분(營分)에 들어가 한사(寒邪)를 해산(解散)한 후, 마황(麻黃)을 따라 위분(衛分)으로 나와서 땀이 났으면 멈춘다. 그런데 한사(寒邪)는 엉기고 뭉침[凝斂]을 주관하고, 표부(表部)가 이미 꽉 막혔다면 이기(裏氣) 또한 펼쳐지지 않을 것이므로, 태양상한(太陽傷寒)에 표부(表部)가 풀리지 않은 경우엔 매번 천촉상기(喘促上氣) 등의 증상이 보이게 된다. 폐(肺)는 전신의 기운을 주관하는데,

하행하는 것이 순(順)이 되고 상행하는 것은 역(逆)이 된다. 폐(肺)에 들어가는 행인(杏仁)은 고온(苦溫)한 성질로 하강(下降)시킬 수 있고 신온(辛溫)한 성질로는 소산(疏散)시킬 수 있으므로 좌약(佐藥)으로 사용하면 마황(麻黃)이 미치지 못하는 바를 도와주게 된다. 또한, 맹렬한 약성의 마황과 계지로 인해 과다한 발한이 발생해 망양(亡陽)에 이를까 두려워, 감완(甘緩)한 감초(甘草)로 이들을 감독하여 앞도 보지 않고 곧장 달려가는 기세를 다스리게 하였으니, 사기(邪氣)를 풀면서도 정기(正氣)는 손상하지 않을 수 있는 것이 본 처방의 장점이 되겠다.

1 『상한론(傷寒論)·변태양병맥증병치(辨太陽病脈證幷治)』 등에 나온다.

桂枝湯 仲景[1]

陽旦湯

風邪에 손상되어 自汗이 있을 때 사용되는 桂枝湯은	風傷自汗桂枝湯
營弱衛强한 表證을 다스리는 처방으로	營弱衛强表證方
生薑·大棗·桂枝·甘草·白芍藥으로 구성되고	薑棗桂甘白芍藥
처방 중의 가감법 또한 정밀하고도 상세하지.	方中進退法精詳
黃芩을 더하면 『금궤요략』의 陽旦湯으로	加芩金匱名陽旦
表證에 裏熱을 제거하기 어려울 때 사용되고,	表證難除裏熱張
小柴胡湯을 합할 수도 하고, 桂麻各半湯으로도 사용되니	或合柴胡或各半
그 사용법을 노래로 지어 다 실을 수가 없다네.	作歌未便盡包藏

계지탕(桂枝湯)은 계지(桂枝), 작약(芍藥), 생강(生薑) 각 3량, 자감초(炙甘草) 2량, 대조(大棗) 12매로 구성된다.

풍사(風邪)가 태양(太陽)의 표부(表部)를 손상해 발생한 발열(發熱), 자한(自汗), 오풍(惡風), 두항강통(頭項强痛), 맥부완(脈浮緩), 맥부약(脈浮弱) 등의 증상을 치료한다.

무릇 풍사(風邪)는 양사(陽邪)로 성질이 소설(疏泄)하기를 좋아하므로, 한번 태양(太陽)의 표부(表部)를 손상하면 바로 영분(營分)으로 들어가 영혈(營血)을 어지럽히면서 안정되지 못하게 하니, 이렇게 되면 자한(自汗)이 나면서도 사기

(邪氣)는 계속해서 풀리지 않게 된다. 이런 풍사(風邪) 중에 거듭 한기(寒氣)가 있게 되면 이것은 이른바 겨울철의 매서운 찬바람에 해당하는데, 이것이 아니면 어떻게 태양(太陽)의 표부(表部)를 손상하여 두항강통(頭項强痛)과 발열오풍(發熱惡風) 등의 증상을 일으킬 수 있겠는가? 봄과 여름의 바람 같은 경우에는 기운이 부드러워 손상한다 해도 역시 두통(頭痛), 비색(鼻塞), 해수(咳嗽), 발열(發熱)과 같은 폐(肺)의 표증(表證)이 되는 정도에 불과하다. 이처럼 마황탕(麻黃湯)이 한사(寒邪)로 인해 영분(營分)이 손상된 것을[寒傷營] 치료한다는 것은 한사(寒邪) 중에 풍사(風邪) 또한 있는 경우로, 만약 풍사(風邪)가 없다면 한기(寒氣)가 어떻게 위분(衛分)을 지나서 영분(營分)까지 들어갈 수 있겠는가? 풍(風)이라는 것은 잘 달리면서 자주 변화하는 것이고[善行數變], 한사(寒邪) 혼자서는 인체를 손상할 수 없으므로, 반드시 풍사(風邪)가 먼저 동하여 한사(寒邪)를 끌고 들어가야만 발병될 수 있는 것이다. 이런 것으로부터 살펴보면, 계지탕(桂枝湯)은 풍사(風邪)로 인해 위분(衛分)이 손상된 것을[風傷衛] 치료하고, 마황탕(麻黃湯)은 한사(寒邪)로 인해 영분(營分)이 손상된 것을[寒傷營] 치료한다는 것에 구애받을 필요는 없겠다. 총괄하면 마황탕(麻黃湯)은 한다풍소(寒多風少)로 한기(寒氣)가 심한 것을 치료하고, 계지탕(桂枝湯)은 풍다한소(風多寒少)로 한기(寒氣)가 가벼운 것을 치료한다. 그러므로 이 처방에서 계지(桂枝)는 영분(營分)으로 들어가 한기(寒氣)를 흩어버리면서, 생강(生薑)을 따라서 외부의 위분(衛分)으로 나가 약하게 발한(發汗)하여 한사(寒邪)를 없애니 (이런 속에서) 풍사(風邪) 또한 제거되는 것이다. 풍사(風邪)가 영분(營分) 속을 어지럽히면 계지(桂枝)와 생강(生薑)의 과도한 신산(辛散)이 염려되므로, 백작약(白芍藥)으로 음기(陰氣)를 보호하면서 영기(營氣)를 수렴하게 하였고, 감초(甘草)로 화중(和中)하면서 완급(緩急)하게 하였으며, 비장(脾臟)은 영기(營氣)의 근원이므로 대추로 비음(脾陰)을 자양시켰는데, (대추가) 생강(生薑)과 함께 사용되면 영위(營衛)를 조화시키면서 진액(津液)을 이르게 할 수도 있다.

○ 양단탕(陽旦湯)[2]은 계지탕(桂枝湯)에 황금(黃芩)을 가한 것이다. 산후풍(產後風)이 수십 일 동안 풀어지지 않아 발생한 두미동(頭微疼), 오한(惡寒), 때때로 나타나는 발열, 심하민(心下悶), 건구(乾嘔), 한출(汗出) 등의 증상을 치료한다. 이와 같은 것에서 살펴보면, 비록 산후(產後)의 중풍(中風)이 수십 일 동안 계속되더라도 아직 표증(表證)이 있는 경우에는 여전히 계지탕(桂枝湯)을 투여할 수 있는 것이다. 속에 울열(鬱熱)이 있으므로 황금(黃芩)을 가하여서 청열(清熱)하였으니 이것 또한 때에 맞추어서 가감하는 방법이 되겠다.

계지탕(桂枝湯)에 속하는 모든 혹연지증(或然之證)[3]과 가감법을 전부 다 상세히 실을 수 없으니 독자는 마땅히 원문을 자세하게 살펴보아야 할 것이다.

1 『상한론(傷寒論)·변태양병맥증병치(辨太陽病脈證幷治)』 등에 나온다.

2 양단탕은 서적별로 여러 종류가 있다. 여기에서의 양단탕은 『외대비요(外臺秘要)·卷2(卷二)』에 실린 견권(甄權)의 『고금록험방(古今錄驗方)』에 실린 양단탕이다. 견권은 당대(唐代) 의가로 모친의 질병 때문에 의학을 연마해 일가를 이뤘다. 103세까지 장수했던 그는 본초, 침 구, 양생 등에도 정통해 후 당태종에게 약성 등에 대해 자문하여 의복과 궤장 등을 하사받았다고 한다. 『고금록험방』 이외에도 『침경초(針經鈔)』, 『명당인형도(明堂人形圖)』, 『침방(針方)』 『맥경(脈經)』 등의 저서가 있다고 하나 모두 전해지지 않는다.

3 혹연지증(或然之證) : 어떠한 질병에 반드시 나타나는 증상을 필연지증(必然之證)이라 하고, 나타날 수도 나타나지 않을 수도 있는 증상을 혹연지증(或然之證)이라고 한다.

大青龍湯 仲景[1]

처방명을 大青龍의 의미에서 취했으니	湯名取義大青龍
表盛하여 胸煩하고 汗이 不通한 것을 치료하지.	表盛胸煩汗不通
麻黃·杏仁·甘草·石膏·生薑·大棗·桂枝로 구성되어	麻杏甘膏薑棗桂
邪氣를 소통시키고 열을 내리니 오묘함이 무궁하다네.	疏邪解熱妙無窮

대청룡탕(大青龍湯)은 마황(麻黃), 계지(桂枝), 감초(甘草) 각 2량, 피첨(皮尖)을 제거한 행인(杏仁) 40알, 석고(石膏) 계란 크기로 한 덩어리, 생강(生薑) 3량, 대조(大棗) 12매으로 구성된다.

태양병(太陽病)에 풍한(風寒)은 외성(外盛)하고 양기(陽氣)는 내울(內鬱)하여, 표증(表證)이 풀리지 않았으면서 무한(無汗), 번조(煩躁), 발열(發熱), 오한(惡寒), 두동(頭疼), 신통(身痛)한 증상들을 치료한다.

사기(邪氣)가 침입하면 정기(正氣)는 사기와 양립(兩立)하지 않고 반드시 발열(發熱)하여 사기(邪氣)를 막는다. 인체가 품부한 음양(陰陽)의 기운은 서로 편승(偏勝)하여 같지 않으니, 양성(陽盛)한 사람의 경우 외부에서 풍한(風寒)이 갑자기 공격하면 양기(陽氣)가 내부에서 울체하여 펼쳐지지 않게 되므로 조번불녕(躁煩不寧)한 모습을 보이게 된다. 그런데 양기(陽氣)가 억울(抑鬱)되었다면 어떻게 땀을 낼 수 있겠는가? 비록 마황탕(麻黃湯)과 계지탕(桂枝湯)을 사용한다고 하여도 표부(表部)는 역시 끝끝내 풀어지지 않을 것이다. (게다가) 만약 한번 항룡(亢龍)이 되면 후회하게 되리니[2], 비를 내리고자 해도 어떻게 비가 올 수 있겠는가?

반드시 감한(甘寒)한 석고(石膏)로 내번(內煩)을 식혀주면서 울열(鬱熱)을 풀어주어, 양기(陽氣)가 잘 펼쳐지고 표리(表裏)가 통창(通暢)하게 된 이후에야 구름이 몰려와 단비를 내릴 것이니, 한 번 땀만 나면 증상은 바로 해소된다. 선철(先哲)은 매번 석고(石膏)가 해기(解肌)할 수 있다고 하였는데, 이것은 감한질중(甘寒質重)한 석고(石膏)에는 오직 청리(淸裏)하는 효능만 있어 열(熱)이 제거되면서 해표(解表)되는 것에 불과하다는 것을 모른 것이다. 이와 같은 것들은 모두 전인(前人)들이 계지탕(桂枝湯)은 풍사(風邪)로 인해 위분(衛分)이 손상된 것을[風傷衛] 치료하고, 마황탕(麻黃湯)은 한사(寒邪)로 인해 영분(營分)이 손상된 것을[寒傷營] 치료하며, 대청룡탕(大靑龍湯)은 풍한사(風寒邪)로 인해 영분(營分)과 위분(衛分)이 손상된 것을[風寒兩傷營衛] 치료한다고 하면서, 세 처방 모두를 해표제(解表劑)로 인식해 후세 사람 중 잘못 이해한 자들이 많았던 것에서 유래된 것이다. 이 처방은 마황탕(麻黃湯)의 변형 처방으로 내부에 울열(鬱熱)이 있으므로 석고(石膏)를 가했고, 영위(營衛)를 조화시키면서 진액(津液)을 이르게 하려고 생강(生薑)과 대조(大棗)를 사용하였다. 배우는 자가 총명하면 스스로 그 이치를 얻을 수 있을 것이다.

1 『상한론(傷寒論) · 변태양병맥증병치(辨太陽病脈證幷治)』 등에 나온다.

2 『주역(周易)』 건괘(乾卦:☰) 상구효(上九爻)의 효사(爻辭)인 "亢龍有悔(하늘 높이 도달한 용은 후회함이 있게 된다)"를 인용하여 병리를 설명하고 있는 부분이다. 즉 내부에 울열이 있는 상태에서 다시 양기를 강화하는 마황탕이나 계지탕을 사용하여 체내의 양기가 치성하게 되면 항룡(亢龍)의 상태가 되어 부작용이 발생하게 된다는 의미이다.

小靑龍湯 仲景[1]

小小한 靑龍이 공효는 매우 뛰어나 小小靑龍最有功
風寒이 表를 얽매어 飮邪가 胸部에 정체된 것을 치료하지. 風寒束表飮停胸
細辛·半夏·甘草가 어우러지고 細辛半夏甘和味
乾薑·桂枝·麻黃·芍藥이 같이 들어간다네. 薑桂麻黃芍藥同

소청룡탕(小靑龍湯)은 마디를 제거한 마황(麻黃), 계지(桂枝), 주초(酒炒)한 작약(芍藥), 세신(細辛), 자감초(炙甘草), 건강(乾薑) 각 3량), 반하(半夏) 반 되, 오미자(五味子) 반 되로 구성된다.

상한(傷寒)의 표증(表證)이 풀어지지 않고 심하(心下)에 수기(水氣)가 있어 건구(乾嘔)하면서 해증(咳症)이 있거나 혹 갈증(渴症)이나 하리증(下利症) 등의 증상이 있는 것을 치료한다.

대청룡탕(大靑龍湯)이 내부에 울열(鬱熱)이 있으면서 표부(表部)가 풀리지 않은 경우에 사용된다면, 소청룡탕(小靑龍湯)은 내부에 수기(水氣)가 있으면서 표부(表部)가 풀리지 않은 경우에 사용된다. 그런데 수기(水氣)가 제거되지 않아 폐기(肺氣)가 막히면서 영위(營衛)가 통하지 않는다면, 비록 발표(發表)한다고 하더라도 어떻게 땀을 낼 수 있겠는가? 그러므로 마황(麻黃)과 계지(桂枝)를 사용하여 표부(表部)를 풀면서 반드시 세신(細辛) · 건강(乾薑) · 반하(半夏) 등과 같은 신조(辛燥)한 약물로 흉중(胸中)의 수기(水氣)를 해산(解散)해서 땀으로 나가게 해야만 한다. 『금궤요략(金匱要略)』에서 말한 "허리 이상의 사기(邪氣)는 발한(發汗)하는 것이 마땅하다."[1]는 것은, 즉 『소문(素問) · 탕액료례론(湯液醪醴論)』의 "땀구멍을 연다."[2]는 것이다. 수음(水飮)이 내부에 축적되면 반드시 폐기(肺氣)가 역상(逆上) 되어서 천촉상기(喘促上氣) 등의 증상이 보이게 된다. 폐(肺)는 기(氣)가 상역(上逆)하는 것을 싫어하니 급히 산미(酸味)를 먹어 수렴하고 감미(甘味)로 완화해야 하므로, 백작약(白芍藥) · 오미자(五味子) · 감초(甘草) 세 약물로 한편으로는 폐기(肺氣)의 모산(耗散)을 막고, 다른 한편으로는 마황(麻黃) · 계지(桂枝) · 건강(乾薑) · 세신(細辛)의 강렬하고 맹렬한 성질을 완화하였다. 소청룡(小青龍)이라 이름 지은 것은 용(龍)이 수(水)의 종족으로 크게는 구름을 일으켜 비를 내리면서 우주(宇宙) 사이로 날아오를 수 있고[大青龍], 작게는 물을 다스리고 사기(邪氣)를 몰아낼 수 있으면서 파도 안에 숨을 수 있기 때문이다[小青龍].

1 『상한론(傷寒論) · 변태양병맥증병치(辨太陽病脈證幷治)』 등에 나온다.

2 원문 "腰以上者, 當發汗"은 원래 『금궤요략(金匱要略) · 수기병맥증병치제14(水氣病脈證幷治第十四)』의 "腰以上腫, 當發汗" 구절로 앞뒤의 의미를 따라 "허리 이상의 사기(邪氣)는 발한(發汗)하는 것이 마땅하다"로 해석하였다.

3 원문 "開鬼門"에서 귀문(鬼門)은 땀구멍으로 발한법(發汗法)을 사용하라는 의미이다.

梔子豉湯 仲景[1]

梔子豉湯은 邪氣가 胸部에 머물거나　　梔子豉湯邪在胸
陽明病 초기에 邪熱이 中焦에 머물러　　陽明初病熱留中
懊憹煩擾하여 오로지 吐法에 의지할 수밖에 없을 때 사용하나,　　懊憹煩擾全憑吐
大便微溏하면 사용할 수 없다네.　　大便微溏莫與逢

치자시탕(梔子豉湯)은 치자(梔子) 14개, 담두시(淡豆豉) 4홉으로 구성된다. 먼저 치자(梔子)를 달인 후에 담두시(淡豆豉)를 넣고 다시 달여 차갑게 복용하여 약하게 토하게 한다.

태양표증(太陽表證)은 이미 없어졌으나 위부(胃腑)로 전해지려고 하고 사기(邪氣)가 흉부(胸部)에 들어가서 아직 부(腑)에는 미치지 못한 것을 치료한다. 이와 같은 상황이므로 토법(吐法)으로 사기(邪氣)를 선산(宣散)해야 하는데, 이른바 "사기(邪氣)가 상부에 있으면 (토법(吐法)이나 침자(針刺) 등으로) 발월(發越)하라."[2]라는 것이 이것이다. 또한 상한(傷寒)을 치료할 때 한(汗)·토(吐)·하(下)를 오용(誤用)하여 진액이 거듭 손상되고 사기(邪氣)가 허약한 틈을 타고 들어와 생긴 허번불면(虛煩不眠)과 심중결통(心中結痛) 등의 증상도 치료한다.

치자(梔子)는 색이 붉어 심(心)으로 들어가면서 고한(苦寒)한 성질로는 하강시킬 수 있어서, 상초(上焦) 심폐(心肺)의 번열(煩熱)을 아래로 잘 끌고 내려가는데, 먼저 달여서 성질을 부드럽게 해야 한다. 담두시(淡豆豉)는 흑두(黑豆)를 찐 후 발효시켜 만드는데, 향기로웠던 냄새는 썩은 내로 변화하고 양성(凉性)은 열성

(熱性)으로 바뀌며 감미(甘味)는 고미(苦味)로 변하여, 능히 제열화부(除熱化腐)하고 상초(上焦)의 사기(邪氣)를 선발(宣發)할 수 있으니, 담두시(淡豆豉)를 사용하여 토(吐)하게 하는 것 역시 마땅한 듯하다. 또 담두시(淡豆豉)를 나중에 넣는 것은 약효를 강력하게 하려는 것으로 오래 달이면 약력이 떨어질까 두렵기 때문이다.

1 『상한론(傷寒論)·변태양병맥증병치(辨太陽病脈證幷治)』 등에 나온다.

2 원문 "在上者, 因而越之"는 『소문(素問)·음양응상대론(陰陽應象大論)』의 "其高者, 因而越之"를 변형 인용한 것이다.

3 담두시(淡豆豉)는 제법에 따라 약성이 달라진다. 즉 담두시를 발효시킬 때 사용한 보료가 상엽(桑葉)이나 신선한 청호(青蒿)라면 신량(辛凉)하고, 마황(麻黃)이나 소엽(蘇葉)을 사용한 경우라면 신온(辛溫)하니, 당시 사용하는 담두시의 제법을 살펴봐서 약성을 이해해야 할 것이다.

麻黃附子細辛湯 仲景[1]

麻黃附子細辛湯은	麻黃附子細辛湯
腎弱陽虛한데 寒邪가 외부를 손상하여	腎弱陽虛寒外傷
發熱, 脈沈하면서 表證이 발생한 것을	發熱脈沈表證具
溫經解外하는 처방으로, 그 오묘함을 대적할 것이 없다네.	溫經解外妙無雙

마황부자세신탕(麻黃附子細辛湯)은 마황(麻黃), 세신(細辛) 각 2량, 포(炮)한 부자(附子) 1매로 구성된다. 먼저 마황(麻黃)을 달여서 거품을 제거한 후 세신(細辛)과 부자(附子)를 넣는다.

소음(少陰)이 양허(陽虛)한데 한사(寒邪)가 외부에 침입하여 발생한 신발열(身發熱)과 맥침(脈沈)을 치료한다.

대저 태양(太陽)과 소음(少陰)은 표리(表裏)가 되므로, 소음(少陰)이 양허(陽虛)하게 되면 이부(裏部)가 견고하지 않게 되고, 이부(裏部)가 견고하지 않게 되면 표부(表部)는 더욱 허약해지게 되므로, 한사(寒邪)는 태양경(太陽經)에서 부(腑)로 전해지지 않고 결국 장(臟)으로 들어가게 된다. 그러나 비록 장(臟)에 들어갔다 하더라도 사기(邪氣)가 아직 경락에서 떠나지 않았기 때문에 발열(發熱)하게 되는데, 만약 사기(邪氣)가 오로지 장(臟)에만 들어갔다면 단지 오한(惡寒)만 하지 발열(發熱)하지는 않는다. 다만 비록 발열(發熱)하더라도 태양(太陽)의 표증(表證)은 될 수가 없다. 태양표증(太陽表證)에는 반드시 두항강통(頭項强痛)과 맥부(脈浮) 등의 증상이 있어야 하는데, 이 경우에는 두항강통(頭項强痛)이 없을 뿐만 아니라 맥(脈) 또한 부(浮)하지 않고 오히려 침(沈)하기 때문으로, 태양(太陽)의 사기(邪氣)가 경락을 떠나 장(臟)으로 들어간 경우의 핵심을 바로 알 수가 있겠다. 이때는 급히 부자(附子)를 사용하여 소음(少陰)의 양기(陽氣)를 돕고, 세신(細辛)으로 소음(少陰)의 사기(邪氣)를 흩어버리면서, 마황(麻黃)으로 태양(太陽)의 표부(表部)를 소달(疏達)하여, 표부(表部)에서 이부(裏部)로 침입한 사기(邪氣)를 다시 이부(裏部)에서 표부(表部)로 돌아가게 해야 할 것이니 이 또한 표리(表裏)가 상통(相通)하고 있다는 원리에 해당하겠다.

1 『상한론(傷寒論)·변소음병맥증병치(辨少陰病脈證幷治)』 등에 나온다.

柴葛解肌湯 節庵[1]

陶節庵의 柴葛解肌湯은	節庵柴葛解肌湯
邪氣가 三陽에 있어 熱勢가 큰 것을 치료하는데,	邪在三陽熱勢張
(柴胡·葛根)·黃芩·白芍藥·桔梗·甘草·羌活·白芷에	芩芍桔甘羌活芷
石膏·大棗·生薑으로 구성된다네.	石膏大棗與生薑

시갈해기탕(柴葛解肌湯)은 시호(柴胡), 갈근(葛根), 강활(羌活), 백지(白芷), 황금(黃芩), 백작약(白芍藥), 길경(桔梗), 감초(甘草), 석고(石膏)를 각각 같은 분량으로 넣고 생강(生薑)과 대조(大棗)를 가한 것으로, 전탕(煎湯)해서 복용한다.

삼양합병(三陽合病)으로 풍사(風邪)가 외부에서 침범하여 표부(表部)가 풀리지 않았으면서 이열(裏熱)이 있는 것을 치료한다.

이와 같으므로 시호(柴胡)로 소양(少陽)의 표부(表部)를 풀어주고, 갈근(葛根)과 백지(白芷)로는 양명(陽明)의 표부(表部)를 풀어주며, 강활(羌活)로는 태양(太陽)의 표부(表部)를 풀어주게 되면 표사(表邪)가 발붙일 여지가 없게 된다. 그러나 표부(表部)의 사기(邪氣)가 왕성한 경우에는 반드시 내부가 울체하여서 열(熱)이 발생하게 되고, 열(熱)이 발생하게 되면 반드시 음(陰)을 손상하므로, 석고(石膏)와 황금(黃芩)으로 열(熱)을 식혀주고, 작약(芍藥)과 감초(甘草)로 음(陰)을 보호해야 한다. 길경(桔梗)은 상승할 수도 있고 하강할 수도 있으며 이끌 수도 있고 펼칠 수도 있어서, 남겨진 사기(邪氣)가 내외(內外)에 머물지 못하게 한다. 생강(生薑)과 대조(大棗)를 사용하는 것은 역시 영위(營衛)를 조화시키고 진액을 도달케 하면서 표리(表裏)를 통하게 하여 사기(邪氣)는 물러나게 하고 정기(正氣)는 편안하게 하려는 것에 불과하다.

1 갈근해기탕은 도화(陶華)의 『상한육서(傷寒六書)·살거퇴법(殺車槌法) 권3(卷之三)·비용삼십칠방취주삼십칠퇴법(秘用三十七方就注三十七槌法)』에 실려있다. 도화(陶華)는 명대(明代)의 의가(醫家)로 자(字)는 상문(尙文), 호(號)는 절암(節菴)으로 백가지학(百家之學)에 능통하였고 치료에도 기효가 있어 당대 명의로 이름을 떨쳤으며, 후에 『상한육서(傷寒六書)』를 편찬하였다.

人參敗毒散『活人』[1]

기묘하구나! 人參敗毒散이여.	人參敗毒散爲奇
(人參)·枳殼·桔梗·柴胡·前胡·羌活에	枳桔柴前羌獨宜
獨活·甘草·薄荷·川芎·茯苓·生薑으로 구성되어	草薄芎苓薑作引
모든 表邪時疫을 치료하는구나.	表邪時疫總堪醫

인삼패독산(人參敗毒散)은 인삼(人參), 강활(羌活), 독활(獨活), 시호(柴胡), 전호(前胡), 지각(枳殼), 길경(桔梗), 천궁(川芎), 복령(茯苓) 각 1량, 감초(甘草) 5돈, 박하(薄荷) 약간, 생강(生薑) 3편으로 구성된다.

시사(時邪)에 감촉되어 발생한 증한장열(憎寒壯熱)을 비롯하여 상한(傷寒), 상풍(傷風), 상습(傷濕), 역려장학(疫癘瘴瘧) 및 이질(痢疾) 초기에 표증(表證)이 없어지지 않은 경우 모두에 응용할 수 있다.

무릇 시사(時邪)와 역려(疫癘)는 모두 천지(天地)의 이상한 기운이 모인 것으로 반드시 인체의 허약한 틈을 타고 침습한다. 그러므로 필히 먼저 인삼(人參)으로 정기(正氣)를 보해줘야만 사기(邪氣)를 물리칠 수 있는 여지가 생기게 된다. 이런 연후에 표부(表部)로 달리는 강활(羌活)로 유사(遊邪)를 흩어버렸고, 내부로 운행하는 독활(獨活)로 복사(伏邪)를 소통시켰으며, 시호(柴胡)와 길경(桔梗)으론 산열승청(散熱升淸)하였고, 지각(枳殼)과 전호(前胡)로는 소담강기(消痰降氣)하였으며, 방향성이 있는 천궁(川芎)으론 혈중지기(血中之氣)를 운행하였고, 담삼(淡滲)한 복령(茯苓)으론 기중(氣中)의 습(濕)을 잘 통하게 하였으며, 감초(甘草)로는 각각의 약물이 잘 화합하여 서로 싸우지 않게 하였고, 생강(生薑)으론 벽예거사(辟穢祛邪)하여 정체(停滯)되지 않게 하였다. 이처럼 각각의 약물이 장점들을 내세우면서도 완전한 약효를 거둘 수 있던 것은, 모두 강력한 힘의 인삼(人參)이 각각의 약물 사이를 다스리는 것에 힘입은 것이다. 이질(痢疾)을 치료하는 데에 이 처방을 사용하는 것은 유가언(喻嘉言)의 역류만주(逆流挽舟)[2] 방법으로, 표부(表部)에서 이부(裏部)로 빠진 사기(邪氣)를 다시 이부(裏部)에서 표부(表部)로 나가게 한 것이다.

1 인삼패독산의 출전에 대하여 장병성은 주굉(朱肱)의 『유증활인서(類證活人書) · 권17(卷十七)』으로 보았으나, 이보다 앞서 『태평혜민화제국방(太平惠民和劑局方) · 권2(卷之二) · 치상한(治傷寒)』에 이미 실려있다. 다만 『유증활인서(類證活人書)』의 간행연도는 1108년이지만, 『태평혜민화제국방(太平惠民和劑局方)』은 1080년부터 1252년에 걸쳐 누차에 걸쳐 교정 · 보충하여 왔고, 송대(宋代) 판본(版本)은 이미 산실되고 원대(元代) 이후의 판본(版本)만 유통되기 때문에 향후 새로운 판본의 등장에 따라 변경될 수도 있겠다. 비슷한 시기의 『성제총록(聖濟總錄)』에서는 강활탕(羌活湯), 십시탕(十時湯)으로, 『계봉보제방(鸡峰普濟方)』에서는 인삼전호산(人參前胡散)이라고도 하였다.

2 역류만주(逆流挽舟)란 유창(喻昌)이 『의문법률(醫門法律) · 권5(卷五) · 이질문(痢疾門)』에서 "『活人』敗毒散……昌按 : 『活人』此方, 全不因病痢而出. 但昌所爲逆挽之法, 推重此方."이라 언급한 방법을 말한다. 대략적인 기전을 설명하면 평소에 비(脾)가 허약하여 습기(濕氣)가 운행되지 못해 중초(中焦)에 습체(濕滯)가 있으면서 기기(氣機)가 불창(不暢)한 사람에게 다시 외감 사기가 침입하여 폐기(肺氣)가 폐울(閉鬱)되고 표사(表邪)가 내함(內陷)되어 장(腸)을 옹체(壅滯)하게 되면 이질이 발생하게 된다. 이런 경우에는 소표제습(疏表除濕)하여야 하므로 인삼패독산(人參敗毒散)이 적당한 처방이 되는데, 이것은 표(表)에서 이(裏)로 빠진 사기(邪氣)를 다시 이(裏)에서 표(表)로 나가게 하는 것으로, 마치 물을 거슬러 배를 당겨 올리는 것과 같다는 의미에서 역류만주(逆流挽舟)라고 명명한 것이다.

川芎茶調散『局方』[1]

川芎茶調散은 (川芎)·羌活·白芷에	川芎茶調散羌芷
荊芥·防風·細辛·薄荷·甘草로 구성되지.	荊防細薄草爲使
모름지기 식후에 복용함이 마땅한데	須知食後服之宜
偏正頭風 모두를 이것으로 치료한다네.	偏正頭風皆賴此

천궁다조산(川芎茶調散)은 박하(薄荷) 8돈, 천궁(川芎), 형개(荊芥) 각 4돈, 강활(羌活), 백지(白芷), 자감초(炙甘草) 각 2돈, 방풍(防風) 1돈반, 세신(細辛) 1돈으로 구성된다. 함께 가루 내어 한 번에 3돈씩 식후에 차로 복용한다.

풍사(風邪)가 상부에 침입해 머무르면서 제거되지 않아 발생한 두풍(頭風)을 치료하거나, 편두통(偏頭痛)이나 정두통(正頭痛)으로 수시로 아프면서 심하면 증한장열(憎寒壯熱)이 나타나는 것을 치료하거나, 혹 간풍(肝風)이 상승(上乘)하여 두목훈현(頭目暈眩) 등의 증상이 발생한 것을 치료한다.

두통이 오래도록 낫지 않은 것이 곧 두풍(頭風)으로, 두풍(頭風)이 오래되면 반드시 눈을 손상하는데 이것은 눈이 간규(肝竅)가 되어 풍기(風氣)가 간(肝)으로 통하기 때문이다. 만약 풍(風)과 열(熱)이 서로 불사르게 되면 간신(肝腎)에 모여 있는 정화(精華)가 점점 모손(耗損)되면서 눈 또한 점점 실명에 이르게 되는데, 이런 경우에 만약 풍열(風熱)을 먼저 제거하지 않고 단순히 자수유간(滋水柔肝)만 한다면 그다지 도움이 되지 않는다. 그러므로 신향(辛香)한 성질로 능히 두목(頭目)을 청리(淸利)하면서 수풍산열(搜風散熱)할 수 있는 박하(薄荷)를 군(君)으로 삼았다. 천궁(川芎)과 형개(荊芥)는 둘 다 안으로는 간담(肝膽)을 운행할 수 있으면서 밖으로는 풍사(風邪)를 흩어줄 수 있고, 신향주찬(辛香走竄)한 성질을 이용하여 상부를 치료하면 투여할 때마다 적당하지 않은 경우가 없으므로 신(臣)으로 삼았다. 강활(羌活)과 방풍(防風)은 태양(太陽)의 풍(風)을 흩어버리고 백지(白芷)는 양명(陽明)의 풍(風)을 흩어주는데, 병이 머리 꼭대기에 있으면 오로지 풍(風)만이 다다를 수 있다고 했으니 이것들을 좌(佐)로 삼았다. 세신(細辛)은 사기(邪氣)를 선통(宣通)하고 규(竅)를 소통하며, 감초(甘草)는 모든 약물을 조화하면서 중초(中焦)를 완만하게 하고, 차(茶)는 성질이 고한(苦寒)하여 상부를 식히면서 하강할 수 있으므로 사(使)로 삼았다. 식후에 복용하는 것은 상부에 머물러 약효가 빨리 내려가지 않게 하려는 것이다.

1 천궁다조산은 남송 시기에 간행된 『태평혜민화제국방(太平惠民和劑局方) · 권2(卷之二) · 오직각증제가명방(吳直閣增諸家名方)』이 출전으로, 『세의득효방(世醫得效方)』에서는 다조산(茶調散), 『경험양방(經驗良方)』에서는 다조탕(茶調湯), 『불거집(不居集)』에서는 천궁다조음(川芎茶調飮)이라고도 하였다.

達原飮 又可[1]

達原飮은 川厚朴·檳榔·黃芩에	達原飮子朴檳芩
白芍藥·知母·甘草·草果仁으로 구성되니,	白芍知甘草果仁
邪氣가 膜原에 숨어 瘟疫을 발현할 때는	邪伏膜原瘟疫發
邪氣와 壅滯된 것을 소통시키는 것이 급선무라네.	疏邪宣壅急先行
만약 邪氣가 三陽證으로 변화했다면	若然邪化三陽證
柴胡·葛根·羌活·防風을 靈活하게 가해야 하고,	柴葛羌防加法靈
裏部로 들어가 胃腑實을 이루게 되었다면	入裏轉成胃腑實
芒硝·大黃의 承氣湯을 쓰는 것 모두 가능하지.	硝黃承氣用皆能

달원음(達原飮)은 빈랑(檳榔) 2돈, 천후박(川厚朴) 1돈, 초과인(草果仁) 5푼, 지모(知母) 1돈, 작약(芍藥) 1돈, 황금(黃芩) 1돈, 감초(甘草) 5푼으로 구성된다.

오유성(吳有性)은 이 처방으로 온역(瘟疫) 초기에 사기(邪氣)가 막원(膜原)[2]에 잠복하여 아직 전변되지 않은 증상을 치료했다.

대저 역려(疫癘)는 천지의 여기(癘氣)로, 감염될 때는 반드시 구비(口鼻)로부터 침입하여 가장 쉽게 전염되면서 가장 쉽게 전변되는데, 온(溫)에 속한 것이 많고 한(寒)에 속한 것은 간혹 있어 복사(伏邪)와 비슷하나 똑같지는 않다. 복사(伏邪)라는 것은 사시(四時)의 정사(正邪)로, 예를 들어 겨울에 한사(寒邪)에 손상되면 봄에 반드시 온병(溫病)이 발생되는 종류를 말한다. 무릇 정사(正邪)는 모두 잠복한 이후에 발병하니 발병하면 내부에서부터 외부까지 이르게 된다. 발병 초기에는 아직 열이 나지 않더라도 반드시 흉비(胸痞), 오심(惡心), 설백(舌白), 구갈(口渴)이 있으나 물을 마시려고 하지는 않음, 맥삭(脈數), 뇨황(溺黃) 등의 증상을 보인다. 이때에는 아직 표리형증(表裏形證)이 보이지 않으므로 표리(表裏)에 해당하는 약은 모두 사용할 수 없고, 마땅히 선소법(宣疏法)을 사용하여 복사(伏邪)를 제거한 연후에 증상에 따라 치료해야 한다. 이 처방의 빈랑(檳榔)과 후박(厚朴)은 소마(消磨)하고 소리선산(疏利宣散)하는 약물로 복사(伏邪)를 깨뜨려 빨리 제거하고, 신렬(辛烈)하고 기(氣)가 웅장한 초과(草果)는 복사(伏邪)가 얽힌 곳으로 곧바로 도달하여 사기(邪氣)를 찾아내 몰아낸다. 그런데 사기(邪氣)가 이미 속에서 치성하다면 반드시 내부가 울결하여서 열(熱)이 나므로, 황금(黃芩)으로 상초(上焦)를 식히고 작약(芍藥)으로 중초(中焦)를 식히며 지모(知母)로 하초(下焦)를 식혀야 하는데, (이러면) 아울러 진액(津液)이 손상되기 전에 미리 진액을 보호할 수도 있다. 감초(甘草)를 가하는 것은 앞의 세 약(빈랑 · 후박 · 초과)의 맹렬함을 다스리고, 뒤의 세 약(황금 · 작약 · 지모)의 차가운 성질을 완화하려는 것이다. 종합적으로 이 처방을 살펴보면 초기의 복사(伏邪)를 치료하는 것에는 매우 알맞으나 온역(瘟疫)을 치료하는 것에는 적당하지 않은 듯하다.

1　달원음은 1642년에 편찬된 오유성(吳有性)의 『온역론(溫疫論) · 상권(上卷) · 온역초기(溫疫初起)』에 나오는 처방이다. 오유성(吳有性)은 17세기 명(明)나라 말기의 의학자로 자(字)는 우가(又可), 호(號)는 담재(淡齋)이며, 강소성(江蘇省) 소주(蘇州) 사람이다. 그는 명나라 말기에 유행한 온역(溫疫)에 당시 의사들이 상한법(傷寒法)으로 치료하여 효과가 없자, 여기설(癘氣說)을 주장하여 온역(溫疫)의 병인이 과거의 시기(時氣), 복사(伏邪), 외감(外感), 상한(傷寒)과 다르고, 일종의 여기(癘氣)가 구비(口鼻)로 침입하여 발생한 것이라 주장하였다. 또한 여기(癘氣)에는 여러 종류가 있어 잡기(雜氣)라고 불렀는데 1종류의 여기(癘氣)는 1종류의 역병(疫病)과 관련이 있어 각각 특적성(特適性: 일정한 여기(癘氣)는 항상 일정한 장기를 침범하기 쉬움)과 편중성(偏中性: 사람이나 동물이 여기(癘氣)에 대하여 서로 다른 감수성이 있음)이 있음을 제기하였고, 또한 여기에는 어떤 외과 감염 질환과 관련이 있다는 것을 지적하였으며, 온역의 전염 경로로 공기와 접촉 감염을 주장하였다. 치료에 대해서

도 고법(古法)을 지키는 것이 적당하지 않다고 보아 달원(達原), 삼소(三消) 등의 새로운 치료법을 제시하여 후대 온병학(溫病學) 발전에 크게 이바지하였다.

2 막원(膜原)은 막(膜), 모원(募原)이라고도 하는데, 일반적으로 2가지의 의미가 있다.

① 흉막과 횡격막 사이를 말한다. 『소문(素問)·거통론(擧痛論)』에 "寒氣客于腸胃之間, 膜原之下(한기(寒氣)가 장위(腸胃)의 사이와 막원(膜原)의 아래에 침범한다)."이라는 구절이 있는데, 이에 대해 왕빙(王冰)은 "膜, 謂膈間之膜; 原, 謂膈肓之原(막(膜)은 격간(膈間)의 막(膜)을 말하고, 원(原)은 격황(膈肓)의 원(原)을 말한다)."라고 하였고, 단파원간(丹波元簡)은 『의잉부록(醫剩附錄)·모원고(募原考)』에서 "蓋膈募之系, 附着脊之第七椎, 卽是膜原也(대개 격막(膈膜)의 계(系)가 척추 중 제7추(椎)에 붙어 있는 것이 즉 막원(膜原)이다)."라고 하였다.

② 온병(溫病)에서 사기(邪氣)가 반표반리(半表半裏)의 위치에 있는 것을 말한다. 『온역론(溫疫論)』에서 "其邪去表不遠, 附近於胃 … 邪在膜原, 正當經胃交關支所, 故爲半表半裏.(사기(邪氣)가 표(表)에서 멀리 떨어지지 않고 위(胃) 부근에 가까이 붙어 있으니 … 사기(邪氣)가 막원(膜原)에 있어서 바로 위(胃)와 만나는 관문(關門)에 해당하므로 반표반리(半表半裏)가 된다.)"라고 하였다.

銀翹散 鞠通[1]

辛凉平劑인 銀翹散은	辛凉平劑銀翹散
(銀花·連翹)·甘草·桔梗·牛蒡子·淡豆豉에	甘桔牛蒡豆豉淡
荊芥穗·薄荷·竹葉·蘆根으로 구성되어	芥穗薄荷竹葉蘆
유행성 溫病으로 인한 表熱에 매우 뛰어나다네.	時溫表熱殊堪贊

은교산(銀翹散)은 은화(銀花), 연교(連翹) 각 1량, 길경(桔梗), 박하(薄荷) 각 6돈, 감초(甘草), 담두시(淡豆豉) 각 5돈, 우방자(牛蒡子) 6돈, 형개수(荊芥穗), 죽엽(竹葉) 각 4돈으로 구성된다. 산제(散劑)로 만들어 매번 6돈씩 복용하는데, 신선한 위근(葦根)[2]을 물로 끓이다가 향기가 강해지면 취하여 복용한다.

풍온(風溫), 온열(溫熱), 사시온사(四時溫邪)가 외부로부터 침입한 병의 초기에 신열(身熱)과 갈증(渴症)은 보이되 오한(惡寒)은 보이지 않아 사기(邪氣)가 오로지 표부(表部)에만 있는 모든 증상을 치료한다.

이 처방은 오국통(吳鞠通)의 『온병조변(溫病條辨)』에 있는 수방(首方)[3]으로, 이 약이 치료하는 온병(溫病)은 온역(瘟疫)의 온(瘟)과는 다르고 복사(伏邪)의 온병(溫病)과도 차이가 있다. 이것은 단지 사시(四時)의 온사(溫邪)가 표부(表部)에서 발병해 폐(肺)에 침범하는 것만을 말하는 것으로, 이때에는 신량(辛凉)한 약제로 가볍게 상초(上焦)를 풀어주어야 한다. 금은화(金銀花) · 연교(連翹) · 박하(薄荷) · 형개(荊芥)는 모두 신량(辛凉)한 약품으로 가볍게 날리고 풀고 흩어서[輕揚解散] 상초(上焦)를 청리(淸利)하는 것들이다. 담두시(淡豆豉)는 선흉화부(宣胸化

腐)[3]하고 우방자(牛蒡子)는 이격청연(利膈清咽)한다. 죽엽(竹葉)과 노근(蘆根)은 폐위(肺胃)의 열(熱)을 식혀 하달(下達)하고, 길경(桔梗)과 감초(甘草)는 흉격(胸膈)에 응결된 것을 풀어서 상행(上行)한다. 이것은 강소성(江蘇省) 회음현(淮陰縣)의 국통(鞠通) 오당(吳瑭)이 특별히 객기온사(客氣溫邪)에 대해 한 단면을 열어젖힌 것으로 실로 이전 사람들이 밝히지 못한 것이다.

1 은교산은 오당(吳瑭)의 『온병조변(溫病條辨) · 권1(卷一) 상초편(上焦篇) · 풍온(風溫), 온열(溫熱), 온역(溫疫), 온독(溫毒), 동온(冬溫)』에 나오는 처방으로, 『전국중약성약처방집(全國中藥成藥處方集)』에서는 은교해독산(銀翹解毒散)이라고도 하였다. 오당(吳瑭)은 청대의 저명한 의학자로, 자(字)는 국통(鞠通)이며, 강소성(江蘇省) 회음(淮陰) 사람이다. 그는 멀리 『황제내경(黃帝內經)』과 『상한론(傷寒論)』부터, 가까이로는 오우가(吳又可), 섭천사(葉天士) 등의 의학을 연구하여 『온병조변(溫病條辨)』을 지었다. 여기서 그는 삼초변증(三焦辨證) 이론을 제시하고 청열양음(清熱養陰) 등의 치료 방법에 관해 설명하여 온병학(溫病學) 발전에 큰 공헌을 하였다. 『온병조변』 이외에도 『의의병서(醫醫病書)』, 『의안(醫案)』 등의 저서가 있다.

2 위근(葦根)은 노근(蘆根)의 이명이다. 노근은 갈대(*Phragmites communis*)의 뿌리 또는 뿌리줄기를 건조한 것으로, 성미는 한(寒) · 감(甘)하고 폐(肺) · 위경(胃經)에 들어가 청열생진(清熱生津), 제번지구(除煩止嘔), 이뇨(利尿)의 효능을 보인다. 참고로 오당(吳瑭)은 『온병조변』의 은교산 부분에서 노근을 달일 때 향기가 크게 일어나면 곧바로 취해서 복용해야지 오래 달이면 안 된다고 하였는데, 그 이유에 대하여 폐(肺)에 들어갈 약은 경청(輕清)해야 하는데, 오래 달이면 미(味)만 진해져 약물이 중초로 들어가기 때문이라고 하였다.

3 『성방편독』에서는 은교산(銀翹散)을 "『溫病條辨』中之首方"이라고 하였는데, 처방 배치 순서로는 계지탕(桂枝湯)이 은교산(銀翹散)보다 앞에 위치한다. 그러나 『상한론(傷寒論)』 처방이 아닌 새로이 창방(創方)된 처방으로는 은교산(銀翹散)이 맨 처음 나오고, 온병(溫病)에서의 중요성으로도 은교산(銀翹散)의 중요성이 매우 높으므로 이런 상황을 고려해 "首方"이라 하였다.

4 담두시(淡豆豉)는 제법에 따라 약성이 달라진다. 즉 담두시를 발효시킬 때 사용한 보료가 상엽(桑葉)이나 신선한 청호(青蒿)라면 신량(辛涼)하고, 마황(麻黃)이나 소엽(蘇葉)을 사용한 경우라면 신온(辛溫)하니, 당시 사용하는 담두시의 제법을 살펴봐서 약성을 이해해야 한다. 참고로 현재는 담두시의 약성을 주로 한성(寒性)으로 이해하고 있지만, 오당은 담두시의 약성을 온성(溫性)으로 이해하였다.

普濟消毒飮 東垣[1]

普濟消毒飮은 酒黃芩·酒川連·生甘草에	普濟消毒芩連草
板藍根·桔梗·馬勃·升麻·柴胡와	藍根桔勃升柴好
元參·連翹·陳皮·薄荷·鼠粘子·僵蠶으로 구성되어	元翹陳薄鼠粘蠶
瘟疫과 大頭天行을 치료한다네.	瘟疫時行頭大保

보제소독음(普濟消毒飮)은 주초(酒炒)한 황금(黃芩), 주초(酒炒)한 천황련(川黃連) 각 5돈, 거백(去白)한 진피(陳皮), 생감초(生甘草), 원삼(元參) 각 2돈, 연교(連翹), 판람근(板藍根), 마발(馬勃), 서점자(鼠粘子)[2], 박하(薄荷) 각 1돈, 강잠(僵蠶), 승마(升麻) 각 7푼, 시호(柴胡), 길경(桔梗) 각 2돈으로 구성된다. 가루 내어 탕에 섞어 수시로 복용하거나[3], 꿀로 반죽하여 환을 빚어서 입에 넣고 녹여 삼킨다.

대두천행(大頭天行)[4] 즉 처음에는 증한장열(憎寒壯熱)하다가 점차 두목종창(頭目腫脹)하고 천촉상기(喘促上氣)하며 인후불리(咽喉不利)하고 구갈설조(口渴舌燥)하는 등의 증상을 치료한다.

역(疫)이란 것은 천지의 여기(癘氣)가 모여진 것으로, 감염되어 발병되면 그 증상이 서로 같은데, 심하면 한 지방이 모두 전염되어 마치 역사(疫使)[5]가 한 것처럼 보이기도 한다. 그런데 역병(疫病)이 각양각색으로 같지 않지만 모두 괴려악독(乖戾惡毒)한 기운에서 떠나지 않으니 해독하려면 반드시 청법(淸法)으로 해야 한다. 대두온(大頭瘟)과 같은 증상은 사기(邪氣)가 상초(上焦)에 머물러 있다는 것을 알려주므로 고한(苦寒)한 주초황금(酒炒黃芩)과 황련(黃連)으로 상부의 열사(熱邪)를 내려야 하지만, 아울러 하강하는 성질의 황금(黃芩)과 황련(黃連)이 병사(病邪)를 남길까 두려우므로, 다시 승마(升麻)와 시호(柴胡)로 승거(升擧)하여 속히 내려오지 못하게 해야 한다. 백강잠(白殭蠶)과 마발(馬勃)은 해독소종(解毒消腫)하고, 서점자(鼠粘子)·현삼(玄參)·생감초(生甘草)·길경(桔梗)은 이격청인(利膈淸咽)하며, 판람근(板藍根)은 역독(疫毒)을 해독하면서 청열(淸熱)하고, 귤홍(橘紅)은 폐체(肺滯)를 소통하면서 담(痰)을 운행하며, 연교(連翹)와 박하(薄荷)는 모두 상초(上焦)를 가볍게 풀면서 소풍산열(消風散熱)할 수 있다. 이들을 모두 합하여 처방을 만드니, 어찌 처방명이 그 실재를 일컬은 것이 아니겠는가?

1 보제소독음은 나천익(羅天益)이 편집한 이동원의 『동원시효방(東垣試效方)·권9(卷九)·잡방문(雜方門)·시독치험(時毒治驗)』의 처방으로, 『온역론(溫疫論)』에서는 보제소독산(普濟消毒散)이라고도 하였다.

2 우방자(牛蒡子)의 이명이다. 악실(惡實), 우자(牛子), 대력자(大力子)라고도 한다. 기미는 신고(辛苦)·한(寒)이고, 폐경(肺經)과 위경(胃經)에 들어가, 소풍청열(疏風淸熱), 해독투진(解毒透疹), 이인소종(利咽消腫) 한다.

3 보제소독음은 한꺼번에 복용하는 방법[頓服]이 아니라 수시로 복용하는 방법[時時服之]을 사용해야 하는데 그 이유는 다음과 같다. 우선 본방은 두면부와 인후부의 해독제로 한꺼번에 많이 복용하면 일부만 올라가고 나머지는 아래로 내려가서 효과가 충분히 발휘되지 못하게 되고, 아울러 사기를 이끌고 아직 병들지 않은 중·하초를 범할 우려도 있어, 복용 횟수를 늘리는 대신 복용량을 줄여 하루에 여러 차례 나누어 조금씩 복용하는 시시복지(時時服之)의 방법을 취한 것이다. 이것을 시시경양법(時時輕揚法)이라고도 하는데 후대에 오국통(吳鞠通)도 은교산(銀翹散) 복용법으로 운용하였다.

4 대두천행(大頭天行)은 대두온(大頭瘟)을 말한다. 대두온은 머리와 얼굴이 빨갛게 붓는 것이 특징인 역병(疫病)으로, 대두풍(大頭風), 대두통(大頭痛), 시독(時毒), 대두상한(大頭傷寒), 하마온(蝦蟆瘟), 염두온(捻頭瘟), 대두천행(大頭天行), 대두독(大頭毒), 역독(疫毒)이라고도 하였고 병변(病變) 부위와 병세 정도에 따라 과양온(瓜瓤瘟), 노자온(鸕鶿瘟) 등으로도 불렸다. 고열과 함께 얼굴과 볼이 부으면서 머리가 커지거나 목 안이 붓고 아프다. 일반적으로 천행사독(天行邪毒)이 삼양경(三陽經)에 침입하여 발생하는데, 『잡병원류서촉(雜病源流犀燭)·온역원류(瘟疫源流)·대두온(大頭瘟)』에서는 "大頭瘟……其症狀發於鼻面耳項咽喉間, 皆赤腫無頭, 或結核有根, 令人多汗

氣蒸, 初則憎寒壯熱, 肢體重, 頭面俱痛, 目不能開, 上喘, 咽喉不利, 甚則堵塞不能食飮, 舌乾口燥, 或恍惚不寧, 不速治, 十死八九."라고 하였다. 일반적으로 보제소독음(普濟消毒飮), 통성소독산(通聖消毒散), 승강산(升降散) 등을 내복하고, 외용으로는 삼황이향산(三黃二香散)과 마치현(馬齒莧)에 밀가루와 식초를 넣고 개어서 붙인다.

5 중국중의약출판사본(中國中醫藥出版社本)에는 "有若役使之然"으로 되어 있고, 학원출판사본(學苑出版社本)에는 "有若疫使之然"으로 되어 있다. "役使"는 노역을 시키는 것을 의미하므로 이것으로 해석하면 동네의 모든 사람이 다 같이 노역하듯이 다 같이 역병에 걸린 상태를 말하는 것이고, "疫使"는 역병(疫病)의 차사(差使)를 의미하므로 이것으로 해석하면 역병의 대행자인 차사가 온 동네 사람들을 전부 감염시켰다는 의미가 된다. 여기서는 후자를 따른다.

蒼耳散[1]

鼻淵은 蒼耳散으로 치료할 수 있으니	鼻淵蒼耳散能疏
(蒼耳子)·白芷·辛夷에 薄荷를 더해	白芷辛夷與薄荷
가루 내어 蔥茶湯으로 삼키면	爲末蔥茶湯送下
升淸達竅하여 병증이 능히 멈춘다네.	升淸達竅病能休

창이산(蒼耳散) 백지(白芷) 1량, 박하(薄荷), 신이(辛夷) 각 5돈, 초(炒)한 창이자(蒼耳子) 2돈 5푼으로 구성된다. 가루 내어 식전에 총다탕(蔥茶湯)으로 2돈씩 복용한다.

鼻淵證으로 탁한 콧물이 멈추지 않고 수시로 내려오는 것을 치료하는데, 이것은 열기(熱氣)가 뇌(腦)를 불살라 액(液)이 아래로 스며 나와 콧물이 된 것이다. 『素問 · 氣厥論』에 "담(膽)에서 뇌(腦)로 열사(熱邪)가 전이(轉移)되면 콧날이 맵고 시큰거리며 비연(鼻淵)이 발생한다."고 하였는데, 담화(膽火)는 가장 쉽게 상승하고 그 경맥 또한 뇌(腦)에 낙(絡)하기 때문이다. 그러나 병이 비록 모두 사열(邪熱)로 인해 발생하여 청(淸)한 것이 탁(濁)해졌다고 하더라도 병이 상초(上焦)에 있으므로 신향상달(辛香上達)하는 약품을 사용하여서 풀어 흩어버리지 않을 수가 없다. 만약 고한청강(苦寒淸降)한 약물을 복용하면 탁(濁)한 것이 변화하지 않을 뿐만 아니라 상열(上熱)한 것을 빠르게 제거할 수도 없게 된다. 그러므로 신온향조(辛溫香燥)하면서 양명(陽明)으로 들어가 소사승습(疏邪勝濕)하는 백지(白芷)로 군(君)을 삼았는데, 양명(陽明)의 경맥은 뇌(腦)에 낙(絡)하고 비(鼻)를 끼고 있으므로, 백지(白芷)는 두면부의 질환 또한 치료할 수 있다. 박하(薄荷)는 상초(上焦)에서 풍열(風熱)을 흩어버리고, 신이(辛夷)는 청규(淸竅)에서 탁사(濁邪)를 흩어버린다. 소풍산열(疏風散熱)하는 창이자(蒼耳子)는 위로는 뇌정(腦頂)에 통할 수 있고 밖으로는 피부에 도달할 수 있어서 승산(升散)하는 힘을 형성한다. 파와 차 우린 물[蔥茶湯]로 복용하는데, 파는 청양(淸陽)을 상승시켜 상부에 도달하게 하고, 차는 열세(熱勢)를 이끌고 하행하니 이렇게 되면 탁사(濁邪)는 저절로 내려가게 된다. 그러나 이 처방은 전체적으로 신산(辛散)한 약물은 많고 고강(苦降)한 약물은 적은 것이 불만스럽게 생각되니, (총다탕(蔥茶湯)으로 복용하는 것보다) 깨끗한 곽향엽(藿香葉) 분말을 저담즙(猪膽汁)으로 버무려 환을 만든 후, 이를 복용시켜 오묘하게 치유하는 것만은 못하다.

1 창이산은 1253~1267년에 완성된 엄용화(嚴用和)의 『중집엄씨제생방(重輯嚴氏濟生方)·비문(鼻門)』에 나오는 처방으로, 『의학입문(醫學入門)』에서는 지이산(芷夷散), 『강설원고방선주(絳雪園古方選注)』에서는 지신산(芷辛散), 『선념집(仙拈集)』에서는 신이산(辛夷散), 『인술편람(仁術便覽)』에서는 창이초산(蒼耳草散), 『양방집액(良方集腋)』에서는 창이자산(蒼耳子散)이라고도 하였다.

攻裏劑

이(裏)란 표(表)의 상대 개념이고, 공(攻)이란 공하(攻下)하여 사기(邪氣)를 안에서부터 푸는 것이다. 무릇 인체에서 발병되는 곳은 표부(表部) 아니면 이부(裏部)이다. 표부(表部)에는 동일하지 않은 경락(經絡)과 영위(營衛)가 있고, 이부(裏部)에는 서로 다른 장부(臟腑)와 흉복(胸腹)이 있다. 육음(六淫)의 사기(邪氣)가 처음 표부(表部)에 침입했을 때 사용되는 해표법(解表法)은 이미 앞에서 열거하였다. 만약 표병(表病)이 제거되지 않고 이부(裏部)에 전해진 경우라면 더욱더 한열허실(寒熱虛實)을 살펴서 치료해야 하는데, 한(寒)한 경우에는 마땅히 덥혀야 하고, 열(熱)한 경우에는 당연히 식혀야 하며, 허(虛)한 경우에는 정기(正氣)를 도와서 사기(邪氣)를 제거해야 하고, 실(實)한 경우에는 선도(宣導)하여서 공하(攻下)하여야 한다. 이부(裏部)의 한열허실(寒熱虛實)이 밝혀졌다면 겸증(兼證)을 살펴보아야 하는데, 혹 담음(痰飮)이나 식체(食滯)나 어혈(瘀血) 종류들이 겸해져 있다면 모두 이증(裏證)이라고 말할 수 있으므로, 구구하게 표병(表病)이 이부(裏部)에 전해진 후에라야 이증(裏證)이라고 할 필요는 없겠다. 이곳에는 모두 이증(裏證) 중에 실증(實證)에 속해 공하(攻下)할 수 있는 것들만 수록해 놓았고, 기타 이증(裏證) 중에 허한(虛寒)과 잡병(雜病)에 속하는 것들은 각각 해당하는 부분에 기술하였다.

大承氣湯 仲景[1]

小承氣湯 調胃承氣湯

大承氣湯은 厚朴·枳實·大黃에	大承氣湯朴實黃
芒硝를 녹여 넣은 것으로, 용법을 상세히 알아야만 하지.	芒硝化入用須詳
芒硝를 빼면 小承氣湯이 되고,	去硝乃是小承氣
調胃承氣湯은 芒硝·大黃·甘草라네.	調胃硝黃甘草嘗

대승기탕(大承氣湯)은 주세(酒洗)한 대황(大黃) 4량, 망초(芒硝) 3홉, 후박(厚朴) 반 근, 지실(枳實) 5매로 구성된다. 후박(厚朴)과 지실(枳實)을 먼저 달여 막 익었을 때 대황(大黃)을 넣고 2~3번 끓어오르게 한 다음, 그릇에 붓고 망초(芒硝)를 타서 복용한다. 설사하면 복용을 멈춘다.

양명병(陽明病)으로 열사(熱邪)가 이부(裏部)에 들어와 위실(胃實)이 되어 대변을 보지 못하면서 발열(發熱), 섬어(譫語), 자한출(自汗出), 불오한(不惡寒), 비만조실(痞滿燥實)의 이증(裏證)이 갖춰진 경우를 치료한다. 아울러 잡병(雜病)으로 인하여 삼초(三焦)가 대열(大熱)해 맥(脈)이 침실유력(沈實有力)한 것도 다스린다.

이부(裏部)에 육음(六淫)이 침입한 경우, 무형(無形)의 사기(邪氣)는 반드시 유형(有形)의 물체(物體)에 의하여 단단하게 뭉쳐지게 된다. 위(胃)는 토(土)로 만물이 모이는 곳이기 때문에 열사(熱邪)가 한번 위(胃)에 침입하게 되면 다시 전해질 곳이 없어 위중(胃中)의 더러운 찌꺼기와 더불어 한 덩어리로 뭉쳐져 공하(攻下)할 증상을 형성하게 된다. 따라서 이 처방은 반드시 상(上) · 중(中) · 하초(下焦)에 비만조실(痞滿燥實)의 증상이 갖춰진 경우에만 사용하여야 한다. 하초(下焦)의 혈분(血分)으로 달려가 사열(邪熱)을 깨끗이 씻어내는 대황(大黃)을 군약(君藥)으로 삼았는데, 곧바로 하부로 내려가는 성질은 하부의 사기(邪氣)는 제거할 수 있지만, 상부의 사기(邪氣)는 남길까 두려우므로 반드시 주세(酒洗)하여야만 한다. 그러나 대황(大黃)이 비록 적괴(積塊)를 공격하고 묵은 것을 밀어낸다고 하여도 단단한 것을 부드럽게 만들고 메마른 것을 윤택하게 할 수는 없어 위중(胃中)에 단단하게 맺혀진 조시(燥屎)를 제거할 수는 없으므로, 반드시 함한(鹹寒)하면서 윤하(潤下)하는 약물인 망초(芒硝)로 연견윤조(軟堅潤燥) 해야만 효과를 볼 수가 있고, 고미(苦味)를 띠면서 하강하는 지실(枳實)과 후박(厚朴)으로 상초(上焦)와 중초(中焦)의 기(氣)를 깨뜨려 순조롭게 만든[承順] 후 망초와 대황의 길잡이가 되어야만 비만조결(痞滿燥結)의 증상들을 전부 소멸시킬 수가 있으니, 이 처방을 일컬어 대승기탕(大承氣湯)이라 한 것이다.

○ 소승기탕(小承氣湯)[2]은 대황(大黃) 4량, 강즙초(薑汁炒)한 후박(厚朴) 2량, 부초(麩炒)한 지실(枳實) 2매[3]로 구성된다. 양명병(陽明病)으로 섬어(譫語), 조열(潮熱)하고, 대변(大便)을 보지 못하며, 위(胃)에 실열(實熱)이 있고, 비만(痞滿)과 천증(喘症)이 있어, 상초(上焦)와 중초(中焦)에 사기(邪氣)가 왕성하지만 단단하게 응결된 조시(燥屎)가 없는 경우를 치료한다. 대황(大黃)으로 위실(胃實)을 깨끗이 씻어내고, 지실(枳實)과 후박(厚朴)으로 비만(痞滿)을 배설하면, 상초와 중초의 사기가 저절로 없어지게 될 것이니, 함한(鹹寒)한 망초(芒硝)로 하초의 음혈(陰血)을 거듭 손상하지 말아야 한다.

○ 조위승기탕(調胃承氣湯)[4]은 주침(酒浸)한 대황(大黃), 망초(芒硝) 각 1량[5], 자감초(炙甘草) 5돈[6]으로 구성된다. 양명병(陽明病)으로 오한(惡寒)하지 않고 도리어 오열(惡熱)하면서, 구갈(口渴)과 변비(便秘)가 있고, 복만(腹滿)한데 누르면

아프며, 중초(中焦)와 하초(下焦)가 조실(燥實)한 것을 치료한다. 대황(大黃)으로 사열(邪熱)을 제거하면서 실사(實邪)를 쓸어버리고, 망초(芒硝)로 윤하(潤下)하면서 연견(軟堅)한다. 자감초(炙甘草)를 가한 것은 급박(急迫)한 것을 완화(緩和)하고 화중(和中)하고자 한 것이고, 지실(枳實)과 후박(厚朴)을 사용하지 않은 것은 상초(上焦)의 기분(氣分)이 손상될까 두려워서이다. 대황(大黃)을 주침(酒浸)하여 사용한 것은 고한(苦寒)하면서 빠르게 하강하는 성질을 줄여서 미약하게 사하(瀉下)하고자 한 것으로 위기(胃氣)가 화평(和平)하게 되면 낫게 된다.

1 『상한론(傷寒論)·변양명병맥증병치(辨陽明病脈證幷治)』와 『금궤요략(金匱要略)·경습갈병맥증병치(痙濕暍病脈證幷治)』 등에 나온다.

2 『상한론(傷寒論)·변양명병맥증병치(辨陽明病脈證幷治)』와 『금궤요략(金匱要略)·담음해수병맥증병치(痰飮咳嗽病脈證幷治)』 등에 나온다.

3 『상한론』에는 "三枚"로 되어 있다.

4 『상한론(傷寒論)·변양명병맥증병치(辨陽明病脈證幷治)』 등에 나온다.

5 『상한론』에는 대황(大黃)은 "四兩", 망초(芒硝)는 "半升"으로 되어 있다.

6 『상한론』에는 "二兩"으로 되어 있다.

大陷胸湯 仲景[1]

大陷胸湯은 大黃·芒硝에	大陷胸湯黃與硝
甘遂를 더한 것으로 약력이 超絶하다네.	因加甘遂力爲超
水邪와 下陷한 熱邪가 서로 뭉친 것은	水邪熱陷相團結
病이 陽에서 발생했는데 높은 곳을 誤下한 때문이지.	病發於陽誤下高

대함흉탕(大陷胸湯)은 대황(大黃) 2량[2], 망초(芒硝) 1되, 분말로 된 감수(甘遂) 1돈[3]으로 구성된다. 먼저 대황(大黃)을 끓여서 찌꺼기를 제거하고 여기에 망초(芒硝)를 넣어 1~2회 끓인 뒤에 감수(甘遂) 가루를 넣고 온복(溫服)한다.

태양병(太陽病)에 표사(表邪)가 풀리지 않았는데, 도리어 하법(下法)을 사용하여 사열(邪熱)이 이부(裏部)에 빠진 경우를 치료한다.

환자의 표부(表部)에 수음(水飮)이 있는데 흉부에 정체되어 있으면, 수(水)와 열(熱)이 서로 결합하여 심하만(心下滿)과 경통(硬痛)을 일으켜 손을 댈 수도 없고 대변을 보지도 못하며 설상(舌上)이 조갈(燥渴)한 결흉위실(結胸胃實)의 증상을 이루게 된다. 행수(行水)하는 감수(甘遂)는 맺힌 곳으로 곧장 가 벽낭(澼囊)[4]을 깨트리고, 대황(大黃)은 사열(邪熱)을 강력하게 씻어내며, 함윤(鹹潤)한 망초(芒硝)는 연견(軟堅)한다. 세 약물이 모두 준하(峻下)하는 약물이므로 표사(表邪)가 전혀 없으면서 내부에서 수열(水熱)이 서로 결합된 경우가 아니면 사용할 수 없겠다.

1 『상한론(傷寒論)·변태양병맥증병치(辨太陽病脈證幷治)』에 나온다.

2 『상한론』에는 "六兩"으로 되어 있다.

3 『상한론』에는 "一錢匕"로 되어 있다.

4 벽낭(澼囊)(afflux pouch) : 위병(胃病) 등으로 인한 일종의 증상으로 현재의 위하수(胃下垂), 위이완증(胃弛緩症), 위확장증(胃擴張症), 만성위염(慢性胃炎) 등에 해당한다. 벽(澼)은 기름때가 끼어 콧물이나 고름같이 끈적끈적하고 미끌미끌한 액체를 총칭하는 단어이다.

小陷胸湯 仲景[1]

小陷胸湯이 다스리는 結胸은	小陷胸湯治結胸
膻中에서 熱과 痰이 互結된 것이라네.	熱痰互結在膻中
黃連·半夏·瓜蔞子로 구성된	黃連半夏瓜蔞子
先哲의 名方이니 妙義에 통할진저.	先哲名方妙義通

소함흉탕(小陷胸湯)은 황련(黃連) 1량, 반하(半夏) 반 되, 과루(瓜蔞) 1매이다.

심하(心下)에서 발생한 소결흉(小結胸)으로, 만지면 아프면서 맥(脈)은 부활(浮滑)한, 담(痰)과 열(熱)이 서로 결합한 증상을 치료한다.

대함흉탕(大陷胸湯)은 수(水)와 열(熱)이 서로 결합하여 위실(胃實)을 이루어 발생한 대변불통(大便不通), 손도 댈 수 없는 심하경만통(心下硬滿痛)으로 인하여, 강력하게 사하(瀉下)하지 않으면 제거할 수 없는 경우에 사용한다. (이에 비하여) 소함흉탕(小陷胸湯)은 담(痰)과 열(熱)이 서로 결합하였으나 아직 위실(胃實)을 이루지 않은 경우에 사용한다. 관찰된 부활맥(浮滑脈)에서 사기(邪氣)가 상초(上焦)에 있음을 알 수가 있으므로, 신온(辛溫)한 반하(半夏)로 산결활담(散結豁痰)하고, 감한(甘寒)한 과루(瓜蔞)로 윤조척구(潤燥滌垢)하며, 고한(苦寒)한 황련(黃連)으로 강화설열(降火泄熱)하였다. 이 처방은 상한(傷寒)을 치료하는 것도 가능하고 잡병(雜病)을 치료하는 것 역시 가능하니, 즉 표부(表部)가 풀리지 않았는데 이부(裏部)에 담열(痰熱)이 있는 경우에 모두 겸해서 사용할 수 있겠다.

1 『상한론(傷寒論)·변태양병맥증병치(辨太陽病脈證幷治)』에 나온다.

十棗湯 仲景[1]

十棗湯은 水氣가 응결된 邪氣를 공격하여	十棗湯攻水結邪
上下 縱橫의 허다하고 괴이한 증상들을 치료하지.	縱橫上下證多乖
芫花, 大戟, 甘遂에 통통한 대추로 구성되니	芫花戟遂肥元棗
병을 진찰하고 처방을 투여하는 것이 반드시 올발라야 한다네.	審病投方事必諧

십조탕(十棗湯)은 초흑(炒黑)한 원화(芫花), 감수(甘遂), 대극(大戟) 각 등분, 대조(大棗) 10매로 구성된다. 먼저 대추를 달여서 찌꺼기를 버린 물에 가루로 만든 앞의 약들을(원화 · 감수 · 대극) 타서 복용한다. 튼튼한 사람은 1돈을 복용하고 허약한 사람은 5푼을 복용한다. 간혹 대조육(大棗肉)으로 환(丸)을 빚기도 한다. 병이 제거되지 않을 때는 다시 복용하고, 시원하게 하리(下利)했으면 미음으로 자양한다.

태양(太陽) 중풍(中風)에 표부(表部)의 증상들은 이미 풀렸으나, 내부에 축적된 수사(水邪)가 제어되지 않아 발생한 하리(下利), 구역(嘔逆), 한출(汗出), 심하비경만(心下痞硬滿), 옆구리 아래의 견인동통(牽引疼痛)들을 치료한다.

이 증상들은 필히 평소에 복음(伏飮)이 내부에 있었는데 질병으로 인해 격발(激發)된 증상들이다. 표증(表證)이 이미 풀린 것을 살펴보면 오하(誤下)로 인한 것도 아니고, 아울러 수(水)와 열(熱)이 서로 뭉쳐 위실(胃實)을 이룬 것도 아님을 알 수 있겠다. 그러므로 사열(邪熱)을 쓸어버리면서 연견(軟堅)하는 대황(大黃)과 망초(芒硝)를 사용하지 말고, 수사(水邪)를 강력하게 공격하는 원화(芫花) · 감수

(甘遂) · 대극(大戟) 3가지 약물로 곧바로 사하(瀉下)시켜야만 하겠다. 그런데 수사(水邪)가 집결되었다면 반드시 비기(脾氣)가 허약할 것이므로 수기(水氣)를 치료하려는 자는 반드시 먼저 보비(補脾)를 해야 하니, 토기(土氣)가 왕성해지면 저절로 수기(水氣)를 감당해낼 수 있고, 비(脾)가 강건해지면 (수기의) 운행을 시작할 수 있으며, 아울러 감완(甘緩)한 성질은 준하(峻下)하는 성질을 제어할 수 있으므로, 이것이 대추를 사용하는 의미가 되겠다. 무릇 잡병(雜病)으로 인한 수고증(水鼓證)에 정기(正氣)가 심하게 허약하지 않은 경우라면 모두 사용할 수가 있다.

1 『상한론(傷寒論) · 변태양병맥증병치(辨太陽病脈證幷治)』와 『금궤요략(金匱要略) · 담음해수병맥증병치(痰飮咳嗽病脈證幷治)』에 나온다.

三物備急丸 仲景[1]

三物備急丸은 가장 맹렬하니	三物備急丸最猛
大黄·巴豆·乾薑이 강력하기 때문이라네.	大黄巴豆乾薑勇
음식이 腸胃에 정체돼 脹滿하면서 소화되지 않고	食停腸胃脹難消
冷熱한 여러 邪氣로 腹中痛이 발생한 것을 치료하지.	冷熱諸邪腹中痛

삼물비급환(三物備急丸)은 파두상(巴豆霜), 대황(大黄), 건강(乾薑)을 등분하여 소두대(小豆大)로 밀환(蜜丸)한 것으로, 매번 2~3환씩 복용한다.

음식이 장위(腸胃)에 정체된 경우, 차갑고 뜨거운 기운이 조화되지 못한 경우, 복창(腹脹), 기급(氣急), 죽을 것 같은 만통(滿痛), 중악(中惡), 객건(客件), 졸폭(卒暴) 등의 여러 질환을 치료한다.

왕인암(汪訒庵)은 "고한(苦寒)한 대황(大黄)은 열결(熱結)을 내리고, 신열(辛熱)한 파두상(巴豆霜)은 한결(寒結)을 내리는데, 여기에 매운 맛의 건강(乾薑)을 더하여 선산(宣散)시킨다."[2]라고 하였다. 그러나 모두 맹렬한 약물들이므로 위급한 증상이 아니면 제멋대로 투여해서는 안 된다.

1 『금궤요략(金匱要略) · 권하(卷下) · 잡료방(雜療方)』에 나온다.

2 1682년에 간행된 왕앙(汪昂)의 『의방집해(醫方集解) · 2권(二卷) · 공리지제(攻裏之劑)』에 나오는 구절을 인용한 것이다.

更衣丸[1]

更衣丸은 구성 약물이 세 가지니	更衣丸子藥三般
古法으로 전해오는 蘆薈와 朱砂에	蘆薈朱砂古法傳
찧은 麥門冬을 배합한 것으로	搗爛麥冬相配合
津枯하고 便閉한 것이 즉시 풀어진다네.	津枯便閉頓時寬

갱의환(更衣丸)은 최상급의 진품 노회(蘆薈) 2량, 맥문동(麥門冬) 1량을 짓찧어 환을 빚고 주사(朱砂) 1량으로 옷을 입힌 것이다.

조화(燥火)가 넘쳐 진액이 메마르고 대변이 막힌 것을 치료한다.

노회(蘆薈)는 나무의 수지로 성미(性味)가 고한(苦寒)하며 양명(陽明) · 궐음약(厥陰藥)으로 오로지 설열강화(泄熱降火)하고 윤조통장(潤燥通腸)할 수 있는데, 여기에 한활(寒滑)하면서 유지(油脂)가 많은 맥문동(麥門冬)으로 돕게 하면 대변이 바로 통하지 않을 수가 있겠는가? 주사(朱砂)로 옷을 입히는 것은 부유(浮遊)한 화기(火氣)를 진정시키고 이괘(離卦:☲) 속의 음기(陰氣)를 회복시키고자 한 것이다.

1 갱의환은 목희옹(繆希雍)의 『선성재의학광필기(先醒齋醫學廣筆記) · 권1(卷之一) · 설사(泄瀉)』에 장선경(張選卿)의 처방으로 나온다. 그러나 『선성재의학광필기』에선 처방명이 없이 단순히 "治大便不通.(張選卿屢驗) 朱砂(研如飛面, 5錢) 眞蘆薈(研細, 七錢) 滴好酒少許和丸. 每服1錢二分, 好酒呑. 朝服暮通, 暮服朝通. 須天晴時修合爲妙."라고만 언급되었다가, 이후 나미(羅美)의 『고금명의방론(古今名醫方論) · 권4

(卷四)』에서 갱의환으로 명명되었다. 『선성재의학광필기』, 『고금명의방론』이나 주사노회환(朱砂蘆薈丸)으로 기재된 『증치휘보(證治彙補)』 모두 주사와 노회로만 구성되어있는 것을 보면 후대에 맥문동이 첨가된 것으로 생각된다.

芍藥湯 潔古[1]

痢疾을 치료하는 데에는 모름지기 芍藥湯을 알아야 하니　治痢須知芍藥湯
檳榔·當歸尾·芍藥·黃芩·黃連·大黃에　檳榔歸芍共三黃
木香·肉桂·甘草로 구성되어　木香肉桂和甘草
理氣行瘀하여 후환을 없앤다네.　理氣行瘀無後殃

작약탕(芍藥湯)은 작약(芍藥) 1량, 당귀미(當歸尾), 황금(黃芩), 황련(黃連) 각 5돈, 대황(大黃) 3돈, 목향(木香), 빈랑(檳榔), 자감초(炙甘草) 각 2돈, 육계(肉桂) 1돈 반으로 구성된다. 매번 5돈씩 복용하는데, 이질(痢疾)이 줄어들지 않으면 대황(大黃)을 가한다.

하리농혈(下痢膿血)이 걸쭉하면서 끈적끈적하고, 복통(腹痛)이 있으면서 후중감(後重感)이 있는, 사기(邪氣)와 체기(滯氣)가 서로 결합한 것을 치료한다.

무릇 이질(痢疾)에는 당연히 한열(寒熱)의 구분이 있으나 열(熱)로 인한 것이 많고 한(寒)으로 인한 것은 적은데, 전체적으론 사기(邪氣)와 체기(滯氣)가 풀리지 않고 맺혀 장위(腸胃)의 기운이 소통되지 않아서 농혈(膿血)이 걸쭉하게 끈적거려지는 양상에서 벗어나지 않는다. 비록 적리(赤痢)와 백리(白痢)의 구분과 한증(寒證)과 열증(熱證)의 구별이 있으나 초기의 치법은 모두 통인통용(通因通用)을 사용할 수 있다. 그러므로 유하간(劉河間)이 언급한 "행혈(行血)하면 대변의 농(膿)이 자연히 낫고, 조기(調氣)하면 후중감(後重感)이 저절로 없어진다."[2]는 두 구절의 말은 치료의 대원칙이 되기에 충분하겠다. 이 처방에서 대황(大黃)은 사기(邪氣)와 체기(滯氣)를 탕척(蕩滌)하고, 목향(木香)과 빈랑(檳榔)은 이기(理氣)하며, 당귀(當歸)와 육계(肉桂)는 행혈(行血)한다. 병이 대부분 습열(濕熱)로 인하여 발생하므로 고한(苦寒)한 황금(黃芩)과 황련(黃連)을 사용하여 조습청열(燥濕淸熱) 한다. 작약(芍藥)과 감초(甘草)를 사용한 것은 급박한 것을 완만하게 하고 비(脾)를 화평(和平)하게 하려는 것으로, 소건중탕(小建中湯)의 의미를 모방해 소소하게 중기(中氣)를 세우려는 것이다. 병에 따라 가감하는 방법은 또한 그때의 상황에 맞춰 알맞게 해야겠다.

1 작약탕은 유완소(劉完素)가 1186년에 간행한 『소문병기기의보명집(素問病機氣宜保命集)·권중(卷中)·사리론제19(瀉痢論第十九)』에 나온다. 『명의지장(名醫指掌)』에서는 황금작약탕(黃芩芍藥湯), 『의가심법(醫家心法)』에서는 백작약탕(白芍藥湯), 『의종금감(醫宗金鑑)』에서는 당귀작약탕(當歸芍藥湯)이라고도 불렀다.

2 "行血則便膿自愈, 調氣則後重自除"은 1186년에 편찬된 유완소(劉完素)의 『소문병기기의보명집(素問病機氣宜保命集)·권중(卷中)·사리론제19(瀉痢論第十九)·작약탕(芍藥湯)』에 나오는 구절이다. 다만 원문에는 "行血則便自愈, 調氣則後重除"라고 되어 있다.

大黃附子湯『金匱』[1]

大黃附子湯은 仲景 선생의 처방으로	大黃附子仲師方
脇下에 寒凝하여 발생한 참기 힘든 통증을 치료하지.	脇下寒凝痛莫當
大黃·附子·細辛의 세 가지 약이 합쳐지니	共合細辛三種藥
오로지 溫下하는 功效, 신묘하고도 비상하구나.	功專溫下妙非常

대황부자탕(大黃附子湯)은 대황(大黃) 3량, 부자(附子) 3매, 세신(細辛) 2량으로 구성된다.

협하편통(脇下偏痛), 발열(發熱), 맥현긴(脈弦緊)을 치료한다.

이것은 음한(陰寒)이 모여 한 곳에 편중되게 유착된 것으로, 비록 발열(發熱)이 있다고 하여도 역시 양기(陽氣)가 억눌려져서 발생한 것이다. 따라서 온법(溫法)이 아니면 한사(寒邪)를 흩어버릴 수 없고, 하법(下法)이 아니면 적괴(積塊)를 제거할 수 없으므로, 신열(辛熱)하여 잘 달리는 부자(附子)와 세신(細辛)으로 사기(邪氣)를 찾아서 흩어버리고, 이후에 대황(大黃)으로 적괴(積塊)를 내보내도록 하였다.

1 대황부자탕은 『금궤요략(金匱要略) · 복만한산숙식병맥증치제10(腹滿寒疝宿食病脈證治第十)』에 나온다. 『만유잡기(漫游雜記)』에서는 대황부자세신탕(大黃附子細辛湯)이라고도 불리었다.

大柴胡湯 仲景[1]

大柴胡湯은 表裏를 운행하니	大柴胡湯表裏行
少陽邪熱이 陽明에 맺힌 것을 치료하지.	少陽邪熱結陽明
(柴胡)·生大黃·枳實·芍藥·黃芩·半夏가 들어가고	生軍枳芍黃芩夏
生薑과 大棗는 營衛 또한 和平하게 한다네.	薑棗和營衛亦平

대시호탕(大柴胡湯)은 시호(柴胡) 8량, 반하(半夏) 반 되, 작약(芍藥) 3량, 생강(生薑) 5량, 쪼갠 대조(大棗) 12매, 지실(枳實) 4매, 주침(酒浸)한 대황(大黃) 2량, 황금(黃芩) 3량으로 구성된다.

소양(少陽) 상한(傷寒)으로 사열(邪熱)이 이부(裏部)에 울결(鬱結)하여 다시 한열왕래(寒熱往來)하는 것을 이 처방으로 (표리) 양쪽을 풀어주어 치료한다.

왕인암(汪訒庵)은 "이 처방은 소양(少陽)과 양명(陽明)의 약이다. 표증(表證)이 아직 제거되지 않았으므로 시호(柴胡)를 사용하여 해표(解表)하였고, 이증(裏證)으로 조실(燥實)하므로 대황(大黃)과 지실(枳實)을 사용하여 공리(攻裏)하였다. 작약(芍藥)은 안비렴음(安脾斂陰)하며, 황금(黃芩)은 퇴열해갈(退熱解渴)하고, 반하(半夏)는 화위지구(和胃止嘔)하며, 생강(生薑)은 신산(辛散)하고 대추는 감완(甘緩)하여 영위(營衛)를 조화하고 진액을 운행한다. 이 처방은 표리(表裏)를 모두 치료하는 하제(下劑) 중의 완제(緩劑)이다."[2]라고 말했다.

1 『상한론(傷寒論)·변태양병맥증병치(辨太陽病脈證幷治)』 등에 나온다.

2 1682년에 간행된 왕앙(汪昂)의 『의방집해(醫方集解)·2권(二卷)·표리지제(表裏之劑)』에 나오는 구절을 인용한 것이다.

溫脾湯 『千金』[1]

溫脾湯은 人參·附子·乾薑에	溫脾參附與乾薑
甘草·當歸·芒硝·大黃으로 구성되지.	甘草當歸硝大黃
寒熱이 幷行해서 寒積을 치료하니	寒熱幷行治寒積
『千金方』의 立法을 상세히 연구할지니.	千金立法細參詳

온비탕(溫脾湯)은 인삼(人參), 감초(甘草), 당귀(當歸), 건강(乾薑), 부자(附子), 대황(大黃), 망초(芒硝)로 구성된다.

이 처방 또한 한적(寒積)을 치료하는 한 방법이다.

무릇 적증(積症)이 형성되는 것은 정기(正氣)의 허약에서 말미암지 않은 것이 없으니, 인삼(人參)과 감초(甘草)로 기(氣)를 배양하고 당귀(當歸)로 혈(血)을 자양하여 기혈(氣血)을 정상 상태로 회복시키면 사기(邪氣)는 물러나게 되고 정기(正氣)는 더 손상되지 않게 된다. 한사(寒邪)로 발병되었으므로 신열(辛熱)한 건강(乾薑)과 부자(附子)로 달릴 것은 달리게 하고 지킬 것은 지키게 하여서 거한산결(祛寒散結)하게 되면 미세한 것마저 모두 남지 않게 되니, 이후에 망초(芒硝)와 대황(大黃)이 이것들을 이끌고 위(胃)에서 장(腸)으로 들어가게 되면 어떻게 병이 제거되지 않을까 근심하겠는가?

1 652년에 완성된 손사막(孫思邈)의 『비급천금요방(備急千金要方)』에 실려있는 온비탕(溫脾湯)은 아래와 같이 여러 가지이다.

○「권13(卷十三) · 심장방(心臟方) · 심복통제6(心腹痛第六)」의 온비탕(溫脾湯)은 치복통제하교결요제불지방(治腹痛臍下絞結繞臍不止方)으로 감초(甘草), 부자(附子), 인삼(人參), 망초(芒硝), 당귀(當歸), 건강(乾薑), 대황(大黃)으로 구성되어있다.

○「권15(卷十五) · 비장방(脾臟方) · 열리제7(熱痢第七)」의 온비탕(溫脾湯)은 치하구적백련년부지(治下久赤白連年不止), 급곽란(及霍亂), 비위냉실불소방(脾胃冷實不消方)으로 대황(大黃), 인삼(人參), 감초(甘草), 건강(乾薑), 부자(附子)로 구성되어있다.

○「권15(卷十五) · 비장방(脾臟方) · 냉리제8(冷痢第八)」의 온비탕(溫脾湯)은 치적구냉열적백리방(治積久冷熱赤白痢方)으로 대황(大黃), 계심(桂心), 부자(附子), 건강(乾薑), 인삼(人參)으로 구성되어있다.

○「권18(卷十八) · 대장부방(大腸腑方) · 해수제5(咳嗽第五)」의 온비탕(溫脾湯)은 치식포이해자방(治食飽而咳者方)으로 감초(甘草), 조(棗)로 구성되어있다.

이 중 『성방편독』에서 언급한 온비탕은 「권13(卷十三) · 심장방(心臟方) · 심복통제6(心腹痛第六)」의 온비탕(溫脾湯)이 되겠다.

玉樞丹 (紫金錠)

紫金錠이 玉樞丹이니	紫金錠與玉樞同
瘴癘[1]와 時邪[2]가 내부에서 不通하는 것을 치료하지.	瘴癘時邪內不通
大戟·麝香·山慈菇·五倍子에	戟麝山茨五倍子
千金霜末·朱砂·雄黃으로 구성된다네.	千金霜末和朱雄

옥추단(玉樞丹)은 산자고(山茨菇)[3] 2량, 천금상(千金霜)[4] 1량, 오배자(五倍子) 2량, 대극말(大戟末) 1량 5돈, 당문자(當門子)[5] 3돈, 주사(朱砂) 4돈, 수비(水飛)한 상요황(上腰黃)[6] 2돈으로 구성된다. 진하게 쑨 찹쌀풀로 환을 빚되, 나무 절구에 천 번 찧은 후 1돈으로 1개의 정(錠)을 만든다.

시사(時邪)로 (인체의 기기가) 폐결(閉結)한 것, 결흉발광(結胸發狂), 악사장학(惡痧瘴瘧), 중악온역(中惡溫疫), 후풍적종(喉風赤腫), 중풍제간(中風諸癇), 아관긴폐(牙關緊閉), 소아의 급 · 만경풍(急慢驚風) 등의 증상을 치료한다.

무릇 시역(時疫)의 증상은 천지(天地)의 여기(厲氣)가 모인 속에 악독한 기운이 뒤섞여 발생한 것으로, 인체에 침범할 때는 반드시 허약한 틈을 타고 침습한다. 다만 쉽게 전염되는 병증의 상태가 육음사기(六淫邪氣)로 발병된 것과 비슷하나 다른 점이 있다. 인체의 기혈(氣血)이 잘 흐르고 맑아서 울체하지 않았다면 외부에서 침입한 육음사기(六淫邪氣)와 양립할 수 없으니, 어떻게 이 괴려(乖戾)하고 부정(不正)한 기운과 한 종류가 될 수 있겠는가? 그러므로 한번 이 기운에 감염되면 기혈(氣血)이 순식간에 거슬리게 되어 곽란(霍亂), 내폐(內閉), 급폭(急暴) 등의 증상을 자주 보이게 되고, 심하면 크게 구토하고 설사하여 정기(正氣)가 머무르지 못하면서 끝내는 사망하는 경우에까지 이르게 된다. 이런 까닭에 치료법은 반드시 맹렬한 약물로 개설(開泄)시켜 발란반정(撥亂反正)[7]하는 방법이어야만 하고, 홍령단(紅靈丹) · 소합향원(蘇合香元) · 지보단(至寶丹) 같은 구급약들은 약력이 완만하여 제대로 치료하지 못하는 것을 매우 싫어하므로, 독한 약성으로 독한 사기를 공격하는[以毒攻毒] 약물들이 이 처방의 대부분을 차지하게 된 것이다. 신한(辛寒)하면서 유독한 산자고(山慈姑)는 약효가 오로지 사열산결(瀉熱散結)하고, 신온(辛溫)하면서 유독한 속수자(續隨子)는 약효가 오로지 행수파혈(行水破血)하면서 도체통장(導滯通腸)하고, 신고한(辛苦寒)하면서 통산(通散)할 수 있는 대극(大戟)은 약효가 오로지 축수행어(逐水行瘀)한다. 이 세 약물의 효능은 서로 비슷하여 모두 능히 독한 약성으로 독한 사기를 공격해 고독(蠱毒)을 물리치고 사기(邪氣)를 제거할 수 있다. 그러나 역독(疫毒)의 사기(邪氣)가 정해진 거처 없이 흩어져 있어 공격하려고 해도 공격할 수 없고 쫓아내려고 해도 쫓아낼 수 없는 것이 염려되므로, 산함성삽(酸鹹性澁)한 오배자(五倍子)로 (사기를) 수렴(收斂)하고 하강(下降)시켜 흩어지지 않게 모은 연후에야 비로소 세 약물의 효능이 각각의 장점을 펼칠 수 있게 된다. 역독(疫毒)이 침입하면 원기(元氣)가 갑자기 막히게 되어 약물과 음식을 받아들일 수 없을까 두려우므로 반드시 사향(麝香)으로 막힌 것을 열어주어야 한다. 주사(朱砂)와 웅황(雄黃)은 모두 토(土)의 정기(精氣)를 품부해 결성(結成)된 것으로 모두 벽악진사(辟惡鎭邪) 할 수 있는데, 이것은 역독(疫毒)이 토기(土氣)로부터 나왔기 때문에 토(土) 중의 정화(精華)가 (역독을) 풀어서 없앨 수 있기 때문이다. 모든 독(毒)은 토(土)를 만나면 제거된다고 하였는데 하물며 (주사와 웅황같은) 보배로운 기운을 빌어서 사기(邪氣)를 누를 경우엔 어떠하겠는가?

의안

옥추단(玉樞丹)의 기원은 1196년에 간행된 왕구(王璆)의 『시재백일선방(是齋百一選方) · 권17(卷之十七) · 제25문(第二十五門)』에 유량능(喻良能)의 처방으로 기재된 신선해독만병원(神仙解毒萬病圓)이다. 다만 바로 뒤에 이 처방이 갈승상(葛丞相)[8]으로부터 전해져 내려왔다고 기록되어 있는데 이는 추후에 보다 깊은 연구가 필요하겠다. 왕구(王璆)는 남송(南宋) 시대 산음(山陰)[9] 사람으로 자(字)는 맹옥(孟玉), 호(號)는 시재(是齋)이며, 회남막관(淮南幕官)을 지냈고, 1196년 『시재백일선방(是齋百一選方)』 20권을 편찬하였다.

옥추단(玉樞丹)은 후대의 중시를 받아 여러 서적에서 언급되고 있는데, 1263년에 간행된 진자명(陳自明)의 『외과정요(外科精要) · 권중(卷中) · 제가소용득효명방부(諸家所用得效名方附)』에 있는 신선추독환(神仙追毒丸), 1345년에 간행된 위역림(危亦林)의 『세의득효방(世醫得效方) · 권제10(卷弟十) · 중독(中毒)』에 있는 만병해독환(萬病解毒丸), 1536년에 간행된 『단계심법부여(丹溪心法附餘) · 권24(卷之二十四) · 구급제방(救急諸方)』에 있는 태을신단(太乙神丹), 1575년에 간행된 이천(李梴)의 『의학입문(醫學入門) · 외집(外集) · 권6하(卷六下) · 제허류(諸虛類) · 제충(諸蟲)』에 있는 만병해독단(萬病解毒丹), 1613년에 간행된 허준(許浚)의 『동의보감(東醫寶鑑) · 잡병편(雜病篇) · 권9(卷九) · 해독(解毒)』에 있는 태을자금단(太乙紫金丹) · 옥추단(玉樞丹) · 만병해독원(萬病解毒元), 만력(萬曆)7년~10년(1579~1582) 사이에 완성이 되어 청대(清代) 순치년간(順治年間, 1638~1661)에 최초로 간행된 만전(萬全)의 『편옥심서(片玉心書) · 권5(卷之五) · 제창문(諸瘡門)』에 있는 자금정(紫金錠), 1862년에 간행된 왕사웅(王士雄)의 『수식거중정곽란론(隨息居重訂霍亂論) · 약방제4(藥方第四)』에 있는 태을옥추단(太乙玉樞丹), 태을자금단(太乙紫金丹) 등등이 옥추단(玉樞丹) 또는 옥추단(玉樞丹) 가감방에 해당한다. 이를 도표로 요약하면 다음과 같다.

의 가	출 전	연 도	처방명	구성약물
王 璆	是齋百一選方	1196	神仙解毒萬病圓	文蛤 山慈姑 紅芽大戟 續隨子 麝香
陳自明	外科精要	1263	神仙追毒丸 (聖授丹, 神仙解毒萬病丸)	文蛤 山茨菇 紅芽大戟 千金子 麝香
危亦林	世醫得效方	1345	萬病解毒丸	文蛤 山慈菇 紅牙大戟 續隨子 麝香
朱震亨 原著 方 廣 增注	丹溪心法附餘	1536	太乙神丹 (追毒丹, 紫金丹)	文蛤 山茨菰 紅芽大戟 千金子 麝香 雄黃 朱砂
李 梴	醫學入門	1575	萬病解毒丹 (紫金錠)	文蛤 山慈菇 紅牙大戟 續隨子 麝香
許 浚	東醫寶鑑	1613	太乙紫金丹 (紫金錠, 萬病解毒丹)	蚊蛤 山茨菰 紅芽大戟 續隨子 麝香
〃	〃	〃	玉樞丹 (追毒丹)	蚊蛤 山茨菰 紅芽大戟 續隨子 麝香 雄黃 朱砂
〃	〃	〃	萬病解毒元	文蛤 山茨菰 大戟 續隨子 麝香 雄黃 朱砂 全蝎 山豆根
萬 全	片玉心書	1638~ 1661	紫金錠	五倍子 山慈菇 大戟 續隨子肉 麝香 雄黃 朱砂
王士雄	隨息居重訂霍亂論	1862	太乙玉樞丹	川文蛤 山慈菇 紅芽大戟 千金子 當門子
〃	〃	〃	太乙紫金丹	川文蛤 山慈菇 紅芽大戟 千金霜 當門子 明雄黃 白檀香 安息香 蘇合油 琥珀 梅冰
張秉成	成方便讀	1933	玉樞丹 (紫金錠)	五倍子 山茨菇 大戟 千金霜 當門子 上腰黃 朱砂

1 장려(瘴癘) : 산람장기(山嵐瘴氣), 산람기(山嵐氣), 장독(瘴毒), 장기(瘴氣), 무로연장(霧露烟瘴), 습열악기(濕熱惡氣)라고도 하는 일종의 전염성 온병(溫病)으로, 습열장독(濕熱瘴毒)에 감수되어 발생한다.

2 시사(時邪) : 사계절 기후과 관련되어 발생하는 유행성 계절병을 일으키는 사기의 총칭.

3 산자고(山慈姑)의 이명.

4 천금상(千金霜)은 속수자(續隨子)의 껍질을 벗기고 갈아서 찐 후 유지로 감싼 다음 눌러 거유(去油)한 속수자상(續隨子霜)을 말한다.

5 당문자(當門子)는 사향(麝香) 중에서 과립의 모양을 띤 것을 말한다. 참고로 분말 상태는 원촌향(元寸香)이라고 한다.

6 상요황(上腰黃)은 빛깔이 선명하고 반투명하며 광택이 있는 상급의 웅황(雄黃)을 말한다. 웅황(雄黃)은 유화비소(硫化砒素, AsS)를 함유한 광물로, 온신(溫辛)한 성질고 간(肝)·대장경(大腸經)에 들어가 해독살충(解毒殺蟲), 조습거담(燥濕祛痰), 절학(截瘧)하는 효능을 보이는 약물로, 산출지와 외관상 차이로 품질을 구별하는데 다음과 같다. 먼저 색이 산뜻하고 반투명하며 윤기가 나는 것을 명웅(明雄)·웅황정(雄黃精)·웅정(雄精)·요황(腰黃)이라 하여 가장 상품으로 치고, 같은 종류이나 산의 음지(陰地)에서 산출한 것을 자황(雌黃)이라 하여 차등품으로 치며, 산의 양지(陽地)에서 산출된 것을 웅황(雄黃)이라 하여 가장 낮은 품질의 웅황으로 친다.

또한 웅황을 사용할 땐 일반적으로 화제(火製)나 탕제(湯劑)와 같이 불을 접촉하는 방법을 금기시하는데, 이것은 유화비소 종류가 가열되면 신속하게 산화되어 As_2O_3(砒霜)을 생성하기 때문이다. 웅황에 다용 되는 포제법은 수비법(水飛法)으로 이것은 As_2S_2는 물에 잘 녹지 않지만, 산화된 As_2O_3는 물에 잘 용해되므로 수비법으로 포제하면 더욱 효율적이기 때문이다. 참고로 90℃를 넘지 않는 물 또는 묽은 염산을 사용한 산성 용액으로 수비하면 더 효과적으로 As_2O_3를 제거할 수 있다.

7 발란반정(撥亂反正) : 어지러운 세상을 바로 잡아 정상으로 회복한다는 의미이다. 『한서(漢書)·고제기(高帝紀)』에 "群臣曰: 帝起細微, 撥亂世反之正, 平定天下, 爲漢太祖, 功最高"라고 언급한 데서 시작되었다.

8 갈승상(葛丞相)은 제갈량(諸葛亮)을 지칭하는 단어지만, 옥추단이 실제 제갈량에게서 전해 내려왔는지는 추후 연구가 필요하겠다.

9 절강성(浙江省) 소흥(紹興)에 해당한다.

檳芍順氣湯 又可[1]

檳芍順氣湯은 吳又可의 처방으로	檳芍順氣湯又可
疫邪로 항상 下痢가 있는 것에 투여한다네.	疫邪下痢常常有
大黃·枳實·厚朴에 生薑으로 구성되니	大黄枳朴與生薑
裏熱, 苔黃 및 체내에 火가 많은 것을 치료하지.	裏熱苔黄內多火

빈작순기탕(檳芍順氣湯)은 빈랑(檳榔), 작약(芍藥), 지실(枳實), 후박(厚朴), 대황(大黃), 생강(生薑)으로 구성된다. 달여서 복용한다.

하리농혈(下痢膿血), 발열구갈(發熱口渴), 심복비만(心腹痞滿), 구역(嘔逆)하면서 음식을 먹지 못하는 것을 치료하는데, 이것들은 역려(疫癘)에 이질(痢疾)이 겸한 증상으로 가장 위급한 상황에 해당한다.

인체에 전염되는 역사(疫邪)는 막원(膜原)에 웅크리거나 위(胃) 부근에 있다가 변화하여 혹은 표부(表部)로 가서 풀리거나 혹은 이부(裏部)로 가서 풀리니 (역사가) 있는 곳에 따라 치료해야 한다. 이 증상은 하리(下痢)에 이미 농혈(膿血)이 보이므로 병세가 부득불 세력을 좇아 잘 이끄는 방법을 쓰지 않을 수가 없다. 그러므로 처방의 약물들이 장결고(張潔古)의 작약탕(芍藥湯)과 서로 비슷하다. 빈랑(檳榔) · 지실(枳實) · 후박(厚朴)은 기(氣)를 운행하고 대황(大黃)은 혈(血)을 씻어내는데, 이처럼 하면 대변농혈(大便膿血)과 후중감(後重感)을 모두 없앨 수 있다. 다만 역독(疫毒)은 가장 쉽게 음(陰)을 소모하므로 작약(芍藥)을 가하여 영음(營陰)을 보호해야 한다. 흩어져 있는 역사(疫邪) 때문에 사하(瀉下)를 시도해도 사하가 진행되지 않거나, 사기(邪氣)가 모두 없어지지 않을까 두려우므로, 고한(苦寒)하면서 직하(直下)하는 약물들 속에 다시 신온해산(辛溫解散)하고 통신벽악(通神辟惡)하는 생강(生薑)을 가하여 흩어져 있는 사기(邪氣)를 찾아내는 선도약(先導藥)으로 삼았다. 혹시 이질(痢疾)이 나았는데도 역려(疫癘)가 아직 낫지 않았다면, 재차 역병(疫病)을 다스리는 방법으로 치료하는 것이 가능하다.

1 빈작순기탕은 1642년에 편찬된 오유성(吳有性)의 『온역론(溫疫論)·하권(下卷)·역리겸증(疫痢兼證)』에 나오는 처방이다.

제2권

和解劑
理氣劑
理血劑
祛風劑
祛寒劑

和解劑

화(和)라는 것은 불화(不和)한 것을 조화(調和)롭게 하는 것이고, 해(解)라는 것은 해소(解消)하고 변화(變化)시켜 다투지 않게 하면서 평온(平穩)의 상태에 어울리게 하는 것이다. 무릇 인체의 장부(臟腑)와 기혈(氣血)은 평온(平穩)하고 화순(和順) 한 것을 유지하는 것이 중요한데, 그들 중 하나라도 편승(偏勝)하게 되면 정상 상태를 잃어버리고 서로 이기고 지는 현상이 발생하므로, 밖에서는 육음(六淫)의 사기(邪氣)가 들어오게 되고 안에서는 칠정(七情)으로 인한 질병이 발생하게 된다. 대개 육음(六淫)의 사기(邪氣)가 밖에서 들어와서 표부(表部)에 있는 것은 발한(發汗)하여 발산(發散)시켜야 하고, 내부에 있는 것은 사하(瀉下)하여 없애야 하는데 이러한 방법들은 이미 앞에서 열거하였다. 그런데 상한(傷寒)의 사기(邪氣)가 소양경(少陽經)에 전변(傳變)된 경우에는 화해법(和解法)을 사용하여야 하는데, 이것은 삼양(三陽)이 표부(表部)로 나가거나 이부(裏部)로 들어가는 데 있어 소양(少陽)이 지도리가 되므로, 발한(發汗)이나 사하(瀉下)의 기존 방법들은 모두 적당하지 않아 중경(仲景)이 화해(和解)라는 방법을 특별히 새롭게 만들게 된 것이다. 만약 내부의 칠정상(七情傷)으로 인해 기혈(氣血)이 어그러졌거나 혹은 간비(肝脾)가 울결하여 펼쳐지지 않았거나 혹은 허(虛)와 사(邪)가 서로 어우러져 풀어지기 어렵게 되었다면, 이로 인해 발생하는 증상들은 매우 다양하여 일일이 거론할 수가 없는데 모두 평온(平穩)을 얻지 못하면서 조화(調

和)를 잃어버린 것으로, 의사는 마땅히 이러한 상황을 자세하게 살펴 불화(不和)한 것들을 화해(和解)시켜야만 한다. 이 편에선 병증이 표부(表部)에만 있지도 않고 그렇다고 이부(裏部)에만 있지도 않으며 아울러 허(虛)하지만도 않고 그렇다고 실(實)하지만도 않아서, 단순한 한(汗) · 하(下) · 보(補) · 사(瀉)의 약물만으로는 치료하기 어려우면서도, 그렇다고 총체적으로 한(汗) · 하(下) · 보(補) · 사(瀉)의 방법에서 벗어나지도 않아 허증(虛證)과 실증(實證)을 같이 치료하는 처방을 전부 여기에 모아 화해제(和解劑)로 삼았다.

小柴胡湯 仲景[1]

少陽을 和解시키는 小柴胡湯은	少陽和解小柴胡
(柴胡)·黃芩·半夏·人參·甘草·生薑·大棗로 구성되어	芩夏參甘薑棗居
寒熱往來와 胸脇痛을 치료하는데	寒熱往來胸脇痛
가감법을 알고자 하면 『傷寒來蘇集』[2]을 읽어볼지니.	欲知加減讀來蘇

소시호탕(小柴胡湯)은 시호(柴胡) 8량, 반하(半夏) 반 되, 인삼(人參), 감초(甘草), 황금(黃芩), 생강(生薑) 각 3량, 대조(大棗) 12매로 구성되는데 별도의 가감법이 있다.

상한(傷寒)이나 중풍(中風)의 소양증(少陽證)으로 한열(寒熱)이 왕래하고, 흉협(胸脇)이 비만(痞滿)하며, 말이 없으면서 음식을 먹으려 하지 않고[默默不欲飮食], 심번(心煩)하며 구역질을 잘하고[喜嘔], 입은 쓰며[口苦], 귀는 들리지 않고[耳聾], 맥(脈)은 현(弦)한데, 혹 복통(腹痛)이 있기도 하고, 혹 협통(脇痛)이 있기도 하며, 혹 갈증이 있기도 하고, 혹 기침하기도 하며, 혹 설사하기도 하고, 혹 가슴이 두근거리기도 하며[或悸], 혹 소변불리(小便不利)하기도 하는 것을 치료하고, 아울러 봄철 전염병으로 학질(瘧疾)이 발생해 한열왕래(寒熱往來) 한 것과 부인이 상한병(傷寒病)으로 열입혈실(熱入血室)한 증상 등을 치료한다.

이것은 중경(仲景)이 소양상한(少陽傷寒)을 치료했던 처방이다. 소양(少陽)은 지도리가 되어, 해당 경락이 겉에서 안으로 들어가거나 안에서 겉으로 나오므로, 사기(邪氣)가 소양경(少陽經)을 침범하면 발한(發汗)할 수도 없고 공하(攻下)할 수도 없으며 아울러 보(補)·사(瀉)·온(溫)·청(淸)의 방법으로도 전담시킬 수도 없고, 아울러 간혹 나타나는 증상[或爲之證]이 일정하지 않으므로 특별히 이런 화해(和解)하는 방법을 만든 것이다. 어린 양기(陽氣)[稚陽]인 소양(少陽)은 안에 생기(生氣)를 머금고 있어 마치 초목이 처음 싹틀 때와 비슷한데, 만일 한기(寒氣)를 만나게 된다면 시들고 병들어서 자랄 수가 없게 된다. 따라서 소양(少陽)이 한사(寒邪)를 받게 되면 말이 없으면서 음식을 먹지 않으려는 증상이 있게 된다. 본 처방의 의미는 표리한열(表裏寒熱)을 막론하고 모든 증상을 치료하면서 인체의 생기(生氣)를 돕는 것이다. 그러므로 인삼(人參)과 감초(甘草)로 보정화중(補正和中)시키면 정기(正氣)가 왕성하게 되어 저절로 사기(邪氣)를 막을 수 있게 된다. 그런 후에 초봄의 생발(生發)하는 기운을 가지고 있는 시호(柴胡)로 소양경(少陽經)에 들어가 해표거사(解表袪邪)시키고, 색이 푸르러[3] 목(木)에 속하는 황금(黃芩)으로 소양(少陽)의 울열(鬱熱)을 시원하게 배출시킬 수 있으면, 이것이 바로 표리(表裏)를 함께 푼다는 의미가 되겠다. 이와 같으면 한열왕래(寒熱往來)가 치료되면서 심번(心煩)하며 자주 구역질을 하려는 증상과 입이 쓰면서 귀가 들리지 않는 등의 증상들도 모두 치료된다. 반하(半夏)는 비록 한여름에 나지만 하지(夏至)의 음기(陰氣)를 얻은 후에야 비로소 자라나므로 능히 화위(和胃)하면서 음양(陰陽)을 통하게 할 수 있어 구역질에 성약(聖藥)이 되고, 그 신온(辛溫)한 성질은 능히 산역활담(散逆豁痰)할 수가 있다. 생강(生薑)과 대조(大棗)를 가한 것은 한열왕래(寒熱往來)가 모두 영위(營衛)와 관련이 있으므로 영위(營衛)를 조화시키고 진액(津液)을 소통하게 하려는 의미이다.

1 『상한론(傷寒論)·변태양병맥증병치(辨太陽病脈證并治)』 등에 나온다.

2 청(淸)의 강희(康熙)~옹정(雍正)년간(1662~1735)에 활동한 가금(柯琴)이 저술한 『상한론주(傷寒論注)』 4권, 『상한론익(傷寒論翼)』 2권, 『상한부익(傷寒附翼)』 2권을 합하여 『상한내소집(傷寒來蘇集)』이라 한다. 「권2·거한제·당귀사역탕」의 각주를 참고하라.

3 겉으로 보기에 황금은 진황색을 띠고 있다. 그러나 황금이 냉수 등을 만난 후 적당한 온도와 습도가 형성되면 baicalin과 wogonoside가 분해되어 glucuronic acid와 두 종류의 aglycon(scuttelarein, wogonin)이 만들어진다. 그중 일종의 O-trihydroxy flavone이면서 열에 불안정한 baicalein이 산화되면 황금의 색깔이 진황색에서 녹색으로 변하게 된다. 즉 황금에 함유된 baicalin이 가수분해되면서 황금의 색깔이 진황색에서 녹색으로 변하는 것이다. 이처럼 황금은 단순히 진황색만 함유한 것이 아니므로 여러 본초서에서도 이를 언급하였는데, 예를 들어 장병성이 지은 『본초편독(本草便讀)』에선 "黃芩 … 質虛而空者爲枯芩, 上達可治心肺肌表之鬱火; 色青而堅者爲條芩, 下行能除肝膽腸內之陽邪."라고 하였고, 주암(周巖)이 지은 『본초사변록(本草思辨錄)』에선 "人知黃芩爲少陽藥而不識其所以然, 竊思其色青勝於黃, 得甲膽之氣, 又中空似膽府, 氣寒能淸膽熱. 膽屬少陽相火, 相火者佐君而行其令者也, 人賴此火以動作云爲, 故氣分之熱, 少陽爲多. 治氣熱之藥, 亦惟黃芩爲方中易見."라고 하였으니 참고하기를 바란다.

逍遙散『局方』[1]

加味逍遙散

逍遙散은 芍藥·茯苓·當歸에	逍遙散內芍苓歸
柴胡·白朮·薄荷·炙甘草·煨薑으로 구성되어	柴朮荷甘薑用煨
血燥肝虛하여 寒熱이 일어나는 것을 치료하니	血燥肝虛寒熱作
調經하고 散逆하며 開鬱한다네.	調經散逆鬱能開
山梔子와 牧丹皮가 들어간	山梔幷與丹皮入
加味逍遙散을 가감해 사용한다면	加味逍遙用者裁
木氣가 울체하여 펼쳐지지 않아 火邪로 된 것과	木鬱難舒易化火
넘치는 怒氣로 병이 되는 것을 치료하지.	有餘怒氣擾成災

소요산(逍遙散)은 시호(柴胡), 주반(酒拌)한 당귀(當歸), 주초(酒炒)한 백작약(白芍藥), 토초(土炒)한 백출(白朮), 복령(茯苓), 박하(薄荷), 외강(煨薑) 각 1돈, 자감초(炙甘草) 5푼으로 구성된다.

혈허(血虛)하여 간조(肝燥)한 것과 울체한 목기(木氣)가 펼쳐지지 않고 풍화(風火)로 돌변해 발생한 한열왕래(寒熱往來), 노수(勞嗽), 골증(骨蒸), 월경부조(月經不調) 등의 증상을 치료한다.

무릇 간(肝)은 목(木)에 속해 생기(生氣)가 모이는 곳이며 혈(血)을 저장하는 장소가 된다. 그 성질은 강직하고 소통하는 것을 좋아하니, 반드시 수기(水氣)로 함양(涵養)하고 토기(土氣)로써 배양(培養)한 후에야 생장의 의미에 도달할 수 있겠다. 만약 안에서 칠정상(七情傷)을 입거나 밖에서 육음(六淫)에 침범당하면 목기(木氣)가 울체하여 많은 증상이 발생하게 된다. 이 처방은 당귀(當歸)와 백작약(白芍藥)으로 양혈(養血)하여 간(肝)을 함양하였고, 복령(茯苓) · 백출(白朮) · 감초(甘草)로 보토(補土)하여 근본을 배양하였으며, 신산(辛散)하고 기승(氣升)한 약물인 시호(柴胡) · 박하(薄荷) · 외강(煨薑)으로는 간(肝)의 성질을 유순하게 하여 울체하지 않게 하였다. 이와 같으면 육음(六淫)과 칠정(七情)의 사기(邪氣) 모두가 치료되니 앞의 병증 중 어찌 낫지 않는 것이 있겠는가?

○ 본 처방에 목단피(牧丹皮), 흑산치자(黑山梔子) 각 1돈씩을 가하여 가미소요산(加味逍遙散)[2]이라 부른다. 분노로 간(肝)을 손상했거나 혈(血)이 적어 화사(火邪)가 발생한 증상들을 치료한다. 목단피(牧丹皮)는 간담(肝膽) 혈분(血分)으로 들어가 화사(火邪)를 청설(淸泄)할 수 있고, 흑산치자(黑山梔子) 또한 영분(營分)으로 들어가 상초(上焦) 심폐(心肺)의 열을 이끈 후 굴곡시켜 하행할 수 있다. 앞 처방(소요산)에 합하면 저절로 해울산화(解鬱散火)케 할 수 있으니 화(火)가 물러가면 모든 병은 다 치유된다.

1 소요산은 『태평혜민화제국방(太平惠民和劑局方) · 권9(卷之九) · 치부인제질(治婦人諸疾)』에 나온다. 『성제총록(聖濟總錄)』에서는 소요탕(逍遙湯)으로도 불리었다.

2 가미소요산은 1529년에 간행된 설기(薛己)의 『내과적요(內科摘要) · 권하(卷下) · 각증방약11(各症方藥十一)』에 나오는 처방으로 팔미소요산(八味逍遙散), 단치소요산(丹梔逍遙散)이라고도 불린다.

藿香正氣散『局方』[1]

藿香正氣散은 二陳湯이 君으로	藿香正氣二陳君
外感風寒과 內濕停滯를 치료하지.	外感風寒內濕停
桔梗·厚朴·紫蘇葉·白芷·白朮과	桔朴紫蘇白芷朮
大腹皮·生薑·大棗가 함께 서로 처방을 이룬다네.	腹皮薑棗共相成

곽향정기산(藿香正氣散)은 곽향(藿香), 자소(紫蘇), 백지(白芷), 대복피(大腹皮), 복령(茯苓) 각 3량, 토초(土炒)한 백출(白朮), 진피(陳皮), 반하국(半夏麴), 길경(桔梗), 강제(薑製)한 후박(厚朴) 각 2량, 감초(甘草) 1량으로 구성된다. 매번 5돈을 복용하되 생강(生薑)과 대조(大棗)를 가해서 전탕(煎湯)한다.

외감풍한(外感風寒), 내상습체(內傷濕滯), 한열두통(寒熱頭痛), 흉격(胸膈)이 답답한 경우, 차가운 것에 손상된 경우, 서사(暑邪)에 손상된 경우, 습사(濕邪)에 손상된 경우, 학질(瘧疾), 토사곽란(吐瀉霍亂), 산람장기(山嵐瘴氣)에 감촉된 것들을 치료하는데 (병증에 따라) 가감하여 사용해야 한다.

사시(四時)의 부정(不正)한 기운, 산람장기(山嵐瘴氣), 학질(瘧疾) 등에 감촉된 증상들은 모두 중기부족(中氣不足)으로 인해 사기(邪氣)를 받게 된 것이다. 중기(中氣)가 허약한 사람은 늘 담체(痰滯)가 많은데 무형의 기(氣)가 유형의 담(痰)을 품게 되면 서로 뭉쳐져서 질병이 되는 것이다. 그러므로 이 처방에서는 먼저 백출(白朮)과 감초(甘草)로 보토건중(補土建中)한 다음, 이어서 반하(半夏) · 진피(陳皮) · 복령(茯苓)으로 화담제습(化痰除濕)한 것이다. 다만 부정(不正)한 기운은 입과 코로 침입하는 것이 많으므로, 여기에 다시 선폐(宣肺)하는 길경(桔梗)과 평위(平胃)하는 후박(厚朴)을 넣었는데, 이것은 코는 폐(肺)와 통하고, 입은 위(胃)로 도달하기 때문이다. 곽향(藿香) · 자소엽(紫蘇葉) · 백지(白芷)는 모두 방향신산(芳香辛散)하는 약물로 다 발표선리(發表宣裏)하여 벽악거사(辟惡祛邪)할 수 있고, 대복피(大腹皮)는 홀로 비위(脾胃)로 들어가서 행수산만(行水散滿)하며 파기관중(破氣寬中)하는데, 여기에 생강(生薑)과 대조(大棗)를 가하면 영위(營衛)를 조화하고 진액(津液)을 운송하여 화중달표(和中達表)하게 된다. 이처럼 하면 물러나지 않는 사기(邪氣)와 바로잡히지 않는 정기(正氣)가 있겠는가?

1 곽향정기산은 1190년에서 1195년 사이에 완성된 왕석(王碩)의 『이간방(易簡方)』에 나온다. 『태평혜민화제국방』에는 허홍(許洪)에 의해 1208년에 간행된 『태평혜민화제국방(太平惠民和劑局方) · 권2(卷之二) · 치상한(治傷寒) · 속첨제국경험비방(續添諸局經驗秘方)』에 처음 실렸다. 다만 『이간방』을 살펴보면 인삼양위탕(人參養胃湯)을 곽향정기산과 비교하면서 곽향정기산이 언급되고 있으므로 곽향정기산의 출현은 『이간방』보다 더 앞선 시기일 것으로 보인다. 『화제국방』에 수재된 이후 곽향정기산은 임상에서 다용되어 다른 이름으로도 불렸는데 『상한전생집(傷寒全生集)』에서는 정기산(正氣散), 『의종금감(醫宗金鑑)』에서는 곽향정기탕(藿香正氣湯) 등으로도 불리었다.

越鞠丸『丹溪』[1]

越鞠丸은 울체를 發越하는 것이 기묘하니	越鞠丸方越鬱奇
제반 울결에 모두 마땅하지.	諸般鬱結總相宜
撫芎·蒼朮·香附子·山梔子·神麯으로 구성되니	芎蒼香附山梔麯
嘔吐와 呑酸이 저절로 잦아든다네.	嘔吐呑酸自可稀

월국환(越鞠丸)은 초초(醋炒)한 향부자(香附子), 감침초(泔浸炒)한 창출(蒼朮), 무궁(撫芎)[2], 초(炒)한 신국(神麴), 흑산치자(黑山梔子)를 각각 같은 분량으로 하여 누룩으로 만든 풀로 환을 빚은 것이다.

모든 울결증(鬱結證), 흉격(胸膈)이 답답한 것, 탄산(呑酸), 구토(嘔吐), 음식이 소화되지 않는 등의 증상을 치료한다.

월국(越鞠)이란 것은 울체하여 굴복된 것[鬱鞠]을 널리 펴서 흩날린다는[發越] 의미로, 울(鬱)은 억압받고 답답하며 펼치지 못하는 것을 말한다. 원래 『내경(內經)』에 실려있는 오울(五鬱)에 대한 치법은 단지 오운(五運)에 대해서만 말한 것으로, 오운육기(五運六氣)의 울(鬱)은 모두 무형의 사기(邪氣)에 속하므로 비록 울체한다고 하더라도 쉽게 낫는다. 그에 비해 습(濕) · 담(痰) · 어혈(瘀血) · 식적(食積) 등과 같은 유형의 사기(邪氣)들의 경우는 한번 울체하여 막히게 되면 발병의 양태가 다양하게 된다. 그런데 울체(鬱滯)를 치료할 때는 반드시 먼저 이기(理氣) 해야 하는데, 이것은 기(氣)가 운행되면 울체한 것이 운행하기 시작되고 기(氣)가 막히게 되면 울체한 것이 더욱 결체(結滯)하기 때문이다. 그러므로 먼저 기분(氣分)을 운행하는 향부자(香附子)를 군(君)으로 삼고, 아울러 창출(蒼朮)로는 습(濕)이 울체한 것을 말리며, 천궁(川芎)으로는 혈(血)이 울체한 것을 운행하고, 신국(神麴)으로는 음식이 울체한 것을 소화하니, 이들 세 가지 약물들은 모두 유형의 울체를 조화시켜 화평(和平)하게 하는 약물들이다. 그런데 울체하게 되면 반드시 발열(發熱)이 나타나니 이른바 "비견(痞堅)한 곳에는 반드시 복양(伏陽)이 있다."라는 것이다. 그러므로 강화(降火)하는 산치자(山梔子)로 음중(陰中)의 복열(伏熱)을 굽혀 하행토록 해야 한다. 기울(氣鬱)을 여는 향부자(香附子)와 화울(火鬱)을 내리는 산치자(山梔子)를 같이 사용하는 것 또한 『내경(內經)』의 오울(五鬱) 치법을 모방한 것으로 단계(丹溪)의 가장 중요한 치법이 되겠다. 배우는 자는 증상에 따라 변통하는 것이 특히 중요하니 질병이 있는 곳을 관찰하여 가감할 수 있다.

1 월국환은 명대 정충(程充)에 의해 1481년에 간행된 주진형(朱震亨, 1282~1358)의 『단계심법(丹溪心法)·권3(卷三) 육울52(六鬱五十二)』에 나온다. 『송애의경(松崖醫徑)』에서는 월국환(越麯丸)이라고도 하였고, 일부에선 궁출환(芎朮丸)이라고도 하였다.

2 무궁(撫芎)은 천궁(*Cnidium officinale* = *Ligusticum chuanxiong*)의 이명이다. 천궁은 모양이나 산출 지역에 따라 여러 이명이 있다. 뿌리에 마디가 있어 말 재갈 같은 것은 마함궁궁(馬銜芎藭), 참새의 뇌 같은 것은 작뇌궁(雀腦芎), 호융(胡戎) 지역에서 산출된 것은 호궁(胡芎), 관중(關中)에서 산출된 것은 경궁(京芎)이나 서궁(西芎), 촉(蜀) 지방에서 산출된 것은 천궁(川芎), 천태(天台) 지역에서 산출된 것은 태궁(台芎), 강남에서 산출된 것은 무궁(撫芎)이라 하였다.

橘皮竹茹湯[1]

橘皮竹茹湯은 嘔呃를 치료하는데	橘皮竹茹治嘔呃
久病으로 허약해져 胃氣가 上逆한 때문이지.	久病虛羸胃氣逆
(橘皮·竹茹)·半夏·麥門冬·甘草·人參에	半夏麥冬甘草參
茯苓·生薑·大棗·枇杷葉으로 구성된다네.	茯苓薑棗枇杷葉

귤피죽여탕(橘皮竹茹湯)은 귤피(橘皮), 죽여(竹茹), 인삼(人參), 감초(甘草), 반하(半夏), 맥문동(麥門冬), 적복령(赤茯苓), 비파엽(枇杷葉) 각 1량에 생강(生薑)과 대조(大棗)를 가해서 전탕(煎湯)한 것이다. 위(胃)가 차가운 경우에는 죽여(竹茹)와 맥문동(麥門冬)을 빼고 정향(丁香)을 가하고, 실화(實火)의 경우에는 인삼(人參)을 뺀다.

오래된 병으로 위(胃)가 허약해져 기화(氣火)가 상역(上逆)해 발생한 구역과 딸꾹질 등을 치료한다.

무릇 인체의 정상적인 기운은 모두 위(胃)에서 받는다. 위(胃)는 오장육부(五臟六腑)의 바다로 그 기(氣)는 항상 하행하는데 허약하게 되면 역상(逆上)하게 된다. 기(氣)가 유여(有餘)한 것을 화(火)라 하는데 화(火)가 진액을 쪄 담(痰)을 만들면 이것에 의해 구역과 딸꾹질 증상이 발생하게 된다. 그러므로 구역과 딸꾹질 증상은 그 한열허실(寒熱虛實)을 막론하고 모두 위병(胃病)에서 기인한다. 이 처방이 치료하는 위허구애(胃虛嘔呃)과 같이 병증이 허약에서 기인한 것은, 허약를 치료하는 것이 우선이므로 인삼(人參)과 감초(甘草)로 위기(胃氣)를 도우면서 맥문동(麥門冬)으로 위음(胃陰)을 자양한 후, 이진탕(二陳湯)으로 제담산역(除痰散逆)하면서, 죽여(竹茹)로 화위청번(和胃淸煩) 해야 한다. 그런데 허화(虛火)가 상역(上逆)하면 반드시 폐(肺)가 손상되므로 청금강기(淸金降氣)하는 비파엽(枇杷葉)으로 위기(胃氣)를 도와 하행하도록 하였다. 생강(生薑)과 대조(大棗)를 사용하는 것은, 위(胃)는 위기(衛氣)의 근원이며 비(脾)는 영기(營氣)의 근본이니 영위(營衛)가 조화되면 비위(脾胃)가 자연히 정상적인 법도를 잃지 않기 때문이다.

1 귤피죽여탕은 원래 장중경(張仲景)의 『금궤요략(金匱要略) · 구토홰하리병맥증치(嘔吐噦下利病脈證治)』에 처음 나오는 처방이다. 『의학입문(醫學入門)』에서는 죽여탕(竹茹湯), 『의학강목(醫學綱目)』에서는 진피탕(陳皮湯), 진피죽여탕(陳皮竹茹湯), 『중국의학대사전(中國醫學大辭典)』에서는 죽여귤피탕(竹茹橘皮湯)이라고도 하였다. 그런데 『성방편독』에 수록된 귤피죽여탕은 『금궤요약』 처방의 변방으로, 1253~1267년에 완성된 엄용화(嚴用和)의 『중집엄씨제생방(重輯嚴氏濟生方) · 오장문(五臟門) · 비위허실론치(脾胃虛實論治)』에 실려있는 처방으로, 『금궤요략』 처방에 복령(茯苓), 반하(半夏), 맥문동(麥門冬), 비파엽(枇杷葉) 등을 더 넣어 일명 제생귤피죽여탕(濟生橘皮竹茹湯)이라고 하는 처방이다. 참고로 오당(吳瑭)의 『온병조변(溫病條辨) · 권2(卷二) 중초편(中焦篇) · 습온(濕溫)』에는 『금궤요략』 처방에서 인삼(人參), 감초(甘草), 대조(大棗)를 빼고 시체(柿蒂)를 넣고 신제귤피죽여탕(新製橘皮竹茹湯)으로 명명된 처방도 있다.

定喘湯[1]

定喘湯은 哮病을 치료하는 처방으로	定喘湯療哮病方
款冬花·黃芩·白果·杏仁·麻黃과	款芩白果杏麻黃
蘇子·桑白皮·半夏·甘草·生薑으로 구성되어	蘇桑夏草生薑引
寒邪가 金家를 속박하여 肺가 병든 것을 치료한다네.	寒束金家肺受殃

정천탕(定喘湯)은 초황(炒黃)한 백과(白果) 10알, 마황(麻黃), 제반하(製半夏), 관동화(款冬花) 각 3돈, 밀자(蜜炙)한 상백피(桑白皮), 소자(蘇子) 각 2돈, 피첨(皮尖)을 제거한 행인(杏仁), 황금(黃芩) 각 1.5돈, 감초(甘草) 1돈에 생강(生薑)을 더하여 달인 것이다.

폐허(肺虛)한데 한사(寒邪)에 감촉되어 기역(氣逆)하면서 횡격막 부위가 뜨거워 발생한 효천(哮喘) 등의 증상을 치료한다.

폐(肺)는 교장(嬌臟)으로 열(熱)과 한(寒)을 두려워해 (이들 모두를) 털끝만큼이라도 용납하지 않으며, 그 성질 또한 하행하는 것을 순(順)으로 삼고 상행하는 것을 역(逆)으로 삼는다. 그런데 만약 풍한사(風寒邪)가 외부를 속박하게 되면 폐기(肺氣)가 옹폐(壅閉)되어 하행하는 성질을 잃게 되고, 이것이 오래되면 울열(鬱熱)이 내부에서 발생하게 되어 폐(肺)중의 진액이 울결하며 담(痰)이 되니, 이것이 효수(哮嗽)와 같은 질병이 발생하는 이유이다. 이와 같으므로 한(寒)이 제거되지 않으면 울(鬱)이 열리지 않을 것이고, 울(鬱)이 열리지 않으면 열(熱)이 풀리지 않을 것이며, 열(熱)이 풀리지 않으면 담(痰) 또한 제거될 수 없을 것이니,

효해(哮咳) 등의 질병들이 어떻게 멈출 수 있겠는가? 그러므로 반드시 마황(麻黃) · 행인(杏仁) · 생강(生薑) 등을 이용하여 개폐소사(開肺疏邪)하여야 하고, 반하(半夏) · 백과(白果) · 소자(蘇子)로 화담강탁(化痰降濁)하여야 하며, 고한(苦寒)한 황금(黃芩)과 상백피(桑白皮)로 울열(鬱熱)을 제거하면서 폐기(肺氣)를 하강(下降) 시켜야 하고, 감윤(甘潤)한 관동화(款冬花)와 감초(甘草)로 폐조(肺燥)를 치료하면서 금기(金氣)를 보익(補益)해야만 한다. 이처럼 본 처방은 여러 약물이 서로 도와 순리(順理)를 이루며 약효를 보이니 천효(喘哮)와 고질병들을 모두 치료할 수 있다.

1 정천탕은 1550년에 간행된 장시철(張時徹)의 『섭생중묘방(攝生衆妙方) · 권6(卷之六) · 효천문(哮喘門)』에 나오는 처방이다. 『수세보원(壽世保元)』에서는 천금정천탕(千金定喘湯), 『이씨의감(李氏醫鑑)』에서는 백과정천탕(白果定喘湯), 『잡병원류서촉(雜病源流犀燭)』에서는 천금탕(千金湯)이라고도 하였다.

酸棗仁湯『金匱』[1]

酸棗仁湯은 (酸棗仁)·知母·茯苓·川芎에	酸棗仁湯知茯芎
다시 甘草를 가한 것으로 오묘함이 무궁하지.	更加甘草妙無窮
虛勞煩熱로 편히 잠자지 못하는 것을 치료하는데	虛勞煩熱難安寐
魂이 肝에 돌아가지 못한 것은 속에 邪氣가 있어서라네.	魂不歸肝邪在中

산조인탕(酸棗仁湯)은 산조인(酸棗仁) 2되, 감초(甘草) 1량, 지모(知母), 복령(茯苓), 천궁(川芎) 각 2량이다.

허로(虛勞)와 허번(虛煩)으로 잠을 자지 못하는 것을 치료한다.

무릇 간(肝)에는 혼(魂)이 저장되어 있으면서 상화(相火)가 그 안에 머물러 있다. 번증(煩症)은 심(心)으로부터 발생하는데 심화(心火)가 움직이면 상화(相火)가 이를 따르게 되고 이에 내화(內火)가 요란하게 움직이게 되면 혼(魂)이 돌아올 곳이 없게 된다. 그러므로 밤에 헛꿈을 꾸거나 불안한 증상이 있으면 모두 간(肝)을 치료하는 것을 위주로 하지 않으면 안 되나, 혼(魂)을 저장하고자 하면 반드시 먼저 사기(邪氣)를 제거해야만 한다. 처방 중 지모(知母)는 상화(相火)를 식히고, 복령(茯苓)은 습사(濕邪)를 삼설(滲泄)하며, 천궁(川芎)은 홀로 간(肝)에 들어가 행기주혈(行氣走血)하여 기혈(氣血)이 울체하지 않고 잘 흐르도록 하며 아울러 지모(知母)와 복령(茯苓)을 이끌고 사기(邪氣)를 찾아 없애 사기(邪氣)가 남지 못하도록 한다. 이렇게 한 후에야 산조인(酸棗仁)이 흩어진 혼(魂)을 수렴할 수 있고, 감초(甘草)가 급하고 사나운 성질을 완만하게 할 수 있다. 비록 허로(虛勞)를 다스린다고 하지만 그 치법을 살펴보면 어리석게 줄곧 보(補)하기만 하는 다른 처방들과 동급이 아니다.

1 장중경의 『금궤요략(金匱要略) · 혈비허로병맥증병치(血痹虛勞病脈證病治)』에 나오는 처방으로 원 처방명은 산조탕(酸棗湯)이었으나, 『의문법률(醫門法律)』에서부터 산조인탕(酸棗仁湯)이라고 부르기 시작하였다.

駐車丸『千金』[1]

阿膠梅連丸

駐車丸은 난치의 痢疾을 치료하니	駐車丸治痢難痊
식초로 삶은 阿膠를 찧어서 환을 빚는다네.	醋煮阿膠搗作丸
乾薑과 黃連의 배합은 冷熱을 조화롭게 하고	配入薑連調冷熱
當歸는 和血하여 急證을 편안하게 할 수 있지.	當歸和血急能寬
만약 五色의 下利가 빈번하고	若還五色頻頻下
夜熱이 제거되지 못하면서 陰이 점점 말라가면	夜熱難除陰漸乾
烏梅와 赤茯苓 및	加入烏梅赤茯苓
炒焦黃柏을 가하는 별도의 처방이 있다네.	炒焦黃柏另方傳

주거환(駐車丸)은 아교(阿膠) 3량, 당귀(當歸), 초흑(炒黑)한 황련(黃連) 각 1.5량, 포(炮)한 건강(乾薑) 1량으로 구성된다. 네 가지 약을 찧어서 체로 거른 후 식초를 넣고 끓여서 아교(阿膠)로 환(丸)을 빚되 오자대(梧子大)로 만든다. 매번 40~50환(丸)을 주야(晝夜)로 세 번 복용하되 미음으로 삼킨다.

음허하리(陰虛下痢), 발열(發熱), 농혈조점(膿血稠粘), 휴식리(休息痢)를 치료한다.

원방(原方)의 주(注)[2]에 이르기를 "삼거(三車)[3]는 정기신(精氣神)을 운행하고 삼초(三焦)를 나누어 다스려 음양(陰陽)을 적절히 조절한다. 이런 증상이 발생한 것은 양열(陽熱)이 지나치게 왕성하여 음정(陰精)이 손상을 받았기 때문으로, 황련(黃連)으로 빠른 녹거(鹿車)를 멈추게 하고, 건강(乾薑)으로 피곤한 우거(牛

車)를 채찍질을 하며, 아교(阿膠)로 가라앉은 양거(羊車)를 끌어당기고, 당귀(當歸)로 산란(散亂)한 정기신(精氣神)을 조화롭게 한다."라고 하였다. 총괄하면 이 증상은 과도하게 항성(亢盛)된 양열(陽熱)이 음정(陰精)을 손상하여 양사(陽邪)가 음분(陰分)에 속박되어 머문 것임을 알 수가 있다. 그러므로 포강(炮薑)으로 보혈(補血)하는 아교(阿膠)와 화혈(和血)하는 당귀(當歸)를 이끌고 음분(陰分)으로 들어가 정혈(精血)을 회복하고, 초흑(炒黑)한 황련(黃連)으론 음분(陰分) 속에서 양함(陽陷)된 사기(邪氣)를 제거한다. 또한 고미(苦味)의 황련(黃連)이 신미(辛味)의 건강(乾薑)을 얻으면 하나는 열어젖히고 다른 하나는 하강하므로, 사기(邪氣)는 자연히 머물지 못하게 되고 음정(陰精)은 저절로 회복된다.

○ 아교매련환(阿膠梅連丸)[4]은 아교(阿膠), 황련초흑(黃連炒黑) 각 3량, 당귀(當歸) 1.5량, 포강(炮薑) 1량, 초흑(炒黑)한 황백(黃柏), 적작약(赤芍藥), 적복령(赤茯苓), 초고(炒枯)한 오매육(烏梅肉) 각 1.5량으로 구성된다. 식초로 삶은 후 아교(阿膠)로 환(丸)을 빚되 오자대(梧子大) 크기로 만든다. 매번 30~50환씩 주야(晝夜)로 세 번 복용하되 미음으로 삼킨다. 음허(陰虛)하여 오색(五色)으로 하리(下利)하고 밤에는 발열(發熱)하는 것을 치료한다. 이 처방의 주치증은 대략 주거환(舟車丸)과 동일하나, 다만 오색(五色)으로 하리(下痢)하는 증상이 더 있는 것뿐이다. 대체로 오색(五色)으로 하리(下利)하는 것은 오액(五液)이 아래로 쏟아지는 것으로, 이렇게 되면 오장(五臟)의 진음(眞陰)은 모두 마르게 된다. 만약 빨리 사기(邪氣)를 제거하지 않으면 끝내 음액(陰液)이 회복될 수 없으면서 이질(痢疾)의 증상도 그치지 않게 되므로, 황백(黃柏) · 복령(茯苓) · 작약(芍藥)으로 황련(黃連)의 거사(祛邪)를 도우면서, 특별히 염음(斂陰)하는 오매(烏梅)를 가하여 아래로 쏟아지지 않게 한 것이다.

의안 "삼거(三車)는 정기신(精氣神)을 운행하고 …… 당귀(當歸)로 산란된 정기신(精氣神)을 조화롭게 한다."라는 구절은 1695년에 편찬된 장로(張璐)의 『장씨의통(張氏醫通) · 권16(卷十六)·조방(祖方) · 주거환(駐車丸)』에 나오는 구절을 인용한 것이다. 1698년에 간행된 그의 또 다른 저서 『천금방연의(千金方演義) · 권15(卷十五) · 비장방(脾臟方) · 냉리제8(冷痢第八)』에는 이 구절에 대해 더욱 자세한 설명이 언급되어 있어 이 처방을 이해하는데 참고할 만하여 아래에 번역해 실어놓는다.

"인신(人身)에는 거(車)가 있는데 모두 척추를 끼고 운행하면서 정기신(精氣神)을 운송하고 있다. 양거(羊車)는 폐(肺)에 속하여 직분은 상(上)에 속하나 맡은 일은 화기생정(化氣生精)이라서 도리어 하(下)에 거처하고, 녹거(鹿車)는 신(腎)에 속하여 직분은 하(下)에 속하나 맡은 일은 화화익기(化火益氣)라서 도리어 중(中)에 거처하며, 우거(牛車)는 비(脾)에 속하여 직분은 중(中)에 속하나 맡은 일은 화미위신(化味爲神)이라서 도리어 상(上)에 거처하니 이들 모두는 일반인들에 있어서는 정상적인 법도에 해당한다. (그러나) 수진가(修眞家)들은 순행(順行)하는 성질[5]과 기멸(起滅)이 무상(無常)한 것을 싫어하여[6] 역행(逆行)의 도(道)[7]를 수련하여 내단(內丹)의 기틀로 삼았다. 또 『천금방(千金方)』에서는 일반인이 정상적인 법도를 잃고 하리붕탈(下痢崩脫)을 앓는 것이, 녹거(鹿車)가 과도하게 달리면서 급히 요동치는데, 정도(正度)를 벗어난 양거(羊車)는 정혈(精血)을 저장하지 못하고, 정도(正度)를 벗어난 우거(牛車)는 녹거(鹿車)의 내달리는 것을 따라갈 수 없어, 수곡(水穀)의 기운이 채워지지 못하기 때문에 발생한 것이라 여겼다. 그러므로 건강(乾薑)으로 우거(牛車)의 강건한 운행을 돕고, 황련(黃連)으로 녹거(鹿車)의 위태로움을 돌이키며, 아교(阿膠)로 양거(羊車)의 다급함을 구제하고, 당귀(當歸)로 혈기(血氣)의 산란함을 다스리면 정기신(精氣神) 각각이 통솔되어 붕탈(崩脫)의 우려가 없어지게 될 것이다. 또한 냉리(冷痢)가 건강(乾薑)을 만나게 되면 병이 나을 것이며, 열리(熱痢)가 황련(黃連)을 만나게 되면 병에 차도가 있게 될 것이고, 교착(交錯)된 냉열(冷熱)이 건강(乾薑)과 황련(黃連)을 만나게 되면 교착된 것이 풀어질 것인데, 아교(阿膠)는 건강(乾薑)의 메마름을 촉촉하게 할 수 있고, 당귀(當歸)는 황련(黃連)의 차가움을 평온하게 할 수 있으니, 구리(久痢)에 신단(神丹)이 될 뿐만 아니라 휴식리(休息痢)에는 더욱더 전문적인 약물이 되겠다.(人身有車, 皆附脊而行, 以司精 · 氣 · 神之運度. 羊車屬肺, 分當在上, 以職司化氣生精, 故位反在[8]下; 鹿車屬腎, 分當在下, 以職司化火益氣, 故位反在中; 牛車屬脾, 分當在中, 以職司化味爲神, 故爲反在上, 此皆平人之常度也. 修眞家惡其順行之性, 起滅無常, 乃修逆行之道, 以爲內丹之基. 『千金』又以平人失其常度而患下痢崩脫, 良由鹿車過駛趲動; 羊車過度, 以致精血不藏; 牛車過度, 不能隨鹿車之馳驟, 以致水穀不充. 故用乾薑以助牛車之健運, 黃連以挽鹿車之傾危, 阿膠以救羊車之奔迫, 當歸以理血氣之散亂, 庶精 · 氣 · 神各歸其統, 而無崩脫之虞. 且冷痢得乾薑可瘳, 熱痢得黃連可瘥, 冷熱交錯得薑 · 連可解, 阿膠可滋乾薑之燥, 當歸可和黃連之寒. 不特爲久痢神丹, 尤爲休息痢之專藥.)"

1 주거환(駐車丸)은 652년에 완성된 손사막의 『비급천금요방(備急千金要方) · 권제15하(卷第十五下) · 비장하(脾臟下) · 냉리제8(冷痢第八)』에는 출처 없이 실려있으나, 752년에 만들어진 『외대비요(外臺秘要) · 권제25(卷第二十五) · 적백리방6수(赤白痢方六首)』에 『연년비록(延年秘錄)』 처방이라고 출처가 기재되어 있다. 『중국분성의적고(中國分省醫籍考)』에 의하면 『연년비록(延年秘錄)』은 북위(北魏) 장담(張湛)의 저서로 편찬 시기가 당연히 『비급천금요방(備急千金要方)』이나 『외대비요(外臺秘要)』보다 앞서고, 『비급천금요방(備急千金要方)』에서 일찍이 『연년비록(延年秘錄)』의 내용을 인용한 적이 있으므로, 주거환(駐車丸)의 출전은 『연년비록(延年秘錄)』으로 보는 것이 타당하겠다.

2 "原方注云……當歸以和精氣神之散亂也"의 구절은 1695년에 편찬된 장로(張璐)의 『장씨의통(張氏醫通) · 권16(卷十六) 조방(祖方) · 주거환(駐車丸)』에 나오는 구절을 인용한 것으로 자세한 것은 의안을 참고하라.

3 삼거(三車)는 녹거(鹿車), 우거(牛車), 양거(羊車)를 말하는데, 각각의 기능에 대해선 의안에 인용한 『천금방연의(千金方演義)』 논술을 참고하라.

4 아교매련환은 1172년에 편찬된 유완소(劉完素)의 『황제소문선명론방(黃帝素問宣明論方)·권10(卷十)·설리문(泄利門)·약증방(藥證方)』에 나온다.

5 순행지성(順行之性) : 봄 여름 가을 겨울이 흘러가듯 천지의 운행에 순응하는 것.

6 기멸무상(起滅無常) : 불교 용어로 기멸(起滅)은 인연(因緣)이 화합(和合)해 발생(發生)하고 이산(離散)해 소멸(消滅)하는 것을 의미하고, 무상(無常)은 항상 일정한 상태가 아닌 수시로 변하는 것을 말하는 것으로, 이 귀절은 영원불멸이 없는 것을 싫어한다는 의미이다.

7 역행지도(逆行之道) : 생로병사(生老病死)와 같은 자연스러운 운행을 역행(逆行)하는 영원불멸의 도(道)를 의미함.

8 1998년에 출판된 중국중의약출판사 판본 『천금방연의』에는 "杜"로 되었으나 앞뒤 문장을 살펴보면 "在"가 옳은 듯하여 수정해 기재한다.

半夏瀉心湯 仲景[1]

半夏瀉心湯은 (半夏)·黃連·炙甘草·黃芩과	半夏瀉心連草芩
乾薑·大棗에 人參을 가한 것으로	乾薑大棗幷人參
中虛邪陷으로 痞症이 생겼을 때	中虛邪陷因成痞
苦味로 하강시키고 辛味로 열어젖혀 병을 낫게 한다네.	苦降辛開病乃亨

반하사심탕(半夏瀉心湯)은 반하(半夏) 반 되, 황련(黃連) 1량, 황금(黃芩), 자감초(炙甘草), 인삼(人參), 건강(乾薑) 각 3량, 대조(大棗) 12매로 구성된다.

상한(傷寒)으로 인해 구역질하면서 발열하여 소시호탕증(小柴胡湯證)을 갖추었으나 소시호탕(小柴胡湯)이 아닌 다른 약으로 사하(瀉下)하게 되면 표사(表邪)가 내함(內陷)하여 흉만(胸滿)하면서 아프지는 않은 비증(痞症)이 되는데 바로 이 처방으로 치료한다.

비증(痞症)은 대개 허약한 틈을 타고 내부로 들어온 표사(表邪)와 흉중(胸中)에 원래 있던 습탁(濕濁)이 서로 만나 뭉친 것이다. 이미 표증(表證)이 없다면 해표약(解表藥)을 다시 쓸 필요가 없고, 내부의 기(氣)가 허약하다면 그 내부의 기운 또한 함께 돌아보지 않을 수가 없다. 그런데 사기(邪氣)가 이미 흉부(胸部)에서 서로 엉겼다면 그다음에는 반드시 울체하여 발열이 나타날 것이니 이것이 이른바 "비견(痞堅)한 곳에는 반드시 복양(伏陽)이 있다."라는 것이다. 그러므로 고미(苦味)의 황금(黃芩)과 황련(黃連)으로 사기(邪氣)를 하강시키면서 차가운 성질로 사기(邪氣)를 식혀야만 하는데, 더구나 두 약물 모두 성질이 메마르므로 습열(濕

熱)로 발병된 것에 모두 사용할 수가 있겠다. 그러나 습탁점니(濕濁粘膩)한 기운과 외부로부터 침입한 사기(邪氣) 둘이서 이미 서로 뒤섞였다면 고강직설(苦降直泄)한 약물로만 제거할 수 있는 것이 아니므로 반드시 대신대열(大辛大熱)한 건강(乾薑)으로 열고 흩어주어야만[開散] 하니, 하나는 열어주는 역할인 것에 비해 또 다른 하나는 하강시켜주는 역할을 하며, 하나는 고미(苦味)의 약물인 데 비해 또 다른 하나는 신미(辛味)의 약물인 경우가 되겠다. 이런 후에 반하(半夏)로 음양(陰陽)을 소통시키면서 습탁(濕濁)을 운행하고 사기(邪氣)를 흩어버리면서 위장(胃腸)을 조화(調和)하면, 비증(痞症)을 치료하는 공을 세울 수 있을 것이다. 감초(甘草) · 인삼(人參) · 대조(大棗)를 사용하는 것은 병인(病因)이 이허(裏虛)인데다가 아울러 고신개설(苦辛開泄)한 약물이 과다한 것이 걱정되기 때문으로, 이들은 정기(正氣)를 도우면서 고신개설(苦辛開泄)한 약물들과 더불어 사기(邪氣)를 없앤다.

1 『상한론(傷寒論) · 변태양병맥증병치(辨太陽病脈證幷治)』 등에 나온다.

四逆散 仲景[1]

四逆散은 陽厥의 처방으로	四逆散爲陽厥方
少陰에 邪熱이 전해져 발생한 四肢厥冷을 치료하지.	少陰傳熱四肢凉
柴胡·枳實·芍藥·甘草로 구성되니	柴胡枳芍和甘草
『傷寒』은 세밀히 음미하고 자세히 살피는 것이 중요하다네.	細味傷寒貴審詳

사역산(四逆散)은 자감초(炙甘草), 지실(枳實), 시호(柴胡), 작약(芍藥)으로 구성된다. 이들 네 약물을 각 등분하여 찧어서 체로 친 다음 방촌비(方寸匕) 분량만큼 끓인 물에 타서 하루에 세 번씩 복용한다.

소음병(少陰病)으로 양사(陽邪)가 내부로 전이되어 사지(四肢)가 궐역(厥逆)하면서 혹은 해(咳)하거나 혹은 계(悸)하거나 혹은 소변불리(小便不利)하거나 혹은 복통(腹痛) 등의 증상이 있는 것을 치료한다.

대개 소음병(少陰病)에는 사지궐랭(四肢厥冷)이 나타나는데, 이것은 마치 음한(陰寒)이 직중(直中)한 증상과 유사하다. 그러나 음한(陰寒)이 직중(直中)한 경우에는 결코 허다한 혹연지증(或然之證)이 없다. 이것은 한(寒)으로 인한 것은 음(陰)에 속하고 열(熱)로 인한 것은 양(陽)에 속하는데, 양(陽)은 움직임을 주관하고 음(陰)은 고요함을 주관하기 때문이다. 이 조문에서는 혹연지증(或然之證)이 있으므로 반드시 전경(傳經)한 사기(邪氣)로 인해 증상이 발생한 것이다. 소양(少陽)은 양(陽)의 지도리이고 소음(少陰)은 음(陰)의 지도리가 되어 이 둘은 음양(陰陽)의 지도리와 손잡이가 된다. 그래서 소시호탕(小柴胡湯) 조문 안에 실려있는 혹연지증(或然之證)과 사역산(四逆散) 조문 안에 실려있는 혹연지증(或然之證)이 서로 같은 것이다. 그렇다고 한다면 이 조문의 사기(邪氣)는 반드시 소양(少陽)으로부터 전래하였음을 생각할 수가 있겠다. 그러므로 음분(陰分)에서 양분(陽分)까지 소달(疏達)하는 시호(柴胡)로 표부(表部)에서 이부(裏部)에 들어간 사기(邪氣)를 다시 이부(裏部)에서 표부(表部)로 나가게 하면서 무형의 사기(邪氣)도 이것을 따라서 해산(解散)하게 하였다. 그러나 사기가 이미 표부(表部)로부터 이부(裏部)로 들어갔다는 것은 유형의 담식(痰食)과 같이 머물러 있다는 것으로, 결체(結滯)한 사기가 소멸하지 않는다면 사기를 완전히 몰아낼 수 없다. 그러므로 파결제담(破結除痰)하는 지실(枳實)을 시호(柴胡)와 함께 사용해, 하나는 표부(表部)를 맡게 하고 다른 하나는 이부(裏部)를 맡게 하여 각각 (병증에) 알맞게 배치하였고, 여기에 다시 작약(芍藥)과 감초(甘草)로 음(陰)을 보호하면서 화중(和中) 한다면, 필요한 서로가 도움을 받게 되어 사기(邪氣)는 자연히 흩어지면서 궐역(厥逆)의 증상도 회복된다.

1 『상한론(傷寒論) · 변소음병맥증병치(辨少陰病脈證幷治)』 등에 나온다.

進退黃連湯 喩嘉言[1]

進退黃連湯은 喩嘉言의 처방으로	進退黃連喩氏方
(黃連)·桂枝·人參·半夏·大棗·乾薑으로 구성되지.	桂枝參夏棗乾薑
上下가 關格된 것에	緣因上下成關格
中樞를 잡고 운행하여 透達을 잘한다네.	握運中樞透達良

진퇴황련탕(進退黃連湯)은 강즙초(薑汁炒)한 황련(黃連), 포(炮)한 건강(乾薑), 제반하(製半夏), 인유반증(人乳拌蒸)한 인삼(人參) 각 1.5돈, 계지(桂枝) 1돈, 대조(大棗) 2매로, 이것은 곧 중경(仲景)의 황련탕(黃連湯)에서 감초(甘草)를 대조(大棗)로 바꾼 것이다.

유가언(喩嘉言)은 (진퇴황련탕을 가지고) 관격증(關格證)으로 위로는 구토로 음식을 먹지 못하고 아래로는 대소변이 불통한 것을 치료하였다.

이 처방을 사용하여 나아가거나 물러간다는 것은[進退] 지도리를 잡고 움직여 상하(上下)를 투달(透達) 한다는 것이다. 대개 관증(關症)이면 소변(小便)을 보지 못하고 격증(格症)이면 토역(吐逆)하는데, 『상한론(傷寒論)』에서 흉중(胸中)에 열(熱)이 있고 위중(胃中)에 한(寒)이 있다는 의미와 유사하다. 그러므로 만일 격증(格症)이 치성한 경우라면 마땅히 나아가 양(陽)을 좇아야 하니 이 처방을 바꾸지 말고 물로 끓여 온복해야 하고, 만일 관증(關症)이 치성한 경우라면 물러가 음(陰)을 좇아야 하니 처방 중 황련(黃連)을 반으로 줄이고 때에 따라서는 육계(肉桂) 5푼을 가해 사용해야 한다. 처방의 의미는 인삼(人參)과 대조(大棗)는 중추(中樞)

를 눌러 앉히고, 반하(半夏)는 화위(和胃)하면서 음양(陰陽)을 소통할 수 있으므로, 복용하여 위중(胃中)으로 들어가 위기(胃氣)를 따라 넓게 펼쳐지게 되면, 황련(黃連)과 협조하여 상부의 열기(熱氣)를 제거하거나 생강(生薑) · 계지(桂枝)와 함께 하부의 한기(寒氣)를 따뜻하게 할 수 있다는 의미이다. 그러나 이 방법은 단지 사기(邪氣)가 있는 관격증(關格症)만을 치료할 수 있으니, 만약 열격반위(噎隔反胃)로 음액(陰液)이 메말라 발생한 관격(關格)의 경우라면 이 처방으로 치료할 수 있는 것이 아니다.

1 진퇴황련탕은 1658년 편찬된 유가언(喩嘉言)의 『의문법률(醫門法律) · 권5(卷五) · 관격문(關格門) · 진퇴황련탕방론(進退黃連湯方論)』에 나오는 처방이다.

理氣劑

기(氣)라는 것은 인체의 원기(元氣)로, 표리상하(表裏上下), 오장육부(五臟六腑), 사지구규(四肢九竅) 중 기(氣)가 관통하지 않는 곳은 하나도 없다. 양기(陽氣)는 하늘과 해와 같으므로 그 소임을 잃어버리게 되면 (사람이) 요절하거나 (생기가) 드러나지 못하게 되어, 육음(六淫)의 사기(邪氣)가 외부에서 침범하게 되고 칠정(七情)의 질병이 내부에서 일어나게 되니, 이 모든 것이 기(氣)와 관계되지 않고 발생하는 것은 없다. 기(氣)가 병들면 혈(血)도 병드니 혈(血)을 치료하려면 반드시 먼저 기(氣)를 치료해야 하고, 혈(血)이 병들었는데 기(氣)가 병들지 않는 예는 없으므로 혈허(血虛)의 증상에는 오히려 보기(補氣)의 방법을 치료법으로 삼아야 한다. 또한, 인체에서 형태가 있는 것은 모두 음(陰)에 속하고 오직 이 기(氣)만 양(陽)에 속하니, 만약 이 기(氣)가 없다면 (인체는 한낱) 한 덩어리의 음백(陰魄)에 해당할 뿐이므로, 어떻게 일신(一身)을 따뜻하게 덥히고 매일 움직이게 할 수 있겠는가! 수련가(修練家)들이 말하기를 "음기(陰氣)를 모두 없애지 못하면 신선이 되지 못하고, 양기(陽氣)를 모두 없애지 않으면 죽지 않는다."[1]라고 하였으니, 이것으로 말미암아 보면 기(氣)가 병들게 되면 모든 병이 따라서 발생하게 되는 것이다. 모든 병이 기(氣)로 인해 발생하는 것을 논해보면, 분노하면 기가 상승하고[怒則氣上], 기뻐하면 기가 완만해지며[喜則氣緩], 슬퍼하면 기가 소모되고[悲則氣消], 두려워하면 기가 하행하며[恐則氣下], 차가우면 기가 수렴하고[寒則氣收], 뜨거우면 기가 발설되며[熱則氣泄], 놀라면 기가 문란해지고 [驚則氣亂], 과로하면 기가 소모되며[勞則氣耗], 생각을 많이 하면 기가 울결하는 [思則氣結] 것과 같이 구기(九氣)의 종류별로 동일하지 않다. (이처럼) 모든 병이 대부분 기(氣)에서 발생하므로, 의사의 치료는 전적으로 적절하게 과한 것이나 모자란 것이 없이 화평(和平)해야만 하니, 기(氣)가 차가우면 따스하게 덥히고, 기(氣)가 뜨거우면 서늘하게 식히며, 상역(上逆)하면 하강(下降)하고, 하함(下陷)하면 승거(升擧)하며, 울체하였으면 열어주고, 허약하면 보익해 주어야 한다. 이와 같으면 이기(理氣)의 방법을 절반 이상 터득한 것이 되겠다.

1 거한제(祛寒劑) "分陽不盡則不死, 分陰不盡則不仙" 주석을 참고하라.

補中益氣湯 東垣[1]

補中益氣湯은 東垣에게 나왔으니	補中益氣出東垣
氣陷中虛에 外邪가 침범한 것을 치료하지.	氣陷中虛邪外干
人參·白朮·升麻·柴胡·當歸·甘草와	參朮升柴歸草等
陳皮·生薑·大棗·炙黃芪로 전해온다네.	陳皮薑棗炙芪傳

보중익기탕(補中益氣湯)은 밀자황기(蜜炙黃芪) 1.5돈, 인삼(人參) 1돈, 자감초(炙甘草) 1돈, 겨울에 캐어 토초(土炒)한 백출(白朮) 5푼, 당귀(當歸) 5푼, 진피(陳皮) 5푼, 승마(升麻) 3푼, 시호(柴胡) 3푼, 생강(生薑) 3편, 대조(大棗) 2매이다.

중기부족(中氣不足)과 영위쇠약(營衛衰弱)으로 풍한(風寒)에 쉽게 감촉되어 두동신열(頭疼身熱)하는 증상, 번로(煩勞)로 인한 내상증(內傷證), 청양(淸陽)이 하함(下陷)한 증상 등을 치료한다.

인체 내 진양(眞陽)의 기운은 비록 양쪽 신장(腎臟) 속에 저장되어 있으나 태어난 후에는 비위(脾胃)에 의하여 보충되고 육성되지 않음이 없으므로, 이동원(李東垣)은『비위론(脾胃論)』을 출간하여 비위(脾胃)에 대해 아주 상세하게 언급하였다. 만약 비위(脾胃)가 한번 허약해진다면 양기(陽氣)가 발생하고 자라나는 근원이 쇠약해지며 아울러 널리 퍼지고 운행하는 기능 또한 그 직분을 잃어버리게 된다. 이에 양기(陽氣)는 하함(下陷)되고 위기(衛氣)는 견고하지 못하게 되어 인체는 외사(外邪)에 쉽게 감촉된다. 다만 여기에서 발생한 한열(寒熱)은 모두 사소허다(邪少虛多)한 증후이니 마땅히 정기(正氣)를 보익해서 사기(邪氣)를 막아야만 한다. 만일 표증(表證)이 있다고 하여 해표약(解表藥)만을 사용한다면 큰 과실을 범하게 되는 것이다. 처방 중에 인삼(人參) · 백출(白朮) · 감초(甘草)는 비위중기(脾胃中氣)를 크게 보익하는 약물들이나 보약(補藥)은 자주 울체(鬱滯)할 수 있으므로 진피(陳皮)를 가하여 잘 통하게 하였다. 황기(黃芪)는 위기(衛氣)를 도와 표부(表部)에 도달하고, 당귀(當歸)는 혈맥을 고르게 하여 영기(營氣)를 조절한다. 승마(升麻)는 비위(脾胃)의 청기(淸氣)를 상승시키니 오른쪽으로 올라가 표부(表部)에 도달하고, 시호(柴胡)는 간담(肝膽)의 청기(淸氣)를 상승시키니 왼쪽으로 올라가 표부(表部)에 도달한다. 여기에 생강(生薑)과 대조(大棗)를 가해 영위(營衛)를 조화롭게 하면서 주리(腠理)를 열어젖히고 진액(津液)을 이르게 하니, 사기(邪氣)는 막으면서 정기(正氣)는 북돋는 두 가지 측면 모두에서 우수한 점이 있겠다. 이것은 동원(東垣)이 노권내상(勞倦內傷)을 치료했던 방법이나 (여기서는) 이를 빌어서 외감(外感)을 치료하였다.

1 보중익기탕의 출처는 1247년에 간행된 이동원(李東垣)의 『내외상변혹론(內外傷辨惑論) · 권중(卷中) · 음식노권론(飮食勞倦論)』이다. 참고로 『비위론(脾胃論)』은 1249년에 완성되었다.

補陰益氣煎『景岳』[1]

補陰益氣煎은 전탕하는 것에서 이름을 취했으니	補陰益氣取名煎
勞倦傷陰과 外感이 겸한 것을 치료하지.	勞倦傷陰外感兼
人參·炙甘草·生地黃·當歸·陳皮·山藥과	參草地歸陳與藥
升麻·柴胡로, 下陷한 것을 끌어올리니 신묘함이 무궁하구나.	升柴擧下妙無邊

보음익기전(補陰益氣煎)은 인삼(人參) 1돈, 자감초(炙甘草) 5푼, 생지황(生地黃) 3돈, 당귀(當歸) 1.5돈, 회산약(懷山藥) 2돈, 진피(陳皮) 1돈, 승마(升麻) 3푼, 시호(柴胡) 3푼이다.

이 처방은 동원(東垣)의 처방을 조금 변화시킨 것으로, 노권상(勞倦傷)으로 음기(陰氣)는 손상당하고 영기(營氣)는 허약하며 기운은 하함(下陷)하여 외감(外感)에 쉽게 감촉되는 자를 위하여 만들었다.

무릇 위(胃)는 위기(衛氣)의 근원이요, 비(脾)는 영기(營氣)의 근본이다. 비음(脾陰)이 허약하면 영혈(營血)이 줄어들고 없어진다. 그러므로 앞 처방(보중익기탕)에서 위기(衛氣)를 북돋는 황기(黃芪)와 비장(脾臟)을 메마르게 하는 백출(白朮)을 빼고, 황색에 단맛을 가진 생지황(生地黃)을 산약(山藥)과 함께 사용해 비음(脾陰)을 보양한 후, 당귀(當歸)의 힘에 의지하여 영분(營分)에 도달하게 한 것이다. 인삼(人參) · 감초(甘草) · 진피(陳皮)는 중주(中州)를 보익하면서 원기(元氣)를 북돋우며, 승마(升麻)와 시호(柴胡)는 하함(下陷)한 것을 끌어올리면서 표사(表邪)를 풀어준다. 생강(生薑)과 대조(大棗)를 사용하지 않는 것은 신산(辛散)을 과도하게 하지 않으려는 것이다.

1 보음익기전은 1624년에 편찬한 장개빈(張介賓)의 『경악전서(景岳全書)·권51(卷之五十一) 덕집(德集) 신방팔진(新方八陳)·보진(補陣)』에 실려있다.

蘇子降氣湯『局方』[1]

蘇子降氣湯은 (蘇子)·橘紅·半夏·當歸에	蘇子降氣橘半歸
前胡·肉桂·厚朴·甘草·生薑으로 구성되지.	前胡桂朴草薑隨
下虛上盛하고 痰이 많은 喘證을 치료하고	下虛上盛痰多喘
혹 沈香을 넣어 사용하기도 한다네.	或納沈香用者裁

소자강기탕(蘇子降氣湯)은 소자(蘇子), 반하(半夏), 전호(前胡), 후박(厚朴), 귤홍(橘紅), 당귀(當歸) 각 1돈, 자감초(炙甘草), 육계(肉桂) 각 5푼에 생강(生薑)을 가하여 전탕(煎湯) 한 것이다.

상부에 풍담(風痰)이 치성하여 천수(喘嗽)와 대변불리(大便不利)하거나, 허양(虛陽)이 상부를 공격해 기(氣)가 상승만 하고 하강하지 아니하여서 상성하허(上盛下虛)한 후 구혈(嘔血) 등의 증상이 발생한 것을 치료한다.

풍사(風邪)가 외부에서 들어올 때는 반드시 먼저 폐(肺)를 침범하게 되는데, 이렇게 되면 폐(肺) 속의 기운은 옹체(壅滯)하여서 운행하지 못하게 되고 폐(肺) 속의 진액은 울결하여 담(痰)이 되므로, 천식과 해수가 발생해 멈추지 않게 된다. 폐(肺)와 대장(大腸)은 서로 표리(表裏)가 되어 폐(肺)의 진액이 허약해지면 대장(大腸)도 윤활(潤滑)치 못하게 되므로 대변(大便)이 불리(不利)하게 되고, 심하면 하초(下焦)의 허양(虛陽)이 상역(上逆)하는 것이 유발되어 구혈(嘔血) 등의 증상이 발생하게 된다. "담증(痰證)이 보인다고 해서 담(痰)을 치료하지 말고, 혈증(血證)이 보인다고 해서 혈(血)을 치료하지 말라"는 선철(先哲)의 의론(醫論)이 있듯이,

비록 증상에 담혈(痰血)이 보이더라도 반드시 그 병을 얻게 된 원인을 찾아야만 한다[2]. 처방 중의 소자(蘇子) · 전호(前胡) · 후박(厚朴)은 모두 강기(降氣)하는 약물로 소사(疏邪)하는 능력이 있고, 반하(半夏)와 귤홍(橘紅)은 담(痰)을 제거한다. 화(火)는 혈(血)을 싣고 상행하므로 육계(肉桂)로 화(火)를 이끌어 근원으로 돌아가게 하였고, 당귀(當歸)로는 혈(血)을 이끌어 경락으로 돌아가게 하였다. 상하(上下)가 함께 병든 것은 그 가운데를 치료하여야 하므로 감초(甘草)로 중토(中土)를 북돋아 보익하였다. 생강(生薑)을 더하여 전탕한 것은 병이 풍사(風邪)로 인해 발생한 것이므로 신산(辛散)의 의미에서 벗어나지 않으려는 것이다.

1 소자강기탕의 출전에 대해 『성방편독』에선 『태평혜민화제국방』이라고 하였는데, 이 처방은 이미 652년에 완성된 손사막(孫思邈)의 『비급천금요방(備急千金要方) · 권제7(卷第七) 풍독각기(風毒脚氣) · 탕액제2(湯液第二)』에 나오고 있다. 다만 『비급천금요방(備急千金要方)』에서의 소자강기탕은 천증(喘證)에 사용한 것이 아니라 각기(脚氣)로 인한 "脚弱上氣"에 사용하였고 처방명도 소자강기탕(蘇子降氣湯)이 아닌 자소자탕(紫蘇子湯)이였다. 그 이후 『태평혜민화제국방(太平惠民和劑局方) · 권3(卷之三) · 보경신증방(寶慶新增方)』에 와서 처방명이 소자강기탕(蘇子降氣湯)으로 바뀌었고, 주치증(主治症) 또한 현재와 같이 "治男 · 女虛陽上攻, 氣不升降, 上盛下虛, 膈壅痰多, 咽喉不利, 咳嗽, 虛煩引飮, 頭目昏眩, 腰疼脚弱, 肢體倦怠, 腹肚㽹刺, 冷熱氣瀉, 大便風秘, 澁滯不通, 肢體浮腫, 有妨飮食."으로 언급되고 있다. 이것을 살펴보면 소자강기탕은 상기(上氣)를 겸한 각기(脚氣)를 치료하는 처방으로 개발되었으나, 후대에는 하기(下氣)의 효능이 더 중시되면서 처방명이 바뀐 경우가 되겠다.

2 "先哲有見痰休治痰 · 見血休治血之論"에 대해 장경악(張景岳)은 『유경(類經) · 논치류(論治類) · 치병필구어본(治病必求於本)』에서 "왕응진(王應震)이 말하기를 담증(痰證)이 보인다고 해서 담(痰)을 치료하지 말고, 혈증(血證)이 보인다고 해서 혈(血)을 치료하지 말며, 무한(無汗)하다고 해서 발한(發汗)하지 말고, 유열(有熱)하다고 해서 열을 공격하지 말며, 천증(喘證)이 있다고 해서 모기(耗氣)하지 말고, 유정(遺精)이 있다고 해서 정(精)이 새는 것을 막지 말아야 한다. 이 말의 취지를 명확히 아는 자는 의사 중에서도 걸출한 자이다.(王應震曰 : 見痰休治痰, 見血休治血, 無汗不發汗, 有熱莫攻熱, 喘生休耗氣, 精遺不澁泄, 明得個中趣, 方是醫中傑.)"라고 인용하고 있는데, 이는 병을 치료할 때는 겉에 드러난 병의 증상만을 뒤쫓지 말고 병의 원인을 찾아서 치료해야 한다는 의미이다.

四磨飮 嚴氏[1]

四磨飮은 七情傷으로 병든 것을 치료하니	四磨飮治七情侵
氣逆, 塡胸, 喘急이 빈번한 것이 그것이지.	氣逆塡胸喘急頻
烏藥·檳榔·沈香·人參을 等分해	烏藥檳沈參等分
진하게 갈아 煎湯해 복용하니 효과가 신묘하다네.	濃磨煎服效如神

사마음(四磨飮)은 빈랑(檳榔), 침향(沈香), 오약(烏藥), 인삼(人參)을 각각 등분한 것으로 농마(濃磨)[2]한 후 3~4회 끓여 온복한다.

칠정상(七情傷)으로 기(氣)가 거역(拒逆)하여 상기(上氣)하고 천급(喘急)하며 답답하면서 음식을 먹지 못하는 등의 증상을 치료한다.

대개 칠정상(七情傷)으로 인한 병의 원인은 각기 달라서 허실(虛實)에 따른 구분과 장부(臟腑)에 따른 차이가 있다. 대체로 이 처방이 치료하는 것은 모두 우(憂) · 수(愁) · 사(思) · 로(怒)에서 발생한 바가 많다. 생각을 많이 하면 기가 울체하고[思則氣結], 분노하면 기가 상승하며[怒則氣上], 우수(憂愁)가 그치지 않으면 기(氣)가 궐역(厥逆)하므로, 상기(上氣)하면서 천급(喘急)하고 답답하면서 음식을 먹지 못하는 등의 증상이 나타난다. 그런데 기(氣)가 거역(拒逆)하는 것은 실증(實證)이고, 실증(實證)한 것은 사(瀉)하여야만 한다. 그러므로 파기(破氣) · 쾌격(快膈) · 준리(峻利)하면서 상승할 수도 있고 하강할 수도 있는 빈랑(檳榔)과 침향(沈香)을 군약(君藥)으로 삼았고, 십이경(十二經)의 기분(氣分)을 선행(宣行)하는 오약(烏藥)으로 군약을 보조하게 하였다. (그런데) 기(氣)가 거역(拒逆)하게 된 까닭은 허(虛)이다. 만약에 원기(元氣)가 충족하고 경맥이 잘 흐르면 어찌 앞에서 말한 증상들이 있겠는가? 그러므로 인삼(人參)으로 그 불충분한 것을 보충해야 하는데, 그렇지 않으면 기(氣)가 잠시 하강하면서 울체한 것이 잠깐 열렸다 하더라도 오래되지 않아서 다시 막히게 된다. 그러므로 옛사람들은 (이 병을 치료할 때) 매번 서로 (파기약과 인삼을) 갖추어서 사용하였다. 만약 순수한 실증(實證)으로 허증(虛證)이 없다면 인삼(人參)을 빼고 지각(枳殼)을 가할 수 있으니, (가감하는 것은) 사용하는 자의 총명함에 달렸을 따름이다.

1 사마음은 1253~1267년에 완성된 엄용화(嚴用和)의 『중정엄씨제생방(重訂嚴氏濟生方)·해천담음문(咳喘痰飮門)·천론치(喘論治)』에 나오는 사마탕(四磨湯)으로, 『증치요결류방(證治要訣類方)』에서 사마음(四磨飮)으로 처방명이 바뀌었다.

2 농마(濃磨) : 벼루에 물을 부으면서 먹을 갈듯이, 약물을 돌 위에서 물을 부어가면서 가는 것을 말하고, 이렇게 만들어진 걸쭉한 액체를 농마수(濃磨水)라 한다.

導氣湯[1]

導氣湯은 寒疝의 증상을 치료하니	導氣湯醫寒疝災
吳茱萸·川楝子·木香·茴香으로 구성되지.	吳萸川楝木香茴
煎湯할 땐 長流水를 사용하니	煎時却用長流水
理氣疏肝하여 가히 邪氣를 물리칠 수 있구나.	理氣疏肝邪可追

도기탕(導氣湯)은 천련자(川楝子) 4돈, 목향(木香) 3돈, 회향(茴香) 2돈, 담오수유(淡吳茱萸)[2] 1돈으로 구성되고, 장류수(長流水)[3]로 전탕(煎湯)한다.

음습(陰濕)한 기(氣)가 간락(肝絡)에 적체(積滯)한 다음 다시 한사(寒邪)가 침습하여 발생한 산질(疝疾)을 치료하거나, 혹은 음낭(陰囊)이 차갑고 단단하게 뭉쳐 돌 같은 경우, 혹은 고환(睾丸)이 당기고 아픈 한산(寒疝)을 치료한다.

산증(疝症)에는 한산(寒疝), 수산(水疝), 근산(筋疝), 혈산(血疝), 기산(氣疝), 호산(狐疝), 퇴산(癩疝) 등의 여러 종류 산증(疝症)이 있지만, 모두 간(肝)을 벗어날 수는 없는데 이것은 간(肝)의 경맥이 음기(陰器)에 락(絡)하고 소복(少腹)을 지나가기 때문이다. 그런데 산증(疝症)이 비록 모두 한사(寒邪)에서 기인했더라도 한(寒)이 울체하면 화(火)로 변하고, 또한 간장(肝臟)에는 안에 상화(相火)가 기탁하고 있으므로, 산증(疝症)을 치료하는 약은 매번 한열(寒熱)을 병행하여야 하며 마땅히 열(熱)의 경중을 살펴서 치료해야만 한다. 예컨대 이 처방이 한산(寒疝)을 치료하지만, 오히려 천련자(川楝子)로 군약(君藥)을 삼은 것은 한(寒)이 울체하여 열(熱)로 변한 것을 고려했기 때문이다. 천련자(川楝子)는 고한(苦寒)하여 궐음(厥

陰)의 열(熱)을 도설(導泄)해 소변으로 하행시킬 수 있으니, 역시 한(寒)은 밖에서 모이고 열(熱)은 속에 축적되며 비견(痞堅)한 곳에는 반드시 복양(伏陽)이 있게 마련이다. 간사(肝邪)[4]가 왕성하면 비(脾)를 업신여기므로 신온(辛溫)한 목향(木香)으로 소간화비(疏肝和脾)하여 상하의 모든 기(氣)를 두루 다스리게 하였다. 간(肝)과 신(腎)은 모두 하초(下焦)에 있는데 옛사람들은 을계동원(乙癸同源)[5]의 이론을 세워 운용하였다. 즉 산병(疝病)은 정말로 간사(肝邪)에 의해 발병하나 신(腎)에 파급되지 않은 경우가 없다. 그러므로 간신(肝腎)에 모두 들어가는 회향(茴香)으로 단전(丹田)을 덥히고 냉기(冷氣)를 제거하였다. 오수유(吳茱萸)는 홀로 궐음(厥陰)에 들어가서 한사(寒邪)를 제거하고 습사(濕邪)를 말리며 강역(降逆)한다.

1 도기탕은 1682년에 간행된 왕앙(汪昂)의 『의방집해(醫方集解)·거한지제(祛寒之劑)』에 나온다.

2 담오수유(淡吳茱萸)는 오수유를 감초수(甘草水)에 침포(浸泡)나 세척한 후 쇄건(曬乾)한 것을 말한다.

3 장류수(長流水)는 천리수(千里水)라고도 불리는 멀리서 흘러온 강물로, 성질이 감평(甘平)·무독(無毒)하고 잘 흐르는 성질을 가지고 있어, 병후허약(病後虛弱), 사예(邪穢), 수족사말병(手足四末病), 통리이변약(通利二便藥) 등에 사용되었다.

4 중국중의약출판사판(中國中醫藥出版社版)에는 "肝邪"가 "肺邪"로 되어있으나 의미상 적당하지 않고, 학원출판사판(學苑出版社版)에는 "肝邪"로 되어 있어 "肝邪"로 수정한다.

5 을계동원(乙癸同源)은 오장 사이의 관계를 규정하는 이론 중 하나로, 간신동원(肝腎同源)이라고도 한다. 오장을 천간(天干)의 오행에 배속하면 간(肝)은 을목(乙木)에 속하고 신(腎)은 계수(癸水)에 속하는데 이 둘은 생리적으로나 병리적으로나 서로 밀접한 관계를 맺고 있다는 의미로 사용된다.

天台烏藥散[1]

天台烏藥散은 靑皮·檳榔	天台烏藥散靑檳
川楝子·良薑·巴豆仁에	川楝良薑巴豆仁
茴香과 木香이란 二香을 가해 술에 타서 복용하는 것으로	茴木二香和酒服
小腸疝氣와 寒이 쌓여 凝滯된 것을 치료한다네.	小腸疝氣積寒凝

천태오약산(天台烏藥散)은 오약(烏藥)[2], 양강(良薑), 목향(木香), 염수초(鹽水炒)한 회향(茴香), 청피(靑皮) 각 5돈, 빈랑(檳榔) 2매, 천련자(川楝子) 10매이다. 먼저 파두(巴豆) 70알을 미세하게 부수고, 천련자(川楝子)와 밀기울을 함께 넣고 초흑(炒黑)을 한 뒤, 밀기울과 파두(巴豆)를 제거하고 나머지 약들과 함께 가루 낸 후 술로 1돈씩 복용한다.

소장산기(小腸疝氣)로 배꼽과 배가 땅기면서 아프고, 음사(陰邪)가 응결하여 적(積)이 된 증상들을 치료한다.

산증(疝症)을 치료하는 방법은 모두 난하거한(暖下祛寒)과 축습행기(逐濕行氣)에서 벗어나지 않으나, 만약 음한(陰寒)의 기운이 궐음(厥陰)의 혈(血)이나 담(痰)과 응결하여서 적(積)이 된 경우라면 앞의 약물만으론 완전히 제거할 수 없으므로, 반드시 밀쳐내면서 쓸어버리는[推蕩] 약물로 온하(溫下)하여야만 비로소 효과를 볼 것이다. 처방 중 오약(烏藥)과 목향(木香)은 신온향렬(辛溫香烈)하여 잘 달리고 잘 흩어버려 능히 상하로 움직여 기(氣) 중의 울체(鬱滯)를 선통(宣通)할 수 있고, 회향(茴香)은 난하거한(暖下祛寒)하며, 양강(良薑)은 온중지통(溫中止痛)

하고, 청피(青皮)는 간(肝)에 들어가 파기(破氣)하며, 빈랑(檳榔)은 적(積)을 이끌고 하행한다. 이 처방에서의 오묘한 용법은 파두(巴豆)와 천련자(川楝子) 두 가지 약물을 함께 초(炒)한 다음 파두(巴豆)를 제거하여 사용하지 않는 것인데, 이것은 단지 탕척공견(蕩滌攻堅)하고 강맹직전(剛猛直前)한 (파두의) 성미만을 취하여 천련자(川楝子)와 함께 간(肝)에 들어간 다음, 천련자(川楝子)를 이끌고 하행하게는 하나 곧바로 하행하지는 못하게 하려는 의미이다. 용병술에 비유하자면 파두(巴豆)와 천련자(川楝子)는 황제의 칙명으로 임명한 상장(上將)이 되겠고, 청피(青皮)와 빈랑(檳榔)은 앞을 이끄는 선봉장이 되겠으며, 오약(烏藥)과 목향(木香)은 대장을 돕는 부장이 되겠고, 회향(茴香)과 양강(良薑)은 군영을 지키는 관리가 되겠다. 처방을 만든 것이 신묘하여 실제 전투에서 이기지 못하는 경우가 없겠다.

1 천태오약산의 출처에 대해 역대『방제학(方劑學)』이나『중의방제대사전(中醫方劑大辭典)』 등에서는 이동원(李東垣)의『의학발명(醫學發明)·권5(卷五)·활맥생퇴산(滑脈生癩疝)』에 있는 천태오약산(天台烏藥散)을 원방으로 보았다. 그러나 그보다 앞선 1119년에서 1125년 사이에 완성된 조길(趙佶)의『성제총록(聖濟總錄)·권제94(卷第九十四)』에 천태오약산과 동일한 오약산(烏藥散)이 이미 실려있다. 아마도『성제총록』이 완성된 직후에 정강의 변(1126~1127)이 발생해 세상에 널리 알려지지 않은 상태에서『의학발명』이 널리 유행함에 따라 천태오약산의 출전이『의학발명』으로 인식된 것으로 보인다.

2 오약(烏藥) 중에서 절강성(浙江省) 천태산(天台山)에서 나는 오약(烏藥)을 상품으로 치기 때문에 천태오약(天台烏藥)이라고도 한다.

疝氣方 丹溪[1]

疝氣方은 少腹疼을 치료하니	疝氣方醫少腹疼
寒凝, 血聚로 발생한 것이지.	寒凝血聚兩相成
吳茱萸·枳殼·山査炭에	吳萸枳殼山査炭
荔枝核·黑山梔를 함께 갈아 삼켜보시게나.	荔核山梔共研吞

산기방(疝氣方)은 오수유(吳茱萸), 초지각(炒枳殼), 흑산치(黑山梔), 산사탄(山査炭), 단제(煅製)[2]한 여지핵(荔枝核)으로, 등분하여 가루 낸 후 공심(空心)에 장류수(長流水)로 2돈씩 복용한다.

산기동통(疝氣疼痛)을 치료하는데, 산증(疝症) 중에서 한사(寒邪)와 혈체(血滯)로 인한 것을 치료한다.

무릇 간(肝)은 혈(血)을 저장하는 장소로, 차갑게 되면 기(氣)가 운행하지 못해 혈(血)이 응삽(凝澁)하게 된다. 그러므로 오수유(吳茱萸)로 온간축한(溫肝逐寒)하였고, 지각(枳殼)으로 행기파체(行氣破滯)하였으며, 산어행적(散瘀行積)하는 산사(山査)로는 오수유(吳茱萸)와 지각(枳殼)을 좇아서 공효를 이루게 하였다. 그러나 비견(痞堅)한 곳에는 반드시 복양(伏陽)이 있고, 더군다나 (간에는) 상화(相火) 또한 내울(內鬱)되어 있으므로, 산치자(山梔子)로 그 화(火)를 바로 식히면서 굴곡(屈曲)시켜 하행(下行)하도록 하였다. 신온(辛溫)한 여지핵(荔枝核)은 거한산체(祛寒散滯)하면서 그 형태 또한 고환과 유사하여 모든 약물과 더불어 간신(肝腎)에 들어갈 수 있으므로 그 힘을 빌려서 인경약(引經藥)으로 삼았다. 가루로 만들어서 복용시킨 것은 탕제(湯劑)로는 사기(邪氣)를 찾아 씻어내지 못할까 염려해서이니 약의 형질을 이용한 것이다. 장류수(長流水)로 복용하는 것은 하초(下焦)에 직접 도달하여 병을 치료하려는 것으로, 이 또한 산증(疝症)을 치료하는 한 방법이 되겠다.

1 산기방은 주단계(朱丹溪)의 『금궤구현(金匱鉤玄)·권제2(卷第二)·산(疝)』에 "治疝方 : 定痛速效. 濕勝者加荔枝. 枳殼(十五個) 山梔(炒) 糖毬(炒) 茱萸(炒)"라고 언급된 처방이다. 참고로 당구(糖毬)는 진가모(陳嘉謨)의 『본초몽전(本草蒙筌)·권7(卷之七)·과부(果部)』에 의하면 산사자(山査子)의 이명(異名)이다.

2 홍령단(紅靈丹)의 주에 해설하였다.

蘇合香丸『局方』[1]

蘇合香丸은 犀角과 安息香에	蘇合香丸犀角安
丁香·沈香·香附子·木香 및	丁沈香附木香傳
乳香·氷片·麝香·辰砂·白朮로 구성되니	乳香冰麝辰砂朮
氣閉, 痰迷, 中惡를 치료한다네.	氣閉痰迷中惡干

소합향환(蘇合香丸)은 방(鎊)으로 갈아 가루 낸 서각(犀角), 따로 간 침향(沈香), 향부(香附), 정향(丁香), 목향(木香) 각 1돈, 유향(乳香), 백출(白朮) 각 1량, 사향(麝香), 빙편(冰片) 각 1돈, 무회주(無灰酒)로 끓여서 고(膏)로 만든 안식향(安息香) 2량, 안식고(安息膏)에 넣어서 섞은 소합유(蘇合油) 2량으로 구성된다. 앞의 약들을 세말(細末)한 다음 간 약물들을 넣고 함께 고루 섞은 후, 안식고(安息膏)에 백밀(白蜜)을 넣은 것으로 반죽해 환을 빚고, 수비(水飛)한 주사(朱砂) 1량으로 옷을 입힌 다음 (항아리에 넣고) 밀랍(蜜蠟)으로 단단히 봉한다. 매번 1환(丸)을 복용하되 끓인 물로 복용한다.

사기(邪氣)에 얻어맞아 갑자기 혼미한 경우, 담음(痰飮)이 막아 기기(氣機)가 폐색된 경우, 인사불성(人事不省)한 경우, 귀매악기(鬼魅惡氣)와 시행장려(時行瘴癘) 등에 감촉한 여러 증상을 치료한다.

무릇 사기(邪氣)에 적중되어 발생한 병증에는 중풍(中風), 중한(中寒), 중서(中暑), 중습(中濕), 중담(中痰), 중기(中氣), 중식(中食), 중악(中惡)과 같은 것들이 있어 그 종류가 제각각으로 같진 않으나 병증의 상태는 서로 거의 비슷하므로,

그 치법 또한 어떤 사기(邪氣)에 적중되었는가를 논하지 말고 먼저 폐증(閉證)과 탈증(脫證) 두 가지 중 어느 것에 해당하는지 분별하는 데에 힘써야 한다. 폐증(閉證)의 경우엔 비록 사지(四肢)가 궐역(厥逆)하고 맥(脈)이 복(伏)한 양상을 보이더라도, 양손은 견고하게 꽉 붙잡고, 대소변은 반드시 폐색하며, 입은 당겨져 벌리지 못하고, 두 눈은 직시(直視)한다. 이것은 사기(邪氣)가 갑자기 침범하여 정기(正氣)가 끊긴 경우로, 부득불 방향성이 있는 개규약(開竅藥)으로 그 표(標)를 치료하지 않을 수 없으니, 한열(寒熱)을 살피고 사정(邪正)을 분별한 후에 소합향원(蘇合香元), 안궁우황환(安宮牛黃丸), 지보단(至寶丹), 자설단(紫雪丹)과 같은 약물들을 증상에 맞춰 선택해 사용해야 한다. 경맥(經脈)이 소통되고 정기(正氣)가 회복된 연후에야 비로소 그 병에 유발된 이유와 원인이 되는 병증을 치료할 수 있겠다. 만약 탈증(脫證)이면 완전히 허(虛)에 속하니, 비록 병의 증상이 여러 사기(邪氣)에 적중된 증상들과 비슷하다고 해도, 수철(手撒), 구개(口開), 안합(眼合), 한출여주(汗出如珠), 소변불금(小便不禁)과 같은 오절(五絶)[2]의 증후가 모두 보이므로, 실제로는 이들 증상부터 먼저 다스려야 한다. 그러므로 경악(景岳)은 (이 병증에 대해) 비풍(非風)이라고 명명하였다. 만약 탈증(脫證)으로 판별되었다면 사기(邪氣)의 유무를 막론하고, 급히 인삼(人參) · 육계(肉桂) · 부자(附子)로 회양고본(回陽固本) 해야 하는데, 이렇게 치료하는 것도 잠시라도 늦출 겨를이 없는데, 어떻게 재차 개설(開泄)하는 약물로 진기(眞氣)를 모산(耗散) 할 수 있겠는가? 모름지기 근본이 점차 견고해지고 정기(正氣)가 점점 회복된 후에, 다시 육음(六淫)과 칠정(七情) 및 내외(內外)를 살펴서 완만히 조리해야만 적당할 것이다. 이 처방은 여러 방향성 약물을 모아서 폐색(閉塞)된 것을 열어젖히면서, 서각(犀角)으로 독을 풀고, 백출(白朮)과 백밀(白蜜)로 정기(正氣)를 바로 잡으며, 주사(朱砂)로 사기(邪氣)를 물리치지만, 전체적인 성질이 방향성에 편중돼 있어서 사기(邪氣)에 얻어맞아 기기(氣機)가 폐색된 것을 치료하는 것에 알맞다.

1 소합향환은 당현종(唐玄宗) 때의 『광제방(廣濟方)』을 인용한 왕도(王燾)의 『외대비요(外臺秘要)·권제13(卷弟十三)·귀매정매방8수(鬼魅精魅方八首)』에 나오는 흘력가환(吃力迦丸)으로, 여기서 흘력가(吃力迦)는 백출(白朮)을 의미한다. 소합향환이라는 명칭은 소식(蘇軾)과 심괄(沈括)의 『소심양방(蘇沈良方)·권5(卷五)』에서 처음 보인다.

2 오절(五絶)은 이외에도 서적마다 여러 가지 의미가 있다. 먼저 『화씨중장경(華氏中藏經)·상권(上卷)』에서는 오장(五藏)의 기가 끊어진 것을 의미하여, 심절(心絶), 간절(肝絶), 비절(脾絶), 폐절(肺絶), 신절(腎絶) 등의 종류를 언급하였다. 다음으로는 5가지 급사증(急死證)을 의미하기도 하였는데, 『비급천금요방(備急千金要方)·제25권』에서는 "夫五絶者, 一日自縊, 二日墻壁壓迮, 三日溺水, 四日魘寐, 五日産乳絶." 이라고 하였고, 『삼인극일병증방론(三因極一病證方論)·오절치법(五絶治法)』에서는 "凡魘寐, 産乳, 自縊, 壓, 溺五者, 令人卒死, 謂之五絶."이라 하였으며, 『수세보원(壽世保元)』에서는 스스로 목매는 것, 담장 밑에 깔린 것, 익사하는 것, 가위눌리는 것, 얼어 죽는 것을 오절이라 하였고, 『의학심오(醫學心悟)』에서는 스스로 목매는 것, 압사하는 것, 익사하는 것, 가위눌린 것, 독약 먹은 것이라 하였다.

至寶丹『局方』[1]

至寶丹은 卒中을 위한 처방으로	至寶丹爲卒中方
제반 內閉에 효과가 비상하지.	諸般內閉效非常
朱砂·雄黃·玳瑁·琥珀·犀牛角에	朱雄瑁珀犀牛角
氷片·麝香·牛黃·安息香으로 구성된다네.	冰麝牛黃安息香

지보단(至寶丹)은 서각(犀角), 호박(琥珀), 주사(朱砂), 웅황(雄黃), 대모(玳瑁) 각 1량, 우황(牛黃) 5돈, 금박(金箔) 50장, 사향(麝香), 빙편(冰片) 각 1돈, 무회주(無灰酒)로 끓여서 고(膏)로 만든 수안식(水安息) 1량으로 구성된다. 약물 가루를 섞어 환을 빚고 밀랍(蜜蠟)으로 봉한다. 한 알이 삼분(三分)이 되게 한다.

모든 졸중(卒中) · 사분(痧氛) · 장기(瘴氣), 혹은 담열내폐(痰熱內閉), 고독(蠱毒) · 수독(水毒), 소아간경(小兒癎痙) 등을 치료한다. 아관긴급(牙關緊急)의 경우 먼저 이것을 사용하여 관(關)을 열은 연후에 다른 약물을 사용할 수 있다.

내폐(內閉) 증상에도 풍(風) · 담(痰) · 한(寒) · 열(熱)과 같이 원인이 따라 사용하는 약물이 다르니, 예를 들어 소합환(蘇合丸)은 성질이 온성(溫性)에 치우치고, 옥추단(玉樞丹)은 사(瀉)에 치우치며, 안궁우황환(安宮牛黃丸)과 자설단(紫雪丹)은 양성(凉性)에 치우쳐서 비록 각각의 성질은 다르나, 요지는 모두 방향개기(芳香開氣)와 해독제사(解毒除邪)의 의미에서 벗어나지 않으므로 사용하는 자가 증상에 따라 투여할 수 있어야 한다. 이 처방 역시 약간 양성(凉性)에 치우쳐 있는 것 같으나, 한성(寒性)으로 치우친 안궁우황환(安宮牛黃丸)이나 자설단(紫雪丹)과는 동일하지 않으므로, 사분(痧氛) · 장기(瘴氣) · 고독(蠱毒) · 수독(水毒) 등을 치료한다. 용약(用藥)한 것을 살펴보면 해독(解毒)의 효능이 개규(開竅)보다 강한 것 같고, 옥추단(玉樞丹)과 비교해서는 서로 상하지세(上下之勢)를 이룬다. 옥추단(玉樞丹)의 공독(攻毒)은 강맹(剛猛)한 약물로 하는 것이고, 지보단(至寶丹)의 해독(解毒)은 진화(鎭化)하는 효능을 사용한 것이다. 하나는 맹렬(猛烈)하고 다른 하나는 관대(寬大)하니 역시 의사가 잘 사용하는 데에 달렸을 뿐이다. 처방 중 서각(犀角)과 우황(牛黃)은 모두 청령(淸靈)한 기운을 지니고 있어 양해(凉解)하는 효능이 있다. 대모(玳瑁)와 금박(金箔)은 수(水)에서 생산되고, 주사(朱砂)와 웅황(雄黃)은 산(山)에서 생산되어 모두 보기(寶氣)를 얻었으므로 해독진사(解毒鎭邪)할 수가 있다. 빙편(冰片) · 사향(麝香) · 안식향(安息香)은 방향개규(芳香開竅)하고 벽귀통신(辟鬼通神)하여 여러 약물의 공효를 이루게 하면서 어지럽고 위태로운 증상에서 구해내니, 이런 효능 때문에 지보(至寶)라는 이름을 얻게 된 것이다.

1 지보단의 출전을 『성방편독』에서는 『태평혜민화제국방(太平惠民和劑局方)』이라고 하였지만, 『소심양방(蘇沈良方) · 권5(卷五)』에 따르면 정감(鄭感)의 처방으로 효과가 좋아 『영원방(靈苑方)』에 편입되었던 처방이라고 실려있다. 『영원방』은 북송의 심괄(沈括, 1031~1095)이 편찬한 의서로 정확한 편찬 연도는 미상이지만, 심괄의 생몰 연도를 고려하면 전반적으로 『태평혜민화제국방』보다 편찬 시기가 빨랐을 것으로 보인다.

紅靈丹[1]

紅靈丹은 仙家에서 전해오는 약으로	紅靈丹藥是仙傳
霍亂, 時邪, 痧疫을 치료하니	霍亂時邪痧疫干
氷片·麝香·朱砂·雄黃·金箔·月石[2]과	冰麝朱雄金與月
馬牙硝, 煅製[3]한 青礞石으로 구성된다네.	牙硝礞石煅須燃

홍령단(紅靈丹)은 수비주사(水飛朱砂) 1량, 당문자(當門子)[4] 3돈, 매편(梅片)[5] 3돈, 마아초(馬牙硝) 1량, 월석(月石) 6돈, 수비요황(水飛腰黃)[6] 6돈, 단제(煅製)한 청몽석(煅礞石) 4돈, 진금박(眞金箔) 50장으로 구성된다.

시온(時瘟), 급사(急痧), 곽란(霍亂), 교장복통(絞腸腹痛), 면청수랭(面青手冷), 사시감모(四時感冒), 내폐불통(內閉不通) 등의 증상을 전문적으로 치료한다.

사분(痧氛)의 기(氣) 또한 땅에서 훈증 배출된 것으로, 병의 발생이 여름과 가을에 왕성한 이른바 바야흐로 상승하는 기운이나, 산봉우리나 높은 누각에서는 나타나지 않는다. 여름철에는 인체의 양기(陽氣)가 외부로 부월(浮越)하고 음기(陰氣)가 내부를 고수(固守)하지 못하는데, 이렇게 증등(蒸騰)하는 기(氣)가 교차하는 사이에 있게 되면 가장 쉽게 사기가 침범하므로, 바야흐로 예탁적구(穢濁積垢)한 기(氣)가 지기(地氣)를 따라 상승하여 인체의 허약한 부분을 타고 침범하게 된다. 다만 기(氣)는 무형에 속하므로 반드시 몸 안의 담탁(痰濁)에 의지한 후에야 점차 그 위세를 드러내 마침내는 험준한 곳에서 불복하는 형세를 이룰 수가 있다. 처방 속에선 빙편(冰片)과 사향(麝香)을 사용하여 규(竅)를 열어주었고, 주사(朱砂) · 웅황(雄黃) · 금박(金箔)을 사용하여 사기(邪氣)를 진압하였으며, 청몽석(靑礞石)과 붕사(硼砂)를 사용하여 제구활담(除垢豁痰)하였고, 마아초(馬牙硝)를 사용하여 사열파적(瀉熱破積)하였으니, 이렇게 되면 무형의 사기(邪氣)는 풀려 흩어지고, 유형의 탁구(濁垢)는 다 깨끗이 제거된다. 입방(立方)의 취지가 아름다우면서도 훌륭해, 약을 가공하여 만드는 것도 이 처방이 가장 많고, 약을 복용했을 때 효과가 영험한 것도 이 처방이 가장 빠르다.

1 홍령단은 1806년에 편찬된 제유당(齊有堂)의 『제씨의안(齊氏醫案)』에 나오는데, 팔보홍령단(八寶紅靈丹), 강설(絳雪), 팔보홍령산(八寶紅靈散), 홍령산(紅靈散)이라고도 불렸다.

2 월석(月石)은 붕사(硼砂)의 이명이다. 붕사는 양(凉) · 감함(甘鹹)하고 폐(肺) · 위경(胃經)으로 들어가, 청열소담(淸熱消痰) · 해독방부(解毒防腐)한다.

3 단제(煅製) : 광물성류, 동물골격류, 패각류 및 일부 식물류 약재들을 무연화로(無煙火爐)나 내화용기(耐火用器)에 넣고 대략 150~1,500℃ 정도로 가열하는 방법으로, 단법(煅法), 하법(煆法)이라고도 한다. 시행 방법에 따라 공기를 차단하지 않은 채로 약재를 가열하여 달구는 명단법(明煅法), 산소가 부족한 조건에서 높은 온도로 약재를 탄화시키는 민단법(悶煅法), 명단법(明煅法)이나 탕법(燙法) 등으로 가열한 약재를 식기 전에 액체보료(液體輔料)에 담가 냉각시키는 단쉬법(煅淬法) 등이 있다.

4 당문자(當門子)는 옥추단(玉樞丹) 편을 참고하라.

5 매편(梅片)은 빙편(氷片) 또는 용뇌(龍腦)의 이명이다. 성질은 양(凉) · 신고(辛苦)하고, 심(心) · 비(脾) · 폐경(肺經)에 들어가, 개규성신(開竅醒神)하고 청열지통(淸熱止痛)한다.

6 수비요황(水飛腰黃)은 옥추단(玉樞丹) 편을 참고하라.

小烏沈湯『局方』[1]

小烏沈湯은『和劑局方』처방으로	小烏沈湯是局方
血瘀刺痛과 氣가 병든 것을 치료하지.	血瘀刺痛氣爲殃
香附子·甘草·烏藥을 먼저 끓인 후	先煎香附甘烏藥
沈香을 갈아 넣어 뜨겁게 복용하면 좋다네.	磨入沈香熱服良

소오침탕(小烏沈湯)은 향부자(香附子), 감초(甘草), 오약(烏藥)으로, 간 침향(沈香)을 넣어 충복(冲服)한다.

기섬혈어(氣閃血瘀)와 심복자통(心腹刺痛) 등의 증상을 치료한다.

섬기증(閃氣證)은 기기(氣機)가 뜻하지 않게 막혀 울체하거나, 혹 넘어지거나 부러져 기(氣)의 통로가 막히면서 혈(血) 또한 운행되지 못해 경락 내부에 머물게 되어, 바늘로 찌르는 듯이 아픈 증상을 말한다. 그런데 기(氣)가 울체하는 것은 무형에 해당하여 비록 막혔다 하더라도 흔적이 없고 통증 또한 항상 있지는 않다. 그러므로 통증이 오래도록 없어지지 않는 것은 반드시 낙맥(絡脈) 중에 혈(血)이 어혈(瘀血)로 뭉쳐지고 운행되지 않아 발생한 것이다. 그러므로 이런 증상을 치료하려면 반드시 먼저 낙맥(絡脈) 중의 혈(血)을 소통시켜야 하는데, 혈병(血病)을 치료하려면 반드시 먼저 이기(理氣)를 해야 하니, 혈(血)은 자기 스스로 운행되지 못하고 기(氣)가 운행되어야만 혈(血) 또한 운행되기 때문이다. 이 처방에서는 혈분약(血分藥)을 일절 사용하지 않았으면서, 다만 신고온(辛苦溫)하고 방향성과 조성(燥性)이 있어 오로지 기분(氣分)만을 운행하는 향부자(香附

子)와 오약(烏藥)으로 (인체의 기기를) 선산(宣散)하였고, 강기(降氣)하는 침향(沈香)으로 위로는 하늘에서 아래로는 샘물에까지 도달하게 하여 표리상하(表裏上下) 어떤 곳에서도 털끝만큼 유착되지 못하도록 하였으니, 이렇게 되면 자연히 혈(血)은 스스로 운행되면서 통증은 저절로 사라지게 된다. 감초(甘草)를 사용하는 것은 아프면 근맥(筋脈)이 급박하게 되면서 정기(正氣)가 손상되니 화중(和中)하면서 완급(緩急)하게 하려는 것이다.

1 소오침탕은 1151년 간행된『태평혜민화제국방(太平惠民和劑局方)·권3(卷之三)·치일체기(治一切氣)·소흥속첨방(紹興續添方)』에 나오는데, 처방 구성에 약간 차이가 있다.

"【小烏沈湯】調中快氣, 治心腹刺痛. 烏藥(去心, 十兩) 甘草(炒, 一兩) 香附子(沙盆內斷去皮·毛, 焙乾, 二十兩). 上爲細末. 每服一錢, 入鹽少許, 或不着鹽, 沸湯點服, 不拘時."

四七湯 『金匱』名半夏厚朴湯[1]

四七湯은 원래 『金匱』方으로	四七湯原金匱方
茯苓·半夏·厚朴·紫蘇·生薑으로 구성되어	茯苓夏朴紫蘇薑
咽中에 痰이 맺혀 삼키거나 토하기 어려운 것을	咽中痰結難吞吐
降逆宣中하여서 편안하게 한다네.	降逆宣中化吉祥

사칠탕(四七湯)은 반하(半夏) 1되, 후박(厚朴) 3량, 복령(茯苓) 4량, 소엽(蘇葉) 2량, 생강(生薑) 5량으로 구성된다.

칠정기울(七情氣鬱)과 담연결취(痰涎結聚)를 치료하는데, 혹은 목구멍 속에 구운 고깃덩어리 같은 것이 있는 것 같아 뱉어도 나오지 않고 삼켜도 내려가지 않으면서 흉만천급(胸滿喘急)한 것을 치료하기도 하고, 혹은 해수나 구역질하는 것을 치료하기도 하며, 혹은 치받히는 것 같은 통증 등을 치료하기도 한다.

반하(半夏)와 복령(茯苓)은 화담산결(化痰散結)하고, 후박(厚朴)은 비장(脾臟)에 들어가서 흉복(胸腹)의 기운을 움직이며, 자소엽(紫蘇葉)은 폐(肺)를 창달(暢達)해 기표(肌表)의 기(氣)를 운행한다. 기(氣)가 순조로우면 담(痰)이 제거되므로, 진무택(陳無擇)의 『삼인방(三因方)』에서는 이 네 가지 약재를 이용하여 칠정울결(七情鬱結)의 증상을 치료하였고, 『금궤요략(金匱要略)』에서는 생강(生薑)을 가해 산역선중(散逆宣中)하고 표리(表裏)를 뚫어 담음(痰飮)과 울체(鬱滯)가 풀어지게 하였다.

1 사칠탕은 1208년에 간행된 『태평혜민화제국방(太平惠民和劑局方)·권4(卷之四)·치담음(治痰飮)·속첨제국경험비방(續添諸局經驗秘方)』에 나오는 처방으로, 『금궤요략(金匱要略)·부인잡병맥증병치제22(婦人雜病脈證幷治第二十二)』에 나오는 반하후박탕(半夏厚朴湯: 반하(半夏), 후박(厚朴), 복령(茯苓), 생강(生薑), 소엽(蘇葉))과 처방 구성 약물이 같다.

旋覆代赭湯 仲景[1]

旋覆代赭湯은 (旋覆花·代赭石)·人參·甘草와	旋覆代赭湯參草
生薑·半夏·大棗로 구성되지.	生薑半夏和大棗
傷寒에 發汗과 瀉下를 실행해도 질병이 제거되지 않고	傷寒汗下病難除
트림이 때때로 올라오거나 胸腹이 그득한 것을 치료한다네.	噫氣時升胸腹飽

선복대자탕(旋覆代赭湯)은 선복화(旋覆花) 3량, 대자석(代赭石) 1량, 인삼(人參) 2량, 감초(甘草) 3량, 반하(半夏) 반 되, 생강(生薑) 5량, 대조(大棗) 12매로 구성된다.

한(汗) · 토(吐) · 하법(下法)으로 상한(傷寒)은 풀렸으나, 심하(心下)가 비경(痞硬)하면서 트림[噫氣]이 없어지지 않는 것을 치료한다.

『상한론(傷寒論)』에서 이미 풀린 후라고 언급했으니 사기(邪氣)가 없음을 알 수가 있고, 이미 한(汗) · 토(吐) · 하법(下法)을 시행했으니 정기(正氣) 또한 허약할 것임을 알 수가 있겠다. 정기(正氣)는 허약하고 사기(邪氣) 또한 없는데 심하(心下)가 비경(痞硬)한 경우라면, 이것은 반드시 평소에 가지고 있던 담연(痰涎)을 허약한 정기(正氣)가 제거하지 못해 기도(氣道)가 막히고 불통하여, 수시로 트림을 하여 (막힌 기운을) 펴려고 하는 것이다. 선복화(旋覆花)는 흉복(胸腹)의 기(氣)를 돌리면서 연견화담(軟堅化痰)할 수 있고, 신온(辛溫)하여 산결(辛溫散結)하는 반하(半夏)는 선복화(旋覆花)를 돕는데, 허약하면 기(氣)가 상역(上逆)하므로 무거운 대자석(代赭石)으로 상역한 것을 진정(鎭定)시켜야만 한다. 그러나 병을 치료하는 것은 반드시 그 근본에서 구해야 하니, 비경(痞硬)과 트림[噫氣] 등의 질환들은 모두 정기(正氣)의 허약에서 오는 것들이다. 그러므로 반드시 인삼(人參)과 감초(甘草)로 보비안정(補脾安正)한 연후에야, 담(痰)이 사라지고 울결(鬱結)이 제거될 수 있으면서, 아울러 선복화(旋覆花)와 반하(半夏)의 공효 또한 더욱 그 효과를 빛낼 수 있을 것이다. 생강(生薑)과 대조(大棗)를 사용한 것은, 상한(傷寒)으로 한(汗) · 토(吐) · 하(下)를 한 후에 병을 얻었다면 표기(表氣)가 반드시 손상되었을 것이므로, 생강(生薑)과 대조(大棗)로 영위(營衛)를 화평(和平)하게 하려는 것이다.

1 선복대자탕은『상한론(傷寒論) · 변태양병맥증병치(辨太陽病脈證幷治)』에 나온다.

理血劑

혈(血)이란 음(陰)으로 좋은 음식에 의하여 발생하고 성장하니 진액(津液)이 변화해서 붉게 된 것이고, 이(理)란 보살피고 다스려서 정상적인 상태로 회복시키는 것이다. 무릇 인체가 어머니 배 속에 있을 때는 바로 어머니 배 속의 혈(血)에 의해서 보호되고 길러지나, 어머니의 배를 떠나게 되면 후천(後天)이라고 하므로, 태어난 이후부터는 비위(脾胃)의 수곡(水穀)을 기혈(氣血)의 발생 근원으로 삼는다. 인체는 기(氣)와 혈(血)뿐으로, 기(氣)는 양(陽)이고 혈(血)은 음(陰)이며, 위(衛)는 기(氣)가 발현된 바이고 영(營)은 혈(血)이 흐르는 바이다. 둘은 서로 함께하여 어그러지지 않는데, 만일 하나가 편승(偏勝)하면 병이 발생하게 된다. 『내경(內經)』[1]에서 영기(營氣)는 수곡(水穀)의 정기(精氣)이며, 조화롭게 오장(五臟)에 운행되고 육부(六腑)에 퍼져 경맥(經脈)으로 들어가는 것으로, 심(心)에서 생화(生化)하고 비(脾)에서 통괄(統括)하며 간(肝)에서 수장(收藏)하고 폐(肺)에서 선포(宣布)하며 신(腎)에서 시설(施泄)하여 전신을 흘러 다니니, 눈은 혈(血)을 얻어야 볼 수 있고, 귀는 혈(血)을 얻어야 들을 수 있으며, 손은 혈(血)을 얻어야 잡을 수 있고, 손바닥은 혈(血)을 얻어야 쥘 수 있으며, 발은 혈(血)을 얻어야 걸을 수 있다고 하였다. 출입승강(出入升降)과 유윤선통(濡潤宣通) 모두 혈(血)에 의하지 않는 것이 없으니, 맥(脈)에 흐르는 혈(血)이 충만하면 활(滑)해지고 모자라면 삽(澁)해지며, 생왕(生旺)하면 모든 경맥이 길러지고 쇠갈(衰竭)하면 모든 경맥이 공허해지며, 왕성하면 형체가 강성해지고 허약하면 형체가 쇠약해진다. 혈(血)은 만들어지기는 어려우나 손상되기는 쉬우니 어찌 삼가 기르지 않을 수 있겠는가? 음기(陰氣)가 한번 손상되면 곧바로 여러 변화가 일어나는데, 상부에서 망행(妄行)하면 토뉵(吐衄)이 발생하고, 하부에서 망행하면 장풍(腸風)이 발생하며, 내부에서 쇠약해지면 허로(虛勞)가 발생하고, 외부에서 말라버리면 소수(消瘦)가 발생하며, 방광(膀胱)으로 열(熱)이 전이되면 요혈(溺血)이 발생하고, 음허(陰虛)한데 양박(陽搏)하면 붕중(崩中)이 발생하며, 습증(濕蒸)하여 열어(熱瘀)하면 혈병(血病)이 발생하고, 화(火)가 극성하여 수(水)와 유사해지면 색이 검어지며, 열(熱)이 음혈(陰血)에 편승(偏勝)하면 창양(瘡瘍)이 발생하고, 습(濕)이 혈분(血分)에 울체하면 은진(癮疹)이 발생하며, 피부에 응삽(凝澁)하면 냉비(冷痹)가 발생하고, 상부에 축혈(蓄血)이 있으면 잘 잊어버리며, 하부에 축혈(蓄血)이 있으면 미친 듯한 증상이 있게 되고, 넘어져 손상되면 어혈(瘀血)과 악혈(惡血)이 몸 안에 모이게 되는데, 이 모두는 양생에 실패하여 여러 질병으로 돌변한 것이다. 그러므로 여기에 십여 처방을 모아 하나의 문(門)으로 만들었으나, (이곳에 없는) 나머지 처방들은 보양문(補養門)이나 조경문(調經門)에 수록되었으니 배우는 사람은 앞뒤를 참고해 살펴보는 것이 좋겠다.

1 『소문(素問)·비론편제43(痹論篇第四十三)』의 "岐伯曰：榮者, 水穀之精氣也. 和調於五藏, 灑陳於六府, 乃能入於脈也." 구절과 『소문(素問)·오장생성편제10(五臟生成篇第十)』의 "故人臥血歸於肝, 肝受血而能視, 足受血而能步, 掌受血而能握, 指受血而能攝." 등을 발췌 인용한 것이다.

犀角地黃湯『濟生』[1]

犀角·地黃·芍藥·牧丹皮로 구성되니　　犀角地黃芍藥丹
血瘀·胃熱과 외부에 발생한 斑症을 치료하지.　　血瘀胃熱外生斑
傷寒·溫疫으로 邪氣가 血分을 침범하면　　傷寒溫疫邪干血
증상에 맞춰 이 처방을 써야 하니 빼놓을 수 없다네.　　對證施方不用刪

서각지황탕(犀角地黃湯)은 신선한 생지황(生地黃) 1량 5돈, 백작약(白芍藥) 1량, 목단피(牧丹皮), 서각(犀角) 각 2돈 5푼이다.

시사온역(時邪溫疫)으로 위(胃)의 화열(火熱)이 치성하여 발생한 토혈(吐血), 육혈(衄血), 수혈(嗽血), 변혈(便血), 축혈(蓄血)로 인해 미친 것 같은 증상, 입안을 물로 가시나 삼키지는 않는 증상, 양독발반(陽毒發斑) 등의 증상들을 치료한다.

사기(邪氣)로 인한 박혈망행(迫血妄行)의 증상은 토(吐)와 육(衄)을 구분해야 할 뿐만 아니라 토(吐)와 해(咳) 또한 마땅히 세밀하게 판별해야 한다. 인(咽)과 후(喉)는 서로 다른 곳으로, 후(喉)는 앞에 있고 인(咽)은 뒤에 있으며, 후(喉)는 폐(肺)와 통하고 인(咽)은 위(胃)와 통하므로, 토혈(吐血)은 위(胃)에서 나오고 해혈(咳血)은 폐(肺)에서 나온다. 육혈(衄血)은 경맥(經脈)에서 나오는 것으로, 경맥(經脈) 안의 혈액은 멈추지 않고 달리는데 기(氣)를 따라 운행 중에 화기(火氣)의 급격한 핍박을 받아 경맥(經脈)에서 바로 청도(清道)를 침범해 뇌(腦)로 올라간 다음 코로 나오는 것이다. 위(胃) 안에 있는 혈(血)은 영분(營分)을 지키는 혈(血)로 머무르기만 하고 주행하지는 않는데, 위(胃)가 허약하여 혈(血)을 굳건히 유지할 수 없거나 화기(火氣)에 핍박당하면 구토(嘔吐)하면서 목구멍으로 토혈(吐血)하게 된다. 폐규(肺竅)를 따라 후(喉)에서 나오는 것 또한 화기(火氣)가 혈(血)을 싣고 위로 올라간 것으로 해수(咳嗽)를 발생시킨다. 그러므로 토혈(吐血)의 사열(邪熱)은 부(腑)에 있고, 해혈(咳血)의 사열(邪熱)은 장(臟)에 있으며, 육혈(衄血)의 사열(邪熱)은 경(經)에 있어, 세 경우가 각각 서로 같지 않으나, 화기(火氣)에 핍박당한 것만큼은 모두 동일하다. 또한 변혈(便血), 요혈(溺血), 축혈(蓄血) 같은 증상들은 허실(虛實)과 병이 되는 원인이 각각 다르므로 모두 화(火)로 설명해서는 안 된다. 대한(大寒)하고 수(水)에 속하는 서각(犀角)은 아주 뛰어나면서도 경령(輕靈)한 성질을 가지고 있으니 능히 심(心)·폐(肺)·위가(胃家)의 사열(邪熱)을 식혀 신장(腎臟)으로 하귀(下歸) 시킬 수 있고, 신고한(辛苦寒)한 목단피(牧丹皮)는 서각(犀角)과 같이 혈중(血中)의 복화(伏火)를 물리친다. 서각(犀角)의 차가운 성질은 원류(源流)를 치료하고, 목단피(牧丹皮)의 차가운 성질은 지류(支流)를 소통시키니, 원류(源流)가 맑아지면 혈(血)은 저절로 망행(妄行)하지 않게 된다. 그러나 혈(血)이 이미 망행(妄行)했다면 영분(營分)이 반드시 손상되었을 것이고 음분(陰分) 역시 반드시 모산(耗散)했을 것이므로, 생지황(生地黃)과 작약(芍藥)을 가해서 음분(陰分)을 자양하고 영분(營分)을 보호한 것이다.

1 『성방편독』은 서각지황탕의 출전을 엄용화(嚴用和)의 『제생방(濟生方)』으로 보았으나, 『제생방』 이전 『비급천금요방(備急千金要方)·권제12(卷第十二) 담부(膽腑)·토혈제6(吐血第六)』에 "犀角地黃湯 : 治傷寒及溫病, 應發汗而不發之, 內瘀有蓄血者, 及鼻衄, 吐血不盡, 內餘瘀血, 面黃, 大便黑, 消瘀血方. 犀角(一兩) 生地黃(八兩) 芍藥(三兩) 牡丹皮(二兩)"으로 기재되어 있고, 약간 후대 서적인 『외대비요(外臺秘要)·권2(卷二)·상한뉵혈방사수(傷寒衄血方四首)』에 "『小品』: 芍藥地黃湯 : 治傷寒及溫病, 應發汗而不發之, 內瘀有蓄血者, 及鼻衄, 吐血不盡, 內餘瘀血, 面黃, 大便黑者, 此主消化瘀血方. 芍藥(三兩) 生地黃(半斤) 牡丹(二兩) 犀角(一兩, 屑)"이라고 기재되어 있는 것을 보면, 서각지황탕은 『소품방(小品方)』의 처방으로 보인다. 『소품방』은 4세기 초 동진(東晉)의 진연지(陳延之)가 편찬한 방서로 원서는 일찍이 없어졌지만, 일문(佚文)이 『외대비요(外臺秘要)』, 『의심방(醫心方)』 등에 남아있다.

代抵當丸[1]

代抵當丸은 當歸尾와 桃仁에	代抵當丸歸尾桃
穿山甲·生地黃·大黃·元明粉과	穿山生地大黃硝
肉桂를 넣어서 蜜丸한 것으로	更添肉桂蜜丸子
散結하고 消瘀하여 복부가 부풀어 오르지 않게 한다네.	結散瘀消腹不高

대저당환(代抵當丸)은 대황(大黃) 4량, 생지황(生地黃), 당귀미(當歸尾), 도인(桃仁), 천산갑편(穿山甲片), 원명분(元明粉)[2] 각 1량, 육계(肉桂) 3돈을 밀환(蜜丸)한 것이다.

상한(傷寒) 태양병(太陽病)으로 사열(邪熱)이 하초(下焦)에 있고 경병(經病)이 부(腑)로 전이되어 소복경만(少腹硬滿)하고 소변자리(小便自利)하면서 미친 것 같은 증상을 치료하는데, 태양경(太陽經) 안에 어열(瘀熱)이 있으면 반드시 축혈(蓄血)이 있으므로 이 처방으로 준렬(峻烈)한 공하제(攻下劑)인 중경(仲景)의 저당탕환(抵當湯丸)[3]을 대신한 것이다.

태양(太陽)은 다혈(多血)한 경락이므로, 하초(下焦)에 있던 사열(邪熱)이 방광부(膀胱腑)로 전입(傳入)하게 되면 가장 많이 축혈증(蓄血症)이 발생하게 된다. 이 처방은 도인승기탕(桃仁承氣湯)[4]과 다른데, 도인승기탕의 경우는 방광(膀胱)의 사열(邪熱)이 이미 위(胃)에 전해져 섬어(譫語) 등의 증상이 있는 것으로 승기탕(承氣湯)을 사용해야 하나 표증(表證)이 아직 풀어지지 않았으므로 계지(桂枝)를 사용한 경우이고, 이 경우는 내부의 어열(瘀熱)이 아직 위(胃)에 전해지지 않았으면서 표증(表證)은 이미 풀렸기 때문에 저당탕환을 사용한 경우이다. 원방은 수질(水蛭)·맹충(虻虫)·도인(桃仁)·대황(大黃) 네 가지 약물만으로 구성되어 있으나, 후대 사람들이 (저당탕환의) 약효가 너무 강렬한 것을 두려워해 이 처방을 만들어서 대신한 것이다. 대황(大黃)과 원명분(元明粉)에는 어열(瘀熱)과 숙구(宿垢)를 밀어내고 쓸어버려서 대장(大腸)으로 보낸 다음 사열(邪熱)은 제거하고 어혈(瘀血)은 흩어버리는 의미가 있다. 그런 다음 윤택(潤澤)한 도인(桃仁)·당귀미(當歸尾)·생지황(生地黃)으로 소통시켰고, 뜨거운 육계(肉桂)로 움직였으며, 천산갑(穿山甲)으론 이들을 이끌고 병소(病所)에 도달하게 하여 효과를 보게 하였다. 결체(結滯) 된 사기(邪氣)가 소멸했거나 혹은 풀어졌거나 혹은 대장(大腸)으로 이끌려 돌아갔거나 혹은 방광(膀胱)에서 나와 병이 제거됐다면 복용을 중지한다.

1 대저당환은 1602년에 간행된 왕긍당(王肯堂)의 『증치준승(證治準繩)·유방(類方)·제3책(第三册)·축혈(蓄血)』에 왕긍당 자신의 처방으로 나온다.

2 원명분(元明粉)은 피휘(避諱)로 인한 현명분(玄明粉)의 이명이다.

3 저당탕(抵當湯)은 수질(水蛭. 熬) 맹충(虻蟲. 各三十個, 去翅足, 熬) 도인(桃仁. 二十個, 去皮尖) 대황(大黃. 三兩, 酒洗)으로 구성되어 있고, 저당환(抵當丸)은 수질(水蛭. 二十個, 熬) 맹충(虻蟲. 二十個, 去翅足, 熬) 도인(桃仁. 二十五個, 去皮尖) 대황(大黃. 三兩)으로 구성되어 있다.

4 도인승기탕(桃仁承氣湯)은 도인(桃仁. 五十個, 去皮尖) 대황(大黃. 四兩) 계지(桂枝. 二兩, 去皮) 감초(甘草. 二兩, 炙) 망초(芒硝. 二兩)로 구성되어 있다.

槐花散『本事』[1]

槐花散을 복용하면 瘀血을 식힐 수 있으니	槐花散服可凉瘀
(槐花)·側柏葉·炒黑荊芥·枳殼의	側柏黑荊枳殼居
4가지 약물을 서로 섞어 米飮으로 삼키면	四味相和米飮下
腸風과 臟毒이 순식간에 치료된다네.	腸風臟毒頓消除

괴화산(槐花散)은 괴화(槐花), 측백엽(側柏葉), 초흑형개(炒黑荊芥), 초지각(炒枳殼)으로, 등분해 가루 내어 매번 3돈씩을 미음으로 복용한다.

장풍(腸風)과 장독하혈(臟毒下血)의 증상을 치료한다.

장풍(腸風)은 쏟아지는 피가 신선하면서 사방으로 곧바로 나가는데 모두 대변을 보기 전에 나오는 증상으로, 풍사(風邪)가 장(腸) 속을 침범했거나 화사(火邪)가 조금(燥金)을 침범해 음락(陰絡)이 작상(灼傷)되면서, 핍박받은 혈(血)이 장(腸) 속으로 들어가 빠르게 나오는 경우이다. 장독(臟毒)은 쏟아지는 피가 어혈(瘀血)처럼 어두면서 방울방울 떨어지는데 대변 전후를 막론하고 모두 그러한 증상으로, 이것은 전부 온결(蘊結)된 습열(濕熱)에 의해 발생하거나 혹은 음독(陰毒)의 기운이 오랫동안 양성(釀成)되어 늘 제자리를 지키던 혈(血)이 유착된 사기(邪氣)에 의해 궤렬(潰裂)되고 배출되어 장 속으로 스며들면서 새게 된 경우이다. 그러나 이 두 증상에서의 출혈증은 치루(痔漏)로 인한 출혈증과는 같지 않아, 장풍(腸風)과 장독(臟毒)의 출혈은 장장(腸臟)의 사이에서 나오는 것이고, 치루(痔漏)의 출혈은 항문이 썩어들어간 구멍에서 나오는 것이므로, 치법 또한 약간의 같은 점과 다른 점이 있다. 괴화(槐花)는 천지의 지음(至陰)한 성질을 받아 소간사열(疏肝瀉熱)하면서 대장(大腸)을 식힐 수 있고, 서쪽을 향해 자라난 측백엽(側柏葉)은 태금(兌金)의 기(氣)를 품고 고한방향(苦寒芳香)하니 능히 혈분(血分)으로 들어가 양음조습(養陰燥濕)하면서 혈분(血分)의 열(熱)을 가장 잘 식힐 수 있으며, 형개(荊芥)는 산어수풍(散瘀搜風)하고, 지각(枳殼)은 관장이기(寬腸利氣)한다. 네 가지 약물이 들어가는 곳 모두가 서로에게 영향을 줄 수 있어서 장풍(腸風)과 장독(臟毒) 등의 병에 적당하므로 전부 치료할 수 있겠다.

1 괴화산은 허숙미(許叔微, 1080~1154)가 편찬한 『보제본사방(普濟本事方)·권제5(卷第五)·장풍사혈치루장독(腸風瀉血痔漏臟毒)』에 나온다. 같은 이름의 처방이 『소심양방(蘇沈良方)·권4(卷四)』에도 있으나 처방 구성이 조각(皂角), 백반(白礬), 괴화(槐花), 감초(甘草)이고 열토(熱吐)를 다스려 이 처방과는 다르다.

秦艽白朮丸 東垣[1]

秦艽白朮丸은 東垣에게 나왔으니	秦艽白朮出東垣
痔血로 통증이 없어지지 않는 것을 치료하지.	痔血艱難痛不寬
(秦艽·白朮)·當歸尾·桃仁·皂角子에	歸尾桃仁皂角子
地楡·枳實·澤瀉로 구성되니 麵으로 丸을 만든다네.	地楡枳澤麵爲丸

진교백출환(秦艽白朮丸)은 진교(秦艽), 백출(白朮), 주세(酒洗)한 당귀미(當歸尾), 갈은 도인(桃仁) 각 1량, 면초(麵炒)한 지실(枳實), 소존성(燒存性)[2]으로 만든 조각자(皂角子), 택사(澤瀉) 각 5돈, 지유(地楡) 3돈으로 구성되어, 밀가루풀로 환[麵糊丸]을 만든 것이다.

농혈(膿血)이 섞여 나오는 치루(痔漏)에 대변조결(大便燥結)이 있어 통증을 참을 수 없는 것을 치료한다.

『소문(素問) · 생기통천론(生氣通天論)』에는 "배불리 먹고 멀리 걸으면 경맥이 (조화되지 못하면서) 거슬리고 느슨해져 장벽(腸澼)과 치질(痔疾)이 발생한다."[3] 고 하였다. 혹 취하거나 배부른 상태에서 방사(房事)를 하여 주열(酒熱)이 유착되었거나, 사정(射精)을 참고 배설하지 않아 (정액이) 회음부[簒間]로 흘러 다니면서 발병하기도 한다. 증상이 발생한 초기를 치(痔)라고 하는데 안에 있거나 밖에 있는 등의 차이는 있을 수 있으나 모두 울결한 기(氣)가 점차 장(腸) 사이에 쌓여 습증열어(濕蒸熱瘀)하면서 독기(毒氣)가 항문에 유착되어 발생한다. 산어해독(散瘀解毒)하는 약을 내복하고 양혈소종(凉血消腫)하는 약을 외부에 바르는 것이 적당한데, 이렇게 하지 않으면 곪은 것이 오랫동안 아물지 않아 누관(漏管)을 만들게 된다. (치루는) 정기(正氣)가 나날이 허약해지는 가운데 과로를 하게 되어 발생하는데, 누관(漏管)이 제거되지 않으면 치루(痔漏)도 끝끝내 제거되지 않아, 치료법이 발병 초기와 비교해 약간의 차이가 있게 된다. 이 처방 중 진교(秦艽)는 양명(陽明)에 들어가 윤조선풍(潤燥宣風)하고 능행능산(能行能散)하며, 백출(白朮)은 건비승습(健脾勝濕)하면서 요제(腰臍)의 혈결(血結)을 통하게 할 뿐 아니라 경맥을 떠난 혈(血)도 비장(脾臟)이 통제할 수 있게 한다. 이들과 더불어 당귀미(當歸尾)와 도인(桃仁)은 파혈윤조(破血潤燥)하고, 지실(枳實)과 조각자(皂角子)는 도체관장(導滯寬腸)하며, 택사(澤瀉)는 삼습(滲濕)하고, 지유(地楡)는 어열(瘀熱)을 식힌다. 환약으로 완만하게 치료하는 것은 약효가 빠르게 없어지지 않도록 하려는 뜻이다. 처방을 만든 기법이 금원사대가(金元四大家) 중 한 사람이라고 불려도 부끄럽지 않을 만하다. 외용약으로 초흑(炒黑)한 지유탄(地楡炭)에 간 빙편(氷片) 가루를 섞어서 쓰면 효과가 매우 좋다.

1 진교백출환은 1276년에 나천익(羅天益)에 의해 간행된 이동원(李東垣)의 『난실비장(蘭室秘藏) · 권하(卷下) · 치루문(痔漏門)』에 나온다.

2 십회산(十灰散)의 주에 해설하였다.

3 "飽食遠行, 經脈橫解, 腸澼爲痔"는 『소문(素問) · 생기통천론(生氣通天論)』의 "因而飽食, 筋脈橫解, 腸澼爲痔."를 변형 인용한 것이다. 여기서 "橫"은 거스른다는 의미이고, "解"는 느슨해지고 분리된다는 의미이다.

小薊飮子[1]

小薊飮子는 (小薊)·滑石·蒲黃에 小薊飮子滑蒲黃
藕節·山梔子·生地黃·當歸 및 藕節山梔生地當
竹葉·木通·甘草로 구성되어 竹葉木通甘草等
血淋과 熱結下焦 병증을 치료한다네. 血淋熱結下焦殃

소계음자(小薊飮子)는 소계(小薊), 초흑포황(炒黑蒲黃), 우절(藕節), 활석(滑石), 목통(木通), 생지황(生地黃), 초흑산치자(炒黑山梔子), 담죽엽(淡竹葉), 당귀(當歸), 감초(甘草) 각 5푼이다.

하초(下焦)에 사열(邪熱)이 응결되어 혈림(血淋)이 된 것을 치료한다.

임병(淋病)에는 고림(膏淋), 사림(砂淋), 석림(石淋), 기림(氣淋), 노림(勞淋) 등 여러 종류가 있는데, 혈림(血淋) 또한 그중에 하나로 반드시 소변이 폐삽(閉澁)되어 조금씩 떨어진다. 이들 임병(淋病)의 치료는 당연히 종류별로 구별해야만 하나, 병을 치료할 때는 반드시 병의 근본을 추구해야 하므로, 순조롭게 소통시켜 오로지 그 원류(源流)를 맑게 해야지, 만약 그 원류(源流)를 맑게 하지 않고 단지 지류(支流)만을 치료한다면 무익하다. 대체로 혈림(血淋)의 증상은 모두 심(心)과 소장(小腸)에 사열(邪熱)이 쌓여서 오지 않은 것이 없다. 심(心)은 생혈(生血)하는 장(臟)이고 소장(小腸)은 전도(傳導)하는 부(腑)로, 혹 심(心)이 사열(邪熱)을 소장(小腸)에 옮기기도 하고 혹 소장(小腸)이 사열(邪熱)을 방광(膀胱)에 옮기기도 하여, (이렇게 발생한) 박혈(搏血)이 하부로 스며들게 되면 임병(淋病)

이 발생하지 않는 경우가 있겠는가? 산치자(山梔子)·목통(木通)·죽엽(竹葉)은 심화(心火)가 하부 소장(小腸)으로 도달한 것을 식히니 이른바 그 원류(源流)를 맑게 하는 것이고, 이규(利竅)하는 활석(滑石)은 습열(濕熱)을 분소(分消)하여 방광(膀胱)으로 나가게 하니 이른바 지류(支流)를 소통시키는 것이다. 다만 어혈(瘀血)로 변화한 혈(血)은 결코 본원(本原)으로 다시 회복될 수 없으므로, 어혈(瘀血)이 제거되지 않으면 병증은 끝끝내 나을 수 없을 것이니 소계(小薊)와 우절(藕節)로 퇴열산어(退熱散瘀)하였다. 그런데 어혈(瘀血)을 제거하는 과정에서 신혈(新血)이 손상될까 두려우므로 (다시) 초흑포황(炒黑蒲黃)으로 그치게 하였고, 생지황(生地黃)으로 자양(滋養)하였다. (아울러) 당귀(當歸)는 어혈(瘀血)을 제거할 수 있으면서 신혈(新血)을 발생할 수 있고, 모든 혈(血)을 이끌어 각기 돌아가야 할 경락으로 돌려보낼 수 있다. 감초(甘草)를 사용하는 것은 감미(甘味)로 급박한 증세를 완화하면서 사화(邪火)를 사(瀉)하려는 것이다.

1 소계음자(小薊飮子)의 출전에 대해 일부에선 주진형(朱震亨, 1282~1358)의 『단계심법(丹溪心法)』 제2권으로 보나, 이보다 앞서 1253~1267년에 완성된 엄용화(嚴用和)의 『중정엄씨제생방(重訂嚴氏濟生方)·소변문(小便門)·임리론치(淋利論治)』에 이미 실려있다. 『의학정전(醫學正傳)』에서는 소계탕(小薊湯), 『명의지장(名醫指掌)』에서는 소계음(小薊飮)이라고도 하였다.

導赤散 錢乙[1]

導赤散은 生地黃과	導赤散中生地黃
甘草梢·淡竹葉·木通으로 구성된 뛰어난 처방으로,	草梢竹葉木通良
心火로 인한 小腸濕熱證과	小腸濕熱因心火
참기 힘든 淋痛 및 口舌瘡을 치료한다네.	淋痛難當口舌瘡

도적산(導赤散)은 생지황(生地黃), 목통(木通), 감초초(甘草梢), 담죽엽(淡竹葉)을 등분(等分)하여 탕전(湯煎)한 것이다.

소장(小腸)의 사화(邪火)로 인한 요적임통(溺赤淋痛), 구미설창(口糜舌瘡) 등의 증상을 치료한다.

임(淋)과 탁(濁)은 (별도의) 두 증상으로 나뉠 필요 없이, 단지 통증의 유무와 정도(精道)와 요도(尿道)의 구분만으로도 병증의 한열허실(寒熱虛實)이 자연스럽게 흉중(胸中)에서 명확해진다. 정도(精道)에서 발현되는 것은 손상된 정액(精液)과 어탁(瘀濁)이 규도(竅道)를 막아 아픈 것을 제외하고는 모두 허증(虛證)에 속하니, 혹 과로로 인하여 발병한 것은 노림(勞淋)이고, 혹 기허하함(氣虛下陷)하여 증상이 나타났다가 그쳤다가 하는 것은 기림(氣淋)이며, 혹 신허불고(腎虛不固)하고 정(精)이 저장되지 않아 고(膏)나 유(油)와 같은 것이 배출되는 것은 고림(膏淋)이다. 사림(砂淋) · 석림(石淋) · 혈림(血淋) 등의 증상은 전부 요도(尿道)에서 발생한 것으로 모두 소장(小腸)과 방광(膀胱) 병에 속하는데, 대체로 습열(濕熱)로 인해 발생한 것이 10에 8~9이고, 허한(虛寒)으로 인해 발생한 것은 10에 1~2

정도도 안 된다. 그런데 비허(脾虛)로 습탁(濕濁)이 하부로 흘러들어 발생하는 증상 중에도 요도(尿道)에서 발현되는 것이 있는데, 예를 들어 부인병 중 백대(白帶)나 백탁(白濁) 같은 종류라면 단순히 허증(虛證)만으로 생각해 치료해서는 안 된다. 전체적으로 논하면 임병(淋病)의 허실한열(虛實寒熱) 모든 증상에서 음혈(陰血)이 손상되지 않은 경우는 없다. 그러므로 이 처방에서는 생지황(生地黃)으로 자양음혈(滋養陰血)하였고, 목통(木通)으로 청리습열(淸利濕熱)하였으며, 감초초(甘草梢)로 신경(腎莖)[2]을 소달(疏達)하여 지통(止痛)하였고, 담죽엽(淡竹葉)으로 폐열(肺熱)을 식혀 하행(下行)케 하였으니, 이른바 물은 높은 곳의 원류(源流)에서 나온다는 것으로 원류(源流)가 맑아지면 지류(支流)는 저절로 깨끗해진다. 이 처방은 음허(陰虛)한데 습열(濕熱)이 있어 임증(淋症)이 발생한 것을 치료하기 위하여 만든 처방이다.

1 도적산은 염효충(閻孝忠)이 편집하여 1119년에 간행한 전을(錢乙, 1035~1117)의 『소아약증직결(小兒藥證直訣)·권하(卷下)·제방(諸方)』에 나오는 처방으로, 『외과증치전서(外科證治全書)』에서는 도적탕(導赤湯)이라고도 하였다.

2 신경(腎莖)은 남성의 외부생식기를 말한다.

復元活血湯[1]

復元活血湯은 柴胡·當歸와	復元活血是柴歸
天花粉·桃仁·紅花·穿山甲(煨)에	花粉桃紅山甲煨
甘草·大黃(酒浸)으로 구성되니	甘草大黃須酒浸
損傷과 瘀結로 인한 통증을 없앨 수 있다네.	損傷瘀結痛能開

복원활혈탕(復元活血湯)은 시호(柴胡) 5돈, 당귀(當歸), 천화분(天花粉), 감초(甘草), 구운 천산갑편(穿山甲片), 홍화(紅花) 각 2돈, 피첨(皮尖)을 제거하고 간 도인(桃仁) 50알, 주침(酒浸)한 대황(大黃) 1량이다.

넘어져 발생한 손상을 치료하거나, 높은 곳에서 떨어져 악혈(惡血)이 양 옆구리에서 뭉쳐 발생한 참을 수 없는 동통을 치료한다.

대체로 넘어지거나 타박으로 손상된 증상에는 반드시 양 옆구리 사이에 어혈(瘀血)이 축적되는데, 이것은 간(肝)이 혈(血)을 저장하는 장기이고 그 경락이 양 옆구리를 지나가기 때문이므로, 어느 경락이 손상됐든지를 막론하고 치법은 모두 간(肝)에서 벗어날 수 없다. 아울러 넘어진 증상의 통증이 모두 허리와 옆구리 사이에 있으므로 더욱 분명한 증거가 되겠다. 그러므로 이 처방에서는 간담(肝膽)으로 전입(專入)하는 시호(柴胡)로 기도(氣道)를 선통(宣通)하면서 울결(鬱結)된 것을 운행하였고, 주침대황(酒浸大黃)으로는 곧바로 하부로 내려가지 못하게 하면서 시호(柴胡)를 따라 표리(表裏)로 출입하게 하여 사기(邪氣)를 찾아 없애게 하였다. 당귀(當歸)는 혈중(血中)의 기(氣)를 운행하여 혈(血)이 각각의 경락으로 돌아가게 할 수 있고, 천산갑편(穿山甲片)은 낙맥(絡脈) 중의 어혈(瘀血)을 몰아내어 혈(血)이 각각으로 소산(疏散)할 수 있도록 한다. 어혈(瘀血)이 있는 곳에는 반드시 복양(伏陽)이 있으므로 천화분(天花粉)으로 식혔고, 통증이 심할 때는 반드시 기맥(氣脈)이 급박하므로 감초(甘草)로 완만하게 하였다. 파어(破瘀)하는 도인(桃仁)과 활혈(活血)하는 홍화(紅花)로 제거할 것은 제거하면서 발생시킬 것을 발생시키면, 통증은 저절로 없어지고 원기(元氣)는 스스로 회복된다.

1 복원활혈탕은 이동원(李東垣)의 『의학발명(醫學發明)·권3(卷三)·중풍동타추론(中風同墮墜論)』에 나온다.

四烏湯[1]

四烏湯은 본래부터 내려오는 기성방으로	四烏湯本是成方
烏藥과 香附子에	烏藥還須香附良
當歸·生地黃·芍藥·川芎·甘草로 구성되어	歸地芍芎甘草等
血中氣滯로 인한 감당하기 힘든 통증을 치료한다네.	血中氣滯痛難當

사오탕(四烏湯)은 생지황(生地黃), 당귀(當歸), 백작약(白芍藥), 천궁(川芎), 오약(烏藥), 향부자(香附子), 감초(甘草)이다.

혈중기체(血中氣滯)와 소복급통(小腹急痛)을 치료한다.

소복(小腹)은 간장(肝臟)이 거처하는 곳이며 간경(肝經)이 퍼져 있는 곳으로 혈(血)을 저장하는 장소가 된다. 다만 혈(血)은 음(陰)이고 기(氣)는 양(陽)이며, 양(陽)은 움직이고 음(陰)은 고요하여, 혈(血)은 기(氣)로 인해 움직이고 기(氣)는 혈(血)의 통솔자가 되니, 이것으로 말미암아 혈중(血中)에 기(氣)가 있고 난 연후에야 (혈이) 조화롭게 오장(五臟)에 운행되고 육부(六腑)에 퍼져 경맥(經脈)에 들어간다는 것을[2] 알 수 있겠다. 만약 혈중(血中)의 기(氣)가 한번 울체(鬱滯)하면 혈(血) 또한 흐르지 못해서 통증(痛症) · 산증(疝症) · 징가(癥瘕)가 발생하니 모든 병증은 전부 여기서 유래된다. 치법은 다시 혈중(血中)의 기(氣)를 운행하는 것이 적당하므로, 양혈활혈(養血活血)하고 능보능선(能補能宣) 할 수 있는 사물탕(四物湯)으로 군약을 삼았고, 12경맥(經脈)의 기(氣)를 두루 소통시켜 상하표리(上下表裏)에 도달하지 않는 곳이 없는 오약(烏藥)과 향부자(香附子)로 사물탕(四物湯)을 이끄는 발단으로 삼았다. 감초(甘草)를 사용하는 것은 급박한 것을 완만하게 하고 내부를 조화시켜 기혈(氣血)이 각자 정상 상태로 회복되게 한 것이다.

1 사오탕은 1695년 편찬된 장로(張璐)의 『장씨의통(張氏醫通)·권16(卷十六)·조방(祖方)』에 나온다.

2 "調和於五臟, 灑陳於六腑, 而後入於脈也." 구절은 『소문(素問)·비론편제사십삼(痹論篇第四十三)』의 "岐伯曰 : 榮者, 水穀之精氣也. 和調於五藏, 灑陳於六府, 乃能入於脈也." 구절을 인용한 것이다.

十灰散[1]

(일부 처방에선 薄荷를 荷葉으로 바꾸었다)

十灰散은 열 가지 재로 구성되니	十灰散內十般灰
茅根·側柏葉·棕櫚皮·牧丹皮·茜草根·薄荷와	茅柏櫚丹茜薄煨
大薊·小薊·山梔子·大黃을 각각 炒黑한 것으로	二薊梔黃各炒黑
모든 血이 妄行하여 발생하는 위태로움을 막는다네.	妄行諸血遏其危

십회산(十灰散)은 대계(大薊), 소계(小薊), 측백엽(側柏葉), 박하(薄荷), 천초근(茜草根), 모근(茅根), 산치자(山梔子), 대황(大黃), 목단피(牧丹皮), 종려피(棕櫚皮)로 구성된다. 같은 분량으로 각각 소회존성(燒灰存性)[2]한 후 종이로 싸서 땅바닥 위에서 하루 저녁 묵힌 다음, 식사와 식사 사이에 2~3돈씩 동변(童便)에 타서 복용한다.

토혈(吐血)과 각혈(咯血)이 멈추지 않는 모든 증상에 먼저 이 처방을 사용해 지혈(止血)하여 치료한다.

토혈(吐血)과 각혈(咯血)에는 반드시 양허(陽虛)와 음허(陰虛)의 구분과 허화(虛火)와 실화(實火)의 분별이 있으니 배우는 자는 마땅히 미리 살펴보아야 한다. 그러나 불의에 갑작스럽게 발생한 증상을 만나게 되면 부득불 급즉치표(急則治標)의 방법을 써서 우선 그 기세를 막지 않을 수 없는데, 혈(血)이 갑자기 솟구치는 것은 그 허실(虛實)을 막론하고 모두 기화(氣火)가 상승한 소치로 말미암지 않은 것이 없으므로, 단계(丹溪)는 “기(氣)가 유여(有餘)한 것이 곧 화(火)이다.[氣有餘卽是火]”라고 말하였고, (이런 경우에는) 부족해서 발생한 증상에서도 상실하허(上實下虛)의 형세를 이루게 된다. 화(火)는 남방(南方)의 색이고 무릇 화(火)를 이기려면 반드시 수(水)로 제어하여야만 한다. 수(水)의 색은 흑색(黑色)이므로, 이 처방에서는 양혈(凉血)·삽혈(澁血)·산혈(散血)·행혈(行血)하는 약재들을 모아 각각 약성(藥性)이 남아있을 정도로 태운 후, (이 약물들로) 양혈(凉血)할 것은 양혈(凉血)하고, 삽혈(澁血) 할 것은 삽혈(澁血)하며, 산혈(散血) 할 것은 산혈(散血)하고, 행혈(行血) 할 것은 행혈(行血)하였으니, (이것은) 각각의 본질에서 북방(北方)의 색으로 변화된 것이므로 바로 수승화(水勝火)의 의미를 함축한 것이 되겠다. 동변(童便)에 타서 먹는 것은 함한하행(鹹寒下行)하여 신속하게 강화(降火)하는 성질을 취해 상역(上逆)한 혈(血)을 하행(下行)시켜 순행(順行)시키려는 것이다.

1 십회산은 원대(元代) 갈건손(葛乾孫. 화예석산의 갈가구 주석 참고)의 『십약신서(十藥神書)』에 나오는 처방이다. 『십약신서(十藥神書)』는 노증(癆證)에 대한 전문 서적으로 총 10개의 처방을 십간(十干)의 순서로 배치하고 있다. 그 처방은 갑자십회산(甲字十灰散), 을자화예석산(乙字花蕊石散), 병자독삼탕(丙字獨參湯), 정자보화탕(丁字保和湯), 무자보진탕(戊字保眞湯), 기자태평환(己字太平丸), 경자침향소화환(庚字沈香消化丸), 신자윤폐고(辛字潤肺膏), 임자백봉고(壬字白鳳膏), 계자보수단(癸字補髓丹)으로, 그중 여기에 나오는 십회산(十灰散)이 맨 처음에 기재되어 있다.

연구에 의하면 십회산(十灰散)은 엄용화(嚴用和)의 『중정엄씨제생방(重訂嚴氏濟生方)·부인문(婦人門)·붕루론치(崩漏論治)』에 나오는 십회환(十灰丸)과 양사영(楊士瀛)의 『인재직지방론(仁齋直指方論)·권26(卷之二十六)·혈(血)·혈질증치(血疾證治)』에 나오는 흑산자(黑散子)의 영향을 받았다고 하는데, 각 처방의 구성은 다음과 같다.

십회환(十灰丸) : 금회(錦灰), 황견회(黃絹灰), 마미회(馬尾灰), 애엽회(艾葉灰), 우절회(藕節灰), 연봉회(蓮蓬灰), 유발회(油發灰), 적송피회(赤松皮灰), 종려회(棕櫚灰), 포황회(蒲黃灰)으로 구성되어 붕중하혈부지(崩中下血不止)를 치료한다.

흑산자(黑散子) : 격년련봉(隔年蓮蓬), 패종려(敗棕櫚), 두발(頭髮)로 구성되어 제규 출혈(諸竅出血)을 치료한다.

2 소회존성(燒灰存性) : 약성이 남아있을 정도로 태우는 것으로 일반적으로 약재의 80% 정도를 태우고 20% 정도를 남긴 상태를 말한다. 소존성(燒存性), 소이존성(燒而存性)이라고도 한다.

花蕊石散 『局方』[1]

花蕊石散은 血積을 치료하니	花蕊石散治血積
陰寒凝滯하여 血이 常道를 잃은 경우이지.	陰寒凝滯血常失
花蕊石에 硫黃을 섞어 煅製하여 丹으로 만든 후	硫黃同和煅成丹
童便으로 복용하면 효과가 빠르다네.	童便送之效乃捷

화예석산(花蕊石散)은 화예석(花蕊石) 5량과 유황(硫黃) 2량을 양성관(陽城罐)[2]에 넣은 후 염니(鹽泥)로 막고 24시간 동안[一伏時][3] 단제(煅製)한 다음 가루 내어 밀가루처럼 만든 것이다. 매번 2돈씩을 식사와 식사 사이에 동변(童便)에 타서 복용한다.

양기(陽氣)는 허약하고 음혈(陰血)은 응체(凝滯)하며 어적(瘀積)은 옹취(壅聚)하여 발생한 흉격통(胸膈痛), 산후의 혈역(血逆)과 혈훈(血暈), 포의불하(胞衣不下) 혹은 자사복중(子死腹中) 등에 모두 이 중제(重劑)를 사용하여 어혈(瘀血)을 황수(黃水)로 변화시킨 후에 독삼탕(獨參湯)으로 조리(調理)하여 치료한다.

화예석산은 파혈(破血)하는 준제(峻劑)로 약효가 오로지 어혈(瘀血)을 수(水)로 변화시키는 데에 있지만, 세상에선 그 준렬한 약효를 두려워하여 사용하는 자가 드물다. 갈가구(葛可久)[4]가 “갑작스럽게 한 되나 한 말 정도로 출혈하는 경우엔 화예석산이 마땅하다.”고 하였으니, 병이 오래되어서 간신(肝腎)의 혈분(血分)까지 허약해진 경우에는 알맞은 처방이 아니다. 앞의 십회산(十灰散)과는 한열(寒熱)의 차이가 하늘과 땅만큼의 차이라 잘 구별해야만 한다. 십회산은 화염(火炎)

이 위로 솟구쳐 발생한 출혈증을 치료하는 처방으로 혹 격렬한 음사(陰邪)로 인해 발생한 증상에 오용(誤用)해도 발생하는 부작용이 가볍지만, 혈열(血熱)이 망행(妄行)하여 발생한 병증에 화예석산을 오용(誤用)하게 되면 그 부작용이 이루 헤아릴 수가 없다는 것을 알아야만 한다. 하물며 혈열(血熱)이 망행(妄行)하는 경우는 10에 8~9지만, 격렬한 음사(陰邪)로 인해 발생하는 경우는 10에 1~2뿐이다. (그리하여) 세상의 의사와 환자들은 모두 이 처방을 전갈과 같이 두려워하여 방치하고 학습하지도 않아, 마침내는 음사(陰邪)로 인해 급작스럽게 발생한 모든 출혈증에도 전부 십회산으로 치료하여 구하지 못하는 지경까지 이르게 되었으니 환자의 생명을 어찌할 것인가? 이 처방에서 화예석(花蕊石)은 이미 어혈(瘀血)이 된 혈(血)을 변화시키고, 유황(硫黃)은 하초(下焦)의 화(火)를 보익해 음사(陰邪)를 제거하며, 동변(童便)은 하강하게 할 뿐만 아니라 화예석과 유황의 사나운 성질을 제어한다.

1 화예석산은 『태평혜민화제국방(太平惠民和劑局方)·권8(卷之八)·치창종상절(治瘡腫傷折)』에 나오며, 갈건손(葛乾孫)의 『십약신서(十藥神書)』에는 십회산(十灰散)에 이어 두 번째로 실려있다.

2 양성관(陽城罐) : 양성(陽城) 지방에서 만들어진 항아리로, 자관(雌罐)과 웅관(雄罐)으로 이루어졌는데 내열력(耐熱力)이 우수하고 쉽게 깨지지 않아 연단(煉丹)할 때 많이 사용됐다.

3 일복시(一伏時)는 일복시(一復時), 일주시(一周時)라고도 하는데 자시(子時)에서 다음 날 자시(子時), 축시(丑時)에서 다음 날 축시(丑時)와 같이 12지(支)가 순환하여 다시 시작하는 동안의 시간 즉 현대의 24시간을 의미한다.

4 갈가구(葛可久, 1305~1353) : 원대(元代) 의사 갈건손(葛乾孫)으로 가구(可久)는 자(字)이다. 장주현(長洲縣) 출신으로 부친인 갈응뢰(葛應雷)도 의업으로 유명했다. 그는 몸집이 매우 크고 사람을 죽일 정도로 팔 힘 또한 강하여 각종 격투기와 전법(戰法) 등을 좋아하였는데, 나중에 그런 의지를 꺾고 독서에 매진하여 음양(陰陽), 율력(律曆), 성명(星命)의 학문에 통달하였고 문장(文章) 또한 유명하게 되었다. 과거에 여러 번 실패한 후에는 부친의 의업을 계승하였는데, 치료를 받고자 하는 사람은 귀천을 가리지 않고 모두 마음을 다하여 치료하여 주었고 번번이 치료 효과가

좋아 명성이 금화(金華)의 주단계(朱丹溪)와 같았다 한다. 저서에 『의학계몽론(醫學啓蒙論)』, 『십이경락(十二經絡)』, 『십약신서(十藥神書)』가 있다.

四生丸[1]

妄行하는 血熱에 사용하는 四生丸은	妄行血熱四生丸
鮮側柏葉에 鮮荷葉과	側柏須鮮荷葉元
生地黃 및 生艾葉汁으로 구성되니	生地再加生艾汁
4가지 약물들을 함께 찧어 즙을 내 복용하지.	四般共搗服之安

사생환(四生丸)은 신선한 측백엽(側柏葉), 신선한 하엽(荷葉), 신선한 생지황(生地黃), 신선한 애엽(艾葉)으로 구성되며, 4가지 약물들을 함께 찧어 즙을 내어 복용한다.

사열(邪熱)이 음분(陰分)에 잠복하여 혈(血)이 사열(邪熱)에 핍박 돼 망행(妄行)하는 것을 치료한다.

이 처방은 바로 『금궤요략(金匱要略)』의 백엽탕(柏葉湯)의 의미를 모방한 처방이다. 무릇 토혈증(吐血症) 중 사열(邪熱)로 인해 양락(陽絡)이 손상된 경우라면 당연히 청화(淸火)해야 하고, 과로(過勞)로 인해 양락(陽絡)이 손상된 경우라면 마땅히 이허(理虛)해야 하나, 사열(邪熱)이 음분(陰分)에 잠복해 있어서 한량약(寒凉藥)으로 사열(邪熱)을 바로 꺾어주었음에도 사열(邪熱)이 해소되지 않는 경우라면 반드시 신온방향(辛溫芳香)한 약물로 혈분(血分)에서 사기(邪氣)를 선발(宣發)하여 사열(邪熱) 스스로 음분(陰分)에서 양분(陽分)으로 나가게 한 연후에 청열(淸熱)과 설열(泄熱)을 해야 한다. 애엽(艾葉)과 하엽(荷葉)은 비록 들어가는 장부(臟腑)와 다스리는 주치증(主治症)이 다르긴 해도 성미(性味)와 기질(氣質)이 큰 맥락에서 비슷하니, 둘 다 방향성이 있으면서 혈분(血分)으로 들어가고, 둘 다 기미(氣味)가 신고온(辛苦溫)하며, 아울러 둘 다 잎사귀로 해산(解散)하는 기전을 가지고 있어, 음중(陰中)의 복열(伏熱)을 흐트러트려 머무르지 못하게 한다. 측백엽(側柏葉)과 생지황(生地黃)은 직접적으로 청혈(淸血)하는데, 아울러 양성(凉性)의 측백엽(側柏葉)에는 방향성(芳香性)과 조성(燥性)이 있어 미처 없어지지 않은 사기(邪氣)가 머무르지 못하게 하고, 양성(凉性)의 생지황(生地黃)에는 평안하게 안정시키는 효능이 있어 허리(虛羸)가 발생하는 것을 막아 준다. 모두 즙으로 사용하는 것은 오로지 신선한 약력(藥力)만을 취하고자 한 뜻이다. 이런 것을 살펴보면 고방(古方)은 비록 간략하지만, 반드시 깊은 뜻이 있으니 배우는 사람이 함부로 소홀히 대해서는 안 된다.

1 사생환의 출처는 남송(南宋) 시기인 1178년에 간행된 양담(楊倓)의 『양씨가장방(楊氏家藏方)』이다. 원 처방명은 사미원(四味圓)이었는데 진자명(陳自明)에 의해서 사생환(四生丸)이라고 명명되었다.

烏金丸[1]

烏金丸은 婦人瘀血과	烏金丸治婦人瘀
血結 및 癥瘕疼痛이 제거되지 않는 것을 치료하지.	血結癥瘕痛不除
香附子·木香·莪朮·官桂에	香附木香莪朮桂
五靈脂·乳香·沒藥·延胡索을 함께하고	五靈乳沒共延胡
紅花·蘇木·烏藥·當歸·桃仁을 짝지은 다음	紅蘇烏藥歸桃配
黑豆를 다시 酒煮한 후	黑豆還須酒煮之
豆汁을 끓여 膏로 만들고 꿀을 섞어 丸을 빚는데	豆汁熬膏丸和蜜
밖은 蠟殼으로 감싸시게.	外須蠟殼謹扶持

오금환(烏金丸)은 향부자(香附子)를 동변(童便) 1잔과 우슬(牛膝) 1량 반과 함께 초(炒)한 다음 우슬은 제거한 것 4량, 관계(官桂), 오령지(五靈脂), 연호색(延胡索), 초초(醋炒)한 당귀(當歸), 피첨(去皮尖)을 제거한 도인(桃仁), 오약(烏藥) 각 1량, 아출(莪朮) 1량, 거유(去油)한 유향(乳香), 거유(去油)한 몰약(沒藥), 목향(木香) 각 5돈, 흑두(黑豆)를 1되 삶아 즙으로 취한 것, 홍화(紅花), 소목(蘇木) 각 2량으로 구성된다. 술 5주발[2]에 홍화(紅花)와 소목(蘇木)을 넣고 4주발이 되도록 전탕(煎湯) 한 다음, 찌꺼기는 버리고 흑두즙(黑豆汁)과 함께 끓여 고(膏)를 만들어 꿀과 섞어서 환(丸)을 빚는데, 환(丸) 하나의 무게를 2돈으로 하고 납각(蠟殼)으로 옷을 입힌다.

부인혈결(婦人血結), 징가어통(癥瘕瘀痛), 경폐혈체기체(經閉血滯氣滯) 등의 증상을 치료한다.

부인의 혈폐(血閉) 증상은 모두 기체(氣滯)로 인해 (혈이) 운행되지 않아 발생한 것이다. 그러므로 처방 중에 향부자(香附子)를 군(君)으로 삼고 목향(木香)을 좌(佐)로 삼아 표리상하(表裏上下) 일체의 모든 기(氣)를 통행(通行)하고, 여기에 다시 행혈(行血)하고 파어(破瘀)하는 여러 약물을 배합하면, 저절로 남는 것 없이 탕척(蕩滌)하면서 티끌도 머물지 못하게 될 것이다. 그러나 이미 응결되어서 적증(積證)을 이루었다면 탕제(湯劑)로 빨리 제거할 수 있는 경우가 아니므로 환제(丸劑)를 사용하여 완만하게 치료해야만 한다.

1 『중의방제대사전(中醫方劑大辭典)』 등을 살펴보면 오금환(烏金丸)이란 이름을 가진 처방은 모두 26개이었고, 오금단(烏金丹)이란 이름의 처방은 2개, 오금산(烏金散)이란 이름의 처방은 89개, 오금정(烏金錠)이란 이름의 처방은 1개, 오금전(烏金煎)이란 이름의 처방은 7개, 오금고(烏金膏)란 이름의 처방은 17개였다. 그 중 『성방편독』과 처방 구성이 같은 처방은 『성방편독』 자체가 출처로 기재되어 있는 경우 1개만 보여, 향후 출처에 대하여 더욱 자세한 연구가 필요해 보인다.

2 주발(周鉢) : 뚜껑이 있는 놋쇠로 만든 그릇이다. 참고로 사발(沙鉢)은 뚜껑이 있는 사기로 만든 그릇이다.

黃土湯『金匱』

先便後血에 사용하는 黃土湯은	先便後血黃土湯
阿膠·白朮·附子·乾地黃과	阿膠朮附地黃裏
黃芩·甘草·伏龍肝으로 구성되어	黃芩甘草龍肝伏
脾臟이 虛衰하고 血分이 常道를 잃은 것에 사용된다네.	脾臟虛衰血失常

황토탕(黃土湯)은 감초(甘草), 건지황(乾地黃), 백출(白朮), 포(炮)한 부자(附子), 아교(阿膠), 황금(黃芩) 각 3량, 조중황토(竈中黃土) 반 근이다.

『금궤요략(金匱要略)』에 대변(大便)을 먼저 보고 후에 하혈(下血)하는 것을 원혈(遠血)이라고 하니 황토탕(黃土湯)으로 치료한다고 하였다.

하혈증(下血證)은 원인이 제각각으로 같지가 않다. 『금궤요략(金匱要略)』에서는 비록 원혈(遠血)과 근혈(近血)로 나누었으나, 전체적으론 허실(虛實)과 한열(寒熱)에서 벗어나지 않는데, 열증(熱證)의 경우에는 실증(實證)이 많고 한증(寒證)의 경우에는 허증(虛證)이 많으니 더욱더 확실하다고 하겠다. 무릇 인체의 혈(血)은 모두 비장(脾臟)에 의해 주관된 후에야 전신(全身)을 통제하고 백맥(百脈)을 주행할 수 있다. 만약 비토(脾土)가 허약해지면 혈(血)을 통제하는 기능을 잃어버리게 되는데, 여기에 열(熱)이 가해지면 혈(血)이 망행(妄行)하게 되고 寒(寒)이 가해지면 혈(血)이 응결(凝結)하게 되니, 모두 혈(血)이 경맥(經脈)에서 이탈해 아래로 흘러내리면서 혈(血) 본연의 자리를 지키지 못한 경우가 되겠다. 이 처방은 비장(脾臟)이 허한(虛寒)하여 혈(血)을 통제할 수 없어 담백하거나 어두운 어혈색(瘀血

色)의 혈(血)이 대변을 따라 내려가는 것을 치료한다. 황토(黃土)는 온조(溫燥)하면서 비장(脾臟)으로 들어가 백출(白朮) · 부자(附子)와 더불어 강건하게 운행하는 기(氣)를 회복하고, 아교(阿膠) · 지황(地黃) · 감초(甘草)는 이탈(離脫)되고 쇠갈(衰竭)해진 혈(血)을 보충해준다. 또한 신온(辛溫)한 약물로 인해 혈병(血病)이 발생할 수도 있는 것을 염려해 고한(苦寒)한 황금(黃芩)으로 태과한 것을 방어하니, 이것이 소위 왕의 군대는 절제를 귀하게 여긴다고 하는 것이다.

1 황토탕은 『금궤요략(金匱要略) · 경계토뉵하혈흉만어혈병맥증치제16(驚悸吐衄下血胸滿瘀血病脈證治第十六)』에 나온다.

祛風劑

풍(風)은 육음(六淫) 중 첫머리이며 백병(百病)의 우두머리로, 잘 달리고 수시로 변하는[善行數變] 성질과 출입에 방향이 없는 병태(病態)를 가졌다. 그러므로 성인(聖人)은 풍사(風邪)를 화살과 돌 피하듯이 하셨으니, 잠시라도 조심하지 않으면 사기(邪氣)가 침범하게 된다. 이와 같으므로 상고(上古)의 성인께서는 항상 "허사적풍(虛邪賊風)은 때에 맞추어 피해야 한다."[1]라고 하셨다. 다만 풍사(風邪)가 인체를 침범하더라도 위중(危重)한 경우라야 중풍(中風)이 되고 경미한 경우엔 감모(感冒)가 되는데, 중풍증(中風證)의 경우 표리(表裏) · 장부(臟腑) · 경락(經絡)에 따라 증상에 차이가 있더라도 허약으로 인하여 발생하는 것은 모두 동일하다. 바람 중에는 매섭게 차가운 바람이 있으니 이 바람에는 한기(寒氣)가 있어 바람이 한기(寒氣)를 들여보내면서 따라오거나 한기(寒氣)가 바람을 따라 들어온다. 또 외부에서 부지불식간에 침범하는 바람도 있는데, 즉 봄철의 서풍(西風)이나 여름철의 북풍(北風)과 같은 것들이다. 『난경(難經)』[2]에서 "(오행 상생상극 중 자신의 자식에 해당하는) 앞으로부터 오는 것은 실사(實邪)가 되고, (부모에 해당하여) 뒤로부터 오는 것은 허사(虛邪)가 되며, (자신이) 이기지 못하는 곳에서 오는 것은 적사(賊邪)가 되고, (자신이) 이기는 곳에서 오는 것은 미사(微邪)가 된다."라고 하였듯이, 이런 종류의 바람들은 모두 허약한 틈을 타고 질환이 되는 것들이다. 또 봄철과 여름철 바람은 바람 중에 한기(寒氣)가 없이 북소리처럼 울리는 화창한 바람으로 이른바 "얼굴에 차지 않은 버들 바람이 부네."[3]라고 한 것이 이것이니, 이런 바람들은 모두 단독으로 인체를 손상할 수가 없는 것들이다. 또 중풍증(中風證)에는 남북(南北)에 따른 차이도 존재하는데, 북방은 바람이 거세고 지대가 높으며 추위가 심하니 진중풍(眞中風)이 많고, 남방은 바람이 유약하고 지대가 낮으며 습기가 많으니 유중풍(類中風)이 많다. 유중풍(類中風)의 원인이 원래 하나가 아니고 진중풍(眞中風) 또한 치법이 같진 않다. (그러나) 총괄하면 풍사(風邪)에 적중되어 발병되는 것들은 진중풍(眞中風)이나 유중풍(類中風)을 막론하고 모두 급작스러우면서 맹렬한 질병이라 발병양상이 갑작스러워 느긋하게 치료할 것들이 아니다. (그러므로) 반드시 먼저 폐증(閉證)과 탈증(脫證) 양 증상을 구별해야 하는데, 대체로 사기가 치성한 경우에는 폐증(閉證)이 많이 보이고, 정기가 허약한 경우에는 탈증(脫證)이 많이 보인다. 폐증(閉證)은 양손을 꽉 쥐면서 양 눈을 직시(直視)하며 대소변은 막히고 입을 꽉 다물고 벌리지 못하는 증상으로, 개법(開法)과 설법(泄法) 및 표부(表部)와 이부(裏部)를 치료하는 방법으로 사기가 제거되면서 정기가 안정되기를 기다려야 한다. 탈증(脫證)은 손과 입이 풀어지고 벌려져 있거나 혹 대소변이 저절로 새어 나오거나 혹 땀이 나면서 눈을 감고 있거나 혹 침을 계속 흘리는 등의 증상으로, 급히 고본(固本)하는 방법을 사용해도 오히려 치료할 시간이 없는 것을 두려워해야 하니 어떻게 다시 풍사(風邪)까지 돌볼 수 있겠는가! 대략적인 개요를 이와같이 기술한다.

1 『소문(素問) · 상고천진론편제1(上古天眞論篇第一)』: "夫上古聖人之教下也, 皆謂之虛邪賊風, 避之有時."

2 『난경(難經) · 제50난(第五十難)』에 "從後來者爲虛邪, 從前來者爲實邪, 從所不勝來者爲賊邪, 從所勝來者爲微邪, 自病者爲正邪."라고 나온다.

3 송(宋)나라 때 지남(志南)의 시(詩) 「절구(絶句)」 "古木陰中系短篷, 杖藜扶我過橋東. 沾衣欲濕杏花雨, 吹面不寒楊柳風."에서 유래된 구절이다.

小續命湯『千金』[1]

小續命湯은 桂枝·附子·川芎과	小續命湯桂附芎
麻黃·人參·白芍藥·杏仁·防風에	麻黃參芍杏防風
黃芩·甘草·防己·生薑·大棗를 넣어서 煎湯한 것으로	芩甘防己加薑棗
眞中風邪로 인한 表實證 같은 것에 사용한다네.	眞中風邪表實同

소속명탕(小續命湯)은 방풍(防風) 1돈 2푼, 계지(桂枝), 마황(麻黃), 인삼(人參), 뾰족한 부분을 제거하고 간 행인(杏仁), 주세(酒洗)한 천궁(川芎), 주초(酒炒)한 백작약(白芍藥), 자감초(炙甘草), 주초(酒炒)한 황금(黃芩), 방기(防己) 각 8푼, 부자(附子) 4푼에 생강(生薑)과 대조(大棗)를 가하여 탕전(湯煎)한 것이다.

이 처방은 중풍(中風)이 갑자기 발생하여 인사불성(人事不省) 내지는 정신이 혼미스러운 경우 또는 근맥(筋脈)이 구급(拘急)하면서 반신불수(半身不隨)인 경우 또는 말이 어눌하면서 구안와사(口眼喎斜)가 있는 경우 또는 강경(剛痙)과 유경(柔痙) 등이 발생한 것을 치료하니, 중풍(中風) 중 표실증(表實證)만 있고 이증(裏證)이 없는 모든 경우에 다 가감하여 사용할 수 있다.

풍사(風邪)가 인체에 적중될 경우, 비록 앞에서부터 적중되거나 혹은 뒤에서부터 적중된 것과 같은 동일하지 않은 점이 있고, 아울러 태양경락(太陽經絡)에 적중되거나 혹은 양명경락(陽明經絡)에 적중되는 것과 같은 각각의 차이점이 있더라도, 태양(太陽)은 일신(一身)의 표부(表部)를 주관하고 한수(寒水)의 경락(經絡)이 되어, 풍사(風邪) 중에 한기(寒氣)가 있으면 사물은 같은 종류를 따라가므로, 경락(經絡)에 적중되면[中經] 반드시 태양(太陽)에서부터 시작되는 것이 많고, 육부(六腑)에 적중되면[中腑] 필히 위(胃)로 귀결되며, 오장(五臟)에 적중되면[中臟] 반드시 심(心)으로 귀납된다. 다만 대풍(大風)이 침범한 경우라면 영분(營分)과 위분(衛分) 모두가 손상되므로 이때에는 중경(中經) · 중부(中腑) · 중장(中臟)과 같은 3종류로 구분해야지 구구하게 영분(營分)과 위분(衛分)으로 논하는 것은 불필요하겠다. 이 처방이 치료하는 인사불성(人事不省) 내지는 정신의 혼미는 사기(邪氣)가 갑자기 침범해 정기(正氣)가 지키지 못한 증상이고, 근맥(筋脈)이 구급(拘急)한 것은 근맥(筋脈)이 한기(寒氣)를 만나 오그라든 것이며, 반신불수(半身不隨)는 타고난 음양기혈(陰陽氣血)의 편승(偏勝)과 영휴(盈虧)를 틈타 허사(虛邪)가 반신(半身)에 침범하여 발생한 것이고, 말이 어눌한 것은 풍사(風邪)가 낙맥(絡脈)에 적중되어 설본(舌本)이 굳은 것이며, 구안와사(口眼喎斜)는 사기의 침범을 받은 곳이 도리어 완만해지면서 정기가 사기 있는 곳을 끌어당겨 급박하게 된 것이다. 처방 중에 마황(麻黃) · 계지(桂枝) · 방풍(防風) · 방기(防己)와 같은 것들은 태양경(太陽經)으로 들어가 거풍축습(祛風逐濕)하여 표부(表部)를 열어준다. 사기가 외부에서 옹체(壅滯)하면 내부의 기운이 펼쳐지지 않게 되고, 내부가 펼쳐지지 않게 되면 울체(鬱滯)하여 사열(邪熱)이 발생하게 되므로 행인(杏仁)으로 소리(疏利)하였고 황금(黃芩)으로 식혀주었다. 사기가 침범했다면 정기(正氣)가 반드시 허약할 것이므로 인삼(人參)과 감초(甘草)로 익기조중(益氣調中)하였고, 백작약(白芍藥)과 천궁(川芎)으로 영분(營分)을 보호하면서 혈분(血分)을 화평(和平)하게 하였다. 부자(附子)를 사용하는 것은 보약(補藥)의 약력을 도우면서 마황(麻黃)이 표부(表部)로 운행되는 것을 돕는 것이고, 생강(生薑)과 대조(大棗)로 인도하는 것 역시 이들을 통해 영위(營衛)를 조화시키려는 것이다.

1 소속명탕은 652년에 완성된 손사막(孫思邈)의 『비급천금요방(備急千金要方) · 권제8(卷第八) 제풍(諸風) · 제풍제2(諸風第二)』에 동진(東晋) 진연지(陳延之)가 402년에 완성한 『소품방(小品方)』의 처방이라고 언급되어 있다.

三生飮[1]

三生飮은 生附子·生川烏·生南星으로 구성되나	三生飮是附烏星
정기를 보하고자 다시 人參을 가한 후	補正還宜加人參
木香을 조금 더해 氣滯를 조절하여	少用木香理氣滯
中風으로 정신이 혼미하고 人事不省한 것을 치료한다네.	中風昏憒不知人

삼생음(三生飮)은 생남성(生南星) 1량, 거피(去皮)한 생천오(生川烏), 거피(去皮)한 부자(生附子) 각 5돈, 목향(木香) 2돈으로, 매번 1량을 복용하되 인삼(人參) 1량을 더하여 전탕(煎湯) 한다.

중풍(中風)으로 갑자기 정신이 혼미하고 인사불성(人事不省)하면서 담연(痰涎)이 옹성(壅盛)하고 말이 어눌한 증상들을 치료한다.

중풍(中風)은 대체로 양기(陽氣)가 허약한 경우에 다발하는데, 양기(陽氣)가 허약한 자는 반드시 담습(痰濕)이 많아서 비록 몸이 풍만하더라도 경락(經絡)이나 수도(隧道)의 기운이 옹체해 있으므로, 한번 풍사(風邪)에 적중되면 평소에 가지고 있었던 본병(本病)이 나타나면서 앞의 여러 증상이 발생하게 된다. 그러므로 동원(東垣)은 "무릇 사람이 나이 40을 넘어서 기운이 쇠약해지는 즈음에 혹 근심하거나 혹 기뻐하거나 혹 분노하여 기운을 손상한 자에게 이 증상이 많이 발생하지 장성(壯盛)한 시기에는 발생하지 않는다. 비만한 경우에는 간혹 발생하기도 하는데 이것은 형성기쇠(形盛氣衰: 형체는 크지만, 기운이 쇠약한 상태)라서 그런 것이다."[2]라고 하였다. 이러한 증상이 발생했다면 어떻게 일반적인 약물이나 음식으로 상하를 통하게 할 수 있겠는가! 재빨리 삼생음(三生飮) 1량을 투여하여 행경(行經), 축풍(逐風), 치담(治痰) 시켜 참관탈문(斬關奪門)[3]하는 모양새가 있어야 한다. 그런데 (이런 경우에는 먼저) 반드시 1량 정도의 인삼(人參)으로 그사이를 제어하면서 진기(眞氣)를 도와야 한다[4]. 이렇게 한 연후에야 신렬(辛烈)한 남성(南星)이 산풍제담(散風除痰)할 수 있고, 신렬(辛烈)한 오두(烏頭)와 부자(附子)가 경락을 운행하면서 풍한(風寒)을 내몰 수 있는 등 각각의 효력이 발휘될 수 있게 된다. (여기에) 이기(理氣)하는 목향(木香)을 가해 상하표리(上下表裏)에 한 올 만한 옹체(壅滯)도 없게 하면, 자연히 사기(邪氣)는 제거되면서도 정기(正氣)는 손상되지 않게 되므로 묘법(妙法)이 되겠다.

1 삼생음은 1190년에서 1195년 사이에 완성된 왕석(王碩)의 『이간방(易簡方)』에 처음 실렸으며 그 후 『태평혜민화제국방(太平惠民和劑局方)』에 실려 광범위하게 사용됐다.

2 1368년에 편찬되어 『동원십종의서(東垣十種醫書)』에 포함된 왕리(王履)의 『의경소회집(醫經溯洄集)·권하(卷下)·중풍변(中風辨)』에 실린 "東垣曰: 中風者, 非外來風邪, 乃本氣病也. 凡人年逾四旬, 氣衰之際, 或因憂喜忿怒傷其氣者, 多有此疾. 壯歲之時, 無有也. 若肥盛則間有之, 亦是形盛氣衰而如此"를 인용한 것이다. 아울러 이와 유사한 구절이 이동원의 『의학발명(醫學發明)·권9(卷九)·중풍유삼(中風有三)』에도 "凡人年逾四旬, 氣衰者, 多有此疾. 壯歲之際, 無有也. 若肥盛, 則間有之, 亦形盛氣衰如此."라고 기재되어 있으니, 해당 구절이 비록 『의경소회집』에서 나왔지만, 동원의 직접적인 언급이라 생각해도 무방할 듯싶다.

참고로 왕리(王履. 1332~?)는 원나라 말기에서 명나라 초기의 의학자로, 자(字)는 안도(安道)이고 호는 기수(畸叟) 또는 포독산인(抱獨山人)이다. 지금의 강소성(江蘇省) 곤산(昆山) 사람으로 시문(詩文)과 화예(畫藝)에 능통하였고, 일찍이 주진형(朱震亨)에게 의학을 배웠다. 『내경(內經)』, 『난경(難經)』, 『상한론(傷寒論)』 등의 고전 의서와 송나라 이후의 저명한 의학자의 논점에 대하여 독창적인 견해를 적지 않게 제시하였는데, 특히 상한과 온병의 병인론적 구별에 독창적인 견해가 있었다. 이외에도 심신(心腎)과 진음진양(眞陰眞陽)의 이론을 중시하여, 주진형의 "양상유여(陽常有餘), 음상부족(陰常不足)"의 학설을 계승 발전시켰고, 유완소(劉完素)의 사화(瀉火) 중심의 치병 이론을 흡수하여, 온병의 치료는 마땅히 제열(除熱)을 위주로 해야 함을 주장하였다. 이런 그의 진음진양(眞陰眞陽) 이론은 명대에 명문(命門) 학설에 많은 영향을 주었고, 청열양음법(淸熱養陰法) 사상은 후대 섭천사(葉天士) 등에게 많은 영향을 주었다.

3 참관탈문(斬關奪門)이란 관우가 조조의 휘하에 있다가 일행을 데리고 원소의 휘하에 있는 유비를 찾아가는 도중 조조의 부하 장수가 지키고 있던 5관문을 부수고 6명의 장수를 죽인 일화를 빗댄 것으로 강력한 힘으로 막힌 것을 뚫는다는 의미가 되겠다.

4 "그 사이를 제어하면서 진기를 도와야 한다.(駕馭其間, 以助眞氣)"라는 구절은 설기(薛己)의 『내과적요(內科摘要)·권상(卷上)·원기휴손내상외감등증1(元氣虧損內傷外感等症一)』에 "駕驅其邪而補助眞氣"라는 구절을 변형·인용한 것이다.

地黃飮子 河間[1]

地黃飮子는 (熟地黃)·石斛·肉蓯蓉에　　地黃飮子斛蓯蓉
官桂·附子·茯苓·吳茱萸·菖蒲·遠志·麥門冬과　　桂附苓萸菖遠冬
巴戟天·五味子·薄荷·生薑·大棗로 구성되어　　戟味薄荷薑棗引
風痱로 말이 어눌하면서 잘 걷지 못하는 증상을 치료한다네.　　風痱言謇足難從

지황음자(地黃飮子)는 숙지황(熟地黃), 거심(去心)한 파극천(巴戟天), 산수유(山茱萸), 주침(酒浸)한 육종용(肉蓯蓉), 포(炮)한 부자(附子), 관계(官桂), 석곡(石斛), 복령(茯苓), 석창포(石菖蒲), 원지(遠志), 맥문동(麥門冬), 오미자(五味子)를 등분한 것으로, 매번 5돈을 복용하는데 박하(薄荷) 조금에 생강(生薑)과 대조(大棗)를 가해 전탕(煎湯) 해 복용한다.

중풍(中風)으로 말을 하지 못하는 설음증(舌喑症)과 걷지 못하는 족폐증(足廢症)을 치료하는데, 이 증상들은 소음기(少陰氣)가 막혀 이르지 못하는 것으로 풍비(風痱)라고 하며 급히 따뜻하게 해야만 한다.

대저 중풍(中風)에는 진중풍(眞中風)과 유중풍(類中風)이 있다. 진중풍(眞中風)은 실제로 풍사(風邪)에 적중된 것이고, 유중풍(類中風)은 음허(陰虛)와 양허(陽虛) 두 가지에서 벗어나지 않는다. 만일 신중(腎中)에 진양(眞陽)이 허약하다면 담습(痰濕)이 많아지고 진음(眞陰)이 허약하면 화열(火熱)이 많아지는데, 양허(陽虛)의 경우엔 폭탈(暴脫)하는 증상이 많이 발생하고 음허(陰虛)의 경우엔 화성(火盛)한 증상이 많이 발생한다. 정신이 혼미하고 말을 하지 못하며 갑자기 졸도하여 한쪽이 마르는 등의 증상은 진중풍(眞中風)과 비슷한 것 같으나 실제로는 아니므로 배우는 자는 부득불 자세히 살펴서 치료해야만 한다. 위에서 말한 "소음기(少陰氣)가 막혀 이르지 못하는 것"에서 기(氣)라는 것은 양(陽)이니 즉 신장양허(腎臟陽虛)임을 의심할 바가 없으므로 처방 중에 숙지황(熟地黃) · 파극천(巴戟天) · 산수유(山茱萸) · 육종용(肉蓯蓉)으로 신장(腎臟)의 부족함을 크게 보익하였고, 신열(辛熱)한 육계(肉桂)와 부자(附子)로는 4가지 약물들을 도와서 진양(眞陽)을 온양(溫養)하도록 하였다. 무릇 진양(眞陽)이 하부에서 허약하게 되면 반드시 부양(浮陽)이 상부를 침범하게 되므로 석곡(石斛)과 맥문동(麥門冬)으로 식혔고, 화(火)는 담(痰)을 싣고 상승하므로 복령(茯苓)으로 삼설(滲泄)하였다. 그런데 담화(痰火)가 상부로 부월(浮越)하게 되면 반드시 규도(竅道)를 많이 막으므로, 창포(菖蒲)와 원지(遠志)로 상하를 서로 소통시켜 막힌 규도(竅道)를 선통(宣通)하면서 사기를 물리칠 수 있게 하였다. 오미자(五味子)는 모산(耗散)된 기(氣)를 수렴하여 정기(正氣)가 돌아오게 하고, 박하(薄荷)는 없어지지 않은 사기를 찾아내 풍사(風邪)가 머무르지 못하게 한다. 생강(生薑)과 대조(大棗)를 사용하는 것은 영위(營衛)를 화평(和平)하게 하여 정기(正氣)는 구제하면서 사기는 제거하려는 것이다.

1 지황음자에 대해 『성방편독』에서는 유완소(劉完素)의 『황제소문선명론방(黃帝素問宣明論方) · 권2(卷二) · 음비증(喑痱證) 주신허(主腎虛)』처방이라고 보았으나, 1119~1125년에 간행된 조길(趙佶)의 『성제총록(聖濟總錄) · 권제51(卷第五十一) · 신장문(腎臟門) · 음비(喑痱)』에 "地黃飮"으로 처음 나온다.

牽正散[1]

改容膏

口眼喎斜에 사용하는 牽正散은	口眼喎斜牽正散
陽明에 風邪가 적중되어 만연한 것을 치료하니,	陽明風中邪干漫
白殭蠶·白附子·全蝎로 구성되어	僵蠶白附蝎全投
2돈씩 술로 복용하면 효과가 좋구나.	酒服二錢功可贊
外用하는 改容膏는	尚有改容膏外塗
蓖麻子와 冰片을 함께 빻아 만드는데,	蓖麻冰片共搥爛
간혹 附子와 乾薑을 가하면	或加附子與乾薑
溫散追風의 약효로 빠르게 병을 제거한다네.	溫散追風速除患

견정산(牽正散)은 백부자(白附子), 백강잠(白僵蠶), 전갈(全蝎)을 등분(等分)하여 가루로 만든 것으로, 매번 2돈씩 술에 타서 복용한다.

중풍(中風)으로 발생한 구안와사(口眼喎斜)를 치료하는데 구안와사 이외의 다른 증상은 없는 경우이다.

중풍(中風)으로 인한 구안와사 증상에 대해 『금궤요략(金匱要略)』에는 "사기(邪氣)가 있는 곳은 오히려 늘어지고 정기(正氣)가 있는 곳은 당기게 되므로, 정기 있는 쪽이 사기 있는 쪽을 당겨서 입이 삐뚤어져 말을 하지 못하고 팔다리를 쓰지 못하게 된다."라는 몇 마디 구절만 있고[2], 우이(尤怡)는 주(注)에서 "사기(邪氣)를 받은 곳은 근맥(筋脈)이 쓰이지 않아서 늘어지고, 사기가 없는 곳은 정기(正

氣)가 홀로 다스려서 급하게 된다. 그러므로 좌측이 삐뚤어진 것은 사기가 오히려 우측에 있고 우측이 삐뚤어진 것은 사기가 오히려 좌측에 있다."[3]고 하였다. 그런데 족양명(足陽明)의 경맥은 입을 끼면서 입술을 돌고, 족태양(足太陽)의 경맥은 목내자(目內眦)에서 일어나며, 족소양(足少陽)의 경맥은 목외자(目外眦)에서 일어나니, 중풍(中風)이란 증상은 모두 삼양(三陽)에서 오는 것이다. 또한 (기와 혈) 두 기운은 일신(一身)을 관통하므로 좌혈우기(左血右氣)와 같이 나누는 것은 불필요하나, 좌우(左右)는 음양(陰陽)의 도로이고 인체는 품부한 것에 따라 각각 치우쳐진 바가 있으므로, 좌우가 불균형하다면 불균형된 것이 서로 원인이 되어 외사(外邪)가 침입해 발병한다. 이 처방이 다른 증상은 치료하지 않고 구안와사만 치료한다는 것에서 풍사(風邪)가 경맥(經脈)에만 있어 표증(表證)과 이증(裏證)이 없다는 것을 알 수가 있다. 그러므로 푸른색을 띠며 잘 달리는 전갈(全蠍)을 사용해 홀로 간경(肝經)으로 들어가게 하였는데, 풍기(風氣)는 간(肝)에 통하므로 (전갈은) 풍사(風邪)를 찾는 주약(主藥)이 되겠다. 신산(辛散)한 백부자(白附子)는 두면부의 풍사를 치료할 수 있고, 청허(淸虛)한 백강잠(白殭蠶)은 락맥(絡脈) 중의 풍사를 풀 수 있다. 세 가지가 모두 풍사를 다스리는 전문약으로 술에 타서 복용시켜 경맥을 순행시켰으니, 동기상구(同氣相求)로 풍사를 없애려는 것이다.

○ 개용고(改容膏)[4]는 피마자(蓖麻子) 1량과 빙편(冰片) 3푼을 함께 갈아 넣고 고(膏)로 만든 것으로, 겨울철에는 건강(乾薑)과 부자(附子) 각 1돈을 가한다. 왼쪽이 삐뚤어진 경우엔 오른쪽에 붙이고 오른쪽이 삐뚤어진 경우엔 왼쪽에 붙이니 이렇게 하면 바로 정상으로 돌아온다. 혹 선어혈(鱔魚血)[5]을 고르게 도포하거나 혹 강랑(蜣螂)[6]을 찧어서 넓게 바르기도 한다. 피마자(蓖麻子)·선어혈(鱔魚血)·강랑(蜣螂)은 모두 추풍발독(追風拔毒)하고, 빙편(冰片)은 공규(孔竅)를 열며, 생강(生薑)과 부자(附子)는 차가운 것을 따뜻하게 하니, 치료법이 여기에서 벗어나지 않는다. 무릇 사람의 눈, 귀, 입, 코는 모두가 상부에

있지만 어째서 귀와 코는 삐뚤어지지 않고 오로지 입과 눈만 삐뚤어지는 것일까? 그것은 풍(風)은 양사(陽邪)이고 양(陽)은 움직임을 주관하는데 입과 눈은 항상 움직이므로 풍(風)이 발생하지만, 귀와 코는 항상 멈춰져 있으므로 풍(風)도 쉬기 때문이다. 이런 것들을 관찰했다면 중풍과 구안와사의 의미를 많이 깨달은 것이다.

1 견정산은 1178년에 간행된 양담(楊倓)의 『양씨가장방(楊氏家藏方)』에 나오는 처방이다. 『노부금방(魯府禁方)』에서는 거풍산(祛風散), 『선념집(仙拈集)』에서는 삼신산(三神散)이라고도 불렀다.

2 "사기(邪氣)가 있는 곳은 오히려 늘어지고 정기(正氣)가 있는 곳은 당기게 되므로, 정기(正氣) 있는 쪽이 사기(邪氣) 있는 쪽을 당겨서 입이 삐뚤어져 말을 하지 못하고 팔다리를 쓰지 못하게 된다."라는 구절은 『금궤요략(金匱要略) · 중풍역절풍맥증병치제5(中風歷節風脈證并治第五)』에 실려있는 "邪氣反緩, 正氣即急, 正氣引邪, 喎僻不遂"의 구절을 인용한 것이다.

3 우이(尤怡)의 주(注)는 1729년 간행된 『금궤요략심전(金匱要略心典) · 권상(卷上) 중풍역절병맥증병치제오(中風歷節病脈證并治第五)』에 실려있는 "邪氣反緩, 正氣即急者, 受邪之處, 筋脈不用而緩; 無邪之處, 正氣獨治而急, 緩者爲急者所引, 則口目爲僻, 而肢體不遂. 是以左喎者邪反在右, 右喎者邪反在左"라는 구절을 발췌한 후 요약해서 실은 것이다.

참고로 우이(尤怡, ?~1749)의 자(字)는 재경(在涇)이고 호는 졸오(拙吾)이며 만호(晩號)는 사학산인(飼鶴山人)으로 당시의 장주(長洲. 지금의 江蘇省 吳縣) 사람이다. 가난했던 젊었을 때부터 학문을 좋아하여 시문에 능하였고 사원에서 글자를 써서 파는 것으로 생계를 유지하였는데 후에는 의업에 종사하였다. 『상한론(傷寒論)』과 『금궤요략(金匱要略)』의 연구를 깊게 하여 여러 저술을 하였는데, 그 대표저작이 『상한관주집(傷寒貫珠集)』과 『금궤요략심전(金匱要略心典)』이다. 이들 저작은 장중경(張仲景)의 저술을 연구하여 깨달은 것을 기록한 것으로, 그 주석은 선인의 학설을 수집하여 상한과 잡병을 논술하였는데 조리가 명확하고 간명하여 장중경의 학문을 연구하는 데 많은 영향을 끼친 저술이다. 이외에도 『금궤익(金匱翼)』, 『의학독서기(醫學讀書記)』, 『정향루의안(靜香樓醫案)』 등이 있다.

4 개용고는 1584년에 간행된 오곤(吳昆)의 『의방고(醫方考) · 권1(卷之一) · 중풍문1(中風門第一)』에 나온다.

5 선어혈(鱔魚血)는 *Monopterus albus* Zuiew(드렁허리)의 피로, 감함온(甘鹹溫)하고 입

간심(入肝心)하며, 거풍통락(祛風通絡), 해독(解毒), 명목(明目)하여 구안와사(口眼喎斜), 질타손상(跌打損傷), 정창(疔瘡), 구강염(口腔炎), 목예(目翳) 등을 치료한다.

6 강랑(蜣螂)의 기원 동물은 *Catharsius molossus* L.(뿔소똥구리류), *Geotrupes laevistriatus* Motschulsky(보라금풍뎅이류), *Allomyrina dichotoma* L.(장수풍뎅이)로, 한함유독(寒鹹有毒)하며, 정경(定驚), 파어(破瘀), 통변(通便), 공독(攻毒)한다.

活絡丹[1]

活絡丹은 牛膽南星과	活絡丹中用膽星
川烏·草烏·乳香·沒藥·地龍으로 구성되니	二烏乳沒地龍尋
酒丸하여 酒下하면 通絡하여서	酒丸酒下能通絡
風血痰涎이 經絡을 막고 있는 것을 치료한다네.	風血痰涎閉在經

활락단(活絡丹)은 각각 포제(炮製)하여 껍질과 배꼽을 제거한 천오(川烏)와 초오(草烏) 각 6량, 우담남성(牛膽南星) 6량, 거유(去油)한 유향(乳香), 거유(去油)한 몰약(沒藥) 각 3량 3돈, 씻어서 배건(焙乾)한 지룡(地龍) 3량 3돈으로, 주환(酒丸)하여 술로 복용한다.

중풍(中風)으로 인한 수족불인증(手足不仁症)이 오랫동안 낫지 않는 것과 경락(經絡) 중에 습담사혈(濕痰死血)이 있어 팔다리 중 갑자기 한두 곳이 아픈 것을 치료한다.

풍사(風邪)가 경맥(經脈)에 침입해 머물러 제거되지 않으면 낙맥(絡脈) 중의 진액(津液) 및 기혈(氣血)과 같이 섞여 나누어지지 않게 된다. 이렇게 되면 위기(衛氣)는 정상적인 궤도를 잃어버리게 되고, 낙맥(絡脈) 중의 혈(血) 또한 응체하여 운행하지 않게 되며, 락맥(絡脈) 중의 진액(津液)도 응결하여서 담(痰)이 된다. 경락 중에 한번 습담사혈(濕痰死血)이 있게 되면 수족이 마비되어 쓸 수가 없게 되고 팔이나 다리에 통증이 발생하게 된다. 그런데 낙맥(絡脈)을 치료하는 것은 육부(六腑)나 오장(五臟)을 치료하는 것보다 어렵고 탕제(湯劑)로 씻어낼 수 있는 것도 아니므로, 반드시 준리(峻利)한 약물로 만든 환(丸)을 사용하여 사기(邪氣)를 찾아서 물리쳐야 한다. 그러므로 병소(病所)에 직접 도달하는 천오(川烏)와 초오(草烏)로 경락을 통행(通行)하고 풍사(風邪)를 흩어버리면서 한습(寒濕)을 몰아내도록 하였고, 도달한 곳에 따라온 우담남성(牛膽南星)으론 거풍활담(祛風豁痰)의 효능이 나타나도록 하였다. 방향성이 있으면서 낙맥(絡脈)을 소통시킬 수 있는 유향(乳香)과 몰약(沒藥)은 활혈행어(活血行瘀)하고, 꿈틀거리며 잘 뚫는 구인(蚯蚓)은 병소(病所)로 다른 약물들을 인도한다. 술로 환(丸)을 빚고 술로 복용시키는 것은 완만히 치료하면서도 원활히 운행하도록 하려는 것이다.

1 활락단의 출전은 『태평혜민화제국방(太平惠民和劑局方)·권3(卷之一)·치제풍(治諸風)·오직각증제가명방(吳直閣增諸家名方)』이다. 소활락단(小活絡丹)으로도 불렸다.

蠲痹湯 嚴氏[1]

蠲痹湯은 風氣痹症을 치료하니	蠲痹湯醫風氣痹
羌活·防風·甘草·赤芍藥·當歸·黃芪에	羌防草芍共歸芪
薑黃·生薑·大棗를 함께 煎湯해서 복용하여	薑黃薑棗同煎服
體痛·筋攣·手足痱를 없앤다네.	體痛筋攣手足痱

견비탕(蠲痹湯)은 황기(黃芪), 주세(酒洗)한 당귀(當歸), 주초(酒炒)한 적작약(赤芍藥), 강활(羌活), 방풍(防風), 주초(酒炒)한 편자강황(片子薑黃), 자감초(炙甘草)에 생강(生薑)과 대조(大棗)를 가해서 전탕(煎湯) 한 것이다.

중풍(中風)으로 인한 항배구급(項背拘急), 수족냉비(手足冷痹), 요슬침중(腰膝沈重), 거동 불편 등의 증상을 치료한다.

풍비증(風痹證)은 비(痹)가 근골(筋骨), 기육(肌肉), 경락(經絡), 영위(營衛) 어디에 있는가에 따라 종류별로 다른데, 근골(筋骨)에 발생하는 비(痹)는 이미 별도로 논했다. 그런데 침입된 사기(邪氣)의 경우 먼저 침투한 영위, 경락, 기육에서 근골에 영향을 미치지 않는 경우가 없다. 그러므로 사기가 처음 들어왔을 때 영위를 조화시키고 경락을 소통시키며 풍사(風邪)를 흩어버리고 막힌 것을 열어버리게 되면 비착(痹着)된 사기가 자연히 확 풀어지게 된다. 이 처방에서 황기(黃芪)는 위기(衛氣)를 보익하고, 방풍(防風)과 강활(羌活)은 잘 주행하는 성질로 황기를 보필하니, 보익하기는 하되 울체하지 않고 운행하기는 하되 누설되지 않아, 두 약물의 약효가 같이 나타나면서도 서로로 인해 더욱 두드러지는 효과가 발생하게 된다. (여기에) 당귀(當歸)와 작약(芍藥)으로 영혈(營血)을 화평하게 하고, 주혈행기(走血行氣)하여 제한조습(除寒燥濕)할 수 있는 편자강황(片子薑黃)으로 보좌하게 되면 삼기(三氣)의 사기는 자연히 유착될 곳이 없어지게 된다. 감초(甘草)는 모든 약을 조화시키면서 완중보허(緩中補虛)하고, 생강(生薑)과 대조(大棗)는 영위를 통하여 진액을 만들어 주리(腠理)에 다다르게 한다. 이와 같으므로 이 처방이 치료하는 비증(痹證)은 간신(肝腎)의 허약과는 관련 없는 근골병인 경우에 복용하여야 효과가 잘 나타날 것이니, 처방을 만든 의미가 참으로 극히 아름답다고 할 것이다.

1 견비탕에 대해 『성방편독』에선 엄용화의 『제생방』을 출전으로 삼았으나, 이보다 앞서 1178년에 간행된 양담(楊倓)의 『양씨가장방(楊氏家藏方) · 권제4(卷第四) · 풍습방8도(風濕方八道)』에 나온다.

獨活寄生湯『千金』[1]

『千金方』의 獨活寄生湯은	千金獨活寄生湯
四物湯에 (獨活·桑寄生)·人參·茯苓·細辛·甘草·防風 및	四物參苓辛草防
牛膝·杜仲·秦艽·肉桂로 구성되니	膝仲秦艽肉桂等
風寒濕痺와 下虛한 것을 치료한다네.	風寒濕痺下虛方

독활기생탕(獨活寄生湯)은 독활(獨活), 상기생(桑寄生), 진교(秦艽), 방풍(防風), 세신(細辛), 주세(酒洗)한 당귀(當歸), 주초(酒炒)한 작약(芍藥), 주세(酒洗)한 천궁(川芎), 숙지황(熟地黃), 강즙초(薑汁炒)한 두충(杜仲), 우슬(牛膝), 인삼(人參), 복령(茯苓), 감초(甘草), 계심(桂心)을 각등분(各等分)한 것으로 매번 4돈씩 복용한다.

간신(肝腎)이 같이 허약한데 풍습(風濕)이 내부를 공격하여 발생한 요슬작통(腰膝作痛), 냉비무력(冷痹無力), 굴신불인(屈伸不仁) 등의 증상을 치료한다.

이들 증상 역시 간신(肝腎)이 허약한데 삼기(三氣)가 침습한 것이므로, 숙지황(熟地黃) · 우슬(牛膝) · 두중(杜仲) · 상기생(桑寄生)으로 보간익신(補肝益腎)하고 장골강근(壯骨强筋)해야 한다. 당귀(當歸) · 작약(芍藥) · 천궁(川芎)은 화영양혈(和營養血)하는데, 이른바 풍(風)을 다스리려면 먼저 혈(血)을 다스려야 하고, 혈(血)이 운행되면 풍(風)은 저절로 없어진다는 의미이다. 인삼(人參) · 복령(茯苓) · 감초(甘草)는 익기부비(益氣扶脾)하는데, 이것 또한 이른바 사기(邪氣)를 제거하는데 먼저 정기(正氣)를 보익하게 되면 정기가 왕성해져서 사기는 저절로 제거된다는 의미이다. 그러나 병의 원인이 간신(肝腎)이 먼저 허약해진 후 사기가 그 허약한 틈을 타고 깊이 들어온 것이므로, 신경(腎經)에 들어가는 독활(獨活)과 세신(細辛)으로 복풍(伏風)을 찾아내어 밖으로 배출시키면서, 간신(肝腎)의 혈분(血分)에 들어가는 계심(桂心)으로 한사(寒邪)를 제거해야 한다. 진교(秦艽)와 방풍(防風)은 풍약(風藥)의 병졸로 기표(肌表)를 두루 주행하니 또한 풍(風)으로써 습(濕)을 없애려는 것이다.

1 독활기생탕은 652년에 완성된 손사막(孫思邈)의 『비급천금요방(備急千金要方)·권제8(卷第八) 제풍(諸風)·편풍제4(偏風第四)』에 처음 기재되어 있다. 『성제총록(聖濟總錄)』에서는 독활탕(獨活湯), 『유편주씨집험의방(類編朱氏集驗醫方)』에서는 만금탕(萬金湯)이라고도 하였다.

清空膏 東垣[1]

清空膏는 頭風을 다스리니	清空膏法治頭風
偏正頭風은 火가 상부를 공격한 것이지.	偏正頭風火上攻
川芎·炙甘草·羌活·防風·柴胡로 上散하고	芎草羌防柴上散
黃芩·黃連으로 降下하니, 차로 冲服한다네.	芩連降下用茶冲

청공고(淸空膏)는 주초황금(酒炒黃芩), 주초황련(酒炒黃連), 강활(羌活), 방풍(防風) 각 1량, 시호(柴胡) 7돈, 천궁(川芎) 5돈, 자감초(炙甘草) 1량 5돈을 가루 낸 것으로, 매번 3돈씩 복용하는데 차[茶]와 섞어서 고(膏)처럼 만들어 맹물로 삼킨다.

오래도록 낫지 않는 편두통(偏頭痛) 및 정두통(正頭痛)과 풍습열(風濕熱)이 상부의 두목(頭目)을 막아 뇌(腦) 속의 통증이 멈추지 않는 두풍병(頭風病)을 치료한다.

두풍증(頭風證)은 새로 시작된 것인지 오래된 것인지 따라 다르고, 편측에 있는지 정중에 있는지에 따라 다르며, 아울러 풍(風) · 한(寒) · 화(火) · 습(濕) · 담(痰) · 혈허(血虛) · 기허(氣虛)와 같이 병의 원인에 따른 구분도 있으니, 치료법 또한 각각의 원인에 따라 구별되어야 한다. 대체로 천근(淺近)한 것을 두통(頭痛)이라 하고 심원(深遠)한 것은 두풍(頭風)이라 하는데, 새로 발생한 경우에는 한증(寒證)과 실증(實證)이 많고 오래된 경우에는 화증(火證)과 허증(虛證)이 많으나, 총괄적으로 말하면 이 병은 풍사(風邪)로 인해 시작되지 않는 것이 없으니, 풍기

(風氣)는 간(肝)에 통하고 간기(肝氣)는 상승하기 가장 쉽기 때문이다. 그러므로 이것을 치료하려면 어떤 원인이든지 상관없이 전부 풍약(風藥)을 사용하지 않을 수 없는데, 그 이유는 산꼭대기에는 오직 바람만이 도달할 수 있기 때문이다[2]. 그런데 간(肝)에는 안에 상화(相火)가 기탁(寄託)하고 있어 외풍(外風)을 한번 불러들이게 되면 풍화(風火)가 서로 불타오르면서 간기(肝氣)를 따라 상승하게 되어, 오랜 기간 울체하지 않았다 하더라도 화증(火證)이 이미 형성되게 되므로, 어떤 병인(病因)이든지 막론하고 고강(苦降)한 약물 또한 적게 사용할 수는 없다. 그래서 동원(東垣)은 이 처방에 간(肝)으로 들어가 풍사(風邪)를 찾아내는 강활(羌活)·방풍(防風)·시호(柴胡)·천궁(川芎)을 사용해 사기(邪氣)를 상행시키면서 흩어버렸고, 고한(苦寒)한 주초황금(酒炒黃芩)과 주초황련(酒炒黃連)으로 앞서 상승시킨 것에 뒤이어 하강시키면서 화사(火邪)를 내쫓았다. 감초(甘草)는 완급조중(緩急調中)하면서 각 약물을 조화시킨다. 차[茶]를 사용하는 것은 지극히 맑은 기운을 품부 받은 차가 상초(上焦)의 탁구(濁垢)를 제거하여 하행시킬 수 있기 때문이다.

1 청공고는 1276년에 나천익(羅天益)에 의해 간행된 이동원(李東垣)의 『난실비장(蘭室秘藏)·권중(卷中)·두통문(頭痛門)』에 나오는 처방이다.

2 "高巓之上, 惟風可到"는 이동원(李東垣)의 『난실비장(蘭室秘藏)·권중(卷中)·두통문(頭痛門)』에 나오는 구절을 인용한 것이다.

清震湯 河間[1]

古法인 河間의 清震湯은	古法河間清震湯
升麻·荷葉·蒼朮로 구성되니	升麻荷葉朮須蒼
雷頭風으로 머리가 울리는 것과	雷頭風病頭鳴響
壯熱憎寒, 面目腫脹을 치료한다네.	壯熱憎寒面目張

청진탕(淸震湯)은 승마(升麻), 창출(蒼朮) 각 5돈, 하엽(荷葉) 1장으로, 전탕(煎湯)하여 복용한다.

뇌두풍(雷頭風), 두면부 흘탑종통(疙瘩[2]腫痛) 혹은 명향(鳴響)[3], 증한장열(憎寒壯熱)을 치료한다. 증상이 상한(傷寒)과 비슷하나 이 증상들 역시 시온역사(時溫疫邪) 중 한 부분이다.

온역증(溫疫證)은 천지의 여기(厲氣)가 모인 것으로 그 기(氣)가 인체를 침습할 땐 표리(表裏), 한열(寒熱), 상하(上下)의 차이가 있지만, 이들 사이 모두에는 독려지기(毒厲之氣)가 존재한다. 만약 한역(寒疫)이 상부(上部)와 표부(表部)를 침습했다면 당연히 승산(升散)하는 약물을 사용해야만 하지만, 승산(升散)하는 중에도 모름지기 벽사해독(辟邪解毒)하는 치료를 갖춰야만 한다. 양성(陽性)에 감미(甘味)를 띠면서 승기(升氣)하는 승마(升麻)는 백독(百毒)을 풀면서 외사(外邪)를 선산(宣散)할 수 있고, 신온웅장(辛溫雄壯)하면서 조습강비(燥濕强脾)하는 창출(蒼朮)은 장려지기(瘴癘之氣)를 없애면서 외부의 사기(邪氣)를 해산(解散)할 수 있는데, 아울러 이 두 약물은 모두 양명(陽明)으로 들어간다. 역려지기(疫癘之氣)는 표부(表部)에 있거나 이부(裏部)에 있거나를 막론하고 모두 양명(陽明)에 영향을 미치고, 위(胃)는 중토(中土)가 되어 만물이 귀속되는 곳이기 때문에, 증상이 이부(裏部)와 화증(火證)에 속하는 경우엔 모름지기 서각(犀角)과 영양각(羚羊角) 같은 것들을 가해서 사기(邪氣)를 식히고 해독하여야 한다. 푸른색에 향기를 띠고 있는 하엽(荷葉)은 형상이 진괘(震卦:☳)[4]를 닮았으니 능히 위중청양(胃中淸陽)의 상행을 도울 수 있고 감온신산(甘溫辛散)한 성질은 승발(升發)할 수 있으므로, 앞의 두 약물과 합쳐져 사기를 상부로 흩어버리면서 위기(胃氣)를 튼튼히 하여 사기가 안으로 전해지지 못하게 한다.

1 청진탕은 1186년에 출간된 유하간(劉河間)의 『소문병기기의보명집(素問病機氣宜保命集)·권하(卷下)·대두론제30(大頭論第三十)』에 승마탕(升麻湯)으로 실려있다.

2 흘탑(疙瘩)은 작은 부스럼이 한 군데에 모여서 발생해 살갗이 우둘투둘해진 것을 말한다.

3 명향(鳴響)은 두뇌명향(頭腦鳴響) 즉 뇌명(腦鳴)을 의미한다.

4 하엽(荷葉)은 수련과 식물인 연(蓮)의 잎으로, 성미는 평(平)·고삽(苦澁)하고, 심(心)·간(肝)·비경(脾經)에 들어가, 거서(祛暑)·사습(瀉濕)·승청(升淸)·지혈(止血)하는 효능을 보인다. 일반적으로 연은 진흙에 뿌리 박은 후 깊은 물을 헤치고 올라와 잎을 펼치고 약효 또한 청양(淸陽)을 상승시키므로 팔괘 중 진괘(震卦:☳)를 상징한다고 일컫는다.

烏頭湯『金匱』[1]

烏頭湯은 『金匱要略』의 처방으로 (烏頭)·黃芪·甘草·芍藥·麻黃으로 구성되어 歷節風으로 伸舒하면 아픈 것을 치료하니 逐濕行痹하며 助陽하는구나.

烏頭湯爲金匱方
黃芪甘草芍麻黃
病由歷節伸舒痛
逐濕行痹更助陽

오두탕(烏頭湯)은 마황(麻黃), 작약(芍藥), 황기(黃芪), 자감초(炙甘草) 각 3량, 오두(烏頭) 5매를 찧어서 별도의 꿀 2되에 넣고 전탕한 다음 꿀 1되만 취한 후 오두(烏頭)는 버린 것으로 구성된다. 4가지 약물(마황, 작약, 황기, 자감초)에 물 3되를 붓고 끓여서 1되를 취하고 찌꺼기를 제거한 다음, (오두로 만든) 꿀을 넣고 다시 끓여서 7홉을 복용한다. 만일 효과가 나타나지 않으면 전부 복용한다.

역절풍(歷節風)으로 굴신(屈伸)하지 못하면서 동통이 있는 것과 각기(脚氣)로 동통이 있는 것을 치료한다.

우이(尤怡)는 주[2]에서 "이 처방은 한습(寒濕) 역절풍(歷節風)을 치료하는 정법(正法)이다. 대개 한습(寒濕)의 사기(邪氣)는 마황(麻黃)과 오두(烏頭)가 아니면 제거할 수 없지만, 근골과 관절에 있는 병사(病邪)는 한 번의 발한(發汗)으로 흩어지는 피모(皮毛)의 사기(邪氣)와는 다르다. 그러므로 보익하는 황기(黃芪), 수렴하는 백작약(白芍藥), 완만한 성질의 감초(甘草)가 마황(麻黃)과 오두(烏頭) 두 약물을 견제하면서 깊이 끌고 들어가야만 머물러 있는 사기(邪氣)를 제거할 수 있는데, 이것은 마치 위관(衛瓘)이 종회(鍾會)와 등애(鄧艾)를 감독하여 촉나라를 침공해 멸망시키는 전공은 거두되 반란은 일어나지 못하게 한 것[3]과 같으니, 처방을 만드는 중요한 묘법이다."라고 말하였다. 만약 독자가 앞뒤의 여러 처방을 반복하여 자세히 읽고 음미해 완전히 이해한다면, (화폭에 그릴) 대나무를 미리 가슴속에서 자연스럽게 그릴 수 있게 될 것이므로, 임상에서 변증(辨證)할 때도 효험 보기가 어렵지 않을 것이다.

1 오두탕은 장기(張機)의 『금궤요략(金匱要略) · 중풍역절병맥증치제5(中風歷節病脈證治第五)』에 나오는 처방이다.

2 우이(尤怡)의 주는 1729년 간행된 『금궤요략심전(金匱要略心典) · 권상(卷上) · 중풍역절병맥증병치제오(中風歷節病脈證幷治第五)』에 나오는 구절을 인용한 것이다.

3 이것과 관련된 고사가 『삼국지(三國志)』에 나온다. 위관(衛瓘, 220~291)은 서진(西晉)의 하동(河東) 안읍(安邑) 사람이고, 등애(鄧艾, 197~264)는 위(魏)나라 의양(義陽) 극양(棘陽) 사람이며, 종회(鍾會, 225~264)는 위(魏)나라 영천(潁川) 장사(長社) 사람으로 모두 위 · 진(魏晋) 시대의 인물들이다. 263년 사마소(司馬昭)의 촉나라 정벌 명령을 받은 등애(鄧艾)와 종회(鍾會)는 군대를 몰아 촉나라를 침공하였다. 그런데 이 정벌에서 종회(鍾會)는 검각(劍閣)을 방어하고 있던 강유(姜維)를 뚫지 못해 앞으로 나가지 못하고 있었지만, 등애(鄧艾)는 음평의 샛길로 기습을 하여 제갈첨(諸葛瞻)을 패퇴시키고 가장 먼저 촉의 수도인 성도(成都)로 들어가 유선(劉禪, 207~271)의 항복을 받는 등 큰 공을 세우게 되었다. 그러나 촉나라 정벌에서 너무 출중한 공로를 세운 등애(鄧艾)의 등장은 집권자 사마소(司馬昭)의 불안감을 키우는 계기가 되었고, 아울러 등애(鄧艾)의 전공을 시기한 종회(鍾會)의 모함을 유발하게 되었다. 그리하여 종회(鍾會)는 위관(衛瓘)에게 등애(鄧艾)가 황제의 이름을 빙자해 마음대로 한다고 모함하였고, 사마소(司馬昭)에게는 등애(鄧艾)의 필적을 위조해 등애(鄧艾)가 반란을 준비 중이라고 참소하였다. 그리하여 사마소(司馬昭)는 264년 1월 종회(鍾會)에게 등애(鄧艾)의 체포를 명령하였고 이에 종회(鍾會)는 위관(衛瓘)에게 등애(鄧艾)를 체포한 후 낙양으로 압송하게 하였다. 이렇게 내심 두려워하던 등애(鄧艾)가 없어지자 종회(鍾會)는 마음속 깊이 있었던 사마소(司馬昭) 정권 전복이라는 자신의 야심을 본격적으로 실현하기 위하여 남몰래 촉한 부흥을 꾀하고 있었던 강유(姜維)와 같이 익주(益州)에서 반란을 일으키려고 준비를 하였다. 그런데 이 과정에서 소식을 미리 인지한 호렬(胡烈)의 아들 호연(胡淵)이 군대를 이끌고 와서 종회(鍾會)를 공격하게 되었는데, 이 와중에 종회(鍾會)는 난전(亂箭)에 맞아 사망하게 되었고, 운세가 기울어진 것을 알게 된 비운의 장수 강유(姜維)는 촉한 부흥이란 꿈을 이루

지 못한 채 자살하게 되었다. 한편 이런 소식을 듣게 된 등애(鄧艾)의 옛 부하들은 등애(鄧艾)를 구하러 달려갔고, 이 상황을 보고 받은 위관(衛瓘)은 종회(鍾會)의 명을 받아 등애(鄧艾)를 압송한 자신에게 화가 미칠 것을 두려워해 전속(田續)을 부추겨 등애(鄧艾)를 죽이게 하면서 일련의 사태는 마무리를 짓게 되었다. 서로의 권력욕에 의해 발생한 일련의 상황에 대해 후에 많은 사람이 위관(衛瓘)의 행동을 비난하였고, 위관(衛瓘) 자신 또한 자신의 잘못이라고 인정하였지만, 서진(西晉) 왕조의 권력 유지 측면만 고려한다면 익주(益州) 평정과 왕권 안정화에는 큰 도움이 된 경우라 하겠다.

稀涎散

通關散

稀涎散은 風痰을 토하게 하니	稀涎散子吐風痰
皂角刺에 다시 白礬이 함께 구성되지.	皂角還須共白礬
만약 開關散을 코에 불어 넣어 재채기를 시키려고 한다면	若用開關吹鼻嚏
細辛과 牙皂로 약을 만든다네.	細辛牙皂合成丹

희연산(稀涎散)은 조피(粗皮)와 씨앗 및 실 같은 것을 제거하고 자(炙)한 조각(皂角) 4개와 백반(白礬) 1량으로, 가루로 만들어서 온수로 5푼씩 복용한다.

중풍(中風)으로 갑자기 졸도하면서 담연(痰涎)이 옹성(壅盛)하고 기(氣)가 폐색불통한 것을 치료하는데, 먼저 이 처방으로 묽은 담연(痰涎)[稀涎]을 약하게 토하게 한 다음 다른 약물을 사용해 치료하는 것이 좋다. 후풍(喉風), 담폐(痰閉) 등의 증상도 치료한다.

상부에 풍담(風痰)이 옹성(壅盛)하여 상승하는 기운만 있고 하강하는 기운이 없다면 가장 위급한 증후가 된다. 이때에는 없애려고 해도 없앨 수 없고 내리려고 해도 내릴 수가 없으므로, 오직 토법(吐法)을 사용해 사기(邪氣)를 이끌어 발월(發越)시키는 것[1]만이 최고의 지름길이 된다. 토법(吐法)은 예로부터 있었으니 중경(仲景)은 『상한론(傷寒論)』에서 과체산(瓜蒂散)과 치자시탕(梔子豉湯)을 일찍이 허실에 따라 나누어 사용하였다. 그러나 중풍(中風)으로 갑자기 졸도하면서 담연(痰涎)이 옹성(壅盛)한 경우와 별안간 발생한 후풍(喉風) 같은 증상들은 모두 순식간에 일어나 치료할 겨를이 없는 경우니 어찌 느긋하게 치료할 수 있겠는가! 무릇 사람의 인후(咽喉)는 몸의 관문으로, 후(喉)는 폐(肺)에 통하여 호흡을 맡고 인(咽)은 위(胃)에 통하여 수곡(水穀)을 수납하니, 만약 풍담(風痰)이 갑자기 인후를 틀어막게 된다면 기(氣)가 막히면서 음식을 먹지 못하는 지경에 이르지 않는 것이 거의 없다. 처방에선 신함온(辛鹹溫)하여 은미한 곳 중 들어가지 않는 곳이 없고 공규(孔竅) 중 도달하지 않는 곳이 없는 조각(皂角)을 사용해 참관탈문(斬關奪門)[2]하고 수풍척구(搜風滌垢)하는 공용(功用)을 갖게 하였고, 산고(酸苦)하여 용설(涌泄)하는 백반(白礬)을 같이 사용하여 풍담(風痰)을 상부에서 흩어지게 하였으니 막힌 것이 통하게 되면서 음식을 먹을 수 있게 된다.

○ 통관산(通關散)[3]은 세신(細辛)과 아조(牙皂)[4]를 각등분해 가루로 만든 다음 코에 불어 넣고 재채기를 하도록 하는 처방이다. 이 처방 또한 중풍(中風) 폐증(閉證)을 치료하는 한 방법이다. 무릇 사기(邪氣)가 갑자기 가해지면 정기(正氣)가 막히게 되어 경락(經絡)이 불통하게 되고 사지가 차가워지면서 맥이 끊어지니, 이때에는 약물의 힘이 도달할 수 없을 뿐만이 아니라 나아갈 수도 없게 된다. 오로지 재채기를 하게 하여 먼저 관문을 열어 일단 폐기(肺氣)를 통하게 하여야만 모든 장부의 기운이 전부 소통되므로 이렇게 한 연후에야 바야흐로 약물을 사용하여 치료할 수 있다. 두 약물은 모두 신산(辛散)한 약물로 다 같이 개규(開竅)할 수 있으면서 상행(上行)할 수 있으니, 같이 산제(散劑)로 만들어 코안에 불어 넣으면 재채기를 하면서 관문이 바로 통하게 된다.

의안 희연산(稀涎散)은 북송(北宋)시대 의가 당신미(唐愼微)의 『경사증류비급본초(經史證類備急本草) · 권14(卷十四) · 조협(皂莢)』에 "『孫尚藥』治卒中風, 昏昏若醉, 形體昏悶, 四肢不收, 或倒, 或不倒, 或口角似斜歪, 微有涎出, 斯須不

治, 便爲大病, 故傷人也. 此證風涎潮於上膈, 痹氣不通. 宜用急救稀涎散."라고 기재된 것이 최초이다. 여기서 희연산을 사용했다는 손상약(孫尙藥)은 11세기 북송(北宋)시대 의가인 손조(孫兆)로, 하양인(河陽人)인 그는 의학에 매우 밝았는데 특히 중경방(仲景方)에 정통하였다. 본 희연산도 『금궤요략(金匱要略) · 폐위폐옹해수상기병맥증병치제칠(肺痿肺癰欬嗽上氣病脈證并治第七)』에 실려있는 조협환(皂莢丸)을 변형시킨 처방이 되겠다. 참고로 손조(孫兆)의 아버지인 상약봉어(尙藥奉御) 손용화(孫用和)나 아우인 손기(孫奇)도 모두 명의로 이름을 날려서 이들 집안은 송대에 대표적인 의학 집안으로 이름을 떨쳤다.

참고로 갈홍(葛洪)의 『주후비급방(肘後備急方)』에도 희연산(稀涎散)이 급구희연산(急救稀延散)으로 실려있다. 갈홍(葛洪)은 동진(東晋) 시대 인물이므로 북송(北宋)시대 사람인 당신미(唐愼微)보다 앞선 사람이지만 그의 저서로 유통되고 있는『주후비급방(肘後備急方)』은 여러 차례 증보와 편집이 이루어졌기 때문에 부분별로 잘 살펴보아야 한다. 즉 현재 우리에게 남겨진『주후비급방(肘後備急方)』은 갈홍(葛洪)이 최초로 편찬한『주후졸구방(肘後卒救方)』을 양 · 도홍경(梁 · 陶弘景)이 101방을 첨가해『주후백일방(肘後百一方)』을 만든 다음 여기에 다시 금 · 양용도(金 · 楊用道)가 당신미(唐愼微)의『증류본초(證類本草)』에 실려있는 부방(附方)을 첨가해 만든『부광주후비급방(附廣肘後備急方)』을 일컫는다. 따라서 현존하는『주후비급방(肘後備急方)』에는 갈홍(葛洪)의 원저부터 양용도(楊用道)의 증보한 부분까지 모두 실려져 있는데, 이 처방의 경우에는『주후비급방(肘後備急方)』 부방(附方) 부분에『경사증류비급본초(經史證類備急本草)』와 같은 내용으로 실려있으므로, 양용도(楊用道)가 당신미(唐愼微)의『경사증류비급본초(經史證類備急本草)』를 참고해 수록한 것임을 알 수 있다.

희연산(稀涎散)은 후대에 가감을 통해 발전해 나갔는데, 그 방향은 주로 거담(祛痰) 방면과 벽예개관(辟穢開關) 방면이었다. 저아조각(猪牙皂角)과 원백반하(圓白半夏)으로 구성된『세의득효방(世醫得效方) · 권제1(卷第一) · 대방맥잡의과

(大方脈雜醫科) · 상한(傷寒) · 상류(相類) · 담증(痰證)』의 희연산(稀涎散), 저아조(豬牙皂)와 여로(藜蘆)로 구성된『경악전서(景岳全書) · 고방팔진(古方八陣)』의 희연산(稀涎散), 반하(半夏) 감초(甘草) 강즙(薑汁)으로 구성된『산보명의방론(刪補名醫方論)』의 희연천민탕(稀涎千緡湯) 등은 거담 방면 효능을 강화한 예가 되겠고, 강자인(江子仁=巴豆) 조아(皂牙) 명반(明礬)으로 구성된『적수현주(赤水玄珠) · 제1권(第一卷) · 풍문(風門) · 중풍(中風)』의 희연산(稀涎散)은 벽예개관(辟穢開關) 방면 효능을 강화한 예가 되겠다.

1 『소문(素問) · 음양응상대론(陰陽應象大論)』에 "其高者, 因而越之"라고 되어 있다.

2 참관탈문(斬關奪門)이란 관우가 조조의 휘하에 있다가 일행을 데리고 원소의 휘하에 있는 유비를 찾아가는 도중 조조의 부하 장수가 지키고 있던 5관문을 부수고 6명의 장수를 죽인 일화를 빗댄 것으로 강력한 힘으로 막힌 것을 뚫는다는 의미가 되겠다.

3 통관산은 652년에 완성된 손사막(孫思邈)의『비급천금요방(備急千金要方) · 권제25(卷第二十五) 비급(備急) · 졸사제일(卒死第一)』에 처방명이 없이 실려있다.『집험양방(集驗良方)』에서는 개관산(開關散)이라고도 하였다.

4 아조(牙皂)는 저아조(猪牙皂)의 이명(異名)으로, 저아조(猪牙皂)는 콩과 낙엽교목 주엽나무(*Gleditsia japonica* var. koraiensis)와 조각자나무(조협(皂莢). *Gleditsia sinensis*)의 열매이다. 아조(牙皂), 미조(眉皂), 조협(皂莢), 소조협(小皂莢), 조각(皂角), 저아조각(猪牙皂角)이라고도 한다. 성미가 신함(辛鹹) 유독(有毒)하여 위경(胃經), 대장경(大腸經)에 들어간다. 효능은 통규(通竅), 척담(滌痰), 수풍(搜風), 살충(殺蟲)한다.

虎骨四斤丸[1]

처방명은 虎骨四斤丸,	方名虎骨四斤丸
하부가 虛寒한데 三氣가 침범한 것을 치료하니	下部虛寒三氣干
虎骨·牛膝·木瓜·附子에	牛膝木瓜并附子
天麻와 肉蓯蓉을 같이 반죽한다네.	天麻共和肉蓯乾

호골사근환(虎骨四斤丸)은 모과(木瓜), 천마(天麻), 우슬(牛膝), 주세(酒洗)한 후 썩은 것은 제거한 육종용(肉蓯蓉) 각 1근, 포(炮)한 부자(附子) 2량, 수자(酥炙)한 호경골(虎脛骨) 1개로 구성된다. 모과(木瓜) · 천마(天麻) · 우슬(牛膝) · 육종용(肉蓯蓉)을 좋은 술 5되에 봄에는 5일, 여름에는 3일, 가을에는 7일, 겨울에는 10일 동안 담가놓았다가 건져 낸 다음 배건(焙乾)하고 절편(切片)하여 빠르게 말린다. 이들 약물을 다시 부자(附子)와 호골(虎骨)과 함께 세말(細末)한 후 약물들을 담갔던 술로 풀을 만들어 오자대(梧子大)로 환을 빚는다. 매번 50~70환씩 복용하는데 식전에는 소금물로, 잠들 때는 약물들을 담갔던 술로 복용한다. 약물들을 담갔던 술이 떨어지면 오래 묵은 술로 복용한다.

간신(肝腎)이 허한(虛寒)한데 풍습(風濕)이 침입해 발생한 족슬동통(足膝疼痛) 등의 증상을 치료한다.

풍한습(風寒濕)의 사기(邪氣)는 반드시 정기(正氣)가 허약한 틈을 타고 침입하는데, 비증(痹證)의 경우엔 어찌하여 하부의 간신(肝腎)만 손상하고 상부의 심폐(心肺)에는 영향을 미치지 않는 것일까? 이것은 간(肝)은 풍(風)을 주관하고 신

(腎)은 한수(寒水)의 장기가 되어, 서로 같은 기운끼리 모이면서 사물이 각자 비슷한 것을 좇기 때문인데[2], 하물며 간신(肝腎)이 평소에 허약한 경우라면 어떠하겠는가! 간(肝)과 신(腎)은 하부에 함께 있으면서, 간(肝)은 전신의 근(筋)을 주관하고 신(腎)은 전신의 골(骨)을 주관하므로 간(肝)과 신(腎)이 같이 병들게 되면 족슬동통(足膝疼痛) 등의 증상이 나타나게 된다. 처방에서 육종용(肉蓯蓉)과 우슬(牛膝)은 간(肝)과 신(腎)을 보익하고, 호골(虎骨)과 천마(天麻)는 뼈를 튼튼히 하면서 풍사(風邪)를 찾아내며, 부자(附子)는 막힌 것을 뚫으면서 한증(寒證)을 치료하고, 모과(木瓜)는 근육을 풀면서 습사(濕邪)를 제거한다. (약물을) 술에 담그고 술로 환을 지으며 술로 복용하는 것은 경락을 운행하고 비착(痹着)한 것을 열고자 한 것이다.

1 호골사근환은 『태평혜민화제국방(太平惠民和劑局方)·권1(卷之一)·치제풍(治諸風)』에 사근원(四斤圓)으로 나온다. 『경악전서(景岳全書)·권53(卷之五十三) 도집(圖集) 고방팔진(古方八陣)·보진(補陣)』에서 호골사근환(虎骨四斤丸)으로 나온다.

2 "사물이 각자 비슷한 것을 추종하기 때문이다(物各從其類也)."는 『주역(周易)·중천건(重天乾)·문언(文言) 구오(九五)』의 "本乎天者, 親上; 本乎地者, 親下, 則各從其類也(하늘에 근본을 둔 것은 위와 친하고, 땅에 근본을 둔 것은 아래와 친하니 이는 각자가 그 비슷한 것을 추종하기 때문이다)."에서 따온 구절로, 풍한습(風寒濕)의 사기가 인체의 간신(肝腎), 족슬(足膝)에 잘 침범해 발병하는 이유를 『주역』의 구절을 인용해 설명하고 있는 부분이다.

祛寒劑

한(寒)은 육음(六淫)의 하나로 계절로는 겨울이 되고 오행으로는 수(水)가 되며 음양 중에서는 음(陰)에 속한다. 그런데 육기(六氣) 중에서는 한(寒)이 가장 맹렬하고, 군자(君子)는 양(陽)을 귀하게 여기고 음(陰)을 천하게 여긴다[1]는 말이 있으며, 『주역(周易)』「곤괘(坤卦:☷)·초육(初六)」에서는 자연현상에 비유하여 "서리를 밟으면 장차 얼음이 얼 것을 안다."라고 하였으니, 이것들은 음(陰)이 커지는 것을 두려워한 것이다. 인체 역시 그러하니, 만약 체내에 양기(陽氣)가 부족하게 되면 외부의 한사(寒邪)가 허약한 틈을 타고 들어올 뿐만이 아니라 (체내 또한) 양허(陽虛)해져 내부에서도 한사(寒邪)가 발생하게 된다. 의방(醫方)의 선조(先祖)인 중경(仲景)은 상한(傷寒)을 큰 병이라고 여겼는데, 여기서 한(寒)이란 음침하면서 춥고 쌀쌀한 기운으로, (이 한기에 의해 손상되어) 음(陰)이 왕성해지면서 양(陽)이 쇠약해져 생기(生氣)가 점차 끊어지는 것을 두려워해 특별히 여러 처방을 만들어 후세에 전했던 것이다. 무릇 한사(寒邪)가 표부(表部)에 있는 것은 마땅히 온산(溫散) 해야 하고, 이부(裏部)에 있는 것은 온선(溫宣) 해야 한다. 그 외에 한사(寒邪)로 인해 발생하는 모든 잡병은 허증(虛證)에 해당하거나 실증(實證)에 해당하거나, 또는 기증(氣證)에 해당하거나 혈증(血證)에 해당하는 것과 같이 (증상이) 달라 각각 나눌 수 있다고 하더라도 모두 이것으로 유추할 수 있겠다. (그러나 한증을 다스리는 치법이 상술한 것과 같다 하더라도) 한사(寒邪)

를 다스리는 치법은 모두 원양(元陽) 보호를 위주로 해야 하는데, 이른바 양기(陽氣)라는 것은 하늘이나 해와 같아서 잃어버리게 되면 (사람이) 요절하거나 (생기가) 드러나지 않게 되기 때문이다. 도가(道家)에 "양기(陽氣)를 모두 없애지 않으면 죽지 않고, 음기(陰氣)를 모두 없애지 못하면 신선이 되지 못한다."[2]는 말이 있는데 더불어 생각해 볼 만하다. 이 편에서는 발표제(發表劑) 이외에 특별히 한증(寒證)을 다스리면서도 적시에 사용하기 알맞은 여러 처방을 모아서 아래에 나열하였다.

1 양(陽)을 귀하게 여기고 음(陰)을 천하게 여긴다는 "貴陽賤陰"이라는 용어의 연원은 매우 오래되어 『손자병법(孫子兵法) · 행군편(行軍篇)』에 벌써 "凡軍好高而惡下, 貴陽而賤陰, 養生而處實, 軍無百疾, 是謂必勝."이라고 언급되고 있고, 동중서(董仲舒)의 『춘추번로(春秋繁露) · 양존음비(陽尊陰卑)』와 『춘추번로(春秋繁露) · 왕도통삼(王道通三)』에도 "貴陽而賤陰也"라고 언급되어 있을 정도였다. 이 개념은 후에 의학에서도 사용되었는데 예를 들어 청나라 때 간행된 황원어(黃元御)의 『옥추약해(玉楸藥解) · 권2(卷二) · 육계(肉桂)』에서는 "血中之溫, 化火爲熱之原也, 溫氣充足, 則陽旺而人康, 溫氣衰弱, 則陰盛而病. 陽復剛生, 陰勝則死, 生之與死, 美惡不同 · 陽之與陰, 貴賤自殊. 蠢飛蠕動, 尙知死生之美惡, 下士庸工, 不解陰陽之貴賤, 千古禍源, 積成於貴陰賤陽之家矣. 欲求長生, 必扶陽氣, 扶陽之法, 當於氣血之中, 培其根本. 陽根微弱, 方船水木之中, 止有不足, 萬無有餘, 世無溫氣太旺而生病者."라고 언급하였고, 여기 『성방편독』에서도 『주역』 및 도교의 글들과 같이 인용되면서 양기(陽氣)의 중요성을 강조하는 용어로 사용하고 있다. 참고로 반대 의미의 용어인 "貴陰賤陽"도 있다.

2 "양기(陽氣)를 모두 없애지 않으면 죽지 않고, 음기(陰氣)를 모두 없애지 못하면 신선이 되지 못한다.(分陽不盡則不死, 分陰不盡則不仙)."라는 구절도 양기(陽氣)의 중요성을 말하고 있는 구절이다. 참고로 장개빈(張介賓)의 『유경(類經) · 음양유(陰陽類) · 법음양(法陰陽)』에는 "『中和集』曰 : '大修行人, 分陰未盡則不仙; 一切常人, 分陽未盡則不死', 亦皆以陽氣爲言, 可見死生之本, 全在陽氣. 故『周易』三百八十四爻, 皆卷卷於扶陽抑陰者, 蓋恐其自消而剝, 自剝而盡, 而生道不幾乎息矣.(『중화집(中和集)』에서는 "크게 수행한 사람이라도 음기(陰氣)를 모두 없애지 못하면 신선이 되지 못하고, 평범한 사람이라도 양기(陽氣)를 모두 없애지만 않으면 죽지 않는다." 라고 하였는데 역시 모두 양기(陽氣)를 지칭한 것으로 생사의 근본은 전적으로 양기에 달려있음을 알 수 있다. 그러므로 『주역』의 384개의 효(爻) 전부도 '부양억

음(扶陽抑陰)'에 충실했는데 이것은 양기가 줄어들어 깎이고 깎여서 다 없어지면 생도(生道)가 멈추지 않을까 걱정했기 때문이다.)"라고 전후가 도치된 구절이 있다. 여기서 언급된 『중화집(中和集)』은 송 · 원(宋 · 元) 시대 도사 이도순(李道純)이 짓고 문인 채지이(蔡志頤)가 편(編)한 도교 서적이다. 성명쌍수(性命雙修)를 주장한 이 책은 도교에 유학의 사상을 접목하여 『예기(禮記)』의 "喜怒哀樂之未發謂之中, 發而皆中節謂之和"의 개념을 인용하여 책 이름을 지었는데, 책 앞부분에 원 · 대덕십년(元 · 大德十年, 1306)에 쓰인 두도견(杜道堅)의 서문이 있어 대략 이 시기 전후를 편찬 시기로 잡는다. 참고로 『중화집』에서 나온 "大修行人, 分陰未盡則不仙; 一切常人, 分陽未盡則不死"이라는 구절은 『중화집(中和集) · 권지사(卷之四) · 설(說) · 사생설(死生說)』에 나온다. 이처럼 "分陽不盡則不死, 分陰不盡則不仙"라는 개념은 일찍부터 의서에 인용되어 사용되었음을 알 수 있겠다.

理中湯 仲景[1]

附子理中湯 枳實理中湯

理中湯은 中鄕을 다스리니	理中湯主理中鄕
甘草·人參·白朮·黑薑으로 구성되어	甘草人參朮黑薑
腹痛, 陰寒, 四肢厥冷을 치료하는데	腹痛陰寒肢厥冷
혹 附子를 가해서 陽을 돕기도 한다네.	或加附子可扶陽
原方에 茯苓과 枳實을 가해서	原方加入苓和枳
枳實理中湯이라 부르니,	枳實理中名號良
寒實結胸으로 끊어지게 아픈 것과	寒實結胸痛欲絕
中虛挾滯에 신묘함이 비상하구나.	中虛挾滯妙非常

이중탕(理中湯)은 진벽토초(陳壁土炒)[2]한 백출(白朮)[3] 2량, 인삼(人參), 포강(炮薑)[4], 자감초(炙甘草) 각 1량[5]이다.

태음상한(太陰傷寒)으로 설사는 하면서 갈증은 없고 오한이 많으면서 구역질하며 복통이 있으면서 대변이 흐물흐물하고 맥(脈)은 침무력(沈無力)한 증상을 치료하거나, 혹은 수족이 궐랭(厥冷) 내지는 구급(拘急)한 증상을 치료하거나, 혹은 결흉(結胸)이나 회충을 토하는 증상을 치료하거나, 혹은 한사(寒邪)에 감촉되어 곽란(霍亂) 등이 발생한 증상 등을 치료한다.

이런 증상들은 비양(脾陽)이 허약하여 한사(寒邪)가 내부를 손상하여 발생한 것으로, 무릇 비양(脾陽)이 부족하게 되면 정상적인 운화(運化) 기능이 떨어지게 되면서 한습(寒濕)이 모이게 된다. 그런데 이 치법(治法)은 병인(病因)이 반드시 태음한습(太陰寒濕)의 경우에만 사용할 수 있는 것으로, 만약 태음한습(太陰寒濕)으로 인해 발생하지 아니한 설사 · 구역 · 동통 등의 증상들의 경우엔 화사(火邪)로 인해 발생한 것이므로, 의사는 반드시 망(望) · 문(聞) · 문(問) · 절(切)의 네 가지 진단법을 종합해 분석하여야만, 처음의 털끝만 한 차이가 나중에 천 리만큼의 오차를 일으키는 잘못을 범하지 않게 될 것이다. 만약 표리(表裏) · 한열(寒熱) · 허실(虛實)을 이미 구분했다면 마땅히 그 병의 표본(標本)을 밝혀야 하는데, 위에서 언급된 여러 병증의 경우 비록 한습(寒濕)이 모인 것과 관련이 있지만, 모두가 비양(脾陽)이 부족하여 발생한 것이므로 양쇠(陽衰)가 본(本)이 되고 한습(寒濕)이 표(標)가 된다. 그러므로 처방 중의 인삼(人參) · 백출(白朮) · 감초(甘草)로 비원(脾元)을 크게 보익하고, 온중(溫中)하면서도 달리지 않고 지키는 성질이 있는 포강(炮薑)을 가해서 양화(陽和)하는 힘을 회복시키면, 자연히 양기(陽氣)는 커지면서 음기(陰氣)는 소멸하니 정기(正氣)는 왕성하게 되고 사기(邪氣)는 제거된다.

○ 한사(寒邪)가 치성한 경우에는 본방(本方)에 부자(附子) 1매를 가하는데 부자이중탕(附子理中湯)[6]이라 부른다. 달리지 않고 지키는 성질의 건강(乾薑)만으로 한사(寒邪)를 물리쳐 흩어버리기에는 약효가 부족하므로 굳센 성질을 가졌으면서 잘 달리는 부자(附子)를 가해서 서로 협조하면서 치료하게 한 것이다.

○ 본방(本方)에 복령(茯苓)과 지실(枳實) 각 1량을 가해서 지실이중탕(枳實理中湯)[7]이라 부른다. 한실결흉(寒實結胸)으로 흉격이 앞으로 높게 나오면서 손도 못 대게 할 정도로 아픈 것을 치료한다. 한(寒)은 무형의 사기(邪氣)로 따뜻하게 하면 저절로 제거되나, 만약 몸속에 있는 유형의 담습(痰濕)과 만나 서로 결합하여 흩어지지 않게 되면 실사(實邪)가 되므로, 반드시 파기하담(破氣下痰)하는 지실(枳實)과 분소이습(分消利濕)하는 복령(茯苓)을 가해야만 적당한

치료를 할 수 있게 된다.

1 『상한론(傷寒論)·변곽란병맥증병치(辨霍亂病脈證幷治)』 등에 나온다.

2 진벽토초(陳壁土炒)는 주로 오래된 동벽토(東壁土)로 초(炒)하는 것을 말한다. 사용 목적은 태양의 진화(眞火)가 오랫동안 비춰진 동벽토(東壁土)를 취해서 진화(眞火)의 생발(生發)한 기운을 당겨서 보토(補土)·승습(勝濕)하려는 것이다. 동쪽의 벽토는 제일 먼저 태양의 진화(眞火)를 받는 곳이라 제일 많이 사용되었고, 남쪽의 벽토는 장화(壯火)의 기운이 쇠약해지는 위치라 잘 사용하지 않았다. 간혹 보토(補土)의 성질에 수렴(收斂)의 기운이 필요할 경우엔 서쪽의 벽토를 사용하여 반위(反胃)·구토(嘔吐)에 사용하기도 하였다. 현재에는 복룡간(伏龍肝), 황토(黃土), 적석지(赤石脂) 등으로 대용한다.

3 『상한론』에는 "三兩"으로 되어 있다.

4 『상한론』에는 "乾薑"으로 되어 있다.

5 『상한론』에는 "三兩"으로 되어 있다.

6 『태평혜민화제국방(太平惠民和劑局方)·권5(卷之五)·치고랭(治痼冷)』에 附子理中圓으로 나온다.

7 1190년에서 1195년 사이에 완성된 왕석(王碩)의 『이간방(易簡方)』에 나온다. 다만 『이간방』 처방은 주치증이나 구성을 고려하면 752년에 간행된 『외대비요(外臺秘要)·권3(卷第三)·천행병발한등방42수(天行病發汗等方四十二首)』에서 『최씨방(崔氏方)』의 처방으로 기재된 증손이중환(增損理中丸)에서 발전해 온 것으로 생각된다. 참고로 증손이중환(增損理中丸)은 인삼(人參) 2량, 백출(白朮) 2량, 자감초(炙甘草) 2량, 건강포(乾薑炮) 6푼, 과루근(瓜蔞根) 2량, 지실(枳實) 4매, 복령(茯苓) 2량, 증모려(蒸牡蠣) 2량으로 구성되어 "心中結滿, 兩脇痞塞, 胸中氣急, 厥逆欲絶, 心胸高起, 手不得近, 不過二三日, 輒便死歿" 등의 증상에 사용되었다.

四逆湯 仲景[1]

四逆加人參湯

四逆湯의 乾薑·附子·甘草는	四逆湯中薑附甘
三陰傷寒으로 인한 吐利와 四肢寒證을 치료한다네.	三陰吐利四肢寒
脈이 微하면서 끊어지려 하고, 陽이 고갈되려 한다면	脈微欲絶陽將竭
人參을 가해 正氣를 온전하게 해야지.	加入人參正氣全

사역탕(四逆湯)은 생부자(生附子) 1매, 건강(乾薑) 1량[2], 감초(甘草) 1량[3]로, 전탕(煎湯) 한 후 식혀서 복용한다.

삼음상한(三陰傷寒)으로 신통(身痛), 복통(腹痛), 하리청곡(下利清穀), 오한(惡寒), 무한(無汗), 사지궐랭(四肢厥冷)한 증상을 치료하거나, 혹은 한사(寒邪)에 손상당했는데 오히려 오한(惡寒)하지 않으면서 면적(面赤), 번조(煩躁), 이한외열(裏寒外熱)한 증상이 있는 경우를 치료하거나, 혹은 건구증(乾嘔症)을 치료하거나, 혹은 인통(咽痛)이 있으면서 맥이 침미세(沈微細)하여 끊어지려고 하는 증상 등을 치료한다. 이 처방은 한사(寒邪)에 직중(直中)한 증상을 치료한다.

이중탕증(理中湯證)은 중초(中焦)의 양기(陽氣)가 허약하여 한습(寒濕)이 모여 발생한 것으로 발병이 점진적이므로 치료 또한 완만하게 할 수 있고, 아울러 증상에 허상(虛象)이 많으므로 사용되는 약물 또한 전부 온보약(溫補藥)이다. 그러나 사역탕증(四逆湯證)은 한사(寒邪)가 직중(直中)한 것으로 병의 발병이 급진적이면서 나타나는 증상 또한 표부(表部)부터 이부(裏部)에 이르기까지 모두 한사(寒邪)가 가득 찬 모습으로, 이런 경우에는 근본을 튼튼히 할 겨를이 없으므로 부득불 급즉치표(急則治標)의 방법을 사용하지 않을 수 없다. 한사(寒邪)가 치성하면 외부로 양기(陽氣)를 핍박하여 가열(假熱) 등의 증상을 나타나게 하므로, 대신대열(大辛大熱)한 생부자(生附子)로 표리(表裏)의 한사(寒邪)를 조금도 남김없이 해산(解散)시키고, 이어서 지키는 성질이 있는 건강(乾薑)으로 부자(附子)를 도와서 한사(寒邪)를 다스리게 하여야 한다. 감초(甘草)를 사용하는 것은 한편으로는 건강(乾薑)과 부자(附子)가 함부로 참람(僭濫)할까 두려워하는 것이고, 다른 한편으로는 보정안중(補正安中)하려는 의미가 있는 것이다. 전탕(煎湯) 한 다음 식혀서 복용하는 것은 한사(寒邪)가 내부에서 치성하여 위로 양기(陽氣)를 핍박하는 경우에 전탕액을 뜨겁게 마시면 몸에서 약 기운을 거부하고 받아들이지 못하게 되어 이른바 "熱因寒用"해야 하므로 열(熱)로써 한(寒)을 치료하되 서늘하게[凉] 실행하려는 의미이다.

○ 사역가인삼탕(四逆加人參湯)[4]은 주치증이 앞과 동일하나 이허(裏虛)한 경우에 근본을 튼튼히 하는 처방이다.

1 『상한론(傷寒論)·변태양병맥증병치(辨太陽病脈證幷治)』 등에 나온다.

2 『상한론』에는 "一兩半"으로 되어 있다.

3 『상한론』에는 "二兩"으로 되어 있다.

4 『상한론(傷寒論)·변곽란병맥증병치(辨霍亂病脈證幷治)』 등에 나온다.

當歸四逆湯 仲景[1]

當歸四逆加吳茱萸生薑湯[2]

醫聖 仲景의 當歸四逆湯은	仲聖當歸四逆湯
(當歸)·細辛·木通·桂枝·芍藥·大棗·甘草로 구성되지.	辛通桂芍棗甘良
久寒에는 生薑과 吳茱萸 등을 가하니	久寒加入薑萸等
發表溫中하고 肝病을 치료한다네.	發表溫中肝病康

당귀사역탕(當歸四逆湯)은 당귀(當歸), 계지(桂枝), 작약(芍藥), 세신(細辛) 각 3량, 자감초(炙甘草), 목통(木通)[3] 각 2량, 쪼갠 대조(大棗) 25매이다.

궐음상한(厥陰傷寒)으로 수족궐랭(手足厥冷)[4]하고 맥세욕절(脈細欲絕)한 것을 치료한다.

가운백(柯韻伯)[5]은 "이 처방은 궐음상한(厥陰傷寒)의 표사(表邪)를 발산(發散)하는 처방이다. 궐음(厥陰)은 소음(少陰)과 태음(太陰) 두 음(陰)이 합쳐져 극치에 도달한 곳[兩陰交盡][6]이므로 음지절양(陰之絕陽)[7]이라 부른다. 외부가 한사(寒邪)에 손상되면 음양(陰陽)의 기운이 서로 순접(順接)할 수 없으므로 수족궐랭(手足厥冷)하면서 맥미욕절(脈微欲絕)하게 된다. 그러나 궐음(厥陰)에는 상화(相火)가 있으므로 비록 한사(寒邪)가 외부를 손상했다 하더라도 내부에는 아직 열(熱)이 있기 때문에 먼저 수족(手足)이 궐랭(厥冷)한 다음에는 반드시 발열(發熱)하게 된다."[8]라고 하였다. 궐음(厥陰)은 혈(血)을 저장하는 장소이므로 당귀(當歸)를 군약으로 삼는데, 이것은 양혈(養血)하는 중에 (당귀의) 신고(辛苦)한 미(味)로 온선(溫宣)하려는 의미로, 계지(桂枝)와 더불어 표부(表部)에 도달하여 한사(寒邪)

를 흩어버린다. 간(肝)은 급(急)한 것을 싫어하여 감미(甘味)로 완만히 해야 하므로 감미(甘味)를 가진 감초(甘草)와 대조(大棗)를 사용하는 것이고, 간(肝)은 발산(發散)하고자 하니 신미(辛味)로 발산해야 하므로 신미(辛味)를 가진 세신(細辛)을 사용하는 것이며, (간의) 내부에는 상화(相火)가 있으므로 차가운 작약(芍藥)과 목통(木通)으로 행설(行泄)하는 것이다. 더구나 계지(桂枝)가 당귀(當歸)와 작약(芍藥)을 얻으면 영분(營分)에서 혈(血)을 생산할 수 있고, 세신(細辛)이 감초(甘草)와 같이 사용되면 위분(衛分)에서 기(氣)를 운행할 수 있으니, 이처럼 되면 영기(營氣)는 수태음(手太陰)에 도달하게 되어 맥(脈)이 저절로 끊어지지 않게 되고, 위기(衛氣)는 사지말단으로 운행되어 수족이 저절로 따뜻해지게 된다.

만약 환자에게 오래된 한사(寒邪)가 있는 경우라면 상화(相火) 또한 부족할 것이므로 신열(辛熱)한 오수유(吳茱萸)를 가해 궐음(厥陰)의 장(臟)을 통달하게 하고[9], 신산(辛散)한 생강(生薑)을 가해 이부(裏部)에서부터 표부(表部)까지 막힘 없이 트이게 만들며, 청주(淸酒)를 가해 경락을 따뜻하게 하니, 이것 또한 궐음(厥陰)의 내외(內外) 모두가 한사(寒邪)에 손상된 것을 치료하는 방법이 된다.

1 『상한론(傷寒論)·변궐음병맥증병치(辨厥陰病脈證幷治)』 등에 나온다.

2 『상한론(傷寒論)·변궐음병맥증병치(辨厥陰病脈證幷治)』 등에 나온다.

3 『상한론』 원문에는 "通草"로 나오나 『신농본초경』이나 중경(仲景) 시대의 통초(通草)는 현재의 목통(木通)이다. 당(唐)·태종(太宗) 때 의사인 견권(甄權)이 지은 『약성론(藥性論)』에서 처음으로 통초(通草)를 목통(木通)이라고 부르기 시작했다. 참고로 지금처럼 통탈목(通脫木. *Tetrapanax papyriferus*)을 통초(通草)라고 부르기 시작한 것은 당(唐)·현종(玄宗) 때인 739년에 편찬된 진장기(陳藏器)의 『본초습유(本草拾遺)』가 처음이다.

4 『상한론』 원문은 "手足厥寒"이다. 『황한의학(皇漢醫學)』에 "冷者, 自內冷也, 屬於內之詞也; 寒者, 自外來也, 屬於外之詞也."라고 언급했듯이 "厥寒"과 "厥冷"은 엄밀하게는 의미가 다른데 후대 많은 서적에선 통용했다. 참고로 정문설(程門雪)의 『서종실가결이종(書種室歌訣二種)』에 이에 대한 논술이 있는데 독자의 참고를 위해 아래에 전재한다. "厥寒與厥冷稍異. 蓋厥冷重而厥寒轉輕也. 以此證厥逆非少陰亡陽

之比, 只是血分虛寒, 血虛寒束, 血中溫氣不足, 故但手足厥寒. 寒者不溫也, 冷者氷冷, 寒之甚也. 此云厥寒, 彼云厥冷, 仲景用字, 極有斟酌, 如此等處, 眞不可輕易放過, 其微奧甚矣.非諸家穿鑿之說可比. 又亡陽之厥寒, 曰脈微欲絶; 脈微者, 鼓動不顯, 是明明陽氣之衰微也. 血虛寒束之厥, 則曰脈細欲絶, 血少當細, 寒主收引亦細, 明明血中溫氣不足, 寒邪拘束, 脈縮形細而不大也. 鼓動無力不顯曰微, 脈搏形不充縮小曰細; 微爲陽亡, 細爲血少. 此湯主治脈細欲絶, 一字之別, 全局所關, 豈可不愼思明辨也哉. 當歸四逆湯大有溫榮祛寒通脈之功, 投之合度, 則厥逆自還爲溫暖; 脈細欲絶, 亦得續漸復矣. (궐한(厥寒)과 궐냉(厥冷)은 약간 다르다. 대개 궐냉(厥冷)이 심한 것이고 궐한(厥寒)은 비교적 가벼운 것이다. 당귀사역탕증의 궐역(厥逆)은 소음(少陰)의 망양(亡陽)에 비할 바가 아니니, 단지 혈분(血分)이 허한(虛寒)하거나 혈분(血分)이 허약한데 한사(寒邪)가 속박하여, 혈중(血中)의 온기(溫氣)가 부족해 단지 수족이 궐한(厥寒)한 것일 뿐이다. 한증(寒症)이란 따뜻하지 않은 것이고, 냉증(冷症)이란 얼음처럼 차가운 것으로 한증(寒症)이 더 심해진 것이다. 즉 당귀사역탕에서는 궐한(厥寒)이라 하고 사역탕에서는 궐냉(厥冷)이라 한 것은, 중경(仲景)이 글자를 몹시 심사숙고하여 사용한 것으로, 진실로 가벼이 여길 수 없는 은미하면서도 심오한 경지이다. 여러 의가가 억지로 끌어다 맞춘 것에 비할 바가 아니다. 또한 망양(亡陽)으로 인한 궐한(厥寒) 증상엔 맥미욕절(脈微欲絶)한다 하였는데, 맥미(脈微)는 맥박의 고동이 뚜렷하지 않은 것으로 양기(陽氣)가 쇠약한 것이 분명하고, 혈허(血虛)한데 한사(寒邪)가 속박하여 궐증(厥症)이 발생하면 맥세욕절(脈細欲絶)한다 하였는데, 혈소(血少)하니 마땅히 맥세(脈細)할 것이고 한(寒)은 수인(收引)을 주관하므로 또한 맥세(脈細)할 것인데, 혈중(血中)의 온기(溫氣)가 부족하고 한사(寒邪)가 구속하면 맥이 수축하여 형체가 세(細)하고 대(大)하지 않을 것이 분명하다. 고동에 힘이 없고 뚜렷하지 않은 것을 미(微)라고 하며, 맥박의 형체가 채워지지 않고 수축되어 작은 것을 세(細)라고 한다. 미(微)는 양망(陽亡)이고 세(細)은 혈소(血少)이다. 당귀사역탕의 주치 중에서 맥세욕절(脈細欲絶)은 (사역탕의 맥세욕절(脈微欲絶)과 비교해보면) 한 글자만 다른데 전체적인 국면과 관련이 있으니, 어찌 신중히 생각하여 명확히 분별하지 않을 수 있겠는가? 당귀사역탕은 온영(溫榮) · 거한(祛寒) · 통맥(通脈)하는 효능이 뛰어나므로, 이치에 맞게 사용하면 궐역(厥逆)이 저절로 회복되어 따뜻해질 것이고, 맥세욕절(脈細欲絶) 또한 이어서 점차 회복될 것이다.)”

5 가운백(柯韻伯)은 강희(康熙)~옹정(雍正)년간(1662~1735)에 활동한 가금(柯琴)으로 운백(韻伯)은 자(字)이며 호(號)는 사봉(似峰)이다. 절강성(浙江省) 사람인 그는 『황제내경(黃帝內經)』을 연구하여 『내경합벽(內經合璧)』을 저술하였고, 『상한론(傷寒論)』을 연구하여 『상한론주(傷寒論注)』 『상한론익(傷寒論翼)』 『상한부익(傷寒附翼)』을 편찬하였는데, 『내경합벽(內經合璧)』은 실전되었으나 『상한론』 연구 서적은 『상한내소집(傷寒來蘇集)』으로 출판되어 상한 연구에 지대한 영향을 주었다. 그는

학문적으로 몇 가지의 특징을 가지고 있는데, 우선 『황제내경』을 바탕으로 장중경의 학문을 설명하는 데 중점을 둔 특징이 있다. 특히 장중경의 『상한론』에 대해서는 왕숙화(王叔和)의 편찬을 거치는 동안 『상한론』의 순서가 뒤바뀌게 되었다고 생각하였는데, 이것은 방유집(方有執), 유창(喩昌) 등과 궤를 같이하는 주장이 되겠다. 그다음으로 그는 장중경의 육경변증(六經辨證)을 상한뿐만 아니라 잡병에도 사용해야 한다고 하였다. 즉 그는 잡병의 증상도 육경으로 분류하여 분방(分方)하는 방법을 채택하였는데, 이것은 변증론치(辨證論治)의 외연을 더욱더 넓게 확장한 것일 뿐만 아니라 운용 측면에서도 더욱더 실용적이면서 간편하게 한 것으로, 이런 그의 사상은 후대에 막대한 영향을 끼쳐 그의 『상한내소집』은 임상가의 필수 참고서적이 되었다.

5 "厥陰, 爲兩陰交盡之臟"은 『소문(素問) · 지진요대론(至眞要大論)』의 "帝曰 : 厥陰何也? 岐伯曰 : 兩陰交盡也."를 변형 인용한 것이다. 여기서 "交"는 "함께"라는 의미이고 "盡"은 "극진하다."는 의미로 "兩陰交盡"은 두 음(陰)의 기운이 모두 합쳐져 극치에 도달한 것을 의미한다. 음(陰)이 극치에 오르면 양(陽)이 발생하게 되므로 궐음(厥陰)은 양기가 시작되는 곳도 된다.

6 음지절양(陰之絶陽)은 『소문(素問) · 음양이합론(陰陽離合論)』에 나오는 구절로 원문은 "少陰之前, 名曰厥陰, 厥陰根起於大敦, 陰之絶陽, 名曰陰之絶陰. (소음(少陰)의 앞쪽을 궐음(厥陰)이라 하는데 궐음(厥陰)은 대돈(大敦)에서 시작됩니다. 궐음(厥陰)은 음중(陰中)에 양(陽)이 전혀 없는 음중(陰中)에 음(陰)이 끝나는 곳이라고 합니다.)"라고 되어 있다.

7 『傷寒附翼 · 卷下 · 厥陰方總論 · 當歸四逆湯』에서 부분 변형 인용된 구절이다.

8 "만약 환자에게 오래된 한사(寒邪)가 있는 경우라면 상화(相火) 또한 부족할 것이므로 신열(辛熱)한 오수유(吳茱萸)로 궐음(厥陰)의 장(臟)을 통달하게 하고(若其人內有久寒, 則相火亦不足, 故加吳萸之辛熱, 通達厥陰之臟)"의 구절은 『상한부익(傷寒附翼) · 권하(卷下) · 궐음방총론(厥陰方總論) · 당귀사역탕(當歸四逆湯)』에서 부분 변형 인용된 구절이다.

眞武湯 仲景[1]

眞武湯은 腎陽을 왕성하게 할 수 있으니	眞武湯能壯腎陽
茯苓·白朮·芍藥·附子·生薑으로 구성되어	茯苓朮芍附生薑
少陰 腹痛, 陰寒 旺盛 및	少陰腹痛陰寒盛
水氣가 가득 차서 병세가 어지러운 것을 치료한다네.	水氣汪洋病勢猖

진무탕(眞武湯)은 포(炮)한 부자(附子) 1매, 초(炒)한 백출(白朮) 2량, 복령(茯苓), 초(炒)한 백작(白芍), 생강(生薑) 각 3량이다.

소음상한(少陰傷寒)으로 인한 복통(腹痛), 소변불리(小便不利), 사지가 묵직하면서 동통(疼痛)하는 증상, 저절로 나타난 하리(下利) 등을 치료한다. 수기(水氣)로 인해 기침을 하거나 구역질을 하거나 소변이 불리(不利)[2]한 경우에는 별도의 가감법이 있다.

신(腎)은 일양(一陽)이 이음(二陰) 사이에 거처하고 있는 감괘(坎卦:☵)의 형상이라서, 인체의 진음(眞陰)과 진양(眞陽)이 모두 여기에 머물러 있다. 만약 인체의 진음(眞陰)이 모두 소모되어 음허화동(陰虛火動)하게 되면 진화(眞火)가 사화(邪火)로 변화하니 그 용뢰(龍雷)의 기세[3]는 저지할 수 없을 정도가 되고, 혹 진양(眞陽)이 쇠미(衰微)해져 양허음승(陽虛陰勝)하게 되면 진수(眞水) 또한 사수(邪水)로 변화하니 그 망망대해와 같은 기세는 감당할 수 없을 정도가 되는데, 하물며 여기에 다시 외부의 한사(寒邪)가 침탈한 경우라면 어떻겠는가? 그러므로 수기(水氣)가 이부(裏部)에서 요동치면 복통, 하리(下利), 소변불리가 나타나고, 수기(水氣)가 표부(表部)로 넘치면 사지가 묵직하면서 아프게 된다. 진무(眞武)는 북방의 수신(水神)으로 능히 진양(眞陽)을 진정시키면서 사수(邪水)를 제거할 수 있다. 그러므로 대신대열(大辛大熱)한 부자(附子)를 군약으로 삼아 신경(腎經)에 바로 들여보내 음중지양(陰中之陽)을 편안하게 하였다. 수(水)는 본래 윤하(潤下)하는 것이나 거역하게 되면 상행하게 되므로, 산고(酸苦)한 백작약(白芍藥)을 사용하여 염상(炎上)하는 기운을 수렴시킨 후, 신미(辛味)의 생강(生薑)으로 외부로 흩어버리고, 담미(淡味)의 복령(茯苓)으로 하부로 삼설(滲泄)하며, 부토승습(扶土勝濕)하는 백출(白朮)로는 가운데서 선통(宣通)하도록 하였다. 소음(少陰)의 추기(樞機)가 제대로 작동하면 올바르게 개(開)와 합(闔)이 될 것이므로 소변은 잘 나오게 되고 하리(下利)는 저절로 멎게 되며 복중(腹中)이나 사지(四肢)의 사기(邪氣)는 모두 풀어지게 될 것이다.

1 『상한론(傷寒論)·변태양병맥증병치(辨太陽病脈證幷治)』 등에 나온다.

2 『상한론』에서는 "小便利"로 되어 있다.

3 원문 "龍雷之勢"는 신장(腎臟)에 저장된 화기(火氣) 즉 용뢰지화(龍雷之火)가 사화(邪火)로 변화해 기세등등하게 과격하게 움직이는 것을 표현한 것이다.

大建中湯『金匱』[1]

大建中湯은 人參과 生薑에	大建中湯參與薑
蜀椒를 끓인 후 飴糖을 넣은 것으로,	蜀椒煎好入飴糖
胸中寒氣가 피부로 치밀어 오르면서	胸中寒氣衝皮起
잦은 嘔吐로 통증을 견딜 수 없는 것을 치료한다네.	嘔吐頻仍痛莫當

대건중탕(大建中湯)은 초(炒)한 촉초(蜀椒) 2홉, 건강(乾薑) 4량, 인삼(人參) 2량을 전탕한 다음 찌꺼기는 제거하고 이당(飴糖) 1되를 넣어 다시 살짝 끓여 온복(溫服)하는 처방이다.

명치와 가슴이 몹시 차면서 아프고, 구역이 나서 음식을 먹지 못하며, 배 속이 차서 찬 기운이 피부로 치밀어 오르는데 머리와 다리가 있는 것처럼 부풀어 오르고, 위아래 모두 다 아파서 손을 대지 못하는 것들을 치료한다.

양(陽)은 흉중에서 기(氣)를 받는데 흉중의 양기(陽氣)가 부족하게 되면 음한(陰寒)이 업신여기게 되므로 이것이 통증과 구역이 발생하는 이유가 된다. 그러나 한(寒)은 무형의 사기(邪氣)이므로 반드시 유형의 물질인 담(痰)이나 혈(血), 식(食), 충(虫) 등에 기대고 의탁해야만 하니, 그렇지 않으면 비록 만통(滿痛)은 발생하더라도 결코 너무 아파서 손조차 대지 못하는 지경까지 되지는 않는다. 그런데 담(痰)·혈(血)·충(虫)·식(食) 모두가 증상을 발현시킬 수는 있지만, 피부로 치밀어 오르면서 그 형태가 머리와 다리가 있는 경우는 담(痰)이나 혈(血), 식(食)이 원인이 아니라 충통(虫痛)임을 의심할 여지가 없다. 아울러 회충이 움직여 흉격에 들어가는 것은 모두 장한(臟寒)으로 인하여 발생하는 것이므로, 반드시 먼저 내부의 장기들을 따뜻하게 만드는 치법을 사용한 후에야 회충이 안정될 수 있고 한사(寒邪)가 제거될 수 있을 것이다. 인삼(人參)과 이당(飴糖)을 사용하여 보중(補中)하고, 신열(辛熱)하면서 지키되 내달리지 않는 건강(乾薑)을 이용해 양(陽)을 회복하며, 여기에 다시 대신대열(大辛大熱)한 촉초(蜀椒)를 사용하여 위로는 폐(肺) 아래로는 신(腎)에 이르기까지 축한난위(逐寒暖胃)하면서 산적살충(散積殺虫)하면, 자연스럽게 충(虫)은 제거되면서 정기(正氣)는 안정될 것이므로 매우 훌륭한 치법이 되겠다.

1 대건중탕은 『금궤요략(金匱要略) · 복만한산숙식병맥증치제10(服滿寒疝宿食病脈證治第十)』에 나오는 처방으로, 장로(張璐)의 『장씨의통(張氏醫通) · 권16(卷十六) 조방(祖方)』에서는 금궤삼물대건중탕(金匱三物大建中湯)이라고도 하였다.

小建中湯 仲景[1]

黃芪建中湯

小建中湯은 다량의 芍藥에	小建中湯芍藥多
桂枝·甘草·生薑·大棗와 飴糖을 넣어	桂甘薑棗納飴和
中虛腹痛과 肝邪가 急한 것에 사용하는데	中虛腹痛肝邪急
黃芪를 넣으면 보익하는 힘이 더욱 우수해진다네.	增入黃芪補力優

소건중탕(小建中湯)은 계지(桂枝), 생강(生薑) 각 3량, 작약(芍藥) 6량, 감초(甘草) 1량[2], 대조(大棗) 12매에 이당(飴糖) 1되를 뒤에 따로 넣어 온복(溫服)하는 처방이다.

상한(傷寒)으로 인해 양맥(陽脈)은 삽(澁)하고 음맥(陰脈)은 현(弦)하면서 복중급통(腹中急痛)한 증상과 상한(傷寒) 2~3일에 발생한 계번(悸煩)을 치료한다. 아울러 『금궤요략(金匱要略)』에서는 허로이급(虛勞裏急), 계(悸), 뉵(衄), 복중통(腹中痛), 몽실정(夢失精), 사지산동(四肢酸疼), 수족번열(手足煩熱), 인건구조(咽乾口燥) 등의 증상을 치료한다고 하였다.

세 조문을 종합하여 살펴보면 소건중탕(小建中湯)이 치료하는 병증은 중기(中氣)가 허약하고 목기(木氣)가 적사(賊邪)로 된[中虛木賊] 병증임을 알 수가 있다. 그러나 앞의 두 조문은 상한(傷寒)이란 두 글자로 시작하므로 간비(肝脾)가 비록 안에서 병들었다고 하여도 외한(外寒)이 여전히 표부(表部)에 머물러 있는 상태라는 것을 알 수가 있고, 뒤에 있는 『금궤요략』 조문의 경우에는 순전히 간(肝)과 비(脾)가 병든 경우로 간(肝)에 있는 상화(相火)로 인해 수많은 증상이 나타나는 것임을 알 수가 있다. 계지(桂枝)가 생강(生薑)을 얻으면 산표(散表)할 수 있고, 계지(桂枝)가 백작약(白芍藥)을 얻으면 평간(平肝)할 수 있다. 그러므로 중경(仲景)의 계지탕(桂枝湯)은 밖으로 풍사(風邪)를 흩어버려 표(表)를 구제하고, 안으로 간목(肝木)을 제압하여 비(脾)를 방어하니, 중경(仲景)의 처방은 용법을 고정해서 생각해선 절대 안 된다는 것을 볼 수가 있다. 이 처방의 경우 토허(土虛)로 인하여 목극(木克)이 나타난 것이므로 치법은 반드시 보비(補脾)를 우선으로 해야 한다. (그런데) 비(脾)가 완만해지려면 급히 감미(甘味)를 복용해 완만하게 해야만 하므로 감완(甘緩)한 이당(飴糖), 대조(大棗), 감초(甘草)로 중장(中臟)을 소소하면서도 굳건하게 해야만 한다. 그런 후에야 계지(桂枝), 생강(生薑), 백작(白芍)이 표리(表裏)로 출입하면서 병세에 따라 각기 그 장점을 발휘하게 된다. 더군다나 생강(生薑)과 대조(大棗)에는 영위(營衛)를 조화시키는 오묘함이 있고, 백작약(白芍藥)과 감초(甘草)에는 안비지통(安脾止痛)하는 신묘함이 있으니, 처방을 만든 의미가 참으로 지극히 신묘하다.

○ 황기건중탕(黃芪建中湯)[3]은 바로 본방에 황기(黃芪) 1량을 가한 것이다. 『금궤요략(金匱要略)』에서는 "허로(虛勞), 이급(裏急), 부족한 모든 증상[諸不足]을 치료한다."고 하였다. 이급(裏急)이란 것은 바로 위의 이허(裏虛), 맥급(脈急), 복중인통(腹中引痛)과 같은 것으로 이 역시 간비(肝脾)의 병이다. 허로(虛勞)와 부족한 모든 증상[諸不足]이란 것은 음양(陰陽)의 형기(形氣)가 모두 부족한 것이다. 그러므로 황기(黃芪)를 가해서 안으로 원기(元氣)를 보익하고 밖으로 표양(表陽)을 견고히 하면, 자연스럽게 허약한 것은 보충되고 빈 곳은 채워지게 되어 정기(正氣)는 왕성해지고 모든 사기(邪氣)는 스스로 물러나게 될 것이다.

1 소건중탕은 장기(張機)의 『상한론(傷寒論)·변태양병맥증병치중(辨太陽病脈證幷治中)』에 나오는데, 100조에서는 "傷寒, 陽脈澁, 陰脈弦, 法當腹中急痛, 先與小建中

湯; 不瘥者, 小柴胡湯主之."라고 되어 있고, 102조에서는 "傷寒二三日, 心中悸而煩者, 小建中湯主之."라고 되어 있다. 『성방편독』에서는 "心中悸而煩"을 "必悸而煩"이라 인용하고 있다.

소건중탕에는 여러 이명이 있는데 『고금록험방(古今錄驗方)』에서는 작약탕(芍藥湯), 『성제총록(聖濟總錄)』에서는 계심탕(桂心湯)과 건중탕(建中湯), 『상한도가활인지장(傷寒圖歌活人指掌)』에서는 계지작약탕(桂枝芍藥湯)이라고 하였다.

2 『상한론』에는 "二兩"으로 되어 있다.

3 황기건중탕은 『금궤요략(金匱要略) · 혈비허로병맥증병치제6(血痹虛勞病脈證并治第六)』에 나오는 처방으로 『고금록험(古今錄驗)』에서는 황기탕(黃芪湯)이라고도 하였다.

厚朴溫中湯[1]

厚朴溫中湯은 陳皮·甘草·茯苓에	厚朴溫中陳草苓
乾薑·草豆蔻·木香과	乾薑草蔻木香勻
生薑으로 구성되어 和胃除痛하니	生薑和胃兼除痛
寒으로 인한 脹滿에 효과가 신령스럽다네.	脹滿因寒用却靈

후박온중탕(厚朴溫中湯)은 강즙초(薑汁炒)한 후박(厚朴), 거백(去白)한 진피(陳皮), 자감초(炙甘草), 목향(木香), 초두구(草豆蔻) 각 5돈, 건강(乾薑) 7푼, 복령(茯苓) 5돈에 생강(生薑)을 넣은 것으로 전탕(煎湯) 해 복용한다.

비위허한(脾胃虛寒), 심복창만(心腹脹滿), 가을이나 겨울철에 객한(客寒)이 위(胃)를 침범하여 수시로 발생하는 동통 등의 증상을 치료한다.

한사(寒邪)는 무형의 사기(邪氣)이므로 인체를 손상할 때 유형의 담(痰) · 혈(血) · 식(食) · 적(積) 등과 결합하지 않으면 비만(痞滿) 내지 구토(嘔吐) 정도만 발생하고 동통 또한 만지지 못할 정도는 아니므로 온중산만(溫中散滿)하는 후박(厚朴)을 군(君)으로 삼았다. 인체의 기(氣)는 차가운 것을 만나면 응체하여 운행이 지체되므로 방향신렬(芳香辛烈)한 목향(木香)과 초두구(草豆蔻)를 비장(脾臟)으로 들여보내 모든 기(氣)를 운행하게 하였다. 비장(脾臟)은 습기(濕氣)를 싫어하므로 건강(乾薑)과 진피(陳皮)를 사용하여 메마르게 하면서 복령(茯苓)으로 삼출(滲出)시켰다. 비장(脾臟)은 완만하고자 하므로 감초(甘草)로 완만하게 하였다. 생강(生薑)을 추가한 것은 온중산역(溫中散逆)의 효능으로 구역증을 없애려고

한 것이다. 이상의 약물들은 모두 비위(脾胃)에 들어가 온중(溫中) 할 뿐 아니라 산표(散表) 할 수도 있는 것들로 적당하게 사용하는 것이 중요하겠다.

1 후박온중탕은 1247년에 간행된 이동원(李東垣)의 『내외상변혹론(內外傷辨惑論)·권중(卷中)·폐지비위허방(肺之脾胃虛方)』에 실려있는 처방으로, 일부 학자들은 장기(張機)의 『상한론(傷寒論)·변태양병맥증병치중(辨太陽病脈證幷治中)·66조』 "發汗後, 腹脹滿者, 厚朴生薑半夏甘草人參湯主之."의 후박생강반하감초인삼탕(厚朴生薑半夏甘草人參湯)과 북송시대에 만들어진 『태평성혜방(太平聖惠方)』의 후박환(厚朴丸: 厚朴, 陳橘皮, 草豆蔲, 白朮, 縮砂, 訶黎勒, 桂心, 乾薑)의 영향을 받아 만들어진 처방이라고 주장하고 있는데 참고할 만하다.

이 처방은 창방 이후에 널리 사용되면서 많은 인용과 가감이 있었는데, 명대(明代) 황보중(皇甫中)의 『명의지장(名醫指掌)·권5(卷五)·비위증일(脾胃證一)·비위허한(脾胃虛寒)』에는 초두구가 빠지고 대조가 더해진 후박온중탕(厚朴溫中湯: 厚朴, 乾薑, 甘草, 木香, 陳皮, 茯苓, 生薑, 大棗)이 기재되어 있고, 오당(吳瑭)의 『온병조변(溫病條辨)·권2(卷二) 중초편(中焦篇)·습온(濕溫)』에는 "八五. 舌白脘悶, 寒起四末, 渴喜熱飮, 濕蘊之故, 名曰濕瘧, 厚朴草果湯主之."라 하여 감초, 초두구, 목향, 건강을 빼고 행인, 초과, 반하가 더해져 새롭게 변방된 후박초과탕(厚朴草果湯: 厚朴, 杏仁, 草果, 半夏, 茯苓塊, 廣皮)이 있으며, 김영훈(金永勳)의 『청강의감(晴崗醫鑑)·제2편(第二篇) 臨床門·二.脾胃系疾患·8.泄瀉, 하리(下痢)』에는 백출, 산사, 관계를 더한 가미온중탕(加味溫中湯: 白朮, 乾薑, 厚朴, 山査, 陳皮, 赤茯苓, 草豆蔲, 管桂, 木香, 炙甘草)이 수재되어 있다.

理陰煎『景岳』[1]

(景岳의) 新方八陣 중 熱陣에 속한 理陰煎은	新方熱陣理陰煎
血弱·中虛하여 寒氣가 면면히 지속되는 것을 치료하는데,	血弱中虛寒氣綿
當歸·熟地黃·炮薑·炙甘草로 구성되지만	歸地炮薑甘草炙
혹 사람에 따라 肉桂·附子를 첨가하기도 한다네.	或加桂附在人添

이음전(理陰煎)은 숙지황(熟地黃) 5돈, 당귀(當歸) 3돈, 자감초(炙甘草) 1돈, 포강(炮薑) 1돈으로, (원서엔) 처방 뒷부분에 별도의 가감법이 실려있다.

영음(營陰)이 허약한데 한기(寒氣)가 안에서 올라타면서 복통 구토하거나 구허사리(久虛瀉痢)하거나 또는 부인이 경지혈체(經遲血滯)한 증상 등등을 치료한다.

이 처방은 이중탕(理中湯)의 변방이다. 이중탕(理中湯)은 중초(中焦)의 양(陽)을 다스리므로 인삼(人參)과 백출(白朮)을 사용하지만, 이음전(理陰煎)은 중초(中焦)의 음(陰)을 다스리므로 당귀(當歸)와 지황(地黃)을 사용한다. 무릇 인체의 장부에는 음(陰)과 양(陽)이 있는데, 만약 이 음(陰)과 양(陽)의 기운이 서로 어울려 평형을 유지하지 못하게 되면, 서로 이기고 지는 현상이 나타나 질병이 발생하게 된다. 중초(中焦)에 양기(陽氣)가 부족한데 한사(寒邪)를 받은 경우는 앞사람들이 누누이 논한 바이나, 중초(中焦)에 음혈(陰血)이 부족한데 한사(寒邪)를 받은 경우는 적당한 처방들이 많이 보이지 않는데, 경악(景岳)의 이음전(理陰煎)이야말로 실로 이때 사용하기 가장 적절한 처방이 되겠다. 처방에선 당귀(當歸)와 지황(地黃)을 사용하여 보양음혈(補養陰血)하고 포강(炮薑)으로 온중축한(溫中逐寒)하는데, 강조(剛燥)한 성질이 지나치게 왕성할까 두려우므로 감초(甘草)로 화중보토(和中補土)하면서 완만하게 제어하도록 하였다. 또한 당귀(當歸)와 지황(地黃)이 포강(炮薑)을 얻게 되면 체하지 않게 될 뿐만 아니라 보음(補陰)하는 효력 또한 더더욱 좋게 된다. 무릇 혈허(血虛)가 심한 경우에 음적(陰的)이면서 유니(柔膩)한 약물만 사용하게 되면 혈(血)이 생겨날 수 없을 뿐만이 아니라 양기(陽氣) 또한 부서지고 무너지게 되는데, 이 온보법(溫補法)의 경우 양생음장(陽生陰長)의 이치를 내포하고 있으므로 만세(萬世)의 규구준승(規矩準繩)이 되겠다.

1 이음전은 1624년에 편찬된 장개빈(張介賓)의 『경악전서(景岳全書)·권51(卷之五十一) 덕집(德集) 신방팔진(新方八陣)·열진(熱陣)』에 나온다.

半硫丸[1]

二味黑錫丹

陽虛便閉에 사용하는 半硫丸은	陽虛便閉半硫丸
生薑汁으로 환을 빚어 노인을 편안하게 하지.	薑汁糊成老者安
上盛下虛에는 黑錫丹이 마땅하니	上盛下虛宜黑錫
黑鉛과 硫黃 두 약물의 오묘함은 玄妙한 데까지 통한다네.	鉛硫二味妙通玄

반류환(半硫丸)은 반하(半夏)와 왜류황(倭硫黃)[3]을 등분하여 생강즙(生薑汁)으로 호환(糊丸)한 것이다.

노인이 되어 명문(命門)의 화기(火氣)가 쇠약해져, 위기(胃氣)는 역상(逆上)되어 하강하지 않고, 탁음(濁陰)은 응집되어 뭉쳐지면서, 대변이 폐결(閉結)되어버린 증상들을 치료한다.

대변이 불통하는 증상은 발생 원인이 각기 다른데, 사기(邪氣)가 실(實)하여 막힌 것 중 열사(熱邪)로 인한 것은 마땅히 식혀야 하고, 한사(寒邪)로 인한 것은 당연히 따뜻하게 하여야 하며, 혈고(血枯)로 윤택할 수 없어 발생한 것은 마땅히 당귀(當歸)와 지황(地黃)과 같은 약물로 물을 늘여 배가 움직이도록 하여야[增水行舟] 하고, 기허(氣虛)로 운송할 힘이 없어 발생한 것은 마땅히 인삼(人參)과 황기(黃芪) 같은 약물로 원기(元氣)를 도와 밀어 움직이게 해야[助元推蕩] 한다. 이 처방은 명문화(命門火)가 쇠미해져서 위탁(胃濁)이 하강하지 못할 때 반하(半夏)로 화위(和胃)하여서 음양(陰陽)을 소통하고, 유황(硫黃)으로 익화소음(益火消陰)하여 윤장활변(潤腸滑便)하는 처방으로, 이렇게 한 연후에야 위(胃)와 대장(大

腸) 모두가 정상적인 상태를 회복할 수가 있을 것이니, (이것이) 이른바 육부(六腑)는 모두 통(通)하게 것으로 용(用)을 삼는다는 것이다.

○ 이미흑석단(二味黑錫丹)[2]은 흑연(黑鉛)과 유황(硫黃) 각 2량으로, 흑연(黑鉛)을 녹이고 나서 유황(硫黃)을 조금씩 부은 다음 굳혀서 조각 모양이 되기를 기다렸다가 바닥에 붓고 화독(火毒)을 빼낸 후 소리가 안 날 때까지 갈아서 사용한다. 신허(腎虛)하고 근본이 단단하지 못해 상성하허(上盛下虛)하고 두목현훈(頭目眩暈)하며 담천기촉(痰喘氣促)하여 호흡이 미약하면서 이어지지 않는 증상들을 치료한다. 흑연(黑鉛)은 북방의 수색(水色)을 띠면서 함한(鹹寒)하여 신(腎)으로 들어가 진역양음(鎭逆養陰) 한다. 유황(硫黃)은 명문화(命門火)의 양기(陽氣)를 돕고 신윤(辛潤)한 성질로 장(腸)을 소통시키며 진기(眞氣)를 지키면서 탁기(濁氣)를 내보낸다. 이들 두 약물이 서로 합쳐져 단(丹)을 이루었는데, 이것을 사용해 신중(腎中)에서 수화(水火)가 서로 사귀게 하고 음양(陰陽)이 하부에서 서로에게 뿌리를 내리도록 하려는 것이다. 참으로 옛사람이 처방을 만드는 것은 모두 불가사의에 속할 따름인저!

1 반류환은 『태평혜민화제국방(太平惠民和劑局方) · 권6(卷之六) · 치사리(治瀉痢)』에 반류원(半硫圓)으로 나온다. 『삼인극일병증방론(三因極一病證方論)』에서는 반도환(半桃丸), 『양붕휘집(良朋彙集)』에서는 유반환(硫半丸)이라고도 하였다.

2 이미흑석단은 1682년에 간행된 왕앙(汪昂)의 『의방집해(醫方集解) · 보양지제(補養之劑)』에 보화환(補火丸)의 부방(附方)으로 나오는데, 이름이 이미흑석단(二味黑錫丹)이 아닌 흑석단(黑錫丹)으로 되어 있으나, 처방 구성은 동일하여 아래의 흑석단(黑錫丹)과는 다르다.

3 왜류황(倭硫黃) : 박상유황(舶上硫黃)이라고도 한다. 유황을 연정(煉精)하여 만든 것으로 광택이 있으면서 밀랍 색깔을 띤 것이 우수한 것이다. 일본 등지에서 생산된다.

黑錫丹『局方』[1]

『局方』에 있는 黑錫丹은 黑鉛과 硫黃에	局方黑錫用鉛硫
小茴香·木香·沈香·補骨脂를 넣고	茴木沈香補骨投
肉豆蔻·金鈴子·陽起石과	肉蔻金鈴陽起石
胡蘆巴·肉桂·附子로 구성된 것으로, 下寒을 거둬들인다네.	蘆巴桂附下寒收

흑석단(黑錫丹)은 흑연(黑鉛) 2량, 유황(硫黃) 2량, 육계(肉桂), 제부자(製附子) 각 5돈, 목향(木香), 침향(沈香), 소회향(小茴香), 파고지(破故紙), 수비(水飛)한 양기석(陽起石), 천련자(川楝子), 주침초(酒浸炒) 한 호로파(葫蘆巴), 면과외(麵裹煨) 한 육두구(肉豆蔻) 이상 각 1량이다. 새 철요(鐵銚)[2]에 먼저 흑연(黑鉛)을 녹이고 유황(硫黃) 가루를 부은 후, 나무 절구로 두드려 극세말(極細末)한 다음 땅바닥에 놓아서 화기(火氣)를 없앤다. (만들어진 가루를) 나머지 약들과 함께 하루 동안 가는데 검으면서도 빛이 나도록 한 다음, 술로 호환(糊丸)하되 동자대(桐子大)로 만든다. (만들어진 환약을) 음건(陰乾)하여 포대 안에 넣고 비빈 후 빼내면 광택이 난다. 매번 40환씩 공심(空心)에 강탕(薑湯)으로 복용하는데 여성의 경우에는 애탕(艾湯)이나 조탕(棗湯)으로 복용한다.

진원(眞元)이 허약하고 양기(陽氣)가 단단하지 못하며, 방광(膀胱)의 냉기(冷氣)는 거슬러 오르고 밤에는 소변을 자주 보며, 남자의 경우 정액이 차가우면서 무의식적으로 배설되고, 여자의 경우 백대허한(白帶虛寒)한 증상을 치료한다. 아울러 일체의 음증음독(陰證陰毒)의 증상들도 치료한다. 복용하면 음양(陰陽)을 승강시키고 담(痰)을 없애며 천식(喘息)을 멎게 한다.

신(腎)은 일양(一陽)이 이음(二陰) 사이에 거처하고 있는 감괘(坎卦:☵)의 형상이라서, 인체의 진음(眞陰)과 진양(眞陽)이 모두 여기에 머물러 있으니, (진음과 진양 둘 중) 하나가 편승하게 되면 갖가지 병변이 발생한다. 만약 진양(眞陽)이 허핍(虛乏)하다면 한(寒)이 외부에서 올 뿐만 아니라 내부에서도 발생하게 되는데, 왕성하게 되면 상부에서 양(陽)을 핍박하거나 하부에서 유탈(遺脫)하도록 하니, 각종 변증(變證)을 일일이 다 나열할 수가 없다. 그런데 진양(眞陽)의 화(火)를 보익하고자 한다면 반드시 먼저 진음(眞陰)을 회복시키고 보호해야 하므로, 다 같이 신(腎)으로 들어가나 하나는 보화(補火)하고 다른 하나는 보수(補水)하는 유황(硫黃)과 흑연(黑鉛)을 같이 초(炒)해 사용한다면 수화(水火)가 서로 사귀게 되고 음양(陰陽)이 서로 뿌리내리게 되는 의미가 된다. 그 이후에 한 무리의 보신장양(補腎壯陽)하는 약물들로 하초(下焦)를 따뜻하게 하여 한습(寒濕)을 물리친다면 진양(眞陽)이 근본으로 돌아오면서도 음액(陰液)이 손상되지 않게 된다. 차가우면 기체(氣滯)하므로 목향(木香)으로 다스리게 하였고, 허약하면 기설(氣泄)하므로 육두구(肉豆蔻)로 견고하게 하였다. 천련자(川楝子)를 사용한 것은 간신(肝腎)이 하초(下焦)에 함께 있고 간(肝)에는 상화(相火)가 안에 기거하고 있으니, 비록 한(寒)이 아래에서 왕성하다지만, 간가(肝家)에 내울(內鬱)된 화(火)가 맑아지지 않을까 두렵기 때문이다. 그러므로 이 처방이 한산증(寒疝證)을 치료하는 것 또한 매우 적절하다.

1 흑석단은 『태평혜민화제국방(太平惠民和劑局方)·권5(卷之五)·치고랭(治痼冷)·오직각증제가명방(吳直閣增諸家名方)』에 나오는데, 약간 앞선 시대 의가인 허숙미(許叔微, 1080~1154)의 『보제본사방(普濟本事方)·권제2(卷第二)·보익허로방(補益虛勞方)』에는 양기석(陽起石)이 빠진 흑석원(黑錫圓)이 기재되어 있으니 허숙미 처방에서 발전한 것이 아닌가 한다.

2 요(銚)는 물을 끓이거나 약을 달일 때 사용되던 기구로, 손잡이와 부리같이 물을 따를 수 있는 주둥이가 있는 작은 냄비이다.

丁香柿蒂湯[1]

丁香柿蒂湯은 胃寒에 마땅하니	丁香柿蒂胃寒宜
빈발하는 呃逆에 사용한다네.	呃逆頻仍取用醫
(丁香·柿蒂에) 人參을 넣어 正氣를 돕고	須入人參扶正氣
生薑으로 散結하니 자연히 신기하구나.	生薑散結自神奇

정향시체탕(丁香柿蒂湯)은 정향(丁香), 시체(柿蒂) 각 2돈, 인삼(人參) 1돈, 생강(生薑) 5편이다.

한사(寒邪)로 인해 발생한 애역(呃逆)을 치료한다.

애역증(呃逆證)은 소리가 급박하면서 연속해 끊어지지 않는 증상으로 비록 화사(火邪)나 한사(寒邪) 모두가 증상을 유발할 수 있으나 전부 위부(胃腑)로부터 나오지 않은 것이 없다. 위기(胃氣)는 하행하는 것이 순(順)이 되고 상행하는 것은 역(逆)이 되는데, 혹 사기(邪氣)가 위중(胃中)에 있게 되면 하강하는 힘을 잃고 바로 입으로 상출(上出)하면서 애(呃)가 되는 것이다. 옛사람들은 신병(腎病)이라고 일컬었으나 어쨌든 신장(腎臟)의 기(氣)가 위에 있는 입에 도달할 수는 없으므로 반드시 위(胃)에서부터 나오는 것이다. 해증(咳證) 또한 유사한데 비록 오장별로 구분은 있으나 역시 모두 폐(肺)에서 벗어나지는 못한다. 처방 중의 정향(丁香)은 온위거한(溫胃祛寒)하고 보화생토(補火生土)한다. 시체(柿蒂)는 고온강기(苦溫降氣)하고 생강(生薑)은 산역소사(散逆疏邪)하니 두 약물은 모두 위경(胃經)의 약이다. 인삼(人參)을 사용하는 것은 사기(邪氣)를 물리치려면 반드시 먼저 정기(正氣)를 보익해야 하기 때문으로, 연후에 사기(邪氣)가 물러나서 정기(正氣)가 평안해지면 다시 인삼(人參)이 위(胃)로 들어가서 가운데를 지키니 이렇게 되면 앞의 세 약물의 공효가 더욱더 효험을 이루게 된다.

1 정향시체탕은 1641년 간행된 진경명(秦景明)의 『증인맥치(症因脈治)』에 수록되어 있다. 정향시체탕 이전에도 이 처방과 유사한 선구 처방들이 있었는데, 즉 1184년에 간행된 주단장(朱端章)의 『위생가보방(衛生家寶方)』의 순기탕(順氣湯: 丁香, 柿蒂, 生薑)과 1051년에 간행된 주응(周應)의 『간요제중방(簡要濟衆方)』에 나오는 시전산(柿錢散: 丁香, 柿蒂, 人參) 및 남송(南宋)의 의가(醫家)인 엄용화(嚴用和)의 『중집엄씨제생방(重輯嚴氏濟生方)·구토번위일격문(嘔吐翻胃噎膈門)·해역론치(咳逆論治)』에 나오는 시체탕(柿蒂湯: 柿蒂, 丁香) 모두가 정향시체탕 이전의 선구 처방이라 볼 수 있겠다.

九轉靈砂丹

九轉靈砂丹는 신묘한 丹藥으로	九轉靈砂是妙丹
水銀과 硫黃 두 약으로 제련하나 만들기는 어렵지.	汞硫二味煉成難
下虛上盛과 痰이 많은 喘症에	下虛上盛痰多喘
人參湯으로 복용하면 氣가 돌아온다네.	服用參湯氣可還

구전영사단(九轉靈砂丹)은 수은(水銀) 3량, 유황(硫黃) 3량을 문화(文火)로 초(炒)해 사자(砂子)[1]로 만든 다음 수화정(水火鼎)에 넣고 승화한 후 정제하여 가루로 만든 것이다. 미음(米飮)으로 1돈을 복용하는데, 혹 인삼탕(人參湯)을 사용하면 효과가 더욱 오묘하다.

모든 허증(虛證), 고랭(痼冷), 상성하허(上盛下虛), 현훈천촉(眩暈喘促), 담연옹색(痰涎壅塞), 일체의 진기(眞氣)가 상역탈절(上逆脫絕)한 증상들을 치료한다.

이 처방에서 수은(水銀)과 유황(硫黃)을 사용한 것 역시 흑석단(黑錫丹)에서 흑연(黑鉛)과 유황(硫黃)을 사용한 의미와 같다. 수은(水銀)은 흑색으로 무거워 신가(腎家)에 들어갈 수 있으니 음중지음(陰中之陰)이 되고, 유황(硫黃)은 신(腎)으로 들어가 보화(補火)하니 음중지양(陰中之陽)이 되는데, 두 약물을 함께 제련하여 단(丹)으로 만드니 음(陰)과 양(陽)이 서로 뿌리내리는 형상이 되겠다. 그러므로 능히 역기(逆氣)를 진압해 원기(元氣)를 돌아오게 할 수 있고 위태로운 정기(正氣)를 도와 다급한 증상을 다스릴 수 있으니 참으로 영사단(靈砂丹)이란 이름에 부끄럽지 않은 약효이다. 하물며 여기에 강력한 힘을 가지고 있는 인삼(人參)

전탕액으로 복용을 하게 되면 약을 이끌고 하초(下焦)에 도달해 (더욱 오묘한) 공효를 이루게 될 것이다.

1 사자(砂子)는 청사두(青砂頭) 또는 사두(砂頭)라고도 하는데, 유황을 녹인 곳에 수은을 붓고 저어서 만든 유화수은으로 아직 승화시키지 않은 것을 말한다.

의안 영사(靈砂)는 수은과 유황을 승화법으로 합성한 인공화합물로 이명으로는 이기사(二氣砂), 신사(神砂), 평구사(平口砂), 마아사(馬牙砂), 인조주사(人造朱砂), 청금단(青金丹) 등이 있다.

현재까지 알려진 바에 따르면 영사(靈砂)가 최초로 언급된 서적은 수나라 때 도교 수련가인 소원랑(蘇元朗. 일명 청하자(青霞子))이 지은 『태청석벽기(太清石壁記)』이다. 이 책에는 수많은 단약(丹藥) 제법이 실려있는데 그 중 태일소환단방(太一小還丹方)이 바로 영사(靈砂)와 구성 약물과 제법이 동일하다. 그러므로 영사(靈砂)의 합성 시대는 늦춰 잡아도 최소한 수대(隋代)라고 할 수 있겠다.

의서(醫書)에 영사(靈砂)가 최초로 실린 것은 송대(宋代) 당신미(唐愼微)가 지은 『증류본초(證類本草)』에 "用水銀一兩, 硫黃六銖, 細研, 先炒作青砂頭, 後入水火旣濟爐, 抽之如束針紋者, 成就也."라고 실린 것이 최초인데, 『증류본초』 이후에 영사(靈砂)는 약효를 인정받아 많은 의서에 기재되기 시작하였다. 예를 들어보면 『소아약증직결(小兒藥證直訣) · 권하(卷下) · 제방(諸方)』의 이기산(二氣散), 『계봉보제방(鷄峰普濟方)』의 이기단(二氣丹), 『보제본사방(普濟本事方) · 권제4(卷第四) · 번위구토곽란(翻胃嘔吐霍亂)』의 청금단(青金丹), 『태평혜민화제국방(太平惠民和劑局方) · 권5(卷之五) · 속첨제국경험비방(續添諸局經驗秘方)』의 영사(靈砂), 『중집엄씨제생방(重輯嚴氏濟生方) · 구토번위일격문(嘔吐翻胃噎膈門) · 번위평치(翻胃評治)』의 청금단(青金丹), 『영약비방(靈藥秘方)』의 구전영사단(九轉靈砂丹), 『본초강목(本草綱目) · 석부제9권(石部第九卷) · 영사(靈砂)』의 금정영사(金鼎靈

砂), 구전영사(九轉靈砂), 노화영사(老火靈砂), 『의종필독(醫宗必讀)·권9(卷之九)·유정(遺精)』의 영사단(靈砂丹) 등이 있는데, 이들 처방은 모두 『성방편독(成方便讀)』에 실린 구전영사단(九轉靈砂丹)과 구성 약물이 같다.

그런데 영사(靈砂)의 구성 약물 중 하나인 수은(水銀)에 대한 옛사람들의 인식은 이보다 역사가 길어 『신농본초경(神農本草經)』「수은조(水銀條)」에 이미 "溶化還復爲丹, 久服神仙不死"라고 기술되어 있다. 이것은 수은과 주사의 분해 및 가역적 반응을 묘사한 구절로 즉 『신농본초경』시대부터 옛사람들은 주사(朱砂)의 분해반응 및 가역성에 대해 인식하고 있었던 것으로 보인다. 더 자세히 살펴보면 주사(HgS)를 공기(O_2) 중에서 가열하면 수은(Hg)이 얻어지고 ($HgS+O_2 \Rightarrow Hg+SO_2$), 이것을 다시 공기 중에서 가열하면 산화제2수은이 되는데($2Hg+O_2 \leftrightarrows 2HgO$), 산화제2수은(HgO)과 주사(HgS)가 외견상 매우 비슷하였으므로 옛사람들은 "溶化還復爲丹"이라고 표현했던 것이다. 비록 시대적 한계상황으로 인해 산화제2수은(HgO)과 주사(HgS)를 같은 것으로 오인하여, 액체와 고체를 넘나드는 주사를 환원성이 있는 물질로 착각해, 인체가 복용하면 인체 또한 젊은 상태로 환원할 것이란 오해를 가지게 되어 오랫동안 주사와 수은에 집착해 연구하게 된 계기가 되었지만, 자연에 대한 그 관찰력과 응용력은 폄하될 수 없는 것이다.

아무튼, 이런 사실들을 종합해보면 옛사람들은 『신농본초경』시대부터 주사(朱砂) 및 수은(水銀)의 특성을 파악하던 중 이를 바탕으로 더욱더 깊은 연구를 통해 수대(隋代)에 들어와서는 인공적으로 영사(靈砂)를 합성하였고 송대(宋代)에 들어와서는 의약품으로 활발하게 사용하기 시작하였음을 알 수 있으며, 이것은 (한)의학에서 합성의약품의 역사가 매우 길었을 뿐만 아니라 사용 빈도 또한 높았었음을 알려 주는 것이다.

제3권

清暑劑
利濕劑
潤燥劑
清火劑
除痰劑
消導劑

淸暑劑

서(暑)란 여름철 군화(君火)의 찌는 듯이 무더운 기운이고, 청(淸)이란 맑고 시원하게 하여 원기(元氣)가 열사(熱邪)의 핍박을 받아 소모되고 흩어지지 않게 하는 것이다. 이 시기에 태양은 남쪽 높은 곳에 있고 지기(地氣)는 아래에서 상승하며 사람들은 이런 기운이 교차하는 한가운데에 있지만, 이 무럭무럭 오르는 찌는 듯한 기운[蒸騰之氣]을 높은 산봉우리나 다락 등에서는 볼 수가 없다. 서(暑)는 군화(君火)의 기운으로 안으로 심(心)과 통하므로 서사(暑邪)는 반드시 먼저 심(心)을 손상하고, 금(金)은 화(火)의 형극(刑剋)을 두려워하는데 후에 화(火)의 형극(刑剋)이 폐(肺)까지 미치게 되면 폐(肺)는 기(氣)를 주관하므로 서사(暑邪)는 반드시 기(氣)를 손상하게 된다. 그런데 서증(暑證)에 반드시 습증(濕證)을 겸하는 것은[1] 땅에 있던 습사(濕邪)가 기(氣)를 따라 올라오게 되면 허약한 사람이 이것에 영향을 받기 때문이다. 그러므로 앞 사람들은 청심(淸心)과 이소변(利小便)을 서증(暑證)을 치료하는 양대 원칙으로 삼았다. 만약 환자 중 원기(元氣)가 허약하여 감수(感受)된 경우라면 반드시 생맥산(生脈散), 인삼백호탕(人參白虎湯), 동원(東垣)의 청서익기탕(淸暑益氣湯) 등의 방법을 참고하여 때에 맞춰서 가감해 치료해야만 한다.

옛사람들은 서병(暑病)을 음서(陰暑)와 양서(陽暑)로 구분하였는데[2], 여름철에 한사(寒邪)에 외감(外感)되었거나 차가운 음식에 내상(內傷)된 경우는 정적인 가운데 서병(暑病)을 얻었으니 음서(陰暑)라 하였고, 몹시 더운 날에 장거리를 걷거나 밭에서 농사를 짓거나 하여 열사(熱邪)에 적중된 것은 동적인 가운데 서병(暑病)을 얻었으니 양서(陽暑)라 하였다. 이와 같은 주장이 있고 난 후에 사람들은 모두 "서증(暑證)에는 음증(陰證)과 양증(陽證)이 있다."고 하였는데 이 주장은 하나도 맞지 않는다. 위와 같은 주장은 서(暑)는 군화(君火)로 열(熱)만 있고 한(寒)이 없어 단지 상서(傷暑)와 중서(中暑)의 구분만 있을 뿐으로, 서증(暑證)에 한사(寒邪)가 감수(感受)된 증상은 한사(寒邪)로 귀납시켜서 치법을 논해야지 음서(陰暑)라는 말로 어지럽히면 안 된다는 것을 알지 못한 것이다. 만약 여름철에 정적인 상태에서 얻은 것이 음서(陰暑)가 된다면 겨울철에 동적인 상태에서 한사(寒邪)에 감수된 것은 양한(陽寒)이라고 하겠는가? 그러나 이러한 명칭의 사용이 관습으로 이어져 내려와 유래가 오래되었으므로 단번에 끊어서 바꾸는 것이 어렵고, 또한 지금 사람들이 상용하는 각 처방도 있으므로, 부득불 처방 한두 개를 구비해 배우는 사람들이 따르게 할 바를 있게 하지 않을 수 없었다. 처방 뒤에 각각 상세한 설명이 있으므로 마땅히 전후를 참고하여 살펴보게 되면 스스로 능히 (화폭에 그릴) 대나무를 미리 자신의 가슴속에 그릴 수 있으리니 그러하면 임상에서 변증함에 어려움이 없을 것이다.

1 "서증(暑證)에 반드시 습증(濕證)을 겸하는 것" : 서사(暑邪)와 습사(濕邪)가 겸한다고 언급한 서적은 여럿으로, 예를 들어 진무택(陳無擇)의 『삼인극일병증방론(三因極一病證方論) · 서습풍온론치(暑濕風溫論治)』에는 "暑者, 六氣之一, 能與風 · 濕幷合爲病 … 故有暑濕 · 風溫之病"이라 되어 있고, 장원소(張元素)의 『醫學啓源』에는 "在大暑至秋分之間, 爲太陰濕土之位, 所發暑病兼濕"이라 되어 있다. 그런데 하렴신(何廉臣, 1861~1929)이 중정(重訂)한 『감증보벌(感症寶筏) · 권4(卷之四) · 상한유증(傷寒類證) · 서협습(暑挾濕)』을 살펴보면 소선근(邵仙根)이 평주(評注)한 "天之熱氣下降, 地之濕氣上騰, 則蒸而成暑. 故暑必挾濕, 鬱蒸化熱, 先入上焦肺衛, 故治在手太陰肺經爲先. 治不合法, 衛分之邪不解, 則入於氣分. 氣分暑邪不解, 則漸入營分. 營分不解, 則入下焦血分. 所謂衛之後方言氣, 營之後方言血也. 若邪入營不解, 亦有逆傳包絡, 神昏耳聾, 機竅被蒙, 而內閉外脫者, 治宜淸營達邪 · 芳香開閉爲主. 總之,

暑濕溫熱, 先由上焦而遞傳中下焦. 首在肺衛上焦, 病屬氣分及營分. 若傳中下焦, 則入血分而灼耗陰精, 則爲重症. 故溫暑宗三焦立法主治."라는 구절이 있는데, 이 구절에는 『성방편독』에서 기술된 서사(暑邪)의 특징과 유사한 부분이 많다. 그러므로 『성방편독』의 서사(暑邪)에 대한 기술은 소선근(邵仙根)의 평주(評注)를 참고해 논술한 것으로 보인다.

2 서증(暑證)을 음서(陰暑)와 양서(陽暑)로 나눈 대표적인 의가로는 장경악(張景岳)이 있다. 그는 『경악전서(景岳全書) · 성집(性集) · 15권(十五卷) · 잡증모(雜證模) · 서증(暑證)』에서 "暑本夏月之熱病, 然有中暑而病者, 有因暑而致病者, 此其病有不同, 而總由於暑. 故其爲病, 則有陰陽二證: 曰陰暑, 曰陽暑, 治猶氷炭, 不可不辨也. 陰暑者, 因暑而受寒者也. 凡人之畏暑貪凉, 不避寒氣, 則或於深堂大厦, 或於風地樹陰, 或以乍熱乍寒之時, 不謹衣被, 以致寒邪襲於肌表, 而病爲發熱頭痛, 無汗惡寒, 身形拘急, 肢體痠痛等證. 此以暑月受寒, 故名陰暑, 卽傷寒也. 惟宜溫散爲主, 當以傷寒法治之也. 又有不愼口腹, 過食生冷, 以致寒凉傷臟, 而爲嘔吐·瀉痢·腹痛等證, 此亦因暑受寒, 但以寒邪在內, 治宜溫中爲主, 是亦陰暑之屬也. 陽暑者, 乃因暑而受熱者也, 在仲景卽謂之中暍. 凡以盛暑烈日之時, 或於長途, 或於田野, 不辭勞苦, 以致熱毒傷陰, 而病爲頭痛煩躁, 肌體大熱, 大渴大汗, 脈浮氣喘, 或無氣以動等證. 此以暑月受熱, 故名陽暑. 治宜察氣之虛實, 火之微甚, 或補或淸, 以固其氣. 此與陰暑之治, 大有不同, 若或因暑之名, 而不分表裏, 不察陰陽, 則誤人不淺矣."라고 하였는데 이 문장은 서병(暑病)의 구분에 대해 후대에 큰 영향을 준 기술이라 하겠다.

이에 대해 설설(薛雪)은 『온열경위(溫熱經緯) · 설생백습열병편(薛生白濕熱病篇)』에서 "此由避暑而感受寒濕之邪, 雖病於暑月而實非暑病, 昔人不曰暑月傷寒濕而曰陰暑, 以致後人淆惑, 貽誤匪輕, 今特正之. (이것은 더위를 피하다가 한습(寒濕)의 사기에 감수된 것으로 비록 여름철에 병에 걸렸으나 실제로는 서병(暑病)이 아니다. 옛사람들이 여름철 한습(寒濕)에 손상된 병이라 하지 않고 음서(陰暑)라고 하여 뒷사람들을 헷갈리게 하였으니 끼친 해악이 작지 않아 지금 특별히 이것을 정정한다)"라고 하여 음서(陰暑)라는 명칭의 오류를 강력하게 지적하였는데, 『성방편독』에서도 설설(薛雪)의 주장을 따라 음서(陰暑) · 양서(陽暑) 구분에 대해 매우 비판적인 논술을 하고 있는 것이다.

香薷飮[1]

四物香薷飮 五物香薷飮 二香散

三物香薷飮은 香薷·白扁豆·厚朴으로 구성되는데	三物香薷扁朴先
만약 熱이 치성하다고 하면 黃連을 넣지.	若云熱盛入黃連
혹 茯苓과 甘草를 넣으면 五物香薷飮이 되니	或增苓草名五物
淸暑와 和脾를 겸한다네.	淸暑和脾兩法兼
다시 香蘇散을 합쳐 煎湯해 복용하면	再合香蘇煎配服
二香散으로 그 이름은 선현에게서 나온 것인데	二香名號出先賢
내상과 외감 모두를 치료하니	內傷外感均堪治
가감을 때에 맞춰 편중되게 하지 말아야 한다네.	加減臨時無執偏

삼물향유음(三物香薷飮)은 향유(香薷) 1량, 강즙초(薑汁炒)한 후박(厚朴), 초(炒)한 백편두(白扁豆) 각 5돈이다.

여름에 상서감모(傷暑感冒)로 발생한 구역(嘔逆), 설사(泄瀉) 등의 증상을 치료한다. 이 증상들은 상서(傷暑)에 겸하여 외한(外寒)이 감촉된 증상들이다.

무릇 서사(暑邪)는 반드시 습사(濕邪)를 끼고 습사(濕邪)는 반드시 토(土)로 귀속되니, 사기(邪氣)가 위(胃)를 침범하면 구토하고 비(脾)를 침범하면 설사한다. 그러므로 여름철 서증(暑證)에 한사(寒邪)가 감촉되면 언제나 구토와 설사의 증상이 많은 것은 습사(濕邪)가 내부에서 왕성하여 비위(脾胃) 모두가 곤란을 겪기 때문이다. 이 처방에서 신온향산(辛溫香散)한 향유(香薷)는 능히 비폐(脾肺)의 기분(氣分)으로 들어가 양기(陽氣)를 발월(發越)하여 외감(外感) 사기(邪氣)를 풀 수 있고, 고온(苦溫)한 후박(厚朴)은 관중산만(寬中散滿)하여서 비위(脾胃)의 습사(濕邪)를 제거하며, 백편두(白扁豆)는 화비리수(和脾利水)하여 정기(正氣)를 바로잡고 사기(邪氣)를 제어하는 의미가 있다.

○ 본방(本方)에 강즙초(薑汁炒)한 황련(黃連) 3돈을 가하면 사물향유음(四物香薷飮)[2]이라 부른다. 서열(暑熱)이 상성(上盛)하여 발생한 구갈(口渴), 심번(心煩)이나 간혹 보이는 토혈(吐血), 하혈(下血) 등의 증상을 치료한다. 서사(暑邪)는 반드시 심(心)을 손상하는데, 심열(心熱)이 치성하면 반드시 폐(肺)를 손상하고, 심(心)은 혈(血)을 주관하는데 심열(心熱)하면 혈(血)을 핍박하여 망행(妄行)하게 하므로 위에서 언급한 여러 증상이 나타나게 된다. 황련(黃連)을 사용하지 않을 수 없는 것은 황련(黃連)의 고한(苦寒)한 기미가 심(心)에 들어가서 바로 열(熱)을 식혀주기 때문이다.

○ 사물향유음(四物香薷飮)에서 황련(黃連)을 빼고 복령(茯苓)과 감초(甘草)를 가하면 오물향유음(五物香薷飮)[3]이라 부른다. 앞에서 언급된 증상 중에 중허습성(中虛濕盛)한 것을 치료하므로, 감초(甘草)로 백편두(白扁豆)를 도와서 보중(補中)하였고, 복령(茯苓)으로 후박(厚朴)을 도와서 거습(祛濕)하였다.

○ 향유(香薷), 후박(厚朴), 백편두(白扁豆), 감초(甘草), 향부자(香附子), 진피(陳皮), 자소엽(紫蘇葉)으로 구성된 처방을 이향산(二香散)[4]이라 부른다. 외감내상(外感內傷)으로 인한 신열(身熱), 복창(腹脹) 등의 증상을 치료한다. 다만 여기에서 말하는 외감은 단지 풍한(風寒)을 가리키는 것에 불과하고, 여기에서 언급하는 내상 또한 습탁(濕濁)에서 벗어나지 않는다. 그러므로 향부자(香附子)와 진피(陳皮)를 가해서 이기조습(理氣燥濕)하고, 자소엽(紫蘇葉)과 감초(甘草)를 가해서 온중산한(溫中散寒)한 것이다. 향부자(香附子), 진피(陳皮),

자소엽(紫蘇葉), 감초(甘草) 이 네 가지 약물은 바로 향소산(香蘇散)이 된다. 간혹 모과(木瓜)를 사용하기도 하는데 이것은 습열사(濕熱邪)가 물러나지 않아 근맥(筋脈)이 손상될까 두렵기 때문이다.

1 향유음은 『태평혜민화제국방(太平惠民和劑局方) · 권2(卷二)』에 향유산(香薷散)으로 나온다. 동일 서적에 유사 처방으로 향유탕(香薷湯: 향유(香薷), 백편두(白扁豆), 후박(厚朴), 감초(甘草)로 구성)이 언급되어 있기도 하고, 보다 이전 서적인 『외대비요(外臺秘要) · 곽란복통토리방7수(霍亂腹痛吐痢方七首)』에 곽란(霍亂) 및 복통토리(腹痛吐痢)에 사용되는 『구급방(救急方)』의 향유탕(香薷湯: 향유(香薷), 소산(小蒜), 후박(厚朴), 생강(生薑)으로 구성)이 기재된 것을 고려하면, 이 처방은 『구급방』에 연원을 두고 발전해 오다가 송나라 때 완성되어 『태평혜민화제국방』에 수록된 것으로 생각된다.

2 1682년에 간행된 왕앙(汪昂)의 『의방집해(醫方集解) · 청서지제(淸暑之劑)』에 기재되어 있다. 참고로 향유, 후박, 생강으로 초(炒)한 황련으로 구성된 유사 처방도 있는데 1085년경 편찬된 손상(孫尙. 字: 用和)의 『가전비보(傳家秘寶)』에 무비향유산(無比香薷散)이라 실려져 있다고 한다. 이 처방은 이후 1108년 편찬된 주굉(朱肱)의 『남양활인서(南陽活人書) · 권제18(卷第十八)』에는 향유산(香薷散)으로, 『태평혜민화제국방(太平惠民和劑局方) · 권2(卷之二) · 치상한부중서(治傷寒附中暑)』에서는 황련향유산(黃連香薷散)으로, 1358년 간행된 주진형(朱震亨)의 『맥인증치(脈因證治) · 권4(卷四)』에서는 가미향유음(加味香薷飮)으로 기재되어 있다.

3 1682년에 간행된 왕앙(汪昂)의 『의방집해(醫方集解) · 청서지제(淸暑之劑)』에 기재되어 있다.

4 이향산(二香散)은 1390년에 편찬된 주숙(朱橚)의 『보제방(普濟方) · 권117(卷一十七) · 한서습문(寒暑濕門) · 중서부론(中暑附論)』에 『여의방(如宜方)』의 처방으로 나오는데, 향유음(香薷飮)과 향소음(香蘇飮)을 합친 처방이라서 이향산이라 명명하였다고 하였다. 소경엽(蘇梗葉), 진피(陳皮), 창출(蒼朮) 각 1량, 향유(香薷) 향부자(香附子) 각 2량, 후박(厚朴) 감초(甘草) 편두(扁豆) 각 반량으로 구성된 이향산(二香散)도 있는데 이 처방은 1337년에 편찬된 오서(吳恕)의 『상한도가활인지장(傷寒圖歌活人指掌)』에 실려있다.

清暑益氣湯 東垣[1]

清暑益氣湯은 人參·黃芪·麥門冬에	清暑益氣參芪麥
青皮·陳皮·白朮·蒼朮·澤瀉·神麴과	青陳二朮澤神麴
五味子·炙甘草·升麻·葛根·當歸 및	味甘升葛與當歸
黃柏으로 구성되고 生薑·大棗와 함께 복용하지.	黃柏還同薑棗服

청서익기탕(清暑益氣湯)은 황기(黃芪) 1돈, 인삼(人參) 5푼, 토초(土炒)한 백출(白朮) 5푼, 창출(蒼朮) 1돈, 신국(神麴) 5푼, 부초(麩炒)한 청피(青皮) 2푼 반, 유백(留白)한 진피(陳皮) 5푼, 자감초(炙甘草) 3푼, 맥문동(麥門冬) 3푼, 오미자(五味子) 9매, 주세(酒洗)한 당귀(當歸) 3푼, 주초(酒炒)한 황백(黃柏) 2푼 혹은 3푼, 택사(澤瀉) 5푼, 승마(升麻) 1돈, 갈근(葛根) 2푼에 생강(生薑)과 대조(大棗)를 넣고 전탕(煎湯) 한 것이다.

한여름에 습열(濕熱)이 푹푹 찌면서 사지곤권(四肢困倦), 정신쇠소(精神衰少), 흉만기촉(胸滿氣促), 신열심번(身熱心煩), 구갈자한(口渴自汗), 신중지체동통(身重肢體疼痛), 소변적삽(小便赤澁), 대변당황(大便溏黃), 맥허(脈虛)한 것들을 치료한다.

뜨거운 한여름 습기(濕氣)가 찌는 듯이 무럭무럭 오르는 가운데 인체가 그 속에 있어 훈작(熏灼)을 받게 되면, 원기(元氣)가 장성한 경우엔 병에 걸리지 않으나 쇠약한 경우엔 버틸 수가 없어서 수많은 병증이 나타나는데, 그 병증들은 모두 사기(邪氣)는 적고 허약한 것은 많은 데다가 습열(濕熱)이 교차하여 공격하는 양상이 된다. 열(熱)이 기(氣)를 손상하고 폐(肺)가 화(火)의 형극(刑剋)을 받았으므로 인삼(人參)·황기(黃芪)·감초(甘草)로 배토(培土)하여 폐기(肺氣)를 보호하게 하고, 맥문동(麥門冬)과 오미자(五味子)로는 인삼(人參)과 더불어 생맥(生脈)하여 폐음(肺陰)을 보호하게 한다. 습(濕)이 내부에서 왕성하므로 창출(蒼朮)과 백출(白朮)로 조습안중(燥濕安中)하고, 습(濕)이 왕성하면 기(氣)가 울체하므로 진피(陳皮)와 청피(靑皮)로 조리한다. 비(脾)가 허약하여 습(濕)의 운행이 막히면 청기(淸氣)와 탁기(濁氣)가 서로 침범하므로, 승마(升麻)와 갈근(葛根)으로 청기는 올라가게 하고, 황백(黃柏)과 택사(澤瀉)로 탁기는 내려가게 한다. 비(脾)는 운화(運化)를 주관하는데 병이 들면 그 운화(運化)의 기능을 잃어버리므로 신국(神麴)으로 운화한다. 비(脾)는 통혈(統血)하는 장기인데 병이 들면 혈(血)이 통솔되는 바가 없으므로 당귀(當歸)로써 혈(血)을 각각의 경맥(經脈)으로 돌아가게 하는데, 이렇게 되면 혈(血)이 서열(暑熱)에 핍박받아 망행(妄行)하는 것은 거의 없게 된다. 생강(生薑)과 대조(大棗)를 사용하는 것은 병으로 인해 표리(表裏)가 막혔으므로 생강(生薑)과 대조(大棗)로 영위(營衛)를 조화시키고 진액(津液)을 도달하게 하려는 것이다. 처방명이 청서(淸暑)인데 청서하는 약물을 사용하지 않은 것은 서사(暑邪)는 무형의 사기(邪氣)로 반드시 유형의 습기(濕氣)에 붙어 의지하므로 거습(去濕)하는 것이 바로 청서(淸暑)하는 것이 되기 때문이다.

1 청서익기탕은 1247년에 간행된 이동원(李東垣)의 『내외상변혹론(內外傷辨惑論)·권중(卷中)』에 나온다.

生脈散『千金』[1]

『千金方』의 生脈散은 신기하니 千金生脈散神奇
麥門冬·五味子·人參 세 약물로 구성되어 麥味人參三物齊
暑熱이 내부를 손상했는데 元氣가 부족한 暑熱內傷元氣短
肺虛喘咳를 치료할 수 있다네. 肺虛喘咳却能醫

생맥산(生脈散)은 인삼(人參), 맥문동(麥門冬) 각 5푼, 초(炒)한 오미자(五味子) 11알로 구성된다.

사열(邪熱)이 원기(元氣)를 손상하여 발생한 기단권태(氣短倦怠), 구갈다한(口渴多汗), 폐허이해(肺虛而咳) 등의 증상을 치료한다.

무릇 폐(肺)는 전신의 기(氣)를 주관하고 백맥(百脈)이 모여드는 곳으로, 폐기(肺氣)가 왕성하면 장부의 기(氣) 또한 모두 왕성하게 되어 정(精)이 저절로 발생하게 되고 형(形)이 자연스럽게 강성하게 되어 맥(脈)이 자연히 끊어지지 않게 된다. (그렇지만) 한번 서열(暑熱)의 기운을 받게 되면 금(金)이 화(火)의 형극(刑剋)을 받게 되어 폐기(肺氣)가 불태워지면서 위에 있는 여러 증상이 연이어 나타나게 된다. 그러나 서사(暑邪)는 여름철의 정사(正邪)로 사람의 원기(元氣)가 충실한 경우엔 원래 병이 될 수 없으므로 사기(邪氣)가 침입했다는 것은 반드시 인체의 정기(正氣)가 허약한 것이다. 처방을 살펴보면 단지 인삼(人參)으로 폐기(肺氣)를 보호하고 맥문동(麥門冬)으로 폐음(肺陰)을 보호하며 오미자(五味子)로 소모되고 흩어진 것들을 수렴하고만 있으니, 서사(暑邪)를 치료하는 것이 아니라 오로지 그 정기(正氣)만을 다스리고 있는데, 이것은 서사(暑邪)는 무형의 사기(邪氣)로 만약 서사(暑邪) 중에 습사(濕邪)가 없으면 머물러 병증이 되지 않고 궁극적으로 대열(大熱) 또한 없게 되리니 식히려 해도 식힐 것이 없게 되므로, 폐(肺)를 보호하는 방법이 바로 서사(暑邪)를 물리치는 방법이 되기 때문이다. 이 처방은 또한 사소허다(邪少虛多)와 열상원기(熱傷元氣)를 치료하는 방법이기도 하니, 여름철 폐(肺)가 허약한 경우에 복용할 수도 있겠다.

1 생맥산의 출전을 『천금방』으로 언급한 의가는 『성방편독』 이외에도 대단히 많다. 그러나 현재 전해져 오는 『천금방』에는 생맥산이 기재되어 있지 않고, 장원소(張元素)의 『의학계원(醫學啓源) · 권하(卷之下) · 12 용약비지(十二 用藥備旨) · 17 약류법상(十七 藥類法象) · 4 조강수(燥降收)』 중 맥문동을 설명하는 문장 속에 최초로 언급되어 있다. 참고로 『의학계원』 문장을 전재하면 다음과 같다. "麥門冬: 氣寒, 味微苦甘, 治肺中伏火, 脈氣欲絶. 加五味子 · 人參二味, 爲生脈散, 補肺中元氣不足, 須用之. 『主治秘要』云: 甘, 陽中微陰, 引經酒浸, 治經枯 · 乳汁不下. 湯洗, 去心用." 이처럼 『의학계원』에 생맥산이 명확하게 기재되어 있으므로 생맥산의 최초 출전은 『의학계원』으로 보는 것이 타당할 듯싶다.

이후 생맥산은 장원소의 제자 이동원(李東垣)이 지은 『내외상변혹론(內外傷辨惑論) · 권중(卷中) · 서상위기론(暑傷胃氣論)』에 다시 한번 언급되었는데 원문을 전재하면 다음과 같다. "聖人立法, 夏月宜補者, 補天眞元氣, 非補熱火也, 夏食寒者是也. 故以人參之甘補氣, 麥門冬苦寒, 瀉熱補水之源, 五味子之酸, 淸肅燥金, 名曰生脈散. 孫眞人云: 五月常服五味子, 以補五臟之氣, 亦此意也." 이처럼 『내외상변혹론』에 기술된 후로 생맥산은 기음(氣陰)을 보익하는 대표 처방으로 널리 인식되기 시작하였다. 그런데 『내외상변혹론』 서술 마지막을 보면 손진인 즉 『천금방』의 저자 손사막의 말을 인용하여 여름철에 오미자를 상복해야 하는 이유를 기술하고 있는데, 『내외상변혹론』은 널리 유행된 서적이고, 위 『내외상변혹론』 기술을 자세하게 살펴보지 않으면 마치 생맥산을 손사막이 최초로 언급한 것처럼 보이니, 역자가 생각하기엔 『내외상변혹론』 때문에 많은 후인이 생맥산을 손사막의 처방으로 오인한 것이 아닌가 싶다.

六一散 河間[1]

益元散 鷄蘇散 碧玉散 淸六散 溫六散

六一散은 滑石과 甘草로 구성되어	六一滑石同甘草
解肌行水와 淸躁를 겸한다네.	解肌行水兼淸躁
益元散·碧玉散·鷄蘇散은	益元碧玉與鷄蘇
본방에 각기 朱砂·靑黛·薄荷를 가한 것으로 효과가 좋구나.	砂黛薄荷加之好
紅麴[2]을 (본방에) 다시 가하면 淸六散이라 부르니	紅麴更添淸六名
邪熱이 血分을 손상해 발생한 痢疾을 치료하지.	熱傷血分痢難了
溫六散이라 부르려면 乾薑을 넣어야 하니	若云溫六和乾薑
白痢가 빈번히 발생하는 것을 빠르게 치료한다네.	白痢頻仍治須早

육일산(六一散)은 활석(滑石) 6량과 감초(甘草) 1량으로, 가루 내어 등심탕(燈心湯)에 복용한다.

상서감모(傷暑感冒)로 발생한 표리구열(表裏俱熱), 번조구갈(煩躁口渴), 소변불통(小便不通)과 모든 사리임탁(瀉痢淋濁) 등의 증상 중 열증(熱證)에 속한 것을 치료한다.

이 처방은 해기행수(解肌行水)하여 서사(暑邪)를 물리치는 처방이다. 활석(滑石)은 기(氣)가 청(淸)하여 해기(解肌)할 수 있고, 질(質)이 중(重)하여 청강(淸降)할 수 있으며, 한(寒)하여 승열(勝熱)할 수 있고, 활(滑)하여 통규(通竅)할 수 있으며, 담(淡)하여 이수(利水)할 수 있다. 감초(甘草)를 가한 것은 (감초가) 화중(和中)

하여 활석(滑石)의 한활(寒滑)한 성질을 완만하게 하니, 활석(滑石)의 약효가 표리(表裏)를 관통하여 사기(邪氣)는 물리치나 정기(正氣)는 손상되지 않게 하므로 능히 위의 여러 증상을 치료할 수 있기 때문이다.

○ 본방에 진사(辰砂)를 조금 가하면 익원산(益元散)[3]이라 부르는데, 심신(心神)을 안정시키고 병정(丙丁)[4]의 사열(邪熱)을 사(瀉)한다. 서(暑)는 군화(君火)의 기(氣)로, 사물은 각기 그 부류를 좇는다. 유하간(劉河間)은 "이 처방이 능히 상하(上下)·표리(表裏)·삼초(三焦)의 습열(濕熱)을 통치할 수 있다."[5]라고 말하였으나, 반드시 서증(暑證)에 습증(濕證)을 끼고 있는 경우에만 사용하는 것이 적당하고, 만약 진액이 손상되었으면서 습증(濕證)이 없는 경우에는 마땅히 생맥산(生脈散) 종류를 참고해서 사용해야 한다.

○ 본방에 박하(薄荷)를 조금 가하면 계소산(鷄蘇散)[6]이라 부른다. 앞의 증상에 겸하여 폐부(肺部)에 풍열(風熱)이 있는 것을 치료한다.

○ 본방에 청대(青黛)를 조금 가하면 벽옥산(碧玉散)[7]이라 부른다. 앞의 증상에 겸하여 간화(肝火)가 있는 것을 치료한다.

○ 본방에 홍국(紅麴) 5돈을 가하면 청육산(清六散)[8]이라 부른다. 서사(暑邪)가 영분(營分)을 손상하여 적리(赤痢)가 있는 것을 치료한다.

○ 본방에 건강(乾薑) 5돈을 가하면 온육산(溫六散)[9]이라 부른다. 서습(暑濕)이 기분(氣分)을 손상하여 백리(白痢)가 있는 것을 치료한다. 처방을 신령스러우면서도 명확하게 운용하는 것은 처방을 운용하는 사람에게 달렸으니 병증에 맞춰 처방하는 것이 중요하겠다.

1 육일산은 1172년에 편찬된 유완소(劉完素)의 『황제소문선명론방(黃帝素問宣明論方)·권10(卷十)·조문(燥門)·약증방(藥證方)』에 익원산(益元散)으로 나온다. 유완소의 또 다른 서적인 『상한표본심법유췌(傷寒標本心法類萃)』에는 익원산을 천수산(天水散) 또는 육일산(六一散)이라고도 하였다. 처방명의 의미에 대하여 『의방집해』에서는 육(六)과 일(一)이라는 숫자를 사용한 것은 "天一生水, 地六成之"의 의미를 취한 것으로, 이런 의미 때문에 이명을 천수산(天水散)이라고도 명명하였다고 언급하였다.

2 홍국(紅麴)은 멥쌀을 곰팡이인 *Monascus purpureus* 등으로 발효시켜 만든 붉은색 쌀이다. 한(寒)·감(甘)하고 간경(肝經)·비경(脾經)·대장경(大腸經)에 들어가, 건비(健脾)·익기(益氣)·온중(溫中)·활혈(活血)·소식(消食)한다.

3 익원산은 동숙(董宿)이 집록(輯錄)하고 방현(方賢) 속보(續補)하여 1449년 완성한 후 1471년에 간행된 『기효양방(奇效良方)·권5(卷之五)·서문(暑門) 부론(附論)·서증통치방(暑證通治方)』에 진사익원산(辰砂益元散)으로 나온다. 후 『의방집해』에서 익원산(益元散)으로 처방명을 수정하였다.

4 병(丙)은 양화(陽火)로 소장(小腸)을, 정(丁)은 음화(陰火)로 심(心)을 의미한다.

5 "河間曰: 此方能統治上下·表裏·三焦濕熱" 구절은 『의방집해』에서 왕앙(汪昂)이 육일산을 해설하기 위해 소주 형태로 기재한 구절인데, 『성방편독』에서 진사익원산 해설로 잘못 가져온 부분이다.

6 계소산은 유완소(劉完素)의 『황제소문선명론방(黃帝素問宣明論方)·권10(卷十)·조문(燥門)·약증방(藥證方)』에 나온다.

7 벽옥산은 유완소(劉完素)의 『황제소문선명론방(黃帝素問宣明論方)·권10(卷十)·조문(燥門)·약증방(藥證方)』에 나온다.

8 청육산은 명대 정충(程充)에 의해 1481년에 간행된 주진형(朱震亨, 1282~1358)의 『단계심법(丹溪心法)·권2(卷二)』에 청륙환(淸六丸)으로 나온다.

9 온육산은 주단계(朱丹溪)의 『단계심법(丹溪心法)·권5(卷五)』에 온청환(溫淸丸)으로 나온다.

白虎湯 仲景[1]

人參白虎湯 蒼朮白虎湯 桂枝白虎湯

白虎湯은 生石膏에	白虎湯中生石膏
知母·甘草·粳米의 4가지 약물로 구성되어	知甘粳米四般調
金風으로 暑邪를 물리치고 炎熱을 제거하는데	金風退暑除炎熱
人參을 가하면 효과가 더욱더 좋다네.	加入人參法更高
蒼朮을 白虎湯 속에 가하면	蒼朮取增前藥內
濕溫으로 脈細한 증상의 本과 標를 치료하고,	濕溫脈細本兼標
桂枝를 白虎湯과 함께 복용하면	桂枝白虎相和服
낫기 어려운 溫瘧에 효과가 실로 뛰어나구나.	溫瘧難痊法實超

백호탕(白虎湯)은 석고(石膏) 1근, 지모(知母) 6량, 감초(甘草) 2량, 갱미(粳米) 6홉이다.

폐위(肺胃)가 대열(大熱)하고 진액이 메말라져서 발생한 구갈(口渴), 번조(煩躁), 맥홍대(脈洪大), 오한(惡寒)하지 않고 도리어 오열(惡熱)하는 증상, 두통(頭痛), 자한(自汗), 비건(鼻乾), 부득와(不得臥) 등의 증상을 치료한다.

이 처방은 족양명(足陽明)과 수태음(手太陰)의 약이다. 열사(熱邪)가 내부에서 치성하게 되면 감한(甘寒)한 약물로 치료한다. 찌는 듯이 무더운 기운은 폐를 손상하지 않음이 없고 폐는 손상되면 반드시 위(胃)에서 도움을 구하므로, 이로 말미암아 위즙(胃汁)이 소모되면 원기(原氣)를 태우던 화(火)가 그쳐지지 않고 (계속해) 스스로 불타버리므로 위에서 언급한 여러 증상이 나타나게 된다. 처방 중에 석고(石膏)는 청위(淸胃)하고 지모(知母)는 청폐(淸肺)하는데, 두 약물이 어우러져 서로 공을 이루게 되면 열을 물리칠 수 있으면서 또한 음(陰)도 보존할 수 있게 된다. 여기에 다시 고강(苦降)한 지모와 한중(寒重)한 석고가 중기(中氣)를 손상할 것이 염려되어 특별히 감초와 갱미를 가하여 양위안비(養胃安脾)하니, 이렇게 되면 열은 제거되면서도 정기는 손상되지 않게 된다.

○ 본방에 인삼(人參) 3량을 가해서 인삼백호탕(人參白虎湯)[2]이라 부른다. 폐위(肺胃)의 음진(陰津)이 메말라버려 발생한 앞의 증상에 원기(元氣) 또한 허약한 것을 치료한다. 인삼을 가하여 폐위의 원기를 보호하므로 이 처방은 서열상기(暑熱傷氣)를 치료하는 정법(正法)이 되겠다.

○ 본방에 창출(蒼朮)을 가해서 창출백호탕(蒼朮白虎湯)[3]이라 부른다. 습온병(濕溫病)에 맥침세(脈沈細)한 것을 치료한다. 습온의 증상은 미리 내복(內伏)한 습사에 다시 외부로부터 침입한 온기(溫氣)가 감촉해 이루어진 것이다. 그러므로 겉으로는 비록 발열한다고 하나 맥(脈)은 침세(沈細)하고 간혹 흉중비민(胸中痞悶)하거나 양 정강이가 서늘하기도 한데, 이것들은 모두 음사(陰邪)이며 침착점니(沈着粘膩) 한 성질을 가진 습(濕)에 의해 발생한 것들이다. 그러므로 창출을 가해서 조습강비(燥濕强脾)하고 울복(鬱伏)된 기운을 발월(發越)한 연후에 백호탕으로 온사(溫邪)를 식히게 되면 일거양득이 되겠다.

○ 본방에 계지(桂枝)를 가해서 계지백호탕(桂枝白虎湯)[4]이라 부른다. 온학(溫瘧)으로 열다한소(熱多寒少)하거나 혹은 단열무한(但熱無寒)하여 표리불해(表裏不解)한 것을 치료한다. 여름철 서사(暑邪)와 가을철 풍사(風邪)에 감촉되어 학질(瘧疾)이 발병되므로, 학질의 증상들은 모두 복서(伏暑)가 있는데 다시 외사(外邪)에 감촉되어 양쪽의 기운이 서로 충돌하면서 이루어진 것들이다.

온학(溫瘧)은 먼저 복서(伏暑)가 있는데 다시 풍온(風溫)한 기운에 감촉된 것으로 일반적인 학질과는 조금 다르다. 그러므로 계지를 사용하여 외감의 풍사를 풀고 백호탕으로 내부에 잠복한 서열(暑熱)을 식히게 되면 표리가 모두 풀어져 한열이 저절로 그치게 된다. 그러나 반드시 내부의 복사(伏邪)가 열사(熱邪)로 바뀌어 사열(邪熱)이 치성한 경우에만 사용할 수 있겠다.

1 백호탕은 장중경(張仲景)의 『상한론(傷寒論)』에 나온다.

2 인삼백호탕은 장중경(張仲景)의 『상한론(傷寒論)』에 나온다.

3 창출백호탕은 1108년에 완성된 주굉(朱肱)의 『활인서(活人書) · 권제18(卷第十八)』에 백호가창출탕(白虎加蒼朮湯)으로 기재되어 있다. 그런데 동일 서적인 『활인서(活人書) · 권제6(卷第六) · 49(四十九)』을 살펴보면 습온(濕溫)을 논하면서 백호가창출탕(白虎加蒼朮湯)은 1086년에 완성된 한지화(韓祗和)의 『상한미지(傷寒微旨)』의 처방이라고 언급하고 있는데, 현존하는 『상한미지론(傷寒微旨論)』 판본에는 창출백호탕이 실려있지 않다. 정확한 출전 고증을 위해서는 향후 더욱더 깊은 연구가 필요해 보인다.

4 계지백호탕은 장중경(張仲景)의 『금궤요략(金匱要略)』에 나온다.

新加香薷飮 鞠通[1]

吳鞠通의 新加香薷飮은	鞠通新加香薷飮
(香薷)·銀花·連翹·厚朴에	銀翹厚朴共相等
다시 신선한 白扁豆花를 넣은 것으로	再入新鮮扁豆花
暑邪가 肺經에 침범했는데 風邪가 함께 있는 것을 치료하지.	暑客肺經風邪幷

신가향유음(新加香薷飮)은 향유(香薷) 2돈, 금은화(金銀花) 3돈, 신선한 백편두화(白扁豆花) 3돈, 후박(厚朴) 2돈, 연교(連翹) 2돈이다.

여름철 풍사(風邪)가 외감(外感)하여 발생한 발열(發熱), 무한(無汗)을 치료한다.

여름철 찌는 듯한 무더위가 오가는 한복판 속 사람에게 바람이 불면 상쾌할 것이니 어떻게 서풍(暑風)의 증상이 있을 수 있겠는가? 그러나 바람에는 몸이 허약한 틈을 타고 침범해 병을 일으키는 바람[虛邪賊風]이 있으니 극적(克賊)하는 방향에서 오는 것들은 모두 병을 일으킬 수 있다. 그러므로 이것에 감촉된 경우에는 바로 발열(發熱)과 무한(無汗)의 표증(表證)이 나타나게 된다. 신온(辛溫)하면서 방향성이 있는 향유는 능히 폐의 경맥에서부터 낙맥까지 들어가 외부로부터 감촉된 풍사(風邪)를 풀 수 있다. 백편두화는 여름철에 생산되는데, 무릇 여름철에 생산되는 사물은 모두 해서(解暑)할 수 있으며, 또한 모든 꽃은 다 흩어지는 힘이 있으면서 아울러 경청(輕淸)하여 폐로 들어가니 더불어 진액을 보호하고 음기를 보존할 수 있다. 신량(辛凉)하면서 해산(解散)하는 연교와 금은화는 상초의 서열(暑熱)을 맑게 하고, 신온고강(辛溫苦降)한 후박은 능히 흩거나 펼칠 수 있으면서 조습제만(燥濕除滿) 한다. 서사(暑邪)는 반드시 습사(濕邪)를 겸하므로 서사(暑邪)를 치료하는 처방에 매번 후박을 가해 상수(相須) 또는 좌사(佐使)로 사용하여 흉중의 습기를 확 맑게 하면 서열(暑熱)이 자연히 떨어지면서 쉽게 풀어지니, 결단코 상초를 치료하는 데 중초를 침범하는 폐해나 열증(熱證)을 치료하는 데 온약(溫藥)을 사용하는 폐해가 없게 된다.

1 신가향유음은 오국통(吳鞠通)의 『온병조변(溫病條辨)·제1권(第一卷) 상초편(上焦編)·서온(暑溫)』에 나온다. 『성방편독』의 해설에 『온병조변』을 참고한 부분이 많아 아래에 『온병조변(溫病條辨)·제1권(第一卷) 상초편(上焦編)·서온(暑溫)』에 기술되어 있는 신가향유음 방해(方解) 중 일부를 전재한다.

"按香薷辛溫芳香, 能由肺之經而達其絡. 鮮扁豆花, 凡花皆散, 取其芳香而散, 且保肺液, 以花易豆者, 惡其呆滯也. 夏日所生之物, 多能解暑, 惟扁豆花爲最, 如無花時, 用鮮扁豆皮. 若再無此, 用生扁豆皮. 厚朴苦溫, 能泄食滿. 厚朴, 皮也, 雖走中焦, 究竟肺主皮毛, 以皮從皮, 不爲治上犯中. 若黃連·甘草, 純然裏藥, 暑病初起, 且不必用, 恐引邪深入, 故易以連翹·銀花, 取其辛凉達肺經之表, 純從外走, 不必走中也. 溫病最忌辛溫, 暑病不忌者, 以暑必兼濕, 濕爲陰邪, 非溫不解. 故此方香薷·厚朴用辛溫, 而餘則佐以辛凉云. 下文濕溫論中, 不惟不忌辛溫, 且用辛熱也."

清營湯 鞠通[1]

清營湯은 吳鞠通의 처방으로	清營湯是鞠通方
暑邪가 心包에 들어가 營血을 상한 것을 치료하니	暑入心胞營血傷
犀角·丹參·元參·黃連·生地黃·麥門冬과	犀角丹元連地麥
金銀花·連翹·竹葉이 心臟을 보호한다네.	銀翹竹葉眷心藏

청영탕(清營湯)은 서각(犀角) 3돈, 생지황(生地黃) 5돈, 원삼(元參) 3돈, 죽엽심(竹葉心) 1돈, 맥문동(麥門冬) 3돈, 단삼(丹參) 2돈, 황련(黃連) 2돈반, 금은화(金銀花) 3돈, 연교(連翹) 2돈이다.

서온(暑溫)이 심포(心胞) 안으로 들어가 발생한 번갈(煩渴), 설적(舌赤), 신열(身熱), 섬어(譫語) 등의 증상을 치료한다.

서(暑)는 군화(君火)로 그 기가 심(心)과 통하니 서사(暑邪)는 반드시 심(心)을 손상한다. 그러나 심(心)은 군주로 사기를 받아들이지 않으니 모두 심포락(心胞絡)이 대신해 받아들인다. 다만 심(心)은 신명(神明)을 간직하고 있으니 사기가 어지럽히면 신명(神明)이 편안하지 못하므로 섬어(譫語)를 하게 되고, 심(心)은 혈(血)을 주관하고 있으니 사열(邪熱)이 혈분을 손상하면 설적(舌赤)이 있게 되며, (아울러) 금(金)이 화사(火邪)의 형극(刑剋)을 받게 되므로 번갈(煩渴)하게 된다. 서사(暑邪)는 육음(六淫)의 정사(正邪)이고 온사(溫邪)은 시령(時令)의 괴기(乖氣)로 두 사기가 서로 합쳐져 발병하면 서온(暑溫)이 되는데, 춘온(春溫)과 추온(秋溫) 등의 증상과 대략 유사하지만, (결국) 서사(暑邪)가 가장 (침입하기) 쉬운

심(心)을 손상한 것에 불과하다. 처방 중 서각과 황련은 모두 심(心)에 들어가서 청화(淸火)하는데, 서각은 가볍고 날랜 품성을 가지고 있어서 역독(疫毒)을 풀 수 있고, 황련은 고강(苦降)한 품질을 갖추고 있어서 습사를 말릴 수 있으니, 두 약물은 온병을 치료하는 정약(正藥)이 된다. 사열(邪熱)이 심포를 침범하면 영음(營陰)이 작상(灼傷)을 받게 되므로 생지황과 현삼으로 신수(腎水)를 자양하였고, 맥문동으로 폐금(肺金)을 길렀으며, 단삼으로는 이 약물들을 끌고 심(心)으로 들어가게 하였으니, 모두 진액을 늘리면서도 불타는 것을 구제하는 데에 도움이 된다. 연교 · 금은화 · 죽엽 세 약물은 모두 내부로는 심(心)과 통하면서도 외부로는 표(表)에 통하고 신량(辛涼)하면서도 경해(輕解)하므로, 자연히 신명(神明)이 안정되고 사열(邪熱)이 물러나면서 사기가 저절로 머무를 수 없게 된다.

1　청영탕은 오국통(吳鞠通)의 『온병조변(溫病條辨) · 권1(卷一) 상초편(上焦編) · 풍온(風溫) 온열(溫熱) 온역(溫疫) 온독(溫毒) 동온(冬溫)』에 나온다.

六合定中丸『局方』[1]

『局方』의 六合定中丸은	局方六合定中丸
暑濕邪에 적중되었으면서[2] 食滯가 있는 것을 치료하는데,	暑濕傷中食滯干
枳殼·桔梗·茯苓·甘草·山查炭·厚朴·白扁豆에	枳桔苓甘查朴扁
穀芽·神麴·木瓜로 구성된다네.	穀芽神麴木瓜全

육합정중환(六合定中丸)은 지각(枳殼), 길경(桔梗), 복령(茯苓), 감초(甘草), 산사탄(山查炭), 후박(厚朴), 편두(扁豆), 곡아(穀芽), 모과(木瓜)이다.

서습사(暑濕邪)에 적중되었는데 더불어 식체(食滯)가 발생해 곽란(霍亂) 등의 증상이 된 것을 치료한다.

대저 여름철의 곽란은 모두 비위가 사기를 받아 발생한 것으로, 사기가 위(胃)를 올라탔으면 구토하고, 비(脾)를 올라탔으면 설사하며, 만약 비위(脾胃) 양쪽 모두가 손상되었으면 구토와 설사가 교대로 발생한다. 곽란의 증상에는 비록 한(寒)과 열(熱)이 모두 있으나 상습(傷濕)과 상식(傷食)이 특히 많으므로, 병을 치료함에는 총괄해서 하나로 말할 수 없고 당연히 맥(脈)과 증(證)을 함께 보고 약을 사용해야만 바야흐로 착오가 없을 것이다. 다만 이 증상에서는 전근(轉筋)이 쉽게 잘 나타나는데, 만약 전근이 곽란보다 먼저 나타났다면 사기가 근맥을 침범한 까닭이고, 토사(吐瀉)의 후에 나타났다면 진액이 말라 근맥을 자양하지 못해서 그런 것이다. 처방 중에 곡아 · 신곡 · 산사탄은 식적(食積)을 소마(消磨)하고, 후박과 복령은 제습선사(除濕宣邪)하며, 길경은 폐기(肺氣)를 열어 올리면서 외사(外邪)를 겉으로 흩어버리고, 지각은 파기행담(破氣行痰)하면서 선중도체(宣中導滯)하고, 백편두는 해서화비(解暑和脾)하며, 감초는 화중화독(和中化毒) 한다. 모과는 서근달락(舒筋達絡)하여 전후를 막론하고 모두 쓸 수 있는데, 이른바 근급자(筋急者)에게 사용하면 근육이 펴지고 근완자(筋緩者)에게 사용하면 근육이 이로워진다고 하는 것이다.

1 육합정중환의 출전에 대해서 『성방편독』에서는 『태평혜민화제국방(太平惠民和劑局方)』을 언급하였는데 현행 판본의 『태평혜민화제국방』에서는 육합정중환을 찾을 수 없었다. 그 밖에 육합정중환으로 명명된 처방 7개를 살펴보아도 처방명만 같고 약물 구성이 달라 향후 출전에 대한 보다 자세한 연구가 필요한 것으로 보인다.

2 "暑濕傷中"은 "서습사(暑濕邪)가 중초(中焦)를 손상했다." 또는 "서습사(暑濕邪)에 손상되고 적중되었다."로 해석할 수 있다. 그런데 계령감로음 방가(方歌)에 동일한 "暑濕傷中"이 나오면서 더불어 계령감로음 주치증에 "中暑受濕"이라는 구절이 같이 보이는 것을 감안하면 "暑濕傷中"의 의미는 "서습사(暑濕邪)에 손상되고 적중되었다."라는 의미로 보는 것이 적당한 듯 보여 이렇게 해석하였다.

竹葉石膏湯 仲景[1]

仲景 先師의 竹葉石膏湯은	先師竹葉石膏湯
嘔吐·虛煩과 元氣가 상한 것을 치료하는데,	嘔吐虛煩元氣傷
(竹葉·石膏)·人參·半夏·麥門冬·甘草에	參半麥冬甘草等
生薑·粳米로 구성되어 水煎해 복용한다네.	生薑粳米水煎嘗

죽엽석고탕(竹葉石膏湯)은 죽엽(竹葉) 2줌, 석고(石膏) 1근, 인삼(人參) 3량, 맥문동(麥門冬) 1되, 자감초(炙甘草) 2량, 반하(半夏) 반 되, 갱미(粳米) 반 되[2]에 생강(生薑)을 가해서 탕전(湯煎)한다.

병후에 남아있는 열로 인해 발생한 허번(虛煩), 소기(少氣), 기운이 상역(上逆)해 토하고자 하는 증상을 치료하고 아울러 상서(傷暑)로 인해 발생한 갈증, 맥허(脈虛) 등의 증상을 치료한다.

열병(熱病) 후에 남은 사기가 아직 완전히 제거되지도 않았는데 폐위(肺胃)의 음진(陰津)이 일찍 고갈되었으므로 허번(虛煩), 소기(少氣), 구토(嘔吐) 등의 증상이 나타난 것이다. 아울러 여름철 서사(暑邪)가 폐위(肺胃)를 손상했는데 원기(元氣)가 허약한 경우에도 위와 같은 증상이 발생한다. 그러므로 처방 속에서는 죽엽과 석고로 폐위(肺胃)의 열을 식히게 하였다. 그러나 열이 발생하면 담(痰)이 만들어져 중초에 머무르게 되고 담이 제거되지 않으면 열이 끝내 없어지지 않을까 두려우므로, 신온(辛溫)하면서 체활(體滑)한 약물인 반하로 화담축습(化痰逐濕)하면서 음양을 통하게 하였는데, 또한 반하는 그 성질이 역기(逆氣)를 잘 흩어버리니 지구(止嘔)에도 성약(聖藥)이 된다. 하물며 신산(辛散)한 생강으로 반하의 부족함을 돕게 하면 반하와 생강이 하나는 흩고[散] 다른 하나는 맑게 하니[淸] 사기는 저절로 머물 수 없게 된다. 인삼 · 감초 · 갱미로는 양위(養胃)하고, 맥문동으로는 보폐(保肺) 한다. 이 처방은 비록 청열(淸熱)한다고 하였지만 고한(苦寒)한 약물을 사용하지 않았고, 양음(養陰)하면서도 여전히 익기(益氣)할 수 있으니 중화(中和)를 손상하지 않겠다는 의도가 있는 것이다.

1 죽엽석고탕은 장중경(張仲景)의 『상한론(傷寒論)』에 나오는데, 『성방편독』 수재방과 『상한론』 처방 사이에 약간의 용량 차이가 있다.

2 중국중의약출판사판에는 용량이 없고, 학원출판사판에는 『상한론』을 참고한 용량이 적혀 있어 후자를 따랐다.

桂苓甘露飲 河間[1]

桂苓甘露飮은 劉河間의 처방으로	桂苓甘露飮河間
暑濕邪에 적중되어[2] 발생한 계속된 煩渴을 치료하는데,	暑濕傷中煩渴連
滑石·石膏·寒水石에	滑石石膏寒水石
五苓散 약물과 甘草로 구성된다네.	五苓甘草一方煎

계령감로음(桂苓甘露飮)은 활석(滑石) 4량, 석고(石膏) 한수석(寒水石)[2], 감초(甘草) 각 2량, 백출(白朮), 복령(茯苓), 택사(澤瀉) 각 1량, 저령(猪苓), 육계(肉桂) 각 5돈으로 약물들을 같이 갈아 가루 내어 한 번에 5돈씩 복용한다.

중서(中暑) 한데다가 습사(濕邪)에도 감수되어 발생한 인음과다(引飮過多), 두통번갈(頭痛煩渴), 습열변폐(濕熱便閉) 등의 증상을 치료한다.

서습(暑濕)으로 인한 증상에는 표부(表部)가 손상당한 것과 이부(裏部)가 손상당한 것이 있다. 표부(表部)에 있는 것은 사기가 경락에 머물러 있으므로 당연히 경양(輕揚)한 약물로 치료해야 하고, 이부(裏部)에 있는 것은 사기가 장부에 머물러 있으므로 무거운 약물을 사용하여 청열이습(淸熱利濕)하지 않으면 결국에는 다스릴 수 없게 된다. 대한(大寒)하면서 질중(質重)한 석고와 한수석은 폐위(肺胃)의 열을 곧바로 식혀준다. 활석(滑石)의 한(寒)한 성질은 청열(淸熱) 할 수 있으며 활(滑)한 성질은 이규(利竅) 할 수 있고 밖으로는 기표(肌表)를 열면서 안으로는 방광에까지 도달한다. 저령 · 복령 · 택사는 습사(濕邪)를 아래로 인도하여 소변으로 내보낸다. 그러나 습사(濕邪)는 음사(陰邪)로 양기(陽氣)가 없으면 제거될 수 없으니, 비록 이습(利濕) 한다고 하더라도 습사(濕邪)를 완전히 제거할 수는 없다. 그러므로 신열(辛熱)한 육계를 사용하여 음사(陰邪)를 흩어버리고 백출을 가하여 부토화중(扶土和中)해, 내부를 안정시키고 외사를 물리쳐야 한다. 이 처방은 활석 · 석고 · 한수석으로 상초를 식히고, 오령산으로 하초를 통리(通利)하며, 감초로 상하를 조화롭게 하니, 역시 서병(暑病)을 치료하는 대법(大法)이 되겠다.

1 계령감로음은 1172년에 완성된 유완소(劉完素)의 『황제소문선명론방(黃帝素問宣明論方) · 권6(卷六) · 상한문(傷寒門)』에 계령감로산(桂苓甘露散)으로 나온다.

2 "暑濕傷中"은 "서습사(暑濕邪)가 중초(中焦)를 손상했다." 또는 "서습사(暑濕邪)에 손상되고 적중되었다."로 해석할 수 있는데, 계령감로음 주치증에 "中暑受濕"이라는 구절이 보이므로 "서습사(暑濕邪)에 손상되고 적중되었다."라는 의미로 해석하였다.

3 한수석은 청열사화약(淸熱瀉火藥)으로 기원광물은 항산염류 광물인 석회망초($Na_2Ca(SO_4)$)의 천연결정체이다. 성미(性味)는 신함 · 한(辛鹹 · 寒)하며, 귀경(歸經)은 심(心) · 위(胃) · 신(腎)이고, 효능은 청열강화(淸熱降火), 이규(利竅), 소종(消腫)한다.

漿水散[1]

옛 처방인 漿水散은 이름이 희귀한데	古方漿水散名稀
여름철 寒에 적중되어 복통, 설사할 때에 마땅하지.	因暑中寒痛瀉宜
甘草·良薑·醋半夏에	甘草良薑醋半夏
乾薑·附子·肉桂로 구성되어 모두 치료할 수 있다네.	乾薑附桂幷能醫

장수산(漿水散)은 건강(乾薑), 부자(附子), 육계(肉桂), 감초(甘草) 각 5돈, 양강(良薑), 반하(半夏) 각 2돈 5푼으로, 양강과 반하 두 약물은 모두 초초(醋炒)해서 사용한다. 지장수(地漿水)로 탕전(湯煎)하여 찌꺼기를 걸러내고 냉복한다.

여름철 한사(寒邪)에 적중되어 발생한 복통(腹痛), 설사(泄瀉), 한다(汗多), 맥약(脈弱)의 순음무양(純陰無陽) 한 증상을 치료한다.

육음(六淫)의 기운은 모두 감촉한 것에 따라서 병이 되니 정해진 시기에 얽매일 필요는 없다. 예를 들어 겨울에 제철이 아닌 온기에 감촉된 것은 바로 온병(瘟病)이 되며, 여름에 때가 아닌 한사(寒邪)가 침범한 것은 한병(寒病)이 된다. 온사(瘟邪)는 청법(淸法)으로 치료하고 한사(寒邪)는 열법(熱法)으로 치료하니, 다시는 음서(陰暑)와 양한(陽寒)이라는 말에 현혹되지 말아야 한다. 무릇 한사(寒邪)가 인체에 적중되면 반드시 태음(太陰)과 소음(少陰) 두 장부를 침범하는데, 비신(脾腎)의 양기(陽氣)가 허약하지 않으면 한사는 결코 깊이 들어올 수 없으나, 만약 비신(脾腎)의 양기(陽氣)가 허약하다면 한사는 바로 들어오게 되고, 이것이 바로 복통(腹痛)과 설사(泄瀉) 및 여러 증상이 발생하는 까닭이 된다. 대신대열(大辛大

熱)한 건강 · 부자 · 육계는 비신(脾腎)의 원양(元陽)을 따뜻하게 하여 중하초의 한습(寒濕)을 몰아낸다. 양강은 산한지통(散寒止痛)하고 반하는 조습행담(燥濕行痰)하는데, 두 약물을 모두 초초(醋炒)하여 사용하는 것은 이른바 흩어버리고자 할 때는 반드시 먼저 수렴해야 한다는 것으로, 도적들을 공격하여 토벌하려고 할 때는 당연히 도적의 무리를 한곳에 모은 후에 단 한 번의 공격으로 모두 없애서 여환(餘患)을 남기지 않게 해야 하는 것과 같은 것이다. 감초를 사용하는 것은 한편으로는 열약(熱藥)의 급박함을 완화하려는 것이고 다른 한편으로는 중주(中州)의 허약함을 견고하게 하려는 것이다.

1 장수산은 1186년 완성된 유완소(劉完素)의 『소문병기기의보명집(素問病機氣宜保命集) · 권중(卷中) · 사리론제19(瀉痢論第十九)』에 나온다.

薷苓湯[1]

薷苓湯의 방의를 매우 세밀하면서도 명확하게 알아야 하니	薷苓湯法最詳明
四味香薷飮과 五苓散이 합쳐져	四味香薷合五苓
暑邪와 濕邪에 손상되어 설사하는 것을	暑濕兩傷泄瀉作
淸心하고 利小便하면서, 表邪를 가볍게 푸는구나.	淸心利便表邪輕

유령탕(薷苓湯)은 바로 사미향유음(四味香薷飮)과 오령산(五苓散)을 합한 처방으로 전탕(煎湯)하여 복용한다.

서사(暑邪)와 습사(濕邪)에 같이 손상되어 발생한 설사 등의 증상을 치료한다.

서사(暑邪)는 무형의 기운으로 감촉된다 하여도 겨우 상초(上焦) 심폐(心肺) 부분 정도만 손상되나, 습사(濕邪)는 유형의 사기로 손상되면 비위(脾胃)에까지 영향을 미쳐서 설사 등의 증상을 만드니, "습사(濕邪)는 설사를 많이 일으킨다."[2] 라는 옛 가르침은 매우 명확한 것이다. 그런데 서사(暑邪)는 반드시 습사(濕邪)를 겸하고 서사(暑邪)와 습사(濕邪)는 서로 합쳐지므로 여름철에는 수사(水瀉) 증상이 더욱더 많게 되는 것이다. 옛사람이 "습사(濕邪)를 치료하는 데 있어 이소변(利小便)하지 않으면 적당한 치료가 아니다."[3]라고 하였으므로 청심(淸心)과 이소변(利小便)은 서사(暑邪)를 치료하는 양대 치법이 되겠다. 사미향유음(四味香薷飮)은 향유(香薷) · 후박(厚朴) · 백편두(白扁豆) · 황련(黃連) 네 가지 약물로 청심해서(淸心解暑)하니 방론은 이미 앞에서 나왔다. 오령산(五苓散)은 백출(白朮) · 복령(茯苓) · 저령(猪苓) · 택사(澤瀉) · 육계(肉桂)로 숭토승습(崇土勝濕)하여 화기

이수(化氣利水)하니 뒤에 있는 습문(濕門)의 내용과 함께 본다면 스스로 그 깊은 뜻을 깨달을 수 있을 것이다.

1 유령탕의 출전은 명확하지 않다. 역대의 문헌을 살펴보면 서춘보(徐春甫)의 『고금의통대전(古今醫統大全)·권35(卷三十五)』에 『태평혜민화제국방(太平惠民和劑局方)』에서 인용했다는 유령탕(薷苓湯)이 있는데 그 구성은 향유(香薷) 황련강즙초(黃連薑汁炒) 후박강초(厚朴薑炒) 편두초(扁豆炒) 저령(猪苓) 택사(澤瀉) 백출(白朮) 저령(猪苓) 각 등분(各等分)이고, 만전(萬全)의 『보명가괄(保命歌括)·권3(卷三)』에도 유령탕이 기재되어 있는데 그 구성은 향유(香薷) 삼전(三錢) 후박강즙초(厚朴薑汁炒) 편두(扁豆) 각 1전 반(各一錢半)이며, 이외에도 『두진전심록(痘疹傳心錄)·권17(卷十七)』에도 유령탕이 수록되어 있는데 그 구성이 이진탕(二陳湯)에 향유음(香薷飮)을 합하고 맥아(麥芽)와 차전자(車前子)를 가한 것으로 구성되어 있다. 상기 처방 모두 『성방편독』 수재방과는 구성이 다른데 그나마 서춘보의 『고금의통대전』 수재방이 육계만 제외하고 거의 동일하다. 단 『고금의통대전』 수재방은 『태평혜민화제국방』에서 인용하였다고 하였는데 현행 유통되는 『화제국방』에는 보이지 않는다.

2 "습사(濕邪)는 설사를 많이 일으킨다.(濕多成瀉)"는 주진형(朱震亨)의 『국방발휘(局方發揮)』에 나오는 구절이다.

3 "습사(濕邪)를 치료하는 데 있에 이소변(利小便)하지 않으면 적당한 치료가 아니다.(治濕, 不利小便, 非其治也)"는 주진형(朱震亨)의 『국방발휘(局方發揮)』에 나오는 구절이다.

來復丹[1]

來復丹은 霍亂의 처방으로	來復丹爲霍亂方
暑邪에 상하여 陰陽錯雜한 것을 치료하니,	陰陽錯雜暑邪傷
五靈脂·硝石·元精石과	五靈硝石元精石
硫黃·青皮·陳皮를 醋糊丸한 것이라네.	硫與青陳醋糊良

내복단(來復丹)은 원정석(元精石)[2], 왜류황(倭硫黃), 박초(朴硝. 일부의 처방에서는 화초(火硝)를 사용한다) 각 1량, 오령지(五靈脂), 청피(青皮), 진피(陳皮) 각 1량으로, 박초와 유황 두 약물은 미화(微火)로 함께 초(炒)하여 버드나무 가지로 휘저어서 결성된 입자를 사용하며, 초호환(醋糊丸)하여 미음(米飮)으로 복용한다.

복서(伏暑)로 음양이 어그러져 동떨어지면서 중완(中脘)이 불통하여 곽란(霍亂) 등의 증상이 발생한 것을 치료한다.

음양이 어그러지면서 동떨어지고 청탁(淸濁)이 서로를 침범하면서 중완이 불통하여 곽란이 된 것은, 반드시 음양(陰陽)을 분리(分利)하는 약물을 사용하여 양쪽을 치료해야만 한다. 유황(硫黃)은 대열(大熱)한 약물로 화(火)의 정기(精氣)이고, 박초(朴硝)는 대한(大寒)한 약물로 수(水)의 정기(精氣)이다. 두 약물은 각기 음양의 편승(偏勝)함을 품부 받았으면서도 둘 모두가 대장을 통리(通利)할 수 있으므로 같이 초(炒)하게 되면 음양이 서로 결합한 사기를 치료하는 데에 매우 적당하게 된다. 그러나 병이 복서(伏暑)에서 기인하였고 서기(暑氣)는 곧 군화(君

火)의 기운으로 가장 쉽게 음(陰)을 손상하므로, 태음(太陰)의 정기(精氣)를 받은 원정석(元精石)으로 음(陰)을 회복시키면서 서사(暑邪)를 물리쳐야만 하고, 아울러 서사(暑邪)는 반드시 습사(濕邪)를 겸하므로 청피와 진피를 사용하여 기(氣)를 소통(疏通)하면서 습사(濕邪)를 말려야만 한다. 오령지 같은 것은 탁음(濁陰)의 성질을 가진 약물로 능히 우리 몸속에 있는 탁음(濁陰)의 물질을 이끌고 하규(下竅)로 돌아가게 할 수 있으니 유유상종하게 하려는 것이다. 화초(火硝)를 사용하는 것 또한 나름대로 이치가 있으므로 약국에서는 모두 사용하고 있다.

1 내복단은 1132년에 간행된 송대 의가 유방(劉昉)의 『유유신서(幼幼新書)·권9(卷九)』에 초우세(初虞世)의 서적인 『양생필용(養生必用)』의 처방으로 인용하여 기재되어 있다. 『태평혜민화제국방(太平惠民和劑局方)·권5(卷之五)·오직각증제가명방(吳直閣增諸家名方)』에는 철옹성(鐵瓮城) 팔각사(八角社) 선생(先生) 처방이라고 실려있는데 출판 시기가 『유유신서』보다 늦다.

2 원정석(元精石)은 태음원정석(太陰元精石), 현정석(玄精石), 태음현정(太陰玄精), 태음현정석(太陰玄精石), 태을현정석(太乙玄精石), 귀배현정석(龜背玄精石), 음정석(陰精石), 현영석(玄英石), Selenitum 등으로 불리는 약물로, 원광물은 황산염류 광물인 글로베라이트(Gluberite, $CaNa_2[SO_4]_2$)의 광석이다. 주성분은 황산칼슘($CaSO_2 \cdot 2H_2O$)이며 Fe나 Na 등의 이온과 소량의 규산염을 함유한다. 기미는 한(寒)·감함(甘鹹)하고 신경(腎經), 태음경(太陰經), 양명경(陽明經)에 들어가, 청열자음(淸熱滋陰), 연견소종(軟堅消腫), 소담거적(消痰去積)의 효능이 있다.

利濕劑

습(濕)은 육음(六淫) 중 하나이며 중앙비토(中央脾土)의 소생(所生)으로 지기(地氣)를 따라 상승하고 천기(天氣)로 말미암아 하강하여, 여름에 왕성하고 겨울에 숨으며 동남쪽에서 모여들고 서북쪽에서 거두어들여 진다.

다만 토(土)는 정해진 위치가 없고 습(濕)은 전담하는 곳이 없으므로 바깥 또는 안에서 발병하거나 상부 또는 하부에 침입하게 된다. 이처럼 발병양상이 비록 동일하지는 않지만 큰 요점은 열증(熱證) 또는 한증(寒證)으로 변화하는 두 가지 경우밖에 없으므로, 표리상하를 막론하고 한습(寒濕)이면 온법(溫法)과 조법(燥法)을 사용해야 하고 습열(濕熱)이면 청법(淸法)과 이법(利法)을 사용해야 하니, 변화하여 침입한 것은 당연히 변화를 좇아 제거해야만 하는 것이다.

그런데 병(病)은 초기 · 중기 · 말기의 구분이 있어, 병의 초기에 (습사가) 상부와 표부(表部)에 있는 경우라면 모두 풍약(風藥)으로 치료할 수 있고, 이부(裏部)와 하부에 있는 경우라면 숭토(崇土)하여 물리치거나 삼리(滲利)하여 끌어낼 수 있다. 병이 중기라면 (습사가) 열화(熱化)하거나 한화(寒化)하는 차이가 있고, 만약 병이 말기라면 습열(濕熱)이 음(陰)을 손상하는 경우와 한습(寒濕)이 양(陽)을 손상하는 경우로 구별이 되는데, 습열(濕熱)이 음(陰)을 손상하는 경우에는 마땅히 보음(補陰)하여 습사(濕邪)를 통리(通利)해야 하고, 한습(寒濕)이 양(陽)을 손상하는 경우에는 당연히 양기를 도와 사기를 제거해야 한다. (의사가) 지혜롭고 변화에 능통하여야만 약을 마음대로 사용하여도 조리가 정연하게 될 것이다. 이제 현재 통용되는 처방을 아래에 간략하게 기술하여 초학자가 응용할 수 있도록 하겠다.

五苓散 仲景[1]

胃苓湯 茵陳五苓散

五苓散은 太陽邪氣를 치료하니	五苓散治太陽邪
利水分消하고 표부가 풀리지 않은 것을 다스리지.	利水分消表未諧
澤瀉·白朮·茯苓·猪苓은 안에서 이끌고	澤朮二苓都內導
桂枝는 밖을 통하게 하니 그 치법이 자못 훌륭하구나.	桂枝達外法頗佳
胃苓湯은 바로 오령산에 평위산을 가한 것으로	胃苓卽此加平胃
濕瀉, 傷中 및 邪氣에 어그러진 것을 치료하지.	濕瀉傷中邪氣乖
만약 습열이 쌓여 黃癉[2]이 된 것을 치료하려면	若治黃疸濕熱蘊
五苓散에 인진을 넣어 배오한다네.	茵陳加入五苓齊

오령산(五苓散)은 저령(猪苓), 복령(茯苓), 백출초(白朮炒) 각 18수(銖)[3], 택사(澤瀉) 1량 6수, 계(桂) 반 량(육계(肉桂)를 사용할지 계지(桂枝)를 사용할지는 증상에 따른다.)으로 함께 가루 낸 다음 한 번에 3돈씩 복용하는데 복용 후에 뜨거운 물을 많이 마셔서 땀을 내면 낫는다.

상한(傷寒)으로 인한 태양(太陽)의 표증(表證)이 풀리지도 않았는데 사기가 부(腑)에 침입하여 사열(邪熱)이 방광에 응결해 소변이 불통한 증상과 여러 습사(濕邪)로 인해 발생한 종만(腫滿)이 하초에 왕성했다가 혹 아래로 내달려 설사하거나 혹 위로 거슬러 올라가 구증(嘔症)이나 해증(咳症) 등이 발생한 경우를 치료한다.

태양(太陽)엔 경(經)과 부(腑)가 있는데, 경(經)에 전입(傳入)한 경우에는 바로 표증(表證)이 되어 땀을 내어 낫게 할 수 있지만, 만약 부(腑)에 전입(傳入)한 경우라면 부(腑)는 방광(膀胱)이고 방광(膀胱)은 수부(水腑)가 되므로 사열(邪熱)로 인해 수기(水氣)가 유결(留結)되고 운행하지 않아 소복만(少腹滿)과 소변불리(小便不利)가 발생하게 되고, (아울러) 이런 것들로 말미암아 내외의 습(濕)이 모두 달라붙어 하행하다가 극에 이르면 다시 위로 거슬러 올라가는 증상이 발생하게 된다. 그러므로 복령 · 저령 · 택사를 사용해 방광에 직접 들어가 열결(熱結)된 수사(水邪)를 사(瀉)하고, 표증(表證)이 아직 없어지지 않았으니 계지를 사용하여 없어지지 않던 표증을 풀어주며, 습(濕)이 왕성하면 토기(土氣)가 쇠약해지므로 백출로 토기를 북돋고 습사를 물리쳐[崇土勝濕] 비토(脾土)를 건운(健運)케 하는 효과가 있게 해야 하는데, 이처럼 표리를 함께 풀어주면 정기는 손상하지 않게 된다. 만약 습사(濕邪)가 내부에 있고 외부에 표증이 없다면 육계를 사용하는데, 육계의 대신대열(大辛大熱)한 힘을 빌려 하초로 들어가 음습(陰濕)을 변화시킨 후 열어젖히고 유도하여 복령과 택사를 따라 삼리(滲利)시키면 울체하여 머물던 습사는 저절로 없어지게 될 것이다.

○ 위령탕(胃苓湯)[4]은 본방에 창출(蒼朮), 후박(厚朴), 진피(陳皮), 감초(甘草)를 더한 것이다. 습사(濕邪)가 내부를 손상하여 발생한 흉비복만(胸痞腹滿) 및 상서설사(傷暑泄瀉) 등의 증상을 치료한다. 그러므로 평위산(平胃散)으로 상초와 중초의 습(濕)을 선산(宣散)하고, 오령산(五苓散)으로 하초(下焦)의 사기를 분리(分利)한 것이다. 무릇 설사하면 수기(水氣)와 곡기(穀氣)가 함께 대장으로 들어오니 반드시 소변이 적어진다. 이에 수기(水氣)를 분리(分利)하여 전음(前陰)으로 돌아가게 하면 자연히 소변은 많아지고 설사는 그치게 된다.

○ 인진오령산(茵陳五苓散)[5]은 본방에 인진(茵陳)을 가하여 복용하는 것이다. 습사(濕邪)가 내부에서 울체하고 선화(宣化)하지 못해 발생한 황달(黃疸)을 치료한다. 초본류로 성미가 고한(苦寒)한 인진(茵陳)은 안으로는 수습(水濕)을 제

거하여 복령과 택사가 습사를 분소(分消)하는 것을 도와줄 수 있고, 밖으로는 피부에 도달해 계지(桂枝)와 협조하여 해표(解表) 할 수 있으므로 황달을 치료하는 방법이 된다.

1 오령산은 장중경(張仲景)의 『상한론(傷寒論)』에 나온다.

2 황단(黃癉)은 황달(黃疸)을 말한다. 『소문(素問)·옥기진장론(玉機眞藏論)』에 "肝傳之脾, 病名曰痹風, 發癉, 腹中熱, 煩心出黃."이라고 하였다.

3 銖(수) : 중량 단위를 말함. 한대(漢代)에는 1수(銖)가 서미(黍米, 기장쌀) 100알의 중량으로 24수(銖)가 1량(兩)에 해당하였다. 그 후 진대(晉代)에서는 1수(銖)가 서미(黍米) 10알, 6수(銖)가 1푼(分), 4푼(分)이 1량(兩)에 해당하는 것으로 바뀌어, 푼(分)의 단위가 새로 생겼다.

4 위령탕은 일반적으로 원대 의가 위역림(危亦林)이 편찬하여 1345년에 간행된 『세의득효방(世醫得效方)』을 최초의 출전으로 여긴다. 그러나 문헌을 살펴보면 남송 시대 의가인 주좌(朱佐)가 1266년에 편찬한 『유편주씨집험의방(類編朱氏集驗醫方)·권4(卷之四)·비위문(脾胃門)·허종(虛腫)』에 "【胃苓丸】治腫. 平胃散 五苓散. 上各一貼, 用大蒜蒸熟, 丸胃苓二藥. 五十丸, 煎木通湯呑下."라고 기재된 것이 더 빠르므로 최초의 출전은 『유편주씨집험의방(類編朱氏集驗醫方)』이 되겠다.

5 인진오령산은 장중경(張仲景)의 『금궤요략(金匱要略)』에 나온다.

猪苓湯 仲景[1]

猪苓湯의 사용법은 陽明에 있고	猪苓湯法在陽明
滑石·阿膠·澤瀉·茯苓·猪苓으로 구성되지.	滑石阿膠澤二苓
방광의 사기가 胃에 初入한 것을 치료하니	膀胱腑邪初入胃
宣通達下하면서도 陰을 보존한다네.	宣通達下又存陰

저령탕(猪苓湯)은 저령(猪苓), 복령(茯苓), 택사(澤瀉), 활석(滑石), 아교(阿膠) 각 1량이다.

태양병(太陽病)으로 인한 이열(裏熱)이 풀어지지 않고 양명(陽明)에 전해져 발생한, 갈증으로 물을 마시려고 하는 것[渴欲飮水], 소변불리(小便不利), 내부에 진액이 완전히 없어져 위실증(胃實證)으로 전변될까 두려운 경우를 치료하고, 아울러 습열사(濕熱邪)가 음(陰)을 손상한 경우 보음(補陰)과 이습(利濕)을 병용하여 치료하는 처방이 되겠다.

태양(太陽)과 양명(陽明)은 위치적으로 가장 가깝고, 서로 전변(傳變)하는 순서를 살펴봐도 역시 모두 태양에서 양명으로 전입(傳入)한다. 양명(陽明)은 위(胃)이고 위(胃)는 토(土)로 만물이 의탁하는 바로 (사기가) 다시 전달될 곳이 없다. 다만 양명경(陽明經)에서 가장 걱정해야 할 것은 진액을 잃어버리는 것으로, 진액이 한 번 손상되면 곧바로 위실증(胃實證) 되어 대변을 보지 못하므로, 중경(仲景)은 양명(陽明)을 치료하는 데 있어 그때마다 항상 존음구음(存陰救陰)하는 데 힘을 썼다. 이런 증상들은 사열(邪熱)이 방광에 있으면서 오랫동안 풀리지 않아 진액을 손상한 것으로, 여기에서 갈욕음수(渴欲飮水)는 사열(邪熱)이 이미 위장으로 전변된 양상이 드러난 것이고, 소변불리(小便不利)는 방광의 사기가 여전히 풀리지 않은 것이다. 만약 먼저 그 근본을 치료하지 않는다면 사열(邪熱)의 세력은 끝끝내 제거되지 않을 것이다. 그러므로 복령 · 저령 · 택사로 방광의 수기(水氣)를 분소(分消)하여 사열(邪熱)을 아래로 내달리게 하고, 감한(甘寒)한 활석으로 안에서는 육부(六腑)의 열을 식히게 하고 밖에서는 기표(肌表)의 사기를 부수게 하여 상하표리의 습(濕)을 통행하도록 한다. (그런데) 단순히 습사만 치료하게 되면 음(陰)은 더욱 소모되고 열(熱)은 더욱 치성하게 될 수 있으므로, 아교를 가해서 양음식풍(養陰熄風)하여 진액을 보존하게 했으니, 또한 음허습열(陰虛濕熱)을 치료하는 방법도 되겠다.

1 저령탕은 장중경(張仲景)의 『상한론(傷寒論)』에 나온다.

平胃散『局方』

平胃散에는 (후박)·蒼朮과 甘草가 있고	平胃散中蒼朮甘
陳皮는 燥濕하여 脾元을 돕는다네.	陳皮燥濕助脾元
土邪가 敦阜[1]하면 마땅히 宣導해야 하니	土邪敦阜宜宣導
水濕, 停痰과 嵐瘴을 제거하지.	水濕停痰嵐瘴蠲

평위산(平胃散)은 감침(泔浸)한 창출(蒼朮) 2돈, 강초(薑炒)한 후박(厚朴), 거백(去白)한 진피(陳皮), 자(炙)한 감초(甘草) 각 1돈에 생강(生薑)과 대조(大棗)를 가하여 전탕(煎湯)한 것이다.

비위(脾胃)에 토습(土濕)이 태과하여 발생한 흉복비만(胸腹痞滿), 구토 또는 설사, 숙식불소(宿食不消), 산람장무(山嵐瘴霧), 불복수토(不服水土) 등의 증상을 치료한다.

토(土)를 가색(稼穡)이라 하는데, 힘이 미치지 못하면 비견(卑堅)[2]이라 하고 힘이 태과하면 돈부(敦阜)라고 한다. 평위(平胃)란 위중(胃中)의 돈부(敦阜)를 평평하고 고르게 하는 것이다. 그런데 토(土)는 정해진 위치가 없고 습(濕)은 전담하는 곳이 없어, 모두 변화를 좇아 발생하고 변화를 좇아 제거되는데 인체의 장부 기운에 따라 그렇게 되니, 음허자(陰虛者)는 (습이) 변화해 습열(濕熱)이 되고 양허자(陽虛者)는 (습이) 변화해 한습(寒濕)이 된다. 그러므로 이것들을 치료하려면 마땅히 변화시키지 못한 기전을 좇아서 (습을) 변화시켜 제거해야만 후환이 없게 된다. 그러므로 신온조습(辛溫燥濕)하면서 악기(惡氣)를 물리치고 비장(脾臟)을 강하게 하여 (습을) 흩어버리고 퍼트릴 수 있는 창출을 습(濕)을 운화하는 정약(正藥)으로 삼고, 고온(苦溫)한 후박으로는 습사를 제거하고 비만(痞滿)을 흩어지게 하며, 신온(辛溫)한 진피로는 기(氣)를 돌리고 담(痰)을 운행하여 창출의 부족한 점을 보좌하게 한다. 그런데 일을 함에 태과한 것은 불가한데 지나치게 강하면 꺾이게 되므로 마땅히 절제와 기강이 있는 군대라야만 능히 화란(禍亂)을 잠재워서 태평(太平)에 이르게 할 수 있을 것이다. 그러므로 중주(中州)의 약으로 능히 보익하면서 조화시킬 수 있는 감초로 보좌하면 습(濕)을 제거하면서도 토(土)를 손상치 않아 화평(和平)에 이르게 될 것이다.

의안 평위산의 출전에 대하여 『성방편독』에서는 『태평혜민화제국방(太平惠民和劑局方)』을 언급하고 있으나, 현재 중국의 여러 방제학 서적에서는 1051년에 간행되어 『태평혜민화제국방』보다 출판 시기가 빠른 주응(周應)의 『간요제중방(簡要濟衆方)』을 제시하고 있다. 그러나 역자가 살펴본 결과로는 주응의 『간요제중방』보다 왕곤(王袞)의 『박제방(博濟方)』을 최초의 출전으로 삼는 것이 옳은 듯 하다. 그 이유는 다음과 같다. 먼저 출판 시기를 살펴보면 주응(周應)의 『간요제중방(簡要濟衆方)』은 1051년에 출판되었지만, 왕곤(王袞)의 『박제방(博濟方)』은 1047년에 출판되어 조금 앞선다. 둘째로 구성 약물을 살펴보면 『간요제중방』의 구성 약물은 현행 평위산과 같고, 『박제방』의 구성 약물은 약간 다른데 『박제방(博濟方) · 권2(卷二) · 오장증치(五臟證治)』에 실려있는 내용을 살펴보면 "【平胃散】治脾胃氣不和, 不思飲食. 厚朴(去粗皮, 薑汁塗, 炙, 令香淨, 二兩半) 甘草(一兩半, 炙) 陳橘皮(去瓤, 二兩半) 人參(去蘆, 一兩) 蒼朮(米泔水浸二日, 刮去皮, 四兩) 茯苓(去皮, 一兩). 上六味杵爲末. 每服一大錢, 水一盞, 入生薑 · 棗子同煎七分, 去滓溫服, 空心服之. 或杵細末, 用白蜜爲丸, 如梧桐子大. 每服十丸, 鹽湯嚼下, 空心服. 治氣利膈, 進食平胃丸也. 如做湯, 入鹽點服, 亦曰白朮湯. 此藥本無人參 · 茯苓二味, 好事君子加之."이라고 되어 있어 현행 사용되는 평위산에 비해 인삼과 복령이 더 있는 것처럼 보이지만 아래 설명에 원래 인삼과 복령이 없었는데 후에 가미되었다는 구절이 있는 것으로 보아 『박제방』도 원래의 평위산은 인삼과 복령이 없었던 처방으로 인식한 것을 알 수 있다. 셋째로 주치증을 살펴보면 아래 도표에서 볼 수 있듯이 『박제방』의 평위산이나 그 후에 등장한 평위산 모두 주치증이 같다고 볼 수 있다. 이처럼 구성 약물, 주치증이 같은데 출판 시기가 왕곤(王衮)의 『박제방(博濟方)』이 앞서기 때문에 평위산의 출전은 『박제방』으로 보는 것이 타당하리라 생각된다.

	구 성	주 치
博濟方	厚朴, 甘草, 陳橘皮, 人參, 蒼朮, 茯苓, 生薑, 棗子	治脾胃氣不和, 不思飮食.
簡要濟衆方	蒼朮, 厚朴, 陳橘皮, 甘草, 生薑, 棗	治胃氣不和.
太平惠民和劑局方	蒼朮 厚朴, 陳皮, 甘草, 生薑, 乾棗	治脾胃不和, 不思飮食, 心腹脇肋脹滿刺痛, 口苦無味, 胸滿短氣, 嘔噦惡心, 噫氣呑酸, 面色萎黃, 肌體瘦弱, 怠惰嗜臥, 體重節痛, 常多自利, 或發霍亂, 及五噎八痞, 膈氣反胃, 并宜服.
成方便讀	蒼朮, 厚朴, 陳皮, 甘草, 生薑, 大棗	治脾胃土濕太過, 胸腹痞滿, 或嘔 · 或瀉, 以及宿食不消, 山嵐瘴霧, 不服水土等證.

1 돈부(敦阜)는 토기(土氣)가 넘치는 것을 말한다. 『소문(素問) · 오상정대론(五常政大論)』에 "土曰敦阜"라 하였다.

2 『소문(素問) · 오상정대론(五常政大論)』에 "土曰卑監"이라고 되어 있다. 따라서 "堅"자는 아마도 "監"의 오자인 듯 보인다. 비감(卑監)은 토기(土氣)가 부족한 것을 의미한다.

防己黃芪湯 仲景[1]

防己黃芪湯은 『金匱要略』의 처방으로 (防己와 黃芪에)	防己黃芪金匱湯
다시 白朮과 甘草를 더했으니 세밀히 자세하게 살펴보게나.	更加朮草細參詳
脈浮한 것은 風濕邪가 表部에 머문 것으로	脈浮風濕邪留表
大棗와 生薑으로 達衛和營하지.	達衛和營藉棗薑

방기황기탕(防己黃芪湯)은 방기(防己) 1량, 자감초(炙甘草) 반 량, 백출(白朮) 7돈반, 황기(黃芪) 1량[2], 생강(生薑) 4편, 대조(大棗) 8매[3]를 전탕(煎湯)한 것이다. 복용 후에 마치 피부에 벌레가 기어 다니는 듯한 느낌이 있고 허리 이하가 얼음장 같으면 이불 위에 앉아서 허리 아래로 이불을 덮은 후 따뜻하게 약간 땀이 나게 하면 차도가 있다.

풍습사(風濕邪)로 맥부(脈浮), 신중(身重), 한출(汗出), 오풍(惡風)한 것을 치료한다.

이 처방은 위양(衛陽)이 부족하여 풍습(風濕)이 허한 틈을 타고 표부에 침입한 것을 치료하는 처방이다. 표부에 풍습사가 있는 경우라면 마땅히 풍약(風藥)으로 치료하면 땀이 나면서 낫겠지만, 이 경우에는 표허(表虛)로 인한 유한(有汗)으로 (땀을 내면) 풍사(風邪)는 제거되나 습사(濕邪)는 제거되지 않은 양상이 발생하므로 마황(麻黃)과 계지(桂枝) 등의 약물로 다시 발한시켜 표부를 더 허약하게 해서는 안 된다. 방풍(防風)과 방기(防己) 두 약물은 모두 주표행산(走表行散)하는 약물이나, 다만 하나는 풍(風)을 주치(主治)하고 다른 하나는 습(濕)을 주치(主治)

하여 쓰임이 각기 같지 않으므로, 이 처방에서는 산풍(散風)하는 방풍을 사용하지 않고 행습(行濕)하는 방기(防己)를 사용한 것이다. 그러나 병의 원인이 표허(表虛)에서 온 것이므로 만약 위양(衛陽)이 떨쳐 일어나지 않는다면 비록 방기를 사용하였다 하더라도 사기가 제거되어 병이 나을 수는 없다. 그러므로 황기를 사용하여 밖에서 위기(衛氣)를 돕고, 백출과 감초를 사용하여 안에서 보토(補土)하였다. 보좌(輔佐)하는 생강과 대조로는 영위(營衛)를 통행(通行)시켜 방기가 더욱더 크게 효과를 보도록 하였다. 복용 후에 피부에 벌레가 돌아다니는 것과 같은 느낌은 상부의 습(濕)이 풀리려고 하는 것이다. 혹 허리 아래가 얼음같이 찬 경우는 이불을 덮어서 약간 땀이 나게 하면 차도가 있게 된다. 하부의 습(濕)은 이뇨법 등으로 하부로 풀어야 하지만, 하부라도 사기가 표부에 있는 경우라면 마땅히 땀을 내어서 풀어야 하겠다.

1 방기황기탕은 장중경(張仲景)의 『금궤요략(金匱要略)』에 나온다.

2 『금궤요략(金匱要略)·수기병맥증병치제14(水氣病脈證幷治第十四)』에는 "一兩一分"으로 되어 있다.

3 『금궤요략(金匱要略)·수기병맥증병치제14(水氣病脈證幷治第十四)』에는 "一枚"로 되어 있다.

麻黃加朮湯『金匱』[1]

麻黃加朮湯은 기묘한 공이 있으니	麻黃加朮有奇勳
甘草에 桂枝·杏仁이 들어가지.	甘草還宜桂杏仁
表部가 濕邪를 받아 身體가 疼痛할 때	表受濕邪身體痛
복약 후 미미하게 땀을 내면 병이 낫는구나.	微微汗出病安寧

마황가출탕(麻黃加朮湯)은 마디를 제거한 마황(麻黃) 3량, 계지(桂枝) 2량, 자감초(炙甘草) 1량, 백출(白朮) 4량, 피첨(皮尖)을 제거한 행인(杏仁) 70매이다. 다섯 가지 약물 중 물 9되에 마황을 먼저 달이는데 2되가 줄어들면 위에 뜬 거품을 걷어내고 나머지 약물들을 넣고 끓여서 2되 반을 취한 다음 찌꺼기는 버린다. 8홉씩 따뜻하게 복용한 후 이불을 덮고 미약하게 땀을 낸다.

풍습(風濕)이 표부(表部)에 머물러 신체동통(身體疼痛)하여 마땅히 땀을 내야 할 경우를 치료한다.

풍습(風濕)이 표부를 침입하면 바로 신번동통(身煩疼痛)의 표증이 나타나니 당연히 발한(發汗)하여 제거해야 한다. 그러나 풍습으로 인한 표증을 치료하는 데는 대량의 발한은 불가한데 대량으로 발한하게 되면 풍(風)은 제거되더라도 습(濕)은 남게 되므로 소량의 발한이어야만 풍습(風濕)이 모두 제거될 수 있다. 그러므로 처방에 마황탕(麻黃湯)을 사용하여 거풍(祛風)해 발표(發表)하고, 바로 백출(白朮)로 제습(除濕)하며 고리(固裏)한다. 또한, 마황탕 안에 백출이 있으면 비록 발한하더라도 다량의 발한에는 이르지 않게 되고, 백출이 마황을 얻게 되면 표리의 습(濕)을 함께 움직일 수 있으므로 이 두 약물로 병을 치료하기에 충분하게 된다. 더군다나 여기에 계지가 들어가 화영달위(和營達衛)하면서 마황의 발표(發表)를 도와주고, 소폐강기(疏肺降氣)하는 행인이 들어가 백출을 이끌어 선중(宣中) 해 주며, 여기에 재차 감초를 가해 표리를 조화롭게 하여 그들로(마황 · 계지 · 백출 · 행인) 하여금 움직일 것은 움직이게 하고 지킬 것은 지키게 하여 같이 움직이면서도 어그러지지 않게 하니, 처방을 만든 의미가 참으로 오묘하다.

1 마황가출탕은 장중경(張仲景)의 『금궤요략(金匱要略)』에 나온다.

實脾飮 嚴氏[1]

實脾飮은 白朮·茯苓·木瓜를 사용하여　　實脾飮用朮苓瓜
陰水로 四肢가 붓고 피부에 화색이 돌지 않는 것을 치료하니　　陰水肢浮色不華
甘草·厚朴·木香·乾薑·附子·大腹皮에　　甘朴木香薑附腹
大棗·生薑·草豆蔻를 아울러 함께 넣는다네.　　棗薑草蔻幷相誇

실비음(實脾飮)은 토초(土炒)한 백출(白朮), 복령(茯苓), 자감초(炙甘草), 강초(薑炒)한 후박(厚朴), 대복피(大腹皮), 초두구(草豆蔻), 목향(木香), 모과(木瓜), 부자(附子), 포강(炮薑) 각 1량에 생강(生薑)과 대조(大棗)를 가하여 전탕(煎湯)한 것이다.

사지와 몸이 붓고 색이 초췌하며 목소리는 짧으나 갈증이 없고 대소변이 잘 나오는 것을 치료한다. 이 증상들은 음수(陰水)의 증상이다.

수사(水邪)로 인한 병증에는 음수(陰水)와 양수(陽水)가 있어 치료에 각각 구별해야만 한다. 양수(陽水)는 원래 양기(陽氣)를 왕성하게 타고난 사람이 음주를 많이 하거나 습열을 많이 쌓은 후 오래도록 경과해 비위가 날로 허약해지고 운화 기능이 떨어져 (수습이) 안에서 발생하거나 밖으로 흘러넘쳐서 종(腫)이나 창(脹)이 된 것이고, 음수(陰水)는 순수하게 양허토패(陽虛土敗)하여 토(土)가 수(水)를 제어하지 못하여 발생한 것이다. 『소문(素問)·오운행대론(五運行大論)』에 "습기(濕氣)가 편승하면 땅이 질퍽거리게 된다."고 하였다. 그러므로 비기(脾氣)가 왕성해지면 운화 기능이 청탁(淸濁)을 분리하여, 청(淸)한 것은 기(氣)·

혈(血) · 진(津) · 액(液)으로 만들고, 탁(濁)한 것은 한(汗) · 요(溺)로 분소(分消)한다. 즉 수(水)를 치료할 때는 마땅히 비(脾)를 실(實)하게 하는 것이 급선무임을 알아야만 한다. 백출과 감초는 보비(補脾)의 정약(正藥)이나, 대신대열(大辛大熱)한 건강과 부자로 화생토(火生土) 기전을 돕지 않는다면 어떻게 온보건운(溫補健運)의 공(功)을 세울 수 있겠는가? (이렇게 배오된) 이후에야 행수(行水)하는 대복피 · 복령과 쾌기(快氣)하는 후박 · 목향이 각각의 효능을 잘 드러내게 된다. 방향성이 있으면서 조(燥)한 초두구는 태음(太陰)에 홀로 성한 한기(寒氣)를 치료하고, 산삽(酸澁)하면서 온(溫)한 모과는 비토(脾土)에 화평하지 않은 목(木)을 소통시켜서 사기는 제거하고 정기를 바로잡으니 표(標)와 본(本) 모두에게 알맞게 구성되었다.

1 실비음은 1253~1267년에 완성된 엄용화(嚴用和)의 『제생방(濟生方)』에 나온다.

舟車丸 河間[1]

舟車丸은 木香과 輕分에	舟車丸子木香輕
巴戟·甘遂·芫花·牽牛子·大黃을 더하는데,	戟遂芫花牛與軍
陽水는 浮腫이 단단하고 形氣가 實하니	陽水腫堅形氣實
앞에서 수륙으로 몰아내는 것은 靑皮와 陳皮에 의지한다네.	前驅水陸賴靑陳

주거환(舟車丸)은 초(炒)한 견우(牽牛) 4량, 주침(酒浸)한 대황(大黃) 2량, 면과외(麵裹煨)한 감수(甘遂), 면과외(麵裹煨)한 대극(大戟), 초초(醋炒)한 원화(芫花), 초(炒)한 청피(靑皮), 귤홍(橘紅) 각 1량, 목향(木香) 5돈, 경분(輕粉) 1돈을 수환(水丸)으로 만든 것이다.

수종(水腫)과 수창(水脹)에 형기(形氣)가 모두가 실(實)하고 구갈면적(口渴面赤)하며 숨소리가 거칠면서 복견(腹堅)하고 대소변이 막혔으면서 맥(脈)이 침수유력(沈數有力)한 것을 치료한다. 이 증상들은 양수(陽水)의 증상이다.

양수(陽水)는 상체가 먼저 붓고 음수(陰水)는 하체가 먼저 부으며, 음수(陰水)는 맥(脈)이 침지(沈遲)하고 양수(陽水)는 맥(脈)이 침삭(沈數)하니, 음수(陰水)와 양수(陽水)는 당연히 모두 맥(脈)과 증(證)으로 구별할 수 있다. 그런데 종(腫)과 창(脹)은 더욱더 달라 종(腫)은 양기(陽氣)는 있지만 사실(邪實)한 경우가 많고, 창(脹)은 목(木)이 횡행(橫行)하여 토(土)를 극(剋)한 것으로 정기가 극도로 허약하여 가장 난치인 경우가 된다. 만약 순흑(脣黑)하면 간(肝)이 손상된 것이고, 결분(缺盆)이 평평하면 심(心)이 손상된 것이며, 배꼽이 돌출하면 비(脾)가 손상된 것이고, 족심(足心)이 평평하면 신(腎)이 손상된 것이며, 등이 평평하면 폐(肺)가 손상된 것으로 모두 치료할 수가 없다. 이 처방은 견우자(牽牛子)를 사용하여 기분(氣分)을 사(瀉)하고, 대황(大黃)을 사용하여 혈분(血分)을 사(瀉)하며, 대량의 대극(大戟) · 감수(甘遂) · 원화(芫花)로 서로 협동하여 수기(水氣)를 공격하게 하였으니 수륙(水陸)을 병행(竝行)하는 처방이다. 여기에 모든 기(氣)를 다스리는 청피(青皮) · 진피(陳皮) · 목향(木香)을 선도(先導)로 삼고, 못 들어가는 규(竅)가 없는 경분(輕粉)을 보좌로 삼으면, 깨뜨리지 못할 견고함이 없고 운행하지 못할 수기(水氣)가 없으니 주거(舟車)라는 명칭에 걸맞게 되었다. 그러나 형기(形氣)가 모두 실(實)한 경우가 아니라면 섣불리 투약할 수는 없겠다.

1 주거환(舟車丸)의 출전은 유하간(劉河間)의 처방으로 널리 알려져 있으나, 1390년에 이항(李恒)이 편찬한 『수진방(袖珍方) · 권3(卷三) · 적취(積聚)』에 『태평성혜방(太平聖惠方)』 처방으로 나온다. 구성 약물이 "大黃(二兩) 甘遂(麵裹煮) 大戟(醋炒) 芫花(醋炒, 各一兩) 青皮(去白) 檳榔 陳皮(去白) 木香(各五錢) 牽牛實末(四兩) 輕粉(一錢. 張子和方無輕粉)"으로 되어 있어 『성방편독』 수재방보다 빈랑이 더 있다.

五皮飮 『澹寮』[1]

五皮飮은 다섯 종류의 皮를 사용하니	五皮飮用五般皮
陳皮·茯苓皮·生薑皮·桑白皮·大腹皮라네.	陳茯薑桑大腹齊
水氣가 피부로 넘쳐 喘咳하고 붓는 것과	水溢皮膚喘咳腫
肺脾가 모두 병든 것에는 이 처방이 적당하다네.	肺脾俱病此方宜

오피음(五皮飮)은 진피(陳皮), 복령피(茯苓皮), 생강피(生薑皮), 대복피(大腹皮), 상백피(桑白皮)이다.

수병(水病)으로 종만(腫滿)하고 상기(上氣)하고 천급(喘急)하거나 혹은 허리 이하로 붓는 것을 치료한다.

폐(肺)의 치절(治節) 기능이 작동하지 않아 수기(水氣)가 피부로 넘치면 이러한 여러 증상이 발생하게 된다. 그러므로 상백피(桑白皮)로 폐기(肺氣)를 사(瀉)해 강기(降氣)하면 폐기(肺氣)가 청숙(淸肅) 해지고 수기(水氣)가 저절로 하행하게 되는데, 여기에 복령(茯苓)으로 상부로부터 끌어 내리면서, 대복피(大腹皮)로 흉부를 풀어 행수(行水)하고, 신량(辛凉)한 생강피(生薑皮)로 해산(解散)하며, 진피(陳皮)로 기운을 돌려 행담(行痰)하게 하였다. 약물 모두 껍질을 사용하는 것은 병이 피부에 있으므로 껍질을 이용하여 피부로 가게 하려는 의미이다. 그런데 폐(肺)와 비(脾)는 자모(子母)의 장부로 자식인 폐(肺)가 병들면 그 어미인 비장(脾臟)에 파급되지 않는 경우가 없다. 그러므로 종만(腫滿) 증상은 비실(脾實)한 것과 서로 관련이 있게 되고 그렇지 않다면 비(脾)에 건운(健運)기능이 남아 토왕(土旺)

하게 되어 저절로 수기(水氣)를 제어할 수 있게 되니, 비록 폐(肺)의 치절(治節) 기능이 작동하지 않더라도 결코 종만(腫滿)이 발생하지는 않을 것이다. 따라서 본래 비약(脾藥)인 진피(陳皮)와 복령(茯苓)을 사용하게 되면 둘 다 능히 운행하는 가운데 보익를 겸하면서 정기(正氣)는 바로잡고 사기(邪氣)는 제거할 수 있는 일거양득의 치료를 하게 되니 상하(上下)의 사기가 모두 다 흩어지게 된다.

1 오피산은 『화씨중장경(華氏中藏經)·부록(附錄)』에 나온다. 『성방편독』에 적혀 있는 『담료(澹寮)』는 1283년에 간행된 원나라 때 승려였던 계홍(繼洪)이 지은 『담료집험방(澹寮集驗方)』을 말한다. 『화씨중장경(華氏中藏經)』은 작자와 편찬 연대를 정확히 고증할 수 없어 역대로 많은 논란이 있는 서적이다. 그러나 정초(鄭樵, 1103~1162)의 『통지(通志)·예문략(藝文略)』과 진진손(陳振孫, 1179~1261)의 『절록해제(節錄解題)』에 이미 『화씨중장경』 제목이 실려있는 것으로 보아 적어도 『담료집험방』보다 이른 시기에 발견된 서적임은 틀림이 없으므로 향후 보다 진일보된 연구 결과가 나올 때까지는 『화씨중장경』이 오피산의 출전으로 보아야 할 듯싶다.

中滿分消丸 東垣[1]

中滿分消丸은 半夏와 陳皮에	中滿分消丸夏陳
四君子湯·猪苓·澤瀉·砂仁과	四君猪澤與砂仁
黃芩·黃連·厚朴·枳實·乾薑 및	芩連朴實乾薑配
知母와 薑黃을 蒸餠丸으로 만든 것이라네.	知母薑黃餠用蒸

중만분소환(中滿分消丸)은 초(炒)한 후박(厚朴) 1량, 초(炒)한 지실(枳實), 초(炒)한 황련(黃連), 초(炒)한 황금(黃芩), 강제(薑製)한 반하(半夏) 각 5돈, 강황(薑黃), 인삼(人參), 초(炒)한 백출(白朮), 감초(甘草), 저령(猪苓) 각 1돈, 진피(陳皮), 초(炒)한 지모(知母) 각 4돈, 택사(澤瀉) 3돈, 복령(茯苓), 사인(砂仁), 건강(乾薑) 각 2돈으로 증병(蒸餠)[2]으로 환을 빚는다.

중만(中滿), 고창(鼓脹), 기창(氣脹), 수창(水脹) 중에 열증(熱證)에 속한 것을 치료한다.

무릇 창증(脹證)을 일으키는 사기의 원인은 다양하여 치료법 또한 다르다. 그러나 대부분은 비위(脾胃)가 병들어 발생한 것인데, 종(腫)은 무형이고 창(脹)은 유형으로, 유형은 반드시 위(胃)로 귀납되고 위(胃)는 오장육부의 바다로 만물이 돌아오는 곳이기 때문이다. 만약 비장이 왕성하여 운화(運化) 기능이 좋으면 결코 울체하여 창(脹)이 되는 것에 이르지 않지만, 만약 비토(脾土)가 한번 허약해지면 적(積)이 되면서 병증을 형성하게 된다. 다만 토(土)가 쇠약해져 습(濕)이 치성해지면 습(濕)이 토(土)를 따라 변화하는데 한열(寒熱)이 같지는 않다. 이 처방은 비허습열(脾虛濕熱)로 인한 창만(脹滿)을 육군자탕(六君子湯)으로 보비(補脾)하고, 황금과 황련으로 청열(清熱)하며, 신고(辛苦)한 지실과 후박으로 행기(行氣)하고, 담삼(淡滲) 한 저령과 택사로 이습(利濕)하여 치료한다. 그러나 습열이 이미 응결되었으면 청열(清熱) · 행기(行氣) · 이습(利濕)만으로는 그 끈끈한 기운을 풀기에 부족하므로, 신열(辛熱)한 건강을 사용하여 메마르게 하여 흩어버리고, 향렬(香烈)한 강황과 사인을 사용하여 덥혀 움직이게 해야만 습열의 사기가 이를 따라 풀어져 없어질 것이다. 지모를 사용하는 것은 병이 위(胃)에서 발생했기 때문에 양명(陽明)에 홀로 치성한 열(熱)을 식혀야 하는 것뿐만 아니라 조약(燥藥)이 과다한 것 또한 두려우므로 지모의 약성을 사용하여 위가(胃家)의 진액을 보호하려는 것이다. 증병(蒸餠)으로 환을 빚는 것은 토(土)를 도와 운화(運化)하게 하려는 것이다.

1 중만분소환은 1276년에 나천익(羅天益)에 의해 간행된 이동원(李東垣)의 『난실비장(蘭室秘藏)』에 나온다.

2 증병(蒸餠) : 쌀가루나 밀가루를 더운물에 반죽한 다음 술을 뿌리고 삭혀서 찐 떡을 말한다. 이 증병(蒸餠)에 약재 가루를 반죽하여 환제를 만들면 이것을 증병환(蒸餠丸)이라고 한다. 증병(蒸餠)은 능소적식(能消積食), 조양비위(調養脾胃), 습중화체(濕中化滯), 보익기혈(補益氣血), 지출허한(止出虛汗), 이삼초(利三焦), 이뇨(利尿)하는 효능이 있다.

茵陳蒿湯[1]

茵陳蒿湯이 다스리는 黃疸은	茵陳湯法治疸黃
濕熱과 瘀血이 머물러서 脈이 實强한 경우로	濕熱瘀留脈實强
梔子와 大黃은 각각 전후로 사기를 배설하여	梔子大黃前後泄
陽明에 사기가 實한 병증을 치료할 수 있다네.	陽明邪實病能康
만약 寒濕으로 병이 발생했다면	若然寒濕爲災咎
이것은 陰黃으로 마땅히 상세히 살펴서	乃是陰黃當審詳
梔子와 大黃을 제거한 별도의 치법으로 바꾸어야 하니	宣去梔黃另換法
모름지기 附子와 乾薑을 가해야 할지니.	須加附子與乾薑

인진호탕(茵陳蒿湯)은 인진호(茵陳蒿) 6량, 주침(酒浸)한 대황(大黃) 2량, 초(炒)한 치자(梔子) 14매이다.

상한(傷寒) 양명병(陽明病)으로 발생한 단두한출(但頭汗出. 머리 부위만 땀이 나는 증상), 복만구갈(腹滿口渴), 이변불리(二便不利), 습열발황(濕熱發黃), 맥침실(脈沈實)한 경우를 치료한다.

황달(黃疸)은 그 원인이 다양하다. 『금궤요략(金匱要略)』에서 매우 상세하게 논하였는데, 대체로 한열허실(寒熱虛實), 네 가지 경우에서 벗어나지 않았으면서 그 요지는 모두 습울(濕鬱)로 말미암아 발생하여 비허(脾虛)의 색이 밖으로 드러났다는 것이었다. 내부에 어혈(瘀血)이 있는 여로달(女勞疸) 또한 내부에 습탁(濕濁)을 겸하지 않을 때가 없으므로 (여로달을 치료하기 위해) 비록 보허행혈(補虛行血) 한다고 하더라도 습(濕)을 치료해야 한다는 것을 잊어서는 안 된다. 황색(黃

色)은 토(土)의 정색(正色)이고 습(濕)은 한여름에 머무르면서 토(土)에 속해 안으로 비위(脾胃)에 통하기 때문이다. 이 처방은 순전히 사기는 실(實)하지만 정기는 허(虛)하지 않은 경우를 치료하는데, 만약 습열(濕熱)이 내결(內結)하여 실증(實證)을 이룬 경우라면 인진오령산(茵陳五苓散)류의 약으로는 치료하지 못하니 하탈(下奪)하는 방법을 사용하지 않는다면 사기를 없애고 결취(結聚)된 것을 끌어내기에 부족하다. 그러므로 치자(梔子)로 앞쪽으로 배설하게 하고, 대황(大黃)으로 뒤쪽으로 배설하게 하며, 신고미한(辛苦微寒)하면서 초봄의 생발(生發)하는 기운을 얻은 인진(茵蔯)으로는 태양(太陽)과 양명(陽明)에 들어가 발한이수(發汗利水)하게 하여 황달을 치료하는 주약으로 삼았으니, 세 약을 합하여 사용하면 앞의 증상들에 자연히 효과가 있게 된다. 만약 한습(寒濕)이 내울(內鬱)하여 음황(陰黃)이 된 경우라면 그 증상이 양황(陽黃)과 완전히 상반되니, 음황(陰黃)의 색깔은 어혈색으로 어둡고 양황(陽黃)의 색깔은 밝고 선명하며, 양황(陽黃)이면 구갈(口渴), 변폐(便閉)하고 음황(陰黃)이면 구불갈(口不渴)하면서 대소변이 순조로우니 이것으로 구별한다. 대신대열(大辛大熱)한 생강(生薑)과 부자(附子)는 한습(寒濕)의 사기를 양화(陽化)하므로 인진호가 한습(寒濕)을 치료할 수 있게 한다. 한 약물의 공효가 좌사(佐使)에 따라서 쓰임새가 달라지니, 한 약물은 반드시 한 곳에만 사용해야 한다는 것에 구애받을 필요가 없다는 것을 보여준다고 하겠다.

1 인진호탕은 장중경(張仲景)의 『상한론(傷寒論)』에 나온다.

小溫中丸[1]

오래된 처방인 小溫中丸은	小溫中丸是古方
脾虛濕熱 병을 치료하니,	脾虛濕熱病爲殃
苦參·香附子·針砂·神麯에	苦參香附針砂麯
陳皮·半夏·茯苓·甘草·黃連·白朮로 구성된다네.	陳夏苓甘連朮藏

소온중환(小溫中丸)은 백출(白朮) 1량, 복령(茯苓), 반하(半夏), 감초(甘草), 신국(神麴), 진피(陳皮), 초단(醋煅)한 침사(針砂)[2] 각 1량, 고삼(苦參), 황련(黃連) 각 5돈, 향부자(香附子) 1량 5돈을, 식초와 물을 반반씩 하여 신국(神麴)으로 환(丸)을 빚은 것이다. 한 번에 70~80환씩 복용하되 강탕(薑湯)으로 조하(調下)한다.

비허(脾虛)로 습열(濕熱)이 전화(轉化)되지 못해 발생한 족종(足腫), 변당(便溏), 복만(腹滿) 등의 증상을 치료한다.

이것은 비허(脾虛)로 인해 습(濕)이 열(熱)을 따라서 변화한 다음 오랫동안 복중(腹中)에 쌓여 복만(腹滿), 변당(便溏), 족종(足腫) 등의 증상들을 발생시킨 것이다. 그러나 비록 습열(濕熱)의 사기가 왕성하다지만 이 모든 증상은 토허(土虛)로 말미암아 형성된 것이므로, 치료할 때는 병의 근본인 토허(土虛)를 잊어서는 안 된다. 백출은 보비조습(補脾燥濕)하여 운화(運化)를 제대로 하게 하고 약력을 도와 자연스럽게 사기는 전부 없어지게 하면서 정기는 손상되지 않게 한다. 반하는 화습(化濕)하며, 복령은 이수(利水)하고, 진피는 이기(理氣)하며, 감초는 화중(和中)하니, 모두 보(補)에 적합하다. 황련과 고삼은 습(濕) 속의 어열(瘀熱)을 식히고, 침사와 신곡은 오래된 적체(積滯)를 없앤다. 초수(醋水)를 사용하여 환을 빚는 것은 무릇 흩어버리고자 할 때는 반드시 먼저 수렴하여 사기가 흩어지지 못하도록 하려는 의미이다.

1 소온중환은 명대 정충(程充)에 의해 1481년에 간행된 주진형(朱震亨, 1282～1358)의 『단계심법(丹溪心法)·권3(卷三)』에 나온다.

2 침사(針砂)는 침을 제작하려고 갈 때 떨어지는 고운 가루를 말한다. 산신평(酸辛平)하고 비경(脾經)과 대장경(大腸經)에 들어간다. 보혈(補血), 제습(除濕), 이수(利水), 산영(散癭)하여 혈허황반(血虛黃胖), 습열황달(濕熱黃疸), 수종(水腫), 영류(癭瘤) 등에 사용된다.

二妙丸[1]

三妙丸 四妙丸

二妙丸에는 먼저 蒼朮이 들어간 후	二妙丸中蒼朮先
黃柏과 더불어 서로 함께하지.	和同黃柏兩相兼
만약 牛膝을 더하면 三妙丸이라 하고	若增牛膝名三妙
薏苡仁을 가하면 四妙丸이라 한다네.	苡薏加之四妙賢

이묘환(二妙丸)은 창출(蒼朮)과 황백(黃柏) 각 등분으로 구성된다.

하초(下焦)에 습열(濕熱)이 왕성하여 위증(痿證)이 된 것을 치료한다.

무릇 위(痿)라는 것은 말랐다는 것으로 연약하면서 왕성하지 못한 형상이다. 그 증상은 근맥이 느슨하게 늘어져서 발을 땅에 딛지 못하고 (딛더라도) 걸음을 내디디면 기울어지는 것으로, 이것은 모두 습열(濕熱)이 제거되지 않고 경락(經絡) 중에 쌓이면서 발생한 것이다. 그러나 습열사(濕熱邪)가 비록 하부에서 치성하다고 하지만, 그 시작은 일찍이 비위(脾胃)에서부터 발생하지 않은 것이 없다. 병을 치료하려는 자는 반드시 그 근본을 구해야 하고, 흐름을 맑게 하려는 자는 반드시 그 근원을 깨끗이 해야만 한다. 처방 속 창출은 신고온(辛苦溫)하고 방향성이 있으면서 조(燥)하여 중주(中州)에 직접 도달하므로 조습강비(燥濕强脾)의 주약(主藥)이 된다. 그러나 병이 이미 하초에 전해졌다면 중초만 치료해서는 나을 수 없으므로 고한(苦寒)하면서 하강(下降)하는 약물인 황백으로 간신(肝腎)에 들어가 바로 하초의 습열을 식혀, 표(標)와 본(本)을 같이 치료하면서 중초와 하초를 함께 선통(宣通) 해야만 한다. 이 처방은 사기는 치성하고 정기는 허약하지 않은 경우에만 사용할 수 있겠다.

○ 본방에 우슬(牛膝)을 가하면 삼묘환(三妙丸)[2]이 된다. 사기가 모인 곳은 반드시 정기가 허약하니, 만약 간신(肝腎)이 허약하지 않다면 습열은 결코 근골로 흘러 들어가지 않았을 것이다. 우슬은 간신을 보하며 근골을 강하게 하고 창출과 황백을 끌고 하초에 들어가서 습열을 제거한다.

○ 다시 의이인(薏苡仁)을 가하면 사묘환(四妙丸)[3]이 된다. 『소문(素問) · 위론(痿論)』에 "위증(痿證)를 치료할 때에는 오직 양명(陽明)만을 취하여 치료한다." 고 하였다. 양명(陽明)은 종근(宗筋)을 윤택하게 하는 것을 주관하고, 종근(宗筋)은 근골을 묶는 것과 기관(機關)을 순조롭게 하는 것을 주관한다. 의이인은 홀로 양명(陽明)으로 들어가서 습열을 제거하고 근락(筋絡)을 순조롭게 하므로 네 가지 약물들을 합하여 쓰면 위증(痿症)을 치료하는 묘약이 된다.

1 이묘환은 명대 정충(程充)에 의해 1481년에 간행된 주진형(朱震亨, 1282~1358)의 『단계심법(丹溪心法)』에 나온다.

2 삼묘환은 1515년에 편찬된 우단(虞摶)의 『의학정전(醫學正傳)』에 나온다.

3 사묘환의 경우 『성방편독(成方便讀)』 이외에서는 아직 찾지 못하였다.

八正散『局方』[1]

八正散은 車前子와 木通에	八正車前與木通
甘草梢·滑石·黑山梔와	草梢滑石黑梔同
大黃·萹蓄·瞿麥 및	大黃萹蓄和瞿麥
燈心으로 구성되는데, 分利하는 효능이 있다네.	加入燈心分利功

팔정산(八正散)은 차전자(車前子), 목통(木通), 구맥(瞿麥), 편축(萹蓄), 활석(滑石), 감초초(甘草梢), 흑산치(黑山梔), 대황(大黃) 각 1근에 등심(燈心)을 가하여 전탕(煎湯)한 것이다.

습열(濕熱)이 하주(下注)하여 발생한 인건구갈(咽乾口渴), 소복급만(少腹急滿), 소변불통(小便不通), 임통뇨혈(淋痛尿血) 등의 증상을 치료한다.

임병(淋病)이 비록 여러 종류이기는 하나 구별을 하자면 허증(虛證)과 실증(實證) 두 가지에 불과하다. 만약 사기로 인한 실증(實證)의 경우엔 반드시 통증이 있는데 혹 습열(濕熱)이 원인인지 혹 어혈(瘀血)이 원인인지는 사기로 인한 증상이나 맥상에 근거하여 알 수 있고 (이 경우는) 모두 방광과 요도에서 발생하는 것이다. 만약 통증이 없으면서 허증(虛證)에 속하는 경우라면 신장(腎臟)의 정도(精道)에서 발생한 것이다. 전음(前陰)은 (외부에서 볼 땐) 비록 하나지만 안에는 두 개의 구멍이 있으니 하나는 요규(溺竅)이고 다른 하나는 정규(精竅)이므로 임증(淋證)은 신(腎)과 방광(膀胱)에서 발생하지 않는 경우가 없다. 그러나 방광은 하구(下口)만 있고 상구(上口)는 없으니, 그 수기(水氣)는 모두 대 · 소장이 청탁(清濁)을 분별(分別)한 후 아래로 스며들어 소변이 되는 것에서 유래된다. 고로 습탁어혈(濕濁瘀血) 또한 이곳을 따라 방광에 스며들어 병이 발생한 것임을 알 수가 있겠다. 이 처방은 대황(大黃)으로 습열을 인도하여 대장으로 바로 내려가게 해 방광에 다시 침범하지 못하게 하니, 이렇게 되면 그 근원이 맑아지면서 지류의 흐름도 저절로 깨끗해지고, 이미 방광에 쌓인 것 또한 그 흐름이 부득불 소통될 수밖에 없다. (거기에) 위에 언급된 여러 약물로 혹은 청심(淸心)하여 하강시키거나 혹은 도탁(導濁)하여 분소(分消)하면, 자연히 통증은 멈추고 열은 제거되며 습열의 사기는 모두 요도를 따라서 나가게 된다.

1 팔정산은 『태평혜민화제국방(太平惠民和劑局方)』에 나온다.

潤燥劑

조(燥)에는 금조(金燥)와 화조(火燥)가 있다. 금조(金燥)는 육음(六淫)의 사기로 중병(重病)에는 이르지 않으므로 『내경(內經)』에는 가을에 조(燥)에 상했다는 문장이 없고 다만 "서방(西方)에서 조(燥)가 발생하고 조(燥)는 금(金)을 발생한다."[1] 라고만 하였다[2]. 또한 "신(神)이 천(天)에 있어서 조(燥)가 되고, 지(地)에 있어서는 금(金)이 된다."[3]라고도 하였고, "청기(淸氣)가 크게 오면 조기(燥氣)가 승(勝)한다."[4]라고도 하였다. 대저 금(金)은 기(氣)에 있어서 천(天)에 해당하여 넓고 아득하여 은하수와 같이 밝게 변하지 않고, 질(質)에 있어서는 금(金)에 해당하여 견강(堅强)하고 밝고 맑아서 오랜 세월에도 소멸하지 않으며, 위치에 있어서는 서(西)에 해당하여 동(東)에서 만들어진 것을 서(西)에서 이루어지게 하고, 시(時)에 있어서는 가을에 해당하여 봄에 꽃핀 것을 가을에 열매 맺게 하며, 병(病)에 있어서는 초목이 푸른 채 말라 시들어 떨어지는 것같이 모발(毛髮)이 말라 떨어지는 등의 질병에 해당하니, 가을에 잎은 흔들려 떨어지고 뿌리와 줄기 속에서는 정화(精華)가 쌓이는 것에 해당한다. 비유하면 한여름에는 백초(百草)가 번성하고 임목(林木)이 진액을 흘려보내나, 일단 추풍(秋風)이 불어 춥고 스산해지면 만물이 시드는 것을 재촉하는 것과 같으니 그것이 사람에게도 또한 그러하다. 이처럼 금기(金氣)는 공을 이루는 것을 주관하고 조기(燥氣)는 중병(重病)이 되지 않으므로, 『내경』의 모든 편은 모두 가을에 습(濕)에 상하여 병이 되는 것만 말하였지 가을에 조(燥)에 상하는 것을 말하지는 않았는데 바로 이런 것 때문이다. 화조(火燥)에 이른 것은 모두 음휴액학(陰虧液涸)한 소치로 『주역(周易) · 건괘(乾卦:☰) · 문언전(文言傳)』에는 "불[火]은 건조한 곳[燥]으로 나아간다."[5]라고 하였고 또한 『주역(周易) · 설괘전(設卦傳)』에도 "만물을 메마르게 하는 것으로 불보다 건조한 것은 없다."[6]라고 하였다. 조병(燥病)의 증상으로는 조사(燥邪)가 외부를 침범하면 피부가 추게(皺揭)[7] 하고, 내부를 침범하면 정혈(精血)이 마르며, 상부를 침범하면 목과 코가 마르고, 하부를 침범하면 대소변이 막히고 뭉친다. 이 모두는 화기(火氣)가 마르게 하는 것을 말한 것이다. 마르지 않은 만물을 마르게 하고 이미 마른 만물은 더욱 마르게 하는 것은 화(火)이고, 화(火)를 기다리지 않고 저절로 마르면서 화(火)가 더 마르게 할 수 없는 것은 금(金)이다. 금(金)은 자신을 스스로 마르게는 하나 다른 사물을 마르게 할 수는 없고, 화(火)는 스스로 마르게 할 뿐만 아니라 다른 것들도 메마르게 할 수 있다. 만물을 모두 습하게 할 수 있으나 금(金)만은 습하게 할 수 없으니, 이것이 금(金)의 조(燥)와 만물의 조(燥)가 같지 않은 부분이다. 이 편중에 모아 놓은 것들은 모두 화조(火燥)의 처방이지만, 오국통(吳鞠通)의 두 처방(杏蘇散, 桑杏湯)[8]만은 금조(金燥)의 처방에 해당한다.

역안 조증(燥證)에 대한 연구가 다른 병인(病因)보다 늦어 세상에 잘 알려지지 않았으므로, 아래에 간략하게 조증(燥證)에 대한 발전 양상에 관하여 기술한다.

조(燥)에 대한 최초의 언급은 『내경(內經)』이다. 우선 병인으로서의 조(燥)에 대한 내용을 살펴보면, 『소문(素問) · 지진요대론(至眞要大論)』의 "清氣大來, 燥之勝也", 『소문(素問) · 기교변대론(氣交變大論)』의 "歲金太過, 燥氣流行", "歲木不及, 燥乃大行", 『소문(素問) · 육원정기대론(六元正紀大論)』의 "凡此陽明司天之政……

三之氣, 天政布, 凉乃行, 燥熱交合, 燥極而澤, 民病寒熱.", 『소문(素問) · 음양응상대론(陰陽應象大論)』의 "燥勝則乾" 등이 있는데, 모두 조(燥)가 발병의 원인이 된다는 것을 언급하고 있는 구절들이 되겠다. 또한 『내경』에는 조증(燥證)의 치료에 대한 언급도 있는데 『소문 · 지진요대론』의 "燥者潤之", "燥淫於內, 治以苦溫, 佐以甘辛, 以苦下之.", "燥淫所勝, 平以苦濕, 佐以酸辛, 以苦下之." 등이 조증(燥證) 치료의 대원칙을 언급하고 있는 구절이 되겠다.

그러나 내경19병기(內經19病機)에서 직접적으로 조(燥)를 언급한 구절이 없어 역대 의가의 조(燥)에 대한 언급은 매우 적었다. 그러던 중 유완소(劉完素)가 『소문현기원병식(素問玄機原病式)』에서 『소문 · 지진요대론』에 언급된 내경19병기에 조(燥)가 빠졌다고 하면서 "諸澁枯涸, 乾勁皺揭, 皆屬於燥"라는 조문을 보충하면서 동시대의 의가들이 내조(內燥)에 대해 입론하기 시작하였고, 아울러 명대 이천(李梴)이 『의학입문(醫學入門) · 외집(外集) · 권5(卷之五) · 잡병제강(雜病提綱) · 외감(外感) · 조(燥)』에서 조(燥)를 내조(內燥)와 외조(外燥)로 나누면서 여러 학자가 외감조사(外感燥邪)의 발병에 대해 중시하기 시작하였다.

이렇게 다른 병증에 비해 그 발전 속도가 더디었던 조증(燥證)은 청대 유가언(喩嘉言)에 와서 본격적인 연구가 진행되었다. 그는 『의문법률(醫門法律) · 권4(卷四) 상조문(傷燥門) · 추조론(秋燥論)』에서 "奈何『內經』病機一十九條, 獨遺燥氣. 他凡秋傷於燥, 皆謂秋傷於濕, 歷代諸賢, 隨文作解, 弗察其訛, 昌特正之. 大意謂春傷於風, 夏傷於暑, 長夏傷於濕, 秋傷於燥, 冬傷於寒, 覺六氣配四時之旨, 與五運不相背戾, 而千古之大疑始一決也. 然則秋燥可無論乎? 夫秋不遽燥也, 大熱之後, 繼以凉生, 凉生而熱解, 漸至大凉, 而燥令乃行焉. 『經』謂陽明所至, 始爲燥終爲凉者, 亦誤文也. 豈有新秋月華露湛, 星潤淵澄, 天香遍野, 萬寶垂實, 歸之燥政? 迨至山空月小, 水落石出, 天降繁霜, 地凝白鹵, 一往堅急勁切之化, 反謂凉生, 不謂燥乎? 或者疑燥從火化, 故先燥而後凉, 此非理也. 深乎! 深乎!"라고 하여 추조(秋燥)라는 병명을 최초로 확립하였을 뿐만 아니라 『내경』의 "秋傷於濕"을 마땅히 "秋傷於燥"로 고쳐야 한다고

하였으며, 『의문법률 · 권4 상조문 · 추조론』에서는 "病機十九條內云：諸澁枯涸, 乾勁皴揭, 皆屬於燥. 燥金雖爲秋令, 雖屬陰經, 然異於寒濕, 同於火熱. 火熱勝則金衰, 火熱勝則風熾, 風能勝濕, 熱能耗液, 轉令陽實陰虛, 故風火熱之氣, 勝於水土而爲燥也."라고 하였고, 『의문법률 · 권4 상조문 · 추조론 · 율오조(律五條)』에서는 "凡秋月燥病, 誤以爲濕治者, 操刃之事也."라고 하여 조열사(燥熱邪)가 상폐(傷肺)하는 관점을 세워 그 유명한 청조구폐탕(淸燥救肺湯)을 창방(創方)하여 세상에 제시하였다.

이처럼 유가언은 추조(秋燥)의 병명 확립, 추상어조론(秋傷於燥論) 제창, 조사화열론(燥邪火熱論)을 주장하여 조증(燥證) 연구에 큰 업적을 남겼다고 할 수 있는데, 이에 대하여 오당(吳瑭)은 그의 이론에 부족한 점이 있다고 인식하여 『내경』의 추상어습론(秋傷於濕論)을 고수하면서 조사온량론(燥邪溫凉論)을 주장하였다. 먼저 그는 『온병조변(溫病條辨) · 권3(卷三) 하초편(下焦篇) · 한습(寒濕)』에서 『내경』에서 말하는 추(秋)는 가을의 전반기이고, 유가언이 말하는 추(秋)는 가을의 후반기로, 대한(大寒)이 겨울에 해당하나 종이 연을 날릴 수 있는 것은 겨울에 이미 궐음풍목(厥陰風木)의 기가 이르렀기 때문이고, 음력 4월이 여름이지만 초여름이 오히려 시원한 것은 풍목(風木)의 기(氣)가 아직 없어지지 않았기 때문으로 가을이라고 습기가 없겠는가 하면서, 유가언이 조기(燥氣)를 보충한 것은 옳으나, 마음대로 경문을 고친 것은 부당하다고 하였다. 그러나 오당의 이런 지적에도 조사(燥邪)에 대한 토론은 끝나지 않아 유가언-오당 관련 논쟁은 이후에도 이어져, 장남(章楠)은 『의문봉갈(醫門棒喝) · 소문변의(素問辨疑)』에서 오히려 유가언의 설이 옳다고 주장하였고, 이에 대해 우리나라 정약용(丁若鏞)도 그 설을 동조하였다. 그러나 현대에 와서 우리나라 김중한(金重漢) · 김달호(金達鎬) 등은 『내경』, 장기(張機), 유완소(劉完素), 장개빈(張介賓), 장지총(張志聰), 왕이(王履) 등의 주(注)를 인용하면서 다시 정약용의 주장을 반박하는 등 조사(燥邪)에 관한 토론은 매우 길게 이어져 내려오고 있는 실정이다.

또한 조(燥)의 성질에 대해서도 오당은 『온병조변(溫病條辨) · 권1(卷一) 상초편(上焦篇) · 보추조승기론(補秋燥勝氣論)』과 『온병조변(溫病條辨) · 권4(卷四) · 조기론(燥氣論)』에서 조(燥)에는 "火熱傷津"만 있는 것이 아니라 "蓋燥氣寒化, 乃燥氣之正"과 같은 병증 또한 있다면서 조(燥)를 두 가지의 성질로 나누어 보았다. 이를 도표로 요약하면 다음과 같다.

【오당(吳瑭)의 조(燥)에 대한 인식】

復氣 標氣 對化	○ 復氣는 陽明燥金에 억압당한 木氣가 자식인 火氣를 끼고 와서 복수하는 것. ○ 對化는 燥氣가 火로 변화여 병이 되는 것. ○ 喻嘉言, 葉天士의 燥病, 『溫病條辨 · 秋燥』에 기술된 병. ○ 관련 조문 『素問 · 六微旨大論』: "金位之下, 火氣承之." 『素問 · 至眞要大論』: "帝日 : 其司天邪勝[9] 何如? 岐伯日 : … 燥化於天, 熱反勝之, 治以辛寒, 佐以苦甘."
勝氣 本氣 正化	○ 勝氣는 燥淫이 편승하여 병이 되는 것. ○ 正化는 燥氣로 自病이 되는 것. ○ 『溫病條辨 · 補秋燥勝氣論』에 기술된 내용. ○ 관련 조문 『素問 · 至眞要大論』: "歲陽明在泉, 燥淫所勝, 則霿霧青瞑. 民病喜嘔, 嘔有苦, 善大息, 心脇痛不能反側, 甚則嗌乾面塵, 身無膏澤, 足外反熱." 『素問 · 至眞要大論』: "陽明之勝, 淸發於中, 左胠脇痛, 溏泄. 內爲嗌塞, 外發癩疝; 大凉肅殺, 華英改容, 毛蟲乃殃; 胸中不便, 嗌塞而欬." 『素問 · 至眞要大論』: "燥淫於內, 治以苦溫, 佐以甘辛, 以苦下之." 『素問 · 至眞要大論』: "燥淫所勝, 平以苦濕, 佐以酸辛, 以苦下之." 『性理大全』: "燥屬次寒" 『素問 · 至眞要大論』: "陽明司天, 青復內餘, 則欬衄嗌塞, 心鬲中熱, 欬不止而白血出者死."[10] 『素問 · 六元正紀大論』: "陽明所至爲淸勁" 『素問 · 六元正紀大論』: "燥極而澤"

이와 같은 조(燥)에 대한 분류를 통해 그는 유가언의 조사화열론(燥邪火熱論)을 반대하고 "秋燥之氣, 輕則爲燥, 重則爲寒, 化氣爲濕, 復氣爲火."라고 결론지었다. 유가언과 같이 조(燥)의 성질을 화열(火熱)로만 보지 않고 온량(溫凉)으로 나누어 본 의가로는 오당(吳瑭) 이외에도 유근초(俞根初), 왕맹영(王孟英), 비백웅(費伯雄) 등이 있는데, 이 중에서 유근초는 『중정통속상한론(重訂通俗傷寒論) · 제3편(第三篇) 증치각론(證治各論) · 제8장(第八章) 상한겸증(傷寒兼證) · 제13절(第十三節) 추조상한(秋燥傷寒)』에서 "秋深初凉, 西風肅殺, 感之者多病風燥, 此屬燥凉, 較嚴冬風寒爲輕. 若久晴無雨, 秋陽以曝, 感之者多病溫燥, 此屬燥熱, 較暮春風溫爲重."이라고 하여 조증(燥證)에 대해 조량(燥凉)과 조열(燥熱)로 나누어 보다 구체적으로 기술하고 있다.

장병성(張秉成)은 바로 이런 조(燥)에 대한 논쟁 과정을 연구하면서 조(燥)를 화조(火燥)와 금조(金燥)로 표현하여 조(燥)의 성질을 총괄하려고 하였다. 그는 먼저 『내경』에 "秋傷於燥"가 없는 까닭으로 육음(六淫)의 조(燥)는 금조(金燥)로 이것은 중병(重病)이 되지 않기 때문에 『내경』에서는 모두 "秋傷於濕"만 언급하고 "秋傷於燥"가 없다고 하였고, 아울러 역대 의가들이 자주 언급한 화열(火熱)의 조(燥)에 대해서는 『주역(周易)』의 구절을 인용하면서 화조(火燥)로 정의를 내렸다. 이것은 조증(燥證)에 대하여 기존의 설을 새로운 단어로 정리하면서 자신의 독창적인 의학관을 널리 드러낸 것으로 조증(燥證) 연구에 새로운 면을 개척하였다고 할 수 있는 부분이 되겠다.

조병(燥病)과 관련된 처방의 발전도 위와 같은 과정 때문에 발전이 매우 느렸다. 조증(燥證) 관련 중요한 처방을 언급해 보면, 우선 『금궤요략(金匱要略) · 폐위폐옹해수상기병맥증치제칠(肺痿肺癰咳嗽上氣病脈證治第七)』에서는 맥문동탕(麥門冬湯)이 언급되었고, 송대의 홍준(洪遵)이 지은 『홍씨집험방(洪氏集驗方)』에서는 경옥고(瓊玉膏)가 기술되어 있었으며, 금대의 장종정(張從正)이 지은 『유문

사친(儒門事親)』에는 삼재환(三才丸)이, 명대 왕긍당(王肯堂)이 지은 『증치준승(證治準繩)』에는 자조양영탕(滋燥養榮湯), 대보지황환(大補地黃丸), 청량음자(淸凉飮子), 도체통유탕(導滯通幽湯), 윤장환(潤腸丸), 팔정산(八正散)이, 『동의보감(東醫寶鑑)』에는 당귀승기탕(當歸承氣湯), 경지고(瓊脂膏), 천문동고(天門冬膏), 지선전(地仙煎), 생혈윤부음(生血潤膚飮) 등의 처방이 기술되어 왔으나 앞에서 언급한 것과 같이 다른 병증에 비해 그 발전 속도가 더디었다. 그러던 중 청대 유가언이 청조구폐탕(淸燥救肺湯)을 창방(創方) 운용하여 새로운 기원을 이루었고, 그 후 오당이 『온병조변』의 「상초병편(上焦病編)」, 「중초병편(中焦病編)」, 「하초병편(下焦病編)」에서 모두 추조(秋燥)를 언급하면서 상행탕(桑杏湯), 상국음(桑菊飮), 사삼맥동탕(沙參麥冬湯), 교하탕(翹荷湯), 청조구폐탕(淸燥救肺湯), 행소산(杏蘇散), 계지탕(桂枝湯), 계지시호각반탕가오유련자회향목향탕(桂枝柴胡各半湯加吳萸楝子茴香木香湯), 화징회생단(化癥回生丹), 복형단(復亨丹), 벽력산(霹靂散), 오즙음(五汁飮), 옥죽맥문동탕(玉竹麥門冬湯), 우유음(牛乳飮), 옥녀전(玉女煎), 삼갑복맥탕(三甲復脈湯), 정풍주(定風珠), 전흡대생고(專翕大生膏), 증액탕(增液湯) 등을 운용하면서 조증(燥證) 관련 처방이 비약적으로 발전하였다.

조증(燥證)을 치료하는 처방을 따로 하나의 문(門)으로 독립시키기 시작한 것은 왕긍당(王肯堂)의 『증치준승(證治準繩) · 유방(類方)』 제1책의 「상조(傷燥)」가 시작인데 이 이후로 왕앙(汪昂)이 『의방집해(醫方集解)』에서 역시 따로 「윤조지제(潤燥之劑)」를 두게 되면서 조증(燥證)을 치료하는 처방을 따로 두는 것이 보편화 되었고 『의방집해』를 모방한 장병성의 『성방편독』 또한 당연히 「윤조지제(潤燥之劑)」 부분을 독립적으로 기술하게 되었다.

1 『소문(素問) · 음양응상대론편(陰陽應象大論篇) 제5(第五)』에 나오는 구절이다.

2 "金燥爲六淫之邪, 不爲重病, 故『經』無秋傷於燥之文, 但云 : 西方生燥, 燥生金."의 문장은 유가언이 가을에는 조(燥)에 손상된다고 해서 『내경(內經)』의 "秋傷於濕"이 잘못되었다 주장한 것을, 장병성이 조(燥)에는 화조(火燥)와 금조(金燥)가 있는데

화조(火燥)는 인체가 손상되는 것이 심한 데 비해 금조(金燥)는 심하지 않아 『내경(內經)』에서는 추상어조(秋傷於燥)라는 조문은 없고 추상어습(秋傷於濕)이란 조문만 있다고 반박하는 문장이다.

3 『소문(素問)·음양응상대론편(陰陽應象大論篇) 제5(第五)』에 나오는데, "其在天爲燥, 在地爲金"이라 되어 있다.

4 『소문(素問)·지진요대론편(至眞要大論篇) 제74(第七十四)』에 나온다.

5 『주역(周易)·건괘(乾卦:☰)·문언전(文言傳)』 제2절에 "九五曰 : '飛龍在天, 利見大人', 何謂也? 子曰, '同聲相應, 同氣相求, 水流濕, 火就燥, 雲從龍, 風從虎, 聖人作而萬物覩, 本乎天者親上, 本乎地者親下, 則各從其類也.'"라고 언급되어 있다.

6 『주역(周易)·설괘전(說卦傳)』 제8장에 "神也者, 妙萬物而爲言者也. 動萬物者莫疾乎雷, 橈萬物者莫疾乎風, 燥萬物者莫熯乎火, 說萬物者莫說乎澤, 潤萬物者莫潤乎水, 終萬物始萬物者莫盛乎艮. 故水火相逮, 雷風不相悖, 山澤通氣, 然後能變化, 旣成萬物也."라고 되어 있다.

7 추게(皺揭)는 피부가 각질화되어 들고 일어나는 것이다.

8 『성방편독』의 「윤조지제(潤燥之劑)」에서 언급한 『온병조변(溫病條辨)』의 처방은 행소산(杏蘇散), 상행탕(桑杏湯), 청조구폐탕(淸燥救肺湯), 증액탕(增液湯), 익위탕(益胃湯), 오즙음(五汁飮), 동지삼황탕(冬地三黃湯) 등 총 7개지만, 그중 금조(金燥)에 해당하는 처방은 『온병조변(溫病條辨)·상초편(上焦編)·추조(秋燥)』에 나오는 상행탕(桑杏湯)과 『온병조변(溫病條辨)·상초편(上焦編)·보추조승기론(補秋燥勝氣論)』에 나오는 행소산(杏蘇散)뿐이다.

9 사천사승(司天邪勝)이란 어떤 기(氣)의 사천(司天)에 해당하는 해에 그 기(氣)를 극(剋)하는 것이 도리어 편승하여 사기(邪氣)가 되는 것이다. 즉 여기서는 조금(燥金)이 사천(司天)하였는데 화열(火熱)이 극(剋)하면서 사기(邪氣)가 된 경우를 말한다.

10 오당(吳瑭)은 『온병조변(溫病條辨)·상초편(上焦篇)·보추조승기론(補秋燥勝氣論)』에서 이 구절을 내상으로 본 심목남(沈目南)의 견해에 반대하면서, 낙맥(絡脈)에 잔류해 있던 외감여사(外感餘邪)가 조(燥)로 변화하고 열(熱)로 변화되어 이런 증상들을 초래한다고 보고 있다.

杏蘇散[1]

杏蘇散은 吳鞠通의 처방으로 　杏蘇散是鞠通方
金燥微寒에 肺가 손상된 것을 치료하지. 　金燥微寒肺受戕
(杏仁)·(蘇葉)·枳殼·桔梗·二陳湯·生薑·大棗가 이끌고 　枳桔二陳薑棗引
前胡는 降氣下痰을 잘한다네. 　前胡降氣下痰良

행소산(杏蘇散)은 행인(杏仁), 소엽(蘇葉), 반하(半夏), 진피(陳皮), 복령(茯苓), 감초(甘草), 지각(枳殼), 길경(桔梗), 전호(前胡), 생강(生薑), 대조(大棗)이다.

추분 이후 소설 이전의[2] 가을철 메마르고 미한(微寒)한 기운이 외부에서 피모를 속박하고 폐금(肺金)을 병들게 하여 발생한 두미통(頭微痛), 오한(惡寒), 해수희담(咳嗽稀痰), 비색(鼻塞), 익색(嗌塞), 맥상미현(脈象微弦) 등의 증상을 치료한다.[3]

조음(燥淫)이 승(勝)한 것을 고온(苦溫)으로 평정하는 것에서 바로 금조(金燥)의 치법을 엿볼 수가 있다[4]. 또한 『소문(素問) · 지진요대론(至眞要大論)』에서는 "양명(陽明)이 승(勝)하면 (안에서는) 청기(淸氣)가 가운데서 발생하고 (밖에서는) 크게 서늘하고 쌀쌀한 기운이 돌아 꽃들이 시들고 초목이 마른다."[5]라고 하였는데, 이런 때면 인체가 차가운 기운에 갑작스럽게 속박되어 폐기(肺氣)가 펴지지 않게 되니 그러면 온몸의 기기(氣機)가 유리(流利)하지 않게 되어 위에서 언급된 증상들이 보이게 된다. 처방에 행인과 전호를 사용하는데 이들의 고미(苦味)는 폐로 들어가 밖으로는 피모에 도달하여 해산(解散)하고 안으로는 금령(金令)을 내려보내 하행할 수 있다. 신고방향(辛苦芳香)한 소엽은 안으로는 쾌격(快膈)할 수 있고 밖으로는 소기(疏肌)할 수 있다. 사기가 표부를 속박하여 폐기가 하강하지 않으면 내부의 진액이 쌓이고 뭉쳐져 담(痰)이 되므로 이진탕으로 화담(化痰)해야 한다. 지각과 길경은 상하의 기운을 승강하고, 생강과 대조는 영위(營衛)를 조화하면서 진액을 만들어 주리(腠理)를 소통하며 아울러 양외안내(攘外安內)[6] 하는 공효를 이루니 금조미사(金燥微邪)를 치료하는 한 방법이 되겠다.

1 행소산은 오당(吳瑭)의 『온병조변(溫病條辨)·상초편(上焦篇)·보추조승기론(補秋燥勝氣論)』에 실린 처방이나, 『온병조변(溫病條辨)·상초편(上焦篇)·풍온(風溫) 온열(溫熱) 온역(溫疫) 온독(溫毒) 동온(冬溫)』에 보면 "요즘 의사들은 누구나 계절과 관계없이 해수증이면 행소산(杏蘇散)을 통치방으로 쓰고 있다."라고 되어 있어 이 처방의 근원이 『온병조변』 윗대임을 알 수 있다. 이에 대해 일부 학자는 행소산은 『의종금감(醫宗金鑑)·유과잡병심법요결(幼科雜病心法要訣)·감모문(感冒門)·상풍(傷風)』에 나오는 행소음(杏蘇飮: 杏仁, 紫蘇, 前胡, 桔梗, 枳殼, 桑皮, 黃芩, 甘草, 麥門冬, 浙貝母, 橘紅)에서 발전되어 온 것이며, 이 행소음은 다시 진무택(陳無擇)의 『삼인극일병증방론(三因極一病證方論)·권13(卷之十三)·담음치법(痰飮治法)』에 근원한 것이라 주장하는 사람도 있다.

2 추분(秋分) 이후 소설(小雪) 이전의 시기는 오운육기(五運六氣) 이론에서 육기(六氣)의 주기(主氣) 중에서 양명조금(陽明燥金)이 사천(司天)하는 오지기(五之氣)에 해당한다. 참고로 초지기(初之氣)는 대한(大寒)~춘분(春分), 이지기(二之氣)는 춘분(春分)~소만(小滿), 삼지기(三之氣)는 소만(小滿)~대서(大暑), 사지기(四之氣)는 대서(大暑)~추분(秋分), 오지기(五之氣)는 추분(秋分)~소설(小雪), 종지기(終之氣)는 소설(小雪)~대한(大寒)에 해당한다.

3 주치증인 "治秋分以後, 小雪以前, 秋燥寒微之氣, 外束皮毛, 肺金受病, 頭微痛, 惡寒, 咳嗽稀痰, 鼻塞嗌塞, 脈象微弦等證"은 『온병조변(溫病條辨)』의 "燥傷本臟, 頭微痛, 惡寒, 咳嗽稀痰, 鼻塞, 嗌塞, 脈弦, 無汗, 杏蘇散主之."를 인용한 것으로, "脈象微弦"이 "脈弦"으로 바뀌었고 "無汗"의 증상이 더 들어가 있다.

4 "夫燥淫所勝, 平以苦溫, 卽可見金燥之治法"이라는 구절은 『소문·지진요대론』의 "燥淫於內, 治以苦溫, 佐以甘辛, 以苦下之."와 "燥淫所勝, 平以苦濕, 佐以酸辛, 以苦下之." 구절을 참고하여 요약 인용한 것이다. "燥淫於內, 治以苦溫, 佐以甘辛, 以苦下之."에 대해 오곤(吳昆)은 "燥爲金氣, 火能勝之, 故治以苦溫, 苦溫從火化故也. 甘辛亦溫, 燥而中寒者宜佐之. 燥熱之燥, 以苦下之可也.(조(燥)는 금기(金氣)로 화기(火

氣)가 그것을 이길 수 있으므로 고온(苦溫)한 것으로써 다스리는데 고온(苦溫)한 것은 화(火)를 좇아 변화한 것이기 때문이다. 감신(甘辛)한 것도 역시 온(溫)하니 조(燥)하여 중한(中寒)한 것을 돕는데 적당하다. 조열(燥熱)한 것에서의 조(燥)함은 고(苦)한 것으로써 내려야 옳다.)"라고 하였고, "燥淫所勝, 平以苦濕, 佐以酸辛, 以苦下之."에 대하여는 "燥淫而平以苦濕, 苦從火化, 勝燥過也. 苦而濕則燥得其潤矣. (조사(燥邪)가 넘치면 고습(苦濕)으로 평정하는데, 고(苦)는 화(火)를 좇아 변화한 것인지라 조(燥)를 이기는 것이 지나치다. 고(苦)하면서 습(濕)하면 조(燥)가 윤택(潤澤)함을 얻을 것이다.)", "佐以酸辛者, 酸生液, 辛潤燥也. 燥甚非攻下不除, 是宜以苦下之.(산신(酸辛)으로써 좌(佐)를 삼는 것은 산(酸)은 액(液)을 만들고 신(辛)은 조(燥)를 윤택하게 하기 때문이다. 조(燥)가 심하면 공하법(攻下法)이 아니면 제거되지 않으니 이에 고미(苦味)로써 그것을 내리는 것이 적당하다.)"라고 하였다.

5 "陽明之勝, 淸發於中, 大凉肅殺, 華英改容"의 구절은 『소문 · 지진요대론』의 "陽明之勝, 淸發於中, 左胠脇痛, 溏泄. 內爲嗌塞, 外發㿗疝; 大凉肅殺, 華英改容, 毛蟲乃殃; 胸中不便, 嗌塞而欬.(양명조금(陽明燥金)이 승기(勝氣)로 작용하면, 청량(淸凉)한 기운이 가운데서 발생하여 외쪽 겨드랑이와 옆구리가 아프고 당설(溏泄)하며 안으로는 목구멍이 막히고 밖으로는 퇴산(㿗疝)이 발생한다. (자연에서는) 크게 서늘한 기운으로 인해 춥고 스산하며 꽃들이 시들고 초목이 마르며 털이 난 짐승들이 재앙을 입는다. (사람의 경우에는) 흉중이 불편하면서 목구멍이 막히고 해수를 한다.)"라고 나오는 구절을 요약 인용한 것이다. 이 구절에 대해 오곤(吳昆)은 "陽明, 金化也. 勝則淸冷發於中. 金勝則木受害, 故左胠脇痛. 淸在中故溏泄. 金之德爲收斂, 故嗌塞. 金之化爲堅剛, 故㿗疝, 在天則大凉肅殺, 在物則華英改容. 毛虫, 木屬也. 故遇金而殃. 胸中者肺金所部, 燥甚則肺斂而失其治節, 故令不便嗌塞而咳也. (양명(陽明)은 금화(金化)이다. 편승하면 청랭(淸冷)함이 가운데서 발생한다. 금(金)이 승(勝)하면 목(木)이 해(害)를 받으므로 왼쪽 겨드랑이 옆구리가 아프다. 차가움이 가운데에 있으므로 당설(溏泄)한다. 금(金)의 덕(德)은 수렴(收斂)하는 것이므로 목구멍이 막힌다. 금(金)이 변화하여 견강(堅剛)함이 되므로 퇴산(㿗疝)이 된다. 자연에서는 크게 서늘하고 춥고 스산하고 사물에서는 꽃봉오리가 시들고 마른다. 모충(毛蟲)은 목(木)의 종류로 금(金)을 만나면 재앙이 발생한다. 흉중은 폐금(肺金)에 속하는 부분으로 조(燥)가 승(勝)하면 폐기(肺氣)가 수렴(收斂)되어 치절(治節)기능을 잃어버리므로 기능이 불편하면서 목구멍이 막히며 기침하게 한다.)"라고 하였다.

6 양외안내(攘外安內) : 원래는 외적(外敵)을 물리치고 내정(內政)을 잘하는 재상을 의미하는 용어이나, 여기서는 외사(外邪)를 물리치고 내부를 평안하게 하는 효능을 상징한다.

瓊玉膏 申先生

乾咳無痰에 사용하는 瓊玉膏는	乾咳無痰瓊玉膏
生地黃·人參·蜂蜜·茯苓을 고아서 만들지.	地黃參蜜茯苓熬
『臞仙』에서는 沈香과 琥珀을 더했는데	臞仙加入沈香珀
培土生金하여 痰이 저절로 사라진다네.	培土生金痰自消

경옥고(瓊玉膏)는 생지황(生地黃) 4근, 복령(茯苓) 12량, 인삼(人參) 6량, 백밀(白蜜) 2근으로, 먼저 생지황(生地黃)을 끓인 즙에서 찌꺼기를 버리고 꿀을 넣고 진하게 끓인 후, 다시 인삼(人參)과 복령(茯苓) 가루를 고루 섞어서 첨가하여 자석으로 만든 항아리에다 넣고 봉한다. 물에 반일 동안 달여서 백탕(白湯)[1]으로 복용한다. 『구선(臞仙)』[2]에서는 호박(琥珀)과 침향(沈香)을 각각 5돈씩 더 넣는데 기묘하다고 말했다.

폐음(肺陰)이 휴손(虧損)하여 건해무담(乾咳無痰)한 것을 치료한다.

해수증(咳嗽證)에 대하여 옛사람들은 비록 폐조(肺燥)와 비습(脾濕)의 두 가지 경우로 나누었으나, 그 병은 총체적으로 폐장에서 발생한 것에서 벗어나지 않는다. 무릇 폐는 교장(嬌臟)으로 열(熱)과 한(寒)을 두려워하면서 조그마한 빈틈도 용납하지 않아 음식과 상관없이 우연히 한번 실수로 사레가 들린 사람이라도 반드시 기침을 해야만 바야흐로 멈추게 된다. 비록 (병의 양태가) 외감과 내상, 열(熱)과 한(寒)이라는 서로 각기 다른 점이 있으나, 외부에 속한 것은 사기가 폐(肺)를 속박하지 않는 경우가 없고, 내부에 속한 것은 화기(火氣)에 훈증되거나 한기(寒氣)에 핍박받아 생긴 경우가 되겠다. 한음(寒飮)이 위로 침범하여 발생한 것은 당연히 한음(寒飮)의 맥상(脈象)과 증상에 의거하면 되고, 화(火)로 인해 발병된 것 역시도 허증(虛證)과 실증(實證)의 차이가 있는데, 실화(實火)의 경우엔 청화(淸火)하거나 산화(散火)하면 되나, 허화(虛火)의 경우에는 모두 금수(金水)가 부족해 발생한 것이어서 비록 화기(火氣)가 훈증했다고 하지만 폐 속의 진액이 담(痰)이 되는 경우는 없고 단지 가려우면서 건해(乾咳)만을 하게 된다. 처방 중에 지황으로 신수(腎水)를 자양하고 백밀(白蜜)로 폐음(肺陰)을 길러 금수(金水)가 상생하게 되면 조해(燥咳)는 저절로 멈추게 된다. 인삼을 사용하는 것은 토(土)가 왕성하면 금(金)이 생성되는 것을 취한 것으로 허약하면 모기(母氣)를 보한다는[虛則補母] 의미이다. 복령은 색깔이 희고 폐(肺)로 들어가 금령(金令)을 하행하게 하니 만약 탁담(濁痰)이 있다면 역시 복령을 따라서 아래로 내려갈 것이다. 침향과 호박을 가한 것은 하나는 기(氣)를 유리(流利)하게 하려는 것이고, 다른 하나는 혈(血)을 통달(通達)하게 하려는 것이다.

의안

경옥고는 송대(宋代) 홍준(洪遵)이 1170년에 지은 『홍씨집험방(洪氏集驗方) · 권제1(卷第一)』에 철옹선생(鐵甕先生)의 신선비법(神仙秘法)이라고 기록되어 있는 처방으로, 『위생가보(衛生家寶)』에서는 신선경옥고(神仙瓊玉膏), 『인재직지방론(仁齋直指方論)』에서는 생지황고(生地黃膏), 『이허원감(理虛元監)』에서는 경옥교(瓊玉膠)라고도 하였다.

『홍씨집험방』 이전에 경옥고 발전에 영향을 준 처방 원류에 대한 현재까지의 연구는 다음과 같다. 먼저 염설봉(冉雪峰)은 『염설봉의저전서(冉雪峰醫著全書) · 방약(方藥)』에서 경옥고는 천금지수탕(千金地髓湯: 地黃, 酒, 鹿膠, 蜜, 人參)에서 변화하여 나온 것이라 하였는데, 현행 『비급천금요방(備急千金要方)』, 『천금익방(千金翼方)』에는 지수탕(地髓湯)이 나오지 않고, 『본초강목(本草綱目) · 제16(第

十六卷)·지황(地黃)』에 지수전(地髓煎: 生地黃, 鹿角膠, 生薑, 蜜) 酒, 紫蘇子)이 『천금방』의 처방으로 언급되어 있다. 지수전은 경옥고와 구성이 다르나, 만일 이 처방이 『천금방』의 처방이라면 최소한 생지황을 끓여 경옥고처럼 만드는 방법이 당나라 이전에 있었다는 방증은 될 것이다. 그런데 지수전보다 더 비슷한 처방이 당대(唐代) 서적인 『외대비요(外臺秘要)』에 실려있다는 것이 현대에 들어 문헌 연구로 알려졌는데, 이비(李飛) 등은 『방제학(方劑學)』에서 경옥고는 왕도(王燾)의 『외대비요(外臺秘要)·권제31(卷第三十一)·고금제가전방6수(古今諸家煎方六首)』에 실려져 있는 진대(晉代) 『소품방(小品方)』의 처방 단지황전(單地黃煎)에서 변화하여 나온 것이라 하였다. 『외대비요』의 「단지황전(單地黃煎)」을 살펴보면 "『小品』:【單地黃煎】主補虛除熱, 散乳石癰疽瘡癤等熱方. 生地黃隨多少取汁, 於銅鉢中重湯上煮, 勿蓋釜, 令氣得泄, 煎去半, 更以新布濾絞去粗滓穢, 又煎令如餳成矣. 此用地黃須肥大味濃者, 作煎甘美. 東南地黃堅細味薄, 作煎咸不美."라고 되어 있어 지금의 경옥고와 비교하여 약물 구성은 다르지만, 조제 방법은 매우 유사함을 볼 수 있다. 따라서 경옥고는 지황을 중심으로 한 일단의 처방이 최소한 진나라 때부터 부단히 연구·확충되어 오다가 송나라 때에 구성 약물의 종류 및 조제 방법이 완성된 처방이라고 볼 수 있겠다. 단 송나라 때 이루어진 경옥고 구성 약물의 배오 이유와 조제 방법의 원리에 대해서는 이곳에서 구체적으로 논하기에 본 역서의 지면이 부족하고 아울러 본 역서의 방향과도 다르므로 추후에 다시 기술하는 기회를 얻도록 하겠다. 참고로 『외대비요(外臺秘要)·권제31(卷第三十一)·고금제가전방6수(古今諸家煎方六首)』에는 녹각교전(鹿角膠煎: 鹿角膠, 生地黃, 紫蘇子, 酒, 生薑, 猫牛蘇, 黃牛酥)도 기재되어 있는데, 위에서 언급한 지수전(地髓煎)과 매우 유사하다. 이런 정황을 보면 수당시기에 경옥고와 유사한 처방들에 관하여 집중적인 연구가 있었던 것으로 보인다.

1 아무것도 첨가하지 않고 끓인 물.

2 명대(明代)인 1515년에 편찬된 우단(虞摶)의 『의학정전(醫學正傳)·권2(卷二)·해수문(咳嗽門)』에 『구선방(臞仙方)』을 인용하여 인삼(人參), 침향(沈香), 호박(琥珀), 백사밀(白砂蜜), 백복령(白茯苓), 생지황(生地黃)으로 구성된 경옥고가 기술되어 있다. 구선(臞仙)이란 원래 수척한 신선을 지칭하는 단어였으나, 여기서는 주원장(朱元璋)의 17번째 자식이며 의학과 도교에 관심이 많았던 주권(朱權, 1378~1448)을 일컫는 단어이다. 그의 자(字)는 구선(臞仙), 호(號)는 함허자(涵虛子), 단구선생(丹丘先生)이고 자호(自號)는 남극하령노인(南極遐齡老人), 대명기사(大明奇士)로, 『구선활인심방(臞仙活人心方)』, 『건곤생의비온(乾坤生意秘蘊)』, 『수성신방(壽城神方)』 등을 저술하였다. 학원출판사판에는 "臞仙"이 "曜仙"으로 되어 있는데 오자로 보여 수정한다.

炙甘草湯 仲景[1]

(일부 처방에서는 酸棗仁을 사용한다)[2]

炙甘草湯은 (炙甘草)·生地黃과	炙甘草湯生地黃
麻子仁·人參·麥門冬·大棗·生薑 및	麻仁參麥棗生薑
桂枝·阿膠 등으로 구성되어	桂枝酒水阿膠等
邪少虛多하고 脈結한 것을 치료한다네.	邪少虛多脈結嘗

자감초탕(炙甘草湯)은 자감초(炙甘草) 4량, 계지(桂枝) 3량, 생강(生薑) 3량, 맥문동(麥門冬) 반 되, 마인(麻仁) 반 되, 인삼(人參), 아교(阿膠) 각 2량, 대조(大棗) 30매, 생지황(生地黃) 1근이다. 9가지 약물 중 먼저 (아교를 제외한) 8가지 약물을 술 7되와 물 8되로 달여서 3되를 취하고 찌꺼기는 버린 다음 아교(阿膠)를 넣고 녹여 따뜻하게 1되씩 복용하되 하루 세 번 복용한다.

상한(傷寒)으로 인한 맥결대(脈結代), 심동계(心動悸), 한사(寒邪)가 심(心)을 손상하여 음(陰)의 정기(正氣)가 내부에서 없어져 발생한 사소허다(邪少虛多)한 증후, 폐위해타(肺痿咳唾), 심중(心中)의 온온액액(溫溫液液)[3]을 치료한다.

무릇 심(心)은 군주(君主)로 마땅히 사기를 받지 않아야 하고, 상(象)으로는 이괘(離卦:☲)가 되어 양(陽) 중에 태양(太陽)이 된다. 그런데 이괘(離卦:☲)의 가운데에는 음효(陰爻)가 있어 하나의 음효(陰爻)가 두 개의 양효(陽爻) 가운데 있게 되니, 심(心)이 비록 모장(牡藏)[4]이라 하더라도 혈(血)과 맥(脈)을 주관하는 것은 모두 심(心)에 속하게 되고, 만약 심중(心中)에 음혈(陰血)이 부족하게 되면 한사(寒邪)에 손상되어 위와 같은 증상이 나타나게 된다. 처방 중에 생지황 · 아교 · 맥문동은 심음(心陰)을 보익하고, 인삼과 감초는 심양(心陽)을 보익하며, 계지 · 생강 · 청주는 밖에서 들어온 한사를 흩어버리고, 마자인과 대조는 내부의 메마른 장부를 윤택하게 한다. 치료하는 폐위증(肺痿證) 역시 허한(虛寒)으로부터 발생한 것으로 모두 사소허다(邪少虛多)한 증후이다. 그러므로 해타(咳唾)는 많고 심중(心中)은 온온액액(溫溫液液)한다. 독자들은 『금궤요략(金匱要略)』을 자세하게 살펴보는 것이 좋겠다.

1 자감초탕은 장중경(張仲景)의 『상한론(傷寒論)』에 나온다.

2 마자인 대신 산조인을 사용한 대표적 의가가 가금(柯琴)이다. 그는 1669년에 완성한 『상한론주(傷寒論注) · 권4(卷四) · 복맥탕증(復脈湯證)』에서 자감초탕의 구성 약물 중 마자인 대신 안신(安神)하는 산조인을 언급하였는데, 5년 후인 1674년에 저술한 『상한부익(傷寒附翼) · 궐음방(厥陰方) · 자감초탕(炙甘草湯)』에서는 다시 산조인 대신 마자인을 자감초탕의 구성 약물로 언급하였다.

3 주요문헌 중에 "心中溫溫液液"의 증상이 언급되거나 유사한 구절로는 『소문(素問) · 옥기진장론(玉機眞藏論)』의 "太過則令人逆氣而背痛, 慍慍然", 『상한론』 123조 "太陽病, 過經十餘日, 心下溫溫欲吐, 而胸中痛, 大便反溏, 腹微滿, 鬱鬱微煩.", 『상한론』 324조 "少陰病, 飮食入口則吐, 心中溫溫欲吐, 復不能吐.", 『금궤요략(金匱要略) · 중풍역절병맥증병치제5(中風歷節病脈證幷治第五)』의 "諸肢節疼痛, 身體尫羸, 脚腫如脫, 頭眩短氣, 溫溫欲吐, 桂枝芍藥知母湯主之.", 『천금익방(千金翼方) · 권제15(卷第十五) · 보오장제4(補五臟第四) · 온액탕(溫液湯)』의 "溫液湯 : 主肺痿, 涎唾多, 心中溫溫液液方.", 『비급천금요방(備急千金要方) · 권제17(卷第十七) · 폐위제6(肺痿第六)』의 "治肺痿, 涎唾多, 出血, 心中溫溫液液, 甘草湯方." 등이 있는데, 이들 구절에 대하여 왕기(王琦)는 "郁悶不舒之感(답답하여 편안하지 못한 감각)"이라고 하였고 여지걸(呂志杰)은 "胸脘積結(가슴과 위완부에 적취와 결체가 있는 것)"이라고 해석하였으며 『동양의학대사전(東洋醫學大辭典) · 온액탕(溫液湯)』에서는 가슴에 열기가 있고 수음(水蔭)이 있는 듯한 병증이라 하였으니 답답하면서 메슥거리는 증상을 의미한다고 할 수 있겠다.

4 모장(牡藏)은 모장(牡臟)으로 곧 양장(陽臟)을 의미한다.

麥門冬湯『金匱』[1]

麥門冬湯은 (麥門冬)·半夏·人參에	麥門冬湯半夏參
大棗·甘草·粳米를 합해 전탕해 만든 것으로	棗甘粳米合煎成
虛火로 인한 咽喉不利에	咽喉不利因虛火
養胃除煩하고 逆氣를 다스린다네.	養胃除煩逆氣平

맥문동탕(麥門冬湯)은 맥문동(麥門冬) 7되, 반하(半夏) 1근[2], 인삼(人參) 3량, 감초(甘草) 2량, 대조(大棗) 12매, 갱미(粳米) 3홉이다.

화역상기(火逆上氣)와 인후불리(咽喉不利)를 치료하는데 이 처방으로 지역하기(止逆下氣) 한다.

이 약은 태음(太陰)과 족양명(足陽明)의 처방이다. 무릇 폐(肺)와 위(胃)의 기운은 모두 하행하는 것이 순(順)으로 상행하면 역(逆)이 된다. 만약 폐위(肺胃)의 음(陰)이 손상되어 허화(虛火)가 내동(內動)하면 기운이 상역(上逆)하게 되고, 기운이 상역하면 담연(痰涎)이 이것을 뒤따르니 이것이 인후가 편안해지지 못하는 이유가 되겠다. 맥문동은 감고한(甘苦寒)하여 폐위(肺胃)의 음(陰)을 자양하여 강화(降火)하므로 군약이 된다. 그러나 위(胃)라는 것은 폐(肺)의 모기(母氣)이고 수곡(水穀)의 바다이며 후천(後天)의 근원으로 무릇 인체는 위기(胃氣)가 있으면 살고 위기(胃氣)가 없으면 죽는다. (이처럼) 인체의 생기(生氣)는 위중(胃中)에서 나오므로 비록 음허화역(陰虛火逆)한 증상이 있더라도 전부 감한윤강(甘寒潤降)한 약물만을 사용하여 생기(生氣)를 손상할 수는 없다. 그러므로 인삼 · 감초 · 대조 · 갱미 등의 약물로 감온윤택(甘溫潤澤)하고 익기생음(益氣生陰)하게 되면 보익하나 메마르지 않게 되고, (여기에) 맥문동을 함께 투여하면 중기(中氣)를 크게 보하면서도 진액 또한 크게 발생시킬 수 있게 된다. 그리고 여기에 신온(辛溫)한 반하로 이들 사이를 돕게 하면 인후(咽喉)를 이롭게 하면서 결기(結氣)를 흩어버릴 수 있고 행담(行痰)하면서 강역(降逆)할 수도 있게 되니 신(臣)에 해당하겠다. (약물들이) 이처럼 배오된 연후에야 처방의 약효가 더욱더 좋아지게 될 것이다.

1 맥문동탕은 『금궤요략(金匱要略) · 폐위폐옹해수상기병맥증치제7(肺痿肺癰咳嗽上氣病脈證治第七)』에 "火逆上氣, 咽喉不利, 止逆下氣者, 麥門冬湯主之."라고 기록되어 있다.

2 『금궤요략(金匱要略) · 폐위폐옹해수상기병맥증병치제칠(肺痿肺癰咳嗽上氣病脈證幷治第七)』에는 "半升"으로 되어 있다.

滋燥養營湯[1]

滋燥養營湯은 生地黃·熟地黃과	滋燥養營兩地黃
黃芩·甘草·當歸·芍藥·秦艽·防風으로 구성되어,	芩甘歸芍及艽防
손발톱이 마르고 피부가 건조한데 겸하여 風閉[2]와	爪枯膚燥兼風閉
金이 火邪에 상하여 혈액이 손상된 것을 치료한다네.	火爍金傷血液亡

자조양영탕(滋燥養營湯)은 주세(酒洗)한 당귀(當歸), 생지황(生地黃), 숙지황(熟地黃), 주초(酒炒)한 작약(芍藥), 주초(酒炒)한 황금(黃芩), 진교(秦艽) 각 1돈, 방풍(防風), 감초(甘草) 각 5푼이다.

폐금(肺金)이 불살라져 혈허(血虛)하게 되면서 풍사(風邪)와 조사(燥邪)의 기운이 작동하여 발생한 피부 추게(皺揭)[3], 근급(筋急), 조고(爪枯) 혹은 풍사(風邪)로 인한 변비 등의 증상을 치료한다.

이것은 혈허화조(血虛火燥)에 대한 처방이다. 무릇 영혈(營血)은 경락을 길러주고 장부에 흘러 들어가며 전신을 윤택하게 하는 것이다. 그러나 인체가 선천적으로 타고난 기혈(氣血)에는 편승함이 있고, 기(氣)는 양(陽)에 속하며 혈(血)은 음(陰)에 속하니, 음혈(陰血)이 부족하면 내열(內熱)이 저절로 발생하고 열이 발생하면서 풍(風)이 발동하게 된다. 풍화(風火)가 내부에서 발동하면 외부에서 들어온 육음(六淫)의 풍화(風火)와 합쳐져 영혈(營血) 속에서 서로 불태우게 되니, 영음(營陰)은 나날이 메마르게 되고 풍화(風火)는 나날이 왕성하게 된다. (이렇게 되면) 밖으로는 피모(皮毛)를 영양(營養)할 수 없어 피부가 추게(皺揭) 해지고,

안으로는 근골(筋骨)을 영양(營養)할 수 없어 근육의 굴신이 순조롭지 못하면서 손발톱이 메마르게 되는데, (더불어) 조사(燥邪)가 상부를 침입하게 되면 구갈(口渴)이 발생하고, 하부를 침범하게 되면 대변을 보기 힘들어지니, 각종의 조증(燥證)은 여기에서 발생하게 되는 것이다. 내부에서 발생한 풍열(風熱)을 치료할 때 양음(養陰)하면 사열(邪熱)이 자연스럽게 물러가게 되고, 활혈(活血)하면 풍사(風邪)가 저절로 사라지게 된다. 그러므로 생지황과 숙지황으로 보음장수(補陰壯水)하고, 당귀로는 화혈활혈(和血活血)하며, 산고미한(酸苦微寒)한 작약으론 내풍(內風)을 고르게 하면서 허열(虛熱)을 식혀 양쪽 모두에서 장점을 보여주게 한다. 다만 외부에서 침입한 풍화(風火)가 이미 뒤섞여 있는 상태라면 부득불 치표(治標)의 방법 또한 사용하지 않을 수 없으므로 진교와 방풍으로 산풍(散風) 한다. 대개 풍약(風藥)은 모두 조(燥)하고 혈허(血虛)한 경우에는 조(燥)를 꺼리는데, 진교와 방풍만은 풍약(風藥) 중에 윤제(潤劑)에 해당한다. 황금은 사화(邪火)를 식하고, 감초는 안과 밖을 협조하여 어울리게 할 뿐 아니라 또한 급한 병세를 완만하게도 한다.

1 자조양영탕의 기원은 1584년 간행된 손일규(孫一奎)의 『적수현주(赤水玄珠)·권2(卷二)·조문(燥門)』에 기재되어 있는 자조양영탕(滋燥養榮湯)이다. 『성방편독』에서는 처방명이 자조양영탕(滋燥養榮湯)에서 자조양영탕(滋燥養營湯)으로 바뀌어 있고, 『방약합편(方藥合編)·석은보유방(石隱補遺方)』에는 윤조양영탕(潤燥養榮湯)으로 실려있다. 이 처방은 후에 청대(淸代) 유가언(喩嘉言)의 『의문법률(醫門法律)』에 인용되어 널리 사용됐다.

2 풍폐(風閉)는 풍비(風秘)를 말한다. 풍사(風邪)가 폐를 속박한 후 대장에 영향을 미치면 진액이 건조되어 발생한다. 노인과 허약자가 평소에 풍병(風病)을 앓다가 많이 발생한다.

3 추게(皺揭)는 피부가 각질화되어 들고 일어나는 것이다.

潤腸丸 東垣[1]

潤腸丸은 大麻仁에	潤腸丸內大麻仁
當歸尾·羌活·桃仁·生大黃이나	歸尾羌桃軍用生
혹 秦艽·防風·皂角子를 넣기도 하니	或入艽防皂角子
진액이 메마른 증상, 風燥火證, 瘀血 凝滯에 사용된다네.	津枯風燥火瘀凝

윤장환(潤腸丸)은 대황(大黃), 당귀미(當歸尾), 강활(羌活) 각 5돈, 간 도인(桃仁), 껍질을 제거한 대마인(大麻仁) 각 1량을 밀환(蜜丸)한 것이다. 다른 처방에서는 방풍(防風)이 들어가 있거나, 진교(秦艽)와 조각자(皂角子)를 소존성(燒存性)으로 포제하여 사용하기도 한다.

장위(腸胃)에 복화(伏火)가 있거나 풍(風)과 혈(血)이 서로 싸워 장중(腸中)에 결체(結滯)하여 발생한 대변폐삽(大便閉澁)과 음식 생각이 없는 등의 증상을 치료한다.

위(胃)와 대장(大腸)은 모두 양명(陽明)에 속하고 양명은 진액을 주관하니 장위(腸胃)에 이미 복화(伏火)가 있다면 진액은 소모되어 없어지고, 무형의 화(火)가 장위(腸胃)에 있는 찌꺼기와 뒤섞이고 본래 있던 유혈(留血)과 합쳐지면 응결되어서 조증(燥證)이 된다. 여기에 화(火)로 인한 질병은 외부의 풍사가 도달할 때까지 기다리지 않고도 풍증(風證)까지도 발생시킨다. 다만 이미 응결되어 조실증(燥實症)으로 된 것은 유형의 물질이 내부에서 유착된 것이라서, 단지 윤약(潤藥)을 사용하는 정도로는 탕척(蕩滌)할 수가 없다. 그러므로 처방에 비록 윤조통장(潤燥通腸)하는 (도인과 마자인 같은) 약물들을 사용한다지만 견응(堅凝)된 것들을 사하(瀉下)하기에는 부족하므로 반드시 추진치신(推陳致新)하는 대황에 기대어야만 효과를 볼 수가 있다. 당귀미와 도인은 파혈(破血)하고 강활은 풍사(風邪)를 선통(宣通)하니, 풍(風)이 흩어지고 어혈이 운행되면 막힌 것들은 저절로 소통되면서 진액 또한 저절로 회복된다. 진교 · 방풍 · 조각자를 가한 것은 풍사(風邪)가 승(勝)하기 때문에 사용한 것이다.

1 윤장환은 1249년 완성된 이동원(李東垣)의 『비위론(脾胃論) · 권하(卷下) · 비위손재조음식적한온(脾胃損在調飮食適寒溫)』에 나온다. 『의방집해(醫方集解)』에서는 이 처방에 방풍(防風)과 조각인(皂角仁)을 가해 밀환(蜜丸)한 것을 활혈윤조환(活血潤燥丸)이라 하였다.

韭汁牛乳飮 丹溪[1]

五汁安中飮

단계의 韭汁牛乳飮은	丹溪韭汁牛乳飮
胃中血膈에 妙品이라 불리지.	胃中血膈稱妙品
혹 강즙, 배즙, 연즙을 섞은	或益薑梨藕汁和
五汁安中飮도 같은 증상을 치료한다네.	五汁安中治亦等

구즙우유음(韭汁牛乳飮)은 구채즙(韭菜汁)과 우유(牛乳)로 구성되니 등분으로 섞어 수시로 마신다.

위완(胃脘)에 건조한 사혈(死血)이 있고 위음(胃陰)이 메말라 음식이 내려가면 통증이 생기는 격증(膈證)을 치료한다.

열(噎), 격(膈), 반위(反胃), 관격(關格) 4 증상의 시작은 각기 다르지만, 궁극적으론 모두 진액과 혈액이 메마르게 된다. 흡문(吸門)이 메마른 경우에는 음(飮)은 내려가나 식(食)은 내려가지 않게 되니 이것이 열(噎)이다. 흡문(吸門)은 바로 후간(喉間)의 회염(會厭)이다. 만약 분문(賁門)이 메마른 경우에는 비록 음식을 삼킬 수는 있으나 위(胃)에 들어가면 아프게 되니 이것이 격(膈)이다. 분문(賁門)은 위(胃)의 상구(上口)이다. 만약 장중(腸中)이 메마른 경우에는 음식을 삼켜 내릴 수는 있으나 오래 있으면 다시 나오게 되는데, 아침에 먹은 것을 저녁에 토하기도 하고 저녁에 먹은 것을 아침에 토하기도 하니 이것이 반위(反胃)이다. 만약 병이 극도로 심해져서 관격(關格)에 이르게 되면 위로는 먹지 못하고 아래로는 내보내지 못하게 되니 상하가 모두 메마른 것이다. 그런데 격증(膈症)은 병정(病情)이 제각각으로 같지 않지만, 대체로 칠정(七情)으로 인해 일어난 것이 많다. 『소문(素問)·생기통천론편(生氣通天論篇)』[2]에서 "대노(大怒)하면 형기(形氣)가 끊어지고 혈(血)은 위로 올라가 울체하여 박궐(薄厥)이 된다."라고 하였는데 이것이 바로 혈격(血膈)의 증상이다. 시작은 기울(氣鬱)로 시작했지만, 울체(鬱滯)가 왕성해지면 화(火)를 이루게 되고 화(火)가 치성해지면 진액이 메마르게 되며 진액이 메마르게 되면 혈액이 응결하게 되는데, 혈(血)이 위중(胃中)에 응결한 상태에서 탕(湯)을 마시게 되면 반드시 딸꾹질하면서 입에서는 피비린내가 나게 되는 것이다. 이런 증상을 치료할 때는 다시 산기(散氣)해서는 안 되는데 기(氣)가 흩어질수록 진액은 더욱 소모되어 병이 더더욱 심해지게 된다. 그러므로 우유(牛乳)로 윤조양혈(潤燥養血)하고 구즙(韭汁)으로 익위소어(益胃消瘀) 해야 하는데, 어혈이 사라지면 위(胃)가 막히지 않게 되고, 혈액이 윤택하게 되면 대장이 통하므로 음식도 내려가게 된다. 여기에 활담화위(豁痰和胃)하여 역결(逆結)의 기(氣)를 흩어버리는 강즙(薑汁)과 청열(淸熱)할 수 있는 배[梨] 그리고 어혈을 없앨 수 있는 연[藕] 등의 3가지 약물을 가하기도 하는데 모두 앞에 언급한 치법의 의미를 벗어나지는 않는다.

1 구즙우유음은 명대 정충(程充)에 의해 1481년에 간행된 주진형(朱震亨, 1282~1358)의 『단계심법(丹溪心法)·권3(卷三)·번위(翻胃) 32(三十二)』에 처방명이 없이 기재되어 있다. 1936년에 편찬된 심린(沈麟)의 『온열경해(溫熱經解)』에도 구채즙(韭菜汁), 선우유(鮮牛乳), 우즙(藕汁), 강즙(薑汁), 이즙(梨汁), 내복즙(萊菔汁)으로 구성된 유사 처방이 있다.

2 『소문(素問)·생기통천론편(生氣通天論篇)』에는 "陽氣者, 大怒則形氣絶, 而血菀於上, 使人薄厥.(인체의 양기는 대노하면 정상적으로 흐르지 않고 위를 치받으니, 혈도 상역하여 위로 올라가 울체하므로 인체에서 박궐증(薄厥症)을 유발한다)"라고 되어 있는데 이것을 변형 인용한 것이다.

桑杏湯 鞠通[1]

秋燥로 진액이 메마른 데는 桑杏湯이니	秋燥津虧桑杏湯
(桑葉·杏仁)·沙参·象貝母·炒香豆豉에	沙参象貝炒豉香
梨皮가 들어가 清上하고, 梔子皮가 들어가 下降시켜	梨皮清上梔皮降
사기가 속박하여 金을 손상해 폐가 병든 것을 치료한다네.	邪束金傷肺受殃

상행탕(桑杏湯)은 상엽(桑葉) 1돈, 행인(杏仁) 1돈 반, 사삼(沙參) 2돈, 상패(象貝) 1돈, 향시(香豉) 1돈, 치자피(梔子皮) 1돈, 이피(梨皮) 1돈이다.

가을에 조기(燥氣)에 감촉되어 우맥(右脈)이 삭대(數大)하고 수태음기분(手太陰氣分)이 손상된 것을 치료한다.

가을철 메마르고 미한(微寒)한 기운에 감촉되어 발병된 것은 앞의 행소산(杏蘇散) 부분에서 이미 논하였다. 이 경우는 조사(燥邪)가 상부를 손상하여 폐의 진액이 휴손(虧損)하고 우맥(右脈)에 삭대(數大)한 증상이 나타나는 경우로, 신고온산(辛苦溫散)의 치법을 사용할 수 있을 듯싶으나 사용할 수 없고, 오로지 경양해외(輕揚解外)와 양윤청금(凉潤清金)의 치법만이 알맞을 뿐이다. 뽕나무[桑]는 기성(箕星)의 정화(精華)이고 기성(箕星)은 풍(風)을 좋아하므로 풍(風)을 잘 찾아내고[搜風], 잎이 가볍게 날리면서[輕揚] 잎의 무늬는 그물 모양을 형상하며 맛이 신고(辛苦)하면서 평(平)하므로 능히 상초맥락(上焦脈絡)의 사기를 경해(輕解)할 수 있다[2]. 고신온윤(苦辛溫潤)한 행인은 밖으로는 풍한(風寒)을 풀고 안으로는 폐기(肺氣)를 내린다. 그러나 미한(微寒)한 사기가 갑작스럽게 속박하게 되면 반드시 흉중이 펼쳐지지 못하게 되어 담(痰)이나 체(滯)한 것이 상초를 막게 되고 이것이 오래되면 열로 변화하게 되므로, 향두시(香豆豉)로 기표(肌表)의 객사(客邪)를 흩어버리면서 흉중의 진부(陳腐)한 사기를 선통(宣通)해야 하고, 상패모(象貝母)로 화담(化痰)해야 하며, 치자피(梔子皮)로 청열(淸熱)해야만 한다. 사삼(沙參)과 이피(梨皮)는 양음강화(養陰降火)하니 양자가 겸비되면 사기는 제거되면서도 진액은 손상되지 않으니 적합한 치법이 되겠다.

1 상행탕은 오당(吳瑭)의 『온병조변(溫病條辨)·상초편(上焦篇)·추조(秋燥)』에 나오는 처방이나, 그 근원은 『임증지남의안(臨証指南醫案)·권5(卷五)·조(燥)·기분열(氣分熱)』에 "某: 脈右數大, 議淸氣分中燥熱. 桑葉 杏仁 大沙參 象貝母 香豉 黑梔皮"라고 나오는 처방에 청윤(淸潤)한 약물인 이피(梨皮)를 가해 생진(生津)하는 힘을 증강한 처방이 되겠다.

2 "桑乃箕星之精, 箕好風, 故善搜風, 其葉輕揚, 其紋象絡, 其味辛苦而平, 故能輕解上焦脈絡之邪."라는 구절은 『온병조변(溫病條辨)·권1(卷一) 상초편(上焦篇)·풍온(風溫) 온열(溫熱) 온역(溫疫) 온독(溫毒) 동온(冬溫)』에 실려있는 「상국음(桑菊飮)」의 방론(方論) 중 "此方獨取桑葉·菊花者, 桑得箕星之精, 箕好風, 風氣通於肝, 故桑葉善平肝風. 春乃肝令而主風, 木旺金衰之候, 故抑其有餘. 桑葉芳香, 有細毛, 橫紋最多, 故亦走肺絡而宣肺氣. 菊花晩成, 芳香味甘, 能補金水二臟, 故用之以補其不足."의 구절을 요약 발췌한 것이다. 오당(吳瑭)은 이십팔수(二十八宿) 각각의 별이 각각의 기운에 응한다고 보았는데, 그중 기성(箕星)은 풍목(風木)에 응한다고 보았다. 참고로 기성(箕星) 동방칠수(東方七宿) 가운데 하나로 주성(主星)은 궁수자리의 감마성(γ星)이다.

清燥救肺湯 喻氏[1]

喻嘉言의 清燥救肺湯은	清燥救肺湯喻氏
桑葉·石膏·人參·甘草에	桑葉石膏參草使
胡麻·麥門冬·杏仁·阿膠와	胡麻麥杏與阿膠
枇杷葉으로 구성되니, 공효가 주도면밀하구나!	葉取枇杷功備至

청조구폐탕(清燥救肺湯)은 동상엽(冬桑葉) 3돈, 외석고(煨石膏) 2돈 반, 감초(甘草) 1돈, 인삼(人參) 7푼, 볶아서 간 호마인(胡麻仁) 1돈, 진아교(眞阿膠) 8푼, 거심(去心)한 맥문동(麥門冬)[2] 1돈 2푼, 피첨(皮尖)을 제거한 후 볶은 행인(杏仁) 7푼, 솔로 털을 제거한 후 꿀을 바르고 황색으로 구운 비파엽(枇杷葉) 1편이다.

유가언(喻嘉言)은 (이 처방으로) 호흡급촉(呼吸急促)하고 흉민비만(胸悶痞滿)한 증상과[諸氣膹鬱][3]과 위벽(痿躄)·천역(喘逆)·구토(嘔吐)하는 증상[諸痿喘嘔] 중에 폐조(肺燥)에 속한 것을 치료하였다.

무릇 조증(燥證)에는 금조(金燥)와 화조(火燥)가 있으니 앞에서 이미 상세하게 논술하였다. 이 처방은 유가언의 독창적인 처방으로 따로 탁월한 식견으로 의견을 발표하였으니 뒷사람 역시 이를 좇아 시비를 가릴 것이 없겠다. 비록 주치(主治)에 금조(金燥)와 화조(火燥)의 구분은 없으나 그 처방을 자세히 살펴보면 화조(火燥) 방면을 따라 발생한 것임이 드러난다. (그러므로) 이것은 필히 육음(六淫)의 화사(火邪)가 외부에서 폐(肺)를 손상했는데, 평소 폐에 진액이 부족하여 화(火)의 형핍(刑逼)을 받아 호흡급촉(呼吸急促), 흉민비만(胸悶痞滿), 위벽(痿躄),

천역(喘逆), 구토(嘔吐)의 증상이 나타나게 된 것이다. 그런데 밖으로부터 온 화사(火邪)의 경우엔 단순히 청강(淸降)의 방법만으로는 나을 수가 없다. (이에) 『소문(素問)·육원정기대론(六元正紀大論)』에서는 "화울(火鬱)한 것은 발월(發越)하라.[火鬱發之]"[4]고 하였으니, 기표(肌表)로 경선(輕宣)하는 상엽(桑葉)으로 밖에서 들어온 사기를 푸는데, 이 약물은 또한 금기(金氣)를 얻어서 유윤(柔潤)하면서도 시들지 않으므로 이런 성질을 취하여 군(君)으로 삼았다[5]. 감한(甘寒)하고 흰색인 석고는 폐부(肺部)의 화(火)를 직접 식히고 서방(西方)의 청숙(淸肅)의 기운을 받아서 주병(主病)을 치료한다[6]. (그런데) 폐와 대장은 표리가 되어 화사(火邪)의 핍박으로 진액이 메말라 폐가 건조해지면 대장 또한 건조해진다. 그러므로 행인과 호마인으로 폐기를 하강시키고 대장을 윤택하게 하며, 아교와 맥문동으론 폐의 진액을 보호하고, 인삼과 감초로는 폐의 모기(母氣)를 보호하며, 고평강기(苦平降氣)한 비파엽으론 제열소담(除熱消痰)하여 금령(金令)을 하행하게 하면 분울(膹鬱)과 천구(喘嘔)의 증상들이 모두 나을 수 있게 된다.

1 청조구폐탕은 1658년 편찬한 유가언(喩嘉言)의 『의문법률(醫門法律)·권4(卷四)·상조문(傷燥門)·추조문제방(秋燥門諸方)』에 나온다.

2 "麥門冬去心"에 대해 유가언(喩嘉言)의 의견과 오당(吳瑭)의 의견이 다르다. 유가언은 『의문법률(醫門法律)·권4(卷四)·상조문(傷燥門)·추조문제방(秋燥門諸方)』에서 거심(去心)한 것을 사용하라고 했고, 오당은 『온병조변(溫病條辨)·상초편(上焦篇)·추조(秋燥)』에서 거심(去心)하지 말라고 하였다. 『성방편독』에서는 원방의 주장을 싣고 있다. 맥문동을 거심하는 것에 반대하는 오당의 주장에 대해선 『온병조변』을 참조하면 좋겠다.

3 분울(膹鬱)은 호흡급촉(呼吸急促), 흉민비만(胸悶痞滿)한 증상을 말한다. 이중재(李中梓)는 『내경지요(內經知要)·권하(卷下)』에서 이에 대해 "膹者, 喘急上逆; 鬱者, 否塞不通. 肺主氣, 氣有餘者, 本經自伏之火; 氣不足者, 則火邪乘之. 虛實之分, 極易淆誤, 所當精辨."이라 하였다.

4 "火鬱發之"는 『소문(素問)·육원정기대론(六元正紀大論)』에서 언급된 것으로 장개빈(張介賓)은 『유경(類經)』에서 "火鬱發之(發, 發越也. 凡火鬱之病, 爲陽爲熱之屬也. 其

藏應心主·小腸·三焦，其主在脈絡，其傷在陰分. 凡火所居，其有結聚斂伏者，不宜蔽遏，故當因其勢而解之·散之·升之·揚之，如開其窓，如揭其被，皆謂之發，非獨止於汗也. : 발(發)은 발월(發越)시키는 것이다. 무릇 화(火)가 울결(鬱結)하여 생기는 병은 양(陽)이자 열(熱)에 속한다. 해당 장부는 심주(心主)·소장(小腸)·삼초(三焦)에 응하고, 주관하는 것은 맥락(脈絡)이며, 손상되는 것은 음분(陰分)이다. 무릇 화(火)가 머무르는 곳에는 결취(結聚)·수렴(收斂)·복장(伏藏)하는 것이 있으니, 닫거나 막아서는 안 된다. 그러므로 그 기세에 따라서 풀어주거나, 흩어버리거나, 올려주거나, 날려주어야 하는데, 마치 창문을 열어주거나, 입고 있는 것을 벗겨주는 것과 같은 것으로, 이 모두를 일러 발(發)이라 하는 것이지 유독 땀내는 것에만 그치는 것이 아니다)"라고 하였다.

5 "此物得金氣而柔潤不凋, 取之爲君"의 구절은 『의문법률(醫門法律)』의 "桑葉(經霜者, 得金氣而柔潤不凋, 取之爲君)"을 인용한 것이다.

6 "稟西方清肅之氣"의 구절은 『의문법률(醫門法律)』의 "石膏(煅, 稟清肅之氣, 極清肺熱, 二錢五分)"를 발췌 인용한 것이다.

增液湯 鞠通[1]

『溫病條辨』의 增液湯은 條辨書中增液湯
진액이 메말라 便閉한 것과 熱邪에 상한 것을 치료하지. 津枯便閉熱邪傷
麥門冬·生地黃·元參으로 구성되어 麥冬生地元參等
물을 늘여 배를 움직이니 치법이 아주 뛰어나구나. 增水行舟法最良

증액탕(增液湯)은 원삼(元參) 1량, 맥문동(麥門冬) 8돈, 세생지황(細生地黃) 8돈이다.

양명온병(陽明溫病)으로 상초증(上焦證)은 없으면서 여러 날 대변을 보지 못하면 당연히 사하(瀉下)해야 하는데, 만약 환자가 평소 음액(陰液)이 허약하여 승기탕류(承氣湯類)로 치료할 수 없을 때 이 처방으로 다스린다.

무릇 대변(大便)이 폐결(閉結)한 증상에는 허증과 실증이 있다. 실증은 사열(邪熱)이 속에 쌓였거나 한사(寒邪)가 내부에 응결된 것으로 한하(寒下)해야 할지 온하(溫下)해야 할지 정말로 자세히 관찰하여야만 한다. 허증은 기뇌(氣餒)로 인하거나 혹 진고(津枯)로 인한 경우로, 기뇌(氣餒) 한 경우에는 신온(辛溫)한 약물로 보운(補運)하여 전송(傳送)하는 것을 돕는 것이 적당하지만, 진고(津枯)한 경우엔 감한(甘寒)한 약물로 음수(陰水)를 기르고 물을 늘려 배를 움직이는 방법[增水行舟][2] 아니고선 어떻게 장 속에 단단하게 응결된 탁물(濁物)을 순조롭게 흘러나가게 할 수 있겠는가? 이 처방의 신묘함은 보(補)하는 가운데 사(瀉)함이 있어 보약(補藥)의 체(體)로써 사약(瀉藥)의 용(用)을 만드는 것이니 실(實)을 공격할 수도 있고 허(虛)를 방어할 수도 있다[3]. 고함미한(苦鹹微寒)한 현삼은 장수제화(壯水制火)하고 대소변을 통하게 하며 신수(腎水)를 열어 위로 하늘을 적시니 능히 진액 고갈을 치료할 수 있음은 진실로 두말할 필요도 없다. 『신농본초경(神農本草經)』에서 "복중(腹中)의 한열(寒熱)과 적취(積聚)를 치료한다."고[4] 하였으므로 또한 능히 열결(熱結)도 풀 수가 있다[5]. 맥문동과 생지황은 폐음(肺陰)을 보하고 신수(腎水)를 튼튼하게 하니, 금수(金水)가 상생(相生)되면 진액은 저절로 차오르고 장(腸)은 스스로 윤활(潤滑)하며 열사(熱邪)는 저절로 풀리고 폐결(閉結)한 것은 자연히 통하게 된다.

1 증액탕은 오당(吳瑭)의 『온병조변(溫病條辨)·중초편(中焦篇)·풍온(風溫) 온열(溫熱) 온역(溫疫) 온독(溫毒) 동온(冬溫)』에 나오는 처방으로, 오당은 스스로 오우가(吳又可)의 승기양영탕(承氣養榮湯: 知母, 當歸, 芍藥, 生地, 大黃, 枳實, 厚朴)을 대체한 것이라고 하였다.

2 증수행주(增水行舟)는 윤하법(潤下法)의 하나로, 온병(溫病)으로 인한 열증(熱證)과 진액 고갈에 의한 변비에 적용되고, 음액(陰液)이 휴손(虧損)하여 반허반실(半虛半實)한 증세에도 적용된다. 이 방법에 대표적인 처방이 바로 증액탕(增液湯)으로 구성 약물인 현삼(玄參)·생지황(生地黃)·맥문동(麥門冬) 등이 진액을 증액시켜 사열(邪熱)이 결체되고 진액이 고갈된 분변(糞便)을 저절로 나오게 하는데, 이것이 마치 물이 불어나면 배가 물에 뜨는 것과 유사하다 하여 증수행주(增水行舟)라고 비유한 것이다. 『온병조변』보다 앞선 의서인 목희옹(繆希雍)의 『선성재의학광필기(先醒齋醫學廣筆記)·권1(卷之一)·한(寒)·춘온하열병대법(春溫夏熱病大法)』에도 감자(甘蔗), 맥문동(麥門冬)을 복용시켜 장위(腸胃)가 건조해 발생한 대변불통(大便不通)을 치료하는 예가 나오는데 역시 증수행주(增水行舟)의 방법을 운용한 선례라 하겠다.

참고로 오당(吳瑭)은 양명하증(陽明下證)에 대해 3가지의 치법을 제시했는데, "熱結液乾之大實證, 則用大承氣; 偏於熱結而液不乾者, 旁流是也, 則用調胃承氣; 偏於液乾多而熱結少者, 則用增液, 所以回護其虛, 務存津液之心法也."라고 하였으니 참고하기 바란다.

3 "此方妙在寓瀉於補, 以補藥之體, 作瀉藥之用, 旣可攻實, 又可防虛."는 『온병조변(溫病條辨)·중초편(中焦篇)·풍온(風溫) 온열(溫熱) 온역(溫疫) 온독(溫毒) 동온(冬溫)』의 "妙在寓瀉於補, 以補藥之體, 作瀉藥之用, 旣可攻實, 又可防虛."를 인용한 구절이다.

4 “『本經』稱其主治腹中寒熱·積聚”의 구절은 『신농본초경(神農本草經)』의 “元參: 味苦, 微寒. 主腹中寒熱; 積聚; 女子産乳餘疾; 補腎氣, 令人目明. 一名重台. 生川谷.”의 구절을 요약 인용한 것으로, 양붕거(楊鵬擧)는 「안어(按語)」에서 “元參‘主腹中寒熱’, 言指在熱邪彌滿于腹內, 爲熱入裏證”이라고 언급하여 이해에 도움이 된다.

5 “元參味苦鹹·微寒, 壯水制火通二便, 啓腎水上潮於天, 其能治液涸, 固不待言. 『本經』稱‘其主治腹中寒熱·積聚’, 又能解熱結.”은 『온병조변(溫病條辨)·중초편(中焦篇)·풍온(風溫) 온열(溫熱) 온역(溫疫) 온독(溫毒) 동온(冬溫)』의 “獨取元參爲君者, 元參味苦鹹, 微寒, 壯水制火, 通二便, 啓腎水上潮於天, 其能治液乾, 固不待言. 『本經』稱“其主治腹中寒熱·積聚”, 其幷能解熱結可知.”의 구절을 변형 인용한 것이다.

益胃湯 鞠通[1]

益胃湯은 능히 胃陰을 기를 수 있으니	益胃湯能養胃陰
冰糖·玉竹·沙參과	冰糖玉竹與沙參
麥門冬·生地黃을 함께 끓여 복용하는 것으로	麥冬生地同煎服
溫病에는 모름지기 津液을 고려할 줄을 알아야 한다네.	溫病須知顧慮津

익위탕(益胃湯)은 사삼(沙參) 3돈, 맥문동(麥門冬) 5돈, 빙당(冰糖), 세생지황(細生地黃) 각 5돈, 옥죽(玉竹) 1돈 반[2]이다.

양명온병(陽明溫病)에 발한(發汗)과 사하(瀉下)를 시행한 후에 병이 이미 나았으면 마땅히 음(陰)을 회복해야 하는데 이 처방으로 주관한다.

무릇 상한(傷寒)의 사기(邪氣)가 양명(陽明)으로 전입(傳入)된 경우에도 진액 잃는 것을 가장 먼저 염려해야 하거늘, 하물며 온병사(溫病邪)가 양명(陽明)으로 전입(傳入)된 것을 다시 발한(發汗)과 사하(瀉下)까지 시킨 후라면 어떻겠는가? 그러므로 비록 사기가 풀렸더라도, 위중(胃中)의 진액이 이미 심하게 메말랐는데 만약 급히 음(陰)을 회복시키지 않는다면, 장차 진액이 휴손(虧損)하고 조사(燥邪)가 일어나 자연히 건해(乾咳)와 신열(身熱) 등의 증상이 발생할까 두렵게 된다. 양명(陽明)은 진액을 주관하고 위(胃)는 오장육부의 바다이다. 무릇 인체의 평상시 기운은 모두 위(胃)에서 받으니, 위중(胃中)의 진액이 한 번 마르게 되면 장부가 모두 윤택함을 잃게 된다. 따라서 감한윤택(甘寒潤澤)한 약물들을 마셔 음(飮)이 위중(胃中)에 들어가 음(陰)을 회복하게 하면, 자연히 정기는 비(脾)로 옮겨지고 비기(脾氣)는 그 정기를 흩어서 위로 폐(肺)로 운송한 후 수도(水道)를 통조(通調)하여 아래의 방광으로 운송하는데 오장의 경맥에 같이 운송되므로, 자연히 진액이 생기면서 저절로 형체가 회복되는 것이다.

1 익위탕은 오당(吳瑭)의 『온병조변(溫病條辨)·중초편(中焦篇)·풍온(風溫) 온열(溫熱) 온역(溫疫) 온독(溫毒) 동온(冬溫)』에 나오는 처방이다.

2 『온병조변(溫病條辨)』에서는 옥죽(玉竹)을 초향(炒香: 향이 한번 일어날 때까지 가볍게 볶는 것)하여 사용한다고 되어 있다.

五汁飲 鞠通[1]

五汁飮은 『溫病條辨』의 처방으로	五汁飮方條辨中
藕汁·梨汁·荸薺汁·甘蔗汁의 네 가지 생즙에	藕梨薺蔗四般春
蘆根에서 즙을 취해 서로 섞어서 복용하는 것으로	蘆根取汁相和服
肺胃溫邪로 열이 上攻하는 것을 치료한다네.	肺胃溫邪熱上攻

오즙음(五汁飮)은 이즙(梨汁), 발제즙(荸薺汁), 신선한 노근즙(蘆根汁), 우즙(藕汁), 감자즙(甘蔗汁)으로, 임상에서는 분량을 조절하여 잘 섞어서 서늘하게 복용한다. 서늘한 것을 그다지 좋아하지 않으면 중탕으로 가열해서 따뜻하게 복용한다.

수태음온병(手太陰溫病)으로 갈증이 심한 사람을 이 처방으로 치료한다.

무릇 온병(溫病)의 발병은 모두 구비(口鼻)로부터 들어와 먼저 폐위(肺胃)를 손상하지 않는 것이 없다. 만약 평소에 폐위(肺胃)의 음(陰)이 손상되어 있었다면 진액이 메마른 증상은 일부가 일찌감치 나타나게 된다. (이럴 경우) 급히 감한(甘寒)한 약물들로 진액을 자양해 불길에서 구한다면 무형의 사기는 제거하지 않아도 저절로 풀리게 된다. 그러므로 처방에 운용되는 5가지 약물 모두를 신선한 즙으로 사용하여 감량퇴열(甘凉退熱)하는 것을 취했는데, 약효가 건조한 약물을 전탕(煎湯)한 것보다 더욱 우수하다. 게다가 이 5가지 약물들은 비록 모두 감한(甘寒)한 약물에 속하나 서로 다른 쓰임새가 있다. 예를 들어 배[梨]는 청폐(淸肺)하고 갈대[蘆]는 청위(淸胃)하니 이 두 가지 약물들은 모두 대장을 매끄럽게 흐르게 한다. 온사(溫邪)는 비록 무형에 속하지만, 안으로 담체(痰滯)가 있을까 두려우므로 발제(荸薺)[2]로 소도(消導)한다. 열이 음혈(陰血)을 손상하면 혈(血)과 열(熱)이 서로 엉겨 붙으므로 우즙(藕汁)으로 풀어버린다. 감자(甘蔗)[3]는 감평(甘平)하여 화중양위(和中養胃)하는데 이것은 마치 다른 처방에서 감초를 사용하는 뜻과 같으니 이 또한 입방(立方)하는 데 있어 훌륭한 점이 되겠다.

1 오즙음은 오당(吳瑭)의 『온병조변(溫病條辨)·상초편(上焦篇)·풍온(風溫) 온열(溫熱) 온역(溫疫) 온독(溫毒) 동온(冬溫)』에 나오는 처방으로, 『온병조변』에는 "五汁飮方(甘寒法) : 梨汁 荸薺汁 鮮葦根汁 麥門冬汁 藕汁(或用蔗漿)"라고 되어 있는데, 『성방편독』에서는 노근(蘆根)의 이명인 위근(葦根)을 노근(蘆根)으로 바꾸었고, 맥문동즙(麥門冬汁) 대신 우즙(藕汁)의 대체 약물인 감자즙(甘蔗汁)을 사용하였다. 『온병조변(溫病條辨)』 이외에도 여러 서적에서 오즙음을 기술하고 있는데 이들 유사 처방을 간략히 살펴보면 다음과 같다.

출 전	처방명	구성약물
『醫宗金鑑』	五汁飮	蘆根, 荸薺, 甘蔗, 竹瀝, 薑汁
『濕溫時疫治療法』	五汁飮	生蘿卜汁, 生薑汁, 白蜜, 陳細茶汁, 生藕汁
『重訂通俗傷寒論』	五汁飮	竹瀝, 梨汁, 萊菔汁, 鮮石菖蒲汁, 薄荷油
『婦人良方大全』	五汁煎	生藕汁, 刺薊汁, 生地黃汁, 生薑汁, 白蜜
『醫統』	五汁膏	鮮胡桃皮, 鮮酸石榴皮, 黑桑椹, 旱蓮草, 生鮮地黃
『嵩崖尊生』	五汁膏	天冬, 麥冬, 生地, 貝母, 丹皮, 茯苓, 阿膠, 薄荷, 犀角, 羚羊, 梨汁, 藕汁, 萊菔汁, 人乳, 甘蔗汁
『仙拈集』	五汁膏	蜂蜜, 薑汁, 白蘿卜汁, 梨汁, 人乳
『瘍醫大全』	五汁膏	白蘿卜, 薑, 葱, 韭, 菜子
『醫級』	五汁膏	梨汁, 藕汁, 蘿卜汁, 荸薺汁, 薑汁
『治疹全書』	五汁膏	竹瀝, 荊瀝, 梨汁, 薑汁, 飴糖

2 발제(荸薺)는 벼목 사초과의 남방개(*Eleocharis dulcis*)의 인경(鱗莖)으로 성미(性味)는 감한(甘寒)하고 폐위경(肺胃經)으로 들어가 청열생진(清熱生津), 화담(火痰), 소적(消積) 한다.

3 감자(甘蔗)는 사탕수수(*Saccharum sinensis*)로 성미(性味)는 감한(甘寒)하고, 폐비위경(肺脾胃經)으로 들어가 청열생진(清熱生津), 윤조화중(潤燥和中), 해독(解毒)한다.

冬地三黃湯 鞠通[1]

冬地三黃湯은 麥門冬·生地黃·黃芩·黃柏·黃連에	冬地三黃芩柏連
元參·甘草를 넣고	元參甘草共相添
蘆根汁·銀花露를 첨가해 구성되니	蘆根汁與銀花露
溫病에 陰虧와 濕熱이 겸한 것을 치료한다네.	溫病陰虧濕熱兼

동지삼황탕(冬地三黃湯)은 맥문동(麥門冬) 8돈, 황련(黃連) 1돈, 노근즙(蘆根汁) 반 술잔(섞는다), 원삼(元參) 4돈, 황백(黃柏) 1돈, 금은화로(金銀花露)[2] 반 술잔(섞는다), 세생지황(細生地黃) 4돈, 황금(黃芩) 1돈, 생감초(生甘草) 3돈으로, 물 8배(杯)로 달여서 3배(杯)을 취해 세 번에 나누어 복용한다. 복용 후 소변이 시원하게 나가면 복용을 중지한다.

양명온병(陽明溫病) 중 실증(實證)이 심하지 않으면서 습열(濕熱)을 서로 겸해, 사하(瀉下)를 할 수도 없고 소변불리(小便不利)가 있으면서 음진(陰津)이 부족한 경우 이 처방으로 다스린다.

무릇 온병(溫病)은 상한(傷寒)과 매우 다르다. 상한(傷寒)은 망양(亡陽) 할까 염려해야 하니, 한사(寒邪)가 열로 변해 위부(胃腑)에 전입(傳入)하여 조실(燥實)한 증상이 보여야만 사하(瀉下)할 증상이 성립하게 된다. 온병(溫病)은 상음(傷陰)할까 염려해야 하니, 내부에 습열(濕熱)이 많은데 사기가 양명(陽明)에 들어가면 바로 사하(瀉下)할 수 있는 증상을 형성하나, 그 끈적끈적하게 단단히 엉켜있는 사기는 사하(瀉下)로 제거할 수 없고 음기(陰氣)는 뜨거워질수록 더욱 손상되므로, 이런 병세의 경우엔 부득불 이 둘을 고려하지 않고는 치료할 수가 없다. 그러므로 생지황 · 현삼 · 맥문동으로 음진(陰津)을 자양하고, 황금 · 황련 · 황백으로 습열(濕熱)을 제거한다. 금은화로(金銀花露)와 노근즙은 모두 감량청윤(甘凉淸潤)한 약물로 하나는 밖에서 온사(溫邪)를 풀 수 있고 다른 하나는 안에서 온사(溫邪)를 제거할 수 있다. 감초를 사용하는 것은 급한 병세를 완만히 하고 약의 성질을 조화시키려는 것이다.

1 동지삼황탕은 오당(吳瑭)의 『온병조변(溫病條辨) · 중초편(中焦篇) · 풍온(風溫) 온열(溫熱) 온역(溫疫) 온독(溫毒) 동온(冬溫)』에 나온다.

2 금은화로(金銀花露)는 금은화(金銀花)를 노법(露法)으로 처리한 것으로 즉 금은화를 물로 증류하여 얻은 맑은 액체를 말한다.

清火劑

장보소(蔣寶素)[1]는 "화(火)에는 군화(君火)와 상화(相火)가 있다."고 말하였다. 군화(君火)는 밝음[明]이요 상화(相火)의 위치[位]이다[2]. 하늘의 해와 사람의 마음은 군화(君火)이고, 만물과 모든 질병의 화(火)는 모두 상화(相火)이다. 명(明)과 위(位)가 서로 생해주고 군(君)과 상(相)이 서로 도와주면 고리와 같이 끊어짐이 없게 되나, 지나치게 변화하면 병이 발생하게 된다. 천지(天地)로 논해보면, 무더운 더위가 유행하고 금석이 녹는 듯한 뜨거운 날씨는 천지에 있는 육음(六淫)의 화(火)로 군화(君火)가 사람을 상하게 할 수 있다는 증거이고, 크게 번개가 치고 강렬한 빛이 하늘에 나타나는 것은 천지의 장화(藏火)로 화(火)가 근원에 돌아가지 않았다는 증거이며, 사방 천 리에 심하게 가뭄이 들고 하천의 근원이 메마른 것은 천지의 부화(府火)로 화(火)가 사기(邪氣)를 따라 변화했다는 증거이고, 하늘을 어둡게 하는 구름 · 먼지 바람 · 연기 · 일월식 등은 천지에 화(火)가 없어진 증거로, 이 모든 것은 상화(相火)로 인한 현상들이다. 인체로 말해보면, 반진(斑疹)과 창양(瘡瘍)이 한꺼번에 갑자기 발생하는 것은 인체에 있어 육음(六淫)의 화(火)로 군화(君火)가 몸을 손상했다는 증상이고, 간신(肝腎)의 양기(陽氣)가 상승하여 얼굴에 양색(陽色)이 나타나는 것은 인체의 장화(藏火)이니 화(火)가 본원에 돌아가지 않아 발생한 증상이며, 복사(伏邪)가 열(熱)로 변화하고 설태에 가시가 돋거나 입술이 메마른 것은 인체의 부화(府火)로 화(火)가 사기(邪氣)를 따라서 변화한 증상이고, 형신(形神)이 어둡고 식사량이 줄면서 대변이 무른 것은 인체에 화(火)가 없는 증상으로, 이 모든 것은 상화(相火)로 인해 발병한 증상들이다. 군화(君火)와 상화(相火)를 매우 상세하게 논했지만, 치법은 더욱 세밀히 구별하여야만 한다. 오장육부(五臟六腑)와 칠정육음(七情六淫)에는 모두 화병(火病)이 있으나, 모두 다 표(表) · 리(裏) · 허(虛) · 실(實)의 네 가지 중에서 벗어나지 않고, 표(表) · 리(裏) 또한 허(虛) · 실(實) 두 가지에서 벗어나지 않으니, 능히 허(虛)와 실(實)을 알아 허(虛)한 것은 보(補) · 섭(攝)하고 실(實)한 것은 청(淸) · 산(散)하면 화(火)를 치료하는 방법으로 이 이상 별다른 것은 없게 된다. 다만 이번 편에서는 뒤쪽에 실화(實火)를 치료하는 처방들만 모아 놓았고, 그 나머지 허화(虛火)를 치료하는 처방들은 모두 각각의 문(門)에 흩어 놓았으니, 배우는 이들이 찾아서 연구해야 할 것이다[3].

1 장보소(蔣寶素, 1795~1873)는 청대(淸代) 단도인(丹徒人)으로 호는 문재(門齋)이고 저명한 의학자이며 경사학자(經史學者)이다. 소북흥화(蘇北興化)와 강도(江都) 일대에서 의업을 하였는데 이름을 떨쳐 "淮揚九仙"이라 불렸으며 후에는 "淸朝十四名醫"로 평가되었다. 『의략고(醫略稿)』, 『문재의안(問齋醫案)』 등의 저서가 있다.

2 "君火以明, 相火以位"는 『소문(素問) · 천원기대론(天元紀大論)』에 나오는 말로 이에 대한 해석은 다양하다. 왕빙(王冰)은 "以名奉天, 故曰君火以名; 守位禀命, 故云相火以位."라고 하여 "明"을 "名"으로 해석하였고, 장지총(張志聰)은 "是以君火以明而在天, 相火以位而在下. 蓋言地以一火而成五行. 天以二火而成六氣也."라고 언급하였고, 장경악(張景岳)은 "君者上也; 相者下也. 陽在上者, 卽君火也; 陽在下者, 卽相火也. 上者應離, 陽在外也, 故君火以明; 下者應坎, 陽在內也, 故相火以位. 火一也而上下幽顯, 其象不同, 此其所以有辨也.……是以君火居上, 爲日之明, 以昭天道, 故於人也屬心, 而神明出焉; 相火居下, 爲原泉之溫, 以生養萬物, 故於人也屬腎, 而元陽蓄焉."이라고 하여 둘 다 "明"을 밝음으로 해석하였으며, 『내경의난해독(內經疑難解讀)』에는 "君火以明之'明', 非光明之'明', 乃明確 · 淸楚之義, 卽少陰君火的位置確定了之後, 少陽相火的位置也就迎刃而解了. 此八字是論述六氣之主氣六步運行規律的."이라고 하여 "明"을 명확함의 의미로 해석하였다. 모든 주석이 의미를 지니고 있으나 여기에서는 밝음의 의미로 해석하였다. 『내경』 자체의 의미로 해석한다면 명확함의 의미가 더욱 정확할 듯하나, 『성방편독(成方便讀) · 청화지제(淸化之劑)』의

논술을 읽어보면 군화(君火)를 태양(太陽)이나 신명(神明)과 같은 구체적인 밝음으로 설명하고 있으므로 밝음으로 해석하였다.

3 『성방편독』에서 허화(虛火)를 치료하는 처방 중 일부를 살펴보면 육미지황환(六味地黃丸: 陰虛火旺, 肺中津液受灼者), 사물탕(四物湯: 陰虛火旺之病), 백합고금탕(百合固金湯: 虛火刑金, 而致咳嗽・痰血等證), 인삼고본환(人參固本丸: 虛火淩逼肺金), 귤피죽여탕(橘皮竹茹湯: 虛火上逆, 肺必受戕), 당귀육황탕(當歸六黃湯: 陰虛火擾), 위희환(威喜丸: 久嗽金傷虛火刑), 염폐탕(斂肺湯: 虛火以及一切雜證相間, 亦不妨用兩顧之治也), 지지환(地芝丸: 水弱肝虛火勢燃) 등이 있는데 본문에서 언급하고 있는 것과 같이 여러 문(門)에 골고루 펴져 있다.

黃連解毒湯[1]

黃連·黃柏·黃芩·梔子로 구성된 黃連解毒湯은	黃連解毒柏芩梔
난폭한 熱勢로 몸을 보존하기 어렵고	熱勢猖狂不可持
일체의 火邪가 상하로 가득 차	一切火邪充上下
躁煩하고 吐衄할 때 급히 투여하는 처방이라네.	躁煩吐衄急宜施

황련해독탕(黃連解毒湯)은 황련(黃連), 황금(黃芩), 황백(黃柏), 치자(梔子) 등분이다.

일체의 화사(火邪)가 표리(表裏) 모두에 왕성하여 발생한 광조번심(狂躁煩心), 구조인건(口燥咽乾), 대열건구(大熱乾嘔), 착어불면(錯語不眠), 토혈뉵혈(吐血衄血), 열성발반(熱盛發斑) 등의 증상을 치료한다.

왕인암(汪訒庵)의 『의방집해(醫方集解)』에는 "독(毒)은 바로 화사(火邪)가 성한 것이다. 사기가 양(陽)에 들어가면 광(狂)이 되고, 심(心)이 열(熱)에 어지러워진 것은 번(煩)이며, 조(躁)는 번(煩)이 성한 것이다. 구조인건(口燥咽乾)은 화사(火邪)가 성해져서 진액이 마른 것이고, 건구(乾嘔)는 열독(熱毒)이 상충한 것이며, 착어(錯語)는 열(熱)이 그 신명(神明)을 해친 것이고, 불면은 열(熱)이 성하여 음(陰)이 안정되지 못한 것이며, 토뉵(吐衄)이나 발반(發斑) 등의 증상이 발생한 것은 열(熱)이 위(胃)에 들어가 공격하여 혈(血)을 핍박하여 망행(妄行)하게 한 것이다."라고 하였다. 이런 증상들은 모두 육음화사(六淫火邪)가 상하표리에 가득하여 실증(實證)만 있고 허증(虛證)이 없는 것이므로 완제(緩劑)를 사용하는 치법은 필요가 없다. 황금(黃芩)은 상초(上焦)의 화(火)를 제거하고, 황련(黃連)은 중초(中焦)의 화(火)를 제거하며, 황백(黃柏)은 하초(下焦)의 화(火)를 제거한다. 치자(梔子)는 삼초(三焦)의 화(火)를 사(瀉)해 심폐(心肺)의 부분에서부터 굴곡하고 하행하여 소장과 방광을 통해 나가게 한다. 네 가지 약물 모두 대고대한(大苦大寒)하니 지나치게 치성한 화기(火氣)를 제거하여 끊어지려는 수기(水氣)를 구한다. 그러므로 실열(實熱)이 아니면 가볍게 투여할 수 없다.

1 황련해독탕은 갈홍(葛洪)의 『주후비급방(肘後備急方)·권2(卷二)·치상한시기온병방제13(治傷寒時氣溫病方第十三)』에 "若已六七日, 熱極, 心下煩悶, 狂言見鬼, 欲起走."한 경우에 이를 다스리는 처방 중 하나로 처방명 없이 "又方, 黃連三兩, 黃柏·黃芩各二兩, 梔子十四枚. 水六升, 煎取二升, 分再服, 治煩嘔不得眠."라고 기재된 것이 처음으로, 현행 처방과 용량에서 약간의 차이가 있다. 아울러 황련해독탕이란 처방명은 『외대비요(外臺秘要)·권제1(卷第一)·최씨방 15수(崔氏方 一十五首)』에 최씨의 처방으로 처음 나오는데, 구성 약물의 종류나 용량이 모두 『주후비급방』과 같다.

참고로 갈홍(葛洪, 284~365)은 서진(西晉) 무제(武帝) 태강(太康) 4년(284)에 양주(楊州) 단양군(丹陽郡) 구용현(句容縣. 지금의 강소성 구용현)에서 갈제(葛悌)의 3남으로 태어났다. 자(字)는 치천(稚川), 호(號)는 포박자(抱朴子)이다. 그는 여러 계통의 신선 사상을 종합적으로 체계화하였고 연단술을 연구하였으며 기타 도교의 여러 教學을 체계화하여 『포박자(抱朴子)』라는 도교 서적을 저술하였고 이를 바탕으로 도교의 전반적인 개혁을 꾀하였다. 아울러 의학에도 관심이 깊어 많은 연구를 하였는데 위에서 언급된 『주후비급방(肘後備急方)』을 비롯해 『금궤약방(金匱藥方)』, 『옥함방(玉函方)』, 『신선복식방(神仙服食方)』 등을 저술하였다.

升陽散火湯 東垣[1]

升陽散火湯은 葛根·升麻·柴胡에	升陽散火葛升柴
羌活·獨活·防風·人參·芍藥을 가하고	羌獨防風參芍加
甘草와 生薑·大棗를 다시 배오하여	甘草更加薑棗配
陽經에 火鬱한 것을 發散해 치료한다네.	陽經火鬱發之諧

승양산화탕(升陽散火湯)은 시호(柴胡) 8돈, 방풍(防風) 2돈 반, 갈근(葛根), 승마(升麻), 강활(羌活), 독활(獨活), 인삼(人參), 백작약(白芍藥) 각 5돈, 생감초(生甘草), 숙감초(熟甘草) 각 3돈으로, 한 번에 5돈을 복용하되 생강(生薑)과 대조(大棗)를 가해서 전탕(煎湯)한다.

육음(六淫)의 화사(火邪)가 표부(表部)의 기표(肌表)에 울체(鬱滯)하여 불에 타는 것처럼 발열해 만지면 손이 뜨끈뜨끈하고 땀은 나지 않으면서 풀리지 않으며 청법(淸法)을 사용하여도 낫지 않는 자에게 이 처방을 사용하여 발산한다.

육음(六淫)에도 화(火)가 있고 칠정(七情)에도 화(火)가 있는데 둘 다 모두 표리허실(表裏虛實)이 있으니 배우는 사람은 당연히 살피고 관찰해야 한다. 이 처방은 밖에서 침입한 화사(火邪)가 표부에 울체하여 해산(解散)되지 않는 것을 치료한다. 그런데 화사(火邪)로 인해 발병되면 진행 속도가 달리는 말과 같이 빨라서 표부(表部)에 침입했다면 한 경락에 잡아둘 수가 없다. 그러므로 시호로 소양(少陽)의 화(火)를 발산하고, 승마와 갈근으로 양명(陽明)의 화(火)를 발산하며, 강활과 방풍으로 태양(太陽)의 화(火)를 발산해야 한다. 다만 외부로부터 침입한 사기가 비록 삼양경(三陽經)을 가득 채웠다고 하더라도 침입은 태양(太陽)으로부터 시작되었으니 (사기가) 나가는 것도 반드시 태양(太陽)으로 나가도록 해야 한다. (아울러) 태양(太陽)과 소음(少陰)은 표리가 되고 그 경계가 매우 가까워서 침범할 우려가 있으므로 독활로 소음(少陰)을 따라서 흩어져 있는 사기를 풀어주고, 인삼과 감초로 원기(元氣)를 보익해 주며, 작약으로 음혈(陰血)을 수렴하고, 생강과 대조로 영위(營衛)를 조화하니, 모두 사기가 내부를 침범하지 못하게 하고자 하는 것이다.

1 승양산화탕은 1249년에 완성된 이동원(李東垣)의 『비위론(脾胃論)·하권(下卷)』에 나온다.

凉膈散『局方』[1]

凉膈散은 梔子와 連翹에	凉膈散中梔子翹
黃芩·甘草·大黃·芒硝와	黃芩甘草大黃硝
薄荷·竹葉·生蜜로 구성되어	薄荷竹葉同生蜜
中·上焦에서 煩熱이 심한 것을 치료한다네.	中上焦煩熱勢燎

양격산(凉膈散)은 연교(連翹) 4량, 주침(酒浸)한 대황(大黃), 망초(芒硝), 감초(甘草) 각 2량, 흑산치(黑山梔), 주황금(酒黃芩), 박하(薄荷) 각 1량을 가루 내어 한 번에 3돈씩 복용하되 죽엽(竹葉)과 생밀(生蜜)을 가하여 전탕(煎湯)한 것이다.

상초엔 화사(火邪)가 치성하고 중초(中焦)엔 조실(燥實)이 막아서 발생한 번조구갈(煩躁口渴), 목적두현(目赤頭眩), 구창순렬(口瘡唇裂), 토혈뉵혈(吐血衄血), 대소변폐(大小便閉) 및 반황광란(斑黃狂亂) 등의 증상을 치료한다.

화사(火邪)가 상초(上焦)와 중초(中焦)에서 위중(胃中)의 숙식, 찌꺼기와 같은 물질들과 엉겨 붙어 흩어지지 않으면 위의 여러 증상이 나타난다. 만약 화사(火邪)가 흩어져 있다면 이부(裏部) 혹은 표부(表部)에 있더라도 모두 청법(淸法)과 산법(散法)으로 치료할 수 있다. 그러나 만약 화사(火邪)가 유형의 물질을 끼고서 엉겨 붙어서 흩어지지 않는다면 엉긴 것을 제거하지 않고서는 병이 끝끝내 낫지 않게 된다. 그러므로 탕척(蕩滌)하면서 하행하는 대황과 망초로 엉겨 붙은 것을 제거하고 열을 쫓아내야 한다. 그런데 엉겨 붙은 사기가 비록 제거되었다 하더라도 떠다니던 화사(火邪)가 오히려 상초와 중초에 흩어질까 두려우므로, 황금과

박하 및 죽엽으로 상초와 중초의 화사(火邪)를 제거해주어야 한다. 연교는 경락 중의 남아있는 화사(火邪)를 풀어 흩어 주고, 치자는 위로부터 아래로 화사(火邪)를 끌고 굴곡(屈曲)하면서 하행한다. 이와 같으면 유형 · 무형 · 상하 · 표리의 모든 사기가 풀어져 흩어지게 될 것이다. 감초와 생밀을 사용한 것은 병이 흉격에 있으므로 감미(甘味)로 약의 하행을 늦추고자 한 것이다.

1 양격산의 출전은 『태평혜민화제국방(太平惠民和劑局方) · 권6(卷六)』으로 원문을 전재하면 "治大人小兒臟腑積熱, 煩躁多渴, 面熱頭昏, 唇焦咽燥, 舌腫喉閉, 目赤鼻衄, 頷頰結硬, 口舌生瘡, 痰實不利, 涕唾稠粘, 睡臥不寧, 譫語狂妄, 腸胃燥澁, 便溺秘結, 一切風壅, 幷宜服之."라고 되어 있다. 『황제소문선명론방(黃帝素問宣明論方)』에선 연교음자(連翹飮子)라고 하였고, 『외과심법(外科心法)』에선 연교소독산(連翹消毒散)이라고 하였다.

左金丸[1]

左金丸은 선현께서 만드셨으니	左金丸子出先賢
1량의 吳茱萸와 6량의 黃連으로 구성되지.	一兩吳萸六兩連
金令을 左行하게 하여 木火를 다스리니	金令左行平木火
呑酸과 오래된 脇痛病을 치료한다네.	呑酸脇痛病纏綿

좌금환(左金丸)은 강즙초(薑汁炒)한 황련(黃連) 6량과 염수포(鹽水泡)한 오수유(吳茱萸) 1량으로 수환(水丸)[2]한다.

간화조성(肝火燥盛)하여 발생한 좌협작통(左脇作痛), 탄산토산(呑酸吐酸)과 간화(肝火)로 인한 일체의 산기(疝氣) 등을 치료한다.

탄산(呑酸), 토산(吐酸), 산기(疝氣) 등의 증상들은 각각 한열(寒熱)의 차이가 있지만, 간화(肝火)에 속한 것이 가장 많다. 간(肝)이 왼쪽에 머무르면서 해당하는 맛이 산미(酸味)이며 안에 상화(相火)가 있고 경맥(經脈)이 음기(陰器)에 낙(絡)하면서 소복(少腹)을 지나므로 이런 증상들이 나타난다. 대개 기(氣)가 유여(有餘)하면 곧 화(火)가 되고, 간화(肝火)가 유여하면 부득불 금(金)의 힘을 빌려 다스려야만 한다. 고한(苦寒)한 황련은 심(心)에 들어가 심화(心火)가 치성한 것을 직접 꺾어주니, 실증(實證)에 그 자식을 사해줄[實則瀉其子] 뿐만 아니라 화(火)가 금(金)을 형극(刑克)하지 못하게 해 금령(金令)이 하행할 수 있게 하여 목(木)이 저절로 다스려지게 한다. 신열(辛熱)한 오수유는 능히 궐음(厥陰)에 들어가 행기해울(行氣解鬱)할 수 있고, 또한 열(熱)을 이끌고 하행할 수 있으며,

아울러 황련을 끌고 간(肝)에 들어갈 수 있다. 하나는 한(寒)하고 다른 하나는 열(熱)하며, 하나는 고(苦)하고 다른 하나는 신(辛)하여 같이 궐음기화(厥陰氣火)가 넘치는 것을 치료하므로, 산기(疝氣) 중 열(熱)에 편승된 경우에 역시 효과를 볼 수 있겠다.

1 좌금환은 명대 정충(程充)에 의해 1481년에 간행된 주진형(朱震亨, 1282~1358)의 『단계심법(丹溪心法)·권1(卷一)·화6(火六)』에 "入方, 左金丸, 治肝火, 一名回令丸, 黃連(六兩. 一本作芩), 吳茱萸(一兩或半兩), 右爲末, 水丸或蒸餅丸, 白湯下五十丸. …"라고 실려있는 처방이다. 그러나 『단계심법』이전에도 이와 유사한 처방들이 여럿 있었는데, 예를 들면 1119~1125년 사이에 완성된 『성제총록(聖濟總錄)·권제34(卷第三十四)·중갈문(中暍門)·중열갈(中熱暍)』에 실려있는 감로산(甘露散)은 황련 6량, 오수유 1량으로 구성되어 "治暑氣"한다고 되어 있고, 『성제총록(聖濟總錄)·권제165(卷第一百六十五)·산후하리(産後下痢)』에 실려있는 수유환(茱萸丸)은 황련 1량 반, 오수유 1량으로 구성되어 "治産後赤白痢日久, 臍腹冷疼"한다고 되어 있으며, 992년에 간행된 『태평성혜방(太平聖惠方)·권제59(卷第五十九)·치수사제방(治水瀉諸方)』에 실려있는 수유원(茱萸圓)은 황련 2량, 오수유 2량으로 구성되어 "治水瀉不止"한다고 되어 있다. 이를 보면 최소한 『태평성혜방』 때부터 황련-오수유 조합의 처방이 있어 여러 병증에 투여되던 중 주단계가 현행의 좌금환을 완성한 것으로 보인다.

2 수환(水丸)이란 제형의 한 종류로 만들 때 물로 반죽하여 만드는 환제(丸劑)를 말한다.

龍膽瀉肝湯『局方』[1]

『和劑局方』에 있는 龍膽瀉肝湯은	局方龍膽瀉肝湯
龍膽草·車前子·澤瀉·柴胡·黃芩·生地黃에	車澤柴芩生地黃
當歸·甘草·木通·梔子로 구성되니	歸草木通梔子等
厥陰濕火에 효과가 크다네.	厥陰濕火力能匡

용담사간탕(龍膽瀉肝湯)은 주초(酒炒)한 용담초(龍膽草), 주초(酒炒)한 치자(梔子), 초(酒)한 황금(黃芩), 택사(澤瀉), 목통(木通), 차전자(車前子), 주세(酒洗)한 당귀(當歸), 주초(酒炒)한 생지황(生地黃), 시호(柴胡), 생감초(生甘草)이다.

간담(肝膽)에 습화(濕火)가 치성하여 발생한 협통(脇痛)과 이롱(耳聾) 혹은 근위음한(筋痿陰汗) 및 음종음통(陰腫陰痛), 임탁수혈(淋濁溲血) 등의 증상을 치료한다.

간담(肝膽)에 기탁된 상화(相火)는 성질이 쉽게 움직이고 움직이면 제멋대로 사납게 날뛰어 제어할 수가 없는데, 평소에 몸에 있던 습탁(濕濁)과 결합하여 하초(下焦)를 소란스럽게 하면 여러 증상을 일으킨다. 간혹 간음(肝陰)이 부족하면서 본래부터 상화(相火)가 강했던 사람이 때마침 육음(六淫) 중 습화(濕火)가 왕성한 시기를 만나게 되어도 내외(內外)가 서로 끌어당겨 상화(相火)와 습화(濕火)가 함께 머물게 되면서 간담경(肝膽經)이 지나가는 경계와 주관하는 근맥(筋脈) 역시 모두 병들게 된다. (병증이) 이와 같으므로 대고대한(大苦大寒)한 용담초로 간담(肝膽)의 습화(濕火)를 크게 사(瀉)하였다. (아울러) 간담(肝膽)은 목(木)에 속하고 목(木)은 조달(條達)을 좋아하는데 사화(邪火)가 억울(抑鬱)하면 목(木)이 펴지지 못하므로 시호로 간담(肝膽)의 기운을 소통시켰다. 여기에 다시 황금으로 청상(淸上)하였고, 산치자로 도하(導下)하였으며, 목통 · 차전자 · 택사로 사열(邪熱)을 끌고 소장과 방광으로 내보내 이들을 보좌케 하였다. 옛사람들은 병을 치료함 있어 사기를 제거하고자 할 때면 반드시 겸하여 정기를 뒤돌아보았으니, 만일 그렇게 하지 않으면 사기가 제거되더라도 정기가 손상을 받게 되어 질병의 정도에 비해 약물을 과하게 쓰는 폐단이 발생할까 두려우므로 당귀와 생지황으로 간혈(肝血)을 자양하고, 감초로 중기(中氣)를 완만히 하면서 각각의 약물을 조화롭게 하였으니, 이것은 고한(苦寒)한 약성이 위기(胃氣)를 손상하지 못하게 하려는 것이다.

1 현재까지의 연구 중에서 용담사간탕의 기술이 가장 빠른 것은 1682년에 간행된 왕앙(汪昂)의 『의방집해(醫方集解) · 사화지제(瀉火之劑)』이다. 다만 『의방집해』에서는 용담사간탕을 『태평혜민화제국방(太平惠民和劑局方)』의 처방이라고 하였는데 현존하는 『태평혜민화제국방』의 판본에서는 용담사간탕을 찾아볼 수가 없다. 따라서 출전에 대해선 향후 추가 연구가 필요한 듯 보인다.

瀉白散 錢乙[1]

瀉白散은 肺火로 인해 발생한 蒸熱을 치료하니	瀉白方醫肺火蒸
桑白皮와 地骨皮로 肺火를 내려줘 제거하면서	桑皮地骨降而清
다시 甘草와 粳米로	更須甘草和粳米
土를 도와 金을 生하니 오묘함이 입신의 경지로구나.	助土生金妙入神

사백산(瀉白散)은 상백피(桑白皮), 지골피(地骨皮) 각 1돈, 감초(甘草) 5푼, 갱미(粳米) 100알이다.

폐화(肺火)로 인해 피부에 찌는 듯이 열이 나고 오싹오싹한 오한(惡寒)이 있는데 해 질 무렵에 더욱 심해지는 증상과 천식과 해수로 인해 기식(氣息)이 매우 급한 증상 등을 치료한다.

폐(肺)는 교장(嬌臟)으로 금(金)에 속하고 피모(皮毛)를 주관하는데, 성질이 하행하는 것은 순(順)에 해당하고 상행하는 것은 역(逆)에 해당하니, 한번 화(火)의 핍박을 받게 되면 위의 증상들이 나타나게 된다. (그러므로) 이것들을 치료하려면 청법(淸法)과 강법(降法)을 사용하여 폐의 청숙(淸肅) 능력을 회복해야만 한다. 상백피는 껍질이므로 피부로 갈 수 있고, 색이 희므로 폐(肺)로 돌아갈 수 있으며, 감한(甘寒)한 성질은 폐(肺)에 들어가 청열(淸熱)할 수 있으니 그 효능을 언급할 필요도 없다. 또한, 그 뿌리는 땅속으로 가장 깊이 들어가니, 청(淸)하게 해주면서도 다시 하강하게 해주는 것을 가히 짐작할 수가 있겠다. 지골피는 황천(黃泉)[2]으로 깊이 들어가고 감담한(甘淡寒)한 성질이 비록 폐(肺)의 복화(伏

火)를 사(瀉)할 수 있다 하여도, 이름 붙은 의미를 살펴보면 간신(肝腎)에 들어가 양혈퇴증(凉血退蒸) 할 수 있는 것을 알 수가 있다. 그러므로 상백피와 지골피의 효능은 모두 폐기(肺氣)를 하강시키는 데 있으며 폐기가 하강하면 화(火)는 저절로 제거된다. 감초는 사화익비(瀉火益脾)하고 갱미는 청폐양위(淸肺養胃)하므로, 사(瀉)하는 가운데 보(補)를 겸하고 보(補)하면서도 선통(宣通)하니, 비록 청폐(淸肺) 한다고 하지만 근본도 굳건히 할 수가 있겠다.

1 사백산은 염효충(閻孝忠)이 편집하여 1119년에 간행한 전을(錢乙, 1035~1117)의 『소아약증직결(小兒藥證直訣) · 권하(卷下)』에서 보인다.

2 황천(黃泉)은 일반적으로 저승이나 명부(冥府)를 의미하나 여기서는 지하 깊숙이 있는 수기(水氣)를 의미한다. 장석순(張錫純)은 지골피에 대하여 "即枸杞根上之皮也. 其根下行直達黃泉, 稟地之陰氣最濃, 是以性凉長於退熱."이라 하였는데 『성방편독』의 설명과 일맥상통하여 참고로 기재한다.

紫雪丹『局方』[1]

紫雪丹은 黃金·辰砂·麝香·玄參에 紫雪黃金砂麝玄
滑石·磁石·寒水石·石膏·甘草와 滑磁寒水石膏甘
朴硝·硝石·丁香·木香·沈香·升麻 및 二硝丁木沈升等
犀角·羚羊角으로 구성되어 邪熱을 치료한다네. 犀角羚羊熱可安

자설단(紫雪丹) : 황금(黃金) 100량, 한수석(寒水石), 석고(石膏), 활석(滑石), 자석(磁石) 각 3근, 승마(升麻), 현삼(玄參), 자감초(炙甘草) 각 반 근, 서각(犀角), 영양각(羚羊角), 침향(沈香), 목향(木香) 각 5량, 정향(丁香) 1량을 함께 잘라 물에 넣고 전탕(煎湯)하여 찌꺼기를 없앤 후, 제정(提淨)[2]한 박초(朴硝)와 초석(硝石)[3] 각 2근을 앞의 약액 속에 넣어 주되, 약한 불로 전탕(煎湯)하면서 계속해 버드나무 가지로 저어주는데 즙이 응결될 때까지 기다렸다가, 다시 별도로 세말한 수비진사(水飛辰砂) 3량과 당문자(當門子) 1량 2돈을 앞의 약액에 고르게 넣어 합한 후 식을 때까지 기다린다. 이렇게 만들어진 약물을 냉수로 1~2돈 복용한다.

내외(內外)의 모든 발열, 광규분주(狂叫奔走), 발반발황(發斑發黃), 구창각기(口瘡脚氣), 모든 충독(蟲毒)과 약독(藥毒) 등의 증상을 치료한다.

처방 안에 진사 · 사향 · 박초 · 초석 네 가지 약물은 질(質)을 사용하니 군약(君藥)이 된다. 박초는 아래로 이끌고 초석은 위로 흩어주는데, 두 약물 모두 수로(水鹵)에서 형성되어 성질이 준열하고 쉽게 삭히니 파체산사(破滯散邪)의 전문약이다. 진사는 벽사안신(辟邪安神)하고 사향은 통관달규(通關達竅)하니 신약(臣藥)이 된다. 나머지 약물은 모두 기(氣)만 취하고 질(質)은 사용하지 않는 것들로, 사기를 진정시키는 황금, 상부를 맑게 하는 서각과 영양각, 하부를 맑게 하는 한수석 · 활석 · 석고 · 자석, 상승시키는 승마, 하강시키는 침향과 현삼, 중기를 지키고 해독하는 감초, 산기(散氣)와 소사(疏邪)하는 정향과 목향은 좌사(佐使)로 사용된 것으로, 사용하려는 자가 자유자재로 운용할 수 있겠다.

1 자설단은 681년 간행된 손사막(孫思邈)의 『천금익방(千金翼方) · 권제18(卷第十八) · 잡병상(雜病上) · 압열제6(壓熱第六)』에서 인용 서적 없이 최초로 기재되어 있으나, 바로 직후인 752년에 간행된 『외대비요(外臺秘要) · 권제18(卷第十八) · 각기복탕약색목방19수(脚氣服湯藥色目方一十九首)』에 처방이 실려있고, 바로 앞인 『외대비요(外臺秘要) · 권제18(卷第十八) · 각기론23수(脚氣論二十三首)』에 "蘇 : 凡脚氣復發, 或似石發, 惡寒壯熱, 頭痛手足冷; 或似瘧發, 發作有時; 又似傷寒, 脈甚洪急. 七日以後, 壯熱旣定, 則脚氣狀見也. 冷毒盛脹, 卽服紫雪; 平平脹者, 單用檳榔飲子, 亦瘥. 患脚氣人, 遠行在家, 常有金牙 · 紫雪, 不虞病發, 便能起死. 諸大湯藥, 卒求難濟."라고 소공(蘇恭)의 논술이 기재되고 있는 점을 보면 자설단은 소공(蘇恭)의 처방으로 생각된다.

참고로 당나라 때 사람인 소공(蘇恭, 599~674)의 본명은 소경(蘇敬)인데 송나라 때 휘종(徽宗)인 조길(趙佶) 때 피휘(避諱)하기 위해 소공(蘇恭) 또는 소감(蘇鑑)으로 이름을 고쳤다. 진주(陳州) 회양현(淮陽縣. 지금의 하남성 회양현) 사람인 그는 당나라 때 우감문부장사(右監門府長史) 등의 관직을 역임한 의학자로, 657년 당(唐) · 고종(高宗)의 명을 받들어 장손무기(長孫無忌), 이세적(李世勣), 이순풍(李淳風), 공지약(孔志約) 등 22명과 함께 후에 『당본초(唐本草)』라 불리는 『신수본초(新修本草)』를 편찬하기 시작해 659년에 완성하였는데, 이 『신수본초』는 국가에서 발행한 약전(藥典) 중 세계 최초의 약전이 되겠다. 이외에도 서은공(徐恩恭), 당림(唐臨) 등과 『삼가각기론(三家脚氣論)』 1권을 편찬하여 간행하였다고 한다.

2 제정(提淨)이란 광물성 약재 특히 가용성 무기염을 함유하는 약재를 용해, 여과, 재결정 등의 과정을 통해 순도를 높이는 방법을 말하며, 이 방법은 용매에 대해 유효성분과 기타성분이 온도에 따라 용해도가 크게 차이가 날 때 사용한다. 망초(芒硝) 같은 약재는 냉결정법(冷結晶法)을 사용하는데, 보료와 약물을 물에 넣고 같이 가열한 뒤, 가열한 액을 여과하여 잡질을 제거한다. 여과액을 그늘지고 서늘한 곳에서 냉각시키면 약물의 결정이 생긴다.

3 초석(硝石)은 염초(焰硝) 또는 소석(消石)이라고도 불리우는 질산칼륨(KNO_3) 주성분의 광물성 약재로 의약품뿐만 아니라 화약의 주재료로도 사용됐다. 『본초강목』에서는 망초류인 박소(朴消)와 대비하여 "朴消屬水, 味鹹而氣寒, 其性下走, 不能上升, 陰中之陰也. 故惟蕩滌腸胃積滯, 折治三焦邪火. 消石屬火, 味辛帶苦微鹹, 而氣大溫, 其性上升, 水中之火也. 故能破積散堅, 治諸熱病, 升散三焦火鬱, 調和臟腑虛寒."라고 하였다. 여기서 박소(朴消)는 박초(朴硝)를, 소석(消石)은 초석(硝石)을 의미한다. 소(消)라는 명칭을 사용한 것은 각종 광물을 녹일 수 있음을 상징한 것으로, 고대에는 이들 박초(朴硝)나 소석(消石) 등을 이용하여 여러 광물을 녹여 각종 연단법에 응용하였다.

萬氏牛黃淸心丸[1]

萬密齋의 牛黃淸心丸은 心熱을 맑히니　　牛黃萬氏可淸心
(牛黃)·梔子·黃芩·黃連에 鬱金을 같이 넣고　　梔子芩連共鬱金
蒸餠丸으로 빚은 후 辰砂로 옷을 입혀　　蒸餠辰砂作丸子
熱邪가 內閉할 때 복용하면 신령스럽다네.　　熱邪內閉服之靈

만씨우황청심환(萬氏牛黃淸心丸)은 서우황(西牛黃)[2] 2푼, 황금(黃芩) 5돈, 황련(黃連) 5돈, 울금(鬱金) 2돈, 흑산치(黑山梔) 2돈을 증병(蒸餠)으로 호환(糊丸)한 후 수비(水飛)한 깨끗한 주사(朱砂) 1돈 반으로 옷을 입힌 것이다. 한 알의 무게는 1돈으로 한다.

온사(溫邪)가 내함(內陷)하고 사열(邪熱)이 심포(心包)에 침입해 발생한 담연옹색(痰涎壅塞), 신혼섬어(神昏譫語), 발궐발훈(發厥發暈), 아관긴폐(牙關緊閉) 및 소아급경풍(小兒急驚風) 등의 증상을 치료한다.

열사(熱邪)가 내함(內陷)하여 양명위부(陽明胃腑)에 전해지지 않으면 심포(心包)로 전해져 들어간다. 만약 사기가 심포(心包)에 들어가면 신혼(神昏), 섬어(譫語)와 같은 증상들이 나타나는데, (이럴 땐) 내부가 폐색되는 병세를 최우선으로 고려해야만 한다. 우황은 방향성이 있고 기운이 맑은 약품으로 가볍고 빠른 약물이니 심포(心包)로 바로 들어가서 사기를 물리치고 더러운 것을 없앤다. 그러나 온사(溫邪)가 내함(內陷)한 증상에는 반드시 끈적거리고 더러운 사기가 흉격 사이에 머물러 있으므로, 방향성이 있으면서 신고(辛苦)하고 산기행혈(散氣

行血)하는 효능이 병소에 바로 도달하는 울금으로 치료의 시작을 삼아야 한다. 이런 연후에 고한(苦寒)하면서 성질이 조(燥)한 황금과 황련으로 상초의 습열을 제거하고, 흑치자로 청상(淸上)하면서 도하(導下)하여 아직 없어지지 않은 사기를 제거해야만 한다. 적색을 띠면서 기한(氣寒)한 진사(辰砂)는 안에 수은을 머금고 있어서 심열(心熱)을 식히고 심음(心陰)을 보호하면서 신명(神明)을 편안히 하고 군주(君主)를 진정시키니, 벽사(辟邪)와 해독(解毒) 두 가지 모두에 뛰어나다. 증병(蒸餠)으로 환을 빚는 것은 울체한 것을 없애기 위해서이다.

1 만씨우황청심환은 1568년 간행된 만전(萬全)의 『두진심법(痘疹心法) · 권지22(卷之二十二) · 고금경험제방(古今經驗諸方)』에 牛黃淸心丸으로 나온다. 약물 용량이 생황련(生黃連) 5돈, 황금(黃芩), 산치인(山梔仁) 각 3돈, 울금(鬱金) 2돈, 진사(辰砂) 1돈 반, 우황(牛黃) 2푼 반으로 되어 있어 『성방편독』과 약간 차이가 있다.

2 서우황(西牛黃)은 산지에 따라 분류된 우황의 일종으로 중국의 서북 지방에서 나는 상품의 우황으로 서황(西黃)이라고도 불린다. 참고로 동북 지방에서 나는 것은 동우황(東牛黃) 혹은 동황(東黃)으로 불리고, 북경(北京)이나 천진(天津)에서 나는 것은 경우황(京牛黃)이라고 불린다.

清骨散[1]

淸骨散은 鱉甲과 秦艽에	淸骨散中鱉甲秦
銀柴胡·地骨皮·甘草·知母·青蒿 및	銀柴地骨草知青
胡黄連으로 구성되어, 邪熱을 제거할 수 있으니	胡黄連可除邪熱
水竭·陰消하여 생긴 骨蒸勞熱을 치료한다네.	水竭陰消骨內蒸

청골산(淸骨散)은 은시호(銀柴胡) 1돈 반, 호황련(胡黃連), 진교(秦艽), 동변자(童便炙)한 별갑(鱉甲), 지골피(地骨皮), 청호(青蒿), 지모(知母) 각 2돈, 자감초(炙甘草) 5푼이다.

골증노열(骨蒸勞熱)을 치료한다.

골증(骨蒸)은 기부(肌膚)를 만지면 열기가 없으나 뼛속에서는 열기가 나와서 밤마다 오심번열(五心煩熱)을 느끼는 것으로, 모두 수기(水氣)는 부족하고 화기(火氣)는 치성한데 사열(邪熱)이 음혈(陰血) 중에 숨어있어 발생한 것이다. 오래되면 음(陰)은 더욱 부족해지고 열(熱)은 더욱 왕성해지는데, 열이 더욱 왕성해지면 음은 더욱더 부족해져서 음(陰)이 모두 고갈되지 않으면 그 펄펄 끓는 기세는 멈추지 않는다. 그러므로 늘 신체가 마르고 맥(脈)은 세삭(細數)해져서 노증(勞證)을 이루게 된다. 그런데 병증이 음중(陰中)에 열사(熱邪)가 잠복하여 시작되었으니, 만약 열사(熱邪)를 제거하지 않고 단지 음(陰)만을 자양한다면 병의 뿌리를 제거할 수 없으니 치료에 도움이 되지 않는다. 그러므로 고한(苦寒)하면서 음분(陰分)으로 직접 들어가는 은시호 · 청호 · 진교로 열사(熱邪)를 선통(宣通)하여 표부로 내보내고, 고한(苦寒)하거나 감한(甘寒)한 호황련 · 별갑 · 지골피 · 지모로 음분(陰分)을 좇아 내부의 잠복한 열사를 식힌다. 자감초를 사용하는 것은 중부(中部)를 완만히 하면서 내부와 외부를 조화시켜서 사기는 제거하면서 정기는 편안하게 하고자 하는 의미이다.

1 청골산은 1602년에 간행된 왕긍당(王肯堂)의 『증치준승(證治準繩) · 유방(類方)』에 나온다. 일반적으로 1281년에 간행된 나천익(羅天益)의 『위생보감(衛生寶鑑) · 권5(卷五) · 명방유집(名方類集)』에 실린 진교별갑산(秦艽鱉甲散: 시호(柴胡), 별갑(鱉甲), 지골피(地骨皮) 각 1량, 진교(秦艽), 당귀(當歸), 지모(知母) 각 반량, 청호(青蒿) 5장, 오매(烏梅) 1개)에서 변형 발전된 것으로 생각한다.

香連丸[1]

香連丸은 痢疾 처방으로	香連丸子痢門方
膿血을 겸한 赤白痢를 치료하지.	赤白相兼膿血殃
黃連과 吳茱萸를 같이 炒한 다음 오수유는 버린 후	連用吳萸同炒去
生木香을 가루 내어 식초와 풀로 환을 빚는다네.	木香生研醋丸良

향련환(香連丸)은 황련(黃連) 20량을 오수유(吳茱萸) 10량과 함께 초(炒)한 다음 오수유는 버린 것에, 불로 포제하지 않은 목향(木香) 4량 8돈을 더한 후 식초와 풀로 환을 빚은 것이다.

농혈(膿血)이 섞여 있고 이급후중(裏急後重)이 있는 적백리(赤白痢)를 치료한다.

이질은 한열(寒熱) · 허실(虛實) · 신구(新久)에 따라 차이가 있다. 가령 여름에 갑자기 발생한 것은 모두 습열이 장위(腸胃)에 울증(鬱蒸)하여서 발생한 것인데, 혈분(血分)이 손상됐으면 적리(赤痢)가 되고 기분(氣分)이 손상됐으면 백리(白痢)가 되며 기혈분(氣血分) 모두가 손상되었으면 적백리(赤白痢)가 교대로 나온다. 농혈(膿血)은 습열(濕熱)의 기운이 장중(腸中)에 울체한 것에 장중(腸中)에 있는 유동적이며 더러운 고혈(膏血) 종류가 섞인 것이 증화(蒸化)되어서 이루어진 것이다. 이급(裏急)은 배 속이 격렬하게 아픈 것이니 사기와 정기가 서로 싸우는 것이고, 후중(後重)은 여러 번 화장실에 가서도 변을 보지 못하는 것이며, 폭주하박(暴注下迫)은 화사(火邪)의 급속한 성질 때문에 발생한 것이다. 이외에 또한 기허하함(氣虛下陷)한 것이 있는데 마땅히 복통이 대변을 보기 전에 있는지 대변을 본 후에 있는지를 관찰하여, 대변 보기 전에 통증이 있는 것은 실(實)이 되고 대변을 본 후 통증이 있는 것은 허(虛)가 되는데, 여기에 다시 망문문절(望聞問切)의 사진(四診)을 참고하면 숨은 병정은 없을 것이다. 황련의 고미(苦味)는 조습(燥濕)하고 한성(寒性)은 승열(勝熱)하여 직접 심비(心脾)의 화(火)를 꺾어주므로 군(君)이 된다. 오수유를 사용하여 같이 초(炒)하는 것은 (오수유의 힘을 빌려) 대장의 막힌 기운은 소통시켜주면서도 황련의 대한(大寒)한 성질은 없애고자 한 것이다. 이급(裏急)은 기체(氣滯)로 발생하니 신온(辛溫)하면서 행기(行氣)하는 목향(木香)으로 삼초(三焦)를 통리(通利)한다. 하나는 한(寒)하고 하나는 열(熱)하며, 하나는 음(陰)이고 하나는 양(陽)이니 서로를 다스리는 신묘함이 있다.

1 향련환의 출전은 『태평혜민화제국방(太平惠民和劑局方)·권6(卷六)·오직각증제가명방(吳直閣增諸家名方)』에 있는 대향련원(大香連圓)이다.

榆槐臟連丸[1]

臟連丸은 (川黃連)·地榆·槐米로 구성되는데	臟連丸內用榆槐
세 가지 약물을 조화시킨 방법이 뛰어나구나.	三味相和方法佳
함께 猪腸에 넣고서 삶은 다음 부수어 만드니	共入猪腸煮爛作
新久 어느 痔漏에나 효과가 좋구나.	久新痔漏效堪誇

유괴장련환(榆槐臟連丸)은 천황련(川黃連) 2량, 괴미(槐米)[2], 지유탄(地榆炭) 각 1량 5돈, 세정(洗淨)한 돼지 대장(大腸) 2척으로, 먼저 지유(地榆)와 괴미(槐米)를 돼지 대장 안에 채워 넣고 미감수(米泔水)[3]를 사용하여 풀어질 때까지 삶고 여기에 천황련(川黃連)을 넣어 섞은 뒤 으깨서 환으로 빚는다.

새로 생겼거나 오래된 치루(痔漏), 장풍하혈(腸風下血), 탈항통양(脫肛痛癢), 장옹(腸癰), 장독(臟毒) 등의 증상을 치료한다.

이상의 증상들에는 새로 발병된 것인지 오래전 발병된 것인지에 따른 병정의 차이가 있고 밝은 색깔인지 어두운 색깔인지에 따른 혈색의 차이 또한 있지만, 대개는 습열이 대장에 울체하여 혈분(血分)이 핍박받아 발생한 것이 많다. 그러므로 고한(苦寒)하고 조(燥)한 성질로 습열을 잘 제거하는 황련으로 군약(君藥)을 삼고, 양혈소풍(凉血疏風)하는 지유와 괴미로 좌약(佐藥)을 삼는다. 병이 대장에 있으므로 돼지의 대장을 이용하여 약물들을 끌고 대장으로 들어가면 세 가지 약물들이 약효를 발휘하여 병을 치료한다. 장련환(臟連丸)의 처방 내용이 같지 않은 경우가 종종 있는데 모두 이 처방에서 발전된 것으로 약국에 또한 모두 구비되어 있으므로 기록해 둔다.

1 유괴장련환은 현재까지 『성방편독(成方便讀) · 권3(卷三)』이외에서는 동일한 처방을 발견하지 못하였다. 출전에 대하여 향후 추가 연구가 필요하다.

2 괴미(槐米)는 콩과(Leguminosae) 식물인 회화나무(*Sophora japonica*)의 피지 않은 꽃봉오리 건조체를 말한다.

3 미감수(米泔水)는 쌀을 씻을 때 얻는 혼탁액으로 도미수(淘米水)라고도 하며, 첫 번째 것은 버리고 두 번째에 얻는 것을 사용하여 일명 미이감(米二泔)이라고도 한다. 성미는 감량(甘凉)하고 무독하며, 익기(益氣), 제번(除煩), 해독(解毒)의 작용이 있다. 이외에도 쌀뜨물은 약재의 지방을 흡착하는 효과를 보이고, 약물의 맵고 건조한 성질을 줄여줄 뿐만 아니라 비위를 보익하는 효과를 증가시키기도 한다. 사용할 때는 쉽게 부패하는 성질 때문에 즉석에서 수집해 사용해야 하는데, 이 방법은 대량 생산에는 문제점이 있어 현재는 쌀가루 2kg에 물을 100kg의 비율로 만든 혼탁액을 쌀뜨물 대용으로 사용한다.

玉女煎『景岳』[1]

景岳의 新方인 玉女煎은	景岳新方玉女煎
石膏·知母·牛膝·熟地黃·麥門冬으로 구성되어	石膏知膝地冬兼
水虧火盛하고 邪氣가 胃에 머물러 있는 것을 치료하니	水虧火盛邪留胃
脈象이 浮洪할 때는 자세히 살펴야 한다네.	脈象浮洪須細硏

옥녀전(玉女煎)은 석고(石膏) 숙지황(熟地黃) 각 5돈, 맥문동(麥門冬) 2돈, 지모(知母), 우슬(牛膝) 각 1돈 반이다.

수기(水氣)는 휴손(虧損)하고 화기(火氣)는 치성(熾盛)하여 육맥(六脈)이 부홍활대(浮洪滑大)하고 소음(少陰)이 부족(不足)하고 양명(陽明)은 유여(有餘)하여 발생한 번열구갈(煩熱口渴), 두통아동(頭痛牙疼), 실혈(失血) 등의 증상을 치료한다.

인체의 진음(眞陰)이 충족되면 수기(水氣)와 화기(火氣)가 고르게 되어 결코 화기(火氣)가 치성(熾盛)한 병이 발생하지 않는다. (그러나) 만약 폐신(肺腎)의 진음(眞陰)이 부족하게 되면 위(胃)를 적실 수 없어 위즙(胃汁)이 마르게 되는데, 이때 한 번 화사(火邪)에 감촉되면 불이 번지는 형세가 마치 백호탕증(白虎湯證)과 비슷하게 된다. 처방 중 숙지황과 우슬은 신수(腎水)를 자양하고, 맥문동은 폐금(肺金)을 보호한다. 지모는 위로 폐음(肺陰)을 보익하고 아래로는 신수(腎水)를 자양하니 양명(陽明)에 홀로 성한 화(火)를 치료할 수가 있다. 석고는 감한(甘寒)하고 질(質)이 중(重)하여 양명(陽明)에 들어가서 위중(胃中)의 남은 열을 내린다. 비록 원리는 이와 같지만, 이들 중 숙지황은 위화(胃火)가 치성한 경우엔 심사숙고해 사용해야 하니, 즉 허화증(虛火證)인 경우에는 마땅히 생지황(生地黃)으로 바꾸어 사용하는 것이 좋겠다. 처방을 쓰는 자가 총명하다면 변통하여 처방하는 것이 가능할 것이다.

1 옥녀전은 1624년에 편찬한 장경악(張景岳)의 『경악전서(景岳全書)·권51(卷五十一)』에 나온다. 이 처방은 구성 원리상 온병 치료에서 그 중요성을 더욱 인정받았는데, 오당(吳瑭)의 『온병조변·상초편』에서는 "十. 太陰溫病, 氣血兩燔者, 玉女煎去牛膝加元參主之."라고 하였고, 『온병조변·중초편』에서는 "一〇二. 燥證氣血兩燔者, 玉女煎主之."라고 하였으며, 『온병조변·하초편』에서는 "二十七. 婦女溫病, 經水適來, 脈數, 耳聾, 乾嘔煩渴, 辛涼退熱, 兼清血分, 甚至十數日不解, 邪陷發痙者, 竹葉玉女煎主之."라고 하여 옥녀전을 변방하여 운용하기도 하였다.

三黃石膏湯[1]

三黃石膏湯은 黃芩·黃柏·黃連에	三黃石膏芩柏連
梔子·淡豆豉·麻黃·生薑·大棗를 煎湯한 것으로,	梔豉麻黃薑棗煎
溫病으로 三焦에 陽毒이 치성한 것과	溫病三焦陽毒盛
火炎이 안팎으로 종횡하는 것을 치료한다네.	縱橫表裏火如炎

삼황석고탕(三黃石膏湯)은 석고(石膏) 1량 5돈, 황금(黃芩), 황련(黃連), 황백(黃柏) 각 7돈, 치자(梔子) 30매, 마황(麻黃) 1량, 담두시(淡豆豉) 2홉으로, 한 번에 1량을 복용하되 생강(生薑) 3편, 대조(大棗) 2매, 세다(細茶) 한 움큼과 함께 전탕(煎湯)하여 뜨겁게 복용한다.

온역병(溫疫病)으로 표리와 삼초(三焦)의 대열(大熱)이 풀리지 않아서 발생한 번조대갈(煩躁大渴), 면적비건(面赤鼻乾), 양목여화(兩目如火), 몸이 구급(拘急)하면서 땀이 나지 않는 것, 육맥홍삭(六脈洪數), 양독발반(陽毒發斑) 등의 증상을 치료한다.

황금은 상초(上焦)의 화(火)를 맑게 하고, 황련은 중초(中焦)의 화(火)를 맑게 하며, 황백은 하초(下焦)의 화(火)를 맑게 하고, 치자는 삼초(三焦)의 화(火)를 두루 사(瀉)하여 화(火)가 굴곡(屈曲)하여 하행하게 한다. 무릇 역병(疫病)의 침입은 반드시 구비(口鼻)로부터 시작되는데 비기(鼻氣)는 폐(肺)에 통하며 구기(口氣)는 위(胃)에 통하니 폐위(肺胃)가 사기에 감수되는 발병처가 되는 것이다. 그러므로 폐위(肺胃)를 맑게 하는 석고를 중용하여 전화(傳化)하는 근원을 막고, 이열(裏

熱)은 이미 제거되었으나 표부는 아직 풀리지 않았으므로 발한해표(發汗解表)하는 마황과 담두시로 하나는 폐(肺)에 작용하게 하고 다른 하나는 위(胃)에 작용하게 하면 표리가 함께 풀린다. 생강과 대조를 사용하는 것은 역시 부정산사(扶正散邪)하려는 것이고, 세다(細茶)를 사용하는 것은 상초를 청숙(淸肅)하려는 것이다.

1 삼황석고탕의 출전은 752년에 편찬된 왕도(王燾)의 『외대비요(外臺秘要)·권제1(卷第一)·논상한일수병원병방(論傷寒日數病源幷方)·심사방4수(深師方四首)』에 있는 『심사방(深師方)』의 석고탕(石膏湯)이다. 다만 『성방편독』에 기술되어 있는 처방에는 『심사방』 처방보다 생강, 대조, 세다(細茶)가 더 들어있다. 아래에 『외대비요』 원문을 기재한다.

"又, 石膏湯, 療傷寒病已八九日, 三焦熱, 其脈滑數, 昏憒, 身體壯熱, 沈重拘攣. 或時呼呻而已攻內, 體猶沈重拘攣, 由表未解, 今直用解毒湯則攣急不瘥, 直用汗藥則毒因加劇, 而方無表裏療者, 意思以三黃湯以救其內, 有所增加以解其外, 故名石膏湯方.

石膏 黃連 黃柏 黃芩(各二兩) 香豉(一斤, 綿裹) 梔子(十枚, 擘) 麻黃(三兩, 去節)

上七味, 切, 以水一斗, 煮取三升, 分爲三服, 一日幷服, 出汗, 初服一劑, 小汗, 其後更合一劑, 分兩日服. 常令微汗出, 拘攣煩憒卽瘥. 得數行利, 心開令語, 毒折也. 忌豬肉冷水."

참고로 『심사방(深師方)』은 남북조시대 송(宋)나라와 제(齊)나라 때의 의승(醫僧)인 심사(深師)가 편찬한 의서이다. 『수서(隋書)』에서는 『승심약방(僧深藥方)』, 『구당서(舊唐書)』에서는 『승심집방(僧深集方)』이라고 하였다. 『비급천금요방(備急千金要方)·卷第7(卷第七)·풍독각기(風毒脚氣)·논풍독상제일(論風毒狀第一)』에 "又宋·齊之間, 有釋門深師道人述法存等諸家舊方爲三十卷, 其脚弱一方近百餘首."라고 기술되어 있듯이 현재 비록 『심사방』 원서는 전해지지 않고 있지만, 그 처방들은 후대 의서에 많이 수록되어 있다.

黃連阿膠湯[1]

黃連阿膠湯은 黃連·阿膠·黃芩·芍藥에 | 黃連阿膠湯芩芍
鷄子黃을 넣어 구성되지. | 鷄子黃須衝入藥
少陰에 속한 不臥, 心煩과 | 不臥心煩屬少陰
陽邪가 內陷하여 陰津을 灼傷한 것을 치료한다네. | 陽邪內陷陰津灼

황련아교탕(黃連阿膠湯)은 황련(黃連) 4량, 아교(阿膠) 3량, 황금(黃芩), 작약(芍藥) 각 2량, 계자황(鷄子黃) 3매이다. 위 5개의 약물 중 물 6되에 먼저 황련 · 황금 · 작약을 끓여서 2되를 취한 다음 찌꺼기는 버리고, 2되의 탕액에 아교(阿膠)를 넣어 다 녹인 후, 조금 식으면 계자황(鷄子黃)을 넣고 휘저어 잘 섞이게 한다. 대략 7홉씩 하루 세 번에 나누어 따뜻하게 복용한다.

소음병(少陰病) 2~3일에 심중(心中)이 번란(煩亂)하여 눕지 못하는 것을 치료한다.

이 병은 음(陰)에서 발생한 것으로 열이 안에 있는 것이다. 소음(少陰)은 신(腎)에 속하고 신(腎)은 정(精)을 저장하며 폐장(閉藏)을 주관한다. 지금 양사(陽邪)가 안에서 어지럽히면 음정(陰精)을 폐장(閉藏)할 수 없으니 어떻게 위로 심주(心主)와 교통(交通)할 수 있겠는가? 이것이 심번(心煩)과 불매(不寐)가 발생한 까닭이다. 이 처방에서 색이 검고 신(腎)에 들어가는 아교는 음정(陰精)을 보하고, 색이 붉고 심(心)에 들어가는 계자황(鷄子黃)은 군주(君主)를 편안하게 한다. 또한 아교의 재료인 여피(驢皮. 당나귀 껍질)는 검으면서 외부에 있는 것이고, 계자황(鷄子

黃. 달걀노른자)은 붉으면서 내부에 있는 것이니, (이 배합법은) 음양(陰陽)이 서로 교류하는 이치를 얻은 것이다. 다시 작약을 가하여 음(陰)을 보호하고 양(陽)을 조화하며, 그런 연후에 황금과 황련이 음중(陰中)으로 들어가 양사(陽邪)를 바로 배설하니 이렇게 하면 음(陰)이 다시 손상되지는 않을 것이다.

1 황련아교탕은 장중경(張仲景)의 『상한론(傷寒論)』에 나온다. 참고로 『보행결오장용약법요전승집(輔行訣五臟用藥法要傳承集)』에서는 이 처방을 소주작탕(小朱雀湯)이라고 하였고, 이 황련아교탕(黃連阿膠湯)에 인삼(人參)과 건강(乾薑)을 가해 대주작탕(大朱雀湯)이라 하였다.

除痰劑

담(痰)은 발생 원인과 유래가 각기 달라서 조(燥)·습(濕)·한(寒)·열(熱)의 구분이 있으나 모두 진액이 변화한 것이다. 옛사람들은 비(脾)는 담을 만드는 근원[生痰之源]이며 폐(肺)는 담을 저장하는 그릇[貯痰之器]이라 하였으니, 기침하여 배출되는 담은 모두 폐에서 나오는 것이다. 폐(肺)는 피모(皮毛)를 주관하고 그 기(氣)가 하행하는데, 혹 외감풍한으로 폐기(肺氣)가 울체하여 하강하지 못하면 폐 속의 진액이 훈증되어 담이 되고, 만약 폐가 화(火)에 핍박을 당하여도 진액이 변화되어 담이 된다. 이런 종류의 담들은 모두 폐에서 나와 기침을 따라 배출된다. 비(脾)가 담을 만드는 근원이 되는 것은 비허(脾虛)로 인해 운화(運化)할 수 없으면 위(胃) 속의 진액과 습탁(濕濁)한 음식이 함께 변화해 담이 되는 것으로 이런 종류의 담들은 토하는 것을 따라 배출된다. 그러므로 담이 토하는 것을 따라 배출되는 것은 모두 위(胃)에서 나오는 것이고, 이것은 비허(脾虛)로 인한 것이니 비(脾)를 담을 만드는 근원이라고 하는 것이다. 이런 중간에 혹 외감육음(外感六淫)이 뒤섞이거나, 혹 내상칠기(內傷七氣)가 뒤섞이거나, 혹 신양(腎陽)이 부족하여 수사(水邪)가 상범(上泛)하는 것이 뒤섞이거나, 혹 신음(腎陰)이 쇠약해져 진액이 바싹 졸여지는 것이 뒤섞이면 이것들은 모두 담을 발생시킬 수가 있다. 이 때문에 옛사람들은 “담(痰)은 모든 병의 근원이며, 기병괴증(奇病怪證)은 모두 담에 속한다.”라고 말했다. 담의 변화양상은 동일하지 않지만, 의사가 각각의 원인을 관찰하여 치료하면 담이 저절로 제거될 것이다. 또한 방안상(龐安常)[1]은 "담을 잘 치료하는 사람은 담을 치료하지 않고 기(氣)를 치료하니, 기가 순행하면 몸의 진액은 기(氣)를 따라 순행하면서 담(痰)으로 인한 질환은 저절로 없어진다."라고 말하였으니 이 또한 선철의 명언이다. 이 책에 모아 놓은 각 처방은 습담(濕痰)과 실담(實痰)을 치료하는 것이 많고, 기타 조담(燥痰)과 허담(虛痰) 등을 치료하는 처방은 각각의 문(門)에 흩어 놓았으니 참고하여 살펴보아야 할 것이다.

1 방안상(龐安常) : 북송(北宋) 시대 의학자 방안시(龐安時, 1042~1099)를 말한다. 안상(安常)은 자(字)이다. 기수(蘄水. 지금의 호북성(湖北省) 희수(浠水)에 해당한다) 사람으로 어려서부터 부친에게서 의학을 배웠는데 후 병을 앓아 귀가 먼 후에도 연구에 몰두하였다 한다. 저서로 『상한총병론(傷寒總病論)』, 『난경개의(難經介義)』, 『본초보유(本草補遺)』, 『험방집(驗方集)』 등이 있고, 이외에도 『난경(難經)』의 맥법을 연구하고 여러 환자를 치료하는 등으로 명성이 널리 알려졌다고 한다.

二陳湯『局方』[1]

導痰湯

二陳湯은 半夏와 陳皮에	二陳半夏與陳皮
甘草와 茯苓, 4약물로 구성되지.	甘草茯苓四味宜
枳實과 牛膽南星을 가하면	枳實膽星加入此
導痰湯이라 부르니, 약효가 자못 기이하구나.	導痰湯號力頗奇

이진탕(二陳湯)은 강제(薑製)한 반하(半夏) 2돈, 거백(去白)한 진피(陳皮), 복령(茯苓) 각 1돈, 감초(甘草) 5푼에 생강(生薑)을 가하여 전탕(煎湯)한 것이다.

일체의 담음(痰飮)으로 발병한 해수창만(咳嗽脹滿), 구토오심(嘔吐惡心), 두현심계(頭眩心悸) 등의 증상을 치료한다.

담(痰)으로 병이 발생하면 우선 그 담(痰)의 조(燥)와 습(濕)을 변별해야 한다. 조담(燥痰)은 화(火)가 폐금(肺金)을 작상(灼傷)하여 진액이 졸아붙어 담(痰)이 된 것으로 기침[咳]할 때 담이 적으면서 어렵게 배출되므로 윤강청금(潤降清金)하여 치료해야 한다. 습담(濕痰)은 습(濕)이 비양(脾陽)을 곤궁하게 하여 수음(水飮)이 쌓여 담(痰)을 이룬 것으로 기침[嗽]을 하면 담이 많으며 쉽게 배출되므로 조습숭토(燥濕崇土)하여 치료해야 하는데, 바로 이진탕이 해당 처방이 된다. 신온(辛溫)하면서 재질이 미끄럽고 성질이 메마른 반하(半夏)는 행수이담(行水利痰)하여 습담을 치료하는 기본약이 되므로 군약(君藥)이 된다. 담(痰)은 기체(氣滯)로 발생하니 진피(陳皮)로 이기행체(理氣行滯) 해야 하고, 담(痰)은 습(濕)으로도 발생하니 복령(茯苓)으로 삼습도하(滲濕導下) 해야 하므로, 이 두 가지 약물들을 신약

(臣藥)이 된다. 습담이 생기는 것은 비(脾)의 불화(不和)로 말미암으니 화중보토(和中補土)하는 감초(甘草)는 좌약(佐藥)이 된다.

○ 도담탕[2]은 이진탕에 우담남성(牛膽南星)과 지실(枳實)을 가한 것으로, 완담(頑痰)이 끈적끈적하게 달라붙어 이진탕으로 제거할 수 없는 경우를 치료한다. 우담남성은 반하가 화담(化痰)하는 것을 도와주고, 지실은 (막힌 기기로 인한) 담장과 벽을 깨부수는 약효를 완성한다.

1 이진탕은 1151년에 간행된 『태평혜민화제국방(太平惠民和劑局方) · 권4(卷之四) · 치담음(治痰飮) · 소흥속첨방(紹興續添方)』에 나온다. 참고로 많은 학자는 장중경(張仲景)의 소반하가복령탕(小半夏加茯苓湯)과 반하후박탕(半夏厚朴湯)에서 변화 발전하여 이진탕이 만들어진 것이라고 보고 있다.

2 도담탕은 1180년에 간행된 오언기(吳彦夔)의 『전신적용방(傳信適用方) · 권상(卷上) · 치담수(治痰嗽)』에 나온다.

淸氣化痰丸[1]

淸氣化痰丸은 南星·半夏·陳皮에	淸氣化痰星夏陳
黃芩·茯苓·枳實·杏仁·瓜蔞仁으로 구성되지.	芩苓枳實杏蔞仁
제환할 땐 모름지기 薑汁으로 만든 풀로 빚어야 하니	丸須薑汁調成糊
痰火를 제거할 수 있고 氣 또한 순수하게 만든다네.	痰火能除氣亦純

청기화담환(淸氣化痰丸)은 강제반하(薑製半夏), 우담남성(牛膽南星) 각 1량 5돈, 귤홍(橘紅), 부초(麩炒)한 지실(枳實), 피첨(皮尖)을 제거한 행인(杏仁), 거유(去油)한 과루인(瓜蔞仁), 주초(酒炒)한 황금(黃芩), 복령(茯苓) 각 1량을 강즙(薑汁) 섞은 풀로 환을 빚은 것으로, 묽은 강탕(薑湯)에 조하(調下) 한다.

열담(熱痰)을 치료한다.

왕인암(汪訒庵)이 "열담(熱痰)은 담(痰)이 화(火)로 인하여 만들어진 것이다. 담(痰)은 곧 유형의 화(火)요 화(火)는 바로 무형의 담(痰)으로, 담(痰)이 화를 따라서 승강(升降)하고 화(火)가 담을 따라서 횡행(橫行)하면 여러 증상이 변화하면서 발생하여 그 끝을 알 수가 없게 된다. 화(火)는 오장에서 기(氣)를 빌리고 담(痰)은 오미(五味)에서 액(液)을 빌리며, 기(氣)가 유여하면 화(火)가 되고 액(液)이 유여하면 담(痰)이 된다. 그러므로 담(痰)을 치료할 때는 반드시 화(火)를 내려야 하고 화(火)를 치료할 때는 반드시 기(氣)를 순하게 해야 한다."라고 하였는데 바로 이런 이유로 이 처방을 만들게 된 것이다. 처방 중의 반하와 우담담성은 담을 치료하는 군약(君藥)이 된다. 화(火)로 인해 발생한 담이므로 고한(苦寒)한 황금으로 하강하고, 감한(甘寒)한 과루인으로 촉촉하게 한다. 화(火)는 기(氣)로 인한 것이므로 진피로 순하게 하고, 지실로 깨트린다. 그런데 비(脾)는 담을 만드는 근원이고 폐(肺)는 담을 저장하는 그릇이므로, 고온(苦溫)한 행인으로 소폐강기(疏肺降氣)하며 감담(甘淡)한 복령으로 삼습선비(滲濕宣脾)하여야만 폐비(肺脾)가 숙청(肅淸)되어 담이 머물지 못하게 될 것이다. 강즙을 섞은 풀로 환을 빚는 것은 개담(開痰)하는 선도자로 삼기 위한 것이다.

1 청기화담환은 1584년 편찬된 오곤(吳崑)의 『의방고(醫方考)·권2(卷二)』에 나온다. 많은 학자는 이 처방이 소함흉탕(小陷胸湯)과 이진탕(二陳湯)에서 변화 발전한 것으로 생각한다.

順氣消食化痰丸『瑞竹堂』[1]

順氣消食化痰丸은	順氣消食化痰丸
牛膽南星·半夏·青皮·陳皮·黑蘇子에	星夏青陳蘇子安
山査·麥芽·萊菔子·神麴·葛根·杏仁·香附子를	査麥萊神葛杏附
蒸餅丸으로 빚은 것으로 복용하면 속이 편안하다네.	丸宜蒸餅服之寬

순기소식화담환(順氣消食化痰丸)은 강반하(薑半夏), 우담남성(牛膽南星) 각 2량, 청피(青皮), 거백(去白)한 진피(陳皮), 날 것의 내복자(萊菔子), 초(炒)한 흑소자(黑蘇子), 초(炒)한 산사(山査), 맥아(麥芽), 초(炒)한 신국(神麴), 갈근(葛根), 피첨(皮尖)을 제거한 행인(杏仁), 제향부자(製香附子) 각 1량을 강즙(薑汁)과 증병(蒸餅)을 섞어 호환(糊丸)한 것이다.

주식(酒食)으로 담(痰)이 생겨 발생한 흉격팽민(胸膈膨悶) 등의 증상을 치료한다.

술을 좋아하는 사람은 음(飮)이 중초에 쌓여서 담질(痰疾)이 잘 발생하는데, 각각의 장부의 기운에 따라 달라지니 만약 양허(陽虛)한 경우에는 한담(寒痰)이 발생하고 양성(陽盛)한 경우에는 열담(熱痰)이 발생하게 된다. 만약 맵거나 뜨겁고 기름진 음식물을 많이 먹어도 담이 쉽게 생기니, 이런 종류의 담들은 모두 술, 음식 및 여러 기름지고 탁한 것들로 인해 발생한 것들이다. 처방 중에 반화와 우담남성은 화담조습(化痰燥濕)하니 군(君)이 된다. 담(痰)을 치료하고자 할 땐 반드시 먼저 순기(順氣)해야 하므로 소자와 행인으로 강기화담(降氣化痰)하고, 청피 · 진피 · 향부자로 이기행체(理氣行滯) 해야 한다. 갈근과 신곡은 해주(解酒)

하고, 산사 · 맥아 · 내복자 · 증병(蒸餠)은 소식(消食)한다. 강즙은 개담쾌격(開痰快膈)하니 선봉대의 의미로 사용한 것이다.

1 순기소식화담환의 출전은 1323년에 완성된 원대(元代) 사도목소(沙圖穆蘇)가 지은 『서죽당경험방(瑞竹堂經驗方) · 권5(卷五) · 담음문(痰飮門)』에 나오는 화담환(化痰丸)인데 원방과 약간의 차이가 있어 아래 원문을 기재한다. 참고로 아래 『서죽당경험방(瑞竹堂經驗方)』에 기술되어 있는 당구자(唐毬子)는 산사(山查)의 이명이고 맥얼(麥蘖)은 맥아(麥芽)의 이명이다.

"【化痰丸】快脾順氣, 化痰消食.

半夏(洗) 南星(去皮膜) 白礬 皂角(切碎) 生薑

上件各一斤重, 用水同煮至南星無白點爲度, 揀去皂角不用, 將生薑切作片, 同半夏 · 南星曬乾, 無日時, 火焙, 再加 :

青皮(去瓤) 陳皮(去白) 紫蘇子(炒) 蘿蔔子(炒, 別研) 杏仁(去皮尖, 炒, 另研) 乾葛 神麴(炒) 麥蘖(炒) 唐毬子 香附子(去毛)

上件以上半斤淨, 與前藥合和一處, 研爲細末, 生薑自然汁浸, 蒸餠, 打糊爲丸, 如梧桐子大, 每服五七十丸, 臨睡, 食後茶酒送下."

指迷茯苓丸『指迷方』[1]

『指迷方』에 있는 茯苓丸은	指迷方有茯苓丸
茯苓·風化芒硝·枳殼에	風化芒硝枳殼圓
薑汁糊와 半夏麯으로 구성되어	薑汁糊成半夏麴
痰이 머물러 팔이 아픈 병을 치료할 수 있다네.	痰停臂痛病能蠲

지미복령환(指迷茯苓丸)은 반하국(半夏麯) 2량, 유반(乳拌)한 복령(茯苓) 1량, 부초(麸炒)한 지각(枳殼) 5돈, 풍화망초(風化芒硝) 2돈을 강즙(薑汁)과 섞어 호환(糊丸)한 것으로 강탕(薑湯)으로 조하(調下) 한다.

담(痰)이 중완(中脘)에 머물러 양팔이 아픈 것을 치료한다.

담병(痰病) 중 부(腑)에 있는 것은 쉽게 치료되고, 장(臟)에 있는 것은 치료가 어려운데, 락(絡)에 있는 것은 찾아서 없애야 하므로 더욱더 어렵다. 사지는 모두 비(脾)에서 기운을 받고 있는데 만약 비(脾)가 병들어 운화(運化)할 수 없게 되면 담이 중완에 머무른 다음 사지로 넘쳐흐르게 되어 양팔에 통증이 오게 된다. 이것을 치료하려면 정기가 허약하지 않은 때를 틈타 담을 공격해 중완에 있는 담을 제거한 연후에, 비(脾)가 건운(健運)하는 기능을 회복하여 낙맥(絡脈) 안에 있는 담이 자연스럽게 부(腑)로 돌아가 조용히 소멸되면서 묵묵히 운화(運化)하는 효과를 보도록 해야만 한다. 그러므로 처방 중에 반하로 화담(化痰)하고 복령으로 행습(行濕)하며 지각으로 파기(破氣)하고 강즙으로 열어젖히며 망초로 사하한다. 용법이 주도면밀하고 좌사(佐使)에 해당하는 약물이 적당하니 제거되지 않는 담이 있겠는가? 만약 병이 심하여 낙맥(絡脈) 중의 담이 제거되지 않았다면 공연단(控涎丹)을 참작하여 사용하는 것이 바람직하다.

1 지미복령환은 1196년에 간행된 왕구(王璆)의 『시재백일선방(是齋百一選方)·권5(卷五)』에서 12세기 초에 간행된 왕황(王貺)의 『전생지미방(全生指迷方)』의 처방으로 인용하고 있는데, 현재의 『전생지미방』 간행본에서는 찾지 못했다.

控涎丹『三因』[1]

妙應하는 『三因方』의 控涎丹은	三因妙應控涎丹
散結搜邪하고 頑痰을 공격하지.	散結搜邪攻頑痰
白芥子·大戟·甘遂로 장부를 通利하니	芥子戟甘利臟腑
薑湯으로 복용하면 바로 효과가 있구나!	薑湯服下卽時寬

공연단(控涎丹)은 거피(去皮)한 감수(甘遂), 거피(去皮)한 대극(大戟), 백개자(白芥子) 각 등분을 가루 내어 호환(糊丸)한 것이다. 잘 때 5푼에서 1돈을 강탕(薑湯)으로 복용하여 설사를 시킨다.

갑자기 사람의 흉배(胸背)·수족(手足)·요항(腰項)의 근골이 땅기며 통증이 발생하는데 통처(痛處)가 이리저리 바뀌고, 혹 수족에 냉비(冷痹)가 발생하거나 기맥(氣脈)이 불통한 것을 치료한다. 이런 증상들은 담연(痰涎)이 흉격의 상하에 있는 것으로 탄탄(癱瘓)이라고 오인해서는 안 되니 이 처방을 투여하는 것이 적당하다.

이시진(李時珍)은 "담연(痰涎)은 기(氣)를 따라서 승강해 도달하지 못하는 곳이 없으니, 심(心)에 들어가면 미혹(迷惑)되어 전간(癲癎)을 이루게 되고, 폐(肺)에 들어가면 규(竅)를 막아서 천해배랭(喘咳背冷)하게 되며, 간(肝)에 들어가면 격통건구(膈痛乾嘔)와 한열왕래(寒熱往來)를 유발하게 되고, 경락(經絡)에 들어가면 마비동통(麻痹疼痛)하게 되며, 근골(筋骨)에 들어가면 땅기며 통증이 발생하게 되고, 피육(皮肉)에 들어가면 나력옹종(瘰癧癰腫)이 발생하게 되는데, 모두 이 처방을 복용하면 기효(奇效)를 보게 된다. 이 처방은 담의 근본을 치료한다. 담(痰)의 근본은 수(水)와 습(濕)으로, 기(氣)와 화(火)를 만나 결취(結聚)하여 담(痰)이 된다. 대극은 장부의 수습(水濕)을 빼낼 수 있고 감수는 경수(經隧)의 수습(水濕)을 운행하게 하니 두 약물은 모두 수기(水氣)가 결취(結聚)한 곳에 직접 도달하여 공격하는 것이고, 백개자는 피리막외(皮裏膜外)의 담(痰)을 흩어버리는 것으로, 오직 잘 사용하는 사람만이 기이한 공효를 거둘 수 있을 것이다."[2]라고 하였다.

1 공연단은 1174년에 편찬된 진언(陳言)의 『삼인극일병증방론(三因極一病證方論)·권13(卷之十三)·담음치법(痰飮治法)』에 나온다.

2 『본초강목(本草綱目)·초부(草部)·제17권(第十七卷)·초지육(草之六)·대극(大戟)』에 나오는 구절이다. 『성방편독』에 인용된 구절이 『본초강목』 원문과 약간 다르므로 아래에 원문을 전재한다. "時珍曰 : 痰涎之爲物, 隨氣升降, 無處不到. 入於心, 則迷竅而成癲癎, 妄言妄見; 入於肺, 則塞竅而成咳唾稠粘, 喘急背冷; 入於肝, 則留伏蓄聚, 而成脇痛乾嘔, 寒熱往來; 入於經絡, 則痲痺疼痛; 入於筋骨, 則頸項胸背腰脇手足牽引隱痛. 陳無擇『三因方』, 幷以控涎丹主之, 殊有奇效. 此乃治痰之本. 痰之本, 水也, 濕也. 得氣與火, 則凝滯而爲痰爲飮爲涎爲涕爲癖. 大戟能泄臟腑之水濕, 甘遂能行經隧之水濕, 白芥子能散皮裏膜外之痰氣. 惟善用者, 能收奇功也."

三子養親湯『韓氏』[1]

三子養親湯의 蘇子는	三子養親蘇子仁
향기 나게 볶은 萊菔子를 찾으니	炒香萊菔子相尋
여기에 白芥子를 더해 함께 간다면	更加芥子和同研
食積으로 인한 氣壅痰多를 치료한다네.	氣壅痰多食積因

삼자양친탕(三子養親湯)은 물에 담근 자소자(紫蘇子), 백개자(白芥子), 내복자(萊菔子)로, 각각 미초(微炒)하여 가루 낸 후 전탕(煎湯)하여 복용한다.

노인의 기실담성(氣實痰盛), 천만나식(喘滿懶食) 등의 증상을 치료한다.

담(痰)은 진액에서 발생하거나 혹은 수음(水飮)에서 형성된다. 그런데 음식물에서 전화(轉化)해 오는 경우도 있으니, 모두 비(脾)의 운화(運化) 기능이 비정상적이어서 먹은 음식물이 정미(精微)로 변화하지 못해 담이 된 것이다. 그런데 담(痰)이 막으면 기(氣)가 결체(結滯)하고 기(氣)가 결체하면 폐기(肺氣)가 하행하는 성질을 잃어버려 해수(咳嗽)와 천역(喘逆) 등의 증상이 발생하게 된다. 병이 식적(食積)에 기인한 것이니 처방 중에 내복자로 소식행담(消食行痰)하고, 담(痰)이 막으면 기(氣)가 결체하니 소자로 강기행담(降氣行痰)하며, 기(氣)가 결체하면 흉격이 막히니 백개자로 창격행담(暢膈行痰) 한다. 세 약물 모두 담(痰)을 치료하는 약물이지만 담(痰)을 치료하는 가운데 서로 각자의 장점이 드러나게 된다. 음식을 소화하고 기를 순행하니 천해(喘咳)는 자연히 편안해지고 여러 증상은 저절로 낫게 되지만, 아울러 사용하는 사람이 적절하게 사용해야 할 것이다.

1 한무(韓懋)는 명대(明代) 사천인(四川人)으로 자(字)는 천작(天爵)이고 호(號)는 비하도인(飛霞道人)으로 1522년에 『한씨의통(韓氏醫通)』을 지었다. 삼자양친탕에 대해 『성방편독』에선 한무(韓懋)의 『한씨의통(韓氏醫通)』이 출전이라고 하였으나, 1853년에 저술된 단파원견(丹波元堅)의 『잡병광요(雜病廣要) · 권제30(卷第三十) · 장부류(臟腑類) · 천(喘) · 할담제방(豁痰諸方)』을 살펴보면 삼자양친탕이 『개효방(皆效方)』의 처방이라고 인용 기재하였고, 바로 이어서 『한씨의통』 구절도 인용한 것으로 보아 삼자양친탕은 『개효방』이 출전인 것으로 보인다. 다만 현재 『개효방』의 정확한 간행연도를 알 수 없으므로 추후의 연구를 기다린다. 참고로 아래에 『잡병광요』의 내용을 전재한다.

"【三子養親湯】治凡人年老形衰, 苦痰氣喘嗽胸滿. 紫蘇子 芥菜子 蘿蔔子

上各微炒, 生絹或稀布小袋盛煮, 湯可隨甘旨飮啜, 勿煎.『皆效方』

『韓氏醫通』: 每劑不過三錢, 不宜煎熬太過. 若大便索實者, 臨服加熟蜜少許. 若冬寒, 加生薑三片.

『濟生全書』: 本方合導痰湯, 亦名三子養親湯."

礞石滾痰丸 王隱君[1]

王隱君의 礞石滚痰丸은	礞石滚痰王隱君
(靑礞石)·沈香·黃芩에	沈香和入共黃芩
酒製大黃을 넣어 환으로 빚어 복용하는 것이니	大黄酒製爲丸服
痰으로 인해 발생한 모든 병을 치료한다네.	百病多緣痰作成

몽석곤담환(礞石滾痰丸)은 청몽석(靑朦石) 1량, 침향(沈香) 5돈, 주제(酒製)한 대황(大黃), 황금(黃芩) 각 8량이다. 먼저 청몽석(靑礞石)을 부수어 초석(硝石) 1량과 함께 옹기 항아리에 넣은 후 염니(鹽泥)로 단단히 막고 쇄건(曬乾)하되 불에 달궈진 돌 색이 금빛이 날 정도가 되어야 한다. 이후 이것을 분말로 가루 낸 후 나머지 약들과 섞어서 수환(水丸)으로 만든다. 환자의 허실을 헤아려서 복용시키는데 강탕(薑湯)으로 삼키게 하되 복용 후에는 반드시 누워서 약 기운이 흉격의 사이에 머물게 하여 상초(上焦)의 담체(痰滯)를 쫓아내게 하여야지, 물을 먹고 움직이게 하면 안 된다.

실열(實熱), 노담(老痰), 괴증(怪證)의 모든 병을 통치한다.

담(痰) 중에 묽은 것은 음(飮)이 되고 음(飮) 중에 탁한 것은 담(痰)이 된다. 담(痰)은 모두 화기(火氣)에 불살라져 만들어지는 것이고, 노담(老痰)은 더더욱 강성한 화기로 만들어진 것으로 변형된 여러 질환이 하도 많아서 그 증상들을 일일이 열거하기도 어렵다. 그렇지만 병을 다스리는 데는 반드시 그 근본을 구해야 하고 풀을 베는 데는 반드시 그 뿌리를 제거해야 한다. 그러므로 처방 중에 고한(苦寒)한 황금으로 상초(上焦)의 화(火)를 맑게 하고, 고한(苦寒)한 대황(大黃)으로 하행하는 길을 열게 하였으니 두 약물의 분량이 유독 많게 되었다. 다만 이미 발생한 담은 화(火)와 함께 제거할 수 없으므로, 특별히 민첩하고 용맹한 성질을 가진 청몽석으로 오래 누적된 담을 공격하게 하는데, 청몽석을 초석과 함께 단련(煅鍊)하여 상초(上焦)에서부터 행산(行散)하여 하행하게 하였다. 그런데 전신을 주재하는 것은 기(氣)로, 만약 담(痰)이나 화(火)로 인해 병들게 되면 기(氣)가 조화롭지 못하게 되므로, 모든 기운을 승강시켜 위로는 하늘에 이르고 아래로는 땅에 이르게 하는 침향을 넣어 모든 약물을 이끌어 주는 사약(使藥)으로 삼았다.

1 몽석곤담환은 침향곤담환(沈香滾痰丸), 곤담환(滾痰丸)이라고도 불리는데, 1327년에 완성된 왕규(王規, 1264~1354)의 『태정양생주론(泰定養生主論)·권14(卷之十四)·곤담환방시괄(滾痰丸方詩括)』에 나온다. 왕규는 원대(元代)의 의학자로 자(字)는 균장(均章), 호(號)는 중양노인(中陽老人)이다. 의학에 심오한 깊이가 있고, 오(吳) 지역 우산(虞山)에 은거하며 방서(方書)들을 저술하였으므로 사람들에게 왕은군(王隱君)이라고 불렀다.

白金丸[1]

白金丸은 癲狂을 치료하니	白金丸子治癲狂
痰迷心竅와 惡血로 인한 것이지.	心竅痰迷惡血戰
7량의 사천산 鬱金에	七兩鬱金川出者
明礬 3량과 薄荷漿으로 구성된다네.	明礬三兩薄荷漿

백금환(白金丸)은 백명반(白明礬) 3량, 천울금(川鬱金) 7량을 박하(薄荷)로 풀을 쑤어서 환(丸)으로 빚은 것이다.

전광실심(癲狂失心)을 치료한다.

전광증(癲狂證) 중 전증(癲症)은 즐거워 웃으면서도 오히려 두려움을 느끼는 증상으로 부족한 것에 속하고, 광증(狂症)은 분노가 많아 사람이 통제할 수 없는 증상으로 유여한 것에 속한다. 그러므로 『난경(難經) · 20난(二十難)』에서는 "중양자(重陽者)는 광(狂)하고, 중음자(重陰者)는 전(癲)한다."라고 하였고, 또한 『소문(素問) · 선명오기편(宣明五氣篇)』에서도 "사기가 양분(陽分)에 침입하면 광증(狂證)이 나타나고, 사기가 음분(陰分)에 침입하면 전증(癲證)이 나타난다."고 하였다. 다만 광병(狂病)이 간(肝)에서 발생한다는 것은 크게 화를 내서 생긴 사람이 많기도 하고, 화내지 않았더라도 반드시 간(肝)에 파급되어 이 증상이 만들어지니, 이것은 간(肝)이 장군지관(將軍之官)으로 안에 상화(相火)가 있어 성질이 강포(剛暴)하기 때문이다. 그러므로 『소문(素問) · 병능론편(病能論篇)』에 노광(怒狂) 증상이 있으면 생철낙음(生鐵落飮)으로 치료하라는 문구가 있는 것이다.

전병(癲病)이 심비(心脾)에서 발생한다는 것은 모두 우울한 생각으로 말미암아 발생하기 때문이다. 그런데 두 질환 모두가 울체하면 화(火)를 만들 수 있고 화(火)가 치성하게 되면 불살라 담(痰)을 만들게 되고, 담화(痰火)가 상승하여 군주를 어지럽히게 되면 실심풍(失心風)[2] 등의 증상이 발생하게 된다. 고미(苦味)로 하강하게 하고 신미(辛味)로 열어젖히는 울금은 심장으로 전입(專入)하여 개규(開竅)하고 파결(破結)하며, 산함한(酸鹹寒)한 백반은 완담(頑痰)을 변화시킬 수 있어 고열(痼熱)을 제거할 수 있다. 박하(薄荷)로 호환(糊丸)하는 것은 신향(辛香)한 박하가 상초(上焦)를 선산(宣散)할 수 있기 때문이다.

1 역자의 현재까지의 연구에 의하면 최초의 백금환(白金丸) 기재는 1584년 간행된 오곤(吳崑)의 『의방고(醫方考) · 권5(卷五) · 전광문제49(癲狂門第四十九)』에서 『본사방(本事方)』을 인용하여 기재된 것이다. 그러나 현행의 『보제본사방(普濟本事方)』에서는 이 처방을 찾지 못하였고, 아울러 『의방고』의 백금환(白金丸)에는 박하(薄荷)가 없었다.

그런데 이시진(李時珍)의 『본초강목(本草綱目) · 초부(草部) · 제14권(第十四卷) · 울금(鬱金) · 발명(發明)』에도 "經驗方 : 治失心顚狂, 用眞鬱金七兩, 明礬三兩, 爲末, 薄糊丸梧子大, 每服五十丸, 白湯下. 有婦人顚狂十年, 至人授此. 初服心胸間有物脫去, 神氣灑然, 再服而蘇. 此驚憂痰血絡聚心竅所致. 鬱金入心去惡血, 明礬化頑痰故也."라고 백금환과 같은 처방이 기재되어 있다. 『본초강목』이 1578년에 탈고되어 1590년에 왕세정(王世貞)의 서문이 작성되고 1593년에 금릉본(金陵本)이 간행된 것을 고려해보면 『의방고』와 거의 동시대 서적이므로 두 서적 모두에 실려있는 백금환의 기원은 추후 더욱 자세한 연구가 필요한 듯 보인다.

2 실심풍(失心風)은 전병(癲病)을 말한다.

五癎神應丸[1]

五癎神應丸은 麝香·朱砂·白礬에	五癎神應麝砂礬
南星·半夏·白殭蠶·烏蛇·蜈蚣·全蝎을 넣고	星夏蠶蛇蜈蝎還
白附子, 薑汁으로 끓인 神麴 및	白附須同薑汁麴
관문을 여는 皂角을 넣어야 마땅하다네.	仍宜皂角使開關

오간신응환(五癎神應丸)은 포(炮)한 백부자(白附子) 5돈, 세(洗)한 반하(半夏) 2량, 남성(南星), 주침(酒浸)한 오사(烏蛇), 생반(生礬) 각 1량, 초(炒)한 전갈(全蝎) 2돈, 오공(蜈蚣) 반 개, 초(炒)한 백강잠(白僵蠶) 1량 5돈, 별도로 간 사향(麝香) 3자(字), 조각(皂角. 2량을 부수어 물 반 되로 즙을 짜낸 후 찌꺼기는 버리고 백반(白礬)과 한 곳에 넣어 마를 때까지 끓인다.)을 생강즙(生薑汁)으로 끓인 신국(神麴)[2]으로 풀을 쑤어 오동자대(梧桐子大)로 환을 빚고 수비(水飛)한 주사(朱砂) 2돈 반으로 옷을 입힌 것이다. 매번 30환을 복용하되 식후에 생강탕(生薑湯)으로 삼킨다.

수시로 발작하고 멈추는 오래되거나 새로 발생한 간증(癎證)을 치료한다.

간병(癎病)이 발작하게 되면 정기가 갑자기 막혀 의식을 잃고 사람을 알아보지 못하는데, 혹은 소리를 내거나 혹은 소리가 없는 등 병의 형세가 같지 않고, 발작하는 시간의 길이 또한 같지 않은데, 반드시 정기가 돌아와야 그치니 깨어나면 마치 병이 없어진 것 같다. 이것은 모두 풍담(風痰)이 경락(經絡) 가운데에 끈끈하게 달라붙어 감축되는 것에 따라 촉발되는 것으로 경락의 성질에 따라 증상이 나타난다. 증상이 오래되었으면 정기가 점점 허약해져 발작하는 간격이 짧아지니, 이 병을 치료하려면 반드시 정기가 허약하지 않을 때를 틈타서 공격해야 한다. 처방 중에 백부자 · 백강잠 · 남성 · 반하는 모두 거풍활담(祛風豁痰)하는 약물로 (같은 효능의 약물들만) 모아서 사용한 것이고, 백반은 고열(痼熱)을 제거하고 적담(積痰)을 격파하는 약물이다. 그렇지만 재빨리 변화하면서 잘 달리는 약물이 아니면 경락(經絡)에 들어갈 수 없으므로, 구멍으로 잘 달리는 오사 · 전갈 · 오공을 사용하여 낙맥에 들어가 풍사를 찾아내야 한다. 조각자와 강즙은 관문을 열어젖히고, 사향은 규(竅)를 통하게 해주며, 주사는 신명(神明)을 안정시켜 군주(君主)를 편안하게 한다.

1 오간신응환은 1178년에 간행된 양담(楊倓)의 『양씨가장방(楊氏家藏方) · 권2(卷之二) · 제풍하(諸風下) · 전간방일오도(癲癎方一五道)』에 오간원(五癎圓)으로 나온다.

2 『양씨가장방(楊氏家藏方) · 권2(卷之二) · 제풍하(諸風下) · 전간방일오도(癲癎方一五道)』의 오간원(五癎圓)에는 "生薑汁煮麪糊爲圓如梧桐子大"라고 되어 있어, 아마도 후대로 내려가면서 "麪"이 "麴"으로 변경된 듯 보인다.

大半夏湯 『金匱』[1]

小半夏湯

大半夏湯은 半夏·白蜜·人参으로 구성되어	大半夏湯白蜜参
胃虛와 嘔吐가 서로 원인이 되는 것을 치료하지.	胃虛嘔吐病相因
모름지기 처방명이 다른 小半夏湯도 알아야 하니	須知小半方名異
(半夏에) 生薑이나 茯苓[2]을 배합한다네.	配入生薑或茯苓

대반하탕(大半夏湯)은 반하(半夏) 2되, 인삼(人參) 3량, 백밀(白蜜) 1되로, 3약물을 물 1말 2되에 꿀과 섞어서 240번 젓은 후 약을 끓여 2되 반을 취한다. 1되를 온복(溫服)하고 나머지를 다시 한번 복용한다.

위반구토(胃反嘔吐) 치료하는 것을 이 탕약으로 주관한다.

우재경(尤在涇)[3]은 "위반구토(胃反嘔吐)는 위허(胃虛)하여 수곡(水穀)을 받아 넣을 수 없는 것으로 아침에 먹은 것을 저녁에 토한다. 위맥(胃脈)은 본래 하행하나 허하면 도리어 상역하므로, 반하로써 강역(降逆)하고 인삼과 꿀로 허약한 것을 보해준다. 동원(東垣)[4]은 '생강이 구토를 치료하는 것은 다만 상초에 기운이 막혀 표부가 실한 병증을 치료하는 것으로, 만약 위허(胃虛)로 곡기(穀氣)가 운행하지 못해 흉중이 막혀 구토하는 것은, 오로지 익위(益胃)하여 곡기(穀氣)를 소화시키는 것만이[推揚] 마땅하다.'고 하였으니 이것이 대반하탕의 요지다."라고 말하였다.

○ 소반하탕(小半夏湯)[5]은 반하(半夏) 1되, 생강(生薑) 반 근으로, 전탕(煎湯)하여

복용한다. 오심 구토를 하는 사람은 원래 갈증이 있고 갈증을 느끼는 사람은 갈증을 풀려고 하는데 지금 오히려 갈증이 없는 것은 심하(心下)에 지음(支飮)이 있기 때문으로 이 탕약으로 주관해 치료한다. 비록 구토했다고 하여도 아직 음사(飮邪)가 남아있어서 그런 것이므로, 신조(辛燥)한 반하로 산결견음(散結蠲飮)하고, 생강으론 반하의 독을 제어하면서 산역지구(散逆止嘔) 한다.

1 대반하탕은 장중경(張仲景)의 『금궤요략(金匱要略)』에 나온다.

2 복령을 가한 것을 소반하가복령탕(小半夏加茯苓湯)이라 한다.

3 1729년에 간행된 우이(尤怡)의 『금궤요략심전(金匱要略心典) · 권하(卷下) · 구토얼하리병맥증치(嘔吐噦下利病脈證治)』에 실린 구절을 변형 인용한 것이다. 『금궤요략심전』 원문은 "胃反嘔吐者, 胃虛不能消穀, 朝食而暮吐也. 又胃脈本下行, 虛則反逆也, 故以半夏降逆, 人參 · 白蜜益虛安中. 東垣云, 辛藥生薑之類治嘔吐, 但治上焦氣壅表實之病, 若胃虛穀氣不行, 胸中閉塞而嘔者, 惟宜益胃推揚穀氣而已, 此大半夏湯之旨也."이다.

4 우재경이 인용한 동원의 구절은 『의방집해(醫方集解) · 4권(四卷) · 이습지제(利濕之劑) · 소반하가복령탕(小半夏加茯苓湯) · 대반하탕(大半夏湯)』에 기재된 구절을 변형 재인용한 것이다. 참고를 위해 『의방집해』 구절을 전재한다. "本方除茯苓 生姜, 加人參 白蜜, 名大半夏湯『金匱』: 治反胃, 食入卽吐(李東垣曰: 辛藥生姜之類, 治嘔吐, 但治上焦氣壅表實之病; 若胃虛穀氣不行, 胸中閉塞而嘔者, 惟宜益胃推揚穀氣而已, 勿作表實, 用辛藥瀉之, 故用服小半夏湯. 不愈者, 服大半夏湯立愈, 此仲景心法也)"

5 소반하탕은 장중경(張仲景)의 『금궤요략(金匱要略)』에 나온다.

竹瀝達痰丸[1]

점포에 놓여있는 竹瀝達痰丸은	肆中竹瀝達痰丸
礞石·沈香·半夏·甘草와	礞石沈香半夏甘
黄芩·橘皮·大黄·黨參에	芩橘大黄參用黨
竹油와 薑汁을 뿌려서 환을 빚은 것이라네.	竹油薑汁泛爲圓

죽력달담환(竹瀝達痰丸)은 몽석(礞石), 침향(沈香), 대황(大黃), 황금(黃芩), 반하(半夏), 귤피(橘皮), 당삼(黨參), 감초(甘草)에 죽유(竹油)와 강즙(薑汁)을 뿌려서 범환(泛丸)[2]으로 빚은 것이다.

완담(頑痰)이 경락에 끈끈하게 달라붙어 풀어 없앨 수 없는데, 정기 또한 허약하여 곤담환(滾痰丸)과 같은 준제(峻劑)를 이겨낼 수 없는 경우를 치료한다.

담(痰)은 모두 진액이 변화한 것이고, 끈끈하게 달라붙은 담은 다시 화기(火氣)에 불살라져 만들어진 것이다. 그러므로 이러한 담을 치료하는 경우에는 반드시 먼저 강화(降火)를 해야 하고 강화(降火)를 하고 난 뒤에는 반드시 이기(理氣)해야 한다. 처방 중의 황금은 청상(淸上)하고, 대황은 도하(導下)하며, 침향은 모든 기를 승강(升降)시키니, 이런 연후에야 청몽석이 소담산결(消痰散結)하는 공을 이룰 수가 있다. 반하와 진피는 몽석이 미치지 못하는 곳을 바로잡고, 인삼과 감초는 정기의 운행을 돕는다. 죽력(竹瀝)은 경락(經絡)에 들어가 피리막외(皮裏膜外)의 담(痰)을 없애는 데에 사용되고, 강즙은 활담화위(豁痰和胃)하면서 아울러 죽력의 차가운 성질을 풀어주니 서로에게 쓸모가 있게 된다.

1 죽력달담환은 1550년 간행된 장시철(張時徹)의 『섭생중묘방(攝生衆妙方) · 권6(卷之六) · 해수문(咳嗽門)』에 나온다.

2 범환(泛丸) : 수환(水丸)과 같이 약물 가루를 물이나 약즙으로 점합(粘合)해 환으로 빚은 것이다.

溫膽湯『集驗』

十味溫膽湯

溫膽湯은 즉 二陳湯에	溫膽湯方卽二陳
竹茹와 枳實 두 약물을 고루 넣은 것으로	竹茹枳實兩和勻
痰多로 잠을 못 자고 魂이 어지러울 때 맡길만하구나!	痰多不寐魂難寄
熟地黃·遠志·人參·酸棗仁을 가하면 十味溫膽湯이라네.	地遠參仁十味名

온담탕(溫膽湯)은 진피(陳皮), 법제(法製)한 반하(半夏), 복령(茯苓), 감초(甘草), 부초(麩炒)한 지실(枳實), 죽여(竹茹)에 생강(生薑)을 가하여 전탕(煎湯)한 것이다.

담허(膽虛)한데 담(痰)이 담(膽)의 기능을 어지럽혀 발생한 경계불면(驚悸不眠) 등의 증상을 치료한다.

사람의 육부(六腑)는 모두 사(瀉)하면서 저장하지 않는데, 오직 담(膽)만은 청정지부(淸淨之腑)로 출입이 없고 간(肝)에 의지해 붙어 있으면서 간과 서로 표리(表裏)를 이루고 있고, 간은 혼(魂)을 저장하므로 잠을 자야 할 밤이 되면 혼(魂)이 간으로 돌아와야 하지만, 담(膽)에 사기가 있게 되면 어떻게 간에 영향이 파급되지 않겠는가? 또한 담(膽)은 갑목(甲木)으로 상(象)이 봄에 응하는데, 지금 담(膽)이 허약하게 되면 생장발진(生長發陳)하는 명령을 수행할 수 없게 되고, 이렇게 되면 토(土)는 목(木)을 얻어야 조달(條達)할 수 있는데 목(木)이 울체(鬱滯)하여 조달(條達)하지 못하게 된다. 토(土)가 조달(條達)하지 못하게 되면 담연(痰涎)이 쉽게 발생하게 되고, 담(痰)은 모든 병의 근원으로 허약한 곳이 바로 사기를 받는 곳이 되므로 (허약한 담(膽)이 사기를 받아) 경계(驚悸) 증상이 생기게 되는 것이다. 이 처방은 순수하게 이진탕(二陳湯)에 죽여 · 지실 · 생강을 가해 화위활담(和胃豁痰), 파기개울(破氣開鬱)하는 약물로 구성되어있는데, 처방 안에 온담(溫膽)하는 약물이 없는데도 온담(溫膽)이라 이름 붙인 것은 담(膽)은 갑목(甲木)으로 항상 춘기(春氣)의 온화(溫和)함을 얻어야 한다는 의미가 있기 때문이다.

○ 십미온담탕(十味溫膽湯)[1]은 본방에 인삼(人參) · 원지(遠志) · 산조인(酸棗仁) · 숙지황(熟地黃)을 더한 것이다. 허약으로 인해 앞의 증상에 몽유(夢遺)와 경척(驚惕)까지 발생한 허다사소(虛多邪少)의 경우를 치료한다. 담(痰)의 제거에만 집중하여 허약한 사람이 더욱 허약해지고 병세 또한 더욱 심해지는 것을 두려워하여, 기혈(氣血)을 대보(大補)하는 인삼과 숙지황을 산조인과 더불어 간담(肝膽)으로 들어가게 하였다. 원지를 사용한 것은 신산선설(辛散宣泄)하는 약물을 사용하여 한편으로는 보약의 울체를 예방하면서도 다른 한편으로는 심신(心腎)을 서로 통하게 하려는 것으로, 심신(心腎)이 서로 통하게 되면 혼(魂) 또한 이에 힘입어 편안해진다.

의안 온담탕이 최초로 기재된 책은 왕도(王燾)의 『외대비요(外臺秘要)』로 「권제17(卷第十七) · 병후부득면방2수(病後不得眠方二首)」에 중국 북주(北周) 요승원(姚僧垣)의 『집험방(集驗方)』에 실려있는 온담탕(溫膽湯)을 수록하고 있는데, 현행의 온담탕과는 구성 약물에서 약간의 차이가 있다. 그 이후 진언(陳言)의 『삼인극일병증방론(三因極一病證方論)』에도 3개의 온담탕이 실려져 있는데, 이들 『외대비요(外臺秘要)』와 『삼인극일병증방론(三因極一病證方論)』 및 현재 많이 사용되는 『방약합편』에 실려있는 온담탕의 주치증과 구성 약물을 도표로 정리해보면 다음과 같다.

	주 치 증	구 성 약 물
集驗方	療大病後，虛煩不得眠．此膽寒故也．宜服此湯方．	生薑(4兩) 半夏(2兩) 橘皮(3兩) 竹茹(2兩) 枳實(2枚) 炙甘草(1兩)
三因方 · 卷8	治膽虛寒，眩厥，足痿，指不能搖，躄不能起，僵仆，目黃，失精，虛勞煩擾，因驚膽懾，奔氣在胸，喘滿，浮腫，不睡．	半夏 麥門冬(各1兩半) 茯苓(2兩) 酸棗仁(3兩) 炙甘草 桂心 遠志 黃芩 萆薢 人參(各1兩)
三因方 · 卷9	治大病後，虛煩不得眠，此膽寒故也，此藥主之．又治驚悸．	半夏 竹茹 枳實(各2兩) 陳皮(3兩) 炙甘草(1兩) 茯苓(1兩半) 薑(5片) 棗(1枚)
三因方 · 卷10	治心膽虛怯，觸事易驚，或夢寐不祥，或異象惑，遂致心驚膽懾，氣鬱生涎，涎與氣搏，變生諸證，或短氣悸乏，或復自汗，四肢浮腫，飮食無味，心虛煩悶，坐臥不安．	半夏 竹茹 枳實(各2兩) 陳皮(3兩) 炙甘草(1兩) 茯苓(1兩半) 薑(5片) 棗(1枚)
方藥合編	治心膽虛怯 夢寐不祥 虛煩不眠	半夏 陳皮 白茯苓 枳實(各2錢) 竹茹(1錢) 甘草(5分) 姜(5片) 棗(2枚)

이들 처방을 살펴보면 우선 『집험방』의 온담탕은 현행 온담탕보다 복령 · 생강 · 대조가 없고, 용량도 생강 · 반하 · 귤피 등의 온성(溫性) 약물의 비중이, 죽여 · 지실 등의 양성(涼性) 약물의 비중보다 훨씬 크다. 또 "療大病後, 虛煩不得眠. 此膽寒故也. 宜服此湯方."이란 문장에서 병인을 "膽寒"이라고 한 것으로 보아 『집험방』의 온담탕은 담한(膽寒)을 온담(溫膽)하는 처방으로 구상되었던 것임을 알 수가 있다.

이에 비해 진언(陳言)의 『삼인극일병증방론(三因極一病證方論)』에 실려있는 3개의 온담탕은 「권8(卷之八) · 간담경허실한열증치(肝膽經虛實寒熱證治)」에 나오는 온담탕의 경우만 구성 약물이 완전히 다르고 나머지 「권9(卷之九) · 허번증치(虛煩證治)」와 「권10(卷之十) · 경계증치(驚悸證治)」에 기재되어 있는 두 온담탕은 서로 같으면서 아울러 현행 온담탕과도 동일한데, 특징적인 점 중 하나가 생강의 양이 줄어져 있다는 것이다. 따라서 『삼인방 · 권9』와 『삼인방 · 권10』의 온담탕은 『집험방』의 온담탕보다 상대적으로 양성(凉性)이 늘어 담열(膽熱)을 "淸膽"하는 온담탕이 되었다고 할 수가 있는데, 이것은 "溫膽"이라는 처방명과 상위(相違)하게 되어 후대에 많은 학자의 토론을 불러일으켰다. 즉 온담탕(溫膽湯)의 "溫"을 어떻게 해석해야 하는 가가 중요한 쟁점으로 떠오른 것이다. 유명 학자의 주장을 정리하면 아래의 도표와 같다.

	주장 요약
吳崑	膽，甲木也，爲陽中之少陽，其性以溫爲常候，故曰溫膽.
羅美	… 且以驅邪，且以養正，三焦平而少陽平，三焦正而少陽正，膽家有不淸寧而和者乎？和卽溫也，溫之者實凉之也. 若膽家眞畏寒而怯，屬命門之火衰，當與乙癸同源而治矣.
汪昂	… 如是則不寒不燥而膽常溫矣.
王子接	熱入足少陽之本，膽氣橫逆，移於胃而爲嘔，苦不眠，乃治手少陽三焦，欲其旁通膽氣，退熱爲溫，而成不寒不燥之體，非以膽寒而溫之也. … 治三焦而不及於膽者，以膽爲生氣所從出，不得以苦寒直傷之也. 命之曰溫，無過泄之戒辭.
張璐	膽之不溫，由於胃之不淸，停蓄痰涎，沃於淸淨之府，所以陽氣不能條暢，而失溫和之性. 故用二陳之辛溫以溫膽滌涎，涎聚則脾鬱，故加枳實 · 竹茹以化胃熱也.
陳念祖	熱除痰淸而膽自寧和，卽溫也. 溫之者，實凉之也.
張秉成	內中并無溫膽之藥，而以溫膽名方者，亦以膽爲甲木，常欲其得春氣溫和之意耳.
秦伯未	所以本方稱爲溫膽， 是根據膽的性質， 以期達到升發的作用， 與溫脾 · 溫腎等的溫字意義完全不同.
李飛	有關溫膽湯究竟是"溫膽"，還是"淸膽"，曾有爭議，見仁見智. 考姚氏之溫膽湯，其性溫者爲生薑四兩，半夏二兩，橘皮三兩，甘草一兩，共十兩；其性凉者竹茹二兩，枳實二枚(二兩)， 共四兩. 方之藥性以溫爲主， 且主治亦明言"此膽寒故也"， 故云此方是"溫膽"，似無異議， 然陳氏之溫膽湯， 減生薑四兩爲五片， 則方中溫性之力大減， 相對而言其凉性有增，可謂其具有"淸膽"之效. 因其組方立法源於姚氏，遂沿用"溫膽"之名. 膽者，中正之官，主決斷，『素問 · 六節藏象論』云："凡十一臟，皆取決於膽也". 膽之生理特點正如羅美所謂"膽爲中正之官，淸淨之腑，喜寧謐，惡煩擾，喜柔和，不喜壅鬱，蓋東方木德， 少陽溫和之氣也"(錄自『古今名醫方論』卷2). 故治膽之方， 多以"溫和"爲要. 如姚氏之方欲溫其膽寒， 組成重用生薑， 雖溫而不剛燥；而陳氏之方意欲淸膽， 通

	過減生薑之量， 而突出竹茹"甘而微寒， 又與膽喜溫和相宜"(『本草思辨錄』卷4). 因此, 溫膽勻淸膽之方， 均應兼顧膽喜靜惡擾及"以溫爲常候"(『醫方考』卷2)之生理特點， 總以和順膽氣爲主.

이들 주장을 살펴보면 학자마다 주장은 조금씩 다르지만, 대체적으로는 결단을 취하는 담(膽)은 중정지관(中正之官), 청정지부(淸淨之府)로 목(木) – 동(東) – 춘(春) – 온(溫)과 연관되므로, 온담탕(溫膽湯)의 "溫膽"이란 담(膽)을 원래 기운인 온(溫)으로 회복시켜 주는 것 즉 담(膽)의 기능을 정상적으로 회복시켜 준다는 의미로 인식하고 있는 경우가 대다수임을 알 수 있다. 즉 원래 최초의 온담탕은 담한(膽寒)을 온담(溫膽) 해주는 처방이었으나, 후대에 오면서 담열(膽熱)을 치료하여 온(溫)으로 상징되는 담(膽)의 정상적인 기능을 회복해주는 처방으로 의미가 확대된 것이다.

아울러 위의 학설 중 나미(羅美)와 왕자접(王子接)의 주장에는 조금 더 음미할 점이 있는데, 그것은 바로 이들 모두 소양(少陽)은 삼초(三焦)를 다스려 치료해야 하는데 그 해당 처방이 바로 온담탕이라고 주장한 점이다. 이것은 인체의 생리를 고려한 선인들의 매우 탁월한 식견으로, 인체에서 기기(氣機)의 촉동(觸動)을 담당하는 소양(少陽)은 그 중요성에 비해 아주 쉽게 손상당한다는 취약점이 있다. 그것은 소양이 치양(稚陽)이기 때문이다. 따라서 소양을 치료할 때는 약물에 의해 치양(稚陽)인 소양이 손상당하지 않도록 매우 주의해야 하는데 그 점에 대해 나미(羅美)와 왕자접(王子接)이 온담탕을 해설하면서 날카롭게 지적한 것이다. 독자는 이런 점에 대해 깊이 생각해 보기 바란다.

1 십미온담탕은 1345년에 간행된 위역림(危亦林)의 『세의득효방(世醫得效方) · 권제8(卷第八) · 대방맥잡의과(大方脈雜醫科) · 경계(驚悸)』에 나온다.

金水六君煎 『景岳』[1]

景岳의 新方인 金水六君煎은	新方金水六君煎
脾腎營虛하여 痰咳가 계속되는 것을 치료하지.	脾腎營虛痰咳連
當歸·熟地黃·二陳湯·生薑으로 구성되어	歸地二陳薑作引
潤枯와 燥濕 양쪽을 모두 다스린다네.	潤枯燥濕兩般賢

금수육군전(金水六君煎)은 당귀(當歸) 2돈, 숙지황(熟地黃) 5돈, 진피(陳皮) 1돈 반, 반하(半夏) 2돈, 복령(茯苓) 2돈, 자감초(炙甘草) 1돈이다.

원방(原方)[2]에는 "폐신(肺腎)이 허한(虛寒)하여 수기(水氣)가 넘쳐 담(痰)이 형성된 것 또는 노인이 음허(陰虛)하여 혈기가 부족한 상태에서 밖으로 풍한(風寒)에 감수되어 해수, 구토, 오심, 담이 많은 천급(喘急) 증상들을 치료한다."고 되어 있다.

폐신(肺腎)이 허한(虛寒)하여 수기(水氣)가 넘쳐 담(痰)이 형성된 증상에는 온양섭납(溫養攝納)하는 약물이 알맞지, 일반적인 이진탕(二陳湯)·당귀(當歸)·숙지황(熟地黃)으로 치료할 수 있는 것이 아닌 것으로 보인다. 만약 노년에 비신(脾腎)이 모두 허약하여 음혈(陰血)이 부족하고 습담(濕痰)이 내성(內盛)해 해수가 그치지 않는 경우라면 사용할 수가 있겠다. 무릇 고령자는 혈맥이 고삽(枯澁)하여 경락의 길이 매끄럽지 않은데, 만약 습사가 내성(內盛)하여 폐(肺)가 치절(治節)하는 명령을 잃어버리게 되면 해수를 연달아서 하면서 그치지 않게 되고, 심하면 온몸의 경락이 아프면서 혹 답답한 기운과 심통(心痛)이 발생하기도 한다. 이럴 때는 이진탕으로 화담(化痰)하지 않을 수 없는데 혈고(血枯)한 사람이 이진탕의 메마른 성질을 감당할 수 없을까 두려우므로 따로 당귀와 숙지황으로 혈분을 촉촉하게 하고 메마른 곳을 윤택하게 한 것이다. 이 처방은 한쪽으로 치우치지 않고 양쪽 모두에 알맞으니 전적으로 배우는 사람이 잘 헤아려 사용하는 것에 달려있다.

1 금수육군전은 1624년에 편찬된 장개빈의 『경악전서(景岳全書)·권51덕집신방팔진(卷之五十一德集新方八陣)·화진(和陣)』에 나온다.

2 『경악전서(景岳全書)·권51덕집신방팔진(卷之五十一德集新方八陣)·화진(和陣)·금수육군전(金水六君煎)』에 실려있는 주치증이다. 참고로 『경악전서』에서 실려있는 가감법을 아래에 전재한다. "如大便不實而多濕者, 去當歸, 加山藥. 如痰盛氣滯, 胸脇不快者, 加白芥子(七八分). 如陰寒盛而嗽不愈者, 加細辛(五七分). 如兼表邪寒熱者, 加柴胡(一二錢)."

和胃二陳煎『景岳』[1]

和胃二陳煎도 『景岳全書·新方八陣』 처방으로 和胃二陳煎亦新
(二陳湯)에 乾薑炒와 砂仁으로 구성되니 乾薑略炒與砂仁
胃寒嘔吐와 痰이 흉격에 생긴 증상에 胃寒嘔吐痰生膈
복용하면 흉중의 기가 저절로 편안해지지. 服下胸中氣自寧

화위이진전(和胃二陳煎)은 초건강(炒乾薑) 1돈, 사인(砂仁) 5푼, 진피(陳皮), 제반하(製半夏), 복령(茯苓) 각 2돈, 자감초(炙甘草) 7푼이다.

위한(胃寒)으로 담(痰)이 발생해 오심구토(惡心嘔吐), 흉격만민(胸膈滿悶), 애기(噯氣)가 있는 증상들을 치료한다.

위(胃)는 후천(後天) 생기(生氣)의 근원으로 무릇 사람이 태어나서부터는 이 위중(胃中)의 생기(生氣)에 의존하지 않고는 살아갈 수 없으니, 『경(經)』에서는 "위기(胃氣)가 있으면 살고 위기(胃氣)가 없으면 죽는다."고 하였고, 항상 신중(腎中)의 진화(眞火)에 의해 온양(溫養)되고 있다. 만약 화토(火土)가 쇠약한데 한사(寒邪)를 만나게 되면 담음(痰飮)이 생기게 되어 오심(惡心) · 구토(嘔吐) · 비민(痞悶) 등의 증상들이 발생하게 된다. 그런데 오심(惡心) · 구토(嘔吐) · 비민(痞悶) · 애기(噫氣) 등의 질환들이 비록 모두 위병(胃病)이나 모두 한열허실(寒熱虛實)이 있으므로 또한 반드시 맥(脈)을 관찰하고 설(舌)을 분별하여 병의 원인을 상세히 찾아 치료해야 할 것이니, 그렇지 않으면 지극히 작은 차이가 나중에는 대단히 크게 차이로 벌어져 놓치거나 오치하는 것이 실로 많게 될 것이다. 이 처방에서 건강은 위(胃)로 들어가서 산한(散寒)하고, 사인은 위(胃)로 들어가서 이기(理氣)하니 한사(寒邪)는 흩어지고 기운은 조화되는데, 여기에 다시 이진탕(二陳湯)으로 화담견음(化痰蠲飮)하면, 위한(胃寒)하면서 허증(虛證)이 심하지 않은 것을 치료하는 적당한 치법이 되겠다.

1 화위이진전은 1624년에 편찬된 장개빈의 『경악전서(景岳全書)·권51(卷之五十一)·덕집(德集)·신방팔진(新方八陣)·화진(和陣)』에 나온다.

消導劑

소(消)는 소적(消積)하는 것이고 도(導)는 행기(行氣)하고 도체(導滯)하는 것이다. 사람의 장부와 경락엔 기혈이 막힘없이 잘 흘러 조금의 울체라도 없어야 하는데, 만일 이것들이 막히게 되면 무형의 사기가 유형의 담(痰)·혈(血)·음식(飮食)과 뒤섞여 서로 움직이지 못하게 응결되면서 머물러져 제거되지 않게 된다. 이와 같으면 기도(氣道)가 순조롭지 못하게 되고, 더 나아가 날이 갈수록 심해지게 되면 적(積)·취(聚)·징(癥)·가(瘕)가 되어 갖가지 증상들이 발생하게 된다. 그런데 막히는 이유를 살펴보면 모두 비허(脾虛)하여 운화(運化) 기능이 떨어져서 발생한 소치이다. 비(脾)는 곤(坤)의 온순한 덕망을 갖췄으면서도 건(乾)의 강건한 능력을 갖춰서 곡식을 소화하여 정미(精微)로 변화시켜 오장을 조화롭게 하고 육부(六腑)에 펼쳐주니[1] 후천의 근원과 곳간[倉廩]의 뿌리가 된다. 사람이 태어난 후엔 이에 의지하지 않고는 성장할 수 없는데, 혹 화(火)가 부족하거나 혹 토(土)가 쇠약해져 그 운화(運化)하는 직무를 잃어버리게 되면 정체되고 막히는 등의 질병이 발생하게 된다. 그러므로 옛사람들이 소도제(消導劑)에 매번 보약을 함께 사용한 것은, 정기가 왕성하지 않으면 응체한 사기를 끝내 제거할 수 없기 때문이었다. 만약 정기가 허약하지도 않는데 갑자기 담혈(痰血)의 사기가 머물러 괴롭히는 경우엔 원래대로의 단순한 공소법(攻消法)을 사용할 수 있다. 모든 준제(峻劑)는 모두 각각의 문(門)에 분산 배치하였고, 여기에 있는 것들은 모두 완공평치(緩攻平治)하는 처방 내지는 식적(食積)이 안에 있어 소법(消法)과 보법(補法)을 겸용하는 것 및 적(積)을 치료할 때 마땅히 알아야 하는 것들을 모두 이 편에 모은 것으로 배우는 사람이 살펴보아야 할 것들이다.

1 "和調五臟, 灑陳六腑"는 『소문(素問)·비론(痹論)』에 나오는 "榮者, 水穀之精氣也, 和調於五藏, 灑陳於六府, 乃能入於脈也."를 발췌 인용한 것이다. 여기서 쇄진(灑陳)은 산포(散布)를 의미한다.

香砂枳朮丸[1]

木香·砂仁·枳實·白朮·半夏·陳皮의	香砂枳朮夏陳皮
여섯 약물이 서로 조화하니 치법이 기이하구나.	六品相和治法奇
理氣寬胸하고 痰飮을 제거하며	理氣寬胸痰飮去
助脾消導하여 병을 치료한다네.	助脾消導用之醫

향사지출환(香砂枳朮丸)은 토증(土蒸)한 백출(白朮) 3량, 부초(麩炒)한 지실(枳實) 1량, 제반하(製半夏), 진피(陳皮), 목향(木香), 사인(砂仁) 각 1량에 진창미(陳倉米)를 하엽(荷葉)으로 싸서 밥을 짓은 후 외건(煨乾)하여 환(丸)으로 빚는다.

음식이 정체하여 비민불소(痞悶不消)하거나 담(痰)과 기(氣)가 막힌 등의 증상을 치료한다.

무릇 의사는 병을 치료할 때는 반드시 먼저 외감(外感)과 내상(內傷)을 판별해야 한다. 내상 중에서도 또한 반드시 유여(有餘)와 부족(不足)을 논해야 하는데, 칠정노권(七情勞倦)은 대부분 부족한 경우이고, 음식(飮食) · 담(痰) · 혈(血)은 대부분 유여한 경우이다. 음식(飮食) · 담(痰) · 혈(血) 중에도 또한 허(虛)에 속한 것과 실(實)에 속한 것이 있어, 실(實)에 속한 것은 마땅히 공격(攻擊)해야 하고 허(虛)에 속한 것은 당연히 소거(消去)해야 한다. 파체삭견(破滯削堅)하는 지실은 위중(胃中)의 기운을 운행하고 위 속 음식을 소화할 수 있으면서도 도달하지 않는 곳이 없지만, 반드시 백출로 비(脾)의 원기(元氣)를 보하고 비(脾)의 건운(健運)을 도와 보좌해야만 한다. 적(積)이 있는 곳은 반드시 기(氣)가 울체하므로 목향과 사인으로 조리(調理)하고, 기(氣)가 울체하면 반드시 담(痰)이 모이므로 귤피와 반하로 없앤다. 연잎으로 밥을 지어 환을 빚는 것은 청양(淸陽)한 기운의 상승을 돕고 곡기를 빌려서 비위를 조화하려는 것이다.

1 향사지출환은 1839년에 편찬된 임패금(林珮琴)의 『유증치재(類證治裁)·권6(卷之六)·두통론치(頭痛論治)·부방(附方)』에 나온다. 1624년에 편찬된 장개빈(張介賓)의 『경악전서(景岳全書)·권54(卷之五十四)·화진(和陣)』에도 향사지출환(香砂枳朮丸)이 있는데 목향(木香) 사인(砂仁) 지실(枳實) 백출(白朮)로 구성되어, 『성방편독』 수재방과 비교하면 반하(半夏) 진피(陳皮)가 없다.

保和丸[1]

保和丸은 半夏·茯苓·陳皮에	保和丸內夏苓陳
山查·神麴·連翹·萊菔子로 구성되지.	查麴連翹菔子尋
神麴풀로 환을 빚으면 痰食을 제거하고	麴糊作丸痰食去
麥芽湯으로 복용하면 滯를 없앨 수 있구나!	麥芽湯下滯能清

보화환(保和丸)은 산사(山査) 3량, 초(炒)한 신국(神麴), 복령(茯苓), 반하(半夏) 각 1량, 진피(陳皮), 초(炒)한 내복자(萊菔子), 연교(連翹) 각 5돈을 신국(神麴)으로 풀을 쑤어 환을 빚고 맥아탕(麥芽湯)으로 조하(調下) 한다. 혹 맥아(麥芽)를 넣는 것도 가능하다.

식적(食積)이 (소화되지 않고) 머물러 복통비만(腹痛痞滿)하거나 혹 설사나 토산(吐酸)하는 등의 증상을 치료한다.

이 처방은 식적담체(食積痰滯)하여 내부로는 비위(脾胃)에 어혈이 있지만, 정기는 아직 허약하지 않을 때 사용한다. 산온(酸溫)하고 성질이 긴박한 산사는 육식과 기름진 음식으로 발생한 적(積)을 잘 없애고 행어파체(行瘀破滯)하는 소화약이므로 군(君)이 된다. 신곡(神曲)은 찌고 발효하여 만든 것으로 신온(辛溫)한 성질은 능히 진부(陳腐)한 주식적(酒食積)을 없앨 수 있다. 신감(辛甘)하면서 하기(下氣)하는 내복자는 면적(麵積)을 소화하고, 함온(鹹溫)한 맥아는 소곡(消穀)하면서 어적(瘀積)을 움직이니 두 약물은 보좌약이 된다. 그런데 비견(痞堅)한 곳에는 반드시 복양(伏陽)이 있으므로 고한(苦寒)한 연교(連翹)로 산결(散結)하면서 청열

(淸熱)하고, 적울(積鬱)로 인한 응결에는 반드시 담체(痰滯)가 많으므로 이진탕(二陳湯)으로 화담행기(化痰行氣) 한다. 이 처방은 비록 단순하게 소도약(消導藥)을 사용하고는 있지만, 종국적으론 화평한 제제이므로 특별히 "保和"라고 일컬었다.

1 보화환은 1264년에 편찬된 양사영(楊士瀛)의 『인재직지방론(仁齋直指方論)·권6(卷之六)·비위(脾胃)·부(附) : 상식(傷食)·상식방론(傷食方論)』에 실려있다. 원문을 전재하면 다음과 같다. "【保和丸】專治一切食積. 山楂(六兩) 神麴 半夏 茯苓(各二兩) 陳皮 連翹 蘿菔子(各一兩). 上爲末, 炊餠子如梧子大. 每服七八十丸, 食遠, 白湯下."

이 보화환은 후대에 전해져 1481년에 편찬된 주진형(朱震亨)의 『단계심법(丹溪心法)·권3(卷三)·적취비괴54(積聚痞塊五十四)』에도 실려져 있었고, 1556년에 편찬된 서춘보(徐春甫)의 『고금의통대전(古今醫統大全)·권89(卷之八十九)·유유휘집(幼幼彙集) 중(中)·비위문(脾胃門) 제1(第一)·약방(藥方)』에도 실려져 있다. 이 중 『고금의통대전』 보화환은 『인재(仁齋)』 처방이라고 기술되어 있지만, 사실은 『인재직지방론』의 원방에 백출(白朮) 창출(蒼朮) 지실(枳實) 향부자(香附子) 후박(厚朴) 황금(黃芩) 황련(黃連)을 가해 식상발열(食傷發熱), 감증(疳證)까지 치료하는 처방으로 변화 발전된 것이다. 원문을 전재하면 다음과 같다. "仁齋【保和丸】治小兒食傷發熱, 欲成疳證. 常服, 益脾胃, 食則不傷. 白朮(五兩) 茯苓 半夏(製) 山楂 神麴(炒. 各三兩) 陳皮 連翹 蘿菔子(各二兩) 蒼朮(製) 枳實(炒) 香附子(製) 厚朴(製) 黃芩(酒炒) 黃連(酒炒. 各一兩). 右爲細末, 薑汁打麪糊爲丸, 如黍米大. 每服五十丸, 漸加至七八十丸, 食後茶湯下." 따라서 이상을 살펴보면 양사영의 보화환은 뛰어난 효능으로 후대에 지속해서 계승되어 내려가면서 보완과 발전이 있었던 것으로 생각된다.

參朮健脾丸 東垣[1]

기성방인 參朮健脾丸은	成方參朮健脾丸
人參·白朮·枳實·陳皮·山査·麥芽로 전해오지.	枳實陳皮査麥傳
神麴풀로 환을 빚어 米飮으로 調下하니	神麴糊丸米飮下
脾虛食滯에 복용하면 편안해진다네!	脾虛食滯服之安

삼출건비환(參朮健脾丸)은 인삼(人參) 2량, 진피(陳皮) 1량, 토초(土炒)한 백출(白朮) 2량, 초(炒)한 맥아(麥芽) 1량, 산사(山査) 1량 5돈, 지실(枳實) 3량을 신국(神麴)으로 풀을 쑤어 환을 빚고 미음(米飮)으로 조하(調下) 한다.

비허(脾虛)하여 음식(飮食)을 소화하지 못하는 것을 치료한다.

이 처방은 식적(食積) · 담체(痰滯) · 내어(內瘀) 한데 비위(脾胃)가 허약한 경우를 위하여 만든 것이다. 무릇 비위허증(脾胃虛證)은 천천히 발생하면서 병증의 본(本)이 되고, 식적정체(食積停滯)는 빠르게 발생하면서 병증의 표(標)가 된다. 병을 치료할 때는 마땅히 표본(標本)과 완급(緩急)에 밝아야 한다. 급증(急症)인 경우엔 표(標)를 치료해야 하므로 처방 중에 비록 소법(消法)과 보법(補法)을 같이 사용한다지만, 그래도 표(標)를 치료하는 것이 급선무가 된다. 그러므로 고한(苦寒)한 지실로 파기행혈(破氣行血)하고 소식소담(消食消痰)하여 적(積)을 소멸시키는 주약으로 삼는다. 이런 후엔 인삼과 백출을 가하여 지실이 지나치게 정기를 손상하는 것을 막는다. 지실이 인삼과 백출의 힘을 얻으면 쓰임새가 더욱 좋아지고, 인삼과 백출이 지실을 얻게 되면 보하면서도 체하지 않게 되니 양측은 서로

가 서로에게 도움이 된다. 그러나 결국에는 식적(食積)으로 인하여 발병한 것이므로 곡류를 소화하는 맥아와 육류를 소화하는 산사로 이들을 도와주어야만 한다. 비허(脾虛) 한데 머물러 있는 적(積)이 있으면 기운이 운행하지 않으므로 진피로 이기(理氣) 한다. 신국(神麴)으로 풀을 쑤어 환을 빚는 것은 증화(蒸化)를 돕는 것이고, 미음(米飮)으로 조하(調下)하는 것은 곡기의 힘을 빌려서 비위를 조화하려는 것이다.

1 『성방편독』에는 삼출건비환이 이동원(李東垣)의 처방이라고 되어 있지만, 현행의 동원 서적에서는 찾을 수가 없었다. 이외에도 『중의방제대사전(中醫方劑大辭典)』에 실려있는 삼출건비환(參朮健脾丸), 삼출건비탕(參朮健脾湯), 삼출건비산(參朮健脾散)을 전부 살펴봐도 총 9종의 처방 중 『성방편독』과 같은 처방은 『성방편독』 자신을 제외하고는 하나도 없었다. 향후 추가 연구가 필요하다고 생각된다.

참고로 임상에서 다용되는 『방약합편』의 삼출건비탕은 『동의보감(東醫寶鑑) · 잡병편(雜病篇)』에 『의방집략(醫方集略)』의 처방으로 인용된 것을 재인용한 것으로, 인삼(人參) 백출(白朮) 백복령(白茯苓) 후박(厚朴) 진피(陳皮) 산사육(山査肉) 각 1돈, 지실(枳實) 백작약(白芍藥) 각 8푼, 사인(砂仁) 신곡(神麯) 맥아(麥芽) 감초(甘草) 각 5푼으로 구성되어있다.

枳實消痞丸 東垣[1]

枳實消痞丸은 枳實·人參·白朮에	枳實消痞丸參朮
茯苓·甘草·乾薑이 합쳐지고	茯苓甘草乾薑合
黃連·厚朴·半夏·麥芽焦로 구성되니	黃連朴夏麥芽焦
虛痞가 살그머니 사라지면서 脾가 저절로 회복된다네.	虛痞潛消脾自得

지실소비환(枳實消痞丸)은 부초(麩炒)한 지실(枳實), 강즙초(薑汁炒)한 황련(黃連) 4돈, 반하국(半夏麴), 초(炒)한 맥아(麥芽), 인삼(人參), 토초(土炒)한 백출(白朮), 복령(茯苓) 각 3돈, 자감초(炙甘草), 건강(乾薑) 각 2돈, 후박(厚朴) 3돈을 증병(蒸餠)으로 호환(糊丸)한 것이다.

심하(心下)에 허비(虛痞)가 있고 노곤하여 먹기 싫어하며 우관맥(右關脈)이 현(弦)한 것을 치료한다.

배가 더부룩하나 아프지는 않은 것이 비증(痞症)으로, 비증(痞症)은 무형의 사기가 밖에서 들어와 흉위(胸胃)의 사이에 머무르되 아직 유형의 담(痰) · 혈(血) · 음식(飮食)과는 결합하지 않고 다만 정기와 한곳에서 치고받으면서 결취(結聚)되어 발생한 질환이다. 그러므로 황련과 건강을 같이 사용해, 하나는 신미(辛味)로 다른 하나는 고미(苦味)로 하나는 흩어버리고 다른 하나는 하강시키면 사기의 한열을 논하지 않고서 모두 개설(開泄)할 수 있으니, 이 두 약물은 진실로 비증(痞症)을 치료하는 주약이 된다. 그러나 비증(痞症)이 중초에 생기면 기운이 막히면서 습기가 모이게 되어 반드시 담과 음식이 점점 서로를 틀어막게 된다.

그러므로 지실로 파기(破氣)하고, 후박으로 산습(散濕)하며, 맥아로 화식(化食)하고, 반하로 행담(行痰)하여, 끈적끈적하게 눌어붙어 치유를 어렵게 하는 세력을 저절로 사라지게 한다. 다만 사기가 모인 곳엔 정기가 반드시 허약하므로 반드시 사군자탕(四君子湯)으로 중주(中州)를 지켜야 한다. 거사(祛邪)와 부정(扶正)이 어깨를 나란히 하니 이 처방은 비증(痞症)의 허실을 논하지 않고 모두 치료할 수가 있다. 증병(蒸餅)으로 호환(糊丸)하는 것은 곡기로 비위의 증화(蒸化)를 돕고자 하는 것이다.

1 지실소비환은 1276년에 나천익(羅天益)에 의해 간행된 이동원(李東垣)의『난실비장(蘭室秘藏)·권상(卷上)·심복비문(心腹痞門)』에서 실소환(失笑丸)으로 나온다.

葛花解酲湯[1]

葛花解酲湯은 葛花·白豆蔻·砂仁에	葛花解酲白蔻砂
靑皮·陳皮·人參·白朮·木香 및	靑陳參朮木香誇
茯苓·豬苓·澤瀉·乾薑·神麴으로 구성되니	二苓澤瀉乾薑麴
과음, 傷脾, 濕病에는 이 처방을 찾아야지.	過飮傷脾濕病査

갈화해정탕(葛花解酲湯)은 갈화(葛花), 백두구(白豆蔻), 사인(砂仁) 각 1돈, 목향(木香) 1푼, 청피(靑皮), 진피(陳皮), 인삼(人參), 초(炒)한 백출(白朮), 복령(茯苓) 각 4푼, 초(炒)한 신국(神麴), 건강(乾薑), 저령(豬苓), 택사(澤瀉) 각 3푼이다.

주적(酒積)으로 구토 또는 설사하거나 비만(痞滿), 두통(頭痛), 소변불리(小便不利)하는 등의 증상을 치료한다.

술의 질(質)은 비록 음(陰)에 속하나 성(性)은 양(陽)에 속하므로 많이 마시면 몸에서 열이 나면서 얼굴이 붉어진다. 오래되면 양(陽)의 성(性)은 사라지고 음(陰)의 질(質)만 남게 되는데, 질(質)은 수(水)이며 음(陰)으로, 인체 장부의 기운에 따라 발병하니, 만약 양(陽)이 치성하다면 대부분 습열(濕熱)로 변화하고, 음(陰)이 왕성하다면 대부분 습한(濕寒)으로 변화한다. 그러나 비위의 정기가 허약하지 않다면 마시는 만큼 모두 소화가 되니 역시 위의 여러 증상도 나타나지 않게 된다. 이것을 치료하려면 먼저 인삼과 백출로 비(脾)의 정기를 보익한 후, 여기에 다시 건강으로 비장(脾臟) 속의 양기를 덥혀 건운(健運)하는 것을 돕게 해야만 한다. 습(濕)은 성질이 끈적끈적하므로 백두구 · 사인 · 목향 · 청피 · 진피와 같은 한 무리의 신향조열(辛香燥烈)한 약물들로 보좌하게 하였고, 또 술은 곡식을 발효시켜 만든 것이므로 신곡으로 제거하게 하였다. 술을 치료하는 양대 치료법은 해표(解表)와 이소변(利小便)이므로 갈화로 양명(陽明)에 들어가서 표부에 있는 주습(酒濕)을 풀어주었고, 복령과 택사로는 소장(小腸)에 들어가서 이부(裏部)에 있는 주습(酒濕)을 빼내게 하였다.

1 갈화해정탕은 1276년에 나천익(羅天益)에 의해 간행된 이동원(李東垣)의 『난실비장(蘭室秘藏) · 권상(卷上) · 주객병론(酒客病論)』에서 보인다.

陰陽攻積丸 喬氏[1]

喬在修의 陰陽攻積丸은	喬氏陰陽攻積丸
炮薑·吳茱萸·川烏·官桂·半夏·茯苓에	薑萸烏桂夏苓全
巴豆霜·沈香·琥珀·人參·玄胡索·皂角刺와	巴霜沈珀參延皂
酒麯·川連으로 구성되어 모든 병을 치료한다네.	酒麴川連萬病安

음양공적환(陰陽攻積丸)은 오수유(吳茱萸), 포강(炮薑), 관계(官桂), 천오(川烏), 천황련(川黃連), 제반하(製半夏), 복령(茯苓), 원호색(元胡索), 인삼(人參) 각 1량, 별도로 간 침향(沈香), 별도로 간 호박(琥珀) 각 5돈, 별도로 간 파두상(巴豆霜) 1돈을 갈아 조각(皂角) 4량을 끓인 즙으로 녹두대(綠豆大)로 호환(糊丸)한 것이다. 매번 8푼에서 1돈 반까지 먹는데 강탕(薑湯)으로 복용하되 비위를 보익하는 약을 함께 간간이 복용한다. 다른 처방에서는 누룩으로 호환(糊丸)한다.

적(積)이란 것은 음(陰)으로 반드시 습(濕) · 담(痰) · 사혈(死血)이 삼음(三陰)의 부위에서 뭉친 것이다. 적(積)이 발생하는 이유는 정기가 허약하여 발생하는 경우가 대부분이다. 그러므로 적(積)을 치료하는 모든 처방은 전부 인삼으로 그사이를 지배하게 하여 부정축사(扶正逐邪)하는 상황을 만들었다. 그런데 삼음(三陰)에서 적(積)이 응결된 것은 신열(辛熱)이 아니면 개통(開通)할 수 없으므로, 오수유(吳茱萸)와 관계(官桂)로 간(肝)으로 달리게 하고, 건강(乾薑)으로 비(脾)로 들어가게 하며, 오두로 신(腎)에 도달하게 한 후, 전적으로 이들 신열(辛熱)한 힘으로 지음(至陰)에 있는 견고한 요새를 깨트리게 하였다. (여기에) 반하와 복령으론 담폐(痰閉)를 열고, 현호색과 호박으론 혈결(血結)을 흩어버리며, 황련으론 복양(伏陽)을 내리고, 침향으론 기체(氣滯)를 조리(調理)하게 한 이후에, 무엇이든지 깰 수 있는 파두의 신열(辛熱)한 성질에 의지하여 유형의 물체들을 깨끗이 세척하고 예리하게 하행하게 하였다. 조각(皂角)을 사용하는 것은 파적(破積)하는 데 있어서 선봉에 서게 하려는 것이고, 누룩을 사용하는 것은 곡기의 힘을 빌려 비위에 들어가 남아있는 사기를 제거하려는 것이니 후방의 부대가 되겠다.

1 음양공적환에 대해 『성방편독』에선 명대(明代) 상해 사람이며 자(字)가 삼여(三余)인 교재수(喬在修)의 처방이라고 기술하고 있는데 고증은 하지 못하였다. 다만 같은 명대 사람인 이중재(李中梓)가 1637년에 편찬한 『의종필독(醫宗必讀) · 권7(卷之七) · 적취(積聚)』에 음양공적환의 변방인 신제음양공적환(新製陰陽攻積丸)을 기술하고 있어 음양공적환의 출현 시기 추정에 참고할 수 있어서 아래에 그 내용을 전재한다. "【新製陰陽攻積丸】治五積 · 六聚 · 七癥 · 八瘕, 痃癖 · 虫積 · 痰食, 不問陰陽皆效. 吳茱萸(泡) 乾薑(炒) 官桂(去皮) 川烏(炮, 各一兩) 黃連(炒) 半夏(洗) 橘紅 茯苓 檳榔 厚朴(炒) 枳實(炒) 菖蒲(忌鐵) 玄胡索(炒) 人參(去蘆) 沈香 琥珀(另研) 桔梗(各八錢) 巴霜(另研, 五錢). 爲細末, 皂角六兩, 煎汁, 泛爲丸, 如綠豆大, 每服八分, 漸加一錢五分, 生薑湯送下."

丁香爛飯丸[1]

導滯하는 丁香爛飯丸은	導滯丁香爛飯丸
食傷, 冷積, 脹症을 치료하니,	食傷冷積脹難寬
公丁香·母丁香·木香·香附子·山稜·莪朮에	木香香附稜莪朮
砂仁·益智仁·茯苓皮·炙甘草·甘松香으로 구성된다네.	砂智苓皮炙草甘

정향란반환(丁香爛飯丸)은 공정향(公丁香)[2] 1량, 복령피(茯苓皮) 3량, 자감초(炙甘草) 1량, 감송향(甘松香)[3] 3량, 사인(砂仁), 익지인(益智仁) 각 3량, 모정향(母丁香)[4], 산릉(山稜), 아출(莪朮), 향부(香附), 목향(木香) 각 1량을 찐 밥으로 환을 빚은 것으로 매번 1돈 반씩 복용한다.

차가운 것을 먹고 속을 상하여 음식이 체해 소화되지 않고 배가 아픈 증상 등을 치료한다.

인체의 장부와 기혈은 따뜻한 것을 좋아하고 찬 것을 싫어하니, 차가우면 껄끄러워져 흐르지 않게 되나 따뜻하면 소멸하여 없어진다. 그러므로 적(積)의 발생은 모두 한체(寒滯)에서 오지 않는 것이 없는데, 한체(寒滯)하게 되면 기운은 체하게 되고 혈액은 뭉치게 되며 음식 또한 소화되지 않아서 머물러 적(積)을 형성하게 된다. 처방 중의 정향과 익지인은 보화(補火)하여 토(土)를 생하게 하고, 목향과 사인은 도체(導滯)하여 선중(宣中)하며, 감송향과 향부자는 일체 모든 기운을 다스린다. 이 6가지 약물들은 모두 향렬(香烈)한 성질이 있으니 각각 자기의 장점을 잘 드러내 효과를 보게 하면 비위(脾胃)는 자기가 좋아하는 것을 얻어서 정상적인 건운(健運) 기능을 회복하게 된다. 또한, 감초로 부족한 것을 북돋아 주고, 복령피로 담수(痰水)를 운행하며, 산릉과 아출로 행기파혈(行氣破血)하면, 서로가 공을 이루게 되어 적(積)을 치료하는 전문약이 된다. 증반(蒸飯)으로 환을 빚는 것은 곡기를 취하여 도우려고 하는 것이다.

1 정향란반환은 1247년에 간행된 이동원의 『내외상변혹론(內外傷辨惑論)·권하(卷下)·변내상음식용약소의소금(辨內傷飮食用藥所宜所禁)』에 나온다.

2 공정향(公丁香)은 정향의 꽃봉오리이다.

3 감송향(甘松香)은 마타리과(Valerianaceae) 다년생 초본인 감송향(甘松香) *Nardostachys chinensis* Batal.과 관엽감송(寬葉甘松) *Nardostachys jatamansi* DC.의 뿌리와 뿌리줄기로, 성미는 온(溫)·신감(辛甘)하고, 귀경(歸經)은 비경(脾經)·위경(胃經)이며, 행기지통(行氣止痛)·개울성비(開鬱醒脾)의 효능을 가지고 있다.

4 모정향(母丁香)은 정향의 거의 다 익은 열매이다.

統治諸積方

- 모든 積을 통치하는 처방 -

제반 積聚 또한 모름지기 살펴야 하니	諸般積聚亦須詳
어느 병에 어느 藥方이 마땅한지 알아야 하지.	何病還宜何藥方
酒積은 葛花·神麴·白豆蔻로 치료하고,	酒積葛花神麴蔻
茶積[1]은 모름지기 蜀椒·枳殼·吳茱萸·生薑으로 치료한다네.	茶須椒殼與萸薑
穀積은 穀芽·麥芽·鷄內金·神麴으로 宣通하고,	穀宣穀麥鷄金麴
肉積은 山査·阿魏[2]에 의뢰하면 좋아지지.	肉賴山査阿魏康
蛋積[3]은 豆豉·乾薑·白豆蔻·橘皮로 치료하고,	蛋積豆豉薑蔻橘
麵積은 炒焦香한 萊菔子를 구해야 한다네.	麵求菔子炒焦香
紫蘇·生薑·橘皮는 魚積을 치료하고,	紫蘇薑橘消魚積
狗肉엔 杏子霜을 구하는 것이 마땅하지.	狗肉宜求杏子霜
종류별로 모두를 상세히 기록할 수 없으나,	種種不能詳細記
아마도 알려준 약들과 병증은 서로가 적당할 것이라네.	須教藥病兩相當

1 다적(茶積)은 차를 즐겨 마셔 생기는 적취(積聚)이다.

2 아위(阿魏)는 미나리과(Umbelliferae)에 속한 아위(阿魏) *Ferula assafoetida* Linné 또는 기타 동속 근연식물의 줄기를 자른 부위에서 삼출된 수지(樹脂)로, 성미는 온(溫)·고신(苦辛)하고, 귀경은 비경(脾經)·위경(胃經)으로, 소적(消積)·산비(散痞)·구충(驅蟲)의 효능이 있다.

3 단적(蛋積)은 달걀을 지나치게 많이 먹어 생기는 적취이다.

제4권

收澁劑	外科劑
治瘧劑	經産劑
殺虫劑	小兒劑
治目劑	解救劑

收澁劑

수(收)는 소모되고 흩어진 것[耗散]을 거두어들이는 것이고, 삽(澁)은 미끄러지듯이 빠진 것[滑脫]을 막는 것이다. 외감 및 내상의 유여한 모든 병증과 표리를 치료하는 방법들은 모두 이미 앞에서 논했다. 그런데 정기가 허약한 것에는 기탈(氣脫)과 혈탈(血脫)도 있고 표양(表陽)이 튼튼하지 못하거나 이음(裏陰)이 고갈된 것도 있다. 오장으로 논해보면, 폐기(肺氣)가 모산(耗散)되면 해수가 그치지 않게 되고, 심신(心神)이 부족하면 경계(驚悸)와 정충(怔忡)이 나타나며, 비허(脾虛)하면 사리(瀉痢)하고, 신허(腎虛)하면 유설(遺泄)하며, 간허(肝虛)하면 혼(魂)이 붙을 바가 없어서 밤에 누워도 편안하지 못하게 되니, 이런 종류의 모든 병증에는 모두 산렴수삽(酸斂收澁)한 처방으로 견고히 하거나[固法] 흡수하지[攝法] 않을 수가 없다. 더구나 부인과의 혈붕(血崩) · 경루(經漏) · 임대(淋帶)와 같은 질병들에는 고섭(固攝)해야만 하는 경우가 더더욱 많으며, 그 밖에 소아의 유뇨(遺尿)와 탈항(脫肛) 및 성인의 토혈(吐血) · 뉵혈(衄血) · 자한(自汗) · 도한(盜汗)에도 종종 허탈(虛脫)한 증상이 나타나는 등 그 증상들을 하나하나 말하기도 어렵다. 그러므로 옛사람들은 이런 증상들을 치료하기 위해 십제(十劑) 중 "수삽(收澁)하는 약물은 활탈(滑脫)하는 증상을 고삽(固澁)할 수 있다.[澁可固脫]"[1]라는 방법을 만들게 된 것이다. 이 책에서는 간편하게 상용되는 처방만을 모아 따로 한편을 만들었으므로, 배우는 사람들이 널리 살펴보면서 이리저리 변통하여 치료할 때에 참작한다면 환자를 잘못 치료하는 결과에는 거의 이르지 않게 될 것이다.

1 이 단어는 『중수정화경사증류비용본초(重修政和經史證類備用本草) · 권1(卷一)』에 인용된 당대(唐代) 의가(醫家) 진장기(陳藏器)의 『본초습유(本草拾遺)』에 나오는 "澁可去脫, 卽牡蠣 · 龍骨之屬是也."에서 유래된 단어이다. 또한 삽제(澁劑)라는 용어는 『본초습유』에서 약성으로 본초를 분류한 십제(十劑) 방식을 참고하여, 후에 『성제총록(聖濟總錄) · 권10(卷十) · 심제(審劑)』에서 "滑則氣脫, 欲其收也, 如開腸洞泄, 便溺遺失, 澁劑所以收之."라고 한 후부터 방제를 분류하는 한 방식으로 널리 사용되기 시작하였다.

訶子散 東垣[1]

河間訶子散

신기한 東垣의 訶子散은	東垣訶子散神奇
(訶子)·罌粟殼·乾薑·橘皮로 구성되니	罌粟乾薑與橘皮
虛寒으로 인한 설사가 오래도록 그치지 않을 때	泄瀉虛寒久不止
澁味로 固脫할 수 있는 이 처방으로 치료한다네.	澁能固脫此方醫
河間의 訶子散은	河間訶子方名散
訶子·甘草·木香·黃連으로 구성되니	甘草香連四味齊
白朮과 芍藥을 煎湯한 물로 복용하면	朮芍煎湯用送服
熱邪久痢가 바로 줄어든다네.	熱邪久痢便能稀

동원가자산(東垣訶子散)은 외(煨)한 후 거핵(去核)한 가자(訶子) 7푼, 거체(去蒂)한 후 밀자(蜜炙)한 어미각(御米殼)[3] 5푼, 포제(炮製)한 건강(乾薑) 6푼, 귤홍(橘紅) 5푼으로, 가루 내어 빈속에 복용한다.

허한(虛寒)으로 인한 설사, 음식이 소화되지 않고 그대로 나오는 것, 탈항(脫肛), 하혈(下血) 등의 증상을 치료한다.

설사가 발생한 초기에는 원인이 한사(寒邪), 화사(火邪), 식상(食傷), 습사(濕邪) 등으로 같지 않으므로, 치료 또한 반드시 온법(溫法), 청법(淸法), 소법(消法), 조법(燥法) 등으로 각기 다르게 해야 한다. 그런데 만약 발병된 지 오래되었는데도 치료를 하지 않았거나 혹은 잘못 치료하여 낫지 않은 경우라면 허탈(虛脫)한 증상이 만들어지게 된다. 이런 때에 온보비신(溫補脾腎)해도 효과를 보지 못한 경우라면, 반드시 삽제(澁劑)로 견고히 해야만 제대로 응수한 것이 된다. 가자와 앵속각은 모두 산삽온(酸澁溫)하여 삽장고하(澁腸固下)하고, 건강은 비토(脾土)를 따뜻하게 하며, 진피는 비습(脾濕)을 메마르게 하니, 정상적인 건운(健運) 기능을 회복시키면 병은 저절로 낫게 된다.

○ 하간가자산(河間訶子散)[2]은 생용(生用)한 가자(訶子) 1량 반, 외목향(煨木香) 5돈, 감초(甘草) 1돈, 황련(黃連) 3돈으로, 가루 내어 매번 2돈씩 복용하되 백출(白朮)과 작약(芍藥) 끓인 물로 조하(調下)한다. 설사가 오래되면서 복통이 점차 줄어든 것을 치료하는데, 이 처방을 사용하면 남아있는 사기를 없애 사리(瀉痢)를 그치게 한다. 이것은 화사(火邪)로 인한 하리(下痢)가 오래되어 허탈(虛脫)한 경우이다. 그러므로 행기청화(行氣淸火)하는 목향과 황련으로 지리후장(止痢厚腸)하고, 감완산수(甘緩酸收)한 감초와 작약으로 화중지통(和中止痛)하며, 가자로는 고삽(固澁)하여 빠진 것을 수렴하고, 백출로는 보익(補益)하여 비장을 강화하니, 역시 허(虛)와 사(邪) 모두를 치료하는 방법이 되겠다.

1 동원가자산은 1276년에 나천익(羅天益)에 의해 간행된 이동원(李東垣)의 『난실비장(蘭室秘藏)·권하(卷下) 사리문(瀉痢門)·가자피산(訶子皮散)』에 가자피산(訶子皮散)으로 나온다.

2 하간가자산은 『소문병기기의보명집(素問病機氣宜保命集)·권중(卷中)·사리론(瀉痢論) 제19(第十九)』에 나온다.

3 어미각(御米殼)은 앵속각(罌粟殼)의 이명이다.

眞人養臟湯 謙甫[1]

謙甫의 眞人養臟湯은	謙甫眞人養臟湯
木香·人參·白朮·芍藥·甘草·當歸에	木香參朮芍甘當
訶子·罌粟殼·肉豆蔻·安南桂[2]로 구성되어	訶罌肉蔻安南桂
虛寒으로 인한 瀉痢와 脫肛에 사용된다네.	瀉痢虛寒幷脫肛

진인양장탕(眞人養臟湯)은 거체(去蒂)한 후 밀자(蜜炙)한 앵속각(罌粟殼) 3량 6돈, 목향(木香) 1량 4돈, 육계(肉桂) 8돈, 인삼(人參), 초(炒)한 백출(白朮), 가자(訶子), 육두구(肉豆蔻), 당귀(當歸) 각 6돈, 초(炒)한 백작약(白芍藥) 1량 6돈, 생감초(生甘草) 1량 8돈으로, 매번 4돈씩 전탕하여 복용한다.

사리(瀉痢)가 오래되어 적백리(赤白痢)는 이미 그쳤으나 허한(虛寒)으로 인해 탈항(脫肛) 등이 된 것을 치료한다.

탈항(脫肛)은 전부 대장의 병으로 한(寒) · 열(熱) · 허(虛) · 실(實) 모두가 원인이 될 수 있는데, 허(虛)한데 열(熱)을 겼다면 앞의 하간가자산(河間訶子散)으로 치료하고, 허(虛)한데 한(寒)이 있다면 바로 이 처방을 사용한다. 그런데 탈항(脫肛)이 비록 대장에 속한다고는 하나 그것이 발생한 이유를 생각해 보면 모두 비허(脾虛)로 인하여 발생한 것이 많으므로, 인삼 · 백출 · 감초로 비(脾)를 크게 보익해야만 한다. 또한, 단지 사리(瀉痢)가 오래되어 비록 적백리(赤白痢)가 없다고 하지만, 기분(氣分)과 혈분(血分)이 허약하여 사기가 머물지 않을 수 없으므로, 목향으로 이기(理氣)하고 당귀와 작약으로 화혈(和血)하며 육계로 하부를 덥히면서 한사(寒邪)를 흩어버려야 한다. 육두구 · 앵속각 · 가자 세 약물은 모두 고장지탈(固腸止脫)할 수 있으므로 수삽(收澁)하는 방제가 되겠다.

1 『성방편독』에서는 진인양장탕이 겸보(謙甫)의 처방이라고 되어 있지만, 진인양장탕은 1151년에 간행된 『태평혜민화제국방(太平惠民和劑局方) · 권6(卷之六) 소흥속첨방(紹興續添方)』에 순양진인양장탕(純陽眞人養臟湯)으로 나온다. 참고로 겸보(謙甫)는 원나라 때의 의학자인 나천익(羅天益, 1220~1290)의 자(字)이다.

2 안남계(安南桂)는 베트남에서 생산된 육계(肉桂)이다. 안남(安南)은 베트남의 옛 명칭이다.

牡蠣散[1]

牡蠣散은 (牡蠣에) 黃芪와	牡蠣散內用黃芪
浮小麥, 麻黃根을 배오하는 것이 가장 알맞지.	浮麥麻黃根最宜
陽虛로 表部가 튼튼하지 못해 발생한 自汗에	自汗陽虛表不固
이 처방을 복용하면 신기한 효과가 나타난다네.	此方服後顯神奇

모려산(牡蠣散)은 단연(煅研)한 모려(牡蠣), 황기(黃芪), 마황근(麻黃根) 각 1돈, 부소맥(浮小麥) 100알로, 전탕하여 복용한다.

양허(陽虛)로 발생한 자한(自汗)을 치료한다.

자한(自汗)과 도한(盜汗) 이 둘은 옛사람들이 모두 자한(自汗)은 양허(陽虛)에 속하고 도한(盜汗)은 음허(陰虛)에 속한다고 이론을 수립하였다. 그러나 땀은 심액(心液)이고 심(心)은 혈(血)을 주관하므로 내부에 있게 되면 혈(血)이 되고 외부에 있게 되면 땀이 되니, 자한과 도한이 비록 양허(陽虛)와 음허(陰虛)로 구분된다지만 땀이 나는 것은 모두 울증(鬱蒸)의 화기(火氣)가 핍박하여 그렇게 한 것에 불과하다. 원래 인체의 땀을 자연현상에서는 비로 부르는데 자연현상 역시 반드시 울증(鬱蒸)한 이후에 비가 내린다. 다만 화(火)가 음(陰)에 있는지 양(陽)에 있는지의 구분이 있고, 허(虛)에 속하는 것인지 실(實)에 속하는 것인지의 차이가 있으며, 비록 자한과 도한이 음양으로 구분된다고 하지만, 위기(衛氣)가 허약하여 튼튼하지 못한 것은 모두 동일하다. 이 처방은 황기로 고위익기(固衛益氣)하고 마황근으로 황기를 이끌어 표부에 도달하게 하여 땀을 멈추게 한다.

함한(鹹寒)한 모려는 허양(虛陽)을 가라앉히면서 진액을 수렴하고, 소맥은 심(心)의 곡식이고 밀기울은 서늘하므로 사용하면 심(心)으로 들어가 허열(虛熱)을 물리친다. 이 처방은 위양(衛陽)이 튼튼하지 못하고 심(心)에 허열(虛熱)이 있는 자한(自汗)을 치료한다.

1 모려산은 『태평혜민화제국방(太平惠民和劑局方)·권8(卷之八)·치잡병(治雜病)』에 나온다.

當歸六黃湯[1]

當歸六黃湯의 강력함은	當歸六黃湯有力
(當歸)·黃芪·黃柏·黃芩·黃連·生地黃·熟地黃의 협력 때문이고,	芪柏芩連二地協
陰虛盜汗과 잠을 잘 수 없는 것은	陰虛盜汗不能眠
營中에서 어지럽히는 火邪를 잠재우기 어려워서라네.	火擾營中難靜熄

당귀육황탕은 당귀(當歸), 생지황(生地黃), 숙지황(熟地黃), 황금(黃芩), 황백(黃柏), 황련(黃連)을 모두 같은 분량으로 하고 황기(黃芪)를 두 배로 한 것이다.

음허(陰虛)한데 화사(火邪)가 있어서 도한(盜汗), 발열(發熱)하는 등의 증상을 치료한다.

심(心)이 내부에다 저장한 것은 혈(血)이 되고 외부로 발산한 것은 땀이 되니 땀은 바로 심(心)의 액(液)이다. 깨어있을 때 땀이 나는 것은 자한(自汗)으로 위양(衛陽)이 허약하고 견고하지 못해서 발생한 것이고, 수면 중에 땀이 나는 것은 도한(盜汗)으로 영음(營陰)이 허약한데 화사(火邪)가 어지럽혀 발생한 것이다. 그런데 음허(陰虛)한데 화사(火邪)가 어지럽히는 경우엔 왜 잠이 들면 땀이 나고 깨어나면 땀이 없는 것일까? 이것은 위기(衛氣)의 경우 잠이 들면 음분(陰分)을 운행하므로 위기(衛氣)가 허약해져 땀이 나는 것이고, 깨어나면 위기(衛氣)가 양분(陽分)으로 나가 위기(衛氣)가 다시 견고해지기 때문이다. 음혈(陰血)을 보익하는 생지황과 숙지황을 당귀가 이끌고 심(心)으로 들어가고, 고미(苦味)의 황금 · 황백 · 황련으로 음중(陰中)의 복화(伏火)를 없애 화사(火邪)를 조용히 소멸시키면 영혈(營血)이 고요하게 되어 땀은 저절로 나오지 않게 된다. 그러나 화사(火邪)가 잠잠해지고 땀이 멈췄다 하여도, 표부의 위기(衛氣)가 항상 견고하지 못할까 두려우므로 황기를 가하여 견고하게 하였다.

1 당귀육황탕은 1276년에 나천익(羅天益)에 의해 간행된 이동원(李東垣)의 『난실비장(蘭室秘藏)·권하(卷下)·자한문(自汗門)·자한론(自汗論)』에 나온다.

茯菟丹『局方』[1]

茯菟丹은 精滑과 遺精을 치료하는데	茯菟丹療精滑遺
石蓮肉과 五味子는 항상 서로가 어울리고	石蓮五味總相宜
아울러 山藥은 脾土를 조화롭게 하니	還須山藥調脾土
補澁하면서도 겸하여 淡滲하는 공효가 기이하구나!	補澁仍兼淡滲奇

복토단(茯菟丹)은 토사자(菟絲子) 10량, 오미자(五味子) 8량, 석연육(石蓮肉), 백복령(白茯苓) 각 3량, 산약(山藥) 6량으로, 토사자(菟絲子)를 주침(酒浸)한 후 담갔던 토사자를 건져내고 남은 술로 산약(山藥)을 삶아 풀로 쑤어 환(丸)으로 빚는다. 누정(漏精)에는 소금물로 복용하고, 적탁(赤濁)에는 등심탕(燈心湯)으로 복용하며, 백탁(白濁)에는 복령탕(茯苓湯)으로 복용하고, 소갈(消渴)에는 미음(米飮)으로 복용한다.

유정(遺精), 백탁(白濁), 강중(强中), 소갈(消渴) 등의 증상이 신허(腎虛)로 말미암은 것을 치료한다.

유정(遺精), 백탁(白濁), 강중(强中), 소갈(消渴)의 4증상이 비록 전부 허실의 구분이 있다고 하나 모두 신병(腎病)으로 인해 발생하지 않는 것이 없다. 그런데 신(腎)은 정(精)을 저장하는 곳으로, 정(精)과 관련된 병증이 발생했다면 동시에 당연히 심(心)에도 허물을 돌려야 하니, 군화(君火)가 위에서 움직이면 상화(相火)가 아래에서 좇으므로 정(精)이 자기 자리를 이탈하면서 각종 변증이 일어나, 혹은 중주(中州)의 습열(濕熱)이 서로 올라타기도 하고, 혹은 상초의 진액이 하강하기도 하는 것이다. 그러므로 임탁(淋濁), 소갈(消渴) 등의 증상을 치료할 때는 모두 마땅히 맥(脈)을 살피고 증(證)을 관찰하여 치법을 시행해야만 한다. 이 처방에서 석연육은 심화(心火)를 제거하면서 아래의 신(腎)에 도달하여 상하의 화사(火邪)를 안정시키니, 이렇게 되면 정(精)은 저절로 자기 자리에 머물러 망행하지 않게 된다. 이러고 난 후에는 제자리를 이탈한 정기[離位之精]와 없어지지 않은 화사(火邪) 또한 모두 배출해야 마땅하므로 복령으로 위에서부터 아래로 이끌어와 분리(分利)한다. 그러고 나서 오미자로 하초를 튼튼히 보하고, 산약으로 중초를 단단히 보하며, 토사자로 소음(少陰)의 정(精)을 보하면, 신수(腎水)를 증등(蒸騰)하여 상승시키니 아래로 하주(下注)한 진액을 회복시킬 수가 있게 된다.

1 복토단은 1208년 간행된『태평혜민화제국방(太平惠民和劑局方)·권5(卷之五) 속첨제국경험비방(續添諸局經驗秘方)·복토환(茯菟丸)』에 복토원(茯菟圓)으로 나온다.

金鎖固精丸[1]

金鎖固精丸을 알아보세.	欲知金鎖固精丸
潼沙苑·蓮須·芡實에	沙苑蓮須芡實安
龍骨·牡蠣·蓮子肉으로 구성되니	龍牡更兼蓮子肉
精遺滑脫이 저절로 치료되는구나.	精遺滑脫自能痊

금쇄고정환(金鎖固精丸)은 초(炒)한 동사원(潼沙苑)[2], 증(蒸)한 검실(芡實), 연수(蓮鬚) 각 2량, 소자(酥炙)한 용골(龍骨), 소금물로 하루 밤낮을 끓인 뒤 불에 단제(煅製)한 뒤 가루 낸 모려(牡蠣) 각 1량을 연자육(蓮子肉) 가루로 풀을 쑤어 환을 빚은 것으로 염탕(鹽湯)으로 복용한다.

정활불금(精滑不禁)을 치료한다.

유정(遺精)은 단지 화(火)의 유무로 구분될 뿐이므로 허(虛)와 실(實) 두 가지뿐이다. 꿈을 꾸면서 유정(遺精)하는 것은 강한 상화(相火)로 인한 것이므로 심간(心肝)의 화(火)를 제거하면 저절로 병이 낫고, 꿈을 꾸지 않고서도 유정(遺精)하는 것은 전적으로 신(腎)이 허약해 견고하지 못한 것이므로 또한 보삽약(補澁藥)을 전용(專用)하여 허탈(虛脫)한 것을 튼튼하게 하는 것이 알맞다. 이미 허활(虛滑)한 증상에 속한다면 제거할 화사(火邪)나 빼낼 어혈이 없으므로, 동사원(潼沙苑)으로 신정(腎精)을 보양하고 부족한 것을 보익해야 한다. 모려는 고하잠양(固下潛陽)하고 용골은 안혼평목(安魂平木)하므로 두 가지 약물 모두 "수삽(收澁)하는 약물은 활탈(滑脫)을 고삽(固澁)할 수 있다.[澁可固脫]"고 하는 효능이 있다. 검실

(芡實)은 익비(益脾)하여 지탁(止濁)하고, 연자육은 신(腎)으로 들어가서 심(心)과 교제케 한다. 여기에 다시 연수(蓮鬚)를 사용하는 것은 전적으로 지삽(止澁)하는 효능에 의지하여 허활유정(虛滑遺精)을 치료하고자 배치한 것이다.

1 금쇄고정환은 1682년에 간행된 왕앙(汪昻)의 『의방집해(醫方集解)·육권(六卷)·수삽지제(收澁之劑)』에 나온다.

2 동사원(潼沙苑)은 콩과(Leguminosae)에 속한 편경황기(扁莖黃芪. *Astragalus complanatus*) 또는 기타 동속 근연식물의 성숙한 종자인 사원질려(沙苑蒺藜)를 말한다. 성미는 온감(溫甘)하고 간신경(肝腎經)에 들어가 보간(補肝)·익신(益腎)·명목(明目)·고정(固精)한다.

人參樗皮散[1]

人參樗皮散은 어떤 藥인가?	人參樗皮散何藥
가루 낸 두 약물 중 누가 군약인지 알 수가 없구나.	兩味末之君不覺
오래된 腸風과 臟毒 및	腸風臟毒久稽留
약해진 정기로 인해 발생한 血痢를 치료한다네.	血痢因循正又弱

인삼저피산(人參樗皮散)은 인삼(人參)과 동쪽으로 뻗은 것을 채취해 조피(粗皮)를 제거하고 식초로 구운 저근백피(樗根白皮)로, 각각 같은 양을 가루 내어 미음(米飮)으로 복용한다.

장풍(腸風)과 장독(臟毒)으로 하혈(下血)이 오래되도록 낫지 않는 것과 구리(久痢)에 농혈(膿血)이 그치지 않는 증상 등을 치료한다.

장풍(腸風), 장독(臟毒), 혈리(血痢) 세 가지 증상은 그 시작이 모두 실사(實邪)에 속해, 혹 풍사(風邪)가 장(腸) 중에 침입했거나, 혹 습열(濕熱)이 하주(下注)하였거나, 혹 적체(積滯)가 꼬불꼬불 복잡한 곳에 머물면서 제거하려 해도 제거되지 않으면서 영혈(營血)을 핍박해 망행하는 것이 멈추지 않아 위의 여러 증상이 발생하게 된 것이다. 그러므로 치료하려면 소풍도체(疏風導滯)하거나 청열행어(淸熱行瘀) 해야 하되, 맥(脈)과 증(證)을 관찰해 처방을 세워야만 자연히 효과를 볼 수가 있게 된다. 오래된 경우는 모두 허약해 견고하지 못한 것[不固]에 속하므로, 비록 없애지 못한 사기가 있더라도 마땅히 고본(固本)을 위주로 하여, 왕성하게 된 정기가 사기를 자연히 제거하도록 해야 한다. 즉 사기를 다스리는 약물을 사용하고자 하더라도 (본(本)이 아닌) 말(末)로 삼아 치료하는 것이 더 마땅하겠다. 이 처방에서 인삼은 대보기혈(大補氣血)하여 고허(固虛)한다. 저근백피의 한성(寒性)은 청열(淸熱)할 수 있고, 고미(苦味)는 조습(燥濕)할 수 있으며, 삽성(澁性)은 고탈(固脫)할 수 있으니 하나의 약물이 3가지 장점을 갖추었으므로, 인삼과 합하여 두 약물을 가루 내어 미음으로 복용하면 실로 구허하혈(久虛下血)을 치료하는 좋은 방법이 되겠다. 어찌 약물의 가짓수가 적다고 홀대할 수 있겠는가!

1 인삼저피산은 1116년에 간행된 구종석(寇宗奭)의 『본초연의(本草衍義)·권15(卷十五)·춘목화(椿木華) 춘저(椿樗)』에 인삼산(人參散)으로 나온다.

桑螵蛸散[1]

桑螵蛸散은 (桑螵䴏)·石菖蒲에	桑螵蛸散石菖蒲
人參·茯苓·當歸·遠志를 더하고	參茯當歸遠志俱
東으로 달리는 龍骨과 北으로 들어가는 龜板으로 구성되니	龍走東方龜入北
下焦가 허하여 소변이 잦은 것에 힘껏 도울 수 있다네.	下虛便數力能扶

상표초산(桑螵蛸散)은 인삼(人參), 복령(茯苓), 원지(遠志), 염수초(鹽水炒)한 석창포(石菖蒲), 염수초(鹽水炒)한 상표초(桑螵蛸), 단제(煅製)한 용골(龍骨), 초자(醋炙)한 귀판(龜板), 당귀(當歸)로, 모두 같은 양으로 가루 내어, 잘 때 2돈씩 인삼탕(人參湯)으로 복용한다.

소변을 자주 보는 증상을 치료하면서 아울러 신혼(神魂)을 편안히 하고 심기(心氣)를 보익하며 건망을 치료한다.

소변을 자주 보는 증상은 하부에 화사(火邪)가 치성한 경우와 하부가 허약해 불고(不固)한 경우가 있다. 단지 화사(火邪)만 있는 경우에는 소변이 반드시 단적(短赤)하거나 혹 삽통(澁痛)하니 환자의 맥증(脈證)으로 확진할 수가 있고, 불고(不固)한 경우는 수화(水火)가 서로 교제하지 못하거나 비신(脾腎)의 기운이 약하여 자주 소변이 마려우면서 멈출 수가 없는 경우로 노인과 소아에게서 많이 나타난다. 소아가 자면서 소변을 보는 유뇨(遺尿)도 신허(腎虛)로 발생한 것에 속한다. 상표초는 보신고정(補腎固精)하면서 원지와 함께 신(腎)으로 들어가 신기(腎氣)를 통하게 하여 위로 심(心)에 도달하게 하고, 석창포는 심규(心竅)를 열어 군주(君主)가 인삼과 당귀의 보충을 받을 수 있도록 하며, 하행하는 복령을 사용하는 것은 심기(心氣)를 내려 신(腎)과 맞닿게 하려는 것으로 이처럼 하면 심신(心腎)은 저절로 교통(交通)하게 된다. 용과 거북이는 모두 영물로 용골은 간(肝)으로 들어가 안혼(安魂)하고 귀판은 신(腎)으로 들어가 영지(寧志)하므로, 간(肝)은 소설(疏泄)을 맡게 되고 신(腎)은 폐장(閉藏)을 주관하게 되어 두 장부 각각 자기의 직분을 지키게 되니 앞의 증상들을 모두 치료하는 데 있어 알맞게 된다.

1 상표초산은 1116년에 간행된 구종석(寇宗奭)의 『본초연의(本草衍義)·권17(卷十七)·상표초(桑螵蛸)』에 나온다.

固眞丸 『景岳』[1]

固眞丸은 滑精과 遺精을 치료하니	固眞丸治滑遺精
菟絲子·牡蠣·金櫻子·茯苓으로 구성되지.	菟牡金櫻與茯苓
꿀로 환을 빚고 술로 삼키니,	用蜜作丸酒送下
『新方八陣·固陣』에서 나온 것 중 제일이라네.	新方固陣出張君

고진환(固眞丸)은 떡으로 만든 토사자(菟絲子) 1근, 단제(煅製)한 모려(牡蠣) 4량, 씨앗을 빼고 쪄서 익힌 금앵자(金櫻子) 4량, 술에 버무린 다음 쪄서 햇볕에 말린 복령(茯苓) 4량으로, 밀환(蜜丸)한다.

몽유정활(夢遺精滑)을 치료한다.

유정(遺精)을 치료하는 중요 요점은 통법(通法)과 색법(塞法) 두 가지이다. 통법(通法)은 어탁(瘀濁)을 소통하고 습기를 삼설(滲泄)하며 사열(邪熱)을 제거하는 것으로, 이렇게 하여 사기를 물러나게 하고 정기를 편안하게 하면 정(精)이 요동치지 않게 되어 자연히 정기를 굳게 지키면서 깊숙이 저장할 수 있어 유정(遺精)과 활정(滑精)의 우환이 사라지게 된다. 색법(塞法)은 사기는 없이 오로지 허한 경우에 막고 저지하는 약재를 사용하여 활탈(滑脫)한 것을 수렴하는 것으로, 이렇게 하지 않으면 정관(精關)이 견고치 못하게 되고 정기가 아래로 내달려 더럽고 탁한 것들과 합쳐져 같이 쉼 없이 흐르게 된다. 그런데 옛사람이 처방을 만들 때 항상 이 둘을 같이 사용한 것은, 제자리를 지키는 정기[守位之精]는 허함(虛陷)해지므로 부득불 고섭(固攝)하지 않을 수 없고, 제자리를 떠난 정기[離

位之精]는 나아가 어혈이 되므로[2] 부득불 소통하지 않을 수 없기 때문이다. 이 처방의 토사자는 신(腎) 중의 정기를 크게 보하고 신수(腎水)를 증등(蒸騰)시켜 상승하게 하되 하강하지 않게 하며, 모려와 금앵자는 고삽(固澁)하고, 복령은 통리(通利)한다. 밀환(蜜丸)으로 만드는 것은 감완(甘緩)한 성질로 화합시키는 의미를 취하여 통제(通劑)와 색제(塞劑) 각각이 화평함을 얻게 하려는 것이다.

1 고진환은 1624년에 편찬된 장경악(張景岳)의 『경악전서(景岳全書)·권51덕집(卷之五十一德集)·신방팔진(新方八陣)·고진(固陣)』에 나온다.

2 역자는 어혈을 단순히 타박으로 발생한 사혈(邪血)이나 경락을 벗어난 혈[離經之血]만으로 생각하지 않고, 더욱더 넓게 생각해 정기 중 발생 측면이나 기능 측면에서 정상적이지 못하면서 혈(血)과 유관한 것 즉 비생리적인 혈(血)의 총칭이라 마음속으로 생각하고 있었다. 그래서 여기 『성방편독』에서 제자리를 벗어난 정기[離位之精]가 어혈이 된다는 개념을 제시한 것은 어혈의 발생에 대해 이전에 비해 새로운 면을 제시하고 있는 것으로 우리 의학의 어혈 개념을 보다 풍부하고 세밀하게 한 것으로 생각한다. 향후 진일보한 연구를 통해 '離位之精'의 개념을 통합한 어혈에 대한 새로운 개념 정리가 필요하다고 생각된다. '離位之精'의 개념은 이곳뿐만 아니라 복토단(茯菟丹), 위희환(威喜丸)에서도 등장한다.

鞏堤丸『景岳』[1]

鞏堤丸이 치료하는 陽衰는	鞏堤丸子治陽衰
約束하지 못하는 遺證으로 비정상적인 病勢이지.	不約而遺病勢乖
韭子·熟地黃·菟絲子·益智仁·五味子와	韭子地絲益智味
山藥·茯苓·白朮·附子·破故紙로 구성된다네.	藥苓朮附骨脂佳

공제환(鞏堤丸)은 숙지황(熟地黃) 2량, 병(餅) 만들어 초(炒)한 토사(菟絲), 백출(白朮) 각 2량, 오미자(五味子), 주초(酒炒)한 익지인(益智仁), 주초(酒炒)한 파고지(破故紙), 제부자(製附子), 복령(茯苓), 초(炒)한 가구자(家韭子) 각 1량을 가루 내어 산약(山藥)으로 쑨 풀로 환을 빚은 것이다.

방광이 (소변을) 저장하지 못해 소변이 멈추지 않는 것[2], 명문의 화기가 쇠약해져 발생한 소변불금(小便不禁)[3] 등의 증상을 치료한다.

유뇨(遺尿)의 원인에는 허한(虛寒)과 화박(火迫)이 있으나, 대개는 하원(下元)이 견고하지 못해 발생한 것이 많다. 보통 노인과 소아에게 많이 나타나는데 노인은 신기(腎氣)가 이미 쇠약해진 경우이고, 소아는 신기(腎氣)가 아직 충족되지 못한 경우이다. 신(腎)은 관문(關門)이라고 일컬어진다[4]. 만약 관문이 원활하지 못하면 수기(水氣)가 모여 발병하게 되고, 관문이 견고하지 못하면 수세(水勢)가 아래로 달려가나 제약과 단속을 받지 못하게 되므로 새게 된다. 처방 중에 숙지황 · 토사자 · 보골지 · 가구자는 신(腎)을 크게 보한다. 그러나 신(腎) 속의 기운을 제약하면서 단속하는 것은 또한 비(脾)에 있으므로, 백출과 산약으로 비토(脾土)를 크게 보한다. 신향(辛香)하면서 온난(溫暖)한 익지인은 홀로 비가(脾家)에 들어가는데 고섭(固攝)하는 가운데 흐르게 하려는 의미가 있다. 부자는 진화(眞火)를 돕고, 복령은 사수(邪水)를 제거하며, 오미자로는 관문을 튼튼히 하여 제방을 굳건히 한다[鞏堤].

1 공제환은 1624년에 편찬된 장개빈(張介賓)의 『경악전서(景岳全書) · 권51덕집(卷之五十一德集) · 신방팔진(新方八陣) · 고진(固陣) · 공제환(鞏堤丸)』에 나온다.

2 원문 "膀胱不藏, 水泉不止"는 『소문(素問) · 맥요정미론(脈要精微論)』의 "水泉不止者, 是膀胱不藏也."를 변형 인용한 것이다.

3 중국중의약출판사판(中國中醫藥出版社版)에는 '小水不禁'으로 되어 있고, 학원출판사판(學苑出版社版)에는 '小火不禁'으로 되어 있는데, 앞뒤 문맥 등을 고려해 보면 '小水不禁'이 올바른 것으로 생각되어 소변불금(小便不禁)으로 해석하였다.

4 "腎者, 胃之關"은 『소문(素問) · 수열혈론(水熱穴論)』에 나오는 구절이다. 이 구절에 있는 "胃"에 대해서는 일반적으론 장위(腸胃)의 위(胃)로 해석을 하여, 신(腎)은 이음(二陰)을 주관하는데 위(胃)는 수곡을 받아들이고 청기(淸氣)와 탁기(濁氣)를 생산하여 이음(二陰)을 통해 배출하므로 신(腎)의 관폐(關閉) 작용이 위(胃)의 작용을 좌우한다는 의미로 해석되었다. 예를 들어 장경악(張景岳)은 『유경(類經)』에서 "關者, 門戶要會之處, 所以司啓閉出入也. 腎主下焦, 開竅於二陰, 水穀入胃, 淸者由前陰而出, 濁者由後陰而出, 腎氣化則二陰通, 腎氣不化則二陰閉, 腎氣壯則二陰調, 腎氣虛則二陰不禁, 故曰腎者胃之關也.(관(關)은 문호로 모이는 곳이 되므로 여닫으면서 출입을 담당하는 곳이다. 신(腎)은 하초를 주관하고 이음(二陰)으로 개규(開竅)하고 있고, 수곡(水穀)은 입으로 들어가 청자(淸者)는 전음(前陰)으로 나가고 탁자(濁者)는 후음(後陰)으로 나가니, 신기(腎氣)가 전화(轉化)하면 이음(二陰)이 통하게 되고 신기(腎氣)가 전화(轉化)하지 못하게 되면 이음(二陰)이 막히며, 신기(腎氣)가 튼튼하면 이음(二陰)이 조화롭고 신기(腎氣)가 허약하면 이음(二陰)이 불금(不禁)하게 되므로 신(腎)을 위(胃)의 관문이라고 하는 것이다.)"라고 하였다.

그런데 이 구절이 앞뒤 문맥과 잘 연결되지 않으므로 『내경의난해독(內經疑難解讀)』에서는 새로운 해석을 내놓았는데 다음과 같다. "腎者胃之關也, 其中'胃'字應是'謂'的通假字.……'腎者胃之關'卽'腎者謂之關'是'腎主水司開闔這一藏象學說的理論淵源', 而幷非與胃相互作用才司開闔, 經文爲突出强調腎在水液代謝過程中所起的重要作用, 而將其比作關隘.('腎者胃之關也'라는 구절 중 '胃'자는 당연히 '謂'의 통가자(通假字)로 사용된 것이다. …… '腎者胃之關'은 즉 '腎者謂之關'으로 이것은

'신(腎)이 수기(水氣)를 주관하고 개합(開闔)을 담당한다.'라는 장상학설의 이론적 연원이 되는 것이지, 결코 위(胃)와 더불어 상호 작용을 해야만 비로소 개합(開闔)을 담당할 수 있다는 말이 아니다. 경문(經文)은 신(腎)이 수액 대사 과정 중 일으키는 중요 작용을 특별히 강조하여 관문에 비유한 것이다.)" 즉 "胃"는 "謂"를 의미한다는 주장이다. 이곳 『성방편독 · 공제환』에서도 그 논술내용을 살펴보면 "胃"를 장위(腸胃)의 "胃"보다는 "謂"로 해석하는 것이 합리적이라 생각되어 "腎者, 胃之關也"를 "신(腎)은 관문(關門)이라고 일컬어진다."라고 해석하였다.

人參定喘湯『局方』[1]

人参定喘湯은 (人参)·麻黃에	人参定喘首麻黃
甘草·阿膠·半夏麴·桑白皮와	甘草阿膠夏曲桑
五味子·生薑·罌粟殼으로 구성되어	五味生薑罌粟殼
오랫동안 앓아온 咳嗽에 신묘하고도 비상하다네.	遠年久嗽妙非常

인삼정천탕(人參定喘湯)은 인삼(人參), 마디를 제거한 마황(麻黃), 자감초(炙甘草), 아교(阿膠), 반하국(半夏麴) 각 1돈, 밀자(蜜炙)한 앵속각(罌粟殼) 1돈, 밀자(蜜炙)한 상백피(桑白皮), 오미자(五味子) 각 5푼, 생강(生薑) 3편으로 구성된다.

오랫동안 해역상기(咳逆上氣)하고 흉만비색(胸滿痞塞)하며 목소리가 나오지 않는 것을 치료한다.

해수(咳嗽)는 사기가 있는 경우와 없는 경우로 구분되고, 실음(失音) 또한 금실(金實)과 금파(金破)로 분류되나, 총체적으론 외감과 내상의 사이를 벗어나지 못한다. 다만 폐(肺)는 청숙(淸肅)의 장기로 기운이 하행하면 순(順)이 되고 상행하면 역(逆)이 되니, 만약 사기가 폐 안에서 실(實)하게 되면 하행하는 의미를 잃게 되고, 허(虛)하여도 기운이 역상 되어 매번 상부에서 옹체되는 우환이 발생하게 된다. 그러므로 허증(虛證)으로 보(補)해야 하는 경우거나 실증(實證)으로 사(瀉)해야 하는 경우를 막론하고 모두 숙강(肅降)하는 약물을 겸용하는 것이 마땅하다. 이 처방은 오랜 기침으로 정기는 허약해지고 사기는 남아있어 다 제거되지 않은 경우를 치료하므로 정기와 사기 모두를 돌아보는 방법을 사용하였다. 인삼과 감초는 기운을 보익하고, 아교는 혈분을 회복하며, 마황과 생강은 사기를 흩어버리고, 반하는 탁기를 운행하며, 오미자와 앵속각은 모산(耗散)한 것을 수렴하고, 상백피는 청열하행(淸熱下行)하니 (이런 효능들을 바탕으로) 추금(秋金)의 명령이 잘 운행되도록 하였다.

1 인삼정천탕은 1208년에 간행된 『태평혜민화제국방(太平惠民和劑局方)·권4(卷之四)·속첨제국경험비방(續添諸局經驗秘方)』에 나온다.

威喜丸[1]

威喜丸은 黃蠟과 茯苓으로 구성되니	威喜丸中黃蠟苓
두 가지를 녹이고 합하여 고루 섞이도록 한 것이지.	二般鎔合兩相匀
元陽이 굳건하지 못해 遺精, 遺濁하는 것과	元陽不固精遺濁
虛火로 金氣가 손상되어 久嗽한 것을 치료한다네.	久嗽金傷虛火刑

위희환(威喜丸)은 복령(茯苓. 저령(猪苓) 2량과 함께 자기(磁器) 안에 넣고 같이 끓여 10여 회 끓으면 꺼내서 쇄건(曬乾)하되 저령은 사용하지 않는다.) 4량과 황랍(黃蠟) 4량으로 구성된다. 가루 낸 복령(茯苓) 4량을 녹인 황랍(黃蠟)에 섞어 탄자대(彈子大)로 환을 빚는데 매번 한 알씩 잘게 씹어서 침으로 복용한다. 소변이 청백(靑白)해지면 복용을 멈춘다.

원양(元陽)이 허약해져 발생한 활정(滑精), 백탁(白濁), 유뇨(遺尿)와 부인(婦人)의 혈해(血海)가 허랭(虛冷)하여 발생한 음탁대하(淫濁帶下), 몽설(夢泄) 등의 증상을 치료한다. 손상된 양기와 무너진 음기를 전문적으로 다스린다. 또한 폐허(肺虛)로 인한 구수(久嗽)와 담화(痰火)가 제거되지 않는 것도 치료한다.

이상의 여러 증상은 모두 허약하여 견고하지 않은 때를 틈타 발생한 것들이니, 치료할 때에는 완전히 염삽(斂澁)한 약재만을 사용하는 것이 올바를 것 같지만, 음탁대하(淫濁帶下)는 모두 제자리를 벗어난 정기[離位之精]에 속하므로 오히려 나누고 소멸시키면서 탁기를 빼내어야만 한다. 복령과 황랍 두 가지 약물은 하나는 통(通)하고 하나는 삽(澁)하여 서로가 서로에게 쓰임이 되면서, 성질이 모두 감담(甘淡)하여 천지의 지고지순한 맛을 얻은 것이므로, 능히 음양을 조리(調理)하고 고허강탁(固虛降濁)하여 온전하게 약효를 발휘하게 한다.

1 위희환은 1208년에 간행된 『태평혜민화제국방(太平惠民和劑局方) · 권5(卷之五) · 속첨제국경험비방(續添諸局經驗秘方)』에 위희원(威喜圓)으로 나온다.

斂肺湯[1]

오랜 기침에 사기가 없다면 斂肺湯을 사용하니	久咳無邪斂肺湯
百藥煎·訶子皮·五味子에	藥煎訶子味相當
黃芪皮·白及·胡桃肉과	芪皮白及胡桃肉
罌粟殼·甜杏霜으로 구성된다네.	罌粟還須甜杏霜

염폐탕(斂肺湯)은 백약전(百藥煎)[2], 가자피(訶子皮), 오미자(五味子), 황기피(黃芪皮), 백급편(白及片), 호도육(胡桃肉), 앵속각(罌粟殼), 첨행상(甜杏霜)[3]이다.

이 처방은 오래된 기침 중 순전히 허증만 있고 사기는 없는 경우를 위해, 특별히 염고(斂固)하는 방법만을 사용하여 만든 처방으로 배우는 사람들을 위해서 채택해 수록하였다.

해수는 내상으로 인한 경우와 외감으로 인한 경우 두 가지를 구별하여야만 한다. 외감으로 인한 경우는 원인이 모두 육음(六淫)의 사기에 속하여 치법이 온산(溫散) 또는 청해(淸解)하는 경우로 사기가 제거되면 폐기(肺氣)가 청숙(淸肅)하여 해수는 저절로 낫게 된다. 내상으로 인한 경우는 담음(痰飮)이나 기화(氣火)로 말미암은 것을 제외하고는 모두 폐기(肺氣)가 모산(耗散)한 것에 속하므로 음허(陰虛)인지 양허(陽虛)인지를 살펴서 수렴고섭(收斂固攝)하면 된다. 허화(虛火)와 온갖 잡증(雜證)이 섞여 있으면 오히려 허실(虛實)을 함께 돌아보는 치법을 사용하는 것도 무방하다. 처방 중에 백약전 · 가자피 · 앵속각은 모두 청허(淸虛)하는 약품으로 폐에 들어가서 모산(耗散)한 것을 수렴한다. 오미자는 수렴에 겸하여 보익하고 아울러 보폐자신(保肺滋腎)할 수 있다. 황기피(黃芪皮)는 폐기(肺氣)를 튼튼히 하고, 백급은 폐기가 손상된 것을 보양해주며, 호도와 행인은 폐조(肺燥)를 윤택하게 한다.

1 염폐탕의 출전은 『성방편독』에 기재되어 있는 경우를 제외하고는 아직 발견하지 못하였다. 향후 보다 자세한 연구가 필요하겠다.

2 백약전은 오배자(五倍子)를 찻잎과 함께 발효시켜 만든 것으로, 폐경(肺經)과 위경(胃經)에 들어가 윤폐화담(潤肺化痰), 삽장지사(澁腸止瀉), 청열해독(淸熱解毒)한다.

3 첨행상(甜杏霜)은 첨행인(甜杏仁)을 상(霜)으로 만든 것이다. 행인은 성미에 따라 고행인(苦杏仁)과 첨행인(甜杏仁)으로 나뉘는데, 고행인(苦杏仁)은 성미가 고신(苦辛)하여 선폐(宣肺)와 소설(疏泄)에 강점이 있어 외감(外感)으로 인한 폐실(肺實)의 해천(咳喘)에 다용하고, 첨행인(甛杏仁)은 성미가 (甘平)하여 윤폐(潤肺)와 자양(滋養)에 강점이 있어 폐허(肺虛)로 인한 노수(勞嗽)에 다용한다. 윤장통변(潤腸通便)의 효능은 서로 같이 가지고 있다.

『본초강목(本草綱目) · 권7(卷七) · 백초상(百草霜)』에서 "其質輕細, 故謂之霜"이라고 했듯이 상(霜)이란 아주 곱고 가벼운 가루를 일컫는 용어로, 만드는 방법 즉 제상법(製霜法)에는 거유제상법(去油製霜法), 삼석제상법(滲析製霜法), 승화제상법(昇華製霜法), 전자제상법(煎煮製霜法), 결연제상법(結煙製霜法), 풍화제상법(風化製霜法) 등이 있다.

治瘧劑

학질(瘧疾)은 『내경(內經)』에 상세하게 논술되어 있는데, 그 요지는 "여름에 서사(暑邪)에 손상되었다면 가을에 해학(痎瘧)이 발생한다."[1]는 것과 "여름의 더위에 땀을 내지 않는다면 가을에 풍학(風瘧)이 이루어진다."[2]는 것으로, 이것들을 살펴보게 되면 학질의 발병은 복서(伏暑)로 인하지 않은 것이 없다. 인체에서 사기와 정기는 원래 양립하지 않는다. 그러나 육음(六淫)의 정사(正邪)는 모두 잠복한 이후에 발병하는데, 인체의 허약한 곳을 타고 잠복하다가 재차 외감의 사기를 만나게 되면 서로 감촉되어 안팎에서 끌어당기니 새로운 사기와 오래된 사기가 함께 어지럽히면서 발병하게 되는 것이다. 복사(伏邪)가 이미 발동했다면 반드시 인체 영위(營衛)의 기운과 서로 싸우게 되므로 한열(寒熱)이 정해진 시기에 발생하게 된다. 정기가 왕성한 경우에는 하루에 한 번 발생하고 정기가 쇠약한 경우에는 하루 걸러 발생하거나 혹은 이틀 걸러 발생하는데, 반드시 정기가 전화(轉化)하고 사기가 모두 없어진 후에야 병이 낫게 된다. 보통 한열(寒熱)을 한 차례 겪고 나면 사기가 1푼 정도 줄어들기 때문에 한열(寒熱)이 매일 발생하는 경우가 쉽게 치료되는 것은 사기가 빠르게 없어지기 때문이고, 하루나 이틀을 걸러 발생하는 경우가 치료하기 어려운 것은 정기가 허약하여 사기와 매일 서로 싸울 수 없어 며칠을 쉬고 발작하기 때문으로 이 같은 경우라면 치료되는 것도 느린 것이다. 학질을 치료하려면 반드시 사기가 잠복해 있는 곳을 중심으로 소산(疏散)하고 제거하여서 한열(寒熱)을 점차 약하게 해야 하는데 이렇게 한 연후에야 겁절(劫截)하는 방법을 사용할 수가 있다. 사기가 있는 본원은 어디인가? 바로 담(痰)과 혈(血)이다. 서사(暑邪)는 무형의 사기이므로 반드시 유형의 담(痰)과 혈(血)에 의지해 잠복한다. 그러므로 "담(痰)이 없으면 학질(瘧疾)이 발생하지 않는다."[3]는 옛사람의 의론(醫論)이 있게 된 것이다. 배우는 사람이 이것을 체득하고 자세히 관찰한다면 학질을 치료하는 방법에서 빠진 것은 없을 것이다.

1 『소문(素問)·생기통천론편(生氣通天論篇)』에 있는 "是以春傷於風, 邪氣留連, 乃爲洞泄; 夏傷於暑, 秋爲痎瘧; 秋傷於濕, 上逆而欬, 發爲痿厥; 冬傷於寒, 春必溫病. 四時之氣, 更傷五藏."이라는 구절 중 일부를 인용한 것이다.

2 『소문(素問)·금궤진언론편(金匱眞言論篇)』에 있는 "夫精者身之本也. 故藏於精者, 春不病溫. 夏暑汗不出者, 秋成風瘧. 此平人脈法也."라는 구절 중 일부를 인용한 것이다.

3 "無痰不作瘧"은 남송(南宋)의 의학자 엄용화(嚴用和)의 『중집엄씨제생방(重輯嚴氏濟生方)·제학문(第瘧門)·제학론치(第瘧論治)』에서 "『素問』云 : 夫瘧疾皆生於風. 又云 : 夏傷於暑, 秋必病瘧. 此四時之氣使然也. 或乘凉過度, 露臥濕處, 飮冷當風, 飢飽失時, 致令脾胃不和, 痰積中脘, 遂成此疾, 所謂無痰不成瘧."이라는 구절에서 보인다.

淸脾飮 嚴用和[1]

淸脾飮은 厚朴·黃芩·柴胡에
茯苓·白朮·甘草·靑皮·半夏와
다시 生薑·草果를 더해 복용하는 처방으로
脾部의 瘧邪를 쓸어버린다네.

淸脾飮子朴芩柴
苓朮甘靑半夏加
更益生薑草果服
廓淸脾部瘧爲邪

청비음(淸脾飮)은 초초(醋炒)한 청피(靑皮), 후박(厚朴), 시호(柴胡), 초(炒)한 황금(黃芩), 제반하(製半夏), 복령(茯苓), 토초(土炒)한 백출(白朮), 자감초(炙甘草), 초과(草果) 각 등분에 생강(生薑)을 가해 전탕한 것이다.

원방에서는 학질로 열다한소(熱多寒少), 구고(口苦), 인건(咽乾), 소변적삽(小便赤澁), 맥현삭(脈弦數)한 증상들을 치료한다.

처방의 약물들이 청리(淸利)하는 약품만을 사용하지 않았지만 청비(淸脾)라고 명명한 이유에 대해, 후현(後賢)들은 모두 비부(脾部)의 사기를 쓸어버릴 수 있기 때문에 명명하였다고 말하였다. 학사(瘧邪)는 보통 간담(肝膽)의 사이에 잠복하지만 잠복한 것이 옮겨가 비(脾)에 있기도 한데 이렇게 되면 비(脾)가 운화(運化)의 직무를 잃어버리게 되고 습탁(濕濁)과 담음(痰飮)이 복사(伏邪)와 서로 결합하게 된다. 처방 중에 백출과 감초는 보비(補脾)하여 건운(健運)을 회복시키고, 반하와 복령은 행담(行痰)하며, 후박은 산습(散濕)하고, 청피는 홀로 간(肝)에 들어가 복사(伏邪)를 소통하며, 초과는 비(脾)로 들어가 결체(結滯)를 소산한다. 시호는 학사(瘧邪)를 상승시켜 표부에서 흩어버리고, 황금은 학사(瘧邪)를 하강시켜 이부(裏部)에서 제거한다. 생강을 사용하는 것 역시 거사벽악(祛邪辟惡)하여 비부(脾部)를 깨끗하게 쓸어버리려는 것이다.

1 청비음은 1253~1267년에 완성된 남송 때 의가 엄용화(嚴用和)의『중집엄씨제생방(重輯嚴氏濟生方)·제학문(諸瘧門)·제학론치(諸瘧論治)』에 나온다.

常山飮『局方』[1]

常山飮은 『局方』에 나타나니	常山飮子局方垂
久瘧은 낫기 어려운 병이라네.	久瘧難痊截病災
(常山)·知母·貝母·草果·檳榔·生薑·大棗를	知貝果檳薑棗酒
烏梅와 함께 물로 끓여 하룻밤 이슬 맞히지.	水煎露宿共烏梅

상산음(常山飮)은 화주(火酒)[2]로 초(炒)한 상산(常山) 5돈, 외(煨)한 초과(草果), 빈랑(檳榔), 지모(知母) 각 1돈, 오매(烏梅) 2매, 패모(貝母) 1돈, 생강(生薑) 3편, 대조(大棗) 1매로, 술과 물을 반씩 섞은 것으로 전탕한다. 이슬을 하루 맞히고 해가 뜨지 않았을 때 동쪽을 바라보고 공심(空心)에 온복(溫服)한다. 찌꺼기는 다시 술을 사용해 전탕하여 학질이 발작하려고 할 때 먼저 복용한다.

학질이 오래되어 낫지 않는 것을 치료하는데, 이 처방을 사용하여 끊어버린다.

절학법(截瘧法)을 옛사람부터 답습해 사용한 지 이미 오래되었다. 그런데 절학(截瘧)하는 방법을 생각해 보면 결코 가로막고 저지한다는 의미가 아니라 복사(伏邪)를 무너트리고 흩어지게 해 소굴을 부서트리게 되면 한열(寒熱)이 자연히 멈추게 되는 것에 불과하다. 상산은 흉중담결(胸中痰結)을 잘 토하게 하니 학사(瘧邪)를 이끌고 상승하고, 빈랑은 흉하벽낭(胸下癖囊)을 잘 부수니 학사(瘧邪)를 이끌고 하강하는데, 이렇게 되면 복사(伏邪)가 서로 분리되어 합쳐지지 못하게 된다. 지모는 양명(陽明)에 홀로 편승한 열을 치료하고, 초과는 태음(太陰)에 홀로 편승한 한(寒)을 치료하니, 이렇게 되면 한열(寒熱)이 풀려 저절로 사라지게 된다. 패모는 완전히 없어지지 않고 남은 담(痰)을 제거하고, 오매는 이미 망실된 기혈을 수렴한다. 생강과 대조는 영위(營衛)를 조화하고 진액을 이르게 한다. 술과 물은 경락을 운행하고 약력을 돕는다. 전탕하고서 하루 이슬을 맞히는 것은[3], 학질은 복서(伏暑)로 인하여 유발되는데 이슬[露]이 해서(解暑)할 수 있으므로 사용하는 것으로, 백로(白露)가 이르면 무더운 여름날은 물러나게 되는 것이다.

1 상산음은 1151년에 간행된 『태평혜민화제국방(太平惠民和劑局方) · 권8(卷之八) · 치잡병(治雜病) · 소흥속첨방(紹興續添方)』에 나온다. 단 처방 구성이 약간 다른데 『태평혜민화제국방』에는 "知母 川常山 草果 甘草(炙, 各二斤) 良薑(二十兩) 烏梅(去仁, 一斤). 上件爲粗末. 每服三錢, 水一盞, 生薑五片, 棗子一枚, 煎至七分, 去滓溫服." 이라고 되어 있어 『성방편독』 수록방보다 감초(甘草)와 양강(良薑)이 더 있고 빈랑(檳榔)과 패모(貝母)가 없다.

2 화주(火酒)는 소주(燒酒)를 의미한다. 소주는 원나라 이후에 중동에서 중국으로 전해져 왔기 때문에 이 포제법은 당연히 『태평혜민화제국방』에는 없었고 후대에 추가된 것이다.

3 탕액을 노천에 내놓고 하룻밤 동안 이슬을 맞히는 것을 노법(露法)이라고 한다. 이 노법(露法)의 의미에 대하여 『성방편독(成方便讀)』에서는 해서(解暑)만을 이유로 설명하고 있지만, 더 자세한 의미가 『온병조변』에 기재되어 있어 아래에 소개한다. 즉 『온병조변(溫病條辨) · 권2(卷二) · 중초편(中焦篇) · 습온(濕溫) · 80조(八十條)』에 "其退邪之妙, 全在用露, 淸肅能淸邪熱, 甘潤不傷正陰, 又得氣化之妙諦."라고 하여, 이슬은 한밤의 서늘한 청숙지기(淸肅之氣)이므로 사열(邪熱)을 제거할 수 있고, 감윤지기(甘潤之氣)이므로 정기의 음기(陰氣)를 손상하지 않으면서, 아울러 인체의 기화(氣化) 작용을 촉진한다고 하였다.

鱉甲煎丸 『金匱』

鱉甲煎丸은 (鱉甲)·鼠婦·䗪虫·蜣蜋	鱉甲煎丸鼠䗪蜣
桃仁·牧丹皮·赤硝·厚朴·桂枝·乾薑	桃丹硝朴桂乾薑
柴胡·黃芩·半夏·芍藥·阿膠·瞿麥·葶藶子	柴芩夏芍阿瞿藶
石葦·人參·蜂窠·大黃	石葦人參蜂大黃
烏扇·紫葳에 灶下土를 섞어	烏扇紫葳灶下土
청주로 조금씩 여러 번 적신 후	頻添清酒浸之良
鱉甲과 함께 삶아	卽將鱉甲和同煮
무르게 하여 환으로 빚으니 방법이 보통과 다르다네.	搗爛爲丸法異常

별갑전환(鱉甲煎丸)은 자(炙)한 별갑(鱉甲) 12푼, 소(燒)한 오선(烏扇)[1] 3푼, 황금(黃芩) 3푼, 시호(柴胡) 6푼, 오(熬)한 서부(鼠婦)[2] 3푼, 건강(乾薑), 대황(大黃), 계지(桂枝), 석위(石葦), 후박(厚朴), 자위(紫葳)[3], 반하(半夏), 아교(阿膠), 작약(芍藥), 모란(牡丹), 자충(䗪虫)[4] 각 5푼, 정력(葶藶), 인삼(人參) 각 1푼, 구맥(瞿麥) 2푼, 봉과(蜂窠)[5] 4푼, 적초(赤硝)[6] 12푼, 오(熬)한 강랑(蜣螂)[7] 6푼, 도인(桃仁) 2푼이다. 23가지 약재 중 별갑을 제외한 22가지 약재를 가루 낸 후, 청주(淸酒) 1곡 5말[8]에 단조하회(煅灶下灰) 1말을 넣고 술이 다 스며들어 반죽이 되면 이것을 별갑(鱉甲)의 가운데 붙이고 끓이는데 모양이 아교나 옻처럼 되면 짜서 즙을 취해 여기에 나머지 약들을 넣고 오자대로 환을 빚는다. 공심(空心)에 7환씩 하루에 세 번 복용한다.

학질(瘧疾)이 오래되고, 응결되어 징가(癥瘕)가 된 것을 학모(瘧母)라고 하는데 이 환으로 주관하여 치료한다.

이 처방은 한약(寒藥)과 온약(溫藥)을 같이 사용하고 공격약과 보익약을 함께 사용하며 화담약(化痰藥)과 행혈약(行血藥) 또한 들어가 있어 준비되지 않은 것이 없는데, 여기에 잘 달려서 낙맥(絡脈)으로 들어가는 곤충류 약물이 온결(蘊結)한 사기를 찾아서 제거한다. 시호와 계지는 사기를 이끌고 표부로 나가고, 적초(赤硝)와 대황은 사기를 이끌고 안에서 내려간다. 단조하회(煅灶下灰)와 청주(淸酒)는 비위를 도와서 온운(溫運)하고, 별갑은 간락(肝絡)으로 들어가 사기를 수색한다. 공심(空心)에 7환씩 하루에 세 번 먹는 것은 완만히 사기를 제거하려는 것이다.

1 오선(烏扇)은 사간(射干)의 이명이다. 사간(射干)은 꽃과(Iridaceae)에 속한 다년생 초본인 범부채 *Belamcanda chinensis* Leman 의 뿌리줄기로 성미는 고한(苦寒)하고 폐경(肺經)에 들어가 청열해독(淸熱解毒)·소담(消痰)·이인(利咽)한다.

2 서부(鼠婦)는 쥐며느리과 동물인 평갑충(平甲蟲, *Armadillidium vulgare*) 또는 쥐며느리(*Porcellio scaber* latreille)를 건조한 몸 전체이다. 산온(酸溫)하며 간경(肝經)에 들어가, 파혈통경(破血通經), 이수(利水), 해독(解毒), 지통(止痛)한다.

3 자위(紫葳)는 능소(凌霄)로 자위화(紫葳花)는 능소화(凌霄花)의 이명이다. 능소화(凌霄花)는 능소화과(Bignoniaceae)에 속한 낙엽등본(落葉藤本)인 능소화 *Campsis grandiflora* Schum.의 꽃을 건조한 것으로 성미는 한(寒)·감산(甘酸)하고 간(肝)·심포경(心包經)에 들어가 청열양혈(淸熱凉血)·소어산결(化瘀散結)·거풍지양(祛風止痒)한다.

4 자충(蟅虫)은 지별충(地鱉蟲)의 이명(異名)이다. 지별충(地鱉蟲)은 왕바퀴과 곤충인 지별(地鱉: 흙바퀴. *Eupolyphaga sinensis*) 또는 기지별(冀地鱉 : *Steleophaga plancyi*)의 말린 암컷 전체로, 성미는 함한(鹹寒)하고 약간 독이 있으며, 간경(肝經)으로 들어가, 파혈축어(破血逐瘀)·속근접골(續筋接骨)한다.

5 봉과(蜂窠)는 노봉방(露蜂房)의 이명(異名)이다. 노봉방(露蜂房)은 말벌과(Vespidae)에 속한 곤충인 과마봉(果馬蜂) *Polistes olivaceous* (Decker), 일본장각호봉(日本長脚胡蜂) *Polistes japonicus* Saussure 혹은 이복호봉(異腹胡蜂) *Parapolybia maria* Fabricius 의 벌집을 건조한 것으로, 성미는 감평(甘平)하고 간경(肝經)·폐경(肺經)·신경(腎經)에 들어가 거풍(祛風), 해독(解毒), 살충(殺虫)한다.

6 적초(赤硝)는 초석(硝石)의 분말이다. 자설단(紫雪丹)을 참고하라.

7 강랑(蜣蜋)은 풍뎅이과에 속하는 곤충 말똥구리(*Aphodium rectus* Motschlsky), 시격랑(屎蛒螂; *Catharsius molossus* L.)의 건조한 충체(虫體)로, 성미는 함한(鹹寒) 유독(有毒)하고, 간경(肝經)·위경(胃經)·대장경(大腸經)으로 들어가, 정경(定驚)·파어(破瘀)·통변(通便)·공독(攻毒)한다.

8 곡(斛) : 곡식의 분량을 헤아리는 그릇의 하나로 10두(斗)가 1곡(斛)이다.

何人飮 『景岳』[1]

何人飮은 『景岳全書』의 新方으로,	何人飮子是新方
氣血兩虛로 인한 久瘧의 치법으로 가장 좋지.	久瘧雙虛法最良
(何首烏·人參에) 當歸와 陳皮를 배합해 氣血을 調理하고	配入歸陳調氣血
여기에 다시 煨熟한 좋은 生薑을 넣는다네.	更須煨熟好生薑

하인음(何人飮)은 하수오(何首烏) 5돈, 인삼(人參) 3돈, 당귀(當歸) 2돈, 진피(陳皮) 2돈, 외생강(煨生薑) 2편으로, 물 2종[2]이 8푼이 되게 끓인 후 학질이 발작하기 전에 복용한다.

기혈(氣血)이 모두 허하여 오랫동안 학질이 낫지 않는 것을 치료한다.

사기가 없어졌는데도 한열(寒熱)이 계속 발생하는 것은, 이른바 양허(陽虛)하면 한(寒)하고, 음허(陰虛)하면 열(熱)하며, 음양(陰陽)이 모두 허하면 한열(寒熱)이 거듭하여 발생한다는 것이다. 그런데 어떻게 일정한 시간에 발작하게 되는가? 이것은 모두 정기가 굶주리고 허약하므로 그 발작 시간이 되면 예상이 되는 것으로, 양기(陽氣)가 속박되면 오한이 한가운데서 발생하다가 오래되면 다시 양기가 회복되어 발열하는 것이다. 그러므로 모든 축유(祝由)나 진압(鎭壓)하는 방법을 사용하여 증상을 멈추게 하는 것 또한 양기(陽氣)를 도와 양기가 펼쳐져 속박되지 않으면 자연히 한열이 없어지는 것에 불과하다[3]. 처방 중에 하수오는 간신(肝腎)의 음(陰)을 보익하고, 인삼은 비폐(脾肺)의 양(陽)을 도우며, 당귀는 영분(營分)을 조화하고, 진피는 기분(氣分)을 조리(調理)하여 보약들을 돕는다.

생강은 생으로 쓰면 표부를 흩어버리고, 익혀 쓰면 온중(溫中)하여 양기를 보익한다.

1 하인음은 1624년에 편찬된 장경악(張景岳)의 『경악전서(景岳全書)·권50(卷之五十)·덕집(德集)·신방팔진(新方八陣)·인진(因陣)』에 나온다.

2 종(鍾) : 계량형의 한 단위로, 가리키는 용량은 일정치 않다. 다만 차를 끓일 때 사용되었던 다완(茶碗)이나 숙우(熟盂) 정도를 가리키는 경우가 많았다.

3 "그러므로 모든 축유(祝由)나 진압(鎭壓)하는 …… 불과하다."라는 구절은 학원출판사본(學苑出版社本)에만 있다.

杏仁湯 鞠通[1]

加減銀翹散

肺瘧은 杏子湯으로 치료해야 하니,	肺瘧宜求杏子湯
黃芩·茯苓·連翹·白豆蔻皮·滑石·梨皮·桑葉으로 구성되지.	芩苓翹蔻滑梨桑
寒氣가 등을 따라 일어나고, 白苔가 많으며,	寒從背起苔多白
해수가 잦으면서 거듭 갈증으로 물을 마신다네.	咳嗽頻仍渴飮漿
心瘧은 熱多하여 煩渴이 치성하고	心瘧熱多煩渴盛
昏狂한 중에 舌色이 붉으면서 가운데에 黃苔가 있다네.	昏狂舌赤又中黃
元蔘·犀角·竹葉·麥門冬·金銀花·連翹로 구성된	元犀竹葉門冬等
加減銀翹散이 바로 치료하는 처방이지.	加減銀翹卽此方

행인탕(杏仁湯)은 행인(杏仁) 3돈, 황금(黃芩) 1돈 반, 연교(連翹) 1돈 반, 활석(滑石) 3돈, 상엽(桑葉) 1돈 반, 복령괴(茯苓塊) 3돈, 백구피(白蔻皮) 8푼, 이피(梨皮) 2돈으로 물 3잔으로 달여 2잔을 취하여 하루에 두 번 복용한다.

혓바닥에 백태가 끼고 갈증이 나서 물을 마시며 자주 기침을 하면서 한기(寒氣)가 등에서부터 일어나는 것은 복서(伏暑)가 원인으로 폐학(肺瘧)이라 부르는데 이 처방으로 주관하여 치료한다.[2]

『내경(內經)』에 오장육부의 학증(瘧證)이 있지만 애석하게도 그것들의 치료법이 자세하지가 않다. 이에 특별히 『온병조변(溫病條辨)』에 나오는 몇 가지 처방을 모아서 배우는 자의 견문을 넓히고자 한다. 위 증상들은 복서(伏暑)가 폐락(肺

絡)에 머물러 발생하는 것이다. 그러므로 폐기(肺氣)를 가볍게 퍼뜨리면서 상초를 청숙(淸肅)하는 약물들을 사용하게 되면 자연히 낫게 된다. 백두구는 폐체(肺滯)를 퍼트리고, 행인은 폐기(肺氣)를 하강하여 폐금(肺金)이 청숙(淸肅)의 명령을 회복하도록 한다. 상엽은 가볍게 흩날리면서 낙맥(絡脈)으로 들어가 밖으로 흩어 버리고, 고한(苦寒)한 황금은 금기(金氣)를 맑게 하여 안으로 내린다. 연교는 상초의 혈기가 응취(凝聚)한 것을 소산(消散)하고, 이피(梨皮)는 폐 부위에 쌓인 열사와 남겨진 사기를 순조롭게 소통한다. 활석과 복령은 모두 폐(肺)에 들어가서 사기를 이끌고 아래로 내보낸다.

○ 가감은교산(加減銀翹散)[3]은 연교(連翹) 10푼, 은화(銀花) 8푼, 원삼(元參) 5푼, 서각(犀角) 5푼, 죽엽(竹葉) 3푼으로, 모두 조말(粗末)하여 매번 5돈씩 끓여서 찌꺼기는 버리고 박하엽즙(薄荷葉汁)을 찻순갈로 두세 순가락 타서 하루에 3번씩 복용한다. 사열(邪熱)이 많아 정신이 혼미하면서 발광하며 섬어(譫語)와 번갈(煩渴)하고 설질(舌質)이 붉으면서 가운데에 황태(黃苔)가 끼며 맥(脈)이 약(弱)하면서 삭(數)한 것을 심학(心瘧)이라 하는 데[4] 이 처방으로 주관하여 치료한다. 심학(心瘧)은 사기가 심포락(心包絡)에 잠복하여 사열(邪熱)로 변화한 것이다. 내폐(內閉)가 제일 우려되므로 날렵하고 민첩하며 날카롭고 예리한 성질의 서각으로 직접 심장을 식히면서 사기를 배출시킨다. 맥문동은 심음(心陰)을 보호하고, 현삼은 신수(腎水)를 자양하니 화(火) 스스로가 불타오르지 않게 한다. 연교 · 금은화 · 죽엽 · 박하엽은 모두 경청(輕淸)하면서 열을 끄는 약물로 아울러 해산시키는 효능도 갖추고 있어 부유(浮遊)한 사기를 밖으로 나가게 한다.

1 행인탕은 오당(吳瑭)이 지은 『온병조변(溫病條辨) · 권1(卷一) · 상초편(上焦篇) · 온학(溫瘧)』에 나온다.

2 이 구절은『온병조변(溫病條辨)·권1(卷一)·상초편(上焦篇)·온학(溫瘧)』에 실려있는 "五二. 舌白渴飮, 咳嗽頻仍, 寒從背起, 伏暑所致, 名曰肺瘧, 杏仁湯主之."라는 구절을 인용한 것이다.

3 가감은교산은『온병조변(溫病條辨)·권1(卷一)·상초편(上焦篇)·온학(溫瘧)』에 나온다.

4 이 구절은『온병조변(溫病條辨)·권1(卷一)·상초편(上焦篇)·온학(溫瘧)』에 실려있는 "五三. 熱多昏狂, 譫語煩渴, 舌赤中黃, 脈弱而數, 名曰心瘧, 加減銀翹散主之; 兼穢, 舌濁口氣重者, 安宮牛黃丸主之."라는 구절 중 일부를 인용한 것이다.

露薑飮 鞠通[1]

加味露薑飮

露薑飮은 생강과 인삼을 배합한 것으로	露薑飮子與參和
寒으로 인한 脾瘧으로 吐利가 많은 것을 치료하지.	脾瘧因寒吐利多
青皮·陳皮·草果·半夏를 더하면	加入青陳果夏品
加味露薑飮으로 고질병을 치료한다네.	方名加味起沈疴

노강음(露薑飮)은 인삼(人參), 생강(生薑) 각 1돈으로 물 2잔 반을 1잔이 되게 달여서 하루 이슬을 맞히고 다시 끓여 온복(溫服)한다.

태음비학(太陰脾瘧)으로 맥유(脈濡)하면서 한열(寒熱)이 나타나고, 학질이 발작하는 시간이 날로 지연되면서 복부가 조금 더부룩하며 사지가 따뜻하지 않은 것을[2] 이 처방으로 주관하여 치료한다.

이것 역시 비양(脾陽)은 부족하고 학사(瘧邪)는 남아있는 사소허다(邪少虛多)의 증상이다. 인삼은 비(脾) 중의 기운을 대보하고, 신온(辛溫)한 생강은 남아있는 사기를 소산(消散)하여, 보(補)하되 체(滯)하지 않게 않고 산(散)하되 설(泄)하지 않게 하니 합쳐져 감온(甘溫)의 방법[3]을 이루게 하였다. 전탕하여 하루 이슬을 맞히는 것[露法] 역시 앞 처방인 상산음(常山飮)에서의 의미와 같다.

○ 가미노강음(加味露薑飮)[4]은 인삼(人參) 1돈, 생강(生薑) 2돈, 반하(半夏) 2돈, 초과(草果) 1돈, 광피(廣皮) 1돈, 초초(醋炒)한 청피(靑皮) 1돈으로, 물 2잔

반을 1잔이 되도록 달여서 연잎 위의 이슬을 세 순갈 넣고 온복(溫服)한다. 찌꺼기로 한 잔을 더 달여 복용한다. 태음비학(太陰脾瘧)으로 맥현완(脈弦緩)하고 오한으로 몸을 떨며, 심해져서 구토와 트림 및 복명(腹鳴)과 당설(溏泄)을 하게 되면[5] 이 처방으로 주관하여 치료한다. 이 조문을 앞의 조문과 비교하면 습탁(濕濁)이 안에서 치성하고 한사(寒邪) 또한 더욱더 중하다. 그러므로 초과를 가하여 태음(太陰)의 적한(積寒)을 따뜻하게 하고, 반하로 비가(脾家)의 습탁(濕濁)을 없애며, 청피와 진피로 간비(肝脾)의 기운을 운행하게 하여, 습탁(濕濁)은 제거되면서 정기는 보존하게 하면 학사(瘧邪)는 저절로 멈추게 된다. 나머지 의미는 앞의 조문과 같다.

1 노강음은 오당(吳瑭)의 『온병조변(溫病條辨)·권2(卷二)·중초편(中焦篇)·습온(濕溫)·80(八十)』에 나온다.

2 이 구절은 『온병조변(溫病條辨)·권2(卷二)·중초편(中焦篇)·습온(濕溫)』의 "八十. 太陰脾瘧, 脈濡寒熱, 瘧來日遲. 腹微滿, 四肢不暖, 露薑飮主之."라는 구절을 인용한 것이다.

3 감온(甘溫)의 방법에 대하여 『온병조변(溫病條辨)·권2(卷二)·중초편(中焦篇)·습온(濕溫)·80(八十)』에서는 "此偏於太陰虛寒, 故以甘溫補正."이라고 하여 본 탕증(湯證)이 태음허한(太陰虛寒)으로 인해 발생한 것이기 때문에 감온(甘溫)으로 정기를 보해야 한다고 언급하고 있다.

4 가미노강음은 『온병조변(溫病條辨)·권2(卷二)·중초편(中焦篇)·습온(濕溫)·81(八一)』에 나온다.

5 이 구절은 『온병조변(溫病條辨)·권2(卷二)·중초편(中焦篇)·습온(濕溫)』의 "八一. 太陰脾瘧, 脈弦而緩, 寒戰, 甚則嘔吐噫氣, 腹鳴溏泄, 苦辛寒法, 不中與也; 苦辛溫法, 加味露薑飮主之. 上條純是太陰虛寒, 此條邪氣更甚, 脈兼弦則土中有木矣, 故加溫燥泄木退邪."에서 인용한 것이다.

靑蒿鱉甲湯 鞠通[1]

膽瘧에는 靑蒿鱉甲湯이니	膽瘧靑蒿鱉甲湯
아침에는 서늘하다가 날이 저물면 열나면서 脈이 弦剛하고	早凉暮熱脈弦剛
땀이 많으면서 갈증으로 물을 마시는 것은 營陰耗損으로	汗多渴飮營陰耗
(靑蒿·鱉甲)·天花粉·牧丹皮·知母·桑葉으로 치료한다네.	花粉丹皮知母桑

청호별갑탕(靑蒿鱉甲湯)은 청호(靑蒿) 3돈, 지모(知母) 2돈, 상엽(桑葉) 2돈, 별갑(鱉甲) 5돈, 목단피(牧丹皮) 2돈, 천화분(天花粉) 2돈으로, 물 5잔을 2잔이 되게 달여 학질(瘧疾)이 오기 전에 두 번으로 나눠서 온복(溫服)한다.

좌측맥이 현(弦)하면서 저물면 열이 나다가 아침이 되면 열이 가라앉는데, 땀이 나서 열이 풀리고도 갈증이 나서 물을 마시는 것은 소양학(少陽瘧)이 열(熱)에 편중되었으면서[2] 영분(營分)이 부족한 것으로 이 처방으로 주관하여 치료한다.

학사(瘧邪)는 대부분 간담(肝膽)에 숨어있는 것이 많은데 마땅히 기분(氣分)과 혈분(血分)의 차이를 변별해야만 한다. 소시호탕(小柴胡湯) 같은 것은 사기가 간담(肝膽)의 기분(氣分)에 있는 것을 치료하는 것이다. 만약 간담(肝膽)의 영혈(營血)이 부족하면 사기가 허약한 틈을 타고 들어와서 앞의 증상들이 발생한다. 그러므로 간담(肝膽)에 들어가는 별갑(鱉甲)으로 양음퇴열(養陰退熱)하면서 경락에 응결된 사기를 찾게 하고, 목단피로는 혈열(血熱)을 제거하며, 지모로는 신수(腎水)를 안정시킨다. 열사(熱邪)가 안에서 발동하여 진액이 모상(耗傷)되었으므로 천화분을 사용하여 청열지갈(淸熱止渴)하고, 간담혈분(肝膽血分)에 들어가는 청호를 사용하여 소사출표(疏邪出表)한다. 그런데 사기가 영분(營分)에서 위분(衛分)에까지 도달하여 기분(氣分) 또한 어지럽혀지지 않을 수 없으므로 소양기분(少陽氣分)으로 들어가는 상엽을 사용하여 경락을 소통시켜 간담(肝膽)의 남은 사기들을 모두 제거하게 하였다.

1 청호별갑탕은 오당(吳瑭)의 『온병조변(溫病條辨)·권2(卷二)·중초편(中焦篇)·습온(濕溫)』에 나온다.

2 이 구절은 『온병조변(溫病條辨)·권2(卷二)·중초편(中焦篇)·습온(濕溫)·83조(八三條)』의 "八三. 脈左弦, 暮熱早凉, 汗解渴飮, 少陽瘧偏於熱重者, 靑蒿鱉甲湯主之."를 인용한 것이다.

厚朴草果湯 鞠通[1]

厚朴草果湯은 (厚朴·草果)·茯苓塊에	厚朴草果湯苓塊
杏仁·半夏·陳皮를 배합한 것으로,	杏仁半夏陳皮配
寒邪가 많은 濕瘧으로 인해 白苔가 발생하고	寒多濕瘧白苔生
胃脘痞悶하며 四肢가 차가운 邪氣의 발작을 치료한다네.	脘悶肢寒邪作害

후박초과탕(厚朴草果湯)은 후박(厚朴) 1돈 반, 행인(杏仁) 1돈 반, 초과(草果) 1돈, 반하(半夏) 2돈, 복령괴(茯苓塊) 3돈, 광진피(廣陳皮) 1돈으로, 물 5잔을 2잔이 되게 달여서 두 번으로 나눠 온복(溫服)한다.

백태(白苔)가 끼고 위완부가 답답하며 한기(寒氣)가 사지 말단에서 일어나고 따뜻한 물 마시는 것을 좋아하는 것은 습온(濕蘊) 때문으로 습학(濕瘧)이라 하니[2] 이 처방으로 주관하여 치료한다.

학증(瘧證)은 대부분 복서(伏暑)로 인하여 발생한다. 그런데 서사(暑邪)는 반드시 습사(濕邪)를 겸하므로, 만약 비위에 습이 치성한 사람이 복서(伏暑)를 받게 되면 위의 여러 증상이 나타나게 되면서, 비록 열이 나면서 갈증이 있다 하더라도 여전히 따뜻한 물을 마시려고 한다. 이것을 치료하려면 마땅히 고(苦)·신(辛)·온(溫)을 사용하는 치법으로 사기를 변화시켜 습사(濕邪)를 제거해야만 서사(暑邪)가 의지할 바가 없어 병이 자연히 낫게 된다. 신온향조(辛溫香燥)한 초과(草果)는 기세가 맹렬하고 강하여 태음(太陰)에 홀로 성한 한기(寒氣)를 치료하면서 비(脾) 부위에 머무른 습기(濕氣)를 제거할 수 있다. 여기에 메마른 성질의 반하 · 복령과 흩어버리는 성질의 후박 · 광진피로 초과를 보좌하게 하였다. 습사에 막히면 온몸의 기기(氣機)가 모두 울체하는데, 폐(肺)는 전신의 기(氣)를 주관하니 행인으로 폐장을 열어 기운을 청숙하행(淸肅下行)하게 하면 습사가 어떻게 제거되지 않고 있을 수 있겠는가!

1 후박초과탕은 오당(吳瑭)의 『온병조변(溫病條辨) · 권2(卷二) · 중초편(中焦篇) · 습온(濕溫) · 85(八五)』에 나온다.

2 이 구절은 『온병조변(溫病條辨) · 권2(卷二) · 중초편(中焦篇) · 습온(濕溫) · 85(八五)』의 "八五. 舌白脘悶, 寒起四末, 渴喜熱飮, 濕蘊之故, 名曰濕瘧, 厚朴草果湯主之."에서 인용한 것이다.

扶陽湯 鞠通[1]

少陰三瘧에 취하는 扶陽湯은	少陰三瘧取扶陽
자꾸 잠을 자려 하고, 몸이 차며, 氣血을 상하여	嗜臥形寒氣血傷
舌淡, 脈微하고 갈증이 나지 않는 것을 치료하니	舌淡脈微口不渴
桂枝·蜀漆·附子·鹿茸·人參·當歸로 구성된다네.	桂枝蜀附鹿參當

부양탕(扶陽湯)은 녹용(鹿茸. 5돈. 생것을 가루로 만들어 먼저 황주(黃酒)를 이용해 끓인다), 초흑(炒黑)한 촉칠(蜀漆), 숙부자(熟附子), 계지(桂枝) 각 3돈, 인삼(人參), 당귀(當歸) 각 2돈으로, 물 8잔에 녹용주(鹿茸酒)를 넣고 작은 잔 3잔 정도로 달여서 하루에 세 번 복용한다.

소음삼학(少陰三瘧)으로 병이 오랫동안 낫지 않아서 몸은 차갑고 자꾸 잠을 자려고 하며 설질은 담백하고 맥(脈)은 미(微)하며 학질이 발작할 때 갈증이 나지 않는 기혈(氣血)이 모두 허한 경우에[2] 이 처방으로 주관하여 치료한다.

이 처방은 신장(腎臟)의 진양(眞陽) 부족으로 사기가 지극히 깊은 곳에 잠복하여 가벼운 약물로는 치료할 수 없는 경우를 위해 만든 것이다. 녹용은 신장의 양기(陽氣)를 크게 보하고 독맥(督脈)을 소통하여 원활하게 할 수 있다. 독맥(督脈)은 모든 양기(陽氣)를 총괄 감독하고 위기(衛氣)의 근본이 되어 전신의 양기를 가득 채워 흐르도록 한다. 이후에 인삼과 당귀로 기혈을 크게 보하고 온(溫)한 부자(附子)로 돕게 하여 녹용을 따라 함께 신장에 돌아가게 하면, 정기는 안에서 가득해지고 복사(伏邪)는 저절로 궤멸한다. 촉칠은 쌓이고 응결된 사기를 상부로 끌어올리고, 계지는 이리저리 돌아다니는 사기를 풀어서 표부에서 소산(疏散)한다. 처방의 의미를 배우는 자들은 마땅히 연구해야 할 것이다.

1 부양탕은 오당(吳瑭)의 『온병조변(溫病條辨)·권3(卷三)·하초편(下焦篇)·습온(濕溫)·61조(六十一條)』에 나온다.

2 이 구절은 『온병조변(溫病條辨)·권3(卷三)·하초편(下焦篇)·습온(濕溫)·61조(六十一條)』의 "六十一. 少陰三瘧, 久而不愈, 形寒嗜臥, 舌淡脈微, 發時不渴, 氣血兩虛, 扶陽湯主之."를 인용한 것이다.

減味烏梅丸 鞠通[1]

減味烏梅丸은 黃連을 사용하니,	減味烏梅丸用連
厥陰三瘧에 우선적으로 복용해야 한다네.	厥陰三瘧服爲先
(烏梅·黃連)·川椒·吳茱·桂枝·芍藥·乾薑·茯苓·半夏로 구성되니,	椒萸桂芍薑苓夏
辛·苦·甘·酸으로 體用이 겸비되었구나!	辛苦甘酸體用兼

감미오매환(減味烏梅丸)은 반하(半夏), 황련(黃連), 건강(乾薑), 오수유(吳茱萸), 복령(茯苓), 계지(桂枝), 백작약(白芍藥), 초흑(炒黑)한 천초(川椒), 오매(烏梅)로 구성된다.

궐음삼학(厥陰三瘧)으로 병이 오랫동안 낫지 않아, 일만 하면 열이 나거나, 비결(痞結)이 있어서 기역(氣逆)하면서 구역감이 있는 증상 등이 있으면[2] 이 처방으로 주관하여 치료한다.

학사(瘧邪)의 발생은 비록 대부분 간담(肝膽)의 사이를 벗어나지 않지만, 마땅히 장(臟) · 부(腑) · 경락(經絡)의 차이를 구분해야만 한다. 부(腑)와 경(經)에 있는 것은 병이 얕으므로 거의 소시호탕(小柴胡湯)과 청호별갑탕(靑蒿鱉甲湯)으로 치료가 가능하지만, 만약 학질이 오랫동안 낫지 않아서 비괴(痞塊)를 이루어 기역(氣逆)하면서 구역감이 있는 증상 등이 나타난다면 장(臟)으로 들어간 것임을 알 수가 있다. 그런데 궐음(厥陰)은 태음(太陰)과 소음(少陰)의 두 음(陰)이 합쳐져 극치에 도달한[兩陰交盡][3] 장(臟)으로, 체(體)는 음(陰)이지만 용(用)은 양(陽)으로 상화(相火)가 안에 붙어 있다. 그러므로 병세가 상한(傷寒)과 비슷하여 기역욕구

(氣逆欲嘔), 소갈(消渴), 토회(吐蛔) 등의 증상들이 나타나게 된 것이다. 치료 역시 상한과 같이 고신(苦辛)을 섞어 사용하면서, 한열(寒熱)을 함께 투여하고, 강약(剛藥)으로 화음(化陰)하면서 유약(柔藥)으로 화양(和陽)하며, 수렴할 것은 수렴하면서 흩어버릴 것은 흩어버려, 체용(體用)을 겸비하게 하는데 이것들은 궐음(厥陰)의 성질을 따른 것이다. 그런즉 이 조문의 궐음삼학(厥陰三瘧)으로 기역욕구(氣逆欲嘔) 등의 증상이 나타나는 것도 사기가 간장(肝臟)을 침범하여 간(肝)의 용(用)을 동요시키고 간(肝)의 체(體)를 손상한 것이므로 이 처방을 사용해서 치료해야 한다.

1 감미오매환은 오당(吳瑭)의 『온병조변(溫病條辨) · 권3(卷三) · 하초편(下焦篇) · 습온(濕溫) · 62조(六十二條)』에 나온다.

2 이 구절은 『온병조변(溫病條辨) · 권3(卷三) · 하초편(下焦篇) · 습온(濕溫) · 62조(六十二條)』의 "六十二. 厥陰三瘧, 日久不已, 勞則發熱, 或有痞結, 氣逆欲嘔, 減味烏梅丸法主之."를 인용한 것이다.

3 "厥陰, 爲兩陰交盡之臟"은 『소문(素問) · 지진요대론(至眞要大論)』의 "帝曰 : 厥陰何也? 岐伯曰 : 兩陰交盡也."를 변형 인용한 것이다. 여기서 "交"는 "함께"라는 의미이고 "盡"은 "극진하다"는 의미로 "兩陰交盡"은 두 음(陰)의 기운이 모두 합쳐져 극치에 도달한 것을 의미한다. 음(陰)이 극치에 오르면 양(陽)이 발생하게 되므로 궐음(厥陰)은 양기가 시작되는 곳이기도 하다.

殺虫劑

충(虫)은 기화(氣化)에 따라 발생하고 오장(의 기운)은 본래부터 동일하지 않으므로 서로 다른 갖가지 충(虫)이 발생하나, 총체적으론 토기(土氣)의 비감(卑監)[1]과 무절제한 음식으로 인한 찌는 듯한 습기와 울체된 열기에서 발생하는 것에서 벗어나지는 않는다. 마치 더러운 땅에 벌레가 생기게 되면 번식이 계속되면서 나날이 더욱 번성하게 되는 것과 같은데, 만약 바람이 불고 햇볕이 비치게 되면 울체한 것은 펼쳐지고 습기는 메말라서 충(虫)은 저절로 없어지게 된다. 인체의 충(虫) 역시 이와 같다. 다만 충(虫)이 부(腑)에 있으면 치료하기가 쉽고 장(臟)에 있으면 제거하기가 어렵다. 충(虫)이 오래되면 사람의 고혈(膏血)을 빨아먹어 기육(肌肉)이 메마르기도 하고 노채(癆瘵)에 걸리기도 하니, 어찌하여 음식을 절제하지 않고 추위와 더위를 삼가지 않아서 충(虫)이 발생하도록 제멋대로 놔둘 수 있겠는가! 충병(虫病)을 앓고 있는 소아들을 살펴보면 항상 모두 부적절한 음식 습관으로 비롯되었는데, 차갑고 날 것의 모든 과일은 모두 충(虫)을 발생시키는 원인이 된다. 심지어 발징(髮癥)[2] · 별가(鱉瘕)[3]와 열격충창(噎膈虫脹) · 전시노채(傳屍癆瘵) 등의 증상 중 충(虫)이 있는 모든 병은, 전부 비위의 정기가 충분하지 못하여 정상적인 건운(健運) 작용을 하지 못해 발생한 것들이다. 그러므로 이를 치료하려면 살충(殺虫)하는 약품만 전적으로 사용할 수는 없고, 당연히 병이 발생하게 된 근원을 찾아서 보익하거나 유인해내거나 해야 하며, 혹 살충

(殺虫)을 하더라도 비위를 손상해서는 안 되므로, 참작하여 가감하고 총명하게 판별한다면 자연히 유감스러운 것이 없게 될 것이다.

1 비감(卑監) : 『소문(素問) · 오상정대론(五常政大論)』의 "帝曰 : 其不及奈何? 岐伯曰 : 木曰委和, 火曰伏明, 土曰卑監, 金曰從革, 水曰涸流."의 구절에서 나오는 용어로, 토기(土氣)가 저하(低下)되고 약해진 상태를 말한다.

2 발징(髮癥)은 칠징(七癥)의 하나로 발가(髮瘕)와 비슷하다. 소원방(巢元方)의 『제병원후론(諸病源候論) · 권19(卷之十九) · 징가제병(癥瘕諸病) · 발징후(髮癥候)』에서는 "有人因食飮內誤有頭髮, 隨食而入成癥. 胸喉間如有虫上下來去者是也(음식에 잘못 들어간 머리카락을 먹음으로써 징(癥)이 생겨 가슴과 목구멍에 마치 벌레가 오르락내리락하는 듯한 것이 이것이다)."라고 하였다.

3 별가(鱉瘕)는 팔가(八瘕)의 하나로 뱃속에 자라 모양의 덩어리가 생기는 병증이다. 소원방(巢元方)의 『제병원후론(諸病源候論) · 권19(卷之十九) · 징가제병(癥瘕諸病) · 별가후(鱉瘕候)』에서는 "鱉瘕者, 謂腹中瘕結如鱉狀是也."라고 하였다.

烏梅丸 仲景[1]

烏梅丸은 厥陰邪를 치료하니	烏梅丸治厥陰邪
蛔厥이 안정되지 않으면서 煩嘔가 있으면 투여하지.	蛔厥難安煩嘔加
(烏梅)·細辛·桂枝·蜀椒·乾薑·黃連·黃柏·附子에	辛桂椒薑連柏附
人參·當歸·식초·꿀을 서로 섞어 만든다네.	參歸苦酒蜜相諧

오매환(烏梅丸)은 오매(烏梅) 200매[2], 세신(細辛) 6량, 건강(乾薑) 10량, 황련(黃連) 16량, 당귀(當歸) 4량, 포(炮)한 후 거피(去皮)한 부자(附子) 6량, 초출한(炒出汗)[3]한 촉초(蜀椒) 4량, 거피(去皮)한 계지(桂枝) 6량, 인삼(人參) 6량, 황백(黃柏) 6량으로, (오매를 제외한 약재들을 가루로 만들고) 식초에 오매를 하룻밤 담아두었다가 핵을 제거하고 (5되의 쌀에 버무려) 쪄서 익힌 다음 (약 가루와 섞어 반죽하여) 꿀과 함께 (2천 번) 절구질하여 오자대(梧子大)로 환을 빚어 매번 10환씩 복용한다.[4]

상한(傷寒) 궐음병(厥陰病)으로 번조(煩躁)하고 토회(吐蛔)하는 등의 증상을 치료한다[5]. 이 처방은 본래 상한(傷寒) 처방인데 여기에 열거한 것은 주치증에 토회(吐蛔)가 있기 때문으로, 처방을 해설하여 배우는 자가 사용할 수 있도록 구비하였다.

궐음(厥陰)은 태음(太陰)과 소음(少陰)의 두 음(陰)이 합쳐져 극치에 도달한[兩陰交盡] 곳이지만 상화(相火)가 안에 붙어 있으므로 또한 음중지양(陰中之陽)이 된다. 비록 한사(寒邪)에 손상되었다 하더라도 목화(木火)의 사나운 기운이 여전히 토위(土位)에 올라타는 것을 면하지 못하므로 번조(煩躁)와 토회(吐蛔) 등의 증상이 나타나는 것이다. 처방 중에 대신대열(大辛大熱)한 건강 · 부자 · 세신 · 촉초 등은 차가운 것을 따뜻하게 하여 본체(本體)를 편안하게 하고, 대고대한(大苦大寒)한 황련과 황백은 화사(火邪)를 꺾어 말용(末用)을 제어한다. 산미(酸味)로 수렴(收斂)하는 오매와 식초는 (기생충의) 성질을 온순하게 하고, 기혈(氣血)을 크게 보하는 인삼과 당귀는 정기를 굳건하게 한다. 계지를 사용하는 것은 간(肝)이 혈(血)을 저장하는 장소가 되기 때문에 혈분(血分)에서 사기를 밖으로 나가게 하려는 것이다. 충(虫)은 산(酸)을 만나면 잠잠해지고 신(辛)을 만나면 숨으며 고(苦)를 만나면 안정된다는 의미는 정말로 당연한 이치이나 (이것만으로 오매환을 이해한다는 것은) 오매환의 효능을 단지 작은 구멍으로만 엿본 것에 불과하다.

1 오매환은 『상한론(傷寒論) · 변궐음병맥증병치제12(辨厥陰病脈證并治第十二)』에 나온다.

2 『상한론(傷寒論) · 변궐음병맥증병치제12(辨厥陰病脈證并治第十二)』에서는 "三百枚"로 되어 있다.

3 초출한(炒出汗) : 초(炒)를 하는데 기름기가 나올 정도로 하는 것을 말한다.

4 『상한론(傷寒論) · 변궐음병맥증병치제12(辨厥陰病脈證并治第十二)』의 오매환(烏梅丸)을 살펴보면 "右十味, 異擣篩, 合治之, 以苦酒漬烏梅一宿, 去核, 蒸之五斗米下, 飯熟擣成泥, 和藥令相得, 內臼中, 與蜜杵二千下, 丸如梧子大. 先食飮服十丸, 日三服, 稍加至二十丸, 禁生 · 冷 · 滑 · 臭等食."이라고 되어 있어 참조하여 번역하였다.

5 『상한론(傷寒論)』 338조(條)에는 "傷寒, 脈微而厥, 至七八日, 膚冷, 其人躁, 無暫安時者, 此爲藏厥, 非蛔厥也. 蛔厥者, 其人當吐蛔. 令病者靜而復時煩者, 此爲藏寒, 蛔上入其膈故煩, 須臾復止, 得食而嘔, 又煩者, 蛔聞食臭出, 其人常自吐蛔. 蛔厥者, 烏梅丸主之. 又主久痢."라고 되어 있다.

化虫丸[1]

化虫丸은 苦練根·檳榔·枯礬에 化虫丸內楝檳礬
鉛粉·蕪荑·鶴虱과 鉛粉蕪荑鶴虱談
百部·雷丸·雄黃·使君子로 구성되어 百部雷雄使君子
虫이 腸胃에 머물러 제거하려 해도 어려운 것을 치료한다네. 虫留腸胃欲除難

화충환(化虫丸)은 학슬(鶴虱)[2], 초(炒)한 연분(鉛粉)[3], 고련근(苦楝根), 빈랑(檳榔) 각 1량, 사군자(使君子), 무이(蕪荑), 백부근(百部根), 뇌환(雷丸)[4], 웅황(雄黃) 각 5돈, 고반(枯礬) 2돈 반으로, 가루 내고 술로 끓여서 밀가루 풀로 환을 빚는다. 성인과 소아의 복용량이 다른데 한 살짜리 소아의 경우 5푼을 복용시킨다.

장위(腸胃)의 여러 충(虫)으로 인한 질환들을 치료한다.

왕인암(汪訒庵)은 "장위(腸胃)는 안에 포용하지 못하는 사물이 없는데 여러 충(虫)이 발생하는 이유는 정기의 쇠약이거나 혹 살아있는 충물(虫物)을 잘못 복용했거나 혹 습열(濕熱)의 울증(鬱蒸) 등과 연관되어 이루어지는 것으로, 역시 반드시 물체가 먼저 썩은 후에 벌레가 생기는 의미와 같은 것이다. 처방 중에 각 약물은 모두 살충하면서 장위(腸胃)로 가는 약물들로, 하나만 사용해도 충분히 치료할 수 있는데 무리로 모아서 환을 빚었으니 어떻게 충(虫)이 죽지 않겠는가?"[5]라고 하였다. 이 처방은 정기가 아직 허약하지 않고 (증상이) 가벼우면서 쉽게 치료되는 초기의 충병(虫病)을 위해 만들어졌다. 배우는 자가 모름지기 병에 임하여 처방을 만들 때는 반드시 한열(寒熱), 허실(虛實) 및 병증의 신구(新

久)를 관찰하고 참작해서 만들어야지, 절대로 하나의 처방만으로 모든 질병을 치료하려는 폐단에 빠져서는 안 된다.

1 화충환은 『태평혜민화제국방(太平惠民和劑局方)·권10(卷之十)·치소아제질(治小兒諸疾)』에 화충원(化虫圓)으로 나온다. 『유유신서(幼幼新書)·권31(卷三十一)』에서는 화충단(化虫丹)으로도 불리었다.

2 학슬(鶴虱)은 국화과(Compositae)에 속한 다년생 초본인 담배풀 *Carpesium abrotanoides* Linné의 과실로, 성미는 평(平)·고신(苦辛)하고 유독하며, 비경(脾經)·위경(胃經)에 들어가 구충소적(驅蟲消積)한다.

3 연분(鉛粉)은 뒤의 감초분밀탕(甘草粉蜜湯)의 백분(白粉)을 참고하라.

4 뇌환(雷丸)은 구멍쟁이버섯과(Polypoeaceae)에 속한 진균(眞菌)인 뇌환균 *Omphalia lapidesens* Schroeter의 균핵으로, 성미는 한(寒)·미고(微苦)하고 위경(胃經)·대장경(大腸經)에 들어가 구충소적(驅蟲消積)한다.

5 『의방집해(醫方集解)·살충지제(殺虫之劑) 제18(第十八)·화충환(化虫丸)』에는 여러 가감법이 언급되어 있다. 이에 참고를 위해 아래에 『의방집해』 내용을 전재한다.

"治腸胃諸虫爲患腸(胃之中無物不容, 所以變生諸虫者, 緣正氣虛衰, 或誤食生虫之物, 或濕熱蒸鬱而成, 亦猶物必先腐而後虫生之義也).

鶴虱胡粉(炒) 苦楝根(東引未出土者) 檳榔(一兩) 蕪荑使君子(五錢) 枯礬(二錢半)

此手足陽明藥也. 數藥皆殺虫之品也, 單用尙可治之, 類萃爲丸, 而虫焉有不死者乎(吳鶴皐曰：古方殺虫, 如雷丸·貫衆·乾漆·蠟礬·百部·鉛灰之類, 皆其所常用者也. 有加附子·乾薑者, 壯正氣也; 加苦參·黃連者, 虫得苦而伏也; 加烏梅·訶子者, 虫得酸而軟也; 加藜蘆·瓜蒂者, 欲其帶虫吐出也; 加芫花·黑醜者, 欲其帶虫瀉下也; 用雄黃·川椒·蛇床·樟腦·水銀·檳榔者, 治瘡疥之虫也; 用胡桐淚·莨菪子·韭子·蟾酥者, 治齲齒之虫也; 用川槿皮·海桐皮者, 治風癬之虫也; 用靑葙子·覆盆葉者, 治九竅蝕之虫也; 用敗鼓心; 桃符板·虎糞骨·死人枕·獺爪·鶴骨者驅勞瘵之虫也)."

甘草粉蜜湯『金匱』[1]

甘草粉蜜湯은 『금궤요략』의 처방으로, 甘草粉蜜湯金匱
虫으로 인해 吐涎·心痛의 질환에 사용한다네. 吐涎心痛虫爲害
유인해 甘草와 白蜜을 먼저 맛보게 한 다음, 誘之甘蜜令先嘗
鉛粉을 같이 삼키게 하여 죽게 하니 귀한 것이로구나. 鉛粉和呑殊可貴

감초분밀탕(甘草粉蜜湯)은 감초(甘草) 2량, 백분(白粉)[1] 1량, 백밀(白蜜) 4량으로, 3가지 중 먼저 감초를 물 3되로 달여 2되가 되면 찌꺼기를 버리고, 백분(白粉)과 꿀을 넣고 고루 섞은 다음 다시 묽은 죽처럼 달여 한 번에 1되씩 따뜻하게 복용하는데 차도가 있으면 바로 그만 먹는다.

회충(蛔虫)으로 인해 토연(吐涎)과 심통(心痛)이 있는데 규칙적으로 나타나면서 독성약으로도 치료하지 못하는 경우에 이 처방으로 주관하여 치료한다.

토연(吐涎)과 심통(心痛)은 모두 충(虫)이 상격(上膈)을 좀먹어서 발생한 것으로 증상이 규칙적으로 나타나거나 없어지는데, 이것은 회충(蛔虫)이 배불러 가만 있으면 아프지 않다가 배고파 먹을 것을 구하면 위(胃) 속이 요란하게 되어 아프면서 연말을 토하는 것이다. 독성약으로도 치료가 되지 않았다는 것은, 독약 중에 살충하는 약품을 사용했으나 충(虫)이 제거되지 않은 경우이다. 충(虫)은 먹는 것에 좋아하는 것과 싫어하는 것이 있다. 그러므로 정치(正治)의 방법으로 제거되지 않았으면 반드시 좋아하는 맛으로 유인을 해야 한다. 단맛의 감초와 꿀에 살충을 잘하는 백분(白粉)을 섞어 충(虫)을 유인해 먹게 하면, 단맛이 없어진 후 독성이 확 퍼져 기생충이 제거된다. 이것은 의약품을 운용하는 방법 중 거짓으로 속이는 변법이 되겠다.

1 『금궤요략(金匱要略) · 부궐수지비종전근호산회충병맥증치(趺蹶手指臂腫轉筋狐疝蛔蟲病脈證治)』에 나온다.

2 백분(白粉)은 연분(鉛粉)의 이명이다. 연분(鉛粉)은 납을 가공하여 만든 염기성 탄산연이다. 연분(鉛粉)을 만드는 방법은 다음과 같다. 묽은 초산(醋酸)을 담은 도자기 솥에 둥글게 감은 연판을 넣은 나무통을 넣고 숯불로 오랫동안 천천히 가열한다. 그 과정에서 초산의 증기가 납에 작용하여 납은 먼저 염기성 초산납으로 되고 그다음 이산화탄소와 만나면 염기성 탄산납, 즉 연분(鉛粉)으로 변한다. 성미는 신감한(辛甘寒)하고 독성이 있다. 소적(消積), 살충(殺蟲), 해독(解毒), 생기(生肌)하여, 감적(疳積), 설사, 기생충에 의한 복통, 징가(癥瘕), 학질(瘧疾), 개선(疥癬), 옹저(癰疽), 궤양(潰瘍), 구창(口瘡), 단독(丹毒), 화상(火傷) 등의 치료에 쓰인다.

理中安蛔丸[1]

(理中安蛔丸은) 理中湯에 安蛔藥을 가한 것으로,	理中方內有安蛔
生薑·白朮·人參·茯苓·川椒·烏梅로 구성되지.	薑朮參苓椒與梅
嘔吐, 胃寒, 胸膈痛에	嘔吐胃寒胸膈痛
脾土를 따뜻하게 도와서 虫을 제거한다네.	溫扶脾土去虫災

이중안회환(理中安蛔丸)은 진벽토초(陳壁土炒)한 백출(白朮) 2량, 인삼(人參), 포강(炮薑), 복령(茯苓), 천초(川椒), 오매(烏梅) 각 1량을, 꿀로 환을 빚은 것이다.

위한(胃寒)으로 토회(吐蛔)하고 복통이 그치지 않는 것을 치료한다.

복통에는 한열 · 허실의 구분이 있으나, 그중에 원인이 충적(虫積)인 것이 더더욱 많은 것은, 무절제한 음식 섭취와 차갑고 날 것의 과다 섭취로 인해 비위의 양기(陽氣)가 약해져 정미(精微)가 운화(運化)하지 못하고 점차 쌓여서 충적(虫積)이 되었기 때문이다. 통증이 복부 속 유형의 사기가 공격하는 양상과 비슷하지만, 상하로 움직이거나 그치는 것이 일률적이지 않고, 아울러 누르는 것을 좋아하거나 싫어하는지의 구분이 없으며, 따뜻한 것을 좋아하는지 서늘한 것을 좋아하는지의 구별도 없고, 혹 진흙 · 차 · 숯 등의 물건을 잘 먹으면서 맥상(脈象)에 참오부조(三五不調)[2]가 있고 입술색이 붉거나 희니, 본래의 병증으로 검증할 수가 있다. 급히 이중탕(理中湯)을 사용해 중장(中臟)을 따뜻하게 다스리면서 건운(健運)의 직분을 회복시켜 충(虫)이 발생하는 근원을 막고, 여기에 대신대산(大辛大酸)하면서 살충(殺虫)하는 천초와 오매를 가했다. 꿀로 환을 빚는 것은 약물이 충(虫)의 입에 쉽게 들어가도록 하면서 천초와 오매의 급함을 완만하게 하려는 것이다.

1 이중안회환은 명대 의가 도절암(陶節庵)의 『상한전생집(傷寒全生集) · 권4(卷之四) · 변상한회궐례(辨傷寒蛔厥例) 제8(第八)』에 나온다.

2 "三五不調"는 『소문(素問) · 삼부구후론(三部九候論)』에 나오는 "參伍不調"를 약칭한 것이다. 참오(參伍)란 이것저것을 대비하고 참조한다는 뜻이고, 부조(不調)는 조화롭지 못한 상황이며, 참오부조(參伍不調)는 이것저것과 맥기(脈氣)가 조화를 이루지 못하는 것을 말한다. 따라서 3번에 한번 쉬기도 하고 5번에 한번 쉬기도 하며 맥삽불창(脈澁不暢)하는 등의 비정상적인 맥상이 나타나는데 이것은 모두 맥기(脈氣)의 장단(長短), 박동(搏動), 리듬 등이 여러 가지 원인으로 비정상인 상태가 된 것을 의미한다. 오곤(吳崑)은 "參伍不調, 言於三部九侯, 或有一二不調者參伍其中, 亦爲愆和有病.(참오부조(參伍不調)는 삼부구후(三部九候)에서 혹 한두 가지의 부조화가 있으면 그 가운데에서 참조하는 것으로, 역시 조화를 어겨서 병이 된 것을 말한다.)"라고 하였다.

秦椒剪紅丸[1]

秦椒剪紅丸은 大黃에	秦椒剪紅丸大黃
三棱·莪朮·乾漆·木香·檳榔과	棱莪乾漆木香榔
秦椒·剪紅·貫衆·雄黃·神麴으로 구성되어	椒紅貫衆雄黃麴
虫膈·血膈을 치료한다네.	虫膈潛消血膈康

진초전홍환(秦椒剪紅丸)은 진초(秦椒)[2], 대황(大黃), 삼릉(三棱), 아출(莪朮), 건칠(乾漆), 목향(木香), 빈랑(檳榔), 관중(貫衆), 웅황(雄黃)으로, 가루 내어 신국(神麴)으로 쑨 풀로 환을 빚어 오경(五更)에 계탕(鷄湯)으로 복용한다.

충격(虫隔)과 혈격(血膈) 등을 치료한다.

충격(虫膈)과 혈격(血膈)은 모두 다 음식이 내려가지 않으면서 아픈 곳이 있다. 다만 충격(虫膈)은 통증의 시작과 끝이 규칙적이지 않고 움직이는 것이 한결같지 않아 혹 배고프면 통증이 심하나 음식을 조금 먹게 되면 통증이 완만해지고, 혈격(血膈)은 입속에서 피비린내가 나면서 때때로 애역(呃逆)하는데 혹 크게 분노하여 혈(血)이 위로 올라왔거나 혹 상해를 입어 혈(血)이 속에서 울결한 것이다. 그런데 충격(虫膈)은 매우 쉽게 혈(血)을 휘감을 수 있고, 혈격(血膈)은 매번 쉽게 충(虫)을 발생시키니, 한 처방으로 두 가지 모두를 치료하게 된다. 처방 중에는 행기파혈(行氣破血)하는 약물들이 태반을 차지하고 살충(殺虫)하는 약물은 보조가 된다. 신곡으로 쑨 풀로 환을 빚는 것은 비(脾)를 도와서 건운(健運)의 직분을 회복시키려는 것이고, 계탕(鷄湯)으로 복용하는 것은 감미로운 맛으로 충구(虫口)에 쉽게 들어가게 하려는 것이다. 배우는 자가 신명(神明)하여 변통할 수 있다면 혈격(血膈)이나 충격(虫膈)을 하나의 증상으로 보아 하나의 처방으로 혼용했다고 절실하게 말할 것이다.

1 진초전홍환은 1695년 편찬된 장로(張璐)의 『장씨의통(張氏醫通)·권15(卷十五)·충문(虫門)』에 진천전홍환(秦川剪紅丸)으로 나온다.

2 진초(秦椒)는 촉초(蜀椒)의 이명으로, 운향과(Rutaceae)에 속하는 낙엽관목인 초피나무 *Zanthoxylum piperitum*, 화초(花椒) *Zanthoxylum bungeanum*, 산초나무 *Zanthoxylum schinifolium*의 성숙한 과피(果皮)로, 성미는 온(溫)·신(辛)하고 유독하며, 비(脾)·폐(肺)·신경(腎經)에 들어가 온중산한(溫中散寒)·제습지통(除濕止痛)·살충(殺蟲)·해어성독(解魚醒毒)한다.

治目劑

눈은 간(肝)의 규(竅)로 비록 옛사람이 오륜(五輪)[1]과 팔곽(八廓)[2]으로 나누어 놓았지만, 총체적으론 간병(肝病)의 소치에서 벗어날 수 없으니, 해증(咳症)이 폐(肺)와 떨어질 수 없는 것과 같다. (눈병은) 먼저 외감과 내상을 변별할 수 있어야 한다. 외감은 모두 육음(六淫) 중 풍화(風火)에서 유래된 것으로 외부에서 침입한 풍화(風火)가 간장(肝臟)의 풍화(風火)를 끌어당긴 후 충돌하여 병증이 특별히 심하게 된 것으로 심하면 한열(寒熱)과 같은 표증(表證)이 함께 나타나기도 한다. 그러나 이런 것들은 모두 일시적인 시사(時邪: 계절성 유행병)에 불과하여 환자에게 매우 쉽게 전염되기도 하지만 적절하게 치료하면 역시 쉽게 치유되기도 한다. 내상은 (원인이) 하나에 그치지 않는다. 신수(腎水)가 부족하고 수기(水氣)가 적셔주지 못해 간화(肝火)가 쉽게 촉동하여 목적종통(目赤腫痛)[3]과 치루수명(眵淚羞明)[4]의 증상이 때때로 발생했다가 멈추는 경우가 있기도 하고, 간신(肝腎)의 정화(精華)가 날로 감소하여 눈이 어둡고 침침한 경우가 있기도 하며, 간허(肝虛)로 밤에 볼 수 없는 경우가 있기도 하다. 수기(水氣)는 사물을 거울같이 비출 수 있고 화기(火氣)는 사물을 흐리게 보이므로 눈을 치료하려면 전부 익음자수(益陰滋水)하는 것이 중요하다. 그러나 수중(水中)의 진화(眞火)가 부족하여 진정(眞精)을 증동(蒸動)하여 눈으로 올려보내지 못해도 눈은 먼 곳을 볼 수가 없게 된다. 만약 오래되어 예(翳)[5]와 장(障)[6]이 발생했다면 역시 내외(內外)를 구분해야 하는데, 외감으로 인한 것은 풍화(風火)가 핍박하여 발생한 것이므로 소산(疏散)하는 치법이 마땅하고, 내상으로 인한 것은 간기(肝氣)가 울체하여 이루어진 것이므로 "목울달지(木鬱達之)"와 "화울발지(火鬱發之)"하는 치법이 마땅하다. 혹 외치법으로 보조하는 경우엔 한량(寒凉)한 약물을 함부로 사용하여 예(翳)와 장(障)이 얼음처럼 응결되어 제거되지 못하도록 해서는 안 된다. 내장(內障)으로 인해 눈의 신광(神光)이 없는 경우는 치료하여도 효과를 보기 어려운데 선철(先哲)의 금침발예(金針撥翳) 등의 치법이 있으나 지금은 사용하는 사람을 보기 어렵다. 동신(瞳神)이 산대되고 수축하는 것은 한기(寒氣)나 화기(火氣)로 인하여 발생한 것이므로 모두 변증(辨證)에 근거하여 치료해야 한다. 이 책은 상용되고 있는 처방 10여 개를 간단히 모아 학자들을 위해 수록하였지만, 상세하지 않은 것은 다시 전문 서적에서 찾아보아야 할 것이다.

1 오륜(五輪) : 오장의 기운과 상통하는 눈의 바퀴처럼 동그란 5부위를 지칭하는 용어이다. 일반적으로 『태평성혜방(太平聖惠方)』 제32권에 나오는 육륜(肉輪), 혈륜(血輪), 기륜(氣輪), 풍륜(風輪), 수륜(水輪)을 말하는데, 여기서 육륜(肉輪)은 위아래 눈꺼풀로서 비위(脾胃)에 해당하는 부위이고, 혈륜(血輪)은 내·외자(內·外眦)의 혈락(血絡)으로 심·소장(心·小腸)에 해당하며, 기륜(氣輪)은 백정(白睛)으로 폐·대장에 해당하고, 풍륜(風輪)은 흑정(黑睛)으로 간(肝)·담(膽)에 해당하며, 수륜(水輪)은 동공(瞳孔)으로 신(腎)·방광(膀胱)에 해당한다. 그러나 이런 사상은 이미 『영추』에서부터 드러나는데 『영추(靈樞)·대혹론(大惑論)』에는 "五藏六府之精氣, 皆上注於目而爲之精. 精之窠爲眼, 骨之精爲瞳子, 筋之精爲黑眼, 血之精爲絡, 其窠氣之精爲白眼, 肌肉之精爲約束…… (오장육부의 정기(精氣)가 모두 올라가 눈에 모여서 눈의 정(精)이 된다. 정(精)이 모이는 보금자리는 눈인데 그중에서 골(骨)의 정(精)은 동자(瞳子, 눈동자)를 이루고, 근(筋)의 정(精)은 흑안(黑眼, 검은자위)을 이루며, 혈(血)의 정(精)은 혈락(血絡, 혈관)을 이루고, 안구의 기(氣)의 정(精)은 백안(白眼, 흰자위)을 이루며, 기육(肌肉)의 정(精)은 안구를 얽어 묶는다.)"라고 하여 오장과 눈의 상관관계에 대해 자세히 설명하고 있다. 이처럼 오륜학설은 눈의 구성과 생리, 병리 현상 등을 설명하는 독특한 이론으로 자리매김하여 후대 안과 임상에 지대한 영향을 미쳤다.

2 팔곽(八廓) : 눈을 지키는 8부위의 성곽이라는 의미이다. 팔곽의 명칭은 대단히 많

아서 팔괘(八卦)를 따라서 건괘(乾卦:☰)에 해당하는 천곽(天廓), 감괘(坎卦:☵)에 해당하는 수곽(水廓), 간괘(艮卦:☶)에 해당하는 산곽(山廓), 진괘(震卦:☳)에 해당하는 뇌곽(雷廓), 손괘(巽卦:☴)에 해당하는 풍곽(風廓), 이괘(離卦:☲)에 해당하는 화곽(火廓), 곤괘(坤卦:☷)에 해당하는 지곽(地廓), 태괘(兌卦:☱)에 해당하는 택곽(澤廓)으로 붙이기도 하였고, 또는 상응하는 장부의 기능을 따라서 전도곽(傳導廓), 전도곽(傳道廓), 전송곽(傳送廓), 진액곽(津液廓), 정액곽(精液廓), 회음곽(會陰廓), 포양곽(胞陽廓), 포양곽(抱陽廓), 청정곽(淸淨廓), 양화곽(養化廓), 수곡곽(水穀廓), 관천곽(關泉廓), 관전곽(關前廓), 항건곽(行健廓), 성능곽(成能廓), 진정곽(鎭靖廓), 육덕곽(育德廓), 허령곽(虛靈廓), 선화곽(宣化廓), 자생곽(資生廓), 정광곽(定光廓) 등으로 붙이기도 하였다. 중요성에 대해서는 의가마다 달리 평가하였는데 『심시요함』에서는 팔곽의 부위나 증상을 매우 중시하였지만, 『은해정미』나 『장씨의통』에서는 그 의미를 축소하여 크게 중요하게 여기지 않았다. 이처럼 팔곽(八廓)설은 의가마다 명칭, 부위, 의의를 다르게 해석하여 임상에서는 일정한 한계가 있었다.

3 목적종통(目赤腫痛) : 눈이 빨가면서 붓고 아픔.

4 치루수명(眵淚羞明) : 눈곱이 끼고 눈물이 나면서 눈이 부심.

5 예(翳)는 흑정(黑睛)이 흐려진 것이나, 눈 안과 바깥쪽에서 시선을 가리는 목장(目障)을 말한다. 따라서 일부 내장(內障)으로 인한 병도 예(翳)라 말하기도 한다.

6 장(障)은 시력에 지장을 주는 눈병을 말한다. 크게 내장(內障)과 외장(外障) 2가지로 나뉘는데, 내장은 눈알 속에서 가리는 것이고, 외장은 눈알 겉에서 가리는 것이다.

消風養血湯[1]

消風養血湯은 白芷·防風·荊芥에	消風養血芷防荊
菊花·蔓荊子·川芎·當歸·草決明·石決明과	菊蔓芎歸兩決明
麻黃·芍藥·桃仁·紅花·甘草로 구성되니,	麻芍桃紅甘草等
계절적으로 유행하는 赤眼에 효과가 신묘하구나.	時行赤眼效如神

소풍양혈탕(消風養血湯)은 형개(荊芥), 만형자(蔓荊子), 국화(菊花), 백지(白芷), 마황(麻黃), 방풍(防風), 피첨(皮尖)을 제거한 도인(桃仁), 주초(酒炒)한 홍화(紅花), 천궁(川芎) 각 5푼, 주세(酒洗)한 당귀(當歸), 주초(酒炒)한 백작약(白芍藥), 초결명(草決明)[2], 석결명(石決明), 감초(甘草) 각 1돈으로 구성된다.

계절적으로 유행하는 풍화사(風火邪)로 인해 목적종통(目赤腫痛)한 것을 치료한다.

이 처방이 치료하는 눈병은 외감(外感)의 풍화(風火)로 인한 것이다. 풍기(風氣)는 간(肝)에 통하고 간(肝)은 혈(血)을 저장하는데 사기가 혈분(血分)을 막았기 때문에 눈이 붉게 충혈이 된 것이고[目赤], 풍(風)은 양사(陽邪)인데 풍화(風火)가 서로 치고받으면서 내외(內外)가 서로 자극하기 때문에 붓고 아픈 것이다[腫痛]. 그런데 사기가 외부로부터 침입한 것은 반드시 사기가 어느 경락을 따라 들어왔는지 알아야만 어떤 약물을 사용하여 풀지를 결정할 수 있다. 예를 들어 홍종(紅腫)이 위로부터 아래로 내려오는 것은 태양(太陽)에 속하므로 마황(麻黃)과 방풍(防風) 등의 약물을 사용할 수 있고, 홍종(紅腫)이 아래에서부터 위로 올라오는 것은 양명(陽明)에 속하므로 백지(白芷) 등의 약물을 사용할 수 있으며, 외자(外眦)[3]에서부터 나타나는 것은 소양(少陽)에 속하므로 형개(荊芥)·만형(蔓荊)·국화(菊花) 등 모두를 선택해 사용할 수 있다. 병사가 밖에서 들어온 것은 밖으로 풀리도록 하는 것이 적당한데, 만약 한량(寒凉)한 약물로 막으면 빨리 나을 수가 없게 된다. 다만 홍종(紅腫)이 내자(內眦)[4]에서부터 생겨난 것은 실사(實邪)인 심화(心火)로 인해 발생한 것이므로 잠시 고한(苦寒)한 약품을 사용하여 청설(淸泄)할 수도 있다. 처방 중에 당귀·작약·천궁은 간혈(肝血)을 자양하고, 도인과 홍화는 간(肝)의 어혈(瘀血)을 부수며, 감초는 완급(緩急)하고, 초결명과 석결명은 결정적으로 명목(明目)할 수 있는데, 나머지 약물들은 각각 해당 경락의 병든 바를 좇아 사용 여부를 선택하는 것이 좋겠다.

1 소풍양혈탕은 1584년에 편찬된 오곤(吳崑)의 『의방고(醫方考)·권5(卷五)·안질문(眼疾門) 제61(第六十一)』에 나온다.

2 초결명(草決明)은 결명자(決明子)나 청상자(靑葙子)의 이명(異名)이나 여기서는 결명자를 의미한다.

3 외자(外眥) : 눈의 외안각(外眼角: 상하 눈꺼풀의 관자놀이 쪽 연결 부위)을 말한다. 예자(銳眥), 목예자(目銳眥), 소자(小眥), 안초두(眼梢頭), 안소취(眼小嘴), 안소첩(眼小睫), 안소각(眼小角)이라고도 한다.

4 내자(內眥) : 내안각(內眼角. 상하 눈꺼풀이 코 쪽에서 연결되는 곳)을 말한다. 목내자(目內眥), 대각(大角), 대자(大眥), 안대취(眼大嘴), 안대첩(眼大睫), 안대각(眼大角)이라고도 한다. 족태양방광경(足太陽膀胱經)의 시작점으로 정명혈(睛明穴)이 있는 곳이며, 자각(眥角) 상하검현(瞼弦)에 각기 하나의 눈물샘이 있는데 이것을 누당(泪堂)이라고 한다. 『영추(靈樞)·전광(顚狂)』에서 "目眥外決於面者, 爲銳眥, 在內近鼻者, 爲內眥.(목자(目眥)는 얼굴에서 밖으로 트인 것이 예자(銳眥)가 되고, 안으로 코에 가까운 것이 내자(內眥)가 된다)"라고 하였다.

洗肝散『局方』[1]

洗肝散은 眼睛이 붉은 것을 치료하니	洗肝散治眼睛紅
바로 風毒邪가 손상하고 火가 上攻하여 발생한 것이라네.	風毒邪傷火上攻
羌活·薄荷·川芎·當歸·防風·甘草로 흩어버리고	羌薄芎歸防草散
大黃·梔子로 하강시켜 소통시킨다네.	大黃梔子降能通

세간산(洗肝散)은 박하(薄荷), 강활(羌活), 방풍(防風), 당귀(當歸), 천궁(川芎), 치자(梔子), 대황(大黃), 자감초(炙甘草)를 각각 같은 양으로 가루 낸 것으로 매번 2돈씩 복용한다.

풍독(風毒)이 상부를 공격하여 갑자기 눈이 충혈되면서 부은 것, 눈이 아파서 뜨기가 어려운 것, 눈이 은근히 까끌까끌하면서 눈곱이 끼고 눈물이 나는 등의 증상들을 치료한다.

평소 간화(肝火)가 치성하던 사람이 한번 유행하는 풍화사(風火邪)에 감촉되면 위의 증상들이 나타날 뿐만 아니라 번번이 이실(裏實)한 증상도 나타나 소변은 적삽(赤澁)하고 대변은 막혀 보기 어렵게 된다. 이것을 치료하는데 만약 해외(解外)하는 방법만 알고 청리(淸裏)하는 방법을 알지 못한다면, 표부(表部)의 풍사(風邪)가 비록 물러나더라도 이부(裏部)의 실열(實熱)이 남게 되어 무익하게 된다. 그러므로 처방 중에 태양(太陽)의 표부(表部)를 크게 열어주는 강활과 방풍으로 사기를 밖으로 풀고, 두목(頭目)을 청리(淸利)하고 상초(上焦)를 경선(輕宣)하는 박하로 강활과 방풍이 미치지 못하는 곳을 풀어서 도와주게 하니 이렇게 되면 자연히 표사(表邪)가 머무를 곳이 없어지게 된다. 치자는 오로지 상초의 화사(火邪)를 식혀 굴곡하행(屈曲下行)해 소변으로 화사(火邪)를 배출하고, 대황은 실화(實火)를 대변으로 배출하니 이렇게 되면 이사(裏邪) 또한 유착할 곳이 없게 된다. 감초는 급한 것을 완만하게 하고 모든 약물을 조화롭게 하며, 당귀와 천궁은 화혈양간(和血養肝)하여 예후를 좋게 한다.

1 세간산은 『태평혜민화제국방(太平惠民和劑局方) · 권8(卷之七) · 오직각증제가명방(吳直閣增諸家名方)』에 나온다.

百點膏 東垣[1]

瞳神에 翳障이 생기면 百點膏로 치료하니	翳障瞳神百點膏
黃連·甘草·蕤仁에	黃連甘草蕤仁調
和血하는 當歸와 散風하는 防風을 넣고	當歸和血防風散
꿀을 넣고 졸여 완성하여, 점적하면 저절로 사라진다네.	入蜜熬成點自消

백점고(百點膏)는 황련(黃連. 물 1주발에 황련을 넣고 반 주발이 되도록 졸인 다음 뒤에 나오는 약들을 넣는다) 2돈, 당귀(當歸), 감초(甘草) 각 6푼, 방풍(防風) 8푼, 피첨(皮尖)을 제거한 유인(蕤仁)[2] 2푼으로, 같이 넣고 졸이는데, 졸인 것을 물에 떨어뜨려도 흩어지지 않으면 찌꺼기를 제거하고 꿀을 조금 넣어 다시 잠깐 끓인다. 환자가 거리낌 없이 점적(點滴)해야 하는데 눈에 약한 통증이 생기면 멈춘다. 하루에 5~7번씩 점적(點滴)하여 약효가 이어지게 하므로 백점(百點)이라 하였고, 잠잘 때 점적(點滴)하면 더욱 신묘하다.

풍화(風火)가 서로 치고받아 예장(翳障)이 동신(瞳神)을 덮은 것을 치료한다.

이 예장(翳障)은 외부로부터 침입한 풍화(風火)로 인해 화기(火氣)가 왕성해져 발생한 것이다. 그런데 무형의 풍화(風火)는 반드시 유형의 혈체(血滯)를 끼어야만 비로소 예(翳)와 장(障)이 될 수 있고, 화(火)가 왕성하다면 거풍양혈(祛風養血)한다고 하여도 또한 예(翳)를 빠르게 전부 제거할 수 없다. 그러므로 처방 속에 황련을 중용하여 화(火)를 물리쳤고, 그런 연후에 방풍으로 풍사(風邪)를 흩고, 당귀로 혈락(血絡)을 조화롭게 하였다. 감초는 급한 것을 완만하게 하면서 각 약물의 성질을 조화하고, 유인(蕤仁)은 간(肝)에 들어가 결체한 것을 흩어버리면서 풍사를 찾아 없애므로 예(翳)를 제거하는 필수약물이 된다. 이 처방은 예(翳)를 제거할 뿐 아니라 계절성으로 유행하는 풍화(風火)로 인해 발생한 적안(赤眼)에도 사용할 수 있다.

1 백점고는 1276년에 나천익(羅天益)에 의해 간행된 이동원(李東垣)의 『난실비장(蘭室秘藏)·권상(卷上) 안이비문(眼耳鼻門)·내장안론(內障眼論)』에 나온다.

2 유인(蕤仁)은 단화편핵목(單花扁核木) *Prinsepia uniflora*의 성숙된 과핵(果核)의 건조품으로, 성미는 감한(甘寒)하고 간경(肝經)과 심경(心經)에 들어가 거풍(祛風)·산열(散熱)·양간(養肝)·명목(明目)한다.

石斛夜光丸[1]

石斛夜光丸은 (石斛)·枸杞子·菊花·人參에	石斛夜光杞菊參
犀角·羚羊角·黃連·五味子·菟絲子·青箱子·茯苓과	犀羚連味菟葙苓
蓯蓉·白蒺藜·牛膝·川芎·甘草·枳殼 및	蓯蓉蒺膝芎甘枳
杏仁·山藥·防風·麥門·天門·生地·熟地·決明으로 구성된다네.	杏藥防冬地決明

석곡야광환(石斛夜光丸)은 주세(酒洗)한 석곡(石斛) 5돈, 인삼(人參), 주세(酒洗)한 생지황(生地黃), 주세(酒洗)한 숙지황(熟地黃), 천문동(天門冬), 거심(去心)한 맥문동(麥門冬), 백복령(白茯苓), 방풍(防風), 초결명(草決明), 황련(黃連) 각 1량, 서각(犀角), 영양각(羚羊角), 천궁(川芎), 자감초(炙甘草), 초(炒)한 지각(枳殼), 초(炒)한 청상자(青葙子), 초(炒)한 오미자(五味子), 주세(酒洗)한 육종용(肉蓯蓉) 각 5돈, 주세(酒洗)한 회우슬(懷牛膝), 가시를 제거한 후 초(炒)한 백질려(白蒺藜), 토사자(菟絲子), 국화(菊花), 산약(山藥), 거피(去皮)한 행인(杏仁), 주세(酒洗)한 구기자(枸杞子) 각 7돈으로 구성된다. 먼저 석곡(石斛)을 달여 고(膏)로 만들고 나머지 약 가루를 섞어서 연밀(煉蜜)로 동자대(桐子大)로 환을 빚는다. 매번 30~50환씩 염탕(鹽湯)으로 복용한다.

신광(神光)[2]이 풀린 것[神光散大], 안개와 이슬이 있는 것과 같이 흐릿하게 보이는 것, 눈앞에 검은 꽃이 보이는 것, 사물이 두 개로 보이는 것, 오래되어 신광(神光)이 수렴되지 않는 것, 동신(瞳神)에 담백녹색(淡白綠色)의 내장(內障)이 생긴 것을 치료한다.

이상의 여러 증상은 모두 내부에 기혈이 부족한 상태에서 풍열(風熱)이 울체하였기 때문이다. 처방 중에 인삼 · 산약 · 백복령 · 자감초는 모두 원기(元氣)를 보양하여 운행하고, 생지황 · 숙지황 · 천문동 · 맥문동 · 육종용 · 오미자는 진음(眞陰)을 길러서 윤택하게 한다. 방풍 · 국화 · 청상자 · 초결명 등은 풍사(風邪)를 찾아 없애고, 서각 · 영양각 · 황련 · 석곡은 열사(熱邪)를 제거한다. 기운이 정체된 것은 행인과 지각을 사용하여 부수고, 기운이 흩어진 것은 오미자로 수렴한다. 나머지 우슬 · 토사자 · 구기자 같은 종류들은 모두 익신보간(益腎補肝)하여 근본이 되는 장기를 튼튼히 한다. 그런데 이 처방은 약미(藥味)가 번잡하여 배우는 자가 하나만 잡아서 사용하는 것은 불가하다.

1 석곡야광환은 1323년에 편찬된 원대(元代) 의가 사도목소(沙圖穆蘇)의 『서죽당경험방(瑞竹堂經驗方) · 권7(卷七) 선보문(羨補門)』에 야광환(夜光丸)으로 나온다. 후에 원(元)의 예유덕(倪維德)이 편찬하고 명(明)의 설기(薛己)가 교정하고 주석을 달아 1370년에 간행한 『원기계미(原機啓微) · 권하(卷之下) · 부방(附方)』에서 석곡야광환(石斛夜光丸)이란 이름으로 실리면서 널리 알려지게 되었다.

2 신광(神光)은 눈이 빛을 볼 수 있는 생리 기능이다. 부인우(傅仁宇)가 1644년 편찬한 『심시요함(審視瑤函) · 권1(卷一) · 목위지보론(目爲至寶論)』에서는 "神光者, 謂目中自然能視之精華也. 夫神光原於命門, 通於膽, 發於心, 皆火之用事, 神之在人也大矣. 在足能行, 在手能握, 在舌能言, 在鼻能嗅, 在耳能聽, 在目能見, 有莫知其所以然而然者."라고 하였다.

磁朱丸 『千金』[1]

磁朱丸은 『備急千金要方』에 나오니	磁朱丸法出千金
神麴을 섞어 만든 풀로 환을 빚지.	神麴調和糊合成
內障을 능히 치료할 수 있으니	內障能移鎭墜力
散大되었던 神光이 저절로 밝아질 수 있다네.	神光散大自能明

자주환(磁朱丸)엔 운자석(雲磁石)과 주사(朱砂)가 들어간다. 먼저 자석(磁石)을 큰불 속에 놓고 단법(煅法)[2]을 7회 실행하는데 단법(煅法)을 할 때마다 반드시 초쉬(醋焠)[3]하여 곱게 갈고 그런 다음 이것을 수비(水飛)[4]하여 불순물을 침전시킨 후 쇄건(晒乾)하여 깨끗한 가루로 2량을 얻는다. 주사(朱砂) 역시 곱게 가루 내어 수비(水飛)한 다음 쇄건(晒乾) 해 깨끗한 가루로 1량을 얻는다. 이 두 약물을 3량의 생신국(生神麴) 가루와 골고루 섞은 다음, 다시 1량의 신국(神麴) 가루를 물로 반죽해 떡을 만들어 삶는데 떡이 떠오르면 꺼내 앞의 약물들에 넣고 녹두대(綠豆大)로 환을 빚는다. 매번 30~40환을 공심(空心)에 미음(米飮)으로 복용한다.

신수(神水)[5]가 느슨하게 점차 풀리고 광채는 수렴되지 못하며 내장(內障)을 제거했는데도 예(翳)가 사라지지 않을 때 이 처방을 사용하여 제압한다.

주사는 남쪽 이화(離火)의 기운을 품부하여 가운데에 음질(陰質)을 품고 있어 사기를 진압하면서 예기(穢氣)를 쓸어버리고, 끌어당기는 자석을 따라 하행하여 신(腎)으로 들어가므로 자연히 신수(神水)를 맑게 청소하여 뿌연 흙먼지 같은 사기를 물리친다. 생신국(生神麴)을 사용하는 것은 단석(丹石)을 널리 퍼트리는 신곡의 성질을 빌려서 효과를 보도록 돕는 것이다. 미음(米飮)으로 복용하는 것은, 곡기를 취해 비위를 조화하여 심(心)으로 들어가는 주사와 신(腎)으로 들어가는 자석이, 영아(嬰兒)와 차녀(奼女)가 중토(中土)에 의해 기제괘(旣濟卦 : ䷾)가 되는 것처럼 하려는 것이다. 처방을 만든 의미가 어찌 얕고 적겠는가!

의안 영아(嬰兒)와 차녀(奼女)는 도교(道敎)에서 자주 사용되는 용어이다. 차녀(奼女)는 이괘(離卦:☲)를 의미하는데 이괘(離卦)는 건괘(乾卦:☰)를 바탕으로 가운데에 하나의 진음(眞陰)이 들어있는 괘로, 마치 타고난 참된 것을 그대로 지닌 소녀의 모습과 같다고 하여 차녀(奼女)라고 하였고, 더 나아가 단홍(丹汞: 수은), 심(心) 등도 비류취상(比類取象)하여 모두 차녀(奼女)라고 일컬었다. 참고로 『참동계 · 연홍상투(鉛汞相投)』에 차녀(奼女)에 관한 구절이 있는데 살펴보면 "河上奼女, 靈而最神, 得火則飛, 不見埃塵, 鬼隱龍匿, 莫知所存, 將欲制之, 黃芽爲根(강 위에 있는 소녀, 신령하고 가장 신묘하여, 불을 얻으면 곧 날아가, 먼지조차 보이지 않는다네. 귀신이 숨고 용이 숨은 듯, 있는 곳 알 수가 없으나, 그것을 제어하고자 하면, 노란 싹이 뿌리가 된다네)"라고 차녀(奼女)의 특성을 언급하고 있다.

이와 반대로 영아(嬰兒)는 감괘(坎卦:☵)를 의미하는데 감괘(坎卦)는 곤괘(坤卦:☷)를 바탕으로 하나의 진양(眞陽)이 가운데 들어있는 괘로, 마치 타고난 참된 것을 그대로 가지고 있는 사내아이의 모습과 같다고 하여 영아(嬰兒)라고 하였고, 더 나아가 연(鉛: 납), 신(腎) 등도 비류취상(比類取象)하여 모두 영아(嬰兒)라고 일컫게 되었다.

이처럼 차녀(奼女)와 영아(嬰兒)는 서로 반대의 기운을 가지고 있으면서 멀리 떨어져 있으므로, 둘 스스로는 직접 만날 수가 없어 황파(黃婆)라 불리는 중토(中土)의 중매에 의해서만 서로 만나 기운을 교류할 수 있는데, 이렇게 되면 심(心)

의 이괘(離卦:☲)와 신(腎)의 감괘(坎卦:☵)는 서로 만나서 64괘 중 수화기제괘(水火旣濟卦 : ䷾) 상태가 되어 수화(水火)가 상제(相濟)되고 음양(陰陽)이 상배(相配)한 상태가 된다.

자주환은 차녀(姹女)에 해당하는 주사(朱砂)와 영아(嬰兒)에 해당하는 자석(磁石)이 황파(黃婆)에 해당하는 신국(神麴)과 미음(米飮)에 의해 서로 만나 수화기제(水火旣濟)의 상태를 추구하고 이를 통해 여러 병증의 치료를 도모하는 처방이 되겠다. 그런데 여기서 특기할 점이 몇몇 있는데, 우선 첫째는 자주환에서 신곡의 양이 4량으로 가장 많다는 점이다. 이것은 자주환에서 주사나 자석만 중시하기 쉬운 일반적인 사고에서 벗어나 황파의 중요성에 대해 다시 한번 음미해 볼 수 있는 지점이 되겠다. 이런 사고는 후에 신명(神明)을 치료하는 처방에 비토(脾土)를 조절하여 치료 효과를 도모하는 여러 처방에서도 나타나고 있는데 우리가 매우 주의 깊게 살펴보아야 할 지점이 되겠다. 둘째로는 바로 도교의 이론을 의학에 응용하였다는 점이다. 앞에서 이미 언급한 차녀 · 영아 · 황파라는 도교의 명칭을 언급하지 않고도 자주환의 수록서가 『비급천금요방』인 것을 고려하면 자주환과 도교는 불가분의 관계에 있다는 것을 추정할 수 있다. 왜냐하면 『비급천금요방』은 손사막(孫思邈)의 저서이고 손사막은 주지하다시피 당대의 저명한 의학자이자 도교 연구가이었으므로 손사막이 도교의 이론을 의학 연구에 응용했을 거라는 정황을 우리는 어렵지 않게 추정할 수가 있는 것이다. 이처럼 자주환의 독특하면서 심오한 구성 원리는 다른 처방들과 구별되므로 자세히 살펴보아야 할 것이고 아울러 이런 처방을 창방 내지는 수록한 손사막의 안목 또한 새롭게 인정받아야 할 것으로 생각된다.

1 자주환은 652년에 완성된 손사막(孫思邈)의 『비급천금요방(備急千金要方) · 권6(卷六) 칠규병(七竅病) · 목병제1(目病第一)』에 신국환(神麴丸)으로 나온다. 원문을 소개하면 다음과 같다. "【神麴丸】主明目, 百歲可讀注書方. 神麴(四兩) 磁石(二兩) 光明砂(一兩). 上三味, 末之, 煉蜜爲丸如梧子, 飮服三丸, 日三, 不禁. 常服益眼力, 衆方

不及，學者宜知，此方神驗不可言，當秘之.”

2 단법(煅法)은 광물성류, 동물골격류, 패각류 및 일부 식물류 약재들을 무연화로(無煙火爐)나 내화용기(耐火用器)에 넣고 대략 150～1,500℃ 정도로 가열하는 방법으로, 하법(煆法)이라고도 한다. 단법(煅法)은 가열 방식과 보료 사용 여부에 따라 일반적으로 명단법(明煅法), 민단법(悶煅法), 단쉬법(煅淬法)으로 구분된다.

3 단법(煅法)을 실행할 때 달궈진 재료를 액체 보료에 담가 냉각하는 방법을 단쉬법(煅淬法)이라 하고 사용되는 보료를 쉬액(淬液)이라고 한다. 쉬액(淬液)의 종류에 따라 여러 가지 단쉬법(煅淬法)이 있는데 그 중 식초에 달궈진 재료를 넣는 것을 초쉬법(醋淬法)이라고 한다.

4 수비(水飛)는 물에 녹지 않는 광물이나 패각류 약재들을 물과 함께 간 후 그 혼합물 휘저어 현탁(懸濁) 시켜서 물에 뜨는 부분만 모아 미세한 분말을 얻는 방법이다.

5 신수(神水)는 눈알 속에 들어 있는 액체로 현대의 방수(房水, aqueous humor)이다. 부인우(傅仁宇)가 1644년 편찬한 『심시요함(審視瑤函)·권1(卷一)·목위지보론(目爲至寶論)』에서는 “神水者，由三焦而發源，先天眞一之氣所化，在目之內，雖不可見，若被物觸損傷，則見黑膏之外，有似稠痰出者是也. 卽目上潤澤之水，水衰則有火盛燥暴之患，水竭則有目輪大小之疾，耗溢則有昏眇之危，虧者多，盈者少，是以世無全精之目.”이라고 하였고, 아울러 신수(神水)·신고(神膏)·동신(瞳神)의 관계에 대해서도 “血養水，水養膏，膏護瞳神.”이라고 하였다.

碧雲散[1]

碧雲散은 안과의 奇方으로	碧雲散乃眼科奇
外障攀睛과 눈곱 눈물로 시야가 흐릿해진 것을 치료하지.	外障攀睛眵淚迷
青黛·川芎·鵝不食草를	青黛川芎不食草
가루 내어 코에 불어 넣는다네.	末之吹鼻立能移

벽운산(碧雲散)은 아불식초(鵝不食草.[2] 냄새 맡으면 바로 재채기하는 것이 진품이다) 1량, 청대(青黛), 천궁(川芎) 각 5돈을 산(散)으로 만든 것이다. 먼저 입안에 물을 가득 머금은 다음 녹두 크기만큼을 매번 코안으로 불어넣어 재채기와 눈물을 나게 하면 효과를 보는데 수시로 불어넣는다. 다른 처방에서는 북세신(北細辛)과 아조(牙皂)[3]의 가루를 각 1량씩 가한다고 되어 있다.

외장반정(外障攀睛)[4]과 치루(眵淚)[5]가 뒤섞여 끈적하게 나오는 증상 등을 치료한다.

병을 치료하는 방법에는 정치법(正治法)과 방치법(旁治法)이 있다. 눈은 간규(肝竅)이므로 눈을 치료하는 방법을 간(肝)에서 구하면 이는 정치법(正治法)이 되고, 만약 취이(吹耳)나 취비(吹鼻)하여 폐신(肺腎)에서 구하면 이것은 방치법(旁治法)이 된다. 간신(肝腎)은 자모(子母)의 장(臟)이 되니 을계동원(乙癸同源)이며, 간폐(肝肺)는 승강시키는 권한을 관장하니 좌우가 서로 감응한다. 청대와 천궁은 간화(肝火)를 제거하고 간울(肝鬱)을 소통시키며, 아불식초는 폐를 열고 재채기를 하게 한다. 폐(肺)를 치료하는 약을 폐규(肺竅)로 불어넣어 금령(金令)이 하행하게 되면, 간사(肝邪)는 저절로 낫게 되고 예장(翳障)은 자연히 제거된다.

1 벽운산은 1370년에 초간(初刊)된 예유덕(倪維德)의 『원기계미(原機啓微) · 권하(卷之下) · 부방(附方)』에 후비벽운산(嗃鼻碧雲散)으로 나온다.

2 아불식초(鵝不食草)는 국화과에 속하는 일년생 초본식물 중대가리풀(*Centipeda minima*)의 꽃이 달린 풀 전체이다. 지호초(地胡椒), 구자초(球子草), 산성초(散星草)라고도 한다. 거위가 이 풀을 먹지 않기 때문에 아불식초(鵝不食草)라 이름 붙여졌다. 성미는 신온(辛溫)하고 소장경(小腸經)에 들어간다. 거풍이습(祛風利濕), 통규산한(通竅散寒), 산어소종(散瘀消腫)하는 효능이 있다. 감모(感冒), 두통, 천식, 백일해, 학질, 풍습비통(風濕痹痛)에는 물에 달여 복용하고, 과민성비염(過敏性鼻炎), 위축성비염(萎縮性鼻炎), 비식육(鼻息肉), 목적예막(目赤翳膜)에는 신선한 잎을 잘게 찧어 콧속에 넣거나 갈아서 콧속에 불어넣으며, 타박상, 염창(臁瘡), 선질(癬疾), 독사에 물린 데는 신선한 것을 짓찧어 붙여 사용한다.

3 아조(牙皂)는 저아조(猪牙皂)의 이명(異名)으로, 저아조(猪牙皂)는 콩과 낙엽교목 주엽나무(*Gleditsia japonica* var. koraiensis)와 조각자나무(조협(皂莢). *Gleditsia sinensis*)의 열매이다. 아조(牙皂), 미조(眉皂), 조협(皂莢), 소조협(小皂莢), 조각(皂角), 저아조각(猪牙皂角)이라고도 한다. 성미가 신함(辛鹹) 유독(有毒)하여 위경(胃經), 대장경(大腸經)에 들어간다. 효능은 통규(通竅), 척담(滌痰), 수풍(搜風), 살충(殺蟲)한다.

4 외장반정(外障攀睛) : 눈에 삼각형 모양의 군살이 돋아나 눈을 덮어씌우는 병. 노육반정(胬肉攀睛), 노육침정(胬肉侵睛), 어육반정(瘀肉攀睛), 반정(攀睛), 노육반정(胬肉扳睛), 노육판정(老肉板睛), 목중노육(目中胬肉)이라고도 한다. 심폐(心肺)에 풍열(風熱)이 침입하고 기혈이 응체하여 발생하거나, 음허화염(陰虛火炎)하여 발생하기도 한다. 실증(實證)엔 거풍청열(祛風淸熱), 통락산어(通絡散瘀)해야 하고, 허증(虛證)엔 자음청열(滋陰淸熱)해야 한다. 지금의 익상편(pterygium)에 해당한다.

5 치루(眵淚) : 삼루(三淚)의 하나로 눈곱과 눈물이 뒤섞여 흘러나오는 것을 말한다. 참고로 삼루(三淚)는 냉루(冷淚), 열루(熱淚), 치루(眵淚)로 증상이 다음과 같다. 냉루(冷淚)는 눈이 빨갛지도 아프지도 않고 예막(翳膜)도 없이 아침 일찍 일어나 바람을 맞았을 때 눈물이 나거나 가을바람을 맞았을 때 눈물이 저절로 나는 것으로 이것은 간(肝)에 병이 든 것이다. 열루(熱淚)는 눈곱이 아래와 위 눈꺼풀에 붙으면서 눈이 빨갛게 붓고 눈이 흐릿하면서 해를 볼 수 없고 밤에 불빛만 보아도 눈물이 솟구쳐 나오는 것으로 심(心)에 병이 든 것이다. 치루(眵淚)는 눈곱이 양쪽 눈시울에 붙고 눈이 빨갛게 부으며 군살이 생기는 것으로 폐(肺)에 병이 든 것이다.

宣明丸[1]

宣明丸은 어떤 것을 치료하는가?	宣明丸藥治何因
赤腫·羞明·血灌睛을 치료하지.	赤腫羞明血灌睛
四物湯에 黃芩·黃連·大黃酒製와	四物芩連軍酒製
薄荷로 구성되니 꿀을 넣고 환을 빚어 삼킨다네.	薄荷蜜滴取來呑

선명환(宣明丸)은 적작약(赤芍藥), 당귀(當歸), 주증(酒蒸)한 대황(大黃), 황금(黃芩) 각 2량, 생지황(生地黃) 3량, 황련(黃連), 천궁(川芎), 박하(薄荷) 각 1량으로, 오자대(梧子大)로 밀환(蜜丸)하여 매번 50환씩 식후에 미음으로 복용한다.

어혈관정(瘀血灌睛)[2], 적종삽통(赤腫澁痛) 등의 증상을 치료한다.

간(肝)은 혈을 저장하는 곳으로, 열사(熱邪)에 한 번 감수되면 핍박받은 피가 바로 위로 올라가므로 혈관동신(血灌瞳神), 적종삽통(赤腫澁痛) 등의 증상들이 발생하게 된다. 근본을 바르게 하고 근원을 맑게 하면 자연히 흐름이 맑아져서 표증(標證) 역시도 낫게 된다. 생지황은 간음(肝陰)을 기르고, 적작약은 간혈(肝血)을 흩어버리며, 당귀와 천궁은 함께 간경(肝經)에 들어가 혈중(血中)의 기(氣)를 조리하여 조달(條達)하는 성질을 이루게 한다. 황련 · 대황 · 황금이 상중하 삼초의 우환을 없애므로, 박하는 상초를 가볍게 흩어버리고 남은 잔당들을 정리한다. 꿀로 환을 빚어 식후에 복용하는 것은 약물 기운을 머무르게 하려는 의미이다.

1 선명환은 1602년 간행된 왕긍당(王肯堂)의 『증치준승(證治準繩) · 유방(類方) 제7책(第七册) · 목(目) · 목적(目赤) · 어혈관정(瘀血灌睛)』에 나온다.

2 어혈관정(瘀血灌睛)에는 두 가지 의미가 있는데, 첫 번째는 각종 혈어(血瘀)로 발생한 눈병을 총칭한 것이고, 두 번째는 눈까풀의 피부밑과 흰자위에만 어혈(瘀血)이 머무르는 것을 말한다. 모두 어혈로 인해 눈동자에 병증이 생긴 것들이다.

煮肝散[1]

煮肝散엔 夜明砂가 들어가	煮肝散內夜明砂
雀目·羞明·夜視花를 치료하니	雀目羞明夜視花
蛤粉·穀精草·石決明 등을	蛤粉穀精石決等
肝에 넣고 삶아 복용하면 병이 낫는다네.	肝中煮服用之瘥

자간산(煮肝散)은 도정(淘淨)한 야명사(夜明砂), 합분(蛤粉), 곡정초(穀精草), 석결명(石決明) 각 1량으로, 산(散)으로 만들어 매번 3돈씩 복용한다. 돼지 간을 대나무칼로 쪼개어 철에 닿지 않게 약을 그사이에 넣고 삼실로 묶는다. 쌀뜨물한 사발로 돼지 간을 삶다가 익으면 먼저 탕액을 그릇에 부어 눈을 훈증하고, 돼지 간은 세 번에 나누어 돼지 간을 삶은 뜨거운 국물과 함께 하루에 복용한다.

작목(雀目), 수명(羞明), 감안(疳眼)[2], 예장(翳障) 등의 증상을 치료한다.

작목(雀目)은 밤이 되면 안개나 이슬이 낀 것같이 어두워 물체를 잘 보지 못하는 것이다. 이것은 모두 간장(肝臟)의 체탁(滯濁)과 음분(陰分)의 적결(積結)로 인해 정진(精津)과 혈액(血液)이 음분(陰分)에 들어가야 할 때 눈으로 상승하지 못해 밤에 잘 볼 수 없게 된 것이다. 소아감안(小兒疳眼) 역시 적체(積滯)로 인하여 발생한 것이므로 종류는 비록 다르나 근원은 동일하다. 처방 중의 야명사는 오로지 간경(肝經)에만 들어가 파체화적(破滯化積)한다. 야명사라는 똥은 박쥐가 모기를 먹고 소화한 것으로 모기의 몸은 비록 소화되었다 하더라도 눈은 소화되지 않았으므로 그것을 취한 것이다. 곡정초는 곡식을 키우던 밭의 남은 기운을 얻어 양간마예(養肝磨翳)하므로 눈병의 필수품이다. 합분과 석결명은 모두 갑각류의 약물로 나머지 약물들을 끌고 음분(陰分)으로 들어간다. 돼지 간으로 삶은 것은 약성이 간으로 들어가도록 한 것이다.

1 자간산은 나천익(羅天益)의 『위생보감(衛生寶鑑)·권10(卷十)·안목제병병방(眼目諸病幷方)』에 나온다.

2 감안(疳眼)은 두 가지 의미가 있는데, 첫 번째는 감질(疳疾)로 흰자위와 검은자위가 마르면서 야맹증이 있는 병증이고, 두 번째 뜻은 각막의 연화로 두 눈에 수명(羞明)이 나타나는 병증이다. 부인우(傅仁宇)의 『심시요함(審視搖函)·권4(卷四)·감상(疳傷)·감안증(疳眼症)』에서는 "疳眼傷脾濕熱熏, 木盛土衰風毒生, 渴瀉肚大青筋露, 目札澁癢且羞明, 時時揉鼻常掃髮, 濕熱生蟲莫看輕.(감안(疳眼)은 비(脾)가 손상되어 습열(濕熱)이 훈증(薰蒸)하므로 목기(木氣)가 치성해지고 토기(土氣)가 쇠약해져 풍독(風毒)이 생기기 때문에 일어나는 것으로서, 갈증이 나고 설사를 하며, 배에 퍼런 힘줄이 불거져 드러나고, 눈이 칼에 잘리듯이 껄끄러우면서 가려우며, 아울러 빛을 꺼리고, 때때로 코를 비벼대고 머리카락을 쥐어뜯는데, 습열로 인하여 벌레가 생긴 것으로 가볍게 보지 말아야 한다.)"라고 되어 있다.

定志丸『局方』[1]

定志丸은 멀리 보는 것이 어려운 것을 치료하니	定志丸療遠視難
이것은 心虛하고 志弱하여 火光이 약해진 것이라네.	心虛志弱火光殘
人參·遠志·菖蒲·茯苓을	人參遠志菖蒲茯
蜜丸하고 辰砂로 옷을 입히니, 시력이 돌아온다네.	蜜滴辰砂衣可還

정지환(定志丸)은 원지(遠志), 창포(菖蒲) 각 2량, 인삼(人參), 복령(茯苓) 각 1량을 밀환(蜜丸)하고 주사(朱砂)로 옷을 입힌 것이다.

가까운 것은 볼 수 있으나 먼 것을 볼 수 없는 것을 치료한다.

왕해장(王海藏)[2]은 "눈이 가까운 것을 볼 수 있는 것은 수기(水氣)가 있기 때문이고, 먼 것을 볼 수 없는 것은 화기(火氣)가 없기 때문이므로, 치료법은 마땅히 보심(補心)해야 한다."[3]라고 하였다. 심(心)은 전신을 지배하는 것이고 원기(元氣)가 머무르는 곳이다. 그런데 눈은 간규(肝竅)인데 심(心) 또한 기이하게 눈에 개규(開竅)하고 있는 것은 어째서인가? 눈이 색깔에 대하여 좋아하고 싫어하는 것이 있는 것은 모두 심(心)에 의한 것이므로, 눈이 멀리 보지 못하는 것을 어떻게 자수유간(滋水柔肝)하는 방법만으로 치료할 수 있겠는가! 처방 중에 인삼으로 원기를 크게 보하되 창포를 안내자로 삼아 심(心)으로 들어가 규(竅)를 선통(宣通)한 후 궁을 청소하고 길을 정비하게 하면[4] 인삼의 힘이 더욱더 그 위력을 드러내게 된다. 복령은 심기(心氣)를 편안하게 하여 아래로 신(腎)과 만나게 하고, 원지는 신기(腎氣)를 통하게 하여 위로 심(心)에 도달하게 한다. 주사는 겉이 붉으면서 안이 갈라져 있고 속에는 음적인 수은을 머금어 음기(陰氣)를 돕는 효능이 있으니 인삼이 미치지 못하는 것을 도와주는데 이렇게 되면 자식(心)이 어미(肝)의 기(氣)를 도둑질하지 않으므로 간병(肝病)이 저절로 낫게 된다.

1 정지환은 『태평혜민화제국방(太平惠民和劑局方)·권5(卷之五) 치제허(治諸虛)』에 정지원(定志圓)으로 나온다.

2 왕해장(王海藏)은 왕호고(王好古)로 해장(海藏)은 그의 호(號)이다. 중국 원나라 때의 의학자로 자(字)는 진지(進之)이며 당시의 조주(趙州, 지금의 하북성(河北省) 조현(趙縣)) 사람이다. 경사(經史)에 통달했고, 의방(醫方)을 좋아하였으며, 금나라 때의 명의 이동원(李東垣)에게 배워 의학에 정통하였다. 조주 의학 교수가 되어 관내의 의학 수준을 향상하였다. 평생 저술한 것이 많아서 『음증약례(陰證略例)』, 『탕액본초(湯液本草)』, 『의루원융(醫壘元戎)』, 『차사난지(此事難知)』, 『중경상변(仲景詳辨)』, 『활인절요가괄(活人節要歌括)』, 『반진론(斑疹論)』, 『상한변혹론(傷寒辨惑論)』 등이 있다. 의학 이론상 그는 내인(內因)의 변증 의의를 중시하였고, 비(脾)와 신(腎)의 온보(溫補)를 주장하였다. 반진(斑疹) 등의 질환을 치료하는 데 참고할 만한 논술이 많이 있다.

3 이 구절은 『차사난지(此事難知)·권하(卷之下)·치목(治目)』에 나오는 구절이다.

4 귀비탕(歸脾湯)의 청궁제도(淸宮除道) 의미를 참고하라.

地芝丸 東垣[1]

가까운 것을 볼 수 없다면 地芝丸의 증상으로,	不能近視地芝丸
水弱, 肝虛에 火勢가 연소하는 것이 원인이지.	水弱肝虛火勢燃
生地黃·天門冬·炒枳殼에	生地天冬炒枳殼
꼭지를 제거한 菊花를 넣어 蜜丸한다네.	菊花去蒂蜜爲圓

지지환(地芝丸)은 배(焙)한 생지황(生地黃), 천문동(天門冬) 각 4량, 꼭지를 제거한 감국화(甘菊花), 초지각(炒[2]枳殼) 각 2량으로, 밀환(蜜丸)하여 찻물이나 술로 복용한다.

먼 것은 볼 수 있으나 가까운 것은 볼 수 없는 것을 치료한다.

왕해장(王海藏)은 "눈이 먼 것을 볼 수 있는 것은 화(火)가 있기 때문이고, 가까운 것을 볼 수 없는 것은 수(水)가 없기 때문이므로 치료법은 마땅히 보신(補腎)해야 한다."[3]라고 하였다. 화(火)의 힘은 강하므로 먼 것을 볼 수 있고, 수(水)의 힘은 부드러우므로 가까운 것을 볼 수 있다. 인체에 발생하는 온갖 질병들 역시 음양(陰陽) · 수화(水火) 중 한 가지에 불과하다. 그런데 신(腎)은 수기(水氣)를 주관하는 장기이고 폐(肺)는 수기(水氣)를 만드는 근원이므로, 신수(腎水)를 크게 보하는 생지황과 폐금(肺金)을 윤택하게 자양하는 천문동으로 금(金)과 수(水)를 상생하도록 하면 간(肝)이 자양 된다. 국화는 금수(金水)의 정기(精氣)를 얻은 후 오로지 간경(肝經)으로만 들어가 밖으로 거풍(祛風)할 수 있고, 고한(苦寒)한 성질의 지각은 오직 기분(氣分)으로만 들어가 파체(破滯)의 필수품이 된다.

풍사(風邪)가 모두 제거되고 울체한 것이 없으면 보약이 힘을 얻게 되어 병은 쉽게 낫는다. 차를 사용하는 것은 화열(火熱)을 하강시키려는 것이고, 술을 사용하는 것은 약력을 상승시키려는 것이다.

1 지지환은 『은해정미(銀海精微) · 권하(卷下) · 능근시불능원시(能近視不能遠視)』에 나온다. 『은해정미(銀海精微)』는 중국 송나라 이후에 손사막(孫思邈)의 이름으로 편찬되었는데, 편찬 연도와 작자가 미상인 안과서이다. 많은 학자가 명대 의서로 본다. 전 2권으로 도가(道家)의 "目爲銀海"라는 말에 연유하여 책 제목을 지었다.

2 중국중의약출판사판(中國中醫藥出版社版)이나 학원출판사판(學苑出版社版) 모두 "炒"의 위치를 "甘菊花(去蒂, 炒) 枳殼(各二兩)"으로 찍고 있는데, 감국(甘菊)을 초(炒)하는 경우가 없을뿐더러 지지환(地芝丸) 시(詩)에 "生地天冬炒枳殼, 菊花去蒂蜜爲圓"이라고 되어 있으므로 지각(枳殼)에 붙이는 것으로 수정하였다.

3 이 구절은 『차사난지(此事難知) · 권하(卷之下) · 치목(治目)』에 나오는 구절이다.

羊肝丸 『類苑』[1]

羊肝丸은 눈이 침침한 것을 치료하니	羊肝丸治目昏花
內障은 모두 肝이 체하고 막혀서 발생한다네.	內障皆由肝滯遮
(羊肝)·木賊·夜明砂·蟬退와	木賊夜明蟬退等
酒洗한 當歸로 구성되어 효과가 자랑할 만하구나.	當歸酒洗效堪誇

양간환(羊肝丸)은 도정(淘淨)한 야명사(夜明砂), 선퇴(蟬退), 마디를 제거한 목적(木賊), 주초(酒炒)한 당귀(當歸) 각 1량에 근막을 제거하고 물에 삶은 양간(羊肝) 4량을 함께 넣고 찧어 부순 후 환으로 빚은 것이다.

목질내장(目疾內障)을 치료한다.

내장(內障)과 외장(外障)은 비록 다른 병이지만 간사(肝邪)가 상충하여 응체(凝滯)한 것은 동일하다. 간(肝)은 혈을 저장하는 곳으로 그 본성이 잘 퍼뜨리는 것인데 만약 혈(血)이 병들어 간이 자양되지 않아 잘 퍼뜨리는 성질을 잃게 되면 울결 · 응체되어 상승하는 기운만 따라가므로 내 · 외장(內 · 外障)이 발생한다. 방향성이 있으면서 신고(辛苦)한 당귀는 간혈(肝血)을 윤양(潤養)하면서 기분(氣分)에 같이 운행하여 간의 본성을 회복한다. 야명사는 박쥐의 똥과 연관되는데 박쥐가 모기를 먹고 소화하여 배출한 것이지만 모기의 눈만은 소화되지 않은 것이다. 또한 모기는 피를 빨아먹는 곤충이므로 간(肝)으로 들어가 파혈(破血)할 수 있어 산결(散結) · 행체(行滯)하는 데 있어 필수품이 된다. 선퇴와 목적은 하나는 잘 벗는 것을 취한 것이고 하나는 잘 가는 것을 취한 것으로, 두 약물 모두 가볍게 흩날리며 상부를 치료하므로 예장(翳障)을 제거하는 전문 약물이 된다. 양간(羊肝)을 사용하는 것은 양은 백초(百草)를 먹고 그 정화(精華)를 모두 간에 모으므로 나머지 약물들을 간으로 인도하기 위해서이다.

1 양간환은 송나라 장고(張杲)가 편찬하여 1224년에 간행한 『의설(醫說) · 권4(卷四) 안질(眼疾) · 치내장안(治內障眼)』에 나온다.

白蒺藜丸[1]

白蒺藜丸이 눈을 치료하는 것이 기묘하니,	白蒺藜丸治眼奇
時行赤腫[2]으로 눈물이 자꾸 흐르는 것을 치료한다네.	時行赤腫淚淋漓
계란 흰자와 섞어 환을 만들어 복용하니,	蛋清拌入爲丸服
胬翳가 눈동자를 가린 것도 이 처방이 치료하는구나.	胬翳遮睛此可醫

백질려환(白蒺藜丸)은 백질려(白蒺藜) 1되, 계단(鷄蛋. 노른자는 제거하고 흰자만 남겨 백질려와 버무려 하룻밤을 묵힌다) 10매로, 물로 환을 빚는다.

계절성으로 유행하는 사기 때문에 눈이 빨갛게 되면서, 눈물이 흐르고 붉게 붓고, 노예(胬翳)[3]가 눈동자를 가리면서, 불빛을 싫어하는 등의 증상을 치료한다.

선현이 처방을 만들면 간략하면서도 두루 갖추어 한 가지 처방으로 여러 증상을 모두 제거하셨으니, 지금 사람들이 넓은 들판에 그물을 치고서도 겨우 하나 정도 잡는 것을 기대하는 것과 비교하면 그 차이가 마치 하늘과 땅만큼이나 난다. 신고(辛苦)하면서 성온(性溫)한 백질려는 행어파체(行瘀破滯)하고 사폐소간(瀉肺疏肝)하는 힘이 있으면서 선풍도체(宣風導滯)하는 효능을 갖추고 있어 일체의 목질예장(目疾翳障) 증상에 모두 사용할 수 있다. 다만 백질려는 성질이 소통시키고 몰아내는 것에 뛰어나서, 이것만 사용하면 허물이 없는 것도 공격할까 두려우므로, 달걀흰자로 음혈(陰血)을 윤양(潤養)하여 간(肝)의 생기를 발생하는 근원을 회복시킨다. 강한 것과 부드러운 것이 서로 돕고, 소탕하고 위로하는 것이 함께 베풀어져, 위의 여러 증상에 적당하므로 모두 효과를 얻을 수가 있다.

1 백질려환의 출전은 『성방편독(成方便讀) · 치목지제(治目之劑)』를 제외하고는 아직 발견하지 못하였다.

2 시행적종(時行赤腫)은 계절성으로 유행하는 사기에 의해 눈이 빨갛게 염증이 있으면서 부은 경우를 말한다.

3 군살이 삐져나온 것을 노육(努肉)이라 한다. 노육차정(努肉遮睛)은 노육(努肉)이 예(翳)가 되어 눈을 가리는 것을 말한다.

外科劑

외과는 내과와 전혀 다른 것이 아니고 사실 근원은 같으나 분파가 다른 것이다. 그러므로 내과 증상에 밝으면 반드시 외과 증상에도 밝게 되고, 외부에 증상이 나타났다면 반드시 내부에서 근본적으로 주관하고 있는 것이다. 『소문(素問) · 생기통천론(生氣通天論)』에 "영기(營氣)가 원활히 운행되지 못하고 기육(肌肉)과 주리(腠理)에서 거역(拒逆)하면 옹종(癰腫)이 발생한다."[1]라고 되어 있으니, 단지 한열(寒熱)과 허실(虛實)만 구별해 치료하여 거역한 영기(營氣)를 되돌려 순응하게 만든다면 정상적인 상태로 회복할 수 있을 것이다. 영기(營氣)는 혈(血)을 주관하고 분육(分肉)[2]의 사이를 순행하는데, 한사(寒邪)를 만나면 응결되어 운행할 수 없어 정상적인 상태를 잃어버리게 되고, 열사(熱邪)를 만나면 끓어올라 태과하게 운행되어 역시 정상적인 상태를 잃어버리게 된다. 정상적인 상태를 잃어버리게 되면 담(痰)과 혈(血)이 응결되어 외과의 증상이 발생하게 된다. 한열(寒熱)과 허실(虛實)로 모든 형증(形證)을 구별할 수 있는데, 만약 형색(形色)이 담백(淡白)하고 통증이 없으며 설태(舌苔)가 백활(白滑)하고 갈증이 없으며 소변이 청장(淸長)하면서 맥(脈)이 지완(遲緩)하면 모두 한증(寒證)이고, 적색(赤色)에 흔통(焮痛)하면서 설태(舌苔)가 황(黃)하고 구갈(口渴)하며 대소변이 불리(不利)하고 맥(脈)이 부홍(浮洪)하면 모두 열증(熱證)이다. 열증(熱證)은 실증(實證)이 많고 한증(寒證)은 허증(虛證)이 많으며, 초기에는 실증(實證)이 많고 궤후(潰後)에는 허증(虛證)이 많으니 대소음양(大小陰陽)의 정해진 이론에 구애될 필요는 없다. 치료법으로 한증(寒證)엔 덥히고[寒者熱之] 열증(熱證)엔 식히는[熱者寒之] 것은 정말로 논할 필요도 없는 것이다. 그러므로 한응(寒凝)의 증상에 온산(溫散)의 방법을 사용하여 이미 응결된 혈(血)이 온기를 얻어 운행되어 자연히 풀려 흩어지는 것은 정상적인 치료 방법이 되겠다. 열증(熱證)에 속하지만, 시작부터 이미 응결되어 부었을 경우엔, 차가운 약[寒藥]을 복용해선 효과가 없고 오히려 따뜻한 약[溫藥]을 사용하여 흩어버려야 하는 것은 어떻게 된 것인가? 보통 응결된 것은 온기(溫氣)가 아니면 운행되지 않아 열기(熱氣)와 온약(溫藥) 양 방면의 열기가 서로 공격해야만 흩어지니 이것은 역시 변형된 치료 방법이 되겠다. 이것들은 모두 외과 증상에 있어서 치료의 대원칙을 말한 것이고, 가벼운 창절(瘡癤) 같은 종류들은 마땅히 각각의 원인을 관찰하여 증상에 따라 치료하되 혹 내복(內服)하거나 혹 외부(外敷)해야 하는데, 배우는 사람이 이리저리 비교하고 고려하여 효과를 취해야 할 것이다. 이 책에선 고법(古法) 처방 몇 가지만 간략하게 수재해 참고에 대비하였다.

1 『소문(素問)·생기통천론(生氣通天論)』에는 "營氣不從, 逆於肉理, 乃生癰腫."이라고 되어 있고 『성방편독』에는 "營氣不從, 逆於肉里, 乃生癰腫."이라고 되어 있어 "理"와 "里"가 다르다. 여기서는 『소문』의 "理"로 해석하였다.

2 분육(分肉)의 의미는 대략 2가지가 있다. ① 기육(肌肉)에는 피하지방(백육(白肉))과 근육조직(적육(赤肉))이 있는데 이 둘이 뚜렷하게 나뉘어 보이므로 이를 분육(分肉)으로 부르는 경우와 ② 피하지방과 근육조직의 사이, 근육과 근육 사이, 근육과 뼈 사이가 뚜렷하게 나뉘어 보이므로 이것을 의미하기도 한다. 참고로 『영추(靈樞)·본수(本輸)』에서는 "春取絡脈諸滎大經分肉之間(봄에 침을 놓을 때는 낙맥(絡脈)과 각 형혈(滎穴), 경맥(經脈) 및 분육(分肉) 사이에 침을 놓는다)"라고 하였고, 『영추(靈樞)·본장(本藏)』에서는 "衛氣者, 所以溫分肉, 充皮膚, 肥腠理, 司開闔者也.(위기(衛氣)는 분육(分肉)을 데우고, 피부를 충만하게 하며 주리(腠理)를 살찌게 하고, 개합(開闔)을 맡은 것이다"라고 하였다.

陽和湯[1]

陽和湯은 寒凝을 풀어주니	陽和湯法解寒凝
外證이 虛寒이면서 색깔이 陰에 속한 것을 치료한다네.	外證虛寒色屬陰
熟地黃·鹿角膠·薑炭·桂枝에	熟地鹿膠薑炭桂
麻黃·白芥子·甘草로 구성되는구나.	麻黃白芥草相承

양화탕(陽和湯)은 숙지황(熟地黃) 5돈, 백개자(白芥子) 1돈 반, 녹각교(鹿角膠) 1돈 반, 포강탄(炮薑炭) 5푼, 계지(桂枝) 1돈, 마황(麻黃) 1돈, 감초(甘草) 5푼으로, 전탕하여 복용한다.

옹저(癰疽)와 유주(流注)[2] 중 음한(陰寒)에 속한 것은 사람들이 모두 온산(溫散)의 방법을 사용해야 한다고 알고 있다. 그러나 담응(痰凝)과 혈체(血滯)의 증상이라도 정기가 충족된 경우라면 저절로 운행되어 막히는 것이 없을 것이고, 이른바 "사기가 모인 곳은 기(氣)가 반드시 허약하다."고 하였으니 허약한 곳은 바로 사기를 받는 곳이 될 것이다. 병의 원인이 혈분(血分)에 있는 경우에는 반드시 혈분(血分)에서 그 치법을 구해야 하므로 음혈(陰血)을 크게 보하는 숙지황으로 군(君)을 삼았다. 그러나 초목은 무정(無情)하여 힘이 충분하지 않을까 두려우므로 형체와 정혈(精血)을 가지고 있는 부류인 녹각교로 숙지황을 보조하였다. 다만 이미 허약한데 더욱이 차갑기까지 하다면 평보(平補)하는 약성만으론 속효를 거둘 수 없으므로, 다시 온중산한(溫中散寒)하면서 혈분(血分)으로 들어갈 수 있는 포강(炮薑)을 사용하여 숙지황과 녹각교를 이끌고 혈분(血分)으로 곧바로 들어가서 공을 세우도록 하였다. 백개자는 피리막외(皮裏膜外)의 담(痰)을 제거할 수 있으며, 계지는 영분(營分)에 들어가고, 마황은 위분(衛分)에 도달하여 함께 해산(解散)하는 효능을 이루니 숙지황과 녹각교의 울체를 선통(宣通)한다. 감초를 사용한 것은 모든 약을 서로 조화시킬 뿐만이 아니라 또한 구토(九土)[3]의 정화를 빌리고자 한 것으로, 모든 독은 토기(土氣)를 만나면 없어지게 된다.

1 양화탕은 1740년에 간행된 왕유덕(王維德)의 『외과증치전생집(外科證治全生集)·의방(醫方)』에 나온다.

2 유주(流注) : 여기저기 몸의 깊은 부분이 곪는 병증. 기혈이 허약한데 독사(毒邪)가 안으로 쳐들어가 이리저리 쏘다니면서 깊은 곳에서 병을 일으켜, 살결이 덩어리처럼 뭉치거나 퍼지면서 붓고, 한 곳 또는 여러 곳에서 한꺼번에 일어나며, 오래되면 고름이 잡히고 헐어, 고름이 다 빠지면 낫는데, 여기가 나으면 저기서 또 생기는 것이다. 발병의 원인, 부위 및 증상에 따라 습담유주(濕痰流注), 어혈유주(瘀血流注), 서습유주(暑濕流注), 습독유주(濕毒流注), 축각유주(縮脚流注), 격와유주(骼窩流注), 쇄각유주(鎖脚流注), 관절유주(關節流注), 냉유주(冷流注) 등으로 나뉜다.

3 구토(九土)는 구주(九州)의 토지 즉 온 국토를 말한다. 여기서는 모든 토기(土氣)를 상징한 말이다.

眞人活命飮[1]

眞人活命飮은 白芷·當歸·金銀花에	眞人活命芷歸銀
乳香·沒藥·防風·甘草·貝母·天花粉·陳皮 및	乳沒防甘貝粉陳
甲片·皂角刺를 술로 달인 것으로	甲片皂針酒作引
陽經에 속한 초기 癰疽를 치료한다네.	癰疽初起屬陽經

진인활명음(眞人活命飮)은 금은화(金銀花) 2돈, 거백(去白)한 진피(陳皮), 주세(酒洗)한 당귀(當歸) 각 1돈 반, 방풍(防風) 7푼, 백지(白芷), 감초절(甘草節), 패모(貝母), 천화분(天花粉), 유향(乳香) 각 1돈, 몰약(沒藥), 조각자(皂角刺) 각 5푼, 자천산갑편(炙天山甲片) 1돈으로 좋은 술로 전탕한다. 독(毒)이 위쪽에 있으면 (식후) 배부를 때 복용하고, 아래쪽에 있으면 (식전) 배고플 때 복용한다. (술을) 잘 마시는 사람은 술을 많이 마셔서 약의 기운을 운행하도록 한다. 신 것(酸物)과 철기(鐵器)를 피한다.

모든 종독(腫毒) 중 초기로 아직 없어지지 않았으면서 약하게 양분(陽分)에 편중된 것을 치료한다.

초기 종독(腫毒)은 대부분 영혈(營血)이 막히고 울열(鬱熱)이 생겨 영위(營衛)의 기운이 정상적이지 않아 발생한다. 병(病)이 외부에 형성된 것은 반드시 표증(表證)을 밖으로 드러내게 된다. 이때에는 급히 날카롭고 곧장 들어가는 약물로 종독(腫毒)의 소굴을 공격하여만 막힌 것은 운행되고 체한 것이 소통되는데, 여기에 다시 각 약물로 보조하게 되면 종독(腫毒)은 자연히 흩어지게 된다. 처방 중에 천산갑과 조각자는 병소에 직접 도달하여 결적(結積)한 사기를 부수고 제거한다. 유향은 이기(理氣)하고 몰약은 행어(行瘀)하는데 두 약물 모두 방향성으로 규(竅)를 소통하고 영위(營衛)를 막힘없이 통하게 하여 통증을 멈추는 성약(聖藥)이 되므로 천산갑과 조각자가 도달하지 못한 곳에서 보좌한다. 그런데 종견(腫堅)이 있는 곳엔 반드시 복양(伏陽)이 있으면서 담혈(痰血)이 서로 엉겨 붙어 필히 쌓인 독기가 많으므로, 또한 천화분으로 식히고 금은화와 감초절로 풀어줘야 한다. 종독(腫毒)이 이미 외부에 발생했다면 바로 표증(表證)이 되므로, 뒤에서 방풍으로 풀고 앞에서 백지로 소통시켜 영위(營衛)에 남은 사기를 모두 땀으로 배출하게 되면 종독(腫毒)은 풀어진다. 화혈(和血)하는 당귀, 화담(化痰)하는 패모, 이기(理氣)하는 진피를 사용하는 것은 역시 마무리를 잘하는 약물들로 남은 사기를 조리하려는 것이다. 술로 전탕하는 것은 약력을 돕게 하려는 것이다.

1 진인활명음은 송대(宋代) 설고우(薛古愚)가 편찬하였다는 『여과만금방(女科萬金方)』에 신선활명음(神仙活命飮)으로 실려있다고 한다. 이후 1550년 간행된 장시철(張時徹)의 『섭생중묘방(攝生衆妙方)·권8(卷之八)·제창문(諸瘡門)』에서 진인활명음(眞人活命飮)으로 처방명이 변경되었다. 그런데 『동양의학대사전』에 의하면 『여과만금방(女科萬金方)』 내용 중에 "東垣曰"이라는 구절이 있다고 하고, 북경도서관에 명나라 때인 숭정(崇禎) 기사년(己巳年, 1629)의 판본이 보존되어 있다고 하며, 『섭생중묘방(攝生衆妙方)』의 진인활명음 설명에 보면 도화(陶華, 1369~1450?)가 상용하였다는 구절이 나오므로, 향후 출전과 각 서적의 출판 연도에 대한 보다 깊은 연구가 필요할 것으로 보인다.

琥珀蠟礬丸[1]

心을 보호하는 琥珀蠟礬丸은	護心琥珀蠟礬丸
毒은 치성하고 元氣는 허약하여 내부로 침범할까 두려울 때	毒盛元虛恐內干
水飛하여 깨끗한 雄黃과 朱砂를 꿀과 함께 빚어	飛淨雄朱同白蜜
白湯으로 1돈 정도 복용하면 편안케 한다네.	白湯送下一錢安

호박납반환(琥珀蠟礬丸)은 황랍(黃蠟) 1량, 백반(白礬) 1량 2돈, 웅황(雄黃) 1돈 2푼, 연세(研細)한 주사(朱砂) 1돈, 별도로 갈아 극세말한 호박(琥珀) 1돈, 백밀(白蜜) 2돈이다. 앞의 네 약물(백반 · 웅황 · 주사 · 호박)은 각각 따로 세말(細末)하고, 황랍(黃蠟)과 백밀(白蜜)은 별도로 구리국자에 넣고 녹이다가 불에서 잠시 떼어내 황랍이 국자 사방에서 조금씩 굳기 시작하면 나머지 약물들을 넣고 고르게 섞어 한 덩이로 만든 후, 이것을 불 위에서 약하게 데우면서 빠르게 녹두대(綠豆大)의 소환(小丸)으로 만든 다음, 주사(朱砂)로 옷을 입혀 자관(磁罐)에 넣어 보관한다. 매번 2~30환씩 복용한다. 식후에 백탕(白湯)으로 복용하는데, 독이 치성한 경우엔 이른 아침과 늦은 저녁에 추가로 복용하면 효과가 더욱더 빠르다.

옹저(癰疽)와 발배(發背)[2]나 종기가 이미 형성된 상태이고 환자도 허약하지 않은 상태이나, 독기가 밖으로 나가지 못하고 내부를 공격할 것이 걱정되는 경우를 치료한다. 미리 이 약을 복용하면 막(膜)과 심(心)을 보호하면서 활혈해독(活血解毒)한다.

처방 중에 황랍과 백반은 모두 고삽(固澁)하는 약물로 막(膜)을 보호하는 주약이 되므로 군(君)이 된다. 웅황 · 주사 · 호박은 심신(心神)을 진정시키고 혼백(魂魄)을 안정시킬 뿐만 아니라 해독하는 효능도 있다. 감평(甘平)하면서 촉촉한 꿀은 막(膜)을 보호하면서 해독하므로 양쪽 모두에서 장점을 드러낸다. 이 환은 양의(瘍醫)라면 미리 준비해두었다가 필요시에 응당 사용해야 할 약이다.

1 호박납반환은 1617년에 간행된 진실공(陳實功)의 『외과정종(外科正宗) · 권1(卷之一) 옹저문(癰疽門) · 잡기수지(雜忌須知) 제14(第十四)』에 나온다.

2 발배(發背) : 유두저(有頭疽)가 등에 생기는 것으로, 『유연자귀유방(劉涓子鬼遺方)』 제3권에 나온다. 장부(臟腑)의 수혈(兪穴)은 모두 등 쪽에 있는데, 장부의 기혈(氣血)이 고르지 못하거나, 화독(火毒)이 속에서 뭉쳤거나, 음허(陰虛)하고 화가 치성해져 경맥(經脈)에 사기가 응결해 기혈을 막아 발생한다. 발병하는 부위에 따라 상발배(上發背), 중발배(中發背), 하발배(下發背)가 있는데, 후세에는 이를 상탑수(上搭手), 중탑수(中搭手), 하탑수(下搭手)로 나누기도 하였고, 생긴 모양에 따라 연자발(蓮子發), 봉와발(蜂窩發)이라고 하기도 하였다.

護心散[1]

護心散은 火邪의 공격과	護心散治火邪攻
純陽의 瘡毒이 일으킨 躁擾를 치료하는데,	瘡毒純陽躁擾凶
甘草·辰砂·綠豆粉에	甘草辰砂綠豆粉
乳香으로 구성되어, 통증을 줄여주는 신묘함이 무궁하다네.	乳香定痛妙無窮

호심산(護心散)은 녹두분(綠豆粉) 1량, 제유향(製乳香) 3돈, 주사(朱砂), 감초(甘草) 각 1돈으로, 4 약물을 세말(細末)하여 매번 2돈씩 백곤탕(白滾湯)[2]으로 복용하되 이른 아침과 늦은 저녁에 두 차례 복용하면 신묘한 효과가 있게 된다.

창독(瘡毒)이 내부를 공격하여 구건(口乾), 번조(煩躁), 오심(惡心), 구토(嘔吐)하는 등의 증상을 치료한다. 이것을 복용하면 호심해독(護心解毒) 한다.

이것은 외과의 증상 중 화독(火毒)이 치성한 것을 치료한다. 이때의 맹렬하게 불타오르는 기세는 급박하고 위험하니 진액이 나날이 졸아붙을 뿐 아니라 심군(心君)이 침범당할 우려까지 있게 된다. 이러한 때에 만약 고한(苦寒)한 약물을 사용하게 되면 고조(苦燥)하고 열악한 성질이 정기를 손상할까 두렵고, 아울러 음기(陰氣)도 더욱 모산(耗散)할까 우려되니, 『서경(書經) · 주서(周書) · 홍범(洪範)』[3]에서는 "염상(炎上)은 고미(苦味)를 만든다."고 하였다. 옛사람이 "황련(黃連)을 오래 복용하면 도리어 화(火)를 조장할 수 있다."고 하였으므로, 감한(甘寒)한 녹두로 청열해독(淸熱解毒)하면서도 고(苦)·한(寒)·조(燥)의 열악한 성질은 없게 하여 음기가 소모되고 정기가 손상되는 우려를 없게 하니 군(君)이 된다.

여기에 다시 감초로 보좌하니 그 공은 더욱 커지고 효과는 더욱 빛난다. 그런데 영혈(營血)이 이미 응결되어 종(腫)이 된 것은 녹두나 감초가 해산(解散)시킬 수 있는 것이 아니므로, 방향성이 있으면서 화영이기(和營理氣)하고 통철표리(通徹表裏)하는 유향(乳香)으로 해산(解散)한다. 주사는 진심안신(鎭心安神)하여 특별히 군주(君主)를 보호하는 약물이 된다.

1 호심산은 1536년 간행된 『단계심법부여(丹溪心法附餘)』에 유향호심산(乳香護心散)으로 나온다. 『단계심법부여(丹溪心法附餘)』는 중국 명나라 방광(方廣)이 종류별로 모아 편집하여 1536년에 간행한 종합 의서로 전 24권이다. 방광은 정용광(程用光)이 중정(重訂)한 『단계심법(丹溪心法)』에 일부 주진형(朱震亨)의 학술 이론과 서로 모순되는 부록이 끼워져있음을 보고, 그 부록을 삭제하고, 따로 학자들의 방론(方論)을 『단계심법(丹溪心法)』 각문(各門)의 위에 실었는데, 그가 선정한 방론은 대개가 주진형의 학술 경험을 상호 발명, 보충한 것들이었다.

2 백곤탕(白滾湯) : 끓는 물.

3 『서경(書經) · 주서(周書) · 홍범(洪範)』의 "一五行, 一曰水, 二曰火, 三曰木, 四曰金, 五曰土. 水曰潤下, 火曰炎上, 木曰曲直, 金曰從革, 土爰稼穡. 潤下作鹹, 炎上作苦, 曲直作酸, 從革作辛, 稼穡作甘."라는 구절 중 일부를 인용한 것이다.

透膿散[1]

透膿散은 독이 膿을 이룬 것을 치료하니	透膿散治毒成膿
복용하면 癰腫을 속히 터트리는 효과를 볼 수 있지.	服此能成速潰功
川芎·白芷·當歸·黃芪·甲片·皂角刺에	芎芷歸芪甲片皂
金銀花·大力子로 구성되어 잠깐 사이에 터지게 한다네.	銀花大力霎時通

투농산(透膿散)은 생황기(生黃芪) 4돈, 백지(白芷), 조각자(皂角刺), 천궁(川芎), 자갑편(炙甲片) 각 1돈, 당귀(當歸), 금은화(金銀花) 각 5돈, 초연(炒研)한 대력자(大力子)[2] 1돈으로, 술과 물을 반반씩 섞어 전탕하여 복용한다.

옹독(癰毒)이 내부에서 이미 농(膿)을 이루었는데 터지지 않은 것을 치료하는데, 이것을 복용하면 바로 터지게 된다.

옹독(癰毒)이 농(膿)을 만드는 것은 반드시 정기가 충만하고 왕성해야만 바로 변화해서 만들 수 있다. 만약 기혈(氣血)이 쇠약하면 울증(鬱蒸)을 통한 발열을 할 수 없어서 농(膿)이 만들어지는 것에 기약이 없게 된다. 또한, 이미 농(膿)이 만들어진 경우엔 정기가 밀어내어야만 바로 속히 터트릴 수 있는데, 그렇지 않으면 농(膿)이 있어도 바로 터트리지 못하게 된다. 이런 경우에는 도침(刀針)을 사용하여 터트려야만 하는데, 터트린 후에도 농(膿)이 묽어서 흐르기만 하고 많지 않다면 보탁(補托)하는 약재를 사용해야만 농(膿)이 짙어지면서 많아지게 된다. 처방 중에 황기는 원기(元氣)를 대보하고, 천궁과 당귀는 음혈(陰血)을 윤양(潤養)하지만, 백지와 우방자로 피모(皮毛)와 기육(肌肉)의 사이를 잘 소통시켜야만 보(補)하면서도 체(滯)하지 않게 된다. 날카로운 성질의 천산갑과 조각자는 병소에 곧바로 도달하여 빠르게 터트리는 효능이 있고, 금은화는 남은 독기를 없애며, 술은 약의 기운을 운행한다.

1 투농산은 1732년 편찬된 정국팽(程國彭)의 『의학심오(醫學心悟) · 권6(卷六) 외과십법(外科十法) · 총론복약법(總論服藥法)』에 나온다. 1617년에 간행된 진실공(陳實功)의 『외과정종(外科正宗)』 권일(卷一)에도 투농산이 실려있는데 황기(黃芪) 4돈, 천궁(川芎) 3돈, 당귀(當歸) 2돈, 천산갑(穿山甲) 1돈, 조각자(皂角刺) 1.5돈으로 구성되어 『성방편독』 수재방과 약간 다르다.

2 우방자(牛蒡子)의 이명이다. 악실(惡實), 우자(牛子), 서점자(鼠粘子)라고도 한다. 기미는 신고(辛苦) · 한(寒)이고, 폐경(肺經)과 위경(胃經)에 들어가, 소풍청열(疏風淸熱), 해독투진(解毒透疹), 이인소종(利咽消腫) 한다.

九龍丹[1]

九龍丹에는 木香·巴豆에	九龍丹內木香巴
乳香·沒藥·兒茶·血竭이 들어 있지.	乳沒兒茶血竭誇
生蜜로 환을 빚어 9알씩 복용하면	生蜜作丸服九粒
橫痃과 癰毒이 바로 치료된다네.	橫痃癰毒立時瘥

구룡단(九龍丹)은 아다(兒茶), 혈갈(血竭), 유향(乳香), 몰약(沒藥), 목향(木香), 거유(去油)한 파두(巴豆)를, 각각 등분하여 가루로 만들고 생밀(生蜜)로 완두대(豌豆大) 크기의 환으로 빚은 것이다. 매번 9환씩 공심(空心)에 뜨거운 술 한 잔으로 복용한다. (구룡단을 복용하고) 사리(瀉利)를 4~5차례 하면 (복용을 그치고) 바로 묽은 죽을 먹인다. 종기(腫氣)가 치성한 경우에도 다시 한번 먹이면 저절로 사라진다.

어구변독(魚口便毒)[2], 기마옹(騎馬癰)[3], 횡현독(橫痃毒)[4]을 치료하고, 습화울결(濕火鬱結)로 발생했으나 초기라서 아직 농(膿)이 생기지 않은 모든 증상도 함께 치료한다.

이상의 증상들은 모두 응결된 습열(濕熱)이 담(痰)이나 혈(血)을 끼고서 대독(大毒)을 조성하면서 단단하게 부수기 어려운 세력을 형성한 것이다. 만약 경천(輕淺)한 일반적인 약물로 습열(濕熱)을 제거하고 울독(鬱毒)을 풀려고 한다면, 한 잔의 물로 수레에 쌓인 장작이 불타는 것을 끄려고 하는 것과 마찬가지가 될 것이므로 결코 다스리지 못할 것이고, 대황(大黃)이나 망초(芒硝) 같은 차가운

약으로 사하(瀉下)하려는 것 또한 물로 돌을 적시게 되면 물이 마르면서 돌이 그대로 있는 것 같은 경우가 될 것이다. 그러므로 대신대열(大辛大熱)하여 단단해도 깨트리지 못할 것이 없고, 닫혔어도 열지 못할 것이 없는 파두로, 부패한 모든 유형의 물질을 대변으로 깨끗이 아래로 빼내야, 바야흐로 도적을 소탕하되 하나도 남기지 않을 수 있게 된다. 행어(行瘀)하는 혈갈, 이기(理氣)하는 목향, 화담(化痰)하는 아다(兒茶), 방향성이 있으며 통락(通絡)하여 통증을 멈추면서 사기를 흩어버리는 유향과 몰약 같은 것은 모두 파두의 보좌가 되어, 각자 병의 근본을 수색해 찾을 뿐이다.

1 구룡단은 1617년 간행된 진실공(陳實功)의 『외과정종(外科正宗) · 권3(卷之三) 하부옹독문(下部癰毒門) · 어구변독론(魚口便毒論) 제삼십이(第三十二)』에 나온다.

2 어구변독(魚口便毒)은 음부나 양쪽 서혜부가 붓고 아픈 병증이다. 『외과정종(外科正宗) · 권8(卷之八) · 어구변독론제32(魚口便毒論第三十二)』에는 "夫魚便者, 左爲魚口, 右爲便毒. 總皆精血交錯, 生於兩胯合縫之間結腫是也. 近之生於小腹之下 · 陰毛之傍結腫, 名曰橫痃, 又名外疝是也. 得之入房忍精, 强固不泄, 或欲念已萌, 停而不遂, 以致精血走動凝滯結而爲腫. 治當散滯行瘀 · 通利大小二便, 九龍丹 · 山甲內消散是也. 七日以後, 服之根本堅固, 恐其作膿, 宜用火針法刺之亦妙; 已出膿者, 十全大補湯服之, 庶易收斂. 遲則恐生別症難愈."라고 하였다. 일설에 어구(魚口)라는 명칭은 고름이 터져 나온 다음 오랫동안 아물지 않는 모양이 물고기가 입을 벌린 것 같아 명명했다는 설도 있다. 서양의학으론 성병으로 인한 서혜부(鼠蹊部) 임파육아종(淋巴肉芽腫) 등이 이에 해당한다.

3 기마옹(騎馬癰)은 해저루(海底漏)의 이명(異名)으로, 해저루(海底漏)는 회음(會陰) 부위가 붓고 아프면서 구멍이 생겨 고름이 나오는 병이다. 현옹(懸癰), 해저옹(海底癰), 기마루(騎馬漏), 과마옹(跨馬癰)이라고도 한다. 습열(濕熱)이 아래로 몰려 생기는 것으로 처음에 회음(會陰) 부위가 부어 탱탱해지고 아프며, 헌 뒤에 고름이 흘러나오고, 오래되면 누(漏)가 생기는데, 병변이 비뇨기까지 미치게 되면 오줌을 눌 때 저절로 새어 나올 뿐만 아니라 생식(生殖)에도 영향을 미치게 된다.

참고로 현옹(懸癰)은 두 가지 의미가 있다. ① 하나는 상악이나 입천장에 생겨 매달린 것처럼 보이는 옹(癰)으로, 수옹(垂癰), 상악옹(上顎癰)이라고도 하며, 대부분 오장육부의 복열(伏熱)이 상충하여 생기는 것이다. ② 다른 하나는 회음(會陰)에 생기는 종기로 해저루(海底漏) 등을 포함한다. 『외과정종(外科正宗) · 권8(卷之八) ·

현옹론제34(懸癰論第三十四)』에는 "夫懸癰者, 乃三陰虧損 · 濕熱結聚而成. 此穴在於穀道之前, 陰器之後, 又謂海底穴也. 初生狀如蓮子, 少癢多痛, 日久漸如桃李, 赤腫焮痛, 欲潰爲膿, 破後輕則成漏, 重則瀝盡氣血變爲癆瘵不起者多矣."라고 되어 있다.

4 횡현(橫痃)은 소복(少腹)의 아래, 음모 주변에 결종(結腫)이 발생한 것으로 어구변독(魚口便毒)과 유사하다. 주로 매독(梅毒)이나 깨끗하지 못한 성생활로 사기가 옮겨져 발생한다. 처음에는 살구씨만 하게 응어리졌다가 점차 커지면서 딴딴해지는데, 아프지는 않고 약간 열이 나며 아주 새빨갛지도 않다.

大黃牡丹湯 『金匱』[1]

大黃牡丹湯은 『金匱要略』 처방으로,	大黃牡丹湯金匱
濕熱과 瘀血로 인한 腸癰에 사용하지.	腸癰濕熱瘀爲害
(大黃·牡丹皮)·芒硝·冬瓜子·桃仁으로 구성되니,	芒硝瓜子與桃仁
복용해 瀉下하면 膿이 운행되고 사기가 저절로 물러난다네.	服下膿行邪自退

대황목단탕(大黃牧丹湯)[2]은 대황(大黃) 4량, 목단피(牡丹皮) 1량, 도인(桃仁) 50매, 동과인(冬瓜仁) 반 되, 망초(芒硝) 3홉으로, 물 6되로 먼저 4가지 약물(대황 · 목단피 · 도인 · 동과인)을 달여 1되를 취하고 찌꺼기를 제거한 뒤에 망초(芒硝)를 넣고 다시 끓여서 한 번에 마신다. 농(膿)이 있으면 마땅히 대변에 농(膿)이 나올 것이고, 농(膿)이 없으면 당연히 대변에 혈(血)이 나올 것이다[3].

장옹(腸癰)에 농이 있거나 없거나 상관없이, 아랫배가 붓고 답답한데 눌러보면 임질(淋疾) 같이 아프면서도 소변은 잘 나오고, 때때로 발열과 자한(自汗)이 있다가도 다시 오한이 있으며, 맥은 지긴(遲緊) 혹 홍삭(洪數)하고[4], 다리를 굽히기는 하나 펴지 못하는 것은 모두 이 처방으로 치료할 수 있다.

장옹(腸癰)은 모두 습열(濕熱)과 어취(瘀聚)의 울결로 발생한다. 병사(病邪)가 내부에 있으므로 외부 옹증(癰症)을 치료하는 경우와는 자연히 다를 수밖에 없다. 그러나 이미 장중(腸中)에서 결취(結聚)되어 흩어지지 않고 종(腫)과 독(毒)이 되었으므로, 하법(下法)을 사용하지 않고는 풀어 흩어버릴 수가 없다. 그러므로 고한(苦寒)한 대황으로 행혈(行血)하고 함한(鹹寒)한 망초로 연견(軟堅)하여, 습열

(濕熱)과 어결(瘀結)로 발생한 모든 독을 씻어내고 밀어내어 빼내야 한다. 도인은 간으로 들어가 파혈(破血)하고, 동과자는 윤폐행담(潤肺行痰)하며, 목단피는 혈분(血分)의 울열(鬱熱)을 청산(淸散)하여 없어지지 않고 남아있던 사기들을 제거한다.

1 대황목단탕은 장중경의 『금궤요략(金匱要略) · 창옹장옹침음병맥병치(瘡癰腸癰浸淫病脈幷治) · 제18(第十八)』에 나온다.

2 대황모란탕(大黃牡丹湯)은 대황모란탕으로 발음하여야 옳으나, 현재 대다수 의사가 대황목단탕(大黃牧丹湯)으로 사용하므로 발음과 표기를 대황목단탕(大黃牧丹湯)으로 하였다.

3 원래 『금궤요략(金匱要略) · 창옹장옹침음병맥병치(瘡癰腸癰浸淫病脈幷治) · 제18(第十八) · 4조(四條)』에는 "其脈遲緊者, 癰未成, 可下之, 當有血. 脈洪數者, 膿已成, 不可下也. 大黃牧丹湯主之(맥(脈)이 지긴(遲緊)한 경우에는 농이 생기지 않은 경우로 사하(瀉下) 해야 하고 복약 후에는 대변에 피가 나온다. 맥(脈)이 홍삭(洪數)한 경우는 농이 이미 있는 경우로 사하해선 안 된다. 대황목단탕으로 주관한다)."라고 되어 있으나 장병성이 농이 있건 없건 모두 사용한다고 의미를 보다 분명하게 수정한 것이다.

4 이 구절은 『금궤요략(金匱要略) · 창옹장옹침음병맥병치(瘡癰腸癰浸淫病脈幷治) · 제18(第十八)』에 있는 "腸癰者, 少腹腫痞, 按之卽痛如淋, 小便自調, 時時發熱, 自汗出, 復惡寒. 其脈遲緊者, 癰未成, 可下之, 當有血. 脈洪數者, 膿已成, 不可下也. 大黃牧丹湯主之."의 구절을 변형 인용한 것이다.

葦莖湯『金匱』[1]

葦莖湯은 『千金』葦莖湯이라 불리니,	葦莖湯乃號千金
(葦莖)·甛瓜子·桃仁·薏苡仁으로 구성되지.	瓜子桃仁薏苡仁
瘀熱로 인한 肺癰으로 기침을 하면 痰濁이 있는 경우,	瘀熱肺癰咳有濁
甘寒한 약물로 淸肅하니 上焦病에 영험하다네.	甘寒淸肅上焦靈

위경탕(葦莖湯)은 위경(葦莖)[2] 2되, 의이인(薏苡仁) 반 되, 도인(桃仁) 50알, 과판(瓜瓣)[3] 반 되이다. 4가지 약물 중 물 1말로 먼저 위경(葦莖)을 달여 5되를 얻은 후 찌꺼기는 없애고 나머지 약들을 넣고 다시 달여 2되를 취한다. 1되를 먹는데 2번 복용하면 농(膿)과 같은 것을 토한다.

기침하면 취담(臭痰)[4]과 농혈(膿血)을 토하고, 가슴이 은은히 아프면서 번만(煩滿)[5]하고, 피부가 말라 거칠어진 것을[6] 이 처방으로 주관하여 치료한다.

폐옹(肺癰)과 폐위(肺痿) 두 가지 병증을 『금궤요략(金匱要略)』에서 깊고 상세하게 논했는데, 대체로 폐옹(肺癰)은 실증(實證)에 속하고 폐위(肺痿)는 허증(虛證)에 속한다. 위(痿)는 시든 것[萎]으로 초목이 말라서 왕성하지 못하는 것과 같고, 옹(癰)은 막힌 것[壅]으로 땅이 막혀서 통하지 않는 것과 같다. 그래서 폐옹(肺癰)은 대부분 담(痰) · 혈(血) · 화사(火邪)가 폐중(肺中)에서 서로 결합해 오래되면서 농(膿)이 생겨 발생한 것이다. 도인과 첨과자(甜瓜子)는 모두 윤강(潤降)하는 약물로, 하나는 행어(行瘀)하고 하나는 화탁(化濁) 한다. 위경(葦莖)은 퇴열(退熱)하면서 청상(淸上)하며, 의이인은 제습(除濕)하면서 하행한다. 처방이 비록 평범하나 산결(散結) · 통어(通瘀) · 화담(化痰) · 제열(除熱)하는 약효가 실제로는 (사기를) 남겨 두지 않는다. 병이 상초에 있으므로 중탁(重濁)한 약물을 사용하여 하부를 거듭 손상하지 않고자 하였다.

1 『금궤요략(金匱要略) · 폐위폐옹해수상기병맥증치(肺痿肺癰咳嗽上氣病脈證治)』에 『천금방』에서 유래된 처방으로 나온다.

2 위경(葦莖)은 노경(蘆莖)의 이명으로, 노경(蘆莖)은 벼과에 속하는 다년생 초본식물 갈대(*Phragmites communis*)의 줄기로 위경(葦莖), 눈노경(嫩蘆梗)이라고도 한다. 노경(蘆莖)은 감한(甘寒)하고 심경(心經)과 폐경(肺經)에 들어간다. 폐옹(肺癰)에 의한 번열(煩熱)을 치료한다.

3 과판(瓜瓣)은 동과자(冬瓜子)의 이명이다.

4 취담(臭痰)은 담(痰)을 토하여 냈는데 냄새가 나는 것으로 위열울결(胃熱鬱結)로 인하여 발생한다.

5 번만(煩滿) : 가슴에서 번열(煩熱)이 나서 속이 답답하고 그득한 병증.

6 『금궤요략(金匱要略) · 폐위폐옹해수상기병맥증치(肺痿肺癰咳嗽上氣病脈證治)』에는 "治咳有微熱, 煩滿, 胸中甲錯, 是爲肺癰."이라고 되어 있다.

經産劑

부인병이 남자와 비교해 특별할 것은 없고 오직 월경과 출산만 다를 뿐이다. 여자는 14세에 천계(天癸)가 이르러 임맥(任脈)이 통창(通暢)하고 태충맥(太衝脈)이 왕성해져 월경을 주기적으로 하므로 자식을 가질 수 있게 된다[1]. 충맥(衝脈)은 혈해(血海)가 되고, 임맥(任脈)은 포태(胞胎)를 주관하는데, 충맥과 임맥이 서로 통하면서 혈(血)이 가득 차면 아래로 월경을 하는 것이 마치 달이 차고 기우는 것과 같이 일정하므로 월신(月信)이라 부르기도 하였다. 다만 남자의 경우는 위로 입과 입술을 무성하게 하고 아래로 종근(宗筋)을 윤택하게 하므로, 수염과 눈썹으로 상징되는 남자와 두건과 머리 장식으로 상징되는 여자의 차이가 있게 된다. 그런데 혈(血)은 기(氣)로 인하여 움직이고, 혈병(血病)은 기(氣)가 병들지 않고는 발생하지 않는다는 것을 반드시 알아야만 한다. 예를 들어 월경이 정상적인 주기보다 빨라지고 혈색이 자줏빛인 것은 기(氣)가 열(熱)한 것이고, 월경이 정상적인 주기보다 늦어지고 혈색이 어두운 것은 기(氣)가 한(寒)한 것이며, 월경하기 전에 아픈 것은 기(氣)가 체(滯)한 것이고, 월경한 후에 아픈 것은 기(氣)가 허(虛)한 것이므로, 모두 기(氣)로 인하지 않고 발병하는 것은 없다. 분만 직전의 임신 기간과[胎前] 출산 후[産後] 치료법 또한 다르다. 임신 기간에 기혈(氣血)이 옹체되었다면 마땅히 소창(疏暢)하여 치료해야 하고, 만약 다른 증상이 있어 표리에 한열이 일정하지 않거나 상하에 식담(食痰)[2]이 함께 발생하게 되었다면 증상에 맞추어 약을 사용하면 되지 태기(胎氣)는 고려하지 않아도 되니, 이른바 "이유가 있으면 (임신부에 약을 써서 치료하더라도) 생명을 위태롭게 하는 것이 없으나, 아울러 (약을 지나치게 많이 사용하여) 생명을 손상해서도 안 된다."[3]라는 것이다. 출산 후에는 기혈(氣血)이 크게 허약하므로, 남은 오로를 없애야 하는 경우를 제외하고는 나머지 모든 증상은 전부 허(虛)를 위주로 조리하되 치료하는 약을 겸해서 운용해야 한다. 더불어 붕루(崩漏)와 대하(帶下) 같은 증상들은 화사(火邪)가 가득하거나, 담습(痰濕)이 하류(下流)했거나, 허약하여 고섭(固攝)하지 못했거나, 불결한 음탁(淫濁)이 있어서 발생한 것이므로, 각각 발병의 원인을 찾아 치료하는 것이 적당하겠다. 이 책에선 특별히 사용되는 처방 10여 수를 뽑아서 간략하게 요점만을 적어 놓았는데 배우는 사람은 반드시 전문 서적을 살펴보아 필요할 때에 제대로 응용할 수 있어야 하겠다.

1 이 구절은 『소문(素問)·상고천진론(上古天眞論)』의 "女子七歲, 腎氣盛, 齒更髮長. 二七而天癸至, 任脈通, 太衝脈盛, 月事以時下, 故有子. 三七, 腎氣平均, 故眞牙生而長極. 四七, 筋骨堅, 髮長極, 身體盛壯, 五七, 陽明脈衰, 面始焦, 髮始墮. 六七, 三陽脈衰於上, 面皆焦, 髮始白. 七七, 任脈虛, 太衝脈衰少, 天癸竭, 地道不通, 故形壞而無子也." 구절 중 일부를 인용한 것이다.

2 식담(食痰)은 담증(痰證)의 하나로 식적담(食積痰)이라고도 한다. 『동의보감(東醫寶鑑)·제2권(第2卷)』에는 "식담(食痰)은 바로 식적담(食積痰)이다. 음식이 소화되지 않는 데다가 어혈(瘀血)이 있어 새 둥지 같은 것이 형성되는데, 대부분 벽괴(癖塊)가 되어 속이 답답하고 그득한 증상이 나타난다."라고 되어 있다.

3 "有故無殞, 亦無殞也" 이 구절은 『소문(素問)·육원정기대론편(六元正紀大論篇)』의 "黃帝問曰 : 婦人重身, 毒之何如? 岐伯曰 : 有故無殞, 亦無殞也. 帝曰 : 願聞其故, 何謂也? 岐伯曰 : 大積大聚, 其可犯也, 衰其太半而止, 過者死."라는 구절 중 일부를 인용한 것이다.

固經丸『良方』[1]

固經丸은 血崩을 치료하는 처방으로	固經丸治血崩方
熱邪로 인한 紫黑色의 월경병을 치료하지.	因熱經行紫黑張
龜板·樗根白皮·香附子·芍藥에	龜板樗皮香附芍
黃芩과 黃柏을 더해 술로 환을 빚는다네.	黃芩黃柏酒丸良

고경환(固經丸)은 자(炙)한 귀판(龜板) 4량, 주초(酒炒)한 작약(芍藥), 주초(酒炒)한 황백(黃柏) 각 2량, 주금(酒芩) 2량, 포제(炮製)한 향부(香附), 저피(樗皮) 각 5돈을, 술로 환을 빚은 것이다.

월경부지(月經不止), 붕중(崩中)[2], 누하(漏下)[3]가 있는데 혈색이 자흑(紫黑)하고 덩어리가 있는 등의 증상 중 화사(火邪)에 의해 발생한 것을 치료한다.

붕중(崩中)은 기허(氣虛)로 혈(血)이 고섭(固攝)되지 못하고 하함(下陷)하는 경우, 열성(熱盛)으로 혈(血)이 열(熱)에 핍박되어 망행(妄行)하는 경우, 간(肝) · 비(脾) · 충맥(衝脈) · 임맥(任脈)의 낙맥(絡脈)이 손상되어 혈(血)이 갑자기 아래로 나오는 경우가 있으므로 각각의 원인에 따라서 치료해야만 한다. 이 처방이 화기(火氣)가 치성하여 발생한 붕증(崩症)을 치료하는 것은, 황금으로 청상(淸上)하고, 황백으로 청하(淸下)하며, 귀판으로 잠양(潛陽)하고, 작약으로 염음(斂陰)하며, 저근백피로는 고탈(固脫)하기 때문이다. 향부자를 사용하여 순기(順氣)하는 것은 기(氣)가 순행하면 혈(血)도 순행하기 때문이다.

1 고경환은 명대 정충(程充)에 의해 1481년에 간행된 주진형(朱震亨, 1282～1358)의 『단계심법(丹溪心法)·권5(卷五)·부인88(婦人八十八)』에 처방명 없이 나온다. 『성방편독』 수재방과 용량이 약간 다른데, 원문에는 "【入方】治經水過多. 黃芩(炒), 白芍(炒), 龜板(炙, 各一兩), 黃柏(炒, 三錢), 椿樹根皮(七錢半), 香附子(二錢半). 上爲末, 酒糊丸, 空心, 溫酒或白湯下五十丸."이라고 되어 있다. 고경환이라는 처방명은 『의방유취(醫方類聚)·권21(卷二十一)』에서 『신효방(神效方)』이라는 책을 인용하면서 붙여졌고, 『간명의구(簡明醫彀)·권7(卷七)』에서는 저백고경환(樗白固經丸), 『섭희춘의안(葉熙春醫案)』에서는 고경탕(固經湯)이라고도 하였다. 『부인대전양방(婦人大全良方)』에도 고경환은 있지만 이 처방과 구성이 다르다.

2 붕중(崩中)은 갑자기 음도(陰道)에서 대량의 출혈이 있는 것으로 혈붕(血崩)이라고도 한다.

3 누하(漏下)는 월경할 시기가 아닌데 조금씩 지속해서 출혈하는 병증으로 누(漏)라고도 한다.

升陽擧經湯 東垣[1]

升陽擧經湯은 黑山梔와 芍藥에	升陽擧經湯梔芍
補中益氣湯으로 구성되지.	補中益氣全方酌
氣虛로 經血이 下陷되어 漏下가 자주 있을 때	氣虛經陷漏頻頻
生薑과 大棗를 넣고 전탕해 복용하면 병을 물리칠 수 있다네.	薑棗煎之病能却

승양거경탕(升陽擧經湯)은 바로 보중익기탕(補中益氣湯)에 백작약(白芍藥)과 흑산치(黑山梔)를 가하고 생강(生薑)과 대조(大棗)를 넣은 것으로 전탕하여 복용한다.

붕루(崩漏), 신열(身熱), 자한(自汗), 단기(短氣), 권태(倦怠), 나식(懶食) 등의 증상을 치료한다.

이 증상들은 중기(中氣)가 굳건하지 않아서 경혈(經血)이 하함(下陷)한 증상들이다. 그러므로 보중익기탕으로 "허약한 것은 보익하고, 하함(下陷)한 것은 끌어올린다."는 의미를 취하였다. 여기에 혈분에 들어가 음을 수렴하는 백작약을 가하면 (하함하는 경혈) 대부분을 수섭(收攝)하게 되어 날마다 아래로 흐르는 강물같이 되지는 않는다. 흑산치(黑山梔)도 혈분으로 들어가는데, 붉은 것이 검은 것을 만나면 멈추게 되는 의미와 혈(血)이 한기(寒氣)를 만나면 망행하지 않는 의미를 취한 것이다. 비록 근본을 치료하는 처방이긴 하나 말단도 함께 치료하는 처방이 되겠다.

1 승양거경탕의 출전에 대해 『성방편독』에서는 동원(東垣)의 처방이라고 하였는데, 이동원(李東垣)이 편찬한 『난실비장(蘭室秘藏) · 권중(卷中) 부인문(婦人門) · 경루부지유이론(經漏不止有二論)』에 실려있는 승양거경탕은 『성방편독』 수재방보다 육계, 홍화, 세신, 숙지황, 천궁, 독활, 부자, 강활, 고본, 방풍, 도인 등이 더 들어가 있어 약물 구성에서 차이가 있다. 아래에 참고로 『난실비장』 원문을 전재한다.

【升陽擧經湯】治經水不止, 如右尺脈, 按之空虛, 是氣血俱脫, 大寒之證. 輕手其脈數疾, 擧指弦緊或澁, 皆陽脫之證, 陰火亦亡. 見熱證於口鼻眼或渴, 此皆陰躁陽欲先去也. 當溫之 · 擧之 · 升之 · 浮之 · 燥之, 此法當大升浮血氣, 切補命門之下脫也.

肉桂(去皮, 盛夏勿用, 秋冬用) 白芍藥 紅花(以上各五分) 細辛(六分) 人參(去蘆) 熟地黃 川芎(以上各一錢) 獨活根 黑附子(炮製, 去皮臍) 炙甘草(以上各一錢五分) 羌活 藁本(去土) 防風(以上各二錢) 白朮 當歸 黃芪(以上各三錢) 柴胡(以上各三錢) 桃仁(十箇, 湯浸, 去皮尖, 細硏)

上㕮咀, 每服三錢, 若病勢順, 當漸加至五錢. 每服水三盞, 煎至一盞, 空心熱服.

그런데 『의방집해(醫方集解)』를 살펴보면 『성방편독』 수재방과 동일한 보중익기탕(補中益氣湯)에 백작약(白芍藥)과 흑치자(黑梔子)를 가한 처방을 승양거경탕이란 처방명으로 싣고 있는데 출전을 동원(東垣)의 처방으로 표기하고 있다. 이를 보면 아마도 『의방집해』에 실려있는 승양거경탕을 『성방편독』에서 전재하면서 출전 표시도 『의방집해』에 표시된 그대로 가져왔던 것으로 보인다. 참고로 승양거경탕의 이명으로 『보제방(普濟方) · 권332(卷三三二)』에서는 승양제습탕(升陽除濕湯)이라고도 하였다.

白芷散『良方』[1]

『良方』의 白芷散은 신묘하니	良方白芷散如神
帶下와 여러 赤白淋을 치료하지.	帶下諸般赤白淋
煅焦한 胎髮로 瘀血을 제거하고	胎髮煅焦瘀可去
바다에서 구한 海螵蛸를 사용한다네.	螵蛸須用海中尋

백지산(白芷散)은 백지(白芷) 1량 , 외(煨)한 해표초(海螵硝) 2개, 외(煨)한 태발(胎髮) 1돈으로, 가루 내어 술로 2돈씩 복용한다.

적백대하(赤白帶下)가 멈추지 않는 것을 치료한다.

부인의 대하(帶下)는 5색별로 나르고 허실별로 차이가 있으나, 결국에는 습탁(濕濁)의 침입과 대맥(帶脈)의 허약함에서 벗어나지 않는다. 허증은 모두 중기(中氣)가 허약하여 습탁(濕濁)이 허약한 장부를 침입한 후 허약함을 따라서 하함한 것이다. 이것을 치료하는 방법은 승양거경(升陽擧經)의 의미를 모방하여 가감하는 것인데, 대하(帶下)에 허한증(虛寒證) 등이 없는 경우에는 이 처방으로 치료할 수 있다. 백지는 홀로 양명(陽明)에 들어가고 방향성이 있으면서 신고(辛苦)하며 성질이 온조(溫燥)하므로 거풍축습(祛風逐濕)하는 전문약이고, 양명(陽明)은 오장육부의 바다로 수곡이 저장되고 습탁이 모이는 곳이므로 백지가 군약(君藥)이 된다. 여성은 간(肝)으로 용사(用事)하고, 해표초는 간경혈분(肝經血分)에 들어가면서 성질이 조삽(燥澁)하여 고삽(固澁)할 수도 있고 선통(宣通)할 수도 있어 대하(帶下)와 붕중(崩中)의 중요 약물이 되므로 신약(臣藥)이 된다. 태발(胎髮)은 혈

(血)의 남는 기운[血之餘氣]으로 익음(益陰)하는 가운데 거어(去瘀)하는 힘도 있으므로 어혈을 제거하면서도 신혈(新血)을 생산하여 여성의 정상적인 생리 기능을 회복시켜주므로 적백대하(赤白帶下)를 치료할 뿐만 아니라 일체의 어탁(瘀濁)도 치료할 수가 있다.

1 백지산은 진자명(陳自明)이 1237년에 편찬한 『부인대전양방(婦人大全良方) · 권1(卷之一) 조경문(調經門) · 붕중누하생사맥방론(崩中漏下生死脈方論) 제17(第十七)』에 나온다.

四製香附丸[1]

四製香附丸은 四物湯에	四製香附丸四物
丹參·黃芩·廣艾絨·砂仁과	丹參芩艾砂仁末
陳皮와 甘草를 넣어 丸으로 빚은 것으로	陳皮甘草共爲丸
理氣調經하여 赤白帶下를 치료한다네.	理氣調經帶赤白

사제향부환(四製香附丸)은 향부자(香附子) 4량, 당귀(當歸) 3량, 광애융(廣艾絨)[2] 2량, 백작약(白芍藥), 황금(黃芩), 단삼(丹參) 각 2량, 생지황(生地黃) 4량, 천궁(川芎) 1량 5돈, 감초(甘草), 광피(廣皮)[3], 사인(砂仁) 각 1량으로 구성된다.

부인(婦人)의 월경부조(月經不調), 적백대하(赤白帶下), 기혈응체(氣血凝滯), 복통경폐(腹痛經閉)와 혹 기괴혈괴(氣塊血塊)로 양 옆구리가 창만(脹滿)하거나 구토오심(嘔吐惡心)하는 등의 태전(胎前)과 산후(産後)에 발생하는 일체의 질환들을 치료한다.

부인병은 조경(調經)이 가장 중요하므로 월경이 순조로우면 여러 병이 쉽게 낫는다. 태전(胎前)이나 산후(産後)에도 기혈의 성쇠와 한열을 관찰하여 조리(調理)하여야만 하는데, 조리(調理)하는 방법이 완전히 같을 수는 없으나 전체적으론 먼저 이기(理氣)하여 기(氣)가 순행하면 혈(血)을 조화하는 방법에서 벗어나지 않는다. 이 처방은 단삼(丹參)과 사물탕(四物湯)으로 화혈조경(和血調經)하지만, 반드시 기분(氣分)을 잘 운행하는 향부자를 선봉으로 삼아야 하므로 향부자를 군약(君藥)으로 삼는다. 그런데 혈기(血氣)가 만들어지는 것은 비(脾)에 달려있으니, 만약 비(脾)가 허약하여 기체(氣滯)하게 되면 경혈(經血)도 조화롭지 못하게 되므로 감초 · 진피 · 사인으로 보비소체(補脾疏滯) 한다. 병증을 살펴보아 한(寒)에 치우쳤으면 광애융(廣艾絨)을 사용하여 따뜻하게 하고, 열(熱)에 치우쳤으면 황금을 사용하여 차갑게 해야 한다. 이렇듯 의사는 처방을 고집하지 말고 사람에 따라 가감하여 사용해야만 한다.

1 사제향부환은 십여 종이 있는데 현재까지 『성방편독』과 구성이 같은 처방은 발견하지 못하였다. 향후 보다 상세한 연구가 필요한 것으로 보인다.

2 깨끗한 쑥을 단단한 줄기나 잎자루 등은 체로 제거한 다음, 절구에 넣고 보드라운 솜처럼 될 때까지 빻은 후, 일정한 틀에 넣고 가압하여 융(絨)으로 만든 것으로 고운 모직물처럼 부드러워서 융이라 한다.

3 광피(廣皮)는 진피 중 중국 광동 지방에서 생산되는 것을 말한다. 일설에 이 지역은 청몽석 성분이 토양에 많이 함유되어 있어 진피의 화담(化痰) 효능이 더욱 우수하다고 한다. 광진피(廣陳皮)라고도 한다.

調經益母丸[1]

調經益母하는 이 환으로 된 처방은	調經益母是丸方
經水가 조화롭지 않고 통증이 감당되지 않을 때 사용되니,	經水難調痛莫當
熟地黃·當歸·川芎·香附子에	熟地歸芎香附子
炮薑·玄胡索·蒲黃으로 구성된다네.	炮薑胡索共蒲黃

조경익모환(調經益母丸)은 숙지황(熟地黃) 8량, 당귀신(當歸身) 3량, 향부자(香附子) 2량, 천궁(川芎), 연호색(延胡索) 각 2량, 포황(蒲黃) 1량, 포강(炮薑) 5푼으로 구성된다.

부인(婦人)의 혈기가 허한(虛寒)하여 월경하기 전후에 응체되어 통증이 발생하거나, 산후에 허약하여 오로가 빠져나가지 않는 것을 치료한다.

인체에 혈기가 가득하여 왕성한 경우에는 스스로 (혈기를) 운행할 수 있어 (혈기가) 울체하지 않고, 만약 병으로 울체한 경우라도 (울체한 혈기를) 운행하거나 격파해버리면 병이 나으면서 그치게 되나, 허한(虛寒)한 사람의 경우에는 기혈이 울체하지 않는 경우가 없다. 그러므로 처방 중에 음혈(陰血)을 크게 보하는 숙지황을 군약(君藥)으로 삼고, 활혈이기(活血理氣)하는 천궁을 좌약(佐藥)으로 삼아 보(補)하면서도 체(滯)하지 않게 하였으며, 향부자와 현호색으론 행기(行氣)하고, 포황으론 거어(去瘀)하며, 따뜻한 포강(炮薑)으론 약의 힘을 돕게 하여, 허약한 사람이 보양(補養)의 힘을 얻어 울체한 것을 운행할 수 있게 하였다.

1 같은 구성의 처방을 『성방편독』 이외에선 아직 발견하지 못하였다.

啓宮丸[1]

啓宮丸은 어떤 원인의 병증을 치료하는가?	啓宮丸子治何因
지방이 胞宮에 가득 차 임신이 어려운 것을 치료하지.	脂滿胞宮難妊娠
半夏麯·白朮·川芎·香附子·甘草에	夏曲朮芎香附草
橘紅·神麯·雲茯苓으로 구성된다네.	橘紅神麯與雲苓

계궁환(啓宮丸)은 천궁(川芎), 백출(白朮), 반하국(半夏麴), 향부자(香附子) 각 1량, 복령(茯苓), 신국(神麴) 각 5돈, 귤홍(橘紅), 감초(甘草) 각 1돈으로, 죽(粥)으로 환을 빚는다.

자궁에 지방이 가득하여 임신하지 못하는 것을 치료한다.

부인의 월경이 순조로워 아이를 가지는 것은 정상적인 일이다. 만약 월경의 상태가 조화롭지 않은데 어렵게 임신을 했다면 자연히 한열과 허실을 관찰하여 병에 따라 조리하는 것이 알맞다. 그런데 비만한 사람이 다른 병은 전혀 없고 월경도 항상 조화로운데 임신을 하지 못하는 것은 대부분 지방이 자궁에 가득해 포문(胞門)이 막혔기 때문이다. 처방 중에 이진탕(二陳湯)은 제습화담(除濕化痰)하고, 신곡은 소체(消滯)하며, 향부자는 이기(理氣)하고, 천궁은 행혈(行血)하며, 백출·복령·감초는 보비(補脾)하여 운화(運化)를 돕는다. 죽으로 환을 빚는 것은 곡식의 힘을 빌려 생기(生氣)를 보조하려는 것이다.

1 계궁환은 1682년에 간행된 왕앙(汪昂)의 『의방집해(醫方集解) · 경산지제제21(經産之劑第二十一)』에 나온다. 일부에선 청나라 동서원(董西園)이 편찬하여 1777년에 간행된 종합 의서인 『의급(醫級)』에 나온다고 하나 『의방집해』의 간행연도가 1682년으로 『의급』보다 빠르다.

當歸散『金匱』[1]

부인의 임신을 다스리는 當歸散은	當歸散治婦人娠
(當歸)·白芍藥·川芎·白朮·黃芩을	白芍川芎朮與芩
가루 내어 술에 타서 복용하니,	爲末酒調送服下
安胎하고 淸熱하는 효과가 신묘하구나.	安胎淸熱效如神

당귀산(當歸散)은 당귀(當歸), 천궁(川芎), 작약(芍藥), 황금(黃芩) 각 1근, 백출(白朮) 반 근으로, 가루 내어 술에 2돈씩 타서 매일 2번 복용한다.

임신 후에 상복할 수 있다.

부인이 임신하면 모든 것은 혈(血)에 의하여 자양되는데, 오히려 화사(火邪)를 고려하고 비(脾)를 중시하는 것은, 토(土)가 두터워지면 자연히 만물을 실을 수 있고, 화사(火邪)가 없어지면 태(胎)가 망동할 우려가 사라지기 때문이다. 그러므로 선철(先哲)은 모두 황금과 백출을 안태(安胎)의 성약(聖藥)으로 삼았는데, 역시 백출은 보비(補脾)하고 황금은 청화(淸火)하기 때문이다. 황금과 백출에, 양혈행기(養血行氣)하는 당귀 · 천궁과, 익음(益陰)하면서 영기(營氣)를 수렴하고 비(脾)를 편안하게 하면서도 목(木)을 제어하는 작약을 더했으므로, 부인이 임신 중에 상복할 수 있는 처방이 되겠다.

1 당귀산은 『금궤요략(金匱要略) · 부인임신병맥증병치제20(婦人姙娠病脈證幷治第二十)』에 나온다.

宮中十二味[1]

宮中十二味는 신묘한 처방으로	宮中十二是神方
출산에 임박하여 투여하면 羊과 같이 쉽게 아기를 낳지.	臨産投之易若羊
當歸·白芍藥·黃芪·川芎·厚朴·廣艾·枳殼에	歸芍芪芎朴艾枳
菟絲子·生薑·甘草·川貝母·荊芥·羌活로 구성된다네.	菟絲薑草貝荊羌

궁중십이미(宮中十二味)는 자황기(炙黃芪), 천궁(川芎), 당귀신(當歸身), 백작약(白芍藥), 토사자(菟絲子), 형개(荊芥), 강즙초(薑汁炒)한 후박(厚朴), 강활(羌活), 천패모(川貝母), 초지각(炒枳殼), 광애(廣艾), 감초(甘草)에 생강(生薑)을 가한[2] 것으로 물로 전탕해 복용한다.

임신 7 · 8 · 9개월에 이르러서 매월 2~3제를 복용하고, 출산이 임박했을 때에 다시 3~4제를 복용하면 쉽게 분만한다.

부인이 임신한 뒤로는 정말로 혈(血)이 충분하고 기(氣)가 굳건해야만 (태아를) 잘 기를 수가 있다. 그런데 7 · 8 · 9개월에 이르러서는 기혈이 더욱더 잘 흘러 표리에도 울체한 것이 없고 상하로도 잘 소통되어 터럭만한 막힘도 없어야만 비로소 분만할 때에 쉽게 출산할 수가 있다. 처방 중에 황기와 감초는 중기(中氣)를 보익하여 위분(衛分)에 도달하도록 하고, 당귀 · 천궁 · 백작약은 음혈(陰血)을 자양하여 영혈(營血)을 조화롭게 한다. 토사자와 광동산(廣東産) 애엽으로 간신(肝腎)을 보익하고 하부를 덥히는 것은, 혈기는 따뜻함을 좋아하고 차가움을 싫어하여, 따뜻함을 얻으면 잘 흘러가서 울체하는 것이 없기 때문이다. 형개와 강활은 표기(表氣)를 선통(宣通)하고, 후박과 지각은 이기(裏氣)를 소통하며, 패모는 흉격(胸膈)의 기운을 상쾌하게 하여 화담(化痰)하며, 생강은 더러운 기운을 제거하여 신명(神明)을 통하게 한다.

1 궁중십이미도 『성방편독』 이외에선 같은 처방을 발견하지 못하였다. 추후에 보다 상세한 연구가 필요한 것으로 보인다.

2 중국중의약출판사판(中國中醫藥出版社版)에는 "炙黃芪 川芎 當歸身 白芍藥 菟絲子 荊芥 厚朴(用薑汁炒) 羌活 川貝母 炒枳殼 廣艾 甘草 加生薑"으로 생강 앞에 "加"자를 붙였고, 학원출판사판(學苑出版社版)에는 "炙黃芪 川芎 當歸身 白芍藥 菟絲子 荊芥 厚朴(用薑汁炒) 羌活 川貝母 炒枳殼 廣艾 甘草 生薑"으로 되어 있어 생강 앞에 "加"자를 붙이지 않았다. 처방명에 "十二味"가 들어간 것을 고려하고, 황기에서 감초까지 약물 가짓수가 12개임을 생각하면 생강은 처방을 구성하는 중요 약물이 아닌 것을 보인다. 따라서 여기서는 "炙黃芪 … 甘草에 生薑을 가한 것으로 …"으로 번역하였다.

脫花煎『景岳』[1]

분만에 임박하여 출산하려 할 땐 脫花煎을 사용하니	臨盆將産脫花煎
難産을 돕고 자궁 내에 연결된 胎도 잘 나오게 하지.	難産催生胞內連
肉桂, 紅花, 다량의 當歸에	肉桂紅花歸重用
川芎, 牛膝, 車前子로 구성된다네.	川芎牛膝與車前

탈화전(脫花煎)은 당귀(當歸) 5돈, 육계(肉桂) 1돈, 천궁(川芎) 1돈, 우슬(牛膝) 2돈, 차전자(車前子) 2돈, 홍화(紅花) 1돈으로 구성된다.

분만이 임박하여 막 낳으려 할 때 이 처방을 복용하면 분만이 매우 잘된다. 아울러 포의불하(胞衣不下)와 사태불하(死胎不下) 등의 증상도 치료한다.

임신한 동안에 품부한 기운은 충분하나 혈분(血分)에 한사(寒邪)가 울체해 있어 원활하게 출산할 수 없는 경우를 위하여 이 처방을 만들었다. 그러므로 당귀·천궁·홍화로 활혈행기(活血行氣)하였고, 다시 신열(辛熱)한 육계로 혈분을 따라가 쌓여 있는 한사(寒邪)를 흩어버려서 유동(流動)하는 것을 도왔으며, 우슬과 차전자로 약물을 이끌고 하행하게 하였다. 술을 마실 수 있는 사람은 복약하고 나서 술을 몇 잔 먹어 약세(藥勢)를 돕는다. 처방 끝에 "기허(氣虛)에는 인삼(人參)을 가하고, 혈허(血虛)에는 숙지황(熟地黃)을 가한다."와 같은 별도의 가감법이 있는데 활용 요점은 잘 운화(運化)하도록 하는 데 있다.

1 탈화전은 1624년 편찬된 장개빈(張介賓)의 『경악전서(景岳全書)·권51(卷之五十一) 덕집(德集)·신방팔진(新方八陣)·인진(因陣)』에 나온다.

生化湯『竹林』[1]

산후에는 生化湯이 정말 마땅하니	産後偏宜生化湯
腹中 惡露로 참기 힘든 통증이 발생한 것을 치료하지.	腹留惡露痛難當
炮薑·當歸·甘草·川芎·桃仁으로 구성되니	炮薑歸草芎桃等
童便에 물을 섞어 사용해야 한다네.	童便還須和水當

생화탕(生化湯)은 당귀신(當歸身) 6돈, 천궁(川芎) 4돈, 포강(炮薑) 5푼, 도인(桃仁) 5푼, 자감초(炙甘草) 5푼으로 구성된다.

산후에 오로가 빠져나가지 않아 배 속이 아픈 증상 등을 치료한다.

산후에는 혈기가 매우 허약하여 북돋고 보양하는 것이 정말로 마땅하지만, 어혈이 제거되지 않았다면 신혈(新血) 또한 이것으로 말미암아 발생하지 않으므로, 배 속이 아픈 증상 등이 나타나면 부득불 어혈 제거를 제일의 급선무로 해야 한다. 처방 중에 당귀는 양혈(養血)하고, 감초는 보중(補中)하며, 천궁은 혈중(血中)의 기(氣)를 다스리고, 도인은 혈중(血中)의 어혈(瘀血)을 운행하며, 색이 검은 포강(炮薑)은 영분(營分)으로 들어가 당귀와 감초를 도와 새로운 피를 생산하고 천궁과 도인을 보좌하여 오래된 어혈을 제거한다. 생화탕(生化湯)의 오묘함이 신기한 중에서도 신기하구나! 동변(童便)을 사용하는 것은 익음제열(益陰除熱)하면서 패혈(敗血)을 끌고 (원래 가던) 옛길로 하행하려는 것이다.

의안 세상에선 부청주(傅青主) 선생을 생화탕의 창시자로 많이 알고 있고, 그의 저술에서 수없이 생화탕을 기술하고 있기 때문에 부청주 선생의 생화탕 논술은 널리 알려져 있으나, 생화탕의 실제 창시자인 조정관(趙貞觀) 선생의 논술은 널리 알려지지 않았으므로 아래에 『강설단서(絳雪丹書) · 산후상권(産後上卷) · 산후제증총론(産後諸證總論) · 생화론(生化論)』 중 일부를 옮겨놓는다.

“産後暴虛, 欲補恐惡露停滯, 欲攻又恐元氣愈虧, 惟行中帶補, 化舊生新爲妙, 醫者每用四物湯, 竊爲地黃微寒而滯血, 芍藥酸寒而無補, 非産後之良劑也. 惟生化[湯]之藥, 産下卽服, 消瘀塊而生新血, 正産小産俱宜, 然須豫備爲要.

【生化湯】歌曰 : 芎歸與炙草, 炮薑桃仁妙, 五般名生化, 加減法更妙. 川芎(三錢) 當歸(八錢, 酒洗) 炙草(五分) 炮薑(五分) 桃仁(十四粒, 炒, 去皮尖.) 水煎加酒七茶匙, 稍熱服.

凡産後未進食之先, 頻服二三帖, 則下焦血塊, 速化而驟長新血, 自無暈厥等症. 胎前素來虛弱之人, 産後忽見危症及熱症等, 須服生化湯, 不拘帖數, 直至病退乃止. 若虛勞已甚及血崩形色壞脫, 汗多氣促者, 生化湯加人參三四錢, 自無滯血之症矣. 凡服生化湯, 如血塊痛者, 加紅花三錢(疑是三分. 原抄者注), 肉桂二分, 益母草三錢. 治産後諸危症, 可通用加參生化湯, 一日一夜必須服三四帖或不拘帖數, 頻頻多服, 若照常數, 豈能接補將絶之氣血, 救危急之症也.”

1 생화탕의 출전에 대해 장병성은 절강성(浙江省) 소산현(蕭山縣) 죽림사(竹林寺)의 승려가 지었다는 『죽림사여과(竹林寺女科)』로 밝히고 있으나, 이보다 한참 앞선 조정관(趙貞觀)의 『강설단서(絳雪丹書) · 산후상권(産後上卷) · 산후제증총론(産後諸證總論) · 생화론(生化論)』에 나온다. 조정관(趙貞觀)은 조헌가(趙獻可, 1573~1664)의 아들로 자(字)는 여규(如葵)이고 은현(鄞縣, 지금의 절강(浙江)) 사람으로, 의술에 정통하였고 『두진론(痘疹論)』, 『강설단서(絳雪丹書)』 등을 지었다. 참고로 그 부친인 조양규(趙養葵)에 대해 황종희(黃宗羲)는 『장경악전(張景岳傳)』에서 “趙養葵, 名獻可, 寧波人, 與介賓同時, 未嘗相見, 而議論往往有合者.”라 하였으니, 활동 시기나 학술사상에 대해 참고할 만하다.

參朮膏『丹溪』[1]

방광이 손상된 것은 丹溪의 參朮膏로 치료하는데	胞損丹溪參朮膏
(人參·白朮)·黃芪·炙甘草·茯苓·陳皮·桃仁에,	黃芪炙草茯陳桃
아기를 받을 때 조심하지 않아 발생한 淋瀝이니	收生不謹成淋瀝
돼지와 양의 방광을 인경약으로 사용한다네.	引用猪羊膀胱胞

단계삼출고(丹溪參朮膏)는 돼지와 양의 방광 각 1개를 삶아 끓인 물에 인삼(人參) 2돈 반, 백출(白朮) 2돈, 황기(黃芪) 1돈 반, 복령(茯苓), 진피(陳皮), 도인(桃仁) 각 1돈, 자감초(炙甘草) 5푼을 넣고 다시 전탕하여 복용한다.

산후에 방광[2]이 손상되어 임력(淋瀝)이 발생한 것을 치료한다.

이 증상은 대부분 아기를 받을 때 조심하지 않고 함부로 손을 댔다가 방광이 파손되어 발생한 것이다. 옛날에 단계(丹溪)는 이 질환을 앓고 있는 한 부인을 치료하며 "외부의 기육이 파손된 것도 보익하면 오히려 온전하게 할 수 있으니, 방광이 비록 내부에 있더라도 보익하면 역시 완벽히 견고하게 할 수 있겠다."고 생각하여 이 처방을 만들었는데, 복용한 지 1개월 후에 기혈이 급속히 충만해지면서 나았다. 처방 중에 인삼 · 황기 · 백출 · 감초는 원기(元氣)를 크게 보하여 음혈(陰血)을 생산한다. 그런데 산후에는 어탁(瘀濁)과 구체(垢滯)한 물질이 없을 수 없으므로 진피로 행기(行氣)하고, 복령으로 강탁(降濁)하며, 도인으로 거어(去瘀)한다. 돼지와 양의 방광 같은 혈육유정지품(血肉有情之品)[3]으론 손상된 곳을 보익한다.

1 삼출고는 명대 정충(程充)에 의해 1481년에 간행된 주진형(朱震亨, 1282~1358)의 『단계심법(丹溪心法)·권5(卷五)·산후(産後) 92(九十二)』에 나온다.

2 원문에 "胞"라고 되어 있는데 "胞"에는 네 가지 뜻이 있다. 첫 번째는 자궁(子宮), 두 번째는 안포(眼胞)로 안검(眼瞼), 세 번째는 태반(胎盤)과 태막(胎膜)의 총칭인 포의(胞衣), 네 번째는 '포(脬)'와 같이 방광(膀胱)의 뜻이 있다. 삼출고에서 포(胞)는 네 번째인 방광(膀胱)을 의미한다.

3 혈육유정지품(血肉有情之品)은 혈육(血肉)이 있고 감정이 있는, 즉 동물성 약품을 말한다.

清魂散 嚴氏[1]

淸魂散은 澤蘭과 人參에	淸魂散用澤蘭參
荊芥·川芎·甘草로 구성되며 溫酒로 복용하지.	荊芥芎甘溫酒勻
산후에 血虛한데 風이 내부로 침입하여	產後血虛風內襲
홀연히 昏暈하고 사람을 알아보지 못하는 것을 치료한다네.	忽然昏暈不知人

청혼산(淸魂散)은 택란(澤蘭), 인삼(人參) 각 3푼, 천궁(川芎) 5푼, 형개(荊芥) 1돈, 자감초(炙甘草) 3푼으로, 가루 내어 따뜻한 술에 타서 복용한다.

산후에 오로는 다 제거되었으나 허약한 상태에서 풍사(風邪)를 받아 홀연히 혼훈(昏暈)[2]하고 인사불성하는 것을 치료한다.

산후엔 오로가 이미 다 제거되었다 하더라도 기혈이 크게 허약하므로 조금이라도 삼가지 않게 되면 풍사(風邪)에 감촉된다. 풍기(風氣)는 간(肝)에 통하고 간(肝)은 풍장(風臟)이 되므로 내부의 풍기(風氣)와 외부의 풍사(風邪)가 서로 부르게 되면 유중풍(類中風)의 증상과 비슷하게 되어 내폐(內閉) · 외탈(外脫) 등의 증상들이 발생하게 된다. 방향성이 있으면서 신고(辛苦)한 형개는 홀로 간경(肝經) 혈분(血分)으로 달려가 풍사(風邪)를 찾아 흩어버리므로 군약(君藥)이 된다. 병이 이미 허약해서 발생한 것이므로 이에 인삼과 감초로 정기를 보익한다. 비록 허약하다 하나 산후에 발생한 것이므로 어혈기(瘀血氣)나 유체(留滯)가 있을 수밖에 없으므로 택란으로 거어행수(去瘀行水)하고 천궁으로 활혈이기(活血理氣)한다. 따뜻한 술에 타서 복용하는 것은 해산(解散)하는 효능을 돕기 위해서이다.

1 청혼산은 1253~1267년에 완성된 엄용화(嚴用和)의 『엄씨제생방(嚴氏濟生方)·부인문(婦人門)·교정곽계중산후21론치(校正郭稽中産后二十一論治)』에 나온다.

2 혼훈(昏暈)은 혼운(昏運)이라고도 하며 머리가 흐릿하고 어질어질한 병증을 말한다. 대부분 음허(陰虛)로 발생한다. 저물녘에만 늘 발생하는 현기증을 말하는 때도 있는데, 『증치회보(證治匯補)·권4(卷之四)·상규문(上竅門)·현훈(眩暈)·신혼현훈(晨昏眩暈)』에는 "有早起眩暈, 須臾自定, 日以爲常, 謂之晨暈, 此陽虛也; 有日晡眩暈, 得卧少可, 爲之昏暈. 此陰虛也(새벽만 되면 어질어질하다가 조금 있으면 괜찮아지는 것이 날마다 있는 것을 신훈(晨暈)이라고 하는데 양허(陽虛)로 인하여 발생하는 것이고, 해질녘만 되면 어질어질하고 누워 있으면 조금 괜찮아지는 것을 혼훈(昏暈)이라 하는데 음허(陰虛)로 인하여 발생한다.)"라고 하였다.

加味芎歸湯[1]

加味芎歸湯은 開骨散[2]으로	加味芎歸開骨散
血餘炭과 龜板이 서로를 돕고 있지.	血餘龜板共相贊
분만 시에 交骨[3]을 열 수 없을 때	臨盆交骨不能開
복용하면 편안히 낳아서 어려움이 없다네.	服下安然產無難

가미궁귀탕(加味芎歸湯)은 당귀(當歸) 1량, 천궁(川芎) 7돈, 크기가 손만 한 귀판(龜板) 1편을 식초로 구워서 가루 낸 것, 출산한 부인의 두발(頭髮)을 달걀 크기만큼 한 뭉치를 취해 성질이 남도록 단제(煅製)한 것으로 구성된다.

출산을 시작한 지 5~6일이 지나도 아기가 나오지 않거나, 아기를 처음 낳는 부인의 교골(交骨)이 열리지 않는 것, 사태(死胎)가 나오지 않는 등의 증상을 치료한다.

당귀와 천궁 2가지 약물은 고방의 불수산(佛手散)으로, 태전(胎前)과 산후(產後)의 여러 증상을 통치하고 생태(生胎)의 경우에는 편안하게 하고 사태(死胎)의 경우에는 내보내도록 하니 그 치료 효과가 매우 크다. 두 약물이 양혈(養血)하는 가운데 이기(理氣)하는 힘이 있는 것은, 신향(辛香)한 기운으로 선산(宣散)하면서도 온윤(溫潤)한 성질로 보화(補和)하기 때문이다. 태산(胎產)은 모두 기(氣)와 혈(血)에 힘입고, 기(氣)와 혈(血)은 한 이치이므로 역(逆)한 것이 순(順)해지면 병은 낫는다. 자귀판(炙龜板)을 사용한 것은 지음(至陰)의 기운을 얻어서 해탈(解脫)하는 힘을 취한 것이고, 혈여탄(血餘炭)을 사용하면 행수소어(行水消瘀)하고 보익음혈(補益陰血)하여 (인체의) 신묘한 능력을 원상으로 회복시킨다.

1 가미궁귀탕은 원대(元代) 위역림(危亦林)이 편찬하여 1345년에 간행한『세의득효방(世醫得效方)·권제14(卷第十四) 산과겸부인잡병과(産科兼婦人雜病科)·보산(保産)』에 나온다.『의학입문(醫學入門)·권8(卷八)』에서는 귀각산(龜殼散)으로,『수세보원(壽世保元)·권7(卷七)』에서는 활명궁귀탕(活命芎歸湯)으로,『의종금감(醫宗金鑑)·제40권(第四十卷)·잡병심법요결(雜病心法要訣)』에서는 개골산(開骨散)으로도 불리었다.

2 『의종금감(醫宗金鑑)·권48(卷四十八)·산후문회방(産後門匯方)』에는 개골산(開骨散)이 "當歸(5錢) 龜板(酥炙, 硏. 三錢) 川芎(二錢) 婦人髮(一團). 水煎服."으로 기술되어 있다. 치골이 열리지 않는 난산에 사용하는데 가미궁귀탕과 같다.

3 교골(交骨)은 일반적으로 부녀자의 좌골을 말하나, 교골불개(交骨不開)에서의 교골(交骨)은 치골결합(pubic symphysis) 부위를 말한다. 여기서도 교골(交骨)은 치골결합을 지칭한다.

小兒劑

소아의 병증 중에 전문과를 두는 두증(痘證), 경풍(驚風), 감적(疳積) 등은 성인에게는 없는 것들이다. 그러나 두증(痘證)의 경우 종두법이 없었던 예전에는 성인과 소아가 함께 발병했었으므로 성인과 소아를 구분하지 않고 치료했었다. (다만) 종두법이 시행되고 나서는 소아에게만 (두묘(痘苗)를) 접종하므로 소아과의 전문영역이 되었다.

감적(疳積)도 치료법은 궁극적으로 성인과 동일하다. 소아의 경우 형체와 장부의 기운이 충족되지 않은 데다가 운화(運化)가 원활하지 못해 적(積)이 생기기 쉬운데, 적(積)이 오래도록 없어지지 않으면 기부(肌膚)가 마르고 복부가 팽대해지며 정맥이 돌출되면서 감적(疳積)이 된다. (그러므로) 실제로는 감적(疳積) 역시 (성인과 동일하게) 허실(虛實) · 한열(寒熱) · 다과(多寡) · 경중(輕重)의 구분이 있다. 성인의 신체가 마르고 약한 경우도 간혹 병으로 허약해진 다음 그 허약으로 인해 적(積)이 생긴 경우가 많은데, (이런 경우를) 함부로 감적(疳積)이라 지칭할 수는 없고 (감적이란 명칭은) 오로지 소아에게만 해당한다.

소위 경풍(驚風)이라는 것은 더더욱 의미가 명확하지 못하다는 것을 알아야만 한다. 소아는 원기(元氣)가 허약하여 외감 육음의 사기를 이겨낼 수 없으므로 한 번 손상되면 가장 쉽게 경증(痙症)이 발생하고, 혹 병이 오래되어 허증(虛證)에 이르러도 역시 쉽게 경증(痙症)이 발생한다. 반드시 사기가 어디에서 왔는지,

허증(虛證)이 어떻게 발생했는지를 변별하여 증상에 따라 약을 사용하여야만 자연스럽게 효과를 볼 수 있을 것이므로, 어떻게 급경풍(急驚風)과 만경풍(慢驚風)이란 명칭으로 혼란스럽게 하는 것이 옳겠는가?

그런데 소아를 치료하기 어려운 것은 (소아는) 말을 잘하지 못하여 병의 상태를 잘 알 수 없고, 삼부구후(三部九候)를 명확히 할 수 없을 뿐만 아니라 잘 웃고 잘 울어서 맥(脈) 역시 수시로 변화하여 맥상(脈象)에만 완전히 의지할 수 없기 때문이다. 그러므로 의사는 얼굴색의 부침(浮沈)과 음성의 장약(壯弱)을 관찰하고 대소변의 상태를 물으며 흉복(胸腹)의 상태와 설태(舌苔)의 황백(黃白), 구기(口氣)의 청탁(淸濁)을 살핀 후 이것들을 종합해 판단해야 자연스럽게 표리·한열·허실이 명료해져 오진이 없을 것이다. 이런 것들을 종합해보면 성인과 소아의 치료하는 방법은 실제로는 하나이다.

이 책에선 세상에서 숭상하는 몇 가지 처방을 특별히 채록하여 초학자의 안목을 넓히고 있는데, 그 속의 시비와 곡직을 눈이 밝은 자라면 저절로 변별할 수 있을 것이다.

啓脾散[1]

啓脾散은 신묘함이 무궁한데	啓脾散法妙無窮
黨參·製冬朮·陳皮·砂仁·五穀虫炭에	參朮陳砂五穀虫
山查炭·建蓮肉을 더해 함께 가루로 만든 것으로	查炭建蓮共作粉
아동이 상복하면 병이 낫는다네.	兒童常服病消融

계비산(啓脾散)은 노당삼(潞黨參[2]. 원미(元米)로 초황(炒黃)한 다음 쌀은 버린다), 제동출(製冬朮), 건련육(建蓮肉) 각 3량, 산사탄(山查炭), 탄(炭)한 오곡충(五穀虫)[3] 각 2량, 진피(陳皮), 사인(砂仁) 각 1량으로, 함께 가루 내어 매번 2돈씩 끓인 물로 복용한다.

소아가 병으로 허약해져 식사량이 줄고 몸이 말라서 감적(疳積) 등의 증상이 생기려 하는 것을 치료한다. 혹은 품부한 것이 부족하고 비위가 취약하여 매우 쉽게 병이 발생하는 경우에도 복용한다.

소아가 모태(母胎)를 떠나면 모두 후천(後天)이라고 하는데 곡식에 의지하지 않고는 길러질 수가 없다. 선천적으로 품부한 것이 부족한 것은 직접 보하기 어렵지만, 후천적으로 기혈이 허약한 것은 자양하고 북돋기 쉬우므로, 옛사람들은 항상 후천의 힘을 빌려 선천을 다스리는 방법을 사용하였다. 비위는 후천의 근원이 될 뿐만 아니라 토(土)는 또한 만물의 모체가 되므로 토(土)가 왕성하면 나머지 4장(臟)이 모두 왕성해져 정기는 자연히 충만해지고 병사(病邪)는 저절로 없어지게 된다. 처방 중에 당삼 · 연자육 · 동출(冬朮)은 비원(脾元)을 크게 보하고, 진피와 사인은 건운(健運)을 도우며, 산사탄과 오곡충탄(五穀虫炭)은 다 제거되지 않은 울체를 없애면서 겸하여 보약의 약효를 넓히므로 참으로 처방을 만든 것이 신묘하다.

1 『성방편독』 이외에선 아직 계비산과 동일한 구성의 처방을 발견하지 못했다.

2 노당삼(潞黨參)은 원래 산서성(山西省) 노안부(潞安府) 태항산맥(太行山脈) 일대에서 나오던 인삼을 의미했다. 후한 안제(安帝, 107~124) 때 학자인 허신(許愼)이 저술한 『설문해자(說文解字)』를 살펴보면 "蓡 : 人蓡, 藥艸, 出上黨, 從艸."라고 인삼이 상당(上黨) 지역에서 나온다고 기록되어 있는데, 상당(上黨)이란 진대(秦代)에선 상당군(上黨郡), 수대(隋代)에선 노주(潞州)로 일컬어진 지금의 산서성(山西省) 노안부(潞安府) 태항산맥(太行山脈) 일대를 말한다. 그러므로 상당삼(上黨參) 또는 노당삼(潞黨參)은 태항산맥(太行山脈) 일대에서 나오던 인삼을 일컫던 명칭이었다. 상당(上黨)이란 명칭에 대해 더 자세하게 살펴보면 『신농본초경집주(神農本草經集註)』에서는 "人參出上黨山谷及遼東", "上黨在冀州西南"이라고 하였고, 만당시대(晩唐時代) 시인인 육구몽(陸龜蒙)의 「화습미사우인혜인삼(和襲美謝友人惠人參)」이란 시에선 인삼에 대해 "五葉初成椵樹陰, 紫團峰外卽鷄林, 名參鬼蓋須難見, 材似人影不可尋, 品芽已聞升碧簡, 携持應合重黃金, 殷勤潤取相如肺, 封禪書成動帝心"라고 노래했는데, 여기서 "紫團峰"이 현대의 태항산맥 봉우리 중 하나이니 상당(上黨)은 현재 산서성(山西省) 노안부(潞安府) 대항산맥(太行山脈) 일대가 거의 확실하다. 다만 현재에는 노안부(潞安府) 태항산맥(太行山脈) 일대에서 자연적으로 자라나는 인삼 즉 산삼은 절멸했기 때문에 옛 문헌 속의 상담삼은 없으므로 질이 좋은 인삼을 의미한다고 생각하면 되겠다. 아울러 현재 당삼(黨蔘)으로 일컬어지는 만삼(蔓蔘)은 길경과 식물로 오가피과 식물인 인삼과 전혀 다른 식물이므로 구별해야 하나, 비슷한 약효로 인해 인삼이 없을 경우 만삼으로 대용했으니 참고할 수 있겠다. 참고로 "蓡"은 인삼의 "參"이나 "蔘"의 원자로 인삼의 뿌리가 땅속으로 침투하는 성질 때문에 붙여진 명칭인데, 『본초경(本草經)』에 "參"으로 쓰이기 시작한 후부턴 "人蓡" 대신 "人參"이란 명칭이 널리 쓰이기 시작했다. 그런데 조선 시대 때 "人參"이라고 표기된 문장이 "사람이 참여했다"라는 의미와 약재명 인삼(人參)의 의미가 혼용될 수 있음 발견하고선 두 의미의 구별을 더욱 쉽게 하려고 인삼을 의미할 때는 "蔘"으로 표기한 후부터 우리나라에선 인삼이 "人蔘"으로 널리 표기되기 시작했다.

3 오곡충(五穀虫)은 파리목 검정파리과(Calliphoridae)에 속하는 검정빰금파리(*Chrysomyia megacephala*)의 애벌레를 말린 것이다. 저(蛆), 수선자(水仙子), 나선자(羅仙子)라고도 한다. 건조한 오곡충은 황백색으로 약간 투명한데 약해서 부서지기 쉬우며

단면에는 공기구멍이 많이 있다. 가볍고 청결하며 맑은 황백색이고 냄새와 맛이 없는 것이 좋다. 함한(鹹寒)하고 비경(脾經), 위경(胃經)에 들어가 소감(消疳), 청열(淸熱), 해독(解毒)하는 효능이 있다.

八珍糕[1]

健脾啓胃하는 八珍糕는	健脾啓胃八珍糕
白朮·茯苓·蓮肉·臘米焦에	白朮苓蓮臘米焦
山藥·芡實·甘草·陳皮를 모두 焙炒한 후	藥芡甘陳俱焙炒
洋糖을 섞어 糕로 만들어 아이에게 먹인다네.	洋糖和作送兒曹

팔진고(八珍糕)는 백출(白朮), 백복령(白茯苓), 회산약(懷山藥), 연육(蓮肉), 검실(芡實. 이상의 약물을 모두 밥 위에 놓고 찌고 쇄건(曬乾)한 뒤 미초(微炒)한다)과 배(焙)한 진피(陳皮) 3량, 배(焙)한 감초(甘草) 3량, 납초미(臘炒米[2]) 3되로, 함께 가루 낸 후 양당(洋糖)[3]을 가하여 떡[糕]으로 만들어 먹는다.

소아의 비위가 허약하여 식사량이 적으면서 대변이 묽게 나오는 것을 치료하는데, 무릇 몸이 말랐다면 고미(苦味)의 졸렬한 성질을 가진 약물은 이겨내지 못한다는 것을 알아야만 한다.

약으로 병을 치료하는 것은 모두 치우친 것으로 치우친 것을 치료하는 것이므로, 약은 병을 치료할 수는 있으나 사람을 기를 수는 없고, 음식은 사람을 기를 수는 있으나 병을 치료할 수는 없다. 그러므로 오래도록 낫지 않는 모든 병은 전부 감약(甘藥)으로 조리해야만 한다. 음식이 입에 맞으면 바로 비위가 보해지고, 토(土)가 왕성해지면 자연히 생생한 기운이 끊임없이 나오게 된다. 백출 · 백복령 · 회산약 · 연육 · 검실과 같은 약물들은 모두 감미(甘味)로만 이루어져 있어 잡스럽고 졸렬한 성질이 없다. 진피는 체기(滯氣)를 운행하고, 미곡(米穀)은 충화

(沖和)의 기운을 이르게 한다. 떡으로 만들면 향기로우면서도 달아서 먹기가 좋으니, 비록 식료품들로 만들었으나 실제로는 역시 병을 치료하는 한 방법이 되겠다.

1　팔진고는 『성방편독』 이외에선 같은 처방을 발견하지 못하였다. 추후에 보다 상세한 연구가 필요한 것으로 보인다. 다만 고제(糕劑) 중에 많은 처방이 곽감(郭鑑)이 1545년에 완성한 『의방집략(醫方集略)』에 실린 처방으로 『동의보감(東醫寶鑑)』에도 인용된 복령조화고(茯苓造化糕: 백복령(白茯苓), 연자육(蓮子肉), 산약(山藥), 검인(芡仁) 각 4량, 백만갱미(白晩粳米) 2되, 사당(砂糖) 1근)의 가미방인 점을 고려해 보면, 복령조화고가 후대에 내려오면서 가감을 통해 팔진고와 같은 여러 유사 처방을 만들어 냈는데 『성방편독』에 실려있는 팔진고 또한 그런 처방 중 하나가 아닐까 생각된다. 참고로 아래에 주요 팔진고 처방을 싣는다.

【주요 팔진고 처방】

출 전	구 성 약 물
『外科正宗』	인삼(人參) 산약(山藥) 복령(茯苓) 검실(芡實) 연육(蓮肉) 각 6량, 나미(糯米) 3되, 갱미(粳米) 7되, 백당상(白糖霜) 2근 반, 백밀(白蜜) 1근.
『證因方論集要』	인삼(人參) 산약(山藥) 복령(茯苓) 의이인(薏苡仁) 백편두(白扁豆) 검실(芡實) 연육(蓮肉) 자감초(炙甘草) 백당(白糖)
『飼鶴亭集方』	백복령(白茯苓) 회산약(懷山藥) 생미인(生米仁) 백편두(白扁豆) 건련(建蓮) 검실(芡實) 각 1근, 사군자(使君子) 5량, 사인(砂仁) 4량, 나미(糯米) 백미(白米) 각 1두 5승. 일방(一方)에는 오곡충(五穀蟲)이 있다.
『中藥成方配本』	당삼(黨參) 회산약(淮山藥) 복령(茯苓) 검실(芡實) 초백편두(炒白扁豆) 연심(蓮心) 미인(米仁) 자계내금(炙鷄內金) 각 8량, 사군자육(使君子肉) 2량, 백사당(白砂糖) 17근. 참고로 미인(米仁)은 의이인(薏苡仁)의 이명이다.
『北京市中藥成方選集』	당삼(黨參) 복령(茯苓) 생백출(生白朮) 편두(扁豆) 연자육(蓮子肉) 생이미(生苡米) 생산약(生山藥) 검실(芡實) 각60g, 백미면(白米麪) 3kg, 백당(白糖) 2.4kg, 강미면(江米麪) 3kg. 참고로 강미(江米)는 찹쌀이다.

2 중국중의약출판사판(中國中醫藥出版社版)에는 "臘米炒"로, 학원출판사판(學苑出版社版)에는 "臘炒米"로 되어 있다. 여기서는 "臘炒米"로 따랐다. 납초미(臘炒米)의 기원은 정확하지 않다. 오수유(吳茱萸)의 이명에 납미(臘米)가 있으나 이 처방에선 구성원리상 알맞지 않다. 다만 위에 언급한 여러 팔진고 처방을 살펴보면 『외과정종(外科正宗)』에서는 나미(糯米)와 갱미(粳米)가 들어가고, 『증인방론집요(證因方論集要)·권2(卷二)』에서는 의이인(薏苡仁)과 백편두(白扁豆)가 들어가며, 『사학정집방(飼鶴亭集方)』에서는 나미(糯米) 백미(白米) 생의이인(生薏苡仁) 백편두(白扁豆)가 들어가고, 『중약성방배본(中藥成方配本)』에서는 의이인(薏苡仁)이 들어가며, 『북경시중약성방선집(北京市中藥成方選集)』에서는 백미(白米) 강미(江米) 편두(扁豆) 생의이인(生薏苡仁)이 들어가는 등 모두 곡물이 들어가는 것을 알 수가 있고, 『성방편독(成方便讀)』 해설에서도 "米穀以致其沖和"라는 구절이 있는 것을 보면 납초미(臘炒米)가 곡물인 것은 확실하며, 중국 민간에서 고기 기름으로 볶은 쌀을 납육초미(臘肉炒米)라고 하니, 아마도 납초미(臘炒米)는 일정한 제법으로 만들어진 곡물인 것으로 보이나, 보다 구체적인 기원 식물이나 제법에 대해선 추후 더 자세한 연구가 필요해 보인다. 다만 방시(方詩)에는 "臘米焦"로 되어 있는데 추측건대 4번째 구절의 "曹"와 음운을 맞추기 위해 "米"와 "焦"의 순서를 바꾼 것으로 보인다.

3 양당(洋糖)은 외국으로부터 들어온 기계로 제조한 당(糖)을 지칭하는 것이다.

蘆薈肥兒丸[1]

蘆薈肥兒丸은 (蘆薈)·山査·神麴·陳皮에	蘆薈肥兒查曲陳
胡黃蓮·川連·蒼朮·白朮·厚朴·砂仁과	二連二朮朴砂仁
山棱·莪朮·穀芽·麥芽·銀柴胡·甘草 및	棱莪穀麥銀柴草
枳殼·木香·茯苓·檳榔·乾蟾·薄荷·使君子로 구성되어	枳木苓檳蟾薄君
일체 제반의 濕熱證과	一切諸般濕熱證
疳虫·食積 모두를 치료한다네.	疳虫食積盡皆平

노회비아환(蘆薈肥兒丸)은 창출(蒼朮), 백출(白朮), 호황련(胡黃連), 진피(陳皮), 유초(乳炒)한 맥아(麥芽), 곡아(穀芽), 사군자육(使君子肉) 각 2량, 사인(砂仁), 산릉(山棱)[2], 감초(甘草), 노회(蘆薈), 아출(莪朮), 지각(枳殼), 빈랑(檳榔) 각 1량, 신국(神麴), 은시호(銀柴胡), 복령(茯苓), 산사(山査), 천련(川連) 각 1량 5돈, 목향(木香) 4돈, 건섬(乾蟾) 5짝을 박하엽(薄荷葉) 달인 물로 환을 빚은 것이다.

소아의 골증발열(骨蒸發熱), 면황기수(面黃肌瘦), 두복팽창(肚腹膨脹), 적취(積聚)로 인한 통증, 오감(五疳), 목예(目翳) 등을 치료한다.

증상들이 모두 습열(濕熱), 감충(疳虫), 적취(積聚)로 인하여 발생한 것이므로 급히 그 사기들을 제거해야만 한다. 적취(積聚)를 제거하고 습열(濕熱)을 탕척할 때 반드시 이기(理氣)를 선행해야 하는 것은 기(氣)가 순환되면 사기가 자연히 머물지 않기 때문이다. 그러므로 처방 중에 목향을 군(君)으로 삼고 사인 · 진피 · 후박 · 지각 · 빈랑을 함께 좌약(佐藥)으로 삼아서 행기(行氣)하였다. 창출은 조습(燥濕)하고, 황련은 청열(淸熱)하며, 은시호와 호황련은 감열(疳熱)을 치료하고, 사군자는 감충(疳虫)을 죽인다. 삼릉과 아출은 준렬하게 공격하고, 산사 · 신곡 · 맥아 · 곡아는 소도(消導)하며, 말린 섬여(蟾蜍)와 복령은 도수(導水)하고, 노회는 윤하(潤下)하므로 모두 하행하는 길을 열어준다. 그런데 병을 치료하는 대원칙은 사기를 제거할 때 반드시 정기를 돌아보는 것으로, 그렇지 않으면 사기가 제거되어도 정기 또한 손상될까 두려우므로 백출과 감초로 비(脾)의 원기(元氣)를 견고하게 하였다. 박하엽 달인 물을 사용해 환을 빚는 것은 신향(辛香)한 기운으로 상초를 맑게 하고 표부를 소통하며 격부(膈部)를 상쾌하게 하면서 중부(中部)를 선통(宣通)하려는 것으로, 각각의 병사에 따라 약력(藥力)을 시행하려는 의미이다. 비아환(肥兒丸)은 처방의 종류가 매우 많으나 거의 이 의미에서 벗어나지 못한다. 그런데 전체적으로 보면 처방이 유익한 것은 아니므로 처방명에 취해 해로움을 망각해서는 안 될 것이다.

1 노회비아환의 동명이방(同名異方)은 매우 많다. 그러나 『성방편독』에 실린 구성으로 된 처방은 『성방편독』을 제외하고는 발견하지 못하였다. 향후 보다 상세한 연구가 필요한 것으로 보인다.

2 산릉(山稜)은 삼릉(三稜)의 이명이다.

錢氏牛黃丸[1]

錢氏牛黃丸이 최고로 좋으니,	錢氏牛黃丸最良
(牛黃)·牛膽南星·全蝎·麝臍香에	膽星全蝎麝臍香
防風·蟬退·天麻·大棗 및	防風蟬退天麻棗
白附子·僵蠶·汞으로 구성되지.	白附僵蠶汞和嘗
무릇 急驚風과 癎症 중 閉證에 속한 것은	凡屬急驚癎閉證
風痰으로 迷悶한 것이므로 세밀하게 살펴야 한다네.	風痰迷悶細參詳

전씨우황환(錢氏牛黃丸)은 우담남성(牛膽南星), 다리를 제거한 후 배(焙)한 전갈(全蝎), 선퇴(蟬退) 각 2돈 반, 우황(牛黃), 백부자(白附子), 세(洗)한 후 배(焙)한 강잠(僵蠶), 방풍(防風), 천마(天麻) 각 1돈 반, 사향(麝香) 5푼을 찐 대조육(大棗肉)에 수은(水銀) 5푼과 같이 넣고 곱게 간 후 환으로 빚은 것으로 형개탕(荊芥湯)으로 복용한다.

풍간(風癎)으로 정신이 혼미하면서 답답하고, 담연(痰涎)을 뱉으며 사지를 추철(抽掣)[2]하여, 장차 폐증(閉證)이 되려는 것을 치료한다.

이런 증상들은 성인에서는 중풍(中風)이라 말해지고 소아에게는 급경(急驚)이라 일컬어진다. 병이 발생한 이유를 생각해 보면 치법 또한 별반 다르지 않다. 중증(中證)은 먼저 내폐(內閉)와 외탈(外脫)을 구별해야 한다. 만약 탈증(脫證)이 보이면 급히 온보(溫補)해야 하므로 소아의 만경풍(慢驚風)과 같은 것이고, 만약 폐증(閉證)이 보이면 역시 활담(豁痰) · 개규(開竅) · 수풍(搜風)에 힘을 써야만 한다. 병인이 풍사(風邪)이므로 전갈 · 선퇴 · 백부자 · 백강잠 · 방풍 · 천마 등과 같이 수풍(搜風)하는 한 무리의 약물들로 군약(君藥)을 삼았다. 그런 후 방향성이 있는 사향으로 막힌 것들을 열어젖혔고, 보배로운 우황으로 신령을 통하게 하였다. 수은은 담연(痰涎)을 눌러 떨구는 맹렬한 약재이나, 차가우면서도 공격해 겁탈하는 성질과 곧장 앞으로만 나가고 되돌아오지 않는 성질이 걱정되므로 대추로 수은을 감독하게 하였다. 그 외 포룡환(抱龍丸)[3]과 회춘단(回春丹)[4]도 모두 경증(驚症)을 치료하는 약제로 방향진추(芳香鎭墜)하는 약물이 아닌 것이 없으니 모두 "驚"자의 명칭을 잘못 이해하고 있다.

1 처방명이 전씨우황환인 경우는 『성방편독』을 제외하고는 발견하지 못하였고, 유사 방명(方名)인 우황환(牛黃丸)으로는 대략 145개의 처방이 있는데 구성이 완전히 동일한 경우는 없었고 유사한 처방 몇 개가 있었다. 일부를 소개해보면 다음과 같은데, 『태평성혜방(太平聖惠方) · 권22(卷二十二)』의 우황환은 우황(牛黃) 사향(麝香) 적전(赤箭) 백강잠(白殭蠶) 백부자(白附子) 백화사육(白花蛇肉) 강활(羌活) 계심(桂心) 건갈(乾蝎)로 구성되었고, 『태평성혜방(太平聖惠方) · 권85(卷八十五)』의 우황환은 우황(牛黃) 천남성(天南星) 백부자(白附子) 백강잠(白殭蠶) 건갈(乾蝎) 선각(蟬殼) 천마(天麻) 사향(麝香) 반하(半夏)로 구성되었으며, 『인재소아방론(仁齋小兒方論) · 권2(卷二)』의 우황환은 우담즙화남성말(牛膽汁和南星末) 전갈(全蝎) 선각(蟬殼) 방풍(防風) 백부자(白附子) 천마(天麻) 진강잠(眞僵蠶) 사(麝)에 대추와 수은으로 구성되어 『성방편독』 처방과 매우 유사하였고, 『의림찬요탐원(醫林纂要探源) · 권6(卷六)』의 우황환은 담남성(膽南星) 전갈(全蝎) 선태(蟬蛻) 우황(牛黃) 백부자(白附子) 강잠(僵蠶) 방풍(防風) 천마(天麻) 진주(珍珠) 서각(犀角) 사향(麝香)에 대추와 수은을 가해 구성되어 있었다. 이처럼 『성방편독』 수재방과 완전히 같은 처방은 찾지 못하였으나 유사한 처방이 많이 보이는 것으로 보아 이 계열 처방이 고래로 많이 사용 연구되었음을 알 수 있다. 향후 이 처방의 기원과 발전에 대하여 더욱더 상세한 연구가 필요할 것으로 보인다.

2 추철(抽掣) : 어린아이의 수족이 늘어지고 땅기는 것. 임산 중 침입한 풍사(風邪)가 출산 후에도 아이의 장부에 남아있다가 다시 들어온 외감 풍사에 의해 발병하는 경우가 많다. 장열(壯熱), 구토(嘔吐), 자다가 자주 놀람, 정신 불안, 몸의 강직, 안목반장(眼目反張) 등의 증상을 수반한다. 치료는 거풍해경(祛風解痙)하여야 하므로 영각구등탕(羚角鉤藤湯) 등이 많이 사용된다.

3 포룡환도 동명이방(同名異方)이 많은데 그중 전을(錢乙)의 『소아약증직결(小兒藥證直訣)·권하(卷下)』의 포룡환이 가장 유명하다. 구성은 천축황(天竺黃) 1량, 수비(水飛)한 웅황(雄黃) 1돈, 진사(辰砂), 별도로 간 사향(麝香) 각 반 량, 우담남성(牛膽南星) 4량으로 되어 있다. 이 외에도 『태평혜민화제국방(太平惠民和劑局方)·제6권(第六卷)』에도 웅황(雄黃) 4량, 백석영(白石英), 서각(犀角), 사향(麝香), 주사(朱砂) 각 1량, 곽향(藿香) 2량, 담남성(膽南星) 16량, 우황(牛黃) 0.5량, 아교주(阿膠珠) 3량, 금박(金箔) 은박(銀箔) 각 50매로 구성된 처방이 있고, 『삼인극일병증방론(三因極一病證方論)·제3권(第三卷)』에는 적소두(赤小豆) 4량, 오령지(五靈脂), 백교향(白膠香), 보골지초(補骨脂炒), 구척(狗脊), 목별자(木鱉子), 해동피(海桐皮), 위령선(威靈仙), 지룡초(地龍炒), 초오(草烏) 각 1량, 진사(辰砂)로 구성된 처방이 있으며, 『신방신편(新方新編)·소아문(小兒門)』에는 백복신(白茯神), 천남성(天南星), 부자(附子) 각 1량, 석웅황(石雄黃), 인삼(人參), 주사수비(朱砂水飛) 각 2돈으로 구성된 처방이 있다. 각각 약물 구성에 따른 약효의 차이가 있으나 대동소이하다.

4 회춘단도 동명이방(同名異方)이 많은데 『경수당약설(敬修堂藥說)』에 실려있는 처방이 가장 유명하다. 구성은 천패모(川貝母), 진피(陳皮), 목향(木香), 백두구(白豆蔻), 지각(枳殼), 법반하(法半夏), 침향(沈香), 천축황(天竺黃), 강잠(僵蠶), 전갈(全蝎), 단향(檀香) 각 1량 2돈 반, 우황(牛黃), 사향(麝香) 각 4돈, 담남성(膽南星) 2량, 구등(鉤藤) 8량, 대황(大黃) 2량, 천마(天麻) 1량 2돈 반, 감초(甘草) 8돈 7푼 반, 주사(朱砂) 적당량으로 되어 있다. 이외에도 『사리항가용양방(謝利恒家用良方)』에는 천패모(川貝母) 1량, 제백부자(制白附子) 3돈, 웅황(雄黃) 3돈, 강활(羌活) 3돈, 천마(天麻) 3돈, 진담성(陳膽星) 2량, 제강잠(制僵蠶) 3돈, 주세(酒洗)한 전갈(全蝎) 3돈, 단(煅)한 사함석(蛇含石) 8돈, 주사(朱砂) 3돈, 빙편(氷片), 사향(麝香) 각 1돈 5푼, 서우황(犀牛黃) 1돈으로 구성된 처방도 있다.

逐寒蕩驚湯『福幼編』[1]

『福幼編』의 逐寒蕩驚湯은	逐寒蕩驚湯福幼
慢驚風으로 죽기 직전 환자를 구할 수 있다네.	慢驚臨死還能救
胡椒·炮薑·肉桂·丁香을	胡椒薑桂與丁香
매번 1돈씩 사용하는데, 많이 사용하지는 말 것이며,	每用一錢勿爲過
茯龍肝 3량을 넣어	灶內龍肝三兩來
같이 끓여 섞어 취할지니.	煎湯共煮相和就
寒痰으로 목숨이 경각에 달린 것을 능히 열 수 있고	寒痰頃刻卽能開
陰去陽生하니 하늘이 지키고 도와주는구나!	陰去陽生天保佑

축한탕경탕(逐寒蕩驚湯)은 호초(胡椒) 1돈, 포강(炮薑) 1돈, 육계(肉桂) 1돈, 공정향(公丁香) 10알로, 이상의 4가지 약물들을 가루 낸 다음, 조심토(灶心土) 3량을 끓여 맑게 가라앉힌 물로, 큰 찻잔에 반 잔 정도로 약을 달여서 자주 복용시킨다.

소아가 본래부터 허약한 경우, 혹 병이 오랫동안 낫지 않는 경우, 혹 두진(痘疹) 후유증인 경우, 혹 한량약(寒凉藥)을 잘못 복용하여 설사와 구토를 하는데 이것이 오래되어 만경풍(慢驚風)으로 변한 경우를 치료한다.

의사가 청열진경약(淸熱鎭驚藥)이나 활담개규약(豁痰開竅藥)을 함부로 사용하면, 치료하면 할수록 더욱 (사기가) 극렬해져서 나중에는 담성(痰聲)이 그렁그렁하고 구금(口噤)의 증상으로 입을 열지 못하며 숨소리가 미약하여 끊어질 것

같아 위태롭기가 아침이슬과 같이 된다. 이러한 때엔 급히 이 처방을 투여해 자연스럽게 한담(寒痰)을 열어젖혀 흉격을 편안히 하고 구토를 멈추게 하며 경사(驚邪)를 씻어내야 한다. 그런 뒤 원기가 조금 회복되어 잠깐 잠을 잘 때를 기다려 다시 온보(溫補)하는 대제(大劑)를 복용시키면 바로 효과를 볼 것이다. 만경풍(慢驚風)은 모두 구허(久虛)에서 오지 않는 것이 없다. 소아는 치양(稚陽)으로, 원기가 충만치 못하고 허약하게 되면 한기(寒氣)가 발생하여, 생기(生氣)는 날마다 삭막해지게 되고 음기(陰氣)는 나날이 심해지게 된다. 이러한 때엔 보잘것없는 온보제(溫補劑)로 완만하게 치료해서는 다스려지지 않으므로, 파음회양(破陰回陽)하는 포강 · 육계 · 정향 등으로 하초의 생기(生氣)를 회복시켜야만 한다. 그런데 한담(寒痰)이 상격(上膈)에 있는 경우에는 탕약을 거부하고 구토하므로 하부로 약 기운을 보낼 수가 없다. 그러므로 대신대열(大辛大熱)한 호초로 한담(寒痰)을 열어젖히고, 복룡간으로 산역화중(散逆和中)하여야만, 구토로 (약을) 넘기지 못하는 지경에 이르지 않아 약력이 직접 중 · 하초로 들어가 큰 공을 세우게 된다. 이런 증상과 이런 치법은 단순히 귀로 듣고 눈으로 본 것뿐만이 아니라 직접 손수 치료한 것들로 모두 그 효과가 메아리 울리듯 좋았으므로 배우는 사람은 알아야만 할 것이다.

1 축한탕경탕(逐寒蕩驚湯)은 『복유편(福幼編)』에 나온다. 『복유편(福幼編)』은 중국 청대(清代) 장일기(莊一夔)가 편찬하여 1777년에 간행된 소아과(小兒科) 의서이다. 소아(小兒) 만경풍(慢驚風)의 치료법에 대하여 논술하였는데, 온성(溫性) 약물로 보양(補陽)하는 치료법을 위주로 할 것을 주장하고, 한량(寒凉)한 약물로 공벌(攻伐)하는 치료법에 대해 반대하였다.

保嬰出痘方 『福幼編』[1]

保嬰出痘에 좋은 처방이 있으니,	保嬰出痘有良方
『福幼編』 속을 자세히 살펴볼지어다.	福幼編中宜審詳
荊芥穗·金銀花·生地黃·甘草에	芥穗銀花生地草
桃仁·紅花·當歸·白芍藥을 같이 끓인 후	桃紅歸芍共煎湯
다시 원래 자신에게서 떨어진 臍帶를	更須原落臍中帶
구운 후 갈아 탕액과 같이 복용하면 좋으리라.	炙研湯調服下良
다음날이면 반점이 보일 것이니	次日便能標點見
몸을 영원히 보존하면서 재앙은 없을지니.	此身可保永無殃

보영출두방(保嬰出痘方)은 생지황(生地黃), 당귀(當歸), 적작약(赤芍藥) 각 2돈, 금은화(金銀花), 홍화(紅花), 도인(桃仁), 형개수(荊芥穗) 각 1돈, 생감초(生甘草) 5푼으로, 이상의 8가지 약물을 저울에 달아서 찻잔 2개의 물을 넣은 다음 찻잔 1개가 될 때까지 달인다. 여기에 다시 소아 본인이 태어날 때 떨어트린 제대(臍帶) 2~3촌(寸)을 기와 위에서 탄불로 말리고 가루 내어 약물 속에 넣고 온종일 연속으로 소아에게 모두 복용시킨다. 다음 날이면 두점(痘點)이 나오기 시작하고 3일이면 효과를 얻을 수 있는데 농이 흐르지 않을 뿐만 아니라 딱지도 생기지 않는다. 소아가 처음 태어나서 18일 이내에 복용하는 것이 유효한데, 18일이 지나서 복용하면 효과가 없다.

두창(痘瘡)의 발생은 모두 태독(胎毒)[2] 때문이므로 사람이 피하기는 어렵다.

그런데 예전의 두창(痘瘡)은 모두 시사(時邪)에 감촉되어 발생하는 것이어서 두창(痘瘡)이 발현하는 경우 매번 증세가 위중하고 위험한 것이 많았다. 그 후에 종두법(種痘法)이 시행되면서 지금은 소아가 병증이 없을 때 종두균(種痘菌)을 접종하여 두묘(痘苗)[3]가 이끌어 배출시키니 이것으로 목숨을 보전한 경우가 많으므로 가히 천지 조물주의 능력을 빼앗았다고 하겠다. 두창(痘瘡)의 발현과 딱지가 지는 이유를 살펴보면 시종일관 영혈(營血)의 주관하에 있는데, 만약 영혈(營血)이 허약하지도 않고 울체하지도 않으면 자연히 순조로우면서도 길하게 된다. 그러므로 처방 중에 생지황 · 당귀 · 백작약은 허약한 것을 북돋아 주고, 도인과 홍화는 울체한 것을 유통해 주며, 금은화와 감초는 해독(解毒)하고, 영분(營分)에서 표부로 침투하는 형개수는 사기를 외부로 도달하게 한다. 그러나 끌어내는 약물이 없으면 어떻게 깊이 감춰진 태독(胎毒)을 밖으로 끌어낼 수 있겠는가? 그러므로 특별히 본인이 태어날 때 떨어트린 제대(臍帶)를 사용하여 동기상구(同氣相求)로 유도하게 하였다. 이와 아울러 제대(臍帶)는 생명의 꼭지로 원기(元氣)와 관련이 있는데 음양(陰陽)이 나뉘기 이전에 먼저 이것이 갖춰져 신령스럽게 호흡을 통한 후 태허(太虛)의 기운과 혼합되니 두묘(痘苗)와 비교하면 더더욱 효능이 좋다고 할 수가 있겠다.

1 보영출두방은 『복유편(福幼編)』에 나오는데 『의학집성(醫學集成) · 권3(卷三)』에서는 보영희두방(保嬰稀痘方)으로도 불리었다.

2 태독(胎毒)이란 부모의 과다한 감비지물(甘肥之物) 섭취, 분노의 발현, 음욕(淫慾)의 무절제, 악성 질환 등으로 임신 중 태아가 받은 독화(毒火)이다. 두창(痘瘡)의 발생에 대한 전통적인 인식은 태독(胎毒)이 외부의 역려사기(疫癘邪氣)에 의해 촉동되어 발생한다는 인식이었다. 예를 들어 『의학정전(醫學正傳)』에선 "蓋因胎毒藏於命門, 遇世火太過, 熱毒流行之年, 則痘毒因之而發作矣."라고 하였다. 그러나 두창에 대한 연구가 진행됨에 따라 이 태독설은 반박을 받게 되었는데, 예를 들어 왕청임(王清任)은 『의림개착(醫林改錯) · 하권(下卷) · 논두비태독(論痘非胎毒)』에서 "痘非胎毒, 乃胞胎內血中之濁氣也. 兒在母腹, 始因一點眞精, 疑結成胎, 以後生長臟腑肢體, 全賴母血而成. 胞胎內血中濁氣, 降生後仍藏榮血之中, 遇天行觸濁氣之瘟疫, 由口

鼻而入氣管, 由氣管達於血管, 將血中濁氣遂之自皮膚而出, 色紅似花, 故名天花, 形圓如豆, 故名曰痘."라고 하면서 두창의 원인을 태독이 아닌 "胞胎內血中濁氣"로 보았고, 더불어 두창에 대한 새로운 병리, 치법 및 처방 등을 제시하기도 하였다. 다만 이곳 『성방편독』에서는 『의림개착』에서 말한 "胞胎內血中濁氣" 또한 기존의 태독과 크게 다르지 않은 것으로 인식했는지 기존의 명칭을 버리지 않고 유지하면서 두창에 대한 논술을 하고 있다.

3 두묘(痘苗)는 발병력을 약화하여 인체에서는 발병할 수 없게 만든 두창(痘瘡) 병독으로 현대의 백신에 해당한다. 주로 우두(牛痘)에 걸린 소의 두포(痘疱)의 장액(漿液) 중에서 채취해 사용하였다.

柴歸飮 『景岳』[1]

柴歸飮은 痘瘡 초기를 다스리니	柴歸飮治痘瘡初
達表하고 肌肉을 이완하면서 血을 저절로 화평하게 하지.	達表鬆肌血自和
荊芥穗에 다시 炙甘草와 白芍藥을 겸하니	芥穗更兼炙草芍
치료할 때 가감은 사람에 따라 할지니.	臨時加減在人由

시귀음(柴歸飮)은 당귀(當歸) 2돈, 작약(芍藥) 1돈 반, 시호(柴胡) 1돈, 형개수(荊芥穗) 1돈, 자감초(炙甘草) 7푼에 혹 생강(生薑)을 가한 것이다. 혈열(血熱)하면 생지황(生地黃)을 가하고, 혈허(血虛)하면 숙지황(熟地黃)을 가하며, 기허(氣虛)하면 인삼(人參)을 가하고, 한증(寒證)에는 생강(生薑)을 가하며, 열증(熱證)에는 황금(黃芩)을 가한다.

두창(痘瘡)의 초기에 발열(發熱)하면서 열이 떨어지지 않는 것을 치료하는데, 증상이 두증(痘證)인지 일반적인 사기로 인한 것인지를 막론하고 의심스럽고 유사한 것에는 모두 이 평화양영(平和養營)한 제제를 맨 처음으로 사용하여, 독기(毒氣)는 배탁(排托)하고 사기는 발산(發散)하며, 실(實)한 사기는 돕지 않도록 하고 허(虛)한 정기는 손상하지 않도록 해야 한다.

두창(痘瘡)에서 반점이 나타나는 시기에는 모두 기혈(氣血)이 막힘없이 잘 흘러야만 한다. 만약 표리(表裏) · 허실(虛實) · 한열(寒熱) 등의 증상들이 없다면, 영혈(營血)을 충족시킨 후 순행시켜 울체한 것이 없게 하여 표부로 도달하게 도와주면 그만인 것이다. 그러므로 처방 중에 당귀는 화영익혈(和營益血)하여 소통시키면서 널리 퍼지게 하고, 시호와 형개는 표부로 나가게 한다. 그러나 흩어지게 하는 성질이 두창(痘瘡)의 출몰과 더불어 진실로 영음(營陰)을 어지럽힐까 두려우므로 특별히 백작약을 사용하여 영음(營陰)을 보호하였다. 자감초는 중주(中州)에 머물러 단단히 지키면서 해독하는 것을 전적으로 도와주니 이렇게 되면 뭇 사기들은 모두 제거되나 정기는 손상되지 않게 된다.

1 시귀음은 1624년에 간행된 장경악(張景岳)의 『경악전서(景岳全書)·권51(卷之五十一) 덕집(德集)·신방팔진(新方八陣)·인진(因陣)』에 나온다.

凉血養營煎『景岳』[1]

景岳의 新方 凉血養營煎은	新方凉血養營煎
血熱陰虧하여 痘가 단단하지 못한 것을 치료하지.	血熱陰虧痘不堅
生地黃·黃芩·甘草·當歸·白芍藥·地骨皮와	生地芩甘歸芍骨
紅花·紫草로 구성되니 立方한 것이 현명하구나.	紅花紫草立方賢

양혈양영전(凉血養營煎)은 생지황(生地黃), 당귀(當歸), 백작약(白芍藥), 생감초(生甘草), 지골피(地骨皮), 자초(紫草), 황금(黃芩), 홍화(紅花)로, 물 1.5종[2]으로 달여서 복용한다. 약재의 분량은 아이의 크기에 따라 가감하여 사용한다.

혈허(血虛)와 혈열(血熱)로 인한 두창(痘瘡)으로 구갈(口渴), 변조(便燥)하고 두증(痘證)의 형색(形色)이 붉으며 얇거나 혹 마르고 어두우면서 제대로 일어나지 못하는 것들을 치료한다.

이런 증상들은 소아가 평소에 음허(陰虛)하면서 화(火)가 있던 중 두사(痘邪)를 만나게 되어 독(毒)과 화(火)가 서로 부추겨 변증들이 겹쳐 일어나는 것에 기인한다. 그러므로 반점에서 딱지 지는 때까지 발병 초기 또는 말기를 막론하고 위의 증상이 나타나면 모두 사용할 수 있다.

이 처방에서는 사물탕(四物湯)으로 익음양혈(益陰養血)하였으나, 방향성이 있으면서 잘 달리는 천궁(川芎)이 신산(辛散)한 성질로 화기(火氣)를 도울 수 있는 것을 고려해 제거하였고, 황금과 지골피를 가해 음분(陰分)의 열(熱)을 제거하였으며, 홍화와 자초를 가해 혈분(血分)의 어혈(瘀血)을 유통하였다. 두증(痘證)은 반드시 영분(營分)으로부터 나오므로 만약 혈중(血中)에 화기(火氣)가 있어 두독(痘毒)과 더불어 서로 싸우게 되면 또한 반드시 어결(瘀結)이 생기게 된다. 생감초는 해독화중(解毒和中)하고 차가운 약물의 성질을 완만히 할 수 있다.

1 양혈양영전은 1624년에 간행된 장경악(張景岳)의 『경악전서(景岳全書)·권51(卷之五十一) 덕집(德集)·신방팔진(新方八陣)·인진(因陣)』에 나온다.

2 하인음(何人飮)에 종(鍾)에 대해 기술하였다.

搜毒煎『景岳』[1]

搜毒煎은 痘瘡의 熱證 처방으로	搜毒煎爲痘熱方
火邪가 壅盛하면 痘瘡이 풀어지기 어렵지.	火邪壅盛痘難張
連翹·木通·黃芩·白芍藥·牛蒡子·蟬退에	翹通芩芍旁蟬退
地骨皮는 더욱 마땅하고 紫草는 훌륭하구나.	地骨尤宜紫草良

수독전은 자초(紫草), 지골피(地骨皮), 우방자(牛蒡子), 황금(黃芩), 목통(木通), 연교(連翹), 선퇴(蟬退), 백작약(白芍藥)을 각 등분한 것으로, 물 1.5종[2]에 달여서 복용한다.

두창(痘瘡)에 열독(熱毒)이 치성하여 자흑색을 띠고 건조하면서, 번열(煩熱)과 변결(便結) 등의 증상이 나타나는 것을 치료한다.

이 증상들은 두증(痘證)이 나타날 때 육음(六淫) 중 하나인 화사(火邪)가 외부에서 영분(營分)으로 침습해 머무르면서 영분(營分)이 뜨겁게 끓어올라 두독(痘毒)과 결합하여 위와 같은 여러 증상이 발생하게 된 것이다. 음허내열(陰虛內熱)과 같은 경우가 아니므로, 일체의 자음(滋陰)하는 약물을 투여하는 것은 적당치 않아 보이고, 마땅히 사열(邪熱)을 직접 없애서 표부(表部)를 통하게 하고 기부(肌部)를 느슨하게 하는 것이 좋겠다. 황금과 지골피는 열사(熱邪)를 없애는 주약이 된다. 그러나 외부에서 사열(邪熱)이 울체하면 내부는 반드시 불통하게 되므로, 통리(通利)하여 주도(州都)인 방광까지 하달(下達)하는 목통으로 내부를 통하게 하여 외사(外邪)가 쉽게 나가도록 해야 한다. 자초와 연교는 영분(營分)으로 달려가 열결(熱結)된 것을 풀고, 우방자와 선퇴는 기표(肌表)에 도달하여 울체한 사기를 소통시킨다. 백작약은 영음(營陰)을 보호하므로 사기는 풀면서도 정기는 상하지 않게 하니 이것을 이용해 편안하게 어루만져 주도록 하였다.

1 수독전은 1624년에 간행된 장경악(張景岳)의 『경악전서(景岳全書)·권51(卷之五十一) 덕집(德集)·신방팔진(新方八陣)·인진(因陣)』에 나온다.

2 하인음(何人飮)에 기술된 종(鍾)에 대한 주석을 참고하라.

六氣煎『景岳』[1]

六氣煎은 痘瘡의 寒證을 치료하니	六氣煎醫痘證寒
陽虛하여 (痘瘡의) 종기가 함몰하면 낫기 어렵지.	陽虛倒陷痒難安
人參·黃芪·白朮·甘草·當歸·肉桂에	參芪朮草當歸桂
사람에 따라 가감을 하고 환으로 사용하기도 한다네.	加減隨人若轉丸

육기전(六氣煎)은 자황기(炙黃芪) 2돈, 인삼(人參) 1돈, 백출(白朮) 2돈, 당귀(當歸) 2돈, 자감초(炙甘草) 5푼, 육계(肉桂) 5푼으로 구성된다.

두창(痘瘡)이 양기허한(陽氣虛寒)으로 능히 발현되지 못하고 종기가 꺼지거나 거꾸로 함몰한 증상에 이른 것을 치료한다.

무릇 두창(痘瘡)이 출몰하는 것은 처음부터 끝까지 모두 혈(血)과 관련이 있고, 혈(血)이 움직이고 넓게 퍼지는 것은 또한 기(氣)와 관련이 있다. 만약 양기가 허한(虛寒)한 사람이 추운 날씨를 만나거나, 한량(寒凉)한 약을 잘못 복용하게 되면, 반점이 나타날 적에 환한 흰색이 고르지 못할 뿐만 아니라, 장수(漿水) 또한 발생할 때 껍질은 취약해지고 장수(漿水)는 묽어서 가득 차지 않게 되는 경우가 많게 되니, (이렇게 되면) 어떻게 능히 독을 싣고 밖으로 내보낼 수 있겠는가? (그러므로) 종기가 꺼지거나 거꾸로 함몰되지 않은 경우가 드물게 된다. 황기는 위기(衛氣)를 북돋고, 인삼은 폐기(肺氣)를 보하며, 백출은 비기(脾氣)를 돕고, 감초는 해독(解毒)하며, 당귀는 혈기(血氣)를 기르고, 육계는 하초(下焦)의 원기(元氣)를 온양(溫養)하니, (이렇게 되면) 자연히 기(氣)가 혈(血)을 싣고 운행하게 되고 혈(血)이 독(毒)을 싣고 배출하게 되어, (종기 중) 꺼진 것은 위로 솟게 하고 종기 중 솟은 것은 평평하게 하므로 6가지 약물[六氣]의 (배오) 의미가 적당하다 하겠다.

1 육기전은 1624년에 간행된 장경악(張景岳)의 『경악전서(景岳全書)·권51(卷之五十一) 덕집(德集)·신방팔진(新方八陣)·인진(因陣)』에 나온다.

太乙保和湯 『金鏡錄』[1]

漿水를 형성하게 하는 太乙保和湯은	催漿太乙保和湯
解毒하고 肌肉을 이완하며 안에서 漿水를 만들지.	解毒鬆肌內助漿
人參·甘草·生地黃·紅花·山楂炭·桔梗·粳米와	參草地紅楂桔米
川芎·紫草·木通·生薑이 들어간다네.	川芎紫草木通薑

태을보화탕(太乙保和湯)은 인삼(人參), 감초(甘草), 생지황(生地黃), 홍화(紅花), 산사탄(山楂炭), 길경(桔梗), 천궁(川芎), 자초(紫草), 목통(木通), 생강(生薑), 갱미(粳米)로 구성된다.

두창(痘瘡)에 반점이 보인 후에 기허혈체(氣虛血滯)로 장수(漿水)를 형성하지 못하는 증상을 치료한다.

두창증(痘瘡證)의 시작과 끝은 반 개월을 주기로 삼는데, 예를 들면 발열(發熱)이 3일, 포점(布點)이 3일, 성장(成漿)이 3일, 회가(回痂)가 3일, 낙가(落痂)가 3일이 된다. 혹 이 주기에 맞지 않고 변환된 경우라면 각각 그 이유를 알아내서 치료해야 하는데, 만약 장수(漿水)를 형성해야 할 때 능히 장수(漿水)를 형성하지 못하면서 표리한열(表裏寒熱) 증상도 나타나지 않는다면, 그 원인이 기허혈체(氣虛血滯)로 인한 것임을 알 수가 있겠다. 처방 중에 인삼과 감초는 원기(元氣)를 크게 보하고, 생지황은 자양음혈(滋養陰血)하며, 천궁은 혈중(血中)의 기(氣)를 운행하고, 홍화 · 산사탄 · 자초는 혈중(血中)의 어혈을 풀어버린다. 그러나 외부가 이미 울체하였다면 내부에 반드시 복양(伏陽)이 있을 것이므로, 고한(苦寒)한 목통으로 상부를 맑게 하면서 하부를 소통시키면, 이부(裏部)가 화평하게 되면서 표부(表部)는 저절로 부드럽게 풀린다. 두독(痘毒)의 발현은 모두 신장(腎臟)으로부터 일어나는데, 신중(腎中)에 두독(痘毒)이 간직되었다가 신(腎)에서 간(肝)으로 비(脾)로 심(心)으로 그리고 폐(肺)로 파급된 것으로, 안에서 밖으로 도달하고 깊은 곳에서 얕은 곳으로 옮겨져 증상이 나타나므로, 길경으로 약물들을 폐(肺)로 들어가게 하고, 생강으로 달표(達表)하는 것을 돕게 하였다. 또한, 생강은 인삼과 생지황 사이에 들어가 횡산(橫散)의 단점이 없을 뿐만이 아니라 장수(漿水)의 생성을 돕는 장점도 있다. 갱미는 화중(和中)하면서 곡기를 북돋아 운용(運用)하는 것을 도와준다.

1 태을보화탕(太乙保和湯)은 『두진금경록(痘疹金鏡錄) · 권하(卷下)』에 나온다. 『금경록(金鏡錄)』은 『두진금경록(痘疹金鏡錄)』으로 명대(明代) 옹중인(翁仲仁)의 편찬하여 1519년에 간행한 의서이다. 『두진전영금경록(痘疹全嬰金鏡錄)』, 『유과두진금경록(幼科痘疹金鏡錄)』이라고도 하며, 원래 전3권인데 원간본은 보이지 않고 현존본은 모두 원본을 증보 혹은 개정한 것으로 명칭이나 권수가 다양하다.

痘後落痂諸方

痘證이 무슨 연고로 딱지가 떨어지지 않는가?	痘證緣何不落痂
모두 脾肺의 熱邪가 막았기 때문이구나.	皆因脾肺熱邪遮
益元·甘露·五皮[1] 등을 사용하되,	益元甘露五皮等
잘 살펴서 氣血이 어그러지게 하지 말지어다.	審察休教氣血乖

두증(痘證)을 치료하는 방법은 원래 해당 전문 서적에 있는데, 발열(發熱) · 견점(見點) · 관농(灌膿) · 결가(結痂) · 낙가(落痂)의 과정을 총 3일씩×5단계 즉 15일을 주기로 삼는다. 만약 이 주기에서 벗어나지 않는다면 모두 순증(順證)이 되지만, 주기에 부합되지 않는다면 종종 역증(逆證)이 되는데, 역시 허실(虛實) · 한열(寒熱)과 사독(邪毒)의 경중(輕重) 차이에 불과하므로 그것들을 구별하면 된다. 즉 낙가(落痂)의 경우 14~15일이 주기인데 점차 이 주기에 들어맞으면서 딱지가 떨어지게 되면 순증(順證)이 된다. 만약 이 시기를 지나도 끈적끈적하게 달라붙으면서 떨어지지 않는다면 당연히 그 떨어지지 않는 원인을 살펴보아야만 하는데, 혹 그 원인이 기혈허약(氣血虛弱)으로 외부를 충족시키지 못한 경우이거나, 혹 폐비(肺脾)의 남은 사열(邪熱)이 피모(皮毛)와 기육(肌肉) 사이에 머물러 울체한 경우이거나, 혹 육음(六淫)이 밖에서 침범한 경우이거나, 혹 칠정상(七情傷)이 안에서 발생한 경우 모두가 딱지를 끈끈하게 하여 떨어지지 않게 할 수가 있다. 의사는 마땅히 그 발병 원인을 망(望) · 문(聞) · 문(問) · 절(切)의 4가지 방법 속에서 살피고 마음을 다해 연구하여 가슴에 저절로 대나무가 그려져야 하는

데, 비폐(脾肺)의 열사(熱邪)를 (발병 원인의) 정설로 삼을 수 없다면 익원(益元)과 감로(甘露)의 방법 또한 치법의 정법으로 삼을 수 없겠다. 이것으로 살펴보면 낙가(落痂)만 이와 같은 것이 아니고 발열(發熱)서부터 관농(灌膿)에 이르기까지 종종 역증(逆證)이 되는 것 모두가 이것으로부터 말미암지 않은 경우가 없다.

다만 천연두가 성행하는 때에 같이 발생하는 두증(痘證)은 모두 시사(時邪)에 감촉되어 발생한 것이다. 시사(時邪)는 천지역려(天地疫癘)의 기운이므로, 발생하는 두창(痘瘡)이 모두 역사(疫邪)가 두독(痘毒)을 끼고 발생한 것이다. 이 때문에 발생하는 두증(痘證)에 역증(逆證)이 많고 순증(順證)이 적으니, 또한 시사(時邪)가 한역(寒疫)인지 온역(溫疫)인지 관찰해야만 한다. 모름지기 인체의 독은 모두 감염된 것을 따라서 전화(轉化)하므로, 전인들의 "두증(痘證)은 따뜻하게 하는 것이 마땅하고, 진증(疹證)은 서늘하게 하는 것이 마땅하다."는 주장에 얽매이면 안 된다. 가령 겨울철에 한역(寒疫)에 감촉된 경우에는 온법(溫法)을 사용하여야 하나, 여름철에 찌는 듯하게 더운 군화(君火)의 기운이 몸에 있는 독기와 같이 끓어오르고 불타올라서 스스로 불타는 것을 멈추지 않는 경우라면, 반드시 영양각(羚羊角)이나 서각(犀角)을 사용해야만 한다. 이 두 약물은 모두 감한(甘寒)하면서 해독하는 효능으로 민첩하게 침투해 발산하는 효능은 있으나, 고한(苦寒)한 성질로 사기를 틀어막고 잠복하게 하는 병폐는 없으므로, 두증(痘證)을 치료하거나 역증(疫證)을 치료하거나를 막론하고 모두 치료 약물로 삼을 수 있으니, 어찌 가히 황백(黃柏), 황련(黃連) 등의 약물과 더불어 같이 말할 수 있겠는가!

후에 종두법(種痘法)이 유행하여 병이 없는 소아를 가려서 접종하는 방법을 비로소 알게 되었는데, (사람의) 두가(痘痂)를 가루 내어 코에다 넣고 틀어막은 다음 대략 6시간 뒤에 뽑게 되면, 그 두묘독(痘苗毒)이 먼저 폐(肺)에 도달한 후, 폐(肺)에서 심(心), 비(脾), 간(肝), 신(腎)으로 전해져 원래 쌓여 있던 태독(胎毒)을 이끌고 다시 신(腎)에서 폐(肺)로 가서 피모(皮毛)로 배출되는데, 역시 반달만에 효과를 보게 되니 가히 천지 조물주의 능력을 빼앗아 사람들의 요절을 막는 방법이었다. 종두법(種痘法)은 병이 없는 소아만을 가려서 접종해야만 한다는 것을 정말로 모든 사람이 알아야만 하지만, 택묘(擇苗)하는 방법은 더더욱 상세하게 알지 않으면 안 된다. 종묘(種苗)가 떨어지게 되면 매번 그때마다 두묘(痘苗)를 채취하여 사용하는데, 혹 좋지 못한 두창(痘瘡)으로 장액이 충분하지 않은 것을 만나거나, 혹 크고 두꺼운 적두(賊痘)나 두정(痘疔)의 딱지를 두묘(痘苗)로 잘못 사용하게 되면 그 폐해는 이루 말할 수가 없다. 대개 두묘(痘苗)를 콧구멍에다 접종하면 안으로는 장부로 통하고 밖으로는 피부에 도달하여 이르지 않는 곳이 없으니, 우수한 두묘(痘苗)는 정말로 두독(痘毒)을 이끌어 밖으로 배출할 수 있으나, 불량한 두묘(痘苗)는 두독(痘毒)을 이끌어 밖으로 배출하지 못할 뿐만 아니라 오히려 독(毒)을 이끌고 내부를 공격하여 여러 가지 부작용을 발생시켜 치료할 수가 없게 되고, 아울러 요행히 죽지 않는다고 하더라도 두창(痘瘡)이 나은 후에 두독(痘毒)이 길게 이어져 거듭 병을 앓으면서 낫지 않게 된다. 종두법(種痘法)이 시행되고 나서 천연두를 면한 성인들의 경우에는 정말로 깊은 기수(肌髓)에 감염되었는데도 발병하지 않았으나, 소아의 경우에는 비명에 죽는 경우가 정말로 많았는데, 이것은 마땅히 종사(種師)[2]의 택묘(擇苗)가 잘못된 것을 꾸짖어야지, 괴이하게 앞사람이 만든 종두법(種痘法)이 옳지 않다고 해서는 안 된다. 이것은 다르게 생각할 것도 없이 역시 천지 사이의 액운이 그리한 것이므로 괴이하게 여길만한 것이 아니다.

다행스럽게도 천도(天道)가 좋게 돌아오고 생기(生機)가 점점 전환되면서 청나라 함풍(咸豐)~동치(同治) 연간(1851~1874)에 종우두법(種牛痘法)이 서양에서부터 시작되어 광동과 광서에 전해지게 되었다. 처음 서양인에게는 두증(痘證)이 없었으나 무역을 시작한 이후에는 중국에 거주하던 서양인들에게도 전염되어 심각한 근심거리가 되었다. 이때 서양인 중에 격물(格物)과 화학에 뛰어나게 밝은 사람이 소의 양쪽 유방에 풍만하고 둥글면서 안에 끈끈한 장액이 있는 것이 두창(痘瘡)의 형상과 유사한 것을 관찰하고선 우두독(牛痘毒)을 여기에서 채취하였는데, 소는 곤토(坤土)의 정기를 받아서 해독을 잘하므로 우두(牛痘)의 장액을 채취하여 사람의 양팔에 접종하게 되었다. 수소양삼초경(手少陽三焦經)이 비록 경락은 외부로 드러나 있지만 역시 내부로 장부에 통해 있고 아울러 삼초(三焦)의 기운은 통하지 않는 곳이 없으므로, 바로 소의 동물성 기혈(氣血)을 빌려서 인체 내 무형의 독화(毒火)를 끌어내 배출시킨 것이다. 접종으로 인해 발생하는 두창(痘瘡)은 결코 심하게 발현되지 않고 비묘법(鼻苗法)에 비해 쉬울 뿐만 아니라 효과 또한 빠르며 그리고 절대 험증(險證)이나 역증(逆證) 등이 발생하지 않으니, 접종한 뒤로부터 결가(結痂)에 이르기까지 성인과 소아 모두가 편안하게 평상시와 같으므로 제반의 금기증을 고려할 필요가 없었다. 그러므로 우두(牛痘)를 접종한 후에 바로 천연두가 성행하는 해를 만나도 결코 재발하는 일이 없었고, 전란과 같은 재해를 극복한 후에 마을로 돌아와 관찰하여도 우두(牛痘)를 접종한 소아는 수십 년이 지나도록 다시 재발하는 것을 보지 못했다. 현재 이 접종법은 천하에 두루 유행하여 사람들 모두가 믿고 의심치 아니하므로, 이로부터 소아들이 귀관(鬼關)[3]에 들어가는 것을 완전히 몰아내게 되었으니 또한 천도(天道)의 일대 전환이었다.

비묘법(鼻苗法)과 우두법(牛痘法)을 다시 서로 비교하여 논해 본다면, 그러는 가운데에 시비와 곡직이 저절로 변별될 것이다. 비묘법(鼻苗法)에 사용되는 두묘(痘苗)는 품질이 좋은지 나쁜지를 완벽히 알 수가 없고 종사(種師)들끼리 거래되므로 환자가 선택하기 어렵다. 그에 비해 우두법(牛痘法)에 사용되는 두묘(痘苗)는 두아(痘兒)를 직접 보고 접종하므로 조금도 의심하거나 걱정할 일이 없다. 이것이 쉽게 변별할 수 있는 첫 번째 차이점이다.

또한 비묘법(鼻苗法)은 콧구멍에 주입해 직접 폐(肺)로 들어가는데, 교장(嬌臟)인 폐(肺)는 조금의 이물질도 용납하지 못하는데, 어떻게 묘독(苗毒)이 한꺼번에 들어와 소란하게 하는 것을 감당할 수 있겠는가? 비록 장부에 침투시키기가 지극히 쉽고 빠르며 경로 또한 매우 가깝다지만 그 경로는 매우 위험한 것이다.

이에 비해 팔뚝에 우두(牛痘)를 접종하는 방법은 삼초경(三焦經)을 순행하여 차례로 내부의 장부에 전해지고 접종한 곳을 따라 발생할 뿐이다. 만약 경락이 내부의 장부와 통할 수 없다고 한다면, 어떻게 옛사람들이 침구법으로 매번 장부의 질병에 경락을 좇아 보사(補瀉)할 때마다 효험이 탕약보다 빠르게 나타날 수 있었겠는가? 헌원(軒轅)과 기백(岐伯)께서 만드신 방법이 매우 분명하니, 비록 투여 경로는 비교적 멀다고 하겠지만, 그 투여 방법은 매우 온당하다 할 것이다. 이것이 두 치법을 변별할 수 있는 두 번째 차이점이다.

또한, 지금의 종사(種師)들과 일반 사람들은 모두 "우두(牛痘)는 기부(肌膚)에 접종하므로 반드시 내부의 골수(骨髓)까지는 독(毒)이 들어가지 못하므로 다음에 반드시 재발하여 후환이 그치지 않을 것이다. 비묘(鼻苗)는 안에서부터 밖에까지 도달하므로 비록 한때 위험하나 그때만 다행히 잘 넘긴다면 평생 재발하지 않는다."라고 하는데, 이것은 우두(牛痘)의 후환이 꼭 발생하는 것도 아니고, 가령 후환을 피하지 못했다 하더라도 역시 다시 발생하는 것에 불과하며, 다시 발생했다고 해서 꼭 위험한 것도 아니라는 것을 전혀 알지 못하는 것이다. 코에 접종하는 것이 비록 평생 재발하지 않는다고 하더라도 눈앞의 존망을 짐작하기 어렵고, 현재의 부작용 또한 심각하게 고려해야만 한다. 가정하여 묻겠다. 건강한 소아에게 후환을 없애기 위하여 이런 요행수를 도모하는 것이 옳은가? 옳지 않은가? 지금 당장 어려운 결정을 내리는 것이 후일을 다시 기다리는 것만 못한 것이다. 지혜로운 사람이라면 자연히 그 시비와 곡직을 판단할 수 있을 것이므로 재차 변별하지 않아도 되는 것이 세 번째 차이점이다. 고명한 군자라면 이 말을 우활하다고 여기지 말고 기억해야 하지 않겠는가?

의안 포창(疱瘡) · 완두창(豌豆瘡) · 노창(虜瘡) · 마마[4] · 손님 · 호역(胡疫) · 호역(戶疫)[5] · 역질(疫疾) · 천화(天花) · 천연두(天然痘)[6] 등으로 불렸던 두

창(痘瘡)은 두창바이러스(variola virus) 감염으로 발생하는 급성 발진성 질환으로 발열, 수포, 농포, 근육통 등을 동반하고 심하면 사망에까지 이르는 질환이다. 1980년 공식적으로 사라지기 전까지는 높은 발병율, 이환율, 사망율로 인해 많은 사람에게 공포의 대상이 된 질환이었다.

두창의 기원을 추적해 보면 기원전 1157년 열병으로 죽은 이집트의 람세스5세 미라에서도 두창으로 추정되는 흔적이 보이고, 기원전 13세기 이집트와 히타이트 전쟁 중에도 두창이 발병하였다는 주장이 있으며, 기원후 180년에는 로마에서 두창으로 350~700만 명이 사망하여 로마의 쇠퇴에 결정적인 계기를 제공하였다는 주장도 있다. 더 나가 일부 학자들은 아예 두창의 기원을 기원전 1만 년 전이라고 주장하는 사람도 있다. 또한, 두창은 주로 전쟁 중에 다른 문명권에 전파되었는데, 위에서 언급한 사례 말고도 십자군 전쟁 중에는 아랍으로 퍼졌고, 1520년에는 아스텍 문명을 침략한 스페인함대에 의해 남미에 유행하였는데, 이들 사례는 모두 전쟁 때문에 두창이 전파된 대표적인 사례에 속한다.

두창의 동아시아 유입에는 2가지 학설이 있는데, 기원전 3세기 흉노족을 통해 전해졌다는 설과 기원후 42년 베트남 포로를 통해 전해졌다는 설이 있다. 이와 관련하여 조선의 19세기 학자인 이규경(李圭景, 1788~?)은 "두창은, 『의학입문(醫學入門)』에서 태고에는 두진(痘診)이 없었다. 주나라 말에서 진나라 초에 비로소 생겨났다[7]고 하였다. 진나라 때 의서인 『편작방(扁鵲方)』을 보니 삼두탕(三痘湯)이 나오는데, 능히 천연두를 막는다고 되어 있었다. 하지만 옛적에는 두(痘)가 없었다. 『내경(內經)』에도 나오지 않고, 후한 때 장중경(張仲景)도 이를 논하지 않았다. 위(魏) 이래로 있었다. 수나라 소원방(巢元方)의 『제병원후론(諸病源候論)』에 병론이 있기는 하나 약방은 없었고, 당나라 고종 때 저작인 손사막(孫思邈)의 『천금방(千金方)』에 처음 처방이 나왔으니, 후에 그 병에 약을 썼다."라고 논하고 있는데 참고할 만하다. 다만 갈홍(葛洪)의 『주후비급방(肘後備急方) · 치상한시기온병방제13(治傷寒時氣溫病方第十三)』에 보면 "比歲有病時行. 仍發瘡, 頭

面及身，須臾周匝，狀如火瘡，皆戴白漿，隨決隨生，不卽治，劇者多死．治得瘥後，瘡瘢紫黑，彌歲方減，此惡毒之氣．世人云：永徽四年，此瘡從西東流，遍於海中，煮葵菜，以蒜齏啖之，卽止．初患急食之，少飯下菜亦得．以建武中於南陽擊虜所得，仍呼爲虜瘡，諸醫參詳作治，用之有效."라는 구절이 있는데 증상을 살펴보면 두창과 매우 유사하고, 남양(南陽)의 전투 중 잡힌 포로에서 발생되어 노창(虜瘡)이라고 한 점 등이 눈에 띈다. 여기서 건무(建武)는 후한(後漢) 광무제(光武帝)의 연호로 기원후 25년~55년 사이를 말한다.

이와 같은 두창의 전파와 유행에 따라 이에 관한 연구도 진행되었는데, 그것에는 두창의 진행 과정에 따른 치료뿐만 아니라 두창의 예방법도 포함되었다. 당시 중국의 의사들은 예전부터 두창에 한번 걸리면 나중에 다시 걸리지 않는다는 점에 착안하여 인위적으로 두창을 가볍게 앓게 하면 병을 예방할 것이라고 생각하고 마침내 인두법(人痘法)을 개발하게 되었는데 같은 시기 인도에서도 동일한 방법이 개발되었다. 송나라 진종(眞宗, 998~1022) 때 재상인 왕단(王旦)은 두창으로 자녀들이 요절하는 것을 보고 후에 태어난 왕소(王素)에게는 아미산인(峨眉山人)을 초청해 종두법(種痘法)을 시행했다는 기록이 있는데 이것은 초기의 인두접종술 사례라 할 수 있겠다. 후에 이 인두법은 여러 가지 방법으로 발전하게 되었는데 두창을 앓았던 환자의 옷을 입혀서 약하게 두창을 앓게 하는 두의법(痘衣法), 환자에게서 두장액을 얻어 코에 접종하는 두장법(痘漿法), 두창의 딱지를 갈아 코에 불어넣는 한묘법(旱苗法), 두창의 딱지 20~30개를 갈아 물이나 인유 등에 섞어 적당 크기로 만든 후 코에 삽입하는 수묘법(水苗法) 등으로 발전하게 되었다. 이들 인두법은 송대에서 명대를 거치면서 점차 확산하여서 청대에 오면 인두(人痘)를 통한 종두법(種痘法)이 하나의 전문 분과로 인정받아 종사(種師)가 있을 정도가 되었다. 이후 인두법은 터키 주재 영국대사의 부인인 몬태규(Mary Wortley Montagu, 1689~1762)에 의하여 영국으로 소개되었다. 터키에서 1717년 두창에 걸린 몬태규는 그때 태어난 자기의 첫딸에게 현지에서 오래전부터 사용되던 인두법을 시술받게 하였고 이것의 효과를 확인한 부인이 영국에 소개하게 된 것이다. 영국에 소개되어 점차 널리 알려지던 인두법은 두묘(痘苗)의 품질 및 시술자의 숙련도에 따라 종종 부작용이 나타나 안정성에 대하여 논란이 있던 중, 1796년 제너(Edward Jenner, 1749~1823)가 사람의 두창이 아닌 소의 두창을 이용하는 우두법(牛痘法)을 개발하면서 종두법은 안정성 논란에서 벗어나게 되었다. 이 방법은 1805년 광동 주재 동인도회사의 주치의이었던 알렉산더 피어슨(Alexander Pearson)에 의해 중국에 전해진 이후 『성방편독』에서 언급한 바와 같이 급속도로 확산되었다.

한편 우리나라에서는 종두법(種痘法. 여기서는 인두법을 말한다)이 1760년대에 처음 소개되었는데, 조선통신사 관련 일본측 기록을 보면, 당시 일본 의원이 조선 의원에게 종두법(種痘法)의 존재를 말해 준 것으로 나온다. 그러나 종두법이 본격적으로 수입된 것은 1790년 박제가(朴齊家, 1750~1805)가 중국의 종두법을 수입하여 정조에게 보고한 것이다. 또한, 1798년 『마과회통(麻科會通)』을 저술한 정약용(1762~1836)은 1799년 무렵부터 다른 경로로 종두법에 대하여 알고 있었는데, 1800년에는 박제가와 협력하여 종두법에 대하여 기술한 「종두심법요지(種痘心法要旨)」를 저술하게 되었다. 이것은 후에 『마과회통』의 부록으로 실려졌다. 이 해에 박제가는 자기 부하직원의 자손에게 종두(種痘)를 처음으로 실시한 후, 거기서 얻은 두(痘)를 다시 관노의 자식에게 전했으며, 거기서 다시 얻은 두(痘)를 박제가의 조카딸에게 전하면서 두(痘)를 확보하게 되었고, 이후에 자신의 종두법(種痘法)을 이종인(李鐘仁)에게 가르쳐주었는데, 이종인은 수많은 시술을 통해 종두법(種痘法)을 대중에 널리 알리는 한편, 1817년에는 『시종통편(時種通編)』을 지어 인두법(人痘法)의 확산에 결정적인 이바지를 하였다. 이런 상황은 이규경(李圭景, 1788~?)의 『오주연문장전산고(五洲衍文長箋散稿)』에 자세히 기술되어 있다.

한편 새로운 종두법인 우두법(牛痘法)에 대해서도 정약용(丁若鏞)이 가장 먼저 언급하고 있는데, 1828년에 정약용에 의하여 출판된 『신증종두기법상실(新證種痘奇法祥悉)』은 우두법에 대해서 기술하고 있는 책으로 후에 『마과회통(麻科會通)』의 부록으로 출판되었고, 아울러 『오주연문장전산고』에는 1854년에 평안도 · 황해도 · 강원도 등지에서 우두법이 시행되고 있다는 기술이 있는 것으로 보아, 우두법은 당시 여러 학자의 노력으로 대중에게 알려지고 시행되고 있었던 방법임을 알 수가 있다. 그러나 이런 일련의 활동들은 모두 개인의 활동이어서 전국적으로 영향을 미치기에는 한계가 있었던 중, 1876년 수신사(修信使)의 일원이었던 박영선(朴永善)을 통해 우두법을 알게 되었던 지석영(池錫永, 1855~1935)이 1879년 일본인 거류지에 설립된 제생의원(濟生醫院)을 찾아가 우두법을 배운 후, 1880년에는 일본으로 직접 찾아가 우두 백신 제조법을 배워 오게 되었다. 이후 지석영은 1882년 전주에 우두국(牛痘局)을 설립하고 우두 접종을 시작하였고, 1885년에는 『우두신설(牛痘新說)』을 발표하였는데, 이때부터 우두 사업은 지석영을 중심으로 본격적으로 국가 주도로 실행하게 되었다. 당시 정부에서는 「우두절목(牛痘節目)」을 반포하여 모든 아이에게 의무적으로 접종할 것을 규정했고, 이에 근거해 수백 명의 우두(牛痘)의사가 양성되었는데, 1885~1890년 사이 조선 정부가 시행한 우두(牛痘) 사업은 북으로는 간도, 남으로는 제주도에까지 이르러 전국을 망라하고 있었다. 1894년 이후에는 우두법(牛痘法)이 더욱 강한 행정력과 결합하여 아예 우두(牛痘)라는 명칭이 일본에서 쓰는 공식 명칭인 종두(種痘)로 바뀌기까지 하였다. 이처럼 우두법은 국가 행정력의 뒷받침을 받은 지석영을 중심으로 널리 퍼져나갔지만, 지석영만이 우두법을 알고 전파한 사람은 아니었다. 당시 지석영 이외에도 다양한 경로를 통해 우두법이 수입 시행되었는데, 이와 관련된 대표적인 인물로는 계득하(桂得河), 최창현(崔昌鉉), 이유현(李有鉉), 이재하(李在夏) 등이 있었다. 이들 중 계득하(桂得河), 최창현(崔昌鉉), 이유현(李有鉉) 등은 중국에서 배워왔고, 이재하는 『제영신편(濟嬰新編)』(1899)에서 지석영보다 이른 1875년 영국 의사로부터 우두법에 대해서 알게 되었다고 주장하기도 하였다.

우두법(牛痘法)은 인두법(人痘法) 뒤에 개발되어 전반적으로 인두법보다 기술적으로 우월하였는데, 우선 접종액을 대량생산할 수 있었고, 생산된 백신은 인두보다 부작용이 적어 어린아이들에게 더욱 효과적으로 사용될 수 있었으며 후유증도 적었다. 거기에 접종액의 보관과 관리 측면에서도 부패 방지용 첨유(甛油)가 사용되었기 때문에 부패 방지에도 유리하였고, 위생면에서도 인두(人痘) 딱지보다 우수하였다. 또한 정량을 하는 방법도 비커나 온도계 등을 사용하였기 때문에 보다 정밀하게 접종 조건을 관리할 수 있었다. 이와 같은 우수성에 국가의 행정력이 결합하여 우두법은 인두법을 대치하여 종두법의 대세를 차지하게 되어 두창 극복의 첨병이 되었다.

종두법을 발전 양상을 살펴보면 몇 개의 생각해 볼 만한 점이 있다. 우선 (한)의학에서 백신을 이용한 면역 방법에 긴 연구 역사를 가지고 있었다는 점이다. 인두법은 시대적 한계상황 때문에 후에 우두법에 자리를 내주었으나, 두묘(痘苗)라는 개념을 이용하여 특정 질환에 대하여 인체가 면역 능력을 갖추게 하는 점은 현대의 백신과 원리가 같다. 따라서 후에 일본제국주의의 침탈에 이어진 (한)의학의 말살 과정이 없었다면 백신 원리가 보다 다양하게 (한)의학에서 꽃피었을 것이란 점을 어렵지 않게 생각해 볼 수가 있겠다. 다음으론 두묘(痘苗)가 인체 내에서 작용하는 원리에 대하여 비교적 상세하게 이해하고 있었다는 점이다. 즉 삼초(三焦)와 영혈분(營血分)에 두묘(痘苗)가 작용하여 두창을 치료한다는 『성방편독』의 기술은 (한)의학적 관점에서 백신의 원리를 설명하고 있는 부분이다. 더구나 이런 기술은 『성방편독』이 최초가 아니라 그 전 『의종금감(醫宗金鑑)·두진심법요결(痘疹心法要訣)』이나 만전(萬全)의 『두진심법(痘疹心法)』 등의 사상을 이어받아 기술한 것이므로 일찍부터 (한)의학에서는 백신의 원리에 대해 나름의 연구가 진행되었음을 알 수가 있겠다. 이처럼 『성방편독』에서 언급된 두창 관련 기술들은 비록 두창이 박멸되어 직접적으로 쓸모가 없다고 하겠지만, 치밀하게 연구되고 자세하게 기술된 치료 원리와 치열하게 진행된 당시 의사들의 연구 정신 및 새로운 의학지식에 대한 열린 태도 등을 살펴보면 지금의 우리에게 시사하는 점이 크다고 하겠다.

1 익원(益元), 감로(甘露), 오피(五皮)가 정확히 무엇을 의미하는지는 알 수 없지만, 특정한 출전을 언급하지 않는 것으로 봐서 일반적으로 널리 사용하는 익원산(益元散), 감로산(甘露散), 감로음(甘露飮), 오피산(五皮散), 오피음(五皮飮) 등을 말하는 것으로 보인다.

익원산(益元散)은 『선명론방(宣明論方)·제10권(第十卷)』에 나오는 처방으로, 활석(滑石) 6량과 자감초(炙甘草) 1량으로 구성되어, 청서이습(淸暑利濕)하는 효능으로 서습(暑濕)에 의한 신열(身熱), 심번구갈(心煩口渴), 소변불리(小便不利), 삼초습열(三焦濕熱)로 인한 소변임통(小便淋痛) 등을 치료한다.

감로산(甘露散)은 『소아약증직결(小兒藥證直訣)·하권(下卷)』 나오는 처방으로, 한수석(寒水石) 석고(石膏) 각 5돈과 감초(甘草) 1돈으로 구성되어, 소아(小兒)가 열에 손상되어 토하고 설사하면서 피부가 누렇게 되고 야위는 병증을 치료한다.

감로음(甘露飮)은 『태평혜민화제국방(太平惠民和劑局方)·제6권(第六卷)』에 나오는 처방으로, 비파엽(枇杷葉) 숙지황(熟地黃) 천문동(天門冬) 지각초(枳殼炒) 인진호(茵蔯蒿) 건지황(乾地黃) 맥문동(麥門冬) 석곡(石斛) 자감초(炙甘草) 황금(黃芩) 각 등분으로 구성되어, 위(胃)의 객열(客熱)로 치근이 드러나고 입에서 냄새가 나며 잇몸이 붓고 문드러져 가끔 농혈(膿血)이 나오며, 눈이 빨갛게 되고 부어 아프며 입과 혀가 헐고, 인후(咽喉)가 붓고 아프며, 창진(瘡疹)과 황달(黃疸)이 생기고, 지체(肢體)가 약간 부어오르며, 가슴이 그득하고 숨이 짧으며, 대소변이 비삽(秘澁)하고, 이따금 신열(身熱)이 있는 증상을 치료한다.

오피산(五皮散)은 『태평혜민화제국방(太平惠民和劑局方)·제3권(第三卷)』에 나오는 처방으로, 오가피(五加皮) 지골피(地骨皮) 생강피(生薑皮) 대복피(大腹皮) 복령피(茯苓皮) 각 등분으로 구성되어, 비기(脾氣)가 정체(停滯)되고 풍습(風濕)이 침입해 비경(脾經)의 기(氣)가 유행(流行)되지 않아 머리와 얼굴이 푸석하게 붓고 사지(四肢)가 부으며, 명치가 더부룩하게 불룩하고 기가 거슬러 올라 숨이 가쁘며, 배와 옆구리가 장구처럼 부어오르며, 배꼽 부위가 불러서 답답하고, 음식을 못 먹거나 먹으면 위로 치받거나 아래로 흘러 이리저리 옮겨 다니며, 움직이면 숨이 차는 병증을 치료한다.

오피음(五皮飮)은 『삼인극일병증방론(三因極一病證方論)·제14권(第十四卷)』에 나오는 처방으로, 대복피초(大腹皮炒) 상백피초(桑白皮炒) 복령피(茯苓皮) 생강피(生薑皮) 진피(陳皮) 각 등분으로 구성되어, 손발과 얼굴이 전부 부어오르고 누르면 움푹

들어가고, 오풍(惡風)은 하지 않으며 배는 종전과 같으며, 천증(喘證)이 없고 목이 마르지 않으며, 맥이 부(浮)한 피수증(皮水證)을 치료할 때 쓴다.

정리하면 익원산(益元散)은 서습(暑濕)을 치료하고, 감로산(甘露散)은 열(熱)을 치료하며, 감로음(甘露飮)은 위열(胃熱)을 치료하고, 오피산(五皮散)은 풍습(風濕)이 비경(脾經)을 침입한 것을 치료하며, 오피음(五皮飮)은 피수(皮水)를 치료하므로, 모두 두창에 사용 가능하리라 생각이 된다.

2 종사(種師) : 인두법(人痘法)으로 천연두를 치료하던 의사.

3 귀관(鬼關) : 저승으로 들어간다는 문.

4 병자호란 후 질병을 뜻하는 만주어 "마마"에서 유래되었다는 설과 질병을 무서워하여 마마라고 높여서 불렀다는 설이 있다.

5 청나라와 관계가 좋아진 후에 호역(胡疫)에서 바뀐 단어이다.

6 우두법(牛痘法)과 비교하여 천연적으로 발생한 두창이라는 의미이다.

7 『의학입문(醫學入門) · 권5(卷之五) · 소아문(小兒門) · 소아병기(小兒病機) · 두(痘)』에 "太古無痘疹, 周末秦初乃有之(태고에는 두진(痘疹)이 없었다. 주나라 말기 진나라 초기에 비로소 생겨났다."라고 나온다.

解救劑

인체는 천지의 조화로운 기운을 받고 태어났으므로 음양이 균형을 이루게 되면 몸에 질병 없이 100세를 살아 하늘이 내린 수명을 다한 뒤 돌아가지만, 만약 음양이 한번 편승하게 되면 재앙과 질병이 함께 발생하게 된다. 이에 성인께서 의학을 만들어 사람들에게 병을 치료하는 방법을 가르쳤으니, 편벽(偏僻)된 것은 보하고 폐해(弊害)에서는 구하여 그 균형을 회복하게 하셨다. 약을 사용해도 낫지 않고 병자가 일어나지 못하는 경우는 모두 운명에 의한 것이다. 그러나 사람이 병으로 인해 죽는 것은 정상적인 것이지만, 돌발적인 재해를 당하거나 독약 또는 충사(虫蛇)로 인해 예측하지 못한 재화(災禍)가 발생한 것은 비정상적인 변고이다. 비록 인명(人命)이 하늘에 달려있어 일을 억지로 할 수는 없겠으나, 다만 군자는 이치를 논할 뿐이요 운명을 논하지는 않는 것이므로, 이미 인명을 주관하는 책임을 지고 있는 의사로서 어찌 가만히 앉아 성패만을 바라보기만 하고 구조하지 않을 수 있겠는가! 여기서는 특별히 간단하고 효과가 빠르면서도 급한 경우를 대비할 수 있는 처방을 아래에 채록해 놓아 구급 처방으로 삼도록 하였다.

誤服諸毒方

- 여러 가지 독을 잘못 먹었을 때 쓰는 처방 -

砒毒에 대해 여러 소문을 들어보니,	砒毒從來衆聽聞
잘못 삼키면 목숨이 경각에 달려 살아나기 힘들다고들 한다네.	誤呑傾刻命難存
(이때에는) 防風을 냉수에 타서 마시거나,	防風冷水相和服
양과 오리 등의 生血을 먹어야 하지.	羊鴨諸般生血呑
만약 鹽鹵를 먹었다면,	鹽鹵若從口腹下
생콩물을 마시면 바로 살 수 있다네.	豆漿生飮立能生
독버섯과 독충 등을 삼켰다면,	諸般菌毒虫呑腹
綠豆와 地漿水 모두를 사용할 수 있다네.	綠豆地漿皆可尋
鴉片을 그냥 삼켰을 때는,	尙有生呑鴉片土
계란 흰자와 鴨血이 가장 좋고,	蛋淸鴨血最爲靈
흰 설탕을 녹인 냉수를 연복시키면	白糖冷水常常灌
혼미한 정신이 저절로 맑아진다네.	輾轉昏迷神自淸
잘못 먹은 水銀을 해독하는 방법은,	誤服水銀解救法
川椒를 뜨겁게 하여 이불 밑에 고르게 펴서 잠을 자는 것이지.	川椒炒熱睡鋪匀
여러 가지 치료법을 반드시 숙지하되,	須知種種諸般治
차갑게 해야지 따뜻하게 하지 말아야 함을 마음속에 새길지니.	宜冷毋溫切記心

하늘이 독약(毒藥)을 만든 것은 원래 사람의 질병을 치료할 때에 치우친 것으로 편중된 것을 치료하기 위한 것인데, 애초에 일찍이 사람들에게 이유 없이

복용하면 죽음에 이른다는 것을 가르치지 못했다. 비상(砒霜) 역시 하나의 약물로 성질이 신열대독(辛熱大毒)하고 조담(燥痰), 살충(殺虫), 구토를 유발하는 효능이 있어 일체의 구학(久瘧)과 담효(痰哮)에 모두 사용할 수 있다. 하지만 조심스럽게 사용해야지 경솔히 사용해서는 안 되는데, 만약 이유 없이 1~2푼을 복용하게 되면 열독(熱毒)의 성질이 제어되지 않아 체내의 기혈을 끓어오르게 해 혹 위로 솟구치거나 혹 아래로 쏟아져 그 성질이 없어질 때까지 멈추지 않게 된다. 해독법은 양혈(羊血) 또는 압혈(鴨血)을 생으로 복용하는 것인데, 유정(有情)한 혈(血)이 동류상구(同類相求)하여 몸 안의 혈(血)을 안정시키기 때문이다. 아울러 양은 수많은 풀을 먹고 오리는 수생동물이므로, 하나는 해독하는 것을 취한 것이고 다른 하나는 양음(養陰)하는 것을 취한 것이기도 하다. 혹 방풍(防風) 1량을 가루내어 냉수에 타 먹기도 한다. 이 처방은 『험방신편(驗方新編)』[1]에 나오는데 매우 신효하다고 하지만, 그 의미가 난해하니 혹 방풍이 비석(砒石)의 독을 잘 없앤다는 것인가? 그다음에 복용할 수 있는 것들은 분청(糞淸) · 동변(童便) · 남전도즙(藍靛搗汁)[2]과 같은 것들로, 복용하면 모두 제열해독(除熱解毒)할 수 있다.

염로(鹽鹵, 간수)는 특이하게 함고(鹹苦)하여 입에 대기도 힘들고 복용 후에는 전신의 혈(血)이 흩어져 어혈로 되면서 양진(陽津)과 음액(陰液)이 모두 바로 소모되니, 콩물이 간수를 만나면 응결되어 두부가 되는 것과 같은 이치이다. 해독법이 원래는 생두부 국물을 차갑게 2~3주발 정도 복용하는 것인데, 만약 구하기가 어려운 경우엔 생황두(生黃豆)를 찧고 간 후 찬물에 타서 찌꺼기를 제거한 뒤 복용하면 이것도 독을 제거할 수가 있다. 혹 백사당(白砂糖) 5~6량을 냉수에 타서 먹어도 좋은 효과가 있는데, 이것은 감미(甘味)가 익혈(益血)하고 토기(土氣)가 수기(水氣)를 제어하는 것을 응용한 것이다.

버섯 독과 충독(虫毒)은 모두 흙의 음산하고 어두운 습독(濕毒)을 받아 생겨난 것이므로, 버섯 독을 잘못 먹으면 바로 혀가 마비되고 입을 벌릴 수 없게 되고, 충독(虫毒)을 복용하게 되면 바로 배가 심하게 아프며 토하고 설사한다. 해독법은 지장수(地漿水)[3]가 최고이다. 반드시 깨끗한 황토(黃土)를 찾아 3척 깊이로 판 다음 맑은 물을 붓고 휘저은 후 1~2주발 정도를 복용하면 된다. 모든 독은 흙으로부터 발생하고 또한 흙을 만나면 없어지기 때문에 모든 독을 해독하고자 할 때 역시 사용할 수가 있다. 녹두(綠豆) · 흑두(黑豆) · 감초(甘草) 등의 약물을 전탕한 것도 역시 해독할 수 있으나, 다만 모두 반드시 차갑게 마셔야만 한다. 단 살아있는 양과 오리의 피 같은 것들은 오히려 수시로 뜨겁게 마셔야 한다.

아편은 양귀비의 진액을 검게 만든 것으로, 사람들이 그 제조법을 직접 눈으로 보지 못했기 때문에 그 독렬(毒烈)한 성질이 사람을 죽음에까지 이르게 할 수 있다는 것을 이해하지 못한다. 다만 이것을 복용하고 죽은 사람은 거의 모두가 술에 취해 죽은 듯한 형상과 비슷하므로 비록 몸이 차갑고 기가 끊어졌더라도 그 몸은 이상하게도 유연하다. 그늘진 땅에 눕혀 오래 지나면 저절로 깨어난다. 백당(白糖)을 녹인 냉수를 먹여도 낫는 경우가 있다. 만약 기후가 찌는 듯이 무더울 때는 냉두부(冷豆腐)를 가슴에 붙이거나 두발을 풀어 헤치고 찬물 속에 빠뜨리는데, 느리게 각성하느냐 빠르게 각성하느냐의 차이밖에 없다. 이런 약물들을 먹고도 효과가 없는 사람이라면 20여 개의 생계란 흰자[生鷄蛋淸]를 복용시킨 뒤 대변이 묽게 풀리면 낫게 되는데, 역시 윤장해독(潤腸解毒), 회호원기(回護元氣), 보섭원음(保攝元陰)하는 작용을 취한 것으로, 모두 정기가 흩어지지 않게 하려는 의미이다. 혹 붕사(硼砂)를 냉수에 타서 복용하는 방법이나 살아있는 오리의 피[活鴨血]를 먹이는 것도 모두 아편독을 흩어버릴 수 있다. 또한 청유(淸油)[4]를 먹고 낫는 사람도 있는데 이것은 장위(腸胃)에 들러붙어 있던 아편이 기름을 만나 바로 흩어지기 때문이다. 해독법이 자못 많으나 배우는 자는 더욱더 넓게 수집해야 하는데 그래야만 환자를 곧바로 구할 수 있기 때문이다.

음한(陰寒)하면서 아래로 떨어지는 성질을 가지고 있는 수은은 인체의 공극(空隙) 중 도달하지 않는 곳이 없어 전신의 양기를 손상하여 거의 없애므로 내복법으로는 해독할 수가 없다. 진품 천초(川椒) 몇 근을 초(炒)하여 뜨겁게 좌석 아래에

깐 다음, 환자에게 옷을 벗고 이불을 덮고선 그 안에서 잠을 자도록 한다. 하룻밤이 지나면 수은이 모공을 나와 화초(花椒) 안으로 뚫고 들어가게 된다.

1 『험방신편(驗方新編)』은 청대(淸代) 포상오(鮑相璈)가 1846년에 완성한 의서로 유효한 여러 처방을 수집 정리한 서적이다. 효과 좋은 처방이 많아 후대에 크게 영향을 미쳤다.

2 남전도즙(藍靛搗汁)은 남전(藍靛)을 만드는 기원식물을 찧어 만든 즙이다. 남전(藍靛)은 십자화과 식물인 대청(大靑) 또는 숭람(菘藍) *Isatis indigotica*, 구주숭람(歐洲菘藍) *Isatis tinctoria*, 콩과 식물인 목람(木藍) *Indigofera tinctoria*, 쥐꼬리망초과 식물인 마람(馬藍) *Baphicacanthus cusia*, 구화숭람(球花菘藍) *Strobilanthes pentstemonoides*, 마디풀과 식물인 료람(蓼藍. 쪽) *Polygonum tinctoriam*, 마편초과 식물인 노변청(路邊靑) *Clerodendron cyrtophyllum* 등의 잎으로 만든 염료로 청대(靑黛)의 원료 물질이다. 성미는 한(寒)·신고(辛苦)하고 수소음경(手少陰經)에 들어가 청열해독(淸熱解毒)한다. 참고로 판람근(板藍根)은 숭람(菘藍) *Isatis indigotica*, 구주숭람(歐洲菘藍) *Isatis tinctoria*의 뿌리를 건조한 것이다.

3 지장수(地漿水) : 황토를 3척 깊이로 파고 신급수(新汲水)를 넣고 휘저은 다음 맑아지기를 기다린 다음 맑은 윗물을 떠서 사용한다. 감한무독(甘寒無毒)하고, 중독(中毒), 번민(煩悶)을 풀어, 모든 어육독(魚肉毒), 과채독(果菜毒), 약물독(藥物毒), 균독(菌毒), 곽란(霍亂), 중갈(中暍), 졸사(卒死) 등을 치료한다.

4 청유(淸油)는 두유(豆油), 채유(菜油), 다유(茶油) 등 식물성 기름의 총칭이다.

諸虫咬傷方

- 여러 벌레에 물린 것에 쓰는 처방 -

惡蛇에 물리면 증세가 매우 위험하므로,	惡蛇咬着證多凶
바로 묶어서 독이 공격하지 못하도록 한 후,	紮定方能毒不攻
냉수에 煙油를 타서 內服하고,	內服煙油冷水灌
白芷와 明雄黃을 外敷해야 한다네.	外敷白芷與明雄
곤충에게 독을 쏘여서 생긴 통증에는,	百虫毒螫諸般痛
甘草를 스스로 잘게 씹어 붙인다네.	甘草調敷自嚼融
蜈蚣에 물린 사람은	更有蜈蚣咬傷者
指甲을 물에 간 것으로 치료하면 효과가 무궁하다네.	水摩指甲拓無窮
전갈이 사람을 물었을 때는	若然蝎子將人螫
半夏와 明礬을 식초에 버무려 붙이지.	半夏明礬醋拌從
광견에게 물리면 증세가 가장 급박한데,	瘋狗咬傷勢最急
봄에 난 부추의 즙을 생으로 마시면 효과가 많고,	生春韭汁服多功
杏仁을 씹어 으깬 후 펴서 붙이는 것도 좋은데,	杏仁嚼爛堪敷貼
여러 방법의 효과들이 비슷하다네.	方法諸般效則同
사람에게 물렸을 때는 반드시 童便으로 씻은 후,	人咬必須童便洗
甘草를 씹어서 붙이는 것이 역시 최고로구나.	嚼敷甘草亦堪宗

독사(毒蛇)에게 물리면 급히 끈으로 위아래를 단단히 묶어서 독기가 퍼지지 않도록 해야 한다. 외용법으로는 달걀 하나에 구멍을 하나 내어 상처 부위에

눌러서 붙인 다음 잠시 후 달걀의 색이 검게 변하면 다시 바꿔서 달걀색이 변하지 않을 때까지 시행하고, 혹 다시 명웅황(明雄黃)과 백지(白芷)를 곱게 가루 내어 눅눅하면 말려서 붙이고 건조하면 맑은 물에 개어서 붙인다. 거기에 다시 냉수를 사용하여 연통 안의 다년간 말라붙은 연유(煙油)를 씻어내 1～2주발 마신다. 중독이 심한 사람에게는 필히 그 맛이 달고 맵지 않을 것이므로 많이 마셔도 괜찮다. 상처의 통증이 심한 사람은 안에 뱀의 이빨이 있는 것이므로 연유(煙油)를 많이 사용하여 주무르고 문지르면 반드시 빠질 것이다. 독사가 물고서 휘감고 떨어지지 않을 때는, 연유수(煙油水)를 내복하는 것 외에도 연유(煙油)를 뱀 입안에 떨어뜨리게 되면 뱀이 바로 문 것을 놓으면서 땅에 떨어져 죽고 물린 사람은 낫게 되니 지극히 신효하다. 이 약물이 바로 뱀독에 대한 전문해독약이다.

여러 충독(虫毒)에 생감초(生甘草)를 잘게 씹어 붙이는 것은, 감초가 구토(九土)의 정화가 되는데 모든 독은 토기(土氣)를 만나면 없어지기 때문이다. 간혹 쓰는 이미발독산(二味拔毒散)[1]은 웅황(雄黃)과 명반(明礬)을 가루 내어 붙이는 것이고, 남전즙(藍靛汁)[2]으로 문지르는 것도 효과가 있다.

지네[蜈蚣]한테 물린 것에 십지갑(十指甲)[3]을 물에 갈아서 붙이면 신효하다. 혹 큰 지주(蜘蛛)[4]를 상처에 올려놓고 거미가 독기를 흡수하여 제거하도록 한 다음 바로 거미를 물속으로 던져 환자의 생명을 보존하기도 한다. 감초(甘草)와 남전(藍靛) 같은 것도 모두 가능하다.

전갈한테 쏘인 것에는 백반(白礬)과 반하(半夏)를 가루 내어 식초에 버무려 붙인다. 혹 위에 언급된 지네에 물렸을 때 사용하는 처방도 모두 취하여 사용할 수 있다.

광견은 독사 같은 것을 냄새 맡거나 먹어 풍증(瘋症)이 발생한 것으로, 물린 사람에게는 앞에서 밝힌 사교방(蛇咬方)의 연유법(煙油法)을 사용할 수 있다. 혹 외용법으로 행인(杏仁)을 찧어 붙이는 것이 있고, 내복법으로는 구채즙(韭菜汁)을 1주발 마시되 7일마다 1주발씩 먹어 49일 동안 모두 7주발을 마시는 방법이 있다. 100일 동안 소금이나 식초 금하고, 1년 동안 돼지고기를 먹지 않으며, 평생 개고기, 누에 번데기, 적소두[紅飯豆]를 복용하지 않으면 몸을 보전할 수가 있다. 우방(又方) : 광견에게 처음 물렸을 때 즉시 속이 깊은 사관(砂罐)[5] 2개에 좋은 술을 채워 불을 붙인 다음 술을 제거하고 부항을 상처에 붙이면, 빨아들인지 얼마 되지 않아 거무칙칙한 혈수(血水)가 나오고, 이것이 가득 차게 되어 저절로 떨어지게 되면 다시 다른 사관(砂罐)으로 같은 방법 그대로 교대로 시행하여 계속 뽑아내는데, 거무칙칙한 혈수가 다 나올 때까지 한다. 어떤 벌레에 물렸든 간에 모두 사용할 수 있는 방법이다. 우방(又方) : 광견에게 물린 즉시 두시(豆豉)를 가루 내어 향유(香油)[6]와 섞어 탄자대(彈子大)로 환을 빚어 상처 부위를 계속 세차게 문지르는데, 환 속에 가늘고 부드러운 개털과 같은 것이 있게 되면 이것은 독기가 따라 나와 배출된 것이므로 환을 바꿔가면서 재차 문지른다. 털이 나오지 않을 때까지 문지르는데 그 효과가 대단하다. 또한 자모충(刺毛虫)[7] 등에 물렸을 때도 이 방법을 사용하여 치료할 수 있다. 광견에 물렸을 때는 반모(斑蝥)와 목별(木鱉) 등의 독약을 잘못 복용해서는 절대 안 되는데, 만약 잘못 복용하게 되면 소변을 볼 때 참기 힘든 통증이 있고 온몸이 춥고 떨려 경련 같은 증상이 발생하니, 이것은 해독한 것이 아니라 오히려 독을 넣었기 때문이다.

사람에게 물리는 경우엔 치아에 독이 가장 많은데, 만약 아황(牙黃)이 기육(肌肉)에 들어갔으면 통증을 참을 수가 없게 된다. 물린지 얼마 안 되었거나 오래되었거나 상관없이 붓고 곪아 터졌다면 모두 동변(童便)으로 오염된 피를 씻어내는 것이 좋다. 씻을 때 비록 아프지만 잠깐 꾹 참은 후, 생감초(生甘草)를 자기 스스로 씹어 뭉개서 두껍게 붙이고, 마르면 수시로 교체하여 하룻밤 동안 계속하면 하루 만에 나을 것이다. 각종 동물에 물렸을 경우 역시 사용할 수 있다.

1 이미발독산(二味拔毒散)은 1742년에 간행된『의종금감(醫宗金鑑)·외과심법요결(外科心法要訣)·종양부첩류방(腫瘍敷貼類方)』에 나오는 처방으로 임상에서는 주로 대상포진, 접촉성피부염, 영아의 습진, 모낭염(毛囊炎), 임파선결핵, 임파선염 등에 사용된다. 참고로『의종금감』 원문을 기재하면 다음과 같다.

【二味拔毒散】此散治風濕諸瘡, 紅腫痛痒, 疥痱等疾, 甚效.

明雄黃 白礬(各等分)

上二味爲末, 用茶清調化, 鵝翎蘸掃患處, 痒痛自止, 紅腫卽消.

〔放歌〕二味拔毒消紅腫, 風濕諸瘡痛癢寧, 一切肌膚疥痱疾, 雄礬爲末用茶淸.

2 남전즙(藍靛汁) : 오복제독방(誤服諸毒方)의 남전(藍靛)을 참고하라.

3 십지갑(十指甲)에서 지갑(指甲)은 일반적으로 손발톱 모두를 의미한다.

4 지주(蜘蛛)는 절지동물 거미류 거미목에 속한 동물을 통틀어 이르는 말이다.

5 사관(砂罐) : 밑이 깊은 오지항아리.

6 향유(香油)는 향기로운 기름, 참기름, 선향과 등불 기름이란 뜻이 있는데, 여기서는 참기름 즉 호마유(胡麻油)를 의미한다. 참기름에는 올레인산(oleic acid), 리놀레인산(lenoleic acid), 팔미트산(palmitic aicd), 세사민(sesamine) 등이 함유되어 있고, 성미는 감미한(甘微寒)하며, 청열(淸熱), 윤조(潤燥), 생기(生肌) 등의 효능이 있다. 또한 참기름은 비등점이 높아 일반적으로 견고하고 단단한 약물을 잘 부술 수 있게 하거나, 유독성 약물의 독성을 낮추는 데 사용하기도 한다.

7 자모충(刺毛虫)은 모충(毛虫)을 의미하는데, 모충은 몸에 털이 있는 벌레를 통틀어 이르는 말로 송충이, 쐐기벌레 등을 의미한다.

誤呑諸物硬喉方

- 물건을 잘못 삼켜 인후에 걸렸을 때 쓰는 처방 -

생선 가시가 목에 걸린 것은 橄欖이나	魚骨哽喉食橄欖
고양이 침, 가마우지 침, 白糖을 머금는 방법이 있다네.	猫延鷀唾白糖含
만약 돼지 뼈가 인후에 걸리면	若因猪骨喉中梗
개의 침을 삼키면 저절로 없어지지.	犬唾呑之骨自殘
金·銀·鉛·錫·鐵을 잘못 먹은 경우	誤服金銀鉛錫鐵
기름진 고기를 많이 먹으면 대변을 통해 나온다네.	多餐肥肉便通關
針을 삼켜서 배로 들어간 것은 어떻게 치료할 수 있는가?	呑針入腹如何治
韭菜가 에워싸니 蠶豆와 함께 먹어야지.	韭菜還同蠶豆餐
銅器나 銅錢을 잘못 먹었으면	銅器銅錢若誤服
荸薺나 羊脛骨灰가 편안하게 하는구나.	荸薺羊脛骨灰安
헝클어진 머리카락이 인후에 걸려서 배출되지 않으면	繞喉亂髮呑難出
남은 머리카락을 태워 먹으면 치료가 어렵지 않다네.	仍服餘灰治不難
우연히 잘못 삼킨 대나무가 찌르는 것은	偶或誤呑竹木刺
수세미를 태운 재를 술에 타서 먹으면 편안해지지.	絲瓜炙炭酒冲寬
경험방을 종류별로 많이 기억해야 하니	驗方種種宜多記
응급상황에 즉시 사용하여 구조할 수 있어야 한다네.	以便臨時可保全

생선 가시가 인후에 걸렸거나 흉중에서 내려가지 않는 경우엔 감람(橄欖)[1]을 먹으면 바로 내려간다. 만약 신선한 감람(橄欖)이 없더라도 바로 감람(橄欖)을

물로 갈아 마시면 곧 낫는다. 혹은 고양이 침이나 가마우지 침도 모두 복용할 수 있다. 우방(又方) : 백이당(白飴糖)을 입안에서 녹여 먹으면 생선 가시도 함께 녹는다. 우방(又方) : 어담(魚膽)을 끓여서 복용하면 저절로 구토하면서 나온다. 효과가 있는 부적과 주문도 사용할 수가 있다.

돼지 뼈가 목에 걸린 경우엔 개를 한 다리만 묶어 거꾸로 매달아 그 침을 취하여 천천히 인후로 삼키면 그 뼈가 바로 삭는데 여러 차례 시험해봐도 신효했다. 이것은 개가 돼지 뼈를 잘 먹기 때문이다. 혹은 붕사(硼砂)를 정화수에 타서 복용하거나, 술에 위령선(威靈仙)을 끓여 사당(砂糖)과 함께 복용할 수도 있다.

금은(金銀)과 오금(五金)[2]을 잘못 삼킨 경우는 양의 정강이뼈를 태운 재[羊脛骨燒灰]를 가루 내어 숭늉[米湯]에 2~3돈 타서 먹으면 하루 만에 반드시 배출된다. 금박을 잘못 삼킨 때 대처가 늦으면 구하기 어려운데 재빨리 살아있는 양의 피를 취해 먹이는 것이 가장 신효하다. 철기(鐵器)를 잘못 삼켰을 때는 탄피(炭皮)[3]를 가루 내어 죽에 타서 먹으면 탄피(炭皮) 가루가 바로 철기를 감싸고 대변으로 배출되니 신효한 처방이다.

침(針)을 잘못 삼킨 경우는 잠두(蠶豆)[4]와 부추[韭菜]를 끓여서 함께 먹으면 침이 부추와 함께 대변으로 배출된다. 우방(又方) : 앞에서 밝힌 해독법인 목탄피(木炭皮)를 가루 내어 죽에 타서 먹어도 역시 배출된다.

동기(銅器)나 동전(銅錢)을 잘못 삼킨 경우는 위에서 밝힌 양의 정강이뼈를 재[羊脛骨灰]로 만들어 복용하는 방법으로 치료할 수 있다. 혹은 발제(荸薺)[5]를 많이 먹으면 자연히 소화되는데 그 효과를 비교할 것이 없다.

난발(亂髮)[6]이 인후에 걸렸을 경우엔 남은 난발(亂髮)을 태워 재[亂髮燒灰]로 만들어 물에 1돈씩 타서 복용한다. 다만 머리카락을 태운 재[髮灰]를 복용할 때는 반드시 완전히 태워야 하는데, 만약 다 태우지 않은 머리카락[生髮]을 먹게 되면 사람에게 해가 된다. 혹은 오래돼서 기름진 나무 빗을 불에 말린 뒤 가루 낸 후 술에 타서 복용하기도 한다.

대나무를 잘못 삼켜 인후에 걸린 것은 늙은 수세미를 태워 재[老絲瓜燒灰]로 만들어 매번 3돈씩 술로 복용하면 효과가 매우 좋다. 혹은 앞에서 밝힌 생선 가시가 목구멍에 걸렸을 때 어담(魚膽)을 복용하는 방법을 사용할 수도 있다. 우방(又方) : 나무가 인후에 걸린 것은 쇠도끼를 간 물[鐵斧摩水]을 마시면 바로 낫는다. 대나무가 인후에 걸린 것은 등심초(燈心草)를 태워 재[燈草灰]로 만들어 끓인 물로 복용하면 바로 낫는다. 외용법으로는 등심초(燈心草) 재[燈草灰]를 고약 위에 뿌리고 통처(痛處)에 대고 붙이는 방법이 있는데 하룻밤이면 사라진다. 만약 대나무가 기육(肌肉)으로 들어간 것은 피마자(蓖麻子)와 송향(松香)[7]을 찧어서 붙이면 통증이 그치고 바로 배출되는데 신효하다.

1 감람(橄欖)은 감람과(橄欖科)에 속하는 식물 감람(橄欖. *Canarium alnum*)의 열매이다. 청과(青果), 백람(白欖)이라고도 한다. 감삽산(甘澁酸), 평(平)하고 폐경(肺經)과 위경(胃經)에 들어가 청폐이인(清肺利咽), 생진화담(生津化痰), 해독(解毒)하여, 인후종통(咽喉腫痛), 번갈(煩渴), 해수(咳嗽), 전간(癲癇), 장염하리(腸炎下痢), 어골경후(魚骨鯁喉), 술 및 어별(魚鱉)의 중독을 치료한다.

2 오금(五金)은 금(金), 은(銀), 동(銅), 석(錫), 철(鐵)을 말하나, 여기서는 모든 금속류를 일컫는 말이다.

3 탄피(炭皮)는 일반적으로 점사(占斯)의 이명으로 『명의별록(名醫別錄)』에는 “占斯 : 味苦, 溫, 無毒. 主治邪氣, 濕痹, 寒熱, 疽瘡, 除水堅積, 血症, 月閉, 無子, 小兒躄不能行, 諸惡瘡, 癰腫止腹痛, 令女人有子. 一名炭皮. 生太山山谷, 采無時.”라고 기술되어 있는데 일반적으로 장수상기생(樟樹上寄生)으로 인식한다. 그러나 여기에선 침(針)을 오복한 경우에 사용되는 목탄피(木炭皮) 즉 숯을 의미하는 것으로 생각된다.

4 잠두(蠶豆)는 누에콩(*Vicia faba*)의 씨로 호두(胡豆), 한두(寒豆), 하두(夏豆)라고도 한다. 잠두(蠶豆)는 감평(甘平)하고 비경(脾經)과 위경(胃經)에 들어가 건비이습(健脾利濕) 한다.

5 발제(荸薺)는 사초과에 속하는 식물 발제(荸薺. *Heleocharis tuberosa*)의 구경(球莖)이다. 오우(烏芋), 지율(地栗), 마제(馬蹄)라고도 한다. 감한(甘寒)하고 폐경(肺經)과 위경(胃經)에 들어가 청열양혈(清熱凉血), 화담(化痰), 소적(消積)하여, 열병번갈(熱病煩渴), 담열해수(痰熱咳嗽), 규폐증(硅肺症), 인후종통(咽喉腫痛), 구강염(口腔炎), 담핵

(痰核), 나력(瘰癧), 황달(黃疸), 열림(熱淋), 격기(膈氣), 비적(痞積), 혈리(血痢), 변혈(便血), 혈붕(血崩), 고혈압(高血壓), 목적열통(目赤熱痛) 및 예장(翳障)의 치료에 쓰인다.

6 난발(亂髮)은 빠져서 헝클어진 머리카락을 말한다.

7 송향(松香) : 송진을 증류하여 얻는 천연수지인 로진 또는 송진을 의미한다. 로진(rosin)은 아비에트산를 주성분으로, 네오아비에트산, 레포피마르산, 하이드로아비에트산, 피마르산, 덱스톤산 등 수지산(樹脂酸)을 함유하여, 종이의 사이즈제(劑), 비누 · 도료 · 합성수지의 첨가제 등으로 쓰인다.

誤食虫蛇等毒方

- 벌레나 뱀 등의 독을 잘못 먹었을 때 쓰는 처방 -

뱀을 먹고 중독되었을 때는 煙油를 취하여	食蛇中毒取煙油
냉수에 타서 충복하면 효과가 좋다네.	冷水調冲服貴多
혹시 지네를 삼켜 배에 들어갔다면	倘或蜈蚣吞入腹
산 닭의 흐르는 피를 삼키면 낫지.	生鷄淋血咽之瘥
말거머리를 잘못 먹어 새끼를 많이 낳았다면	螞蝗誤食多生子
꿀, 밭의 진흙, 청대 즙을 찾아야 한다네.	白蜜田泥靛汁求
자라, 복어, 드렁허리, 게 등은	鱉與河豚鱔蟹等
각각 종류를 유추하고 원인을 찾는 것이 마땅하리니.	各宜推類問根由

뱀독을 먹었을 때 해독하는 처방 : 냉수를 사용하여 연통 안의 다년간 말라붙은 연유(煙油)를 씻어내 2~3주발 마신다. 뱀독을 먹은 사람이 이 처방을 마시면 그 맛이 반드시 달며 통증을 참기가 어렵지 않은데 여러 차례 시험해봐도 신효하였다. 혹은 음식물 안에 뱀독을 섞은 경우에도 역시 효과가 있었다. 우방(又方) : 명웅황(明雄黃)을 가루 내어 냉수에 타서 복용하면 효과가 있다. 우방(又方) : 지네[蜈蚣] 한 마리를 불에 굽고 말려서 가루 내어 냉수에 타서 복용하면 한 번에 바로 해독된다.

지네[蜈蚣] 독을 먹었을 때 해독하는 처방 : 생닭 피를 복용하면 효과가 매우 좋다. 우방(又方) : 계란 2~3개를 먹고 잠시 지나서 다시 생기름[生油][1] 1잔을 먹으면 바로 구토를 통해 배출되므로 매우 절묘한 처방이다. 또한 수지갑(手指

甲)을 냉수에 갈아서 많이 마셔도 그 효과를 비교할 것이 없다. 혹은 앞에서 밝힌 지장수(地漿水) 먹는 방법도 역시 가능하다.

말거머리[螞蟥][2]를 잘못 삼켜 배로 들어간 경우 : 말거머리는 가장 소화되기 어렵고 오래되면 반드시 새끼를 낳아서 사람의 간혈(肝血)을 빨아먹으면서 복통을 참을 수 없게 하고 면목(面目)을 누렇게 하며 몸을 마르게 하므로 치료하지 않으면 바로 죽게 된다. 계원육(桂元肉)[3]으로 연유(煙油)를 싸서 삼키면 말거머리가 바로 죽어 대변을 통해 배출되는데 여러 차례 시험해도 효과가 신효했다. 이것이 경험방 중 제1방이다. 우방(又方) : 꿀을 자주 복용하여 1~2근 정도 먹으면 바로 낫는다. 말거머리는 불에 태워 가루 내어도 물을 만나면 바로 살아나나, 꿀에 담그면 바로 변화하여 물이 되므로, 꿀을 먹으면 가장 좋으나 조금 먹으면 효과가 없다. 그러나 몸이 허한 사람은 또한 많이 먹을 수 없으므로 제1방의 신묘함만 같지는 못하다. 우방(又方) : 밭 가운데 진흙[田中泥] 1량과 웅황(雄黃) 2돈으로 환을 빚어 4번에 나누어 끓인 물로 복용하면 벌레가 대변을 따라 배출된다. 만약 말거머리가 콧구멍 근처에서 움직여 출혈이 멈추지 않을 때는 밭의 진흙을 물 1주발에 휘저어 콧구멍 앞에 두면 반드시 진흙에 오르기 위해 빠져나온다. 우방(又方) : 청전(靑靛)을 물에 타서 마시면 쏟아져 나온다.

자라 독을 먹었을 때 해독하는 방법 : 남전즙(藍靛汁)을 마시면 바로 해독된다. 또한, 흰 말의 오줌[白馬尿]을 마셔도 바로 해독된다. 자라와 비름[莧菜][4]을 같이 먹는 것도 신묘한 처방이다.

복어[河豚]와 여러 물고기의 독을 먹었을 때 해독하는 처방 : 감람(橄欖)을 많이 먹으면서 감람핵(橄欖核)을 물에 갈아서 복용하는 것이 매우 효과가 좋다. 혹은 앞에서 밝힌 백독(百毒)을 푸는 처방으로 치료할 수도 있다.

드렁허리[鱔魚] 독을 해독하는 방법 : 자라와 동일하다.

게[螃蟹]로 인한 독을 해독하는 방법 : 자소(紫蘇)를 진하게 끓인 즙 1~2주발을 차게 복용하면 바로 낫는다.

1 생기름[生油]는 열처리 하지 않은 기름이다.

2 말거머리[螞蟥]은 수질(水蛭)의 한 종류이다.

3 계원육(桂元肉)은 계원육(桂圓肉)으로 생각되는데 계원육(桂圓肉)은 용안육(龍眼肉)의 이명(異名)이다.

4 비름(莧菜)는 감량(甘凉)하고 무독(無毒)한데, 백현(白莧)은 보기제열(補氣除熱), 통구규(通九竅)하고, 적현(赤莧)은 적리(赤痢), 사공(射工), 사슬(沙虱)을 치료하며, 자현(紫莧)은 충독(蟲毒)과 기리(氣痢)를 치료하고, 육현(六莧)은 대소장(大小腸)을 같이 다스려 초리(初痢)와 활태(滑胎)를 치료한다.

戒鴉片煙癮方

- 아편 흡입에 중독된 것을 끊는 처방 -

아편을 끊는 처방은 매우 많다네.	戒煙方法固爲多
생강즙에 砂糖을 넣고	薑汁砂糖配合和
煙灰를 더하여 함께 끓인 뒤에 정제하여	加入煙灰共煎煉
복용하면 중독 증상이 사라지고 고질병이 낫는구나.	服之斷癮起沈疴

아편은 원래 외국에서 추출하여 약으로 만든 것으로 병을 치료하는 데 사용되었다. 중국에 유입될 초기에도 역시 서양인들이 병을 치료할 때 구비하는 것에 불과하다고 여겼는데, 일찍이 사람들에게 완제품을 만드는 기구를 알려주지 않아서 흡입하는 것이 일반적이었다. 처음 흡입할 때는 정신이 매우 상쾌해지면서 질병이 확 사라지는 것 같아서, 안락하면서도 여유로움을 느낄 수 있는 물건이었으므로 취할 것이 조금은 있었다. 그런데 나약하면서도 구습을 답습하고, 안일한 것을 좋아하면서도 늙는 것을 싫어하며, 정적인 것을 좋아하면서 동적인 것을 싫어하는 중국인의 성정 때문에, 곧바로 쾌락을 즐기는 것으로 습관화되었다. 흡입하는 것이 오래되면 중독되는데 어떻게 중독되는 것인가? 폐는 청숙(淸肅)을 좋아하고 전신의 기운을 주관하는데, 폐 속의 구멍에 연고(煙膏)[1]가 가득 차 속에서 단단하게 들러붙게 되면 전신의 기운이 원활히 소통될 수 없으므로 사지(四肢)와 구규(九竅) 모두에서 기운이 펼쳐지지 못하게 된다. 생각해 보면 며칠 동안 들이마셔서 연창(煙槍)[2]이나 연두(煙斗)[3]에 연고(煙膏)가 가득 차게 되면 반드시 청소도구로 각각 뚫고 긁어낸 연후에야 다시 흡입할 수 있는데, 폐 속에

있는 연고(煙膏)는 어떠한 청소도구로 뚫고 긁어낼 수 있겠는가? 중독이 발작하는 때에는 오로지 앞에서 말한 들이마시는 방법만을 거듭하는데, (이렇게 되면) 폐 속에 단단하게 들러붙은 연고(煙膏)가 뜨거운 연기를 만나 잠시 열리면서 전신의 기운이 잘 통하게 되므로 닫힌 것이 열리고 역한 것이 순해진다. 그러나 잠시 후가 되면 몸의 상태가 원래대로 돌아가니, 다만 거듭해서 앞의 방법만을 사용할 수 있을 뿐이므로, 폐 속의 연고(煙膏)는 흡입하면 할수록 더더욱 많이 쌓이게 되고 많이 쌓이면 쌓일수록 더더욱 흡입하게 되므로, 온몸의 기혈은 날이 갈수록 줄어들어 모두 없어지지 않고서는 멈춰지지 않게 된다.

역대로 아편을 끊게 하는 처방들은 모두 다량의 보양약(補養藥)에 연고(煙膏)와 연회(煙灰)[4]를 가해 대충 처방한 것들에 불과하므로, 복용하면 아편 연기는 흡입하지 않을 수는 있으나 평생토록 이런 처방들에서 벗어날 수 없고 폐 속에 단단하게 들러붙은 연고(煙膏)는 끝내 제거할 수 없으므로 역시 좋은 방법이 아니다. 그러던 중 채록한 처방 중에서 우연히 한 치법을 발견하고 문득 이치를 얻게 되었으니 이 뒤에 기록한다. 처방은 맛이 좋고 담백한 다엽(茶葉) 4량, 식염(食鹽) 4량, 숙아편(熟鴉片) 2돈으로, 3가지 약물을 섞어 구리 솥 안에 넣고 미황색으로 초(炒)한 것으로, 매번 중독 증상이 나타나는 때에 2돈을 차로 달여 마시는데 다 복용하면 바로 낫는다. 쇠그릇, 술지게미, 오리알은 반드시 금한다. 복용한 지 7일이 되면 흑담(黑痰)을 토하는데 검은 것이 다 나오면 백담(白痰)을 토하며 흰 것이 다 나오면 중독 증상이 사라지게 된다. 또한, 일체의 괴증(壞證)이 나타나지 않으면서 도리어 모든 숙질(宿疾)이 제거되므로 비만했다가도 건강하게 바뀐다. 차는 천지의 지극히 맑은 기운을 품고 산과 평원 사이에서 생산되니, 오로지 구름과 이슬에 의해 길러질 뿐 자디잔 티끌의 더러움은 용납하지 않으면서, 성질이 감고한(甘苦寒)하고 상초(上焦)의 울열(鬱熱)과 기름때 같은 물질들을 잘 제거하므로 군약(君藥)이 된다. 소금은 연고(煙膏)를 풀어주는 물질로, 아편을 졸여 고(膏)를 만들 때 소금을 조금 넣으면 변화해 물이 되어 고(膏)를 만들 수 없으므로, 폐 속에 단단하게 들러붙은 연고(煙膏)에 사용하면 씻어내 제거할 수 있음을 충분히 알 수가 있다. 연고(煙膏) 2돈을 사용하는 것은 연고(煙膏)를 안내자로 삼아 위의 두 약물을 병소에 직접 도달하도록 하여 공을 이루게 하는 것으로, 자연히 단단하게 들러붙은 연고(煙膏)는 점점 변화되고 풀어져서 기침을 통해 배출된다.

우방(又方) : 감초(甘草) 한 가지를 졸여 고(膏)로 만들고, 연고(煙膏)와 더불어 같은 양을 잘 섞어 평상시와 같이 3~5일 흡입하면 곧 점차 흡입하고 싶지 않아지면서 자연히 중독 증상이 사라진다. 이 처방은 제일 간편하면서도 비용이 들어가지 않고, 또한 인체를 손상하지 않으면서도 끊은 후에 다른 질병이 없다. 중독 증상이 심한 사람도 여기 밝힌 방법으로 치료하면 한 달 만에 바로 끊을 수가 있다.

우방(又方) : 적사당(赤砂糖) 3근을 끓인 물에 녹여서 깨끗이 거른 것과 생강즙(生薑汁) 반 근을 깨끗이 거른 것에 연회(煙灰) 5돈을 더 넣고 함께 졸이면 윤기가 있는 고(膏)가 만들어진다. 이것을 중독 증상이 발생한 때에 국 숟가락으로 한 번 떠서 끓인 물에 타서 복용하면 자연히 중독 증상이 멈추며 또한 몸에 다른 질병도 없어진다. 건강 상태가 평소와 같아지면 바로 복용량을 점차 줄이고, 상태가 조금만 완화되면 삼고(參膏)로 바꿔서 서로 번갈아 복용한다. 환자에게 효과가 나타나는 것이 지극히 신령하면서도 부작용 없이 지극히 평온하다.

1 연고(煙膏)는 고약 모양으로 만들어진 아편을 상징하는 말이나 여기서는 아편을 피우면 발생하는 진을 의미한다.

2 연창(煙槍) : 아편용 담뱃대.

3 연두(煙斗) : 일반 담뱃대.

4 연회(煙灰)는 원래 담뱃재를 의미하지만 여기서는 아편을 피우고 남은 재를 뜻한다.

成方便讀

- 原 文 -

『成方歌括』謝序

常州張兆嘉先生, 著有『成方歌括』, 生前未及刊行. 今歲之春, 其外孫費君馨孫始以原書付千頃堂主人刊布, 蓋距先生之沒已二十餘年矣. 余與先生雖同邑, 然僅於弱冠時在楊氏戚處, 見先生爲孟姓診病, 長身廣頤, 微鬚跛足, 態度靜嚴, 所用者葛根湯也. 後十年, 得讀先生所著之『本草便讀』, 又十年, 获交先生高足馮君端生, 於先生之道德學問, 方始詳悉, 其醫術之精純可傳, 固有自來也.

蓋卅餘年前, 吾江南人士習中醫者, 必讀之書有若干種, 必閱之書有若干種, 涉獵之書又必有若干種, 臨症必須若干時, 實習必須若干時, 循斯常規, 方許應世. 夫然後, 見病能識其源, 用藥能去其苦. 先生之治醫學, 尤以遵守常規爲職志, 所著『便讀』數種, 皆從日常習用之書, 以求精熟, 不矜奇立異以自炫. 故及門弟子基本學力, 無不充厚, 見病能識, 治病能愈, 更進而深探先哲之精奥, 盡其能力所至, 以研究擴充之. 此馮君之所以馳名於白下也.

自近年有自詡傷寒專家者, 執仲景書作號召, 謂可概括世界之萬病, 其他先哲所著, 一筆抹殺, 竭宣傳詬詈之力, 以博蠅頭尺寸之利. 其徒更從而變本加厲, 挾一人偏激之說以誇世. 於是見病不識, 治病不效, 遇病旣無把握, 遂稱中醫爲無用, 乃剽竊西醫皮毛, 樹改良之幟, 以聳人耳目, 叫器跳梁, 以與中醫界決鬥, 而求名焉. 一般青年, 震其奇而慕其易, 盲從附和出主入奴, 風氣所趨, 而中醫之精義, 漸爲所蔽矣.

千頃堂主人有鑑於此, 以爲欲挽醫界狂瀾, 非提倡中醫常識不可. 於是旣刊先生之『本草便讀』於前, 復刊『成方便讀』於後. 俾有志醫學者, 由此兩書入門, 以求各家精深之學, 庶中醫治病之效力, 可以維持不墜, 蓋亦今之有心人也. 曩與秦君伯未談及, 秦君亦甚贊成. 爰草數言, 弁之卷首, 世有確信中醫而不爲邪說所惑者, 必深韙予言.

中華民國, 二十二年九月, 武進謝觀利恒, 識於滬寓之登齋.

秦序

『成方便讀』如干卷, 武進張秉成先生著. 先生曩撰『本草便讀』, 早已馳譽醫林, 此書之作, 用意相同, 所以便於誦讀也. 竊謂中醫典籍, 以方藥爲最不易讀, 讀亦最不易記. 故李士材擬駢儷之文, 汪訒庵有『歌訣』之輯, 無非使初學者易於讀, 讀後易於記, 雖在著作界中無多發明, 而其提挈後進之心, 殊不可沒. 矧先生此書, 遴選抉擇, 三政其意, 旣不廢古, 復不遺今, 一本切用爲歸, 以備臨床之助. 古今方劑萬千, 扼其精要, 倘能熟玩而變裁之, 可以泛應曲當, 尤其特長乎! 書經岑生冠華校訂削青, 有日索言於余, 率書數語於端, 以爲有志者介.

癸酉七月旣望, 秦伯未.

自序

孟子云:“離婁之明, 公輸子之巧, 不以規矩, 不能成方圓; 師曠之聰, 不以六律, 不能正五音.” 百工技藝且然, 況於醫道乎! 且醫之爲道, 秉天地造化之權, 掌疾病死生之柄. 昔范文正有“不爲良相, 卽爲良醫”之說, 以相能濟天下之安危, 醫可救一方之疾苦, 故良相良醫, 雖出處異殊, 其用心則一也. 由此觀之, 醫豈小道哉! 但習醫者, 當先明藥性之性味, 察方法之異宜, 然後運古方治今病, 亦猶成方圓者, 不可廢規矩; 正五音者, 不可廢六律. 考古今本草一書, 不無汗牛充棟, 其間不失之繁, 卽失之隘, 救其確切簡明而易讀者, 誠爲難覯. 歲丁亥, 手輯『本草便讀』兩本, 已命大兒校對抄錄, 使之習誦. 因念藥雖出於醫手, 方多法於古人, 故凡以醫道鳴世者, 無不皆以古方爲範圍, 而以歎成方之不可不讀也. 玆集匯錄古今成方二百餘首, 皆爲世所常用, 同道所習尚者. 編爲歌訣, 其方下各加注疏, 使讀者知病之所來, 方之所自. 非敢卽以此爲醫家之規矩六律, 不過爲初學便於誦讀, 使胸中略有成竹, 庶可見病思源, 不無小補. 知“爲高者, 必因丘陵; 爲下者, 必因川澤”, 讀此兩書者, 亦此之謂歟!

光緒三十年歲甲辰仲春武進張秉成兆嘉氏自序於存誠堂

凡例

一. 此書, 匯集古今成方二百餘首, 卽仿汪訒庵『醫方集解』之例, 分門別類, 編爲歌訣. 其間不切於時用者去之, 或爲世所好尙, 同道所趨競, 如張景岳 · 吳鞠通諸公之類, 以及後時備用丸散各方, 皆擇其優者, 一概編入.

二. 古今方書創始者, 首推張仲景, 其他如『千金』·『外台』諸方, 似多雜而不純, 雖各有深意, 然總不能出仲景之範圍. 玆集, 爲學者引進之始基, 故方中僅錄仲景者爲多, 至『千金』·『外台』以及藥味怪僻 · 非今人所常用者, 一概不錄.

三. 古人立方, 皆有深意, 其君臣佐使之間, 進退加減之法, 無不井井有條. 後之注方者, 悉隨文衍義, 總未能暢發其方精蘊. 玆集, 特於每方後, 先論致病之源, 出處不一, 再敍其立方之意, 與病相符, 幷以各藥性味, 主治注之, 庶讀者得以觸類變通, 明乎治病立方之法.

四. 此書, 原爲初學者誦習而設, 不過使之胸有成法可尋, 故其中歌訣, 止取諧聲, 不限音韻. 且歌中均以方名貫首, 平仄亦在所不計. 讀者, 諒之.

五. 凡學醫者, 當先讀『靈樞』·『內經』, 使先知人身之表裏陰陽 · 臟腑經絡之大概, 再以本草讀之, 以明各藥之性味 · 主治, 而後復以『金匱』·『傷寒』, 輾轉習誦, 自然臨病胸有成竹, 筆有靈機. 夫如是再讀此書, 溫熟各方, 以備臨時應用.

六. 此書, 仿汪氏之例. 首列補養之劑者, 所謂聖人不治已病, 治未病也. 逮虛不肯復, 則病邪乘之, 當觀其屬表屬裏, 分別而治. 倘或半表半裏, 抑或不屬表 · 不屬裏者, 則又宜從而和之. 然人之一身, 以氣血爲主, 無論表裏諸病屬虛屬實, 皆不出氣血兩途. 繼之以風 · 寒 · 暑 · 濕 · 燥 · 火, 使學者知外感六淫之邪. 裏證, 以痰爲百病之母, 故繼之以除痰. 實而有餘, 或成積成聚者, 當消導. 虛而不足, 或汗 · 或遺者, 當收澁. 瘧爲伏邪所發, 使人知治伏邪之法. 然後可以觸類治瘟. 虫因濕熱所生, 如不治則患莫測, 甚則可以殺人, 故繼之以治虫. 至於目病 · 外科 · 婦人 · 小兒, 雖各有專門, 然亦不可不知其治法. 終之以解救之法, 以應倉卒之變, 亦醫者所司之任.

七. 各方之下, 間有附方, 均於目錄中一概標出, 附於本方之下. 使學者讀之, 便知有加減出入之妙.

八. 書中各方, 出於何人所作, 可考者記之, 不可考者缺之. 至方後之注, 大半亦皆出於前人所述, 但不能記其姓氏. 間有系出鄙見之處, 深有望於同志者正之.

九. 此書與『本草便讀』兩種, 皆便於初學者誦習, 臧否在所不計, 尚有『脈診便讀』一卷, 再當續出問世.

卷一 補養之劑

補者，補其不足也；養者，養其生氣也．蓋人稟天地之和氣以生，陰陽本兩協其平，自無偏勝之弊，得以盡終其天年．然天地有五運六氣之不齊，寒暑水旱之乖戾，於是則陰陽不得其平，有亢害承製之理，則人之所稟於天地者，亦失其和而致其偏矣．人身中陰陽旣不能兩協其平，此勝則彼負，彼盛則此衰，勝負相乘，盛衰相侮，而禍患卽隨之以生．不特外感六淫之邪，乘虛相襲，且陽虛者寒動於中，陰虛者熱生於內，疾病夭折之所由來也．故造物者，特生此草木金石，稟天地之偏氣以生者，而爲之補偏救弊焉．雖然此特言其稟賦之偏勝而言者也，至若自有生以來．或因飮酒嗜欲，耗其眞陰眞陽，或因饑飽勞役，傷其臟腑營衛，種種變幻，無不皆由虛而得之．如久虛不復，則生氣日退，病勢日進，其不至於喪亡者幾希矣！全在醫者察其不足之所處而塡補之，觀其生氣之所在而培養之，如是則致其平而復其常，雖有大風苛毒，莫之能傷．正氣復而邪不干，所謂聖人不治已病，治未病也．茲故匯集補養各方，以居其首．

六味地黃丸錢氏

桂附八味丸 知柏八味丸 八仙長壽丸

杞菊地黃丸 金匱腎氣丸 參麥地黃丸

六味丸爲補法先, 三陰虧損病相兼; 地黃八兩山山四, 苓澤丹皮三數添.

益火更宜加桂附, 陽强知柏製燎炎. 八仙長壽增冬味, 目疾肝虛杞菊賢.

金匱有方名腎氣, 車牛桂附水邪堅. 原方加入洋參麥, 壯水清金上下塡.

六味地黃丸, 熟地(八兩) 山茱萸(四兩) 懷山藥(四兩) 澤瀉(三兩) 丹皮(三兩) 茯苓(三兩).

此方大補肝·脾·腎三臟眞陰不足, 精血虧損等證. 古人用補, 必兼瀉邪, 邪去則補乃得力. 故以熟地大補腎臟之精血爲君, 必以澤瀉分導腎與膀胱之邪濁爲佐; 山萸之補肝固精, 卽以丹皮能清泄厥陰·少陽血分相火者繼之; 山藥養脾陰, 茯苓滲脾濕. 相和相濟, 不燥不寒, 乃王道之方也.

○ 本方加肉桂·製附子(各一兩), 名桂附八味丸. 治命門眞陽不足, 虛羸少氣等症. 以桂·附加入六味方中, 便能溫養陰中之陽, 王冰所謂: "益火之原, 以消陰翳也".

○ 本方加黃柏·知母(各一兩), 名知柏八味丸. 治命門眞水不足, 相火炎熾等證. 以知·柏加入六味方中, 便能資助陰中之陰, 王冰所謂: "壯水之主, 以制陽光也".

○ 本方加五味子(二兩) 麥冬(三兩), 名八仙長壽丸. 治肺腎陰虧, 虛損勞嗽等證. 麥冬養陰保肺, 更加五味子, 使之金水相生, 斂其耗散, 宜乎可治以上等證, 而有長壽之名也.

○ 本方加枸杞子 · 甘菊(各三兩), 名杞菊地黃丸. 治肝虛目疾等證. 枸杞子溫潤補肝, 甘菊花搜風明目, 合之六味, 爲乙癸同源之治. 凡肝腎不足而有目疾者, 皆可用之.

○ 本方加桂 · 附(各一兩) 懷牛膝 · 車前子(各三兩), 名金匱腎氣丸. 治脾腎眞陽大虛, 水邪上泛, 肚腹脹大, 四肢浮腫, 小便不利, 已成水鼓等證. 夫腎中火衰, 眞陽不足者, 卽眞水亦化爲邪水. 於是水邪泛濫, 自下而中, 以及於上, 肺 · 脾 · 腎三臟俱病. 斯時若但治肺 · 脾, 一如遏其流而不治其源也. 故以桂 · 附合地黃等, 溫腎中之少火, 以禦陰邪, 則眞水得以安其位. 然旣化之邪水, 不得不驅, 故以車前 · 牛膝協苓 · 瀉等以導其邪水. 列試治水諸方, 取效之速, 無以出其右者.

○ 本方加西洋參 · 麥冬(各三兩), 名參麥地黃丸. 治金水兩虧, 骨蒸勞熱等證. 地黃丸本長於壯水, 加參 · 麥則兼以淸金, 凡陰虛火旺, 肺中津液受灼者, 於此取法焉.

四君子湯

五味異功散 六君子湯 香砂六君湯 星附六君湯

歸芎六君湯 烏蝎六君湯 四獸飮

四君補氣首方推, 脾肺虛衰聽主裁; 參朮甘苓薑棗合, 若加陳夏六君來.
香砂加入六君子, 氣滯虛寒脘痛開. 星附六君風病取, 和營須配芎當歸.
風痰類中脾虛疾, 烏蝎六君可濟危. 更有一方四獸飮, 六君草果與烏梅.

四君子湯, 人參(二錢) 製冬朮(二錢) 茯苓(三錢) 甘草(一錢) 生薑(一片) 大棗(二枚). 治脾肺氣虛, 中土衰弱, 以致食少便溏, 體瘦神倦, 或氣短息微, 皮聚毛落等證.

人參大補肺脾元氣爲君, 白朮補脾燥濕爲臣. 以脾喜溫燥, 土旺卽可生金, 故肺脾兩虛者, 尤當以補脾爲急, 脾爲後天之源, 四臟皆賴其蔭庇, 不獨肺也. 而又佐以茯苓, 滲肺脾之濕濁下行, 然後參 · 朮之功, 益彰其效. 此亦猶六味丸補瀉兼行之意. 然必施之以甘草, 而能兩協其平. 引以薑 · 棗, 大和營衛. 各呈其妙, 是以謂之君子也.

○ 四君子加陳皮(一錢), 名五味異功散. 治脾胃中氣不足, 食少困倦之證. 夫脾中之陽, 法天之健, 流走周身, 運行不息. 若脾陽不足, 則運化無權, 故食少. 脾主四肢, 四肢爲諸陽之本, 陽氣虛, 則不能充於四末, 故困倦. 脾虛, 則濕勝, 故於四君子中加陳皮燥濕利氣, 以順其性之所喜, 而助其流動之功.

○ 若濕盛痰多者, 再加半夏(二錢), 以行其痰, 名六君子湯.

○ 六君子加香附(二錢) 砂仁(五分), 名香砂六君湯. 治前證因寒滯, 內加脘腹作痛等證. 脾喜溫燥而惡寒濕, 得濕則滯, 得寒亦滯, 滯則氣機不爲流暢, 脘腹等處爲之作痛矣. 故以香附 · 砂仁之辛溫香燥, 散寒導滯, 理氣宣中. 於是六君之功, 補瀉互奏耳.

○ 六君子加製南星(一錢) 白附子(一錢), 名星附六君湯. 治風痰乘虛襲入陽明, 久不愈而成頭風 · 目風等證. 夫胃者土也, 五臟六腑之海也, 萬物所歸, 風屬木, 故風邪最喜乘之. 陽明之經行於前, 上於頭面. 痰者, 不特風襲而已, 有風客則愈張其幟耳. 故以六君子補正氣 · 化痰濕, 以固其本, 南星 · 白附, 入陽明祛風豁痰, 以治其標, 不啻雙管齊下.

○ 六君子加當歸(二錢) 白芍(一錢), 名歸芍六君湯. 治婦人經水不調, 色淡而晦, 由脾虛濕盛所致. 脾統一身之血, 脾虛則血不調, 不調之血與濕邪相合, 渾而不分, 一如良民化爲盜賊. 合汙而下, 不特經色淡晦, 且帶濁等證, 亦由是而來. 雖爲婦人經病, 而治病必求於本, 若不補脾逐濕, 何以杜其將來! 故仍以六君子爲君, 加當歸以和其血, 使瘀者去而新者得有所歸; 白芍通補奇經, 護營斂液, 有安脾禦木之能, 且可濟半夏·陳皮之燥性耳.

○ 六君子加製川烏(五分) 全蝎尾(一條), 名烏蝎六君湯. 治中風痰盛, 口目歪斜, 語聲不出, 由乎脾胃虛而得者. 六君具補正之功, 烏·蝎擅搜風之力, 相成相濟, 兩擅其長. 餘義見風門諸方.

○ 六君子加烏梅肉(一枚) 草果(五分), 名四獸飮. 治脾胃正氣大虛, 瘧久不愈等證. 夫瘧邪皆由正氣所化, 化盡則止. 其有病久邪已化盡, 而瘧猶不止者, 皆由正氣之虛. 陽虛則生寒, 寒則陽氣中餒. 然陽氣不能終餒, 故不久便回, 回則寒去熱生, 而又見陰虛生熱之象矣. 待陰陽和而寒熱自止. 此等寒熱, 皆從中虛餒怯而來. 若一助正氣, 陽自充而寒不生, 且不用服藥, 亦可愈瘧. 卽一切符咒鎭壓諸法, 幷非眞有邪怪, 亦所以助病人之陽氣, 使不中餒之意. 草果入脾, 助陽散寒; 烏梅入肝, 存陰斂液, 加於六君中, 助正氣而和陰陽, 因虛久瘧, 豈有不愈者哉! 餘義, 見瘧門諸方.

四物湯

坎離丸 膠艾四物湯 艾附暖宮丸 玉燭散 佛手散 八珍湯 十全大補湯

四物湯爲血藥宗, 當歸地芍與川芎. 坎離丸治陰虛火, 知柏相兼四物同.
膠艾湯中膠艾草, 仍連四物合煎濃. 有名艾附暖宮者, 二味加之四物中.
調胃全方合四物, 子和玉燭散瘀通. 芎歸二味和爲散, 產後胎前藥力洪.
四物四君相合用, 八珍雙補法頗雄. 黃芪肉桂頻加入, 方見十全大補功.

四物湯, 當歸(二錢, 酒炒) 生地黃(三錢) 白芍(二錢) 川芎(一錢半).
治一切營血虛滯, 及婦人經水不調, 偏於陰分不足者.
夫人之所賴以生者, 血與氣耳; 而醫家之所以補偏救弊者, 亦惟血與氣耳. 故一切補氣諸方，皆從四君化出；一切補血諸方，又當從此四物而化也．補氣者，當求之脾肺；補血者，當求之肝腎．地黃入腎，壯水補陰；白芍入肝，斂陰益血，二味爲補血之正藥．然血虛多滯，經脈隧道不能滑利通暢，又恐地·芍，純陰之性，無溫養流動之機，故必加以當歸·川芎，辛香溫潤，能養血而行血中之氣者，以流動之．總之，此方乃調理一切血證，是其所長；若純屬陰虛血少，宜靜不宜動者，則歸·芎之走竄行散，又非所宜也．

○ 本方加知母·黃柏(各一錢)，名知柏四物湯．蜜丸名坎離丸．丹溪治陰血虛滯，相火獨旺，咳血等證．以地·芍壯水，知·柏退陽．有血證，故用當歸引諸血各歸其所當歸之經；川芎能行血中之氣，自然氣順血調，不虛不滯矣．然畢竟陰虛火旺之病，川芎究屬辛香之物，似又不宜，用者審之．

○ 本方加阿膠(一錢) 艾葉(一錢) 甘草(五分)，名膠艾四物湯．治衝任虧損，經血短少，虛寒作痛等症．衝爲血海，爲血脈衝聚之區；任主胞胎，有胎元任載之意，合之督脈，皆起下極，同源而異流，與夫帶脈之橫圍於腰者，皆屬奇經，而無配偶也．然婦人之病，隸於八脈者爲多，故古人有通補奇經之法，爲治婦人之範圍．阿膠補血液以達於肺肝，使左右升降之道路潤澤自如；艾葉暖命門而通於衝任，使奇經上下之循環賴其溫養；甘草協和諸藥，通補咸宜；合之四物調理血分之藥，亦可爲婦人通補奇經之一法歟!

○ 本方加艾葉(一錢) 製香附(二錢)，醋糊丸，名艾附暖宮丸．治婦人經水不調，臨行作痛，子宮虛冷，不能孕育等證．凡婦人調經一法，首先理氣，以氣順則血亦順也．夫血氣者，喜溫而惡寒，寒則艱於生育，溫則易於成孕．故方中以香附理氣分，艾葉暖子宮，合四物而用，宜乎可治以上諸證也．餘義見"婦人門"諸方．

○ 本方當歸·白芍換歸尾·赤芍，加大黃·芒硝(各一錢半) 甘草(一錢)，名玉燭散．治經閉腹痛拒按，脈來沈弦有力之證．夫經閉有虛實之分，虛者由乎血虛, 固當補養; 實者皆由血瘀, 瘀則熱, 熱則血愈堅, 故不得不以大黃 · 芒硝之入血軟堅者, 以峻下之. 瘀不去則新不生, 又恐硝 · 黃性急, 故又以甘草緩之, 卽調胃之意. 然血瘀經閉, 倘無腹痛拒按等證, 又不可用之.

○ 本方單用當歸 · 川芎二味, 名佛手散. 治婦人因血虛感冒風寒, 或胎動下血, 或子死腹中, 均可以此參酌施治. 當歸 · 川芎二味, 皆辛苦性溫, 芳香質潤, 雖調血仍能理氣, 其走竄之力, 解散爲多. 故凡血分一切風寒, 與胎前產後一切氣血不順等證, 皆可治之.

○ 本方合四君子, 名八珍湯. 治氣血兩虛, 將成虛損之證. 細閱方意, 止能調理尋常一切氣血不足之證. 若眞正氣血大虛, 陰陽幷竭之證, 似又不宜再以歸 · 芎之辛散擾陰, 地 · 芍之陰寒礙陽耳.

○ 八珍加黃芪(二錢) 肉桂(五分), 名十全大補湯. 治營衛兩虛, 氣血不足. 凡屬癰疽潰後, 因虛不斂者, 皆可用之. 八珍幷補氣血之功, 固無論矣. 而又加黃芪助正氣以益衛, 肉桂溫血脈而和營. 且各藥得溫養之力, 則補性愈足, 見效愈多, 非惟陽虛可溫, 卽陰虛者亦可溫. 以無陽則陰無以生, 故一切有形之物, 皆屬於陰, 莫不生於春夏而殺於秋冬也. 凡遇人之眞陰虧損, 欲成勞瘵等證, 總宜以甘溫之品收效, 或虛之盛者, 卽炮薑 · 肉桂, 亦可加於大隊補藥之中, 自有神效. 若僅以苦寒柔靜, 一切滋潤之藥, 久久服之, 不特陰不能生, 而陽和生氣, 日漸喪亡, 不至陽氣同歸於盡不止耳. 每記爲人治陰虛內熱一證, 屢用甘寒潤靜之劑, 而熱仍不退, 於原方中加入炮薑五分, 其熱頓退, 神乎其神. 因錄之以助學者之參悟.

歸脾湯『濟生』

歸脾參朮與黃芪, 歸草茯神遠志宜; 酸棗木香龍眼肉, 蠲除思慮益心脾.

歸脾湯, 人參(二錢) 製冬朮(二錢) 茯神(三錢) 炒棗仁(二錢) 龍眼肉(二錢) 炙黃芪(一錢半) 當歸(二錢, 酒洗) 遠志(一錢) 木香(五分) 甘草(五分).

治思慮過度, 勞傷心脾, 以致血不歸經, 而爲健忘 · 不寐 · 怔忡等證.

夫心爲生血之臟而藏神, 勞卽氣散, 陽氣外張, 而神不寧. 故用棗仁之酸以收之, 茯神之靜以寧之, 遠志泄心熱而寧心神. 思則脾氣結, 故用木香行氣滯 · 舒脾鬱, 流利上中二焦, 清宮除道. 然後參 · 芪 · 朮 · 草 · 龍眼等大隊補益心脾之品, 以成厥功. 繼之以當歸, 引諸血各歸其所當歸之經也. 原方有生薑 · 大棗, 似與此方未合, 訒庵『集解』中亦未解出, 故刪之.

當歸補血湯東垣

當歸補血是成方, 五倍黃芪煎和嘗; 血脫脈洪勞役致, 東垣治法細參詳.

當歸補血湯, 炙黃芪(一兩) 酒洗當歸(二錢).

治煩勞傷陽, 氣火妄動, 陰血不能寧靜, 脈洪身熱而成脫竭之證.

凡病有眞假, 脈亦有眞假, 卽如脈洪身熱一證, 一望而知其爲火邪陽亢矣. 而脫血之後, 每亦如之, 以陽無所附, 浮散於外也. 全在醫者細心詳察, 辨其舌苔之黃白潤燥, 口渴之欲冷 · 欲熱, 其大要猶在於小便, 如眞熱者必短赤, 假熱者必清長. 胸次了然, 用藥自無毫釐千里之誤. 如果大脫血之後, 而見此等脈證, 不特陰血告匱, 而陽氣亦欲散亡. 斯時也, 有形之血, 不能速生; 無形之氣, 所當急固. 故以黃芪大補肺脾元氣而能固外者爲君. 蓋此時陽氣已去裏而越表, 恐一時固裏無及, 不得不從衛外以挽留之. 當歸益血和營, 二味合之, 便能陽生陰長, 使傷殘之血, 亦各歸其經以自固耳. 非區區補血滋膩之藥, 所可同日語也.

大補陰丸丹溪

大補陰丸治水虧, 火炎勞熱致虛羸; 地黃龜板兼知柏, 猪脊脂膏蜜和爲.

大補陰丸, 黃柏(二兩, 鹽水炒) 知母(二兩, 鹽水炒) 熟地(四兩) 炙龜板(四兩), 猪脊髓和蜜爲丸, 鹽湯送下.

治腎水虧極, 相火獨旺, 而爲夢遺·骨蒸·勞瘵等證.

夫相火之有餘, 皆由腎水之不足, 故以熟地大滋腎水爲君. 然火有餘則少火化爲壯火, 壯火食氣. 若僅以滋水配陽之法, 何足以殺其猖獗之勢? 故必須黃柏·知母之苦寒入腎, 能直清下焦之火者, 以折服之. 龜爲北方之神, 其性善藏, 取其甘寒益腎·介類潛陽之意, 則龍雷之火, 自能潛藏勿用. 猪爲水畜, 用骨髓者, 取其能通腎命, 以有形之精髓而補之也. 和蜜爲丸者, 欲其入下焦, 緩以奏功也.

玉屛風散

玉屛風散最爲靈, 芪朮防風鼎足形; 表弱汗多兼感冒, 藥雖相惡效相成.

玉屛風散, 製冬朮(二兩) 炙黃芪(一兩) 防風(一兩), 爲末, 每服三錢.

治中虛衛陽不振, 表疏自汗, 易感風寒等證.

大凡表虛不能衛外者, 皆當先建立中氣. 故以白朮之補脾建中者爲君, 以脾旺則四臟之氣皆得受蔭, 表自固而邪不乾. 而復以黃芪固表益衛, 得防風之善行善走者, 相畏相使, 其功益彰, 則黃芪自不慮其固邪, 防風亦不慮其散表. 此散中寓補, 補內兼疏, 顧名思義之妙, 實後學所不及耳.

天王補心丹

天王補心柏子仁, 二冬歸地與三參; 桔苓遠志朱砂蜜, 棗味酸收血自生.

天王補心丹, 生地(四兩, 酒洗) 人參(五錢) 元參(五錢) 丹參(五錢) 茯苓(五錢) 桔梗(五錢) 遠志(五錢) 棗仁(一兩, 炒) 柏子仁(一兩, 炒研去油) 天冬(一兩, 炒) 麥冬(一兩, 炒) 當歸(一兩, 酒洗) 五味子(一兩, 炙), 蜜丸, 彈子大, 朱砂爲衣. 臥時燈心湯下一丸.

治思慮過度, 心血不足, 而成健忘 · 怔忡等證.

夫心爲離火, 中含眞水, 凡誦讀吟詠, 思慮過度, 傷其離中之陰者, 則必以眞水相濟之, 故以生地 · 元參壯腎水, 二冬以滋水之上源. 當歸 · 丹參, 雖能入心補血, 畢竟是行走之品, 必得人參之大力, 駕馭其間, 方有陽生陰長之妙. 茯苓 · 遠志泄心熱而寧心神, 去痰化濕, 清宮除道, 使補藥得力. 但思慮過度, 則心氣爲之鬱結, 故以柏子仁之芳香潤澤入者, 以舒其神, 暢其膈. 棗仁 · 五味收其耗散之氣, 桔梗引諸藥上行而入心. 衣以朱砂, 取其重以鎭虛逆, 寒以降浮陽, 且其色赤屬離, 內含陰汞, 與人心同氣相求 · 同類相從之物也.

百合固金湯趙氏

百合固金二地黃, 麥冬貝母桔甘良; 元參芍藥當歸配, 喘咳痰紅肺受殃.

百合固金湯, 百合(一錢) 生熟地(各三錢) 麥冬(一錢半) 白芍(一錢, 炒) 當歸(一錢) 貝母(一錢) 生甘草(一錢) 元參(八分) 桔梗(八分).

治腎水不足, 虛火刑金, 而致咳嗽·痰血等證.

百合色白, 其形象肺, 故能獨入金家, 爲保肺寧神·清金潤燥之品. 又肺腎爲子母之臟, 『醫貫』所謂"母藏子宮, 子隱母胎", 故水虛則金受火刑. 地黃·元參, 壯水之主; 麥冬·貝母, 清肺之煩; 白芍平肝以保肺; 當歸引血以歸經; 甘·桔本爲成方, 可以利咽喉而宣上部之結熱也.

四陰煎『景岳』

新方妙立四陰煎, 保肺清金製火炎; 生地麥冬白芍草, 沙參百合茯苓兼.

四陰煎, 生地(三錢) 麥冬(二錢) 白芍(一錢) 百合(一錢) 沙參(二錢) 生甘草(一錢) 茯苓(一錢半).

治陰虛勞損, 相火刑金, 乾咳津枯等證.

生地滋腎水, 參·麥養肺陰, 白芍之色白微酸, 能入肺而助其收斂, 百合之甘寒且苦, 能益金而兼可清神, 茯苓以降其濁痰, 甘草以散其虛熱. 名曰四陰者, 取其地四生金也.

資生丸仲淳

資生丸內麥查陳, 苡芡蓮連蔻四君, 藿朴桔山神澤扁, 脾虛濕熱補而淸.

仲淳資生丸, 人參(三兩) 白朮(三兩) 茯苓(一兩五錢) 炙甘草(五錢) 陳皮(二兩) 山藥(一兩五錢) 建蓮(一兩, 去心) 芡實(一兩五錢) 苡米(三錢) 扁豆(一兩) 神麴(二兩) 査肉(二兩) 麥芽(一兩五錢) 厚朴(一兩) 蔻仁(三錢五分) 藿香(五錢) 澤瀉(三錢五分) 桔梗(五錢) 川連(三錢五分), 爲末, 水泛丸.

治脾胃氣虛, 濕熱蘊結, 以及小兒疳積腹脹, 面黃肌瘦, 久瀉久痢, 凡一切脾胃不足者, 悉宜服之.

"天地之大德曰生", 欲資生者, 必先助其脾胃, 故以四君子補脾益胃, 合之山藥·蓮肉·扁豆·芡實之屬, 以協助之. 但脾者喜燥而惡濕, 善運而不停, 故以陳皮·白蔻, 香燥以舒之, 苓·澤·苡米, 淡滲以利之. 査·麴·麥芽, 助其消導, 藿香·厚朴, 假以溫中. 桔梗以引淸氣上行, 黃連能使濕熱下降. 如是則脾復其常, 可以資助生氣矣.

人參固本丸

人參固本治虛勞, 天麥門冬保肺高; 生熟地黃滋腎水, 參扶脾胃助中焦.

人參固本丸, 人參(二兩) 天冬炒 麥冬炒 生地 熟地(各四兩), 蜜丸.

治肺腎陰虛勞熱等證.

夫虛勞一證, 有陰虛·陽虛之分. 其由於陰虛者, 皆始於腎, 而終於肺. 以腎水不足, 則虛火淩逼肺金, 金受火刑, 不能生水, 於是腎愈虛, 金愈燥, 煎熬焚灼, 不至同歸於盡不止也. 故以二地滋腎水, 二冬保肺金. 然二地·二冬皆重濁滋膩, 有質而無氣. 凡天下形質之物, 有氣則能動, 無氣則不能動 譬之, 天, 氣也, 主動, 地, 質也, 主靜, 然地亦有時而動者, 皆質中有氣耳. 故恐二地 · 二冬雖有補腎保肺之能, 而不能使金水相生, 循環上下, 不得不賴人參之氣厚力足者, 從中而贊助之. 且脾胃者中流砥柱, 肺腎陰虛之盛者, 總宜以甘藥補中, 使上下受蔭耳.

壽脾煎『景岳』

壽脾煎法是新方, 血脫脾虛七氣傷; 參朮甘蓮山藥遠, 當歸酸棗炮乾薑.

壽脾煎, 白朮 山藥(各二錢) 當歸 炙草(各一錢) 棗仁(一錢半) 遠志(五分) 炮薑(一錢) 蓮肉(二十粒, 去心炒) 人參(三錢).

治憂思鬱結, 脾土困敗, 以致不能攝血, 或從便出, 或從嘔吐, 或誤用攻伐凉劑, 致損脾陽, 以及婦人無火崩淋等證.

夫脾爲統血之臟, 司健運之職, 所以灑陳於臟腑經絡者也. 若脾臟一虛, 則血無統攝, 而諸病作矣. 然血者得熱則行, 得寒則凝, 故失血一證, 有屬於寒者, 有屬於熱者. 又須辨其色之明晦, 病之久暫, 脈之有力無力, 審察精詳, 自無遺誤. 此方以參 · 朮 · 甘草, 大補脾中元氣. 病因虛而不能統攝, 故以山藥 · 蓮肉, 補而兼固. 憂思鬱結則傷脾, 脾傷則肝亦不能藏聚, 故以遠志解鬱以舒之, 棗仁斂肝以藏之. 用炮薑者, 不特參 · 朮得之而有力, 且能引參 · 朮之力向歸血分耳.

發表之劑

表者, 裏之對也; 發者, 升之·散之·汗之, 使在表之邪, 由外而解, 不傳於裏也. 人之稟賦充實, 則不特內邪不起, 卽六淫之邪, 亦何自而來? 若臟腑一有所虧, 則邪乘虛而入, 於是六淫之邪, 各從其所合而入客之. 如寒邪之來也, 必傷其陽, 凡人之背爲陽, 太陽爲陽中之陽, 其經行於背, 陽虛寒客, 故見頭項强痛等證, 卽可爲太陽之表也. 又如風也·暑也·火也, 皆屬陽邪, 陽邪者最易傷陰, 是風·暑·火三氣外來, 必先犯肺, 肺爲陰, 或爲咳嗽鼻塞, 或爲喘促自汗, 或爲身熱刺痛, 皆可爲肺之表證也. 濕兼四氣, 皆可合化, 上下表裏, 皆可感受, 或霧露受於上焦, 或水濕受於下部, 或雨汗之氣客於肌膚, 三者皆可謂之表病也. 惟內飲酒漿, 脾虛停濕者, 爲之裏濕耳. 六淫之中, 獨燥不爲重病, 『內經』有云: "清氣大來, 燥之盛也", 不過秋金微寒之氣, 感之令人津液收束, 肌膚枯槁之意, 故『經』亦無秋傷於燥之文, 須知六淫之金燥, 與陰虛之火燥, 爲不同耳. 夫表者, 營衛所常行, 猶都治之有城郭也. 六淫者, 天地所常變, 猶外來之寇盜也. 如寇盜之來, 必由城郭而入, 卽知六淫之來, 亦必由表而入也. 故善治者治皮毛, 其次治肌肉, 其次治血脈. 若此失治, 病必由表而裏, 由腑而臟, 成不治者多矣. 故以發表之劑居其二.

麻黃湯仲景

麻黃湯法治傷寒, 邪斂營中汗不宣; 甘草杏仁麻桂等, 用方加減在人權.

麻黃湯, 麻黃(三兩, 去節) 桂枝(二兩) 杏仁(七十枚, 去皮尖) 甘草(一兩, 炙).

治寒傷太陽之表, 過衛入營, 血脈凝斂, 無汗惡寒, 發熱身疼, 頭項强痛, 脈浮而緊等證.

麻黃辛溫, 中空外達, 善行肌表衛分, 爲發汗之主藥; 桂枝辛溫發散, 色赤入營, 協同麻黃入營分, 解散寒邪, 隨麻黃而出衛, 汗之卽已. 然寒主凝斂, 表旣壅遏, 則裏氣不舒, 故太陽傷寒表不解者, 每見喘促上氣等證. 肺主一身之氣, 下行爲順, 上行爲逆. 杏仁入肺, 苦溫能降, 辛溫能散, 用之爲佐, 以助麻黃之不逮. 又恐麻·桂之性猛, 以致汗多亡陽, 故必監以甘草之甘緩, 濟其直往無前之勢, 庶可邪解而正不傷, 乃爲立方之善耳.

桂枝湯仲景

陽旦湯

風傷自汗桂枝湯, 營弱衛强表證方; 薑棗桂甘白芍藥, 方中進退法精詳.

加芩金匱名陽旦, 表證難除裏熱張. 或合柴胡或各半, 作歌未便盡包藏.

桂枝湯, 桂枝 芍藥 生薑(各三兩) 炙甘草(二兩) 大棗(十二枚).

治風傷太陽之表, 發熱·自汗·惡風, 頭項强痛, 脈來浮緩·浮弱等證.

夫風爲陽邪, 性喜疏泄, 故一傷太陽之表, 卽入於營, 營血爲其擾攘而不寧, 則自汗出而邪仍不解. 此風中仍有寒氣, 所謂三冬凜冽之風, 否則焉能卽傷太陽之表, 而有頭項强痛 · 發熱惡風等證? 若春夏之風, 其氣和緩, 卽傷之, 亦不過頭痛 · 鼻塞 · 咳嗽 · 發熱, 爲肺之表耳. 卽如麻黃湯之治寒傷營, 寒中亦有風邪. 若無風邪, 寒氣何能過衛入營! 故風者善行數變, 寒不能獨傷人, 必風以動其先, 引而入之, 乃能爲病. 由是觀之, 亦不必拘定桂枝湯治風傷衛 · 麻黃湯治寒傷營爲成法也. 總之, 麻黃湯, 治寒多風少, 寒氣之重者也; 桂枝湯, 治風多寒少, 寒氣之輕者也. 故此方以桂枝入營散寒, 隨生薑外出於衛, 微微汗出, 使寒去卽風亦去. 營中本爲風邪擾攘, 恐桂枝 · 生薑之過於辛散, 故以白芍護陰而斂營, 甘草和中而緩急, 大棗以養脾陰, 以脾者營之源, 且與生薑合用, 又可以和營衛 · 致津液也.

○ 陽旦湯, 卽桂枝湯加黃芩. 治産後風數十日不解, 頭微疼, 惡寒, 時時有熱, 心下悶, 乾嘔, 汗出等證. 卽此觀之, 雖産後中風至數十日之久, 表證尙在者, 仍可與桂枝湯. 因內有鬱熱, 故加黃芩以淸之, 此亦臨時加減法也.

至於桂枝湯內一切或然之證, 一切加減之法, 不能詳載, 讀者當細觀原文.

大青龍湯 仲景

湯名取義大靑龍, 表盛胸煩汗不通; 麻杏甘膏薑棗桂, 疏邪解熱妙無窮.

大靑龍湯, 麻黃 桂枝 甘草(各二兩) 杏仁(四十粒, 去皮尖) 石膏(鷄子大, 一塊) 生薑(三兩) 大棗(十二枚).

治太陽病風寒外盛, 陽氣內鬱, 表不解而無汗 · 煩躁, 發熱 · 惡寒, 頭疼 · 身痛等證.

夫邪之來也, 正氣不與之兩立, 必發熱以拒之. 而人稟陰陽之氣, 各有偏勝不同. 陽盛之人, 外爲風寒驟加, 則陽氣內鬱而不伸, 故見躁煩不寧之象. 然陽氣抑鬱, 何由得汗? 雖用麻黃 · 桂枝, 表亦終不能解. 一若亢龍有悔, 欲雨, 何來? 必以石膏之甘寒, 清其內煩, 解其鬱熱, 使其陽氣暴伸, 表裏通暢, 然後雲行雨施, 一汗而解也. 先哲每謂石膏可以解肌, 殊不知甘寒質重之物, 止有清裏之能, 不過熱除表解之意, 皆由前人鑿分桂枝湯治風傷衛, 麻黃湯治寒傷營, 大青龍湯治風寒兩傷營衛, 均爲解表之方, 遂致後人誤會者多耳. 此方卽麻黃湯之變劑, 因其內有鬱熱, 故加石膏, 欲其和營衛 · 致津液, 故用薑 · 棗. 學者神而明之, 自可得其理矣.

小青龍湯仲景

小小青龍最有功, 風寒束表飮停胸; 細辛半夏甘和味, 薑桂麻黃芍藥同.

小青龍湯, 麻黃去節 桂枝 芍藥酒炒 細辛 炙甘草 乾薑(各三兩) 半夏(半升) 五味子(半升).

治傷寒表不解, 心下有水氣, 乾嘔而咳, 或渴 · 或利等證.

前方因內有鬱熱而表不解, 此方因內有水氣而表不解. 然水氣不除, 肺氣壅遏, 營衛不通, 雖發表何由得汗! 故用麻黃 · 桂枝解其表, 必以細辛 · 乾薑 · 半夏等辛燥之品, 散其胸中之水, 使之隨汗而出. 『金匱』所謂“腰以上者, 當發汗”, 卽『內經』之開鬼門也. 水飮內蓄, 肺必逆而上行, 而見喘促上氣等證. 肺苦氣上逆, 急食酸以收之, 以甘緩之, 故以白芍 · 五味子 · 甘草三味, 一以防肺氣之耗散, 一則緩麻 · 桂 · 薑 · 辛之剛猛也. 名小青龍者, 以龍爲水族. 大則可以興云致雨, 飛騰於宇宙之間; 小則亦能治水驅邪, 潛隱於波濤之內耳.

梔子豉湯仲景

梔子豉湯邪在胸, 陽明初病熱留中; 懊憹煩擾全憑吐, 大便微溏莫與逢.

梔子豉湯, 梔子(十四枚) 淡豆豉(四合), 先煎梔子, 後納豉再煎, 服冷微吐.

治太陽表證已罷, 欲傳胃腑, 邪入於胸, 尚未及於腑者. 故用吐法以宣散其邪, 所謂"在上者因而越之"是也. 又治傷寒誤用汗·吐·下後, 津液重傷, 邪乘虛入, 因致虛煩不眠, 心中結痛等證.

梔子色赤入心, 苦寒能降, 善引上焦心肺之煩熱, 屈曲下行, 以之先煎, 取其性之和緩. 豆豉用黑豆蒸窨而成, 其氣香而化腐, 其性涼而成熱, 其味甘而變苦, 故其治能除熱化腐, 宣發上焦之邪, 用之作吐, 似亦宜然, 且以之後入者, 欲其猛悍, 恐久煎則力過耳.

麻黃附子細辛湯仲景

麻黃附子細辛湯, 腎弱陽虛寒外傷; 發熱脈沈表證具, 溫經解外妙無雙.

麻黃附子細辛湯, 麻黃 細辛(各二兩) 附子(一枚, 炮), 先煮麻黃, 去沫, 再納後二味.

治少陰陽虛, 寒邪外至, 始得之, 身發熱而脈沈者.

夫太陽與少陰爲表裏, 少陰之陽虛, 則裏不固, 裏不固則表益虛. 故寒邪由太陽之經, 不傳於腑, 竟入於臟. 然雖入臟, 而邪仍未離乎經, 故仍發熱, 若全入於臟, 則但惡寒而不發熱矣. 但雖發熱, 不得爲太陽之表證. 以太陽之表, 必有頭項强痛·脈浮等證, 此不但不頭項强痛, 脈亦不浮而反沈, 則便知太陽之邪離經入臟之樞紐. 急乘此時用附子以助少陰之陽, 細辛以散少陰之邪, 麻黃以達太陽之表, 邪自表而及裏者, 仍由裏而還表, 此亦表裏相通之一理耳.

柴葛解肌湯節庵

節庵柴葛解肌湯, 邪在三陽熱勢張; 芩芍桔甘羌活芷, 石膏大棗與生薑.

柴葛解肌湯, 柴胡 葛根 羌活 白芷 黃芩 白芍 桔梗 甘草 石膏, 各等分, 加薑·棗煎服.

治三陽合病, 風邪外客, 表不解而裏有熱者.

故以柴胡解少陽之表, 葛根·白芷解陽明之表, 羌活解太陽之表, 如是則表邪無容足之地矣. 然表邪盛者, 內必鬱而爲熱, 熱則必傷陰, 故以石膏·黃芩清其熱, 芍藥·甘草護其陰. 桔梗能升能降, 可導可宣, 使內外不留餘蘊耳. 用薑·棗者, 亦不過藉其和營衛, 致津液, 通表裏, 而邪去正安也.

人參敗毒散『活人』

人參敗毒散爲奇, 枳桔柴前羌獨宜; 草薄芎苓薑作引, 表邪時疫總堪醫.

人參敗毒散, 人參 羌活 獨活 柴胡 前胡 枳殼 桔梗 川芎 茯苓(各一兩) 甘草(五錢) 薄荷(少許) 生薑(三片).

治感受時邪, 憎寒壯熱, 及傷寒·傷風·傷濕, 疫癘瘴瘧, 幷痢疾初起, 表未解者, 悉可用之.

凡時邪疫癘, 皆天地異氣所鍾, 必乘人之虛者而襲之. 故方中必先以人參爲補正, 却邪地步. 然後羌活走表, 以散遊邪; 獨活行裏, 以宣伏邪; 柴胡·桔梗, 散熱升淸; 枳殼 · 前胡, 消痰降氣; 川芎芳香, 以行血中之氣; 茯苓淡滲, 以利氣中之濕; 甘草協和各藥, 使之不爭; 生薑辟穢祛邪, 令其無滯. 於是各建其長, 以收全功, 皆賴人參之大力, 駕馭其間耳. 至於治痢用此者, 此喩氏逆流挽舟之法, 以邪從表而陷裏, 仍使裏而出表也.

川芎茶調散『局方』

川芎茶調散羌芷, 荊防細薄草爲使; 須知食後服之宜, 偏正頭風皆賴此.

川芎茶調散, 薄荷(八錢) 川芎 荊芥(各四錢) 羌活 白芷 炙甘草(各二錢) 防風(一錢半) 細辛(一錢), 共爲末, 每服三錢, 食後, 茶調下.

治風邪上攻, 留而不去, 則成頭風, 或偏或正, 作止無時, 盛則憎寒壯熱, 或肝風上乘, 頭目暈眩等證.

夫頭痛久而不愈, 卽爲頭風. 頭風久必害眼者, 以目爲肝竅, 風氣通於肝. 若風熱相灼, 則肝腎所聚之精華, 漸致耗損, 故目亦漸致失明. 斯時如不先去風熱, 徒與滋水柔肝, 無益也. 故以薄荷之辛香, 能淸利頭目, 搜風散熱者, 以之爲君; 川芎 · 荊芥, 皆能內行肝膽, 外散風邪, 其辛香走竄之性, 用之治上, 無往不宜, 故以爲臣; 羌 · 防散太陽之風, 白芷散陽明之風, 以病在於巓, 惟風可到也, 以之爲佐; 細辛宣邪達竅, 甘草和藥緩中, 茶性苦寒, 能淸上而降下, 以之爲使也. 食後服者, 欲其留戀於上, 勿使速下耳.

達原飮 又可

達原飮子朴檳芩, 白芍知甘草果仁; 邪伏膜原瘟疫發, 疏邪宣壅急先行.

若然邪化三陽證, 柴葛羌防加法靈. 入裏轉成胃腑實, 硝黃承氣用皆能.

達原飮, 檳榔(二錢) 川朴(一錢) 草果仁(五分) 知母(一錢) 芍藥(一錢) 黃芩(一錢) 甘草(五分).

吳氏以此方治瘟疫初起, 邪伏膜原, 尙未傳變之證.

夫疫乃天地之癘氣, 中之者必從口鼻而入, 最易傳染, 最易傳變, 屬溫者居多, 屬寒者間有, 似與伏邪不同. 伏邪者, 乃四時之正邪, 如冬傷於寒, 春必病溫之類. 凡正邪皆可伏而後發, 發則自內而至外. 初起尙未化熱, 每見胸痞惡心, 舌白, 口渴不欲引飮, 脈數, 溺黃等象. 此時未見表裏形證, 表裏之藥, 均不可用, 當與宣疏一法, 化其伏邪, 然後隨證治之. 此方以檳榔 · 厚朴, 能消能磨 · 疏利宣散之品, 以破其伏邪, 使其速化, 更以草果, 辛烈氣雄之物, 直達伏邪盤結之處而搜逐之. 然邪旣盛於裏, 內必鬱而成熱, 故以黃芩清上焦, 芍藥清中焦, 知母清下焦, 且能預保津液於未傷之時. 加甘草者, 以濟前三味之猛, 以緩後三味之寒也. 合觀此方, 以之治伏邪初起者甚宜, 似覺治瘟疫爲未當耳.

銀翹散 鞠通

辛凉平劑銀翹散, 甘桔牛蒡豆豉淡; 芥穗薄荷竹葉蘆, 時溫表熱殊堪贊.

銀翹散, 銀花 連翹(各一兩) 桔梗 薄荷(各六錢) 甘草 淡豆豉(各五錢) 牛蒡子(六錢) 荊芥穗 竹葉(各四錢), 右樣爲散, 每服六錢, 鮮葦根煎湯, 香氣大出, 卽取服.

治風溫溫熱, 一切四時溫邪, 病從外來, 初起身熱而渴, 不惡寒, 邪全在表者.

此方吳氏『溫病條辨』中之首方, 所治之溫病, 與瘟疫之瘟不同, 而又與伏邪之溫病有別. 此但言四時之溫邪, 病於表而客於肺者, 故以辛凉之劑, 輕解上焦. 銀花 · 連翹 · 薄荷 · 荊芥, 皆辛凉之品, 輕揚解散, 清利上焦者也. 豆豉宣胸化腐, 牛蒡利膈清咽, 竹葉 · 蘆根, 清肺胃之熱而下達, 桔梗 · 甘草, 解胸膈之結而上行. 此淮陰吳氏, 特開客氣溫邪之一端, 實前人所未發耳.

普濟消毒飲東垣

普濟消毒芩連草, 藍根桔勃升柴好; 元翹陳薄鼠粘蠶, 瘟疫時行頭大保.

普濟消毒飲, 酒芩 酒川連(各五錢) 陳皮去白 生甘草 元參(各二錢) 連翹 板藍根 馬勃 鼠粘子 薄荷(各一錢) 僵蠶 升麻(各七分) 柴胡 桔梗(各二錢), 爲末, 湯調時時服之, 或蜜拌爲丸口噙化.

治大頭天行, 初覺憎寒壯熱, 漸次頭目腫脹, 喘促上氣, 咽喉不利, 口渴舌燥等證.

夫疫者乃天地癘氣所鍾, 故染而病也, 其狀相同, 甚則一方皆染, 有若疫使之然. 然疫病種種不同, 不離乖戾惡毒之氣, 而解毒者必以清. 卽如此證之大頭溫, 其邪之客於上焦者可知, 故以酒炒芩 · 連之苦寒, 降其上部之熱邪, 又恐芩 · 連性降, 病有所遺, 再以升 · 柴擧之, 不使其速下. 僵蠶 · 馬勃, 解毒而消腫, 鼠 · 元 · 甘 · 桔, 利膈以清咽, 藍根, 解疫毒以淸熱, 橘紅, 宣肺滯而行痰, 連翹 · 薄荷, 皆能輕解上焦, 消風散熱. 合之爲方, 豈不名稱其實哉!

蒼耳散

鼻淵蒼耳散能疏, 白芷辛夷與薄荷; 爲末蔥茶湯送下, 升清達竅病能休.

蒼耳散, 白芷(一兩) 薄荷 辛夷(各五錢) 蒼耳子炒(二錢五分), 爲末, 食前蔥茶湯調下二錢.

治鼻淵證濁涕不止, 時時下流, 乃熱灼於腦, 而液下滲爲涕也.

『經』有云: "膽移熱於腦, 則辛頞鼻淵", 以膽火最易上升, 而其經又絡於腦也. 然病雖悉由熱致, 但清者卽化而爲濁, 病在上焦, 不得不用辛香上達之品, 以解散之. 若徒以苦寒淸降之品服之, 不特濁不能化, 卽上熱亦不能遽除. 故以白芷辛溫香燥 · 入陽明而疏邪勝濕者爲君, 陽明之脈, 絡於腦而挾於鼻, 白芷又治頭面之疾也. 薄荷散風熱於上焦, 辛夷宣濁邪於清竅. 蒼耳之疏風散熱, 能上通腦頂, 外達皮膚, 所以成其升散之力. 引以蔥 · 茶調服, 蔥可升清陽而上達, 茶乃引熱勢以下行, 其濁自降耳. 然此方總嫌其辛散之藥多, 苦降之藥少, 不如用藿香葉淨末, 猪膽汁泛丸, 服之, 愈爲妙也.

攻裏之劑

裏者, 表之對也; 攻者, 攻下之使邪從裏解也. 夫人之病也, 不在於表, 卽在於裏. 表有經絡 · 營衛之不同, 裏有臟腑 · 胸腹之或異. 凡六淫之邪, 初客於表者, 旣有解表方法, 列之於前矣. 倘表病不除, 而傳於裏者, 則尤當審其寒熱 · 虛實而施治之, 寒者當溫, 熱者當清, 虛者當扶正以化邪, 實者可宣導而攻下. 裏之寒熱 · 虛實旣明, 還須察其兼證, 或挾痰 · 挾食 · 挾血之類, 皆得謂之裏證, 不必拘拘乎表病傳裏, 方爲裏也. 此門皆以裏之屬實而可攻下者錄之, 其他裏之屬虛寒 · 屬雜病者, 散見各門.

大承氣湯仲景

小承氣湯 調胃承氣湯

大承氣湯朴實黃, 芒硝化入用須詳; 去硝乃是小承氣, 調胃硝黃甘草嘗.

大承氣湯, 大黃(四兩, 酒洗) 芒硝(三合) 厚朴(半斤) 枳實(五枚), 先煎朴·實, 將熟, 內大黃, 煮二三沸, 傾碗內, 和芒硝服. 得利則止.

治陽明病熱邪入裏, 轉成胃實, 不大便, 發熱, 譫語, 自汗出, 不惡寒, 痞滿燥實, 全見裏證, 以及雜病三焦大熱, 脈來沈實有力者.

夫六淫之入裏也, 無形之邪, 必依有形之物, 以爲固結. 故胃者土也, 萬物所歸, 是以熱邪一入於胃, 無所復傳, 卽挾胃中之滓穢, 互相團結, 而成可下之證. 然此方須上·中·下三焦痞滿燥實全見者, 方可用之. 以大黃之走下焦血分, 蕩滌邪熱者爲君, 又恐其直下之性, 除其下而遺其上, 故必以酒洗之. 但大黃雖能攻積推陳, 不能軟堅潤燥, 所有胃中堅結之燥屎, 仍不能除, 故必以芒硝鹹寒潤下之品, 軟堅潤燥, 乃克有成; 枳實·厚朴苦降, 破上·中二焦之氣, 以承順之, 爲硝·黃之先導, 而後痞滿燥結全消耳! 此之謂大承氣湯也.

○ 小承氣湯, 大黃(四兩) 厚朴(二兩, 薑汁炒) 枳實(二枚, 麩炒). 治陽明病譫語潮熱, 不大便, 胃有實熱, 痞滿而喘, 邪盛於上·中二焦, 無燥屎堅結者. 故但以大黃蕩胃實, 枳·朴泄痞滿, 則上·中之邪, 自可蠲除, 無須芒硝之鹹寒, 復傷其下焦之陰血耳.

○ 調胃承氣湯, 大黃酒浸 芒硝(各一兩) 炙甘草(五錢). 治陽明病不惡寒反惡熱, 口渴便秘, 滿腹拒按, 中·下焦燥實之證. 故但以大黃除熱蕩實, 芒硝潤下軟堅. 加炙甘草者, 緩其急而和其中, 不用枳·朴者, 恐傷上焦氣分. 大黃用酒浸者, 欲減其苦寒速下之性, 而微下之, 令胃和則愈耳.

大陷胸湯仲景

大陷胸湯黃與硝, 因加甘遂力爲超; 水邪熱陷相團結, 病發於陽誤下高.

大陷胸湯, 大黃(二兩) 芒硝(一升) 甘遂(一錢, 爲末), 先煮大黃, 去滓, 內芒硝, 煮一二沸, 內甘遂末, 溫服.

治太陽病表邪不解, 而反下之, 熱陷於裏.

其人表有水飮停胸, 以致水熱互結, 心下滿而硬痛, 手不可近, 不大便, 舌上燥而渴, 成結胸胃實之證. 以甘遂之行水, 直達所結之處, 而破其澼囊, 大黃蕩滌邪熱, 芒硝鹹潤軟堅. 三者皆峻下之品, 非表邪盡除, 內有水熱互結者, 不可用之.

小陷胸湯仲景

小陷胸湯治結胸, 熱痰互結在膻中; 黃連半夏瓜蔞子, 先哲名方妙義通.

小陷胸湯, 黃連(一兩) 半夏(半升) 瓜蔞(一枚).

治小結胸正在心下, 按之則痛, 脈浮滑, 痰熱互結之證.

前方因水熱互結, 而成胃實, 不大便, 硬滿而痛, 不可近者. 故非大下, 不除. 此則因痰熱互結, 未成胃實. 觀其脈浮滑, 知其邪在上焦, 故但以半夏之辛溫, 散結豁痰, 瓜蔞之甘寒, 潤燥滌垢, 黃連之苦寒, 降火泄熱. 此方以之治傷寒亦可, 以之治雜病亦可. 卽表未解而裏有痰熱者, 皆可兼而用之.

十棗湯仲景

十棗湯攻水結邪, 縱橫上下證多乖; 芫花戟遂肥元棗, 審病投方事必諧.

十棗湯, 芫花炒黑 甘遂 大戟(各等分) 大棗(十枚), 先煮棗, 去滓, 內前藥末. 强人服一錢, 虛人五分. 或棗肉爲丸. 病不除者再服. 得快下利, 糜粥自養.

治太陽中風, 表證已解, 惟內蓄水邪, 浩浩莫禦, 下利, 嘔逆, 汗出, 心下痞硬滿, 引脇下痛者.

此必素有伏飮在內, 因病而激發所致. 觀其表證已解, 則知不因誤下, 幷非水熱互結而成胃實之比. 故不用大黃 · 芒硝蕩熱軟堅, 但以芫花 · 甘遂 · 大戟三味峻攻水邪之品而直下之. 然水邪所結, 脾氣必虛, 故治水者, 必先補脾, 以土旺則自能勝水, 脾健則始可運行, 且甘緩製其峻下之性, 此其用大棗之意歟! 凡雜病水鼓證正不甚虛者, 皆可用之.

三物備急丸仲景

三物備急丸最猛, 大黃巴豆乾薑勇; 食停腸胃脹難消, 冷熱諸邪腹中痛.

三物備急丸, 巴豆霜 大黃 乾薑, 等分, 蜜丸小豆大, 每服二 · 三丸.

治食停腸胃, 冷熱不調, 腹脹氣急, 滿痛欲死, 及中惡 · 客件 · 卒暴諸病.

汪訒庵曰: "大黃苦寒, 以下熱結; 巴霜辛熱, 以下寒結; 加乾薑之辛, 以宣散之". 然皆峻厲之物, 非急證不可浪投.

更衣丸

更衣丸子藥三般, 蘆薈朱砂古法傳; 搗爛麥冬相配合, 津枯便閉頓時寬.

更衣丸, 眞上好蘆薈(二兩), 麥冬(一兩)搗爛爲丸, 朱砂(一兩)爲衣.

治燥火有餘, 津枯 · 便閉之證.

蘆薈, 木之脂也, 味苦性寒, 陽明 · 厥陰藥也, 專能泄熱降火, 潤燥通腸, 而以麥冬之寒滑多脂者助之, 其便有不立通者乎! 用朱砂爲衣者, 鎭其浮遊之火, 而復其離內之陰耳.

芍藥湯潔古

治痢須知芍藥湯, 檳榔歸芍共三黃; 木香肉桂和甘草, 理氣行瘀無後殃.

芍藥湯, 芍藥(一兩) 歸尾 黃芩 黃連(各五錢) 大黃(三錢) 木香 檳榔 炙甘草(各二錢) 肉桂(一錢半), 每服五錢, 痢不減加大黃.

治下痢膿血稠粘, 腹痛後重, 邪滯交結者.

夫痢之爲病, 固有寒熱之分, 然熱者多而寒者少, 總不離邪滯蘊結, 以致腸胃之氣不宣, 釀爲膿血稠粘之屬. 雖有赤 · 白之分, 寒熱之別, 而初起治法, 皆可通因通用. 故劉河間有云: "行血則便膿自愈, 調氣則後重自除". 二語足爲治病之大法. 此方用大黃之蕩滌邪滯, 木香 · 檳榔之理氣, 當歸 · 肉桂之行血. 病多因濕熱而起, 故用芩 · 連之苦寒, 以燥濕清熱. 用芍藥 · 甘草者, 緩其急而和其脾, 仿小建中之意, 小小建其中氣耳. 至若因病加減之法, 則又在於臨時製制宜也.

大黃附子湯『金匱』

大黃附子仲師方, 脇下寒凝痛莫當; 共合細辛三種藥, 功專溫下妙非常.

大黃附子湯, 大黃(三兩) 附子(三枚) 細辛(二兩).

治脇下偏痛, 發熱, 其脈弦緊.

此陰寒成聚, 偏着一處, 雖有發熱, 亦是陽氣被鬱所致. 是以非溫不能散其寒, 非下不能去其積. 故以附子·細辛之辛熱善走者搜散之, 而後大黃得以行其積也.

大柴胡湯仲景

大柴胡湯表裏行, 少陽邪熱結陽明; 生軍枳芍黃芩夏, 薑棗和營衛亦平.

大柴胡湯, 柴胡(八兩) 半夏(半升) 芍藥(三兩) 生薑(五兩) 大棗(十二枚, 擘) 枳實(四枚) 大黃(二兩, 酒浸) 黃芩(三兩).

治少陽傷寒結熱在裏, 復往來寒熱者. 以此兩解之.

汪訒庵曰: "此少陽·陽明藥也. 表證未除, 故用柴胡以解表; 裏證燥實, 故用大黃·枳實以攻裏; 芍藥安脾斂陰, 黃芩退熱解渴, 半夏和胃止嘔, 薑辛散而棗甘緩, 以調營衛而行津液. 此表裏皆治, 下劑之緩者也".

溫脾湯『千金』

溫脾參附與乾薑, 甘草當歸硝大黃; 寒熱幷行治寒積, 千金立法細參詳.

溫脾湯, 人參 甘草 當歸 乾薑 附子 大黃 芒硝.

此亦治寒積之一法也.

凡積之所成, 無不由於正氣之虛, 故以參 · 甘以培其氣, 當歸以養其血, 使氣血復其常度, 則邪去而正乃不傷. 病因寒起, 故以薑 · 附之辛熱, 使其走者走, 守者守, 祛寒散結, 纖悉無遺. 而後, 硝 · 黃導之, 由胃入腸, 何患乎病不去哉!

玉樞丹卽紫金錠

紫金錠與玉樞同, 瘴癘時邪內不通; 戟麝山茨五倍子, 千金霜末和朱雄.

玉樞丹 山茨菇(二兩) 千金霜(一兩) 五倍子(二兩) 大戟末(一兩五錢) 當門子(三錢) 朱砂(四錢) 上腰黃(二錢, 水飛), 糯米濃飮糊丸, 木臼杵千下, 作一錢一錠.

治時邪閉結, 結胸發狂, 惡痧瘴瘧, 中惡溫疫, 喉風赤腫, 中風諸癎, 牙關緊閉, 以及小兒急 · 慢驚風等證.

夫時疫一證, 爲天地厲氣所鍾, 中挾惡毒之氣. 其中於人也, 必乘其虛者而襲之. 但易於傳染, 病狀相似與六淫之邪爲病, 自有不同. 人身中氣血周流, 淸而無滯, 卽六淫外來之邪, 尙與之勢不兩立, 焉能與此乖戾不正之氣爲伍哉! 故一受此氣, 氣血頓爲拂逆, 多見霍亂 · 內閉 · 急暴等證, 盛則大吐大瀉, 正氣不守而卒死者有之. 是以治法必以猛藥開泄, 爲之撥亂反正, 若紅靈 · 蘇合 · 至寶之類, 尙嫌緩不濟事, 故方中以毒攻毒之品, 居其大半. 山茨茹辛寒有毒, 功專瀉熱散結; 千金子辛溫有毒, 攻專行水破血, 導滯通腸; 大戟辛苦而寒, 能通能散, 專主逐水行瘀. 三者功用相仿, 皆能以毒攻毒, 辟蠱除邪. 然疫毒之邪, 散漫不定, 恐攻不勝攻, 逐不勝逐. 故以五倍子酸鹹性澁者, 斂而降之, 使之歸聚不散, 然後三者之力, 方可各展其長. 但疫毒之來, 元氣爲之驟閉, 且恐藥餌有所不受, 故必用麝香以開其閉. 朱砂 · 雄黃, 皆稟土之精氣結成, 俱能辟惡鎭邪. 以疫毒旣自土中而出, 仍以土中之精華解化之. 所謂百毒遇土則化, 況又假寶氣以鎭邪乎!

檳芍順氣湯又可

檳芍順氣湯又可, 疫邪下痢常常有; 大黃枳朴與生薑, 裏熱苔黃內多火.

檳芍順氣湯, 檳榔 芍藥 枳實 厚朴 大黃 生薑煎服.

治下痢膿血, 發熱口渴, 心腹痞滿, 嘔而不食, 此疫痢兼證, 最爲危急.

夫疫邪之染於人也, 踞於膜原, 附近於胃, 及其化也, 或從表解, 或從裏解, 隨其所在而治之. 此證下痢旣見膿血, 勢不得不用因勢利導之法. 故方藥與潔古芍藥湯, 兩相彷彿. 檳榔 · 枳 · 朴, 以行其氣, 大黃以蕩其血, 如是則便膿 · 後重均得蠲除. 但疫毒最易耗陰, 故加芍藥以護其營陰. 疫邪散漫, 惟恐下不勝下, 下之而仍不能盡除者, 故於苦寒直下之中, 復加生薑之辛溫解散, 通神辟惡, 以搜散漫之邪, 爲之先導. 倘痢愈而疫未盡痊, 再以治疫之法治之可也.

卷二 和解之劑

和者, 和其不和也; 解者, 解化之使之不爭而協其平者也. 凡人之臟腑氣血, 貴於平和, 一有偏勝, 則失其常度, 由是互爲勝負, 六淫之邪外來, 七情之病內起. 夫六淫之邪, 外來在表者, 汗而發之, 在裏者, 下而竭之, 皆有方法列於前矣. 惟傷寒邪傳少陽一經, 當宜和解. 以少陽爲三陽出表入裏之樞紐, 汗 · 下諸法, 均非所宜, 故仲景特立和解一門. 至若七情內起, 氣血乖違, 或脾肝鬱結而不舒, 或虛 · 邪互幷而難解, 病狀多端, 有不可以枚擧者, 皆不得其平而失其和也. 醫者當詳察, 其不和而和之. 此篇, 皆病之不專在表, 不專在裏, 不專於虛, 不專於實, 難任汗下補瀉之藥, 而又總不離汗下補瀉, 虛實互爲乘除者, 悉類聚於此, 爲和解之劑.

小柴胡湯 仲景

少陽和解小柴胡, 芩夏參甘薑棗居; 寒熱往來胸脇痛, 欲知加減讀來蘇.

小柴胡湯, 柴胡(八兩) 半夏(半升) 人參 甘草 黃芩 生薑(各三兩) 大棗(十二枚), 另有加減法.

治傷寒中風, 少陽證往來寒熱, 胸脇痞滿, 默默不欲飮食, 心煩喜嘔, 口苦耳聾, 脈弦, 或腹痛, 或脇痛, 或渴, 或咳, 或利, 或悸, 或小便不利, 以及春月時邪, 瘧發寒熱, 與夫婦人傷寒熱入血室等證.

此仲景治少陽傷寒之方也. 以少陽爲樞, 其經在表之入裏, 裏之出表處, 故邪客少陽之經, 其治法卽不可汗·不可攻, 且補瀉溫淸之法, 皆不得專, 或爲之證, 不定, 故特立此和解一法. 以少陽爲稚陽, 生氣內寓, 猶草木初萌之時. 一遇寒氣, 卽萎弱而不能生長, 是以少陽受寒, 卽有默默不欲飮食之狀. 本方之意, 無論其在表·在裏, 或寒·或熱, 且扶其生氣爲主. 故以人參·甘草補正而和中, 正旺卽自可禦邪. 然後以柴胡得春初生發之氣者, 入少陽之經, 解表祛邪; 黃芩色靑屬木, 能淸泄少陽之鬱熱, 乃表裏兩解之意. 如是則寒熱可愈, 心煩喜嘔·口苦耳聾等證亦可皆平. 半夏雖生於盛夏, 然得夏至陰氣而始生, 能和胃而通陰陽, 爲嘔家聖藥, 其辛溫之性, 能散逆豁痰. 加以薑·棗者, 以寒熱往來, 皆關營衛, 使之和營衛·通津液也.

逍遙散『局方』

加味逍遙散

逍遙散內芍苓歸, 柴朮荷甘薑用煨; 血燥肝虛寒熱作, 調經散逆鬱能開.
山梔幷與丹皮入, 加味逍遙用者裁; 木鬱難舒易化火, 有餘怒氣擾成災.

逍遙散. 柴胡 當歸(酒拌) 白芍(酒炒) 白朮(土炒) 茯苓 薄荷 煨薑(各一錢) 炙甘草(五分).

治血虛肝燥, 木鬱不達, 以致化火化風, 往來寒熱, 勞嗽骨蒸, 以及月經不調等證.

夫肝屬木, 乃生氣所寓, 爲藏血之地. 其性剛介, 而喜條達, 必須水以涵之, 土以培之, 然後得遂其生長之意. 若七情內傷, 或六淫外來, 犯之則木鬱而病變多矣. 此方以當歸·白芍之養血, 以涵其肝; 苓·朮·甘草之補土, 以培其本; 柴胡·薄荷·煨生薑, 俱系辛散氣升之物, 以順肝之性, 而使之不鬱. 如是則六淫七情之邪皆治, 而前證豈有不愈者哉!

○ 本方加丹皮·黑山梔(各一錢), 名加味逍遙散. 治怒氣傷肝·血少化火之證. 故以丹皮之能入肝膽血分者, 以淸泄其火邪; 黑山梔亦入營分, 能引上焦心肺之熱, 屈曲下行. 合於前方中, 自能解鬱散火, 火退則諸病皆愈耳.

藿香正氣散『局方』

藿香正氣二陳君, 外感風寒內濕停; 桔朴紫蘇白芷朮, 腹皮薑棗共相成.

藿香正氣散, 藿香 紫蘇 白芷 大腹皮 茯苓(各三兩) 白朮土炒 陳皮 半夏麴 桔梗 厚朴薑製(各二兩) 甘草(一兩), 每服五錢, 加薑·棗煎.

治外感風寒, 內傷濕滯, 寒熱頭痛, 胸膈滿悶, 及傷冷, 傷暑, 傷濕, 瘧疾, 霍亂吐瀉, 凡感嵐瘴不正之氣者, 幷宜增減用之.

夫四時不正之氣, 與嵐瘴·瘧疾等證, 無不皆由中氣不足者, 方能受之. 而中虛之人, 每多痰滯, 然後無形之氣, 挾有形之痰, 互結爲患. 故此方以白朮·甘草補土建中者, 卽以半夏·陳皮·茯苓化痰除濕繼之. 但不正之氣, 從口鼻而入者居多, 故復以桔梗之宣肺, 厚朴之平胃, 以鼻通於肺, 而口達乎胃也; 藿香·紫蘇·白芷, 皆爲芳香辛散之品, 俱能發表宣裏, 辟惡祛邪; 大腹皮獨入脾胃, 行水散滿, 破氣寬中; 加薑·棗以和營衛·致津液, 和中達表. 如是則邪有不退·氣有不正者哉!

越鞠丸丹溪

越鞠丸方越鬱奇, 諸般鬱結總相宜; 芎蒼香附山梔麴, 嘔吐呑酸自可稀.

越鞠丸, 醋炒香附 蒼朮泔浸炒 撫芎 神麴炒 黑山梔, 各等分, 麴糊爲丸.

治諸般鬱結, 胸膈痞悶, 呑酸嘔吐, 飮食不消等證.

越鞠者, 發越鬱鞠之意也. 鬱者, 抑鬱不伸之謂也. 『內經』本有五鬱之治, 此特以五運而言. 然五運六氣之鬱, 皆屬無形之邪, 故雖鬱而易愈. 若夫濕·痰·

瘀血·食積等物有形者, 一有鬱遏, 則爲患多矣. 而治鬱者, 必先理氣, 以氣行則鬱行, 氣阻則鬱結耳. 故首以香附流行氣分之品爲君, 而以蒼朮燥濕鬱, 川芎行血鬱, 神麯消食鬱, 三者, 皆能調有形之鬱, 而致平和. 但鬱則必熱, 所謂痞堅之處, 必有伏陽. 故以山梔之降火, 化陰中之伏熱, 使之屈曲下行. 而合之香附開氣鬱, 山梔降火鬱, 亦仿『內經』五鬱之治, 此丹溪之大法. 學者尤當臨證變通, 觀病之所在, 加減可也.

橘皮竹茹湯

橘皮竹茹治嘔呃, 久病虛羸胃氣逆; 半夏麥冬甘草參, 茯苓薑棗枇杷葉.

橘皮竹茹湯, 橘皮 竹茹 人參 甘草 半夏 麥冬 赤茯苓 枇杷葉, 加薑·棗煎. 胃寒者去竹茹·麥冬, 加丁香, 實火去人參.

治久病胃虛, 氣火上逆, 而成嘔呃等證.

夫人之常氣皆稟於胃. 胃者, 五臟六腑之海, 其氣常下行, 虛則逆而上行. 所謂氣有餘卽是火, 火蒸津液則爲痰, 於是嘔呃之證所由來矣. 故嘔呃一證, 無論其寒·熱·虛·實, 悉因胃病而起也. 如此方之治胃虛嘔呃, 病因虛而起者, 仍以治虛爲先. 故以參·甘之助胃氣, 麥冬之養胃陰, 二陳除痰散逆, 竹茹和胃清煩. 然虛火上逆, 肺必受戕. 故以枇杷葉之清金降氣者, 助胃氣以下行. 用薑·棗者, 以胃乃衛之源, 脾乃營之本, 營衛和則脾胃自不失其常度耳.

定喘湯

定喘湯療哮病方, 款芩白果杏麻黃; 蘇桑夏草生薑引, 寒束金家肺受殃.

定喘湯, 白果(十粒, 炒黃) 麻黃 製半夏 款冬花(各三錢) 桑白皮(蜜炙) 蘇子(各二錢) 杏仁(去皮尖) 黃芩(各一錢半) 甘草(一錢), 加生薑煎.

治肺虛感寒, 氣逆膈熱, 而成哮喘等證.

夫肺爲嬌臟, 畏熱畏寒, 其間毫髮不容. 其性亦以下行爲順, 上行爲逆. 若爲風寒外束, 則肺氣壅閉, 失其下行之令, 久則鬱熱內生, 於是肺中之津液, 鬱而爲痰, 哮嗽等疾, 所由來也. 然寒不去則鬱不開, 鬱不開則熱不解, 熱不解則痰亦不能遽[1]除, 哮咳等疾, 何由而止! 故必以麻黃 · 杏仁 · 生薑, 開肺疏邪, 半夏 · 白果 · 蘇子, 化痰降濁, 黃芩 · 桑皮之苦寒, 除鬱熱而降肺, 款冬 · 甘草之甘潤, 養肺燥而益金. 數者相助爲理, 以成其功. 宜乎喘哮痼疾, 皆可愈也.

酸棗仁湯『金匱』

酸棗仁湯知茯芎, 更加甘草妙無窮; 虛勞煩熱難安寐, 魂不歸肝邪在中.

酸棗仁湯, 棗仁(二升) 甘草(一兩) 知母 茯苓 川芎(各二兩).

治虛勞虛煩不得眠, 此湯主之.

夫肝藏魂, 有相火內寄. 煩自心生, 心火動則相火隨之, 於是內火擾亂, 則魂無所歸. 故凡有夜臥魂夢不安之證, 無不皆以治肝爲主, 欲藏其魂, 則必先去其

---

1 學苑出版社版에 따라 "遁"을 "遽"로 이교(理校)한다.

邪. 方中以知母之清相火, 茯苓之滲濕邪, 川芎獨入肝家, 行氣走血, 流而不滯, 帶引知·茯, 搜剔而無餘. 然後棗仁可斂其耗散之魂, 甘草以緩其急悍之性也. 雖曰虛勞, 觀其治法, 較之一於呆補者不同也.

駐車丸『千金』

阿膠梅連丸

駐車丸治痢難痊, 醋煮阿膠搗作丸; 配入薑連調冷熱, 當歸和血急能寬.
若還五色頻頻下, 夜熱難除陰漸乾; 加入烏梅赤茯苓, 炒焦黃柏另方傳.

駐車丸, 阿膠(三兩) 當歸 黃連炒黑(各一兩五錢) 乾薑(一兩, 炮). 右四味, 搗篩醋煮, 阿膠爲丸, 梧子大. 每服四·五十丸, 晝夜三服, 米飮下.

治陰虛下痢, 發熱, 膿血稠粘, 及休息痢.

原方注云: "三車運精氣神, 分治三焦, 以調適陰陽. 此因陽熱過旺, 陰精受傷, 故用黃連以駐鹿車之驟. 乾薑以策牛車之疲, 阿膠以挽羊車之陷, 當歸以和精氣神之散亂也". 總之, 此證因陽熱過旺, 陰精受傷, 所有陽邪, 羈留陰分, 可知. 故以阿膠之補血, 當歸之和血, 用炮薑引之入陰, 而復其精血, 以炒黑黃連從陰分中, 而祛其陽陷之邪. 且黃連之苦 得乾薑之辛, 一開一降, 邪自不留, 陰自可復耳.

○ 阿膠梅連丸, 阿膠 黃連炒黑(各三兩) 當歸(一兩五錢) 炮薑(一兩) 黃柏炒黑 赤芍藥 赤茯苓 烏梅肉炒枯(各一兩五錢). 醋煮, 阿膠爲丸, 梧子大. 每服三·五十丸, 晝夜三服, 米飮下. 治陰虛下痢五色, 至夜發熱. 此方主治與前略同, 但多下痢五色一證. 夫下痢而五色, 此爲五液下注, 五臟眞陰皆竭. 若不急去其邪, 則陰終不能遽復, 痢仍不止. 故以黃柏·苓·芍以助黃連之祛邪, 而特加烏梅以斂陰, 不欲其下注耳.

半夏瀉心湯仲景

半夏瀉心連草芩, 乾薑大棗幷人參; 中虛邪陷因成痞, 苦降辛開病乃亨.

半夏瀉心湯, 半夏(半升) 黃連(一兩) 黃芩 炙甘草 人參 乾薑(各三兩) 大棗(十二枚).

治傷寒嘔而發熱者, 柴胡湯證具, 而以他藥下之, 若表邪內陷, 胸滿而不痛者, 此爲痞, 此湯主之.

夫痞之爲病, 皆由表邪乘虛陷裏, 與胸中素有濕濁, 交相互結所致. 表證旣無, 不必復用表藥; 裏氣又虛, 又不得不兼顧其裏. 然邪旣互結於胸, 次必鬱而爲熱, 所謂痞堅之處, 必有伏陽. 故以芩·連之苦以降之, 寒以清之. 且二味之性皆燥, 凡濕熱爲病者, 皆可用之. 但濕濁粘膩之氣, 與外來之邪, 旣相混合, 又非苦降直泄之藥所能去, 故必以乾薑之大辛大熱以開散之, 一開一降, 一苦一辛. 而以半夏通陰陽, 行濕濁, 散邪和胃, 得建治痞之功. 用甘草·人參·大棗者, 病因裏虛, 又恐苦辛開泄之藥過當, 故當助其正氣, 協之使化耳.

四逆散仲景

四逆散爲陽厥方, 少陰傳熱四肢涼; 柴胡枳芍和甘草, 細味傷寒貴審詳.

四逆散, 炙甘草 枳實 柴胡 芍藥 右四味各等分, 搗篩, 白飮和服方寸匕, 日三服.

治少陰病, 陽邪傳裏四逆, 其人或咳, 或悸, 或小便不利, 或腹中痛等證.

夫少陰病而見四肢厥冷, 似乎直中陰寒之證. 然直中陰寒者, 決無許多或然之證. 因寒屬陰而熱屬陽, 陽主動而陰主靜也. 此條卽於或然證內, 故可必其爲傳經之邪. 少陽爲陽樞, 少陰爲陰樞, 兩者爲陰陽之樞紐. 是以小柴胡湯條內所載或然之證, 與此相同. 然則此條之邪, 定自少陽傳來, 可想矣. 故仍以柴胡自陰而達陽, 邪自表而裏者, 仍自裏而出表, 使無形之邪, 從玆解散. 然邪旣自表而裏, 未免有形之痰食留戀, 其邪結不開, 邪終不能盡徹. 故以枳實破結除痰, 與柴胡一表一裏, 各得其宜, 而以芍藥 · 甘草護陰和中, 相需相濟, 自然邪散厥回耳.

進退黃連湯 喩嘉言

進退黃連喩氏方, 桂枝參夏棗乾薑; 緣因上下成關格, 握運中樞透達良.

進退黃連湯, 黃連(薑汁炒) 乾薑(炮) 製半夏 人參(人乳拌蒸, 各一錢半) 桂枝(一錢) 大棗(二枚), 此卽仲景黃連湯以大棗易甘草也.

喩氏治關格證, 上則嘔吐不納, 下則二便不通.

用此方或進或退, 猶握樞而運, 使之透達於上下. 蓋關則不得小便, 格則吐逆, 如『傷寒論』之胸中有熱 · 胃中有寒之意. 故其治格之盛者, 當進而從陽, 本方俱不用製, 水煎溫服, 如關之盛者, 卽退而從陰, 方中黃連減半, 或加肉桂(五分). 其意以人參 · 大棗, 坐鎭中樞, 半夏能和胃而通陰陽, 於是飮入胃中, 聽胃氣之敷布, 或協黃連以除其上熱, 或偕薑 · 桂以溫其下寒. 然此法止可治有邪之關格, 若由噎隔反胃, 陰枯液涸而成關格者, 又非此方可治也.

理氣之劑

氣者, 人身之元氣也, 自上而下, 自表而裏, 五臟六腑, 四肢九竅, 無不一氣貫通. 故陽氣者, 若天與日. 失其所, 則折壽而不彰, 於是六淫之邪外侵, 七情之病內起, 無有不關於氣者. 氣病則血亦病, 是以治血必先治氣, 未有血病而氣不病者, 卽血虛一證, 尚且以補氣爲主. 且人之一身, 有形者皆屬於陰, 惟有此氣屬陽, 若無此氣, 則一團陰魄, 豈尚能溫暖一身, 而日用動作哉! 修煉家有云: "分陰不盡則不仙, 分陽不盡則不死". 由是觀之, 氣病則諸病從生矣. 卽以其諸病之因於氣者論之, 如怒則氣上, 喜則氣緩, 悲則氣消, 恐則氣下, 寒則氣收, 熱則氣泄, 驚則氣亂, 勞則氣耗, 思則氣結, 九氣不同. 百病多生於氣也, 全在醫者調之得宜, 無過 · 無不及, 以致於平. 氣冷者溫之, 熱者清之, 上逆者降而下之, 下陷者擧而升之, 鬱則開之, 虛則補之, 如是, 則理氣之法, 亦思過半矣.

補中益氣湯東垣

補中益氣出東垣, 氣陷中虛邪外干; 參朮升柴歸草等, 陳皮薑棗炙芪傳.

補中益氣湯, 蜜炙黃芪(一錢半) 人參(一錢) 炙甘草(一錢) 冬朮(五分, 土炒) 當歸(五分) 陳皮(五分) 升麻(三分) 柴胡(三分) 生薑(三片) 大棗(二枚).

治中氣不足, 營衛衰弱, 易感風寒, 頭疼身熱, 及煩勞內傷, 淸陽下陷等證.

人身中眞陽之氣, 雖藏於兩腎之中, 然自有生以來, 莫不藉脾胃以爲充長, 故東垣發脾胃論, 言之最詳. 若脾胃一虛, 則陽氣生化之源衰少, 且所以爲之敷布而運行者, 亦失其權. 於是陽氣下陷, 衛氣不固, 則外邪易感. 但此等寒熱, 皆邪少虛多之候, 自當補正以禦邪. 若因表證而僅用表藥, 則失之過矣. 方中參·朮·甘草, 大補脾胃中氣, 恐補藥多滯, 故加陳皮以宣利之. 黃芪, 益衛氣而達表, 當歸和血脈而調營. 升麻升脾胃之淸氣, 從右而上, 以達於表; 柴胡升肝膽之淸氣, 從左而上, 以達於表. 加之以薑·棗, 和營衛, 開腠理, 致津液, 禦邪扶正, 兩者兼優. 此東垣治勞倦內傷之法, 假之以治外感者也.

補陰益氣煎『景岳』

補陰益氣取名煎, 勞倦傷陰外感兼; 參草地歸陳與藥, 升柴擧下妙無邊.

補陰益氣煎, 人參(一錢) 炙甘草(五分) 生地(三錢) 當歸(一錢半) 懷山藥(二錢) 陳皮(一錢) 升麻(三分) 柴胡(三分).

此方乃小變東垣之製, 而爲勞倦傷陰, 營虛氣陷, 易於外感者立法也.

夫胃者, 衛之源, 脾者, 營之本. 脾陰虛卽營血虧耗. 故於前方去黃芪之益衛,除白朮之燥脾, 而以地黃之色黃味甘者, 同山藥補養脾陰, 藉當歸之力, 以達於營. 參 · 草 · 陳皮, 補中州而益元氣, 升麻 · 柴胡, 擧下陷而解表邪. 不用薑 · 棗者, 無欲過於辛散耳.

蘇子降氣湯『局方』

蘇子降氣橘半歸, 前胡桂朴草薑隨; 下虛上盛痰多喘, 或納沈香用者裁.

蘇子降氣湯, 蘇子 半夏 前胡 厚朴 橘紅 當歸(各一錢) 炙甘草 肉桂(各五分), 加薑煎.

治風痰上感, 喘嗽不寧, 大便不利, 或虛陽上攻, 氣升不降, 以致上盛下虛, 而爲嘔血等證.

夫風邪外來, 必先犯肺, 於是肺中之氣, 壅而不行, 肺中之津液, 鬱而爲痰. 故喘嗽不寧. 肺與大腸相表裏, 肺津虛則大腸不潤. 故大便不利, 甚則引動下焦虛陽上逆, 而爲嘔血等證. 先哲有見痰休治痰 · 見血休治血之論, 雖證見痰血, 仍必究其受病之源. 方中蘇子 · 前胡 · 厚朴, 皆降氣之品, 有疏邪之能. 半夏 · 橘紅化其痰. 火載血上. 故以肉桂引火歸元. 當歸導血歸經. 上下交病者治其中. 故以甘草培中補土. 加薑煎者, 病因風邪而來, 仍不離辛散之意耳.

四磨飮嚴氏

四磨飮治七情侵, 氣逆塡胸喘急頻; 烏藥檳沈參等分, 濃磨煎服效如神.

四磨飮, 檳榔 沈香 烏藥 人參(各等分), 濃磨, 煎三四沸, 溫服.

治七情氣逆, 上氣喘急, 妨悶不食等證.

夫七情之病, 所因各自不同, 有虛實之分, 臟腑之異. 大抵此方所治, 皆爲憂愁思怒得之者多. 因思則氣結, 怒則氣上, 憂愁不已, 氣多厥逆, 故爲上氣喘急, 妨悶不食等證. 然氣之所逆者, 實也, 實者瀉之. 故以檳榔 · 沈香之破氣快隔峻利之品, 可升可降者, 以之爲君, 而以烏藥之宣行十二經氣分者助之. 其所以致氣之逆者, 虛也. 若元氣充足, 經脈流行, 何有前證! 故以人參輔其不逮, 否則氣暫降而鬱暫開, 不久又閉矣. 是以古人每相需而行也. 若純實無虛者, 卽可去參加枳殼, 在用者神而明之耳.

導氣湯

導氣湯醫寒疝災, 吳萸川楝木香茴; 煎時却用長流水, 理氣疏肝邪可追.

導氣湯, 川楝子(四錢) 木香(三錢) 茴香(二錢) 淡吳萸(一錢), 長流水煎.

治陰濕之氣, 積於肝絡, 復爲寒邪所襲, 則成疝疾, 或囊冷結硬如石, 或引睾丸而痛, 名爲寒疝.

夫疝雖有寒 · 水 · 筋 · 血 · 氣 · 狐 · 㿗之不同, 而其病總不離乎肝, 以肝之經脈絡陰器 · 抵少腹之故. 然疝雖皆因寒而起, 但寒鬱則化火, 且肝臟又有相火內寄. 故治疝之藥, 每每寒熱幷行, 須審其熱重 · 熱輕而治之. 如此方之治寒疝, 仍以川棟子爲君者, 想亦寒鬱化熱之故. 川楝苦寒, 能導泄厥陰之熱, 從小水下行, 亦爲寒聚於外, 熱蓄於中, 痞堅之處, 必有伏陽也. 肝邪盛則侮脾. 故以木香之辛溫, 疏肝和脾, 通理上下諸氣. 肝與腎俱在下焦, 古人有乙癸同源之論. 疝病固爲肝邪, 未有不波及於腎者. 故以茴香之幷入肝腎, 暖丹田而祛冷氣, 吳萸則獨入厥陰, 除寒燥濕而降逆耳.

天台烏藥散

天台烏藥散青檳, 川楝良薑巴豆仁; 茴木二香和酒服, 小腸疝氣積寒凝.

天台烏藥散, 烏藥 良薑 木香 茴香鹽水炒 靑皮(各五錢) 檳榔(二枚) 川楝子(十枚). 先以巴豆七十粒微打破, 同川楝麩炒黑, 去麩及巴豆, 同餘藥爲末, 酒下一錢.

治小腸疝氣, 牽引臍腹疼痛, 陰凝成積等證.

夫治疝之法, 皆不外暖下祛寒, 逐濕行氣, 然陰寒之氣, 若與厥陰之或血·或痰凝結爲積者, 又非前藥所能卒除, 則必以推蕩之品, 從其性而溫下之, 方能有效. 方中烏藥·木香, 辛溫香烈, 善行善散, 能上能下, 以宣氣中之滯; 茴香暖下而祛寒, 良薑溫中而止痛; 靑皮入肝破氣, 檳榔導積下行. 其妙用, 在巴豆與川楝二味同炒, 去巴豆不用, 但取其蕩滌攻堅·剛猛直前之性味, 同川楝入肝, 導之下行, 又不欲其直下之意. 一如用兵之法, 巴·楝, 欽點之上將也; 靑·檳, 前導之先鋒也; 烏藥·木香, 爲偏裨之將; 茴香·良薑, 爲守營之官, 立方之神, 眞戰無不克也.

疝氣方 丹溪

疝氣方醫少腹疼, 寒凝血聚兩相成; 吳萸枳殼山查炭, 荔核山梔共研吞.

疝氣方, 吳茱萸 炒枳殼 黑山梔 査炭 荔枝核煅, 等分爲末, 空心長流水送服二錢.

治疝氣疼痛, 此, 治疝之因寒而血滯者也.

夫肝爲藏血之地, 寒則氣不行而血凝澁. 故以吳萸溫肝逐寒, 枳殼行氣破滯,山查散瘀行積, 得隨吳茰 · 枳殼以成其功. 然痞堅之處, 必有伏陽, 況又有相火內鬱, 故以山梔直淸其火, 使之屈曲下行, 荔核辛溫, 袪寒散滯, 且其形類睾丸, 能協諸藥同入肝腎, 故假之以爲引也. 爲末服者, 恐湯劑不能捜滌, 故以藥之形質. 用長流水送服, 取其直至下焦, 以治其病耳. 此又治疝之一法也.

蘇合香丸『局方』

蘇合香丸犀角安, 丁沈香附木香傳; 乳香冰麝辰砂朮, 氣閉痰迷中惡干.

蘇合香丸, 犀角鎊硏末 沈香另硏 香附 丁香 木香(各一兩) 乳香 白朮(各一兩) 麝香 冰片(各一錢) 安息香(二兩, 用無灰酒熬膏) 蘇合油(二兩, 和入安息膏內). 右藥爲細末, 入硏藥和勻, 用安息膏加白蜜和藥爲丸, 以飛朱砂一兩爲衣, 蠟殼封固. 每服一丸, 開水下.

治諸中卒暴昏迷, 痰壅氣閉, 不省人事, 以及鬼魅惡氣, 時行瘴癘等證.

夫中之爲病, 有中風 · 中寒 · 中暑 · 中濕 · 中痰 · 中氣 · 中食 · 中惡種種不同, 其病狀大都相似, 其治法且無論其何邪所中, 務須先辨其閉 · 脫兩途. 其閉者, 雖亦見肢厥脈伏, 而其兩手必握固, 二便必閉塞, 口瘂不開, 兩目直視, 此爲邪氣驟加, 正氣被遏, 不得不用芳香開竅之品, 以治其標. 或蘇合 · 牛黃 · 至寶 · 紫雪之類, 審其寒熱, 別其邪正, 而擇用之. 庶幾經隧通而正氣復, 然後再治其致病之由, 所因之病. 若脫證則純屬乎虛, 雖病狀亦與諸中相似, 但手撒, 口開, 眼合, 汗出如珠, 小便不禁, 全見五絶之候, 此爲本實先撥. 故景岳有非風之名. 若一辨其脫證, 無論其爲有邪 · 無邪, 急以人參 · 桂 · 附之品, 回陽固本, 治之尙且不暇, 何可再以開泄之藥, 耗散眞氣乎! 須待其根本漸固, 正氣漸回, 然後再察其六淫七情, 或內或外, 而緩調之, 則庶乎可也. 此方匯集諸香以開其閉, 而以犀角解其毒, 白朮 · 白蜜匡其正, 朱砂辟其邪, 性偏於香, 似乎治邪中氣閉者爲宜耳.

至寶丹『局方』

至寶丹爲卒中方, 諸般內閉效非常; 朱雄瑁珀犀牛角, 冰麝牛黃安息香.

至寶丹, 犀角 琥珀 朱砂 雄黃 玳瑁(各一兩) 牛黃(五錢) 金箔(五十張) 麝香 冰片(各一錢) 水安息(一兩, 用無灰酒熬成膏). 和藥末爲丸, 蠟護. 每粒三分.

治一切卒中·痧氛·瘴氣, 或痰熱內閉, 或蠱毒·水毒, 以及小兒癎痓等證. 牙關緊急, 先須用此開關, 然後可以進藥者.

夫內閉一證, 却亦有風·痰·寒·熱之不同, 如蘇合丸之偏於溫, 玉樞丹之偏於瀉, 牛黃·紫雪之偏於涼, 雖各有不同, 其大要皆不外乎芳香開氣·解毒除邪之意, 用者均可隨證投之. 此方似亦略偏於涼. 但不似牛黃·紫雪之過於寒, 故其治痧氛·瘴氣·蠱毒·水毒. 觀其用藥, 亦似乎解毒之功長於開竅, 與玉樞丹有兩相上下之勢. 玉樞丹之攻毒, 以剛猛之品; 至寶丹之解毒, 用鎭化之功. 一則猛, 而一則寬, 亦在醫者之善用耳. 方中犀角·牛黃, 皆秉清靈之氣, 有涼解之功; 玳瑁·金箔之出於水, 朱砂·雄黃之產於山, 皆得寶氣, 而可以解毒鎭邪; 冰·麝·安息, 芳香開竅, 辟鬼通神, 領諸藥以成其功, 拯逆濟危, 故得謂之至寶也.

紅靈丹

紅靈丹藥是仙傳, 霍亂時邪痧疫干; 冰麝朱雄金與月, 牙硝礞石煅須燃.

紅靈丹, 飛朱砂(一兩) 當門子(三錢) 梅片(三錢) 牙硝(一兩) 月石(六錢) 飛腰黃(六錢) 煅礞石(四錢) 眞金箔(五十張).

專治時瘟·急痧·霍亂, 絞腸腹痛·面青手冷, 幷四時感冒, 內閉不通等證.

夫痧氛之氣, 亦因地之所蒸而出, 故其爲病也, 盛於夏秋之時, 所謂方上之氣, 高於岑樓, 不可見也. 而人於夏月之時, 陽氣外浮, 陰不內守, 在此蒸騰氣交之中, 最易受邪, 故方上穢濁積垢之氣隨地而升者, 亦因人之虛而感受焉. 但氣屬無形, 必藉身中之痰濁以爲依附, 然後得以逞其威, 而成負固不服之勢. 方中用冰片·麝香, 以開其竅, 朱·雄·金箔, 以鎭其邪, 二石之除垢豁痰, 牙硝之瀉熱破積. 於是無形之邪氣, 從玆解散, 有形之濁垢, 盡得蠲除. 立方之旨, 美善兼收. 是以修合製送者, 於此最多, 而服食靈驗者, 亦於此最捷也.

小烏沈湯『局方』

小烏沈湯是局方, 血瘀刺痛氣爲殃; 先煎香附甘烏藥, 磨入沈香熱服良.

小烏沈湯, 香附 甘草 烏藥, 磨沈香冲入服之.

治氣悶血瘀, 心腹刺痛等證.

夫悶氣一證, 因氣機偶爲阻滯, 或跌仆, 或折挫, 氣道一阻, 血亦不行, 經絡之中, 卽爲之痛如針刺之狀者. 然氣滯爲無形. 雖阻而無迹, 其痛不常在, 故痛久不去者, 必挾絡中之血, 瘀結不行, 乃能如此. 是以治此者, 必先通絡中之血, 而治血又必先理氣, 以血不自行, 氣行則血行也. 此方全不用血藥, 但以香附·烏藥, 辛苦而溫, 芳香而燥, 專行氣分之品, 可宣可散. 沈香之降氣, 上至天而下至泉, 使表裏上下, 無一毫留着, 自然血自行而痛自消矣. 用甘草者, 痛則筋脈急而正氣傷, 以和中而緩急也.

四七湯『金匱』名半夏厚朴湯

四七湯原金匱方, 茯苓夏朴紫蘇薑; 咽中痰結難呑吐, 降逆宣中化吉祥.

四七湯, 半夏(一升) 厚朴(三兩) 茯苓(四兩) 蘇葉(二兩) 生薑(五兩).

治七情氣鬱, 痰涎結聚, 或咽中如有炙臠, 咯不出, 咽不下, 胸滿喘急, 或咳或嘔, 或攻衝作痛.

半夏·茯苓, 化痰散結, 厚朴入脾, 以行胸腹之氣, 紫蘇達肺, 以行肌表之氣. 氣順則痰除, 故陳無擇『三因方』以此四味而治七情鬱結之證, 『金匱』加生薑者, 亦取其散逆宣中, 通徹表裏, 痰可行而鬱可解也.

旋覆代赭湯仲景

旋覆代赭湯參草, 生薑半夏和大棗; 傷寒汗下病難除, 噫氣時升胸腹飽.

旋覆代赭湯, 旋覆花(三兩) 代赭石(一兩) 人參(二兩) 甘草(三兩) 半夏(半升) 生薑(五兩) 大棗(十二枚).

治傷寒發汗, 若吐若下, 解後, 心下痞硬, 噫氣不除之證.

夫『傷寒』旣云解後, 則無邪可知. 但旣經發汗·吐·下, 則正虛亦可知. 正虛無邪而心下痞硬者, 其必因素有之痰涎, 虛而不化, 遏鬱氣道而不通, 故時欲噫氣以伸之. 旋覆花能斡旋胸腹之氣, 軟堅化痰, 而以半夏之辛溫散結者協助之. 虛則氣上逆, 故以代赭之重以鎭之. 然治病必求其本, 痞硬·噫氣等疾, 皆由正虛而來, 故必以人參·甘草補脾而安正, 然後痰可消·結可除, 且旋覆·半夏之功, 益彰其效耳. 用薑·棗者, 病因傷寒汗·吐·下後而得, 則表氣必傷, 藉之以和營衛也.

理血之劑

血者, 陰也, 賴飲食之甘旨生長, 津液變化而爲赤者也; 理者, 調理之以復其常度也. 凡人在母腹中, 卽賴母腹中之血, 以爲護養, 及至一離母腹, 卽謂之後天, 故自有生以來, 莫不賴此脾胃水穀, 以爲生氣 · 生血之源. 人之一身, 氣血而已, 氣陽而血陰, 衛乃氣之所發, 營乃血之所流. 兩者相幷不悖, 一有偏勝, 則病起矣. 『內經』有云: 營者, 水穀之精也, 調和於五藏, 灑陳於六腑, 乃能入於脈也. 生化於心, 總統於脾, 藏受於肝, 宣布於肺, 施泄於腎, 灌漑一身. 目得之而能視, 耳得之而能聽, 手得之而能攝, 掌得之而能握, 足得之而能步. 出入升降, 濡潤宣通, 靡不由此也. 注之於脈, 充則滑而少則澁; 生旺則諸經恃此長養, 衰竭則百脈由此空虛; 血盛則形盛, 血弱則形衰. 血者, 難成而易虧, 可不謹養乎? 陰氣一傷, 諸變立至, 妄行於上則吐衄, 妄行於下則腸風, 衰涸於內則虛勞, 枯槁於外則消瘦, 移熱膀胱則溺血, 陰虛陽搏則崩中, 濕蒸熱瘀則血病, 火極似水則色黑, 熱勝於陰發爲瘡瘍, 濕滯於血則爲癮疹, 凝澁於皮膚則爲冷痹, 蓄血在上則善忘, 蓄血在下則如狂, 跌仆損傷則瘀惡內聚. 此皆失於攝養, 變爲諸病者. 故匯集十餘方爲一門, 其餘或補養, 或調經, 皆於各門中互錄, 學者前後參觀可也.

犀角地黃湯『濟生』

犀角地黃芍藥丹, 血瘀胃熱外生斑; 傷寒溫疫邪干血, 對證施方不用刪.

犀角地黃湯, 鮮生地(一兩五錢) 白芍(一兩) 丹皮 犀角(各二錢五分).

治時邪溫疫, 胃火熱盛, 吐血衄血, 漱血便血, 蓄血如狂, 漱水不欲咽, 及陽毒發斑等證.

夫爲邪迫血妄行一證, 不特吐與衄之當分, 卽吐與咳亦宜細辨. 咽與喉二管, 各自不同. 喉在前而咽在後, 喉通肺而咽通胃, 故吐血出於胃, 咳血出於肺. 衄血出於經, 所謂衄者, 因經中之血, 走而不守, 隨氣而行, 火氣急迫, 故隨經直犯淸道, 上腦而出於鼻也. 其存胃中者, 爲守營之血, 守而不走, 或胃虛不能攝血, 或爲火逼, 故嘔吐從咽中而出也. 其從肺竅而出於喉者, 亦因火載血上, 故爲咳爲嗽也. 是以吐血之熱在腑, 咳血之熱在臟, 衄血之熱在經, 三者各不相同, 其爲火迫則一也. 至於便血·溺血·蓄血等證, 各有虛實成病之源, 又不可概作火論. 犀角大寒而屬水, 其角稟至高輕靈之性, 能淸心·肺·胃家之邪熱, 下歸於腎, 協之以丹皮, 辛苦而寒, 退血中之伏火. 犀角之寒, 治其源也; 丹皮之寒, 疏其流也. 源流旣淸, 則血自不妄行. 然血旣妄行, 營必傷而陰必耗, 故加生地·芍藥以養陰而護營也.

代抵當丸

代抵當丸歸尾桃, 穿山生地大黃硝; 更添肉桂蜜丸子, 結散瘀消腹不高.

代抵當丸, 大黃(四兩) 生地 歸尾 桃仁 甲片 元明粉(各一兩) 肉桂(三錢), 蜜丸.

治傷寒太陽病熱在下焦, 經病傳腑, 少腹硬滿, 小便自利, 其人如狂, 以太陽隨經瘀熱在裏, 必有蓄血, 用此以代仲景抵當湯丸峻攻之一法.

夫太陽爲多血之經, 故熱在下焦, 傳入膀胱之腑者, 最多蓄血. 此方與桃仁承氣所異者, 一則膀胱之熱, 已傳於胃, 而有譫語等證, 故用承氣, 表未解, 故用桂枝; 一則瘀熱在裏, 未傳於胃, 表證已解, 故用抵當. 原方但用水蛭 · 虻虫 · 桃仁 · 大黃四味, 後人恐其太峻, 故製此方以代之. 大黃 · 元明粉, 推蕩瘀熱宿垢, 行於大腸, 有熱除血散之意, 而以桃仁 · 歸尾 · 生地, 潤以通之, 肉桂, 熱以動之, 穿山甲, 引之以達瘀所, 而成其功. 使所結之邪, 或消或解, 或導歸大腸, 或出自膀胱, 病去則已耳.

槐花散『本事』

槐花散服可凉瘀, 側柏黑荊枳殼居; 四味相和米飮下, 腸風臟毒頓消除.

槐花散, 槐花 側柏葉 炒黑荊芥 炒枳殼, 等分爲末, 每服三錢, 米飮下.

治腸風臟毒下血之證.

腸風者, 下血新鮮, 直出四射, 皆由便前而來, 或風客腸中, 或火淫金燥, 以致灼傷陰絡, 故血爲之逼入腸中而疾出也. 臟毒者, 下血瘀晦, 點滴而下, 無論便前 · 便後皆然. 此皆由於濕熱蘊結, 或陰毒之氣, 久而釀成, 以致守常之血, 因留着之邪潰裂而出，則滲入腸中而泄矣．然二者之血，與痔漏之血，各自不同．腸風·臟毒之血，出於腸臟之間；痔漏之血，出於肛門蝕孔處．治法亦稍有異同也．槐花稟天地至陰之性，疏肝瀉熱，能凉大腸，側柏葉生而向西，稟金兌之氣，苦寒芳香，能入血分，養陰燥濕，最凉血分之熱．荊芥散瘀搜風，枳殼寬腸利氣．四味所入之處，俱可相及，宜乎腸風·臟毒等病，皆可治耳．

秦艽白朮丸東垣

秦艽白朮出東垣，痔血艱難痛不寬；歸尾桃仁皂角子，地榆枳澤麵爲丸．

秦艽白朮丸，秦艽 白朮 歸尾(酒洗) 桃仁(研，各一兩) 枳實(麵炒) 皂角子(燒存性) 澤瀉(各五錢) 地榆(三錢)，麵糊丸．

治痔漏膿血雜出，大便燥結，痛不可忍之證．

『經』云："飽食遠行，經脈橫解，腸澼爲痔"．或醉飽入房，酒熱留着，或忍精不泄，流注篡間，病乃作矣．初起者謂之痔，其證有或內·或外之不同，大抵皆由鬱結之氣，蘊釀腸間，濕蒸熱瘀，其毒留着肛門，而生諸痔也．宜內服散瘀解毒，外敷凉血消腫之品．卽不然，潰久不愈，則成漏管矣．正氣日虛，遇勞則發，管不去則漏終不除．治法與初起者略有分別．此方以秦艽入陽明，潤燥宣風，能行能散，白朮健脾勝濕，不特能利腰臍之血結，且可使離經之血仍統於脾，而協之以歸尾·桃仁之破血潤燥，枳實·皂角之導滯寬腸，澤瀉以滲濕，地榆以凉瘀．丸以緩之，亦不欲其速化之意．立方之法，不愧爲四大家之一耳．外用地榆炭炒黑，和冰片研末摻之，極效．

小薊飮子

小薊飮子滑蒲黄, 藕節山梔生地當; 竹葉木通甘草等, 血淋熱結下焦殃.

小薊飮子, 小薊 炒黑蒲黄 藕節 滑石 木通 生地黄 炒黑山梔 淡竹葉 當歸 甘草(各五分).

治下焦結熱而成血淋.

夫淋之爲病, 或膏 · 或砂 · 或石 · 或氣 · 或勞, 種種不同, 血者亦其一也, 必小便閉澁, 淋瀝而下. 治此者固當分別, 然治病必求其本, 疏流必清其源. 若不清其源, 而徒治其流, 無益也. 大抵血淋一證, 無不皆自心與小腸積熱而來. 心爲生血之臟, 小腸爲傳導之腑, 或心移熱於小腸, 小腸移熱於膀胱, 有不搏血下滲而爲淋者乎? 山梔 · 木通 · 竹葉, 清心火下達小腸, 所謂清其源也; 滑石利竅, 分消濕熱從膀胱而出, 所謂疏其流也. 但所瘀之血, 決不能復返本原, 瘀不去則病終不能瘳, 故以小薊 · 藕節, 退熱散瘀. 然恐瘀去則新血益傷, 故以炒黑蒲黄止之, 生地養之. 當歸能使瘀者去而新者生, 引諸血各歸其所當歸之經. 用甘草者, 甘以緩其急, 且以瀉其火也.

導赤散錢乙

導赤散中生地黄, 草梢竹葉木通良; 小腸濕熱因心火, 淋痛難當口舌瘡.

導赤散, 生地 木通 甘草梢 淡竹葉, 等分煎.

治小腸有火, 溺赤淋痛, 口糜舌瘡等證.

夫淋與濁, 不必分爲二證, 但察其痛與不痛, 以及精道溺道之分, 則寒熱虛實自可了然於胸中. 其從精道而出者, 除敗精瘀濁, 阻塞竅道, 痛則不通外, 皆屬乎虛. 或因勞而發者, 則爲勞淋; 或氣虛下陷, 時發時止者, 則爲氣淋; 或腎虛不固, 精不能藏, 所出如膏如油者, 則爲膏淋. 至於砂淋 · 石淋 · 血淋等證, 悉從溺道而來, 皆屬小腸 · 膀胱之病. 大抵因濕熱而致者, 十常八九; 因虛寒而成者, 十無一二. 然亦有脾虛濕濁下注一證, 亦出於溺道, 如婦人之白帶 · 白濁之類, 但又不可作虛證治. 統而論之, 淋之爲病, 一切虛實 · 寒熱, 無不有傷於陰. 故此方以生地滋養陰血, 木通清利濕熱, 甘草梢達腎莖而止痛, 淡竹葉清肺熱以下行, 所謂水出高源, 源清則流自潔矣. 此爲陰虛濕熱成淋者設也.

復元活血湯

復元活血是柴歸, 花粉桃紅山甲煨; 甘草大黃須酒浸, 損傷瘀結痛能開.

復元活血湯, 柴胡(五錢) 當歸 花粉 甘草 炙甲片 紅花(各二錢) 桃仁(五十粒, 去皮尖, 研) 大黃(一兩, 酒浸).

治跌仆損傷, 或從高下墜, 惡血留於兩脇, 疼痛不可忍者.

夫跌打損傷一證, 必有瘀血積於兩脇間, 以肝爲藏血之臟, 其經行於兩脇, 故無論何經之傷, 治法皆不離於肝. 且跌仆一證, 其痛皆在腰脇間, 尤爲明證. 故此方以柴胡之專入肝膽者, 宣其氣道, 行其鬱結, 而以酒浸大黃, 使其性不致直下, 隨柴胡之出表入裏, 以成搜剔之功. 當歸能行血中之氣, 使血各歸其經, 甲片可逐絡中之瘀, 使血各從其散. 血瘀之處, 必有伏陽, 故以花粉清之. 痛盛之時, 氣脈必急, 故以甘草緩之. 桃仁之破瘀, 紅花之活血, 去者去, 生者生, 痛自舒而元自復矣.

四烏湯

四烏湯本是成方, 烏藥還須香附良; 歸地芍芎甘草等, 血中氣滯痛難當.

四烏湯, 生地 當歸 白芍 川芎 烏藥 香附 甘草.

治血中氣滯, 小腹急痛.

小腹者, 肝臟所居之所, 肝經所到之處, 爲藏血之地. 但血陰而氣陽, 陽動而陰靜, 血因氣行, 氣爲血帥. 由是知血中有氣, 然後可以調和於五臟, 灑陳於六腑, 而後入於脈也. 若血中之氣一滯, 則血亦不流, 爲痛 · 爲疝 · 爲癥瘕, 諸病均由來矣. 治法仍宜於血中行氣, 故以四物湯之養血活血 · 能補能宣者, 以之爲君, 而以烏藥 · 香附通行十二經之氣, 上下表裏, 無所不到, 引領四物, 爲之先聲. 用甘草者, 緩其急而和其中, 使氣血各復其常也.

十灰散一方薄荷改荷葉

十灰散內十般灰, 茅柏櫚丹茜薄煨; 二薊梔黃各炒黑, 妄行諸血遏其危.

十灰散, 大薊 小薊 側柏葉 薄荷 茜草根 茅根 山梔 大黃 丹皮 棕櫚皮, 各等分, 各燒灰存性, 紙裹蓋地上一夕, 食遠服二三錢, 童便調下.

治一切吐血 · 咯血不止, 先用此遏之.

夫吐血 · 咯血, 固有陽虛 · 陰虛之分, 虛火 · 實火之別, 學者固當預爲體察. 而適遇卒然暴起之證, 又不得不用急則治標之法, 以遏其勢. 然血之所以暴湧者, 姑無論其屬虛 · 屬實, 莫不皆由氣火上升所致, 丹溪所謂氣有餘卽是火, 卽不足之證, 亦成上實下虛之勢. 火者, 南方之色. 凡火之勝者, 必以水濟之, 水之色黑, 故此方匯集諸凉血·澁血·散血·行血之品, 各燒灰存性, 使之凉者凉, 澁者澁, 散者散, 行者行, 由各本質而化爲北方之色, 卽寓以水勝火之意. 用童便調服者, 取其鹹寒下行, 降火甚速, 血之上逆者, 以下行爲順耳.

花蕊石散『局方』

花蕊石散治血積, 陰寒凝滯血常失; 硫黃同和煅成丹, 童便送之效乃捷.

花蕊石散, 花蕊石(五兩) 硫黃(二兩), 右二味, 同入陽城罐內, 鹽泥封固, 煅一伏時, 研如麵. 每用二錢, 食遠童便調服.

治陽虛血凝, 瘀積壅聚, 胸膈作痛, 以及婦人産後血逆·血暈, 胞衣不下, 或子死腹中, 俱宜用此重劑竭之, 使瘀血化爲黃水, 然後以獨參湯調之.

夫花蕊石散爲破血之峻劑, 功專化血爲水, 而世畏其峻, 罕能用之. 葛可久言: "暴血成升斗者, 宜花蕊石散", 若病久涉虛, 及肝腎二家之血, 非其所宜. 與前之十灰散, 寒熱天淵, 不可不別. 當知十灰散專主火炎上湧之血, 倘誤用以治陰邪迫激之證, 爲害猶輕, 若誤用花蕊石散治血熱妄行之病, 爲患莫測. 況血熱妄行者, 十常八·九; 陰邪迫激者, 十僅一·二. 所以擧世醫者·病者, 俱畏之如蝎, 遂致置而不講, 乃致一切陰邪暴湧之血, 悉皆委之莫救, 豈其命耶! 此方以花蕊石化其旣瘀之血; 硫黃補下焦之火, 以祛陰邪; 童便有降下之功, 且以製二石之悍性耳.

四生丸

妄行血熱四生丸, 側柏須鮮荷葉元, 生地再加生艾汁, 四般共搗服之安.

四生丸, 鮮側柏葉 鮮荷葉 鮮生地 鮮艾葉, 四味共搗汁服之.

治熱伏陰分, 血爲熱逼而妄行者.

此卽仿『金匱』柏葉湯之意. 凡吐血一證, 熱傷陽絡者, 當清其火; 勞傷陽絡者, 當理其虛; 有熱伏陰分, 用寒涼直折其熱, 而熱仍不解者, 則必以辛溫芳香之品, 從血分以宣發其邪, 使熱自陰出陽, 然後淸之·泄之, 乃爲得當. 如艾葉·荷葉, 雖所入臟腑·主治各有不同, 而性味·氣質大都相似, 芳香入血, 辛苦而溫, 且其葉皆有解散之機, 從此陰中伏熱, 渙散不留. 而以側柏·生地, 直淸其血. 況側柏之涼, 仍寓香燥之意, 恐留不盡之邪; 生地之涼, 乃有安撫之功, 防有虛羸之失. 皆用汁者, 取其新鮮力專之意. 由是知古方雖簡, 必有深意存焉, 學者不可草草忽之也.

烏金丸

烏金丸治婦人瘀, 血結癥瘕痛不除; 香附木香莪朮桂, 五靈乳沒共延胡;
紅蘇烏藥歸桃配, 黑豆還須酒煮之; 豆汁熬膏丸和蜜, 外須蠟殼謹扶持.

烏金丸, 香附(四兩, 童便一盞, 牛膝一兩五錢同炒, 去牛膝) 官桂 五靈脂 延胡 當歸(醋炒) 桃仁(去皮尖) 烏藥(各一兩) 莪朮(一兩) 乳香(去油) 沒藥(去油) 木香(各五錢) 黑豆(一升, 煮汁) 紅花 蘇木(各二兩). 酒五碗, 將紅花·蘇木煎四碗, 去渣, 幷豆汁熬成膏, 和蜜爲丸, 每丸重二錢, 蠟殼爲衣.

治婦人血結，癥瘕瘀痛，經閉血滯氣滯等證.

夫婦人血閉之證，皆由氣滯不行所致，故方中仍以香附爲君，佐以木香，通行表裏·上下一切諸氣，而再以大隊行血破瘀之藥繼之，自能蕩滌無餘，不留纖翳．然旣結而成積，非湯劑可能速除．故用丸以緩之耳.

黃土湯『金匱』

先便後血黃土湯，阿膠朮附地黃襄，黃芩甘草龍肝伏，脾臟虛衰血失常.

黃土湯，甘草 乾地黃 白朮 附子炮 阿膠 黃芩(各三兩) 灶中黃土(半斤).

『金匱』治下血，先便後血，此遠血也，黃土湯主之.

夫下血一證，其源各自不同．『金匱』雖有遠血·近血之分，而總不出虛·實兩途，與寒·熱之分而已．然熱者多實，寒者多虛，尤爲確切．凡人身之血，皆賴脾臟以爲主持，方能統禦一身，周行百脈．若脾土一虛，卽失其統禦之權，於是得熱則妄行，得寒則凝澁，皆可離經而下，血爲之不守也．此方因脾臟虛寒，不能統血，其色或淡白，或瘀晦，隨便而下，故以黃土溫燥入脾，合白朮·附子以復健行之氣，阿膠·地黃·甘草以益脫竭之血．而又慮辛溫之品，轉爲血病之災，故又以黃芩之苦寒，防其太過，所謂王者之帥，貴有節製也.

祛風之劑

風者，六淫之首，百病之長，其性善行數變，其病則出入無方．故聖人之避風，如避矢石，一有不謹，則邪氣乘之．是以上古聖人之教下也，皆謂："虛邪賊風，避之有時"．但風之客於人也，重者爲之中，輕者爲之感冒．卽中風一證，固有表裏·臟腑·經絡之不同，其因虛而得則一也．然風有凜冽之寒風，此風中卽有寒氣，所爲風送寒來，寒隨風入；有客賊之風，如春時之西風，夏時之北風．如『經』所云："從前來者爲實邪，從後來者爲虛邪．從所不勝來者爲賊邪，從所勝來者爲微邪"．此等之風，皆可乘虛爲患者也．又如春夏之風，風中無寒，此乃鼓蕩之和風，卽所謂"吹面不寒楊柳風"者是也．此等之風，皆不能獨傷人．且中風一證，又有南北之不同．北方風氣剛勁，地高多寒，多眞中之病；南方風氣柔弱，地卑多濕，多類中之殃．類中固所因不一，眞中亦治法不同．總之，中之爲病，無論其爲眞·爲類，皆急暴之病，其來也旣驟，非延緩可以濟事．必須先辨其閉·脫兩途．大抵邪盛者多見閉證，正虛者多見脫證．閉者，如兩手握固，兩目直視，二便閉塞，口噤不開，如此之證，卽可開之·泄之·表之·裏之，望其邪去正安，若一見脫證，或手撒口開，或二便自遺，或汗出眼合，或涎沫不攝，如此之證，急用固本之法，尚恐不暇，豈能再及於風哉！略述其大概如此．

小續命湯『千金』

小續命湯桂附芎, 麻黃參芍杏防風; 芩甘防己加薑棗, 眞中風邪表實同.

小續命湯, 防風(一錢二分) 桂枝 麻黃 人參 杏仁去尖研 川芎酒洗 白芍酒炒 炙甘草 黃芩酒炒 防己(各八分) 附子(四分), 加薑 · 棗煎.

治中風卒起, 或不省人事, 神氣潰亂, 或筋脈拘急, 半身不遂, 或語言蹇澁, 口眼喎斜, 以及剛柔二痓, 一切中風之屬于表實而無裏證者, 皆可增損用之.

夫風之中人也, 雖有從前 · 從後所中之不同, 太陽 · 陽明經絡之各異, 然太陽主一身之表, 爲寒水之經, 且風中有寒, 物從其類, 故中經必多始自太陽, 中腑必歸於胃, 中臟必歸於心也. 但大風之來, 無不營衛皆受, 此時只[2]可分其在經 · 在腑 · 在臟三者之間, 又不必拘拘乎在營 · 在衛而論. 如此方所治之不省人事 · 神氣潰亂者, 乃邪氣驟加, 正氣不守之象; 筋脈拘急者, 筋得寒則收引也; 半身不遂者, 乘人所稟陰陽之偏勝 · 氣血之盈虧, 以致虛邪客於身半也; 語言蹇澁者, 風中於絡而舌本强也; 口眼喎斜者, 受邪之處反緩, 正氣爲邪所引而急也. 方中用麻黃 · 桂枝 · 防風 · 防己大隊入太陽之經 · 祛風逐濕者, 以開其表. 邪壅於外, 則裏氣不宣, 裏旣不宣, 則鬱而爲熱, 故以杏仁利之, 黃芩清之. 而邪之所湊, 其氣必虛, 故以人參 · 甘草益氣而調中, 白芍 · 川芎護營而和血. 用附子者, 旣可助補藥之力, 又能濟麻黃以行表也. 薑 · 棗爲引者, 亦假之以和營衛耳.

2 중국중의약출판사판에는 "止"로 학원출판사판에는 "只"되어 있는데, "只"로 이교(理校)한다.

三生飮

三生飮是附烏星, 補正還宜加人參; 少用木香理氣滯, 中風昏憒不知人.

三生飮, 生南星(一兩) 生川烏(去皮) 生附子(各五錢, 去皮) 木香(二錢), 每服一兩, 加人參(一兩)煎.

治中風卒然昏憒, 不省人事, 痰涎壅盛, 語言蹇澁等證.

夫中風之爲病, 大抵陽氣虛者爲多, 而陽虛之人, 必多痰濕, 肌體雖豐, 其經絡·隊[3]道之氣壅滯, 故一中於風, 卽見其素有之本病, 而爲以前諸證. 是以東垣有云: "凡人年逾四旬, 氣衰之際, 或憂·喜·忿·怒傷其氣者, 多有此證. 壯歲之時, 無有也. 若肥盛者, 則間有之, 亦是形盛氣衰而如此耳." 當此之時, 豈尋常藥餌所能通達於上下哉! 急以三生飮一兩, 取其行經逐風治痰, 有斬關奪門之勢. 然必以人參兩許, 駕馭其間, 以助眞氣. 然後南星之辛烈散風除痰, 烏頭·附子之辛熱行經絡·逐風寒, 各奏其功. 加木香以理其氣, 使之上下·表裏無一毫壅滯, 自然邪自去而正不傷, 乃爲妙法耳.

地黃飮子 河間

地黃飮子斛蓯蓉, 桂附苓萸菖遠冬; 戟味薄荷薑棗引, 風痱言謇足難從.

地黃飮子, 熟地 巴戟(去心) 山茱萸 肉蓯蓉(酒浸) 附子(炮) 官桂 石斛 茯苓 石菖蒲 遠志 麥冬 五味子, 等分, 每服五錢, 入薄荷少許, 薑·棗煎服.

---

3 중국중의약출판사판에는 "隧"로 학원출판사판에는 "隊"되어 있는데, "隊"로 이교(理校)하였다.

治中風舌喑不能言, 足廢不能行, 此少陰氣厥不至, 名曰風痱, 急當溫之.

夫中風一證, 有眞中, 有類中. 眞中者, 眞爲風邪所中也. 類中者, 不離陰虛·陽虛兩條. 如腎中眞陽虛者, 多痰多濕; 眞陰虛者, 多火多熱. 陽虛者, 多暴脫之證; 陰虛者, 多火盛之證. 其神昏不語·擊仆偏枯等證, 與眞中風似是而實非, 學者不得不詳審而施治也. 此方所云"少陰氣厥不至", 氣者陽也, 其爲腎臟陽虛無疑矣. 故方中以熟地·巴戟·山萸·蓯蓉之類, 大補腎臟之不足, 而以桂·附之辛熱, 協四味以溫養眞陽. 但眞陽下虛, 必有浮陽上僭, 故以石斛·麥冬清之. 火載痰升, 故以茯苓滲之. 然痰火上浮, 必多堵塞竅道, 菖蒲·遠志能交通上下而宣竅辟邪. 五味以收其耗散之氣, 使正有攸歸, 薄荷以搜其不盡之邪, 使風無留着. 用薑·棗者, 和其營衛, 匡正除邪耳.

牽正散

改容膏

口眼喎斜牽正散, 陽明風中邪干漫; 僵蠶白附蝎全投, 酒服二錢功可贊.
尙有改容膏外塗, 蓖麻冰片共搥爛. 或加附子與乾薑, 溫散追風速除患.

牽正散, 白附子 僵蠶 全蝎, 等分爲末, 每二錢, 酒調服.

治中風口眼喎斜, 無他證者.

夫中風口眼喎斜一證, 『金匱』有言, "邪氣反緩, 正氣卽急, 正氣引邪, 喎僻不遂"數語. 尤注謂: "其受邪之處, 筋脈不用而緩, 無邪之處, 正氣獨治而急. 是以左喎者邪反在右, 右喎者邪反在左也". 然足陽明之脈, 挾口環唇; 足太陽之脈, 起於目內眦; 足少陽之脈, 起於目外眦. 則中風一證, 無不皆自三陽而來. 然二氣貫於一身, 不必分左血右氣. 但左右者, 陰陽之道路, 緣人之稟賦, 各有所偏, 於是左右不能兩協其平, 偏弊相仍, 外邪乘襲而病作矣. 此方所治口眼喎斜, 無他證者, 其爲風邪在經而無表裏之證可知. 故以全蝎色青善走者, 獨入肝經, 風氣通於肝, 爲搜風之主藥. 白附之辛散, 能治頭面之風, 僵蠶之清虛, 能解絡中之風. 三者皆治風之專藥, 用酒調服, 以行其經, 所爲同氣相求, 衰之以屬也.

○ 改容膏, 蓖麻子(一兩), 冰片(三分), 共搗爲膏, 寒月加乾薑·附子(各一錢), 左喎貼右, 右喎貼左, 卽正. 或用鱔魚血調塗, 或用蜣螂搗敷. 蓖麻·鱔血·蜣螂, 皆追風拔毒, 冰片以開其竅, 薑·附以溫其寒, 治法不越乎此. 凡人之眼·耳·口·鼻, 皆在於上, 何以耳鼻不喎, 而獨喎於口目! 以風爲陽邪, 陽主動, 口目常動, 故風生焉; 耳鼻常靜, 故風息焉. 由是觀之, 則中風口眼喎斜之義, 思過半矣.

活絡丹

活絡丹中用膽星, 二烏乳沒地龍尋; 酒丸酒下能通絡, 風血痰涎閉在經.

活絡丹, 川烏 草烏(各炮去皮臍, 各六兩) 膽星(六兩) 乳香(去油) 沒藥(去油, 各三兩三錢) 地龍(洗焙乾, 三兩三錢) 酒丸, 酒下.

治中風手足不仁, 日久不愈, 經絡中有濕痰死血, 腿臂間忽有一·二點痛.

夫風之中於經也, 留而不去, 則與絡中之津液·氣血, 渾合不分. 由是衛氣失其常道, 絡中之血, 亦凝而不行, 絡中之津液, 卽結而爲痰. 經絡中一有濕痰死血, 卽不仁, 且不用, 腿臂間痛所由來也. 然治絡一法 較治腑·治臟爲難, 非湯劑可以蕩滌, 必須用峻利之品, 爲丸以搜逐之. 故以川烏·草烏, 直達病所, 通行經絡, 散風邪, 逐寒濕, 而膽星卽隨其所到之處, 建祛風豁痰之功. 乳·沒之芳香通絡, 活血行瘀. 蚯蚓之蠕動善穿, 用爲引導. 用酒丸酒下, 雖欲其緩, 而仍欲其行也.

蠲痺湯嚴氏

蠲痺湯醫風氣痺, 羌防草芍共歸芪; 薑黃薑棗同煎服, 體痛筋攣手足痺.

蠲痺湯, 黃芪 當歸(酒洗) 赤芍(酒炒) 羌活 防風 片子薑黃(酒炒) 炙甘草, 加薑·棗煎.

治中風項背拘急, 手足冷痺, 腰膝沈重, 擧動艱難等證.

夫風痺一證, 有痺於筋骨·肌肉·經絡·營衛種種之不同. 其痺於筋骨者, 另已論之矣. 然邪之所入, 無不先自營衛·經絡·肌肉, 而及於筋骨也. 故當乘其初入之時, 和營衛, 通經絡, 散風啓閉, 則痺着之邪自可渙然解釋矣. 此方用黃芪益衛氣, 而以防風·羌活之善走者輔之, 使之補而不滯, 行而不泄, 且兩功幷建, 相得益彰. 歸·芍和營血, 而以片子薑黃之走血行氣, 能除寒而燥濕者佐之, 然後三氣之邪, 自無留着之處. 甘草和諸藥而緩中補虛, 薑·棗通營衛而生津達腠. 故此方之治痺, 非關肝腎虛, 筋骨爲病者服之, 效如桴鼓, 立方之意, 眞所謂盡美耳.

獨活寄生湯『千金』

千金獨活寄生湯, 四物參苓辛草防; 膝仲秦艽肉桂等, 風寒濕痺下虛方.

獨活寄生湯, 獨活 桑寄生 秦艽 防風 細辛 當歸(酒洗) 芍藥(酒炒) 川芎(酒洗) 熟地黃 杜仲(薑汁炒) 牛膝 人參 茯苓 甘草 桂心, 各等分, 每服四錢.

治肝腎兩虛, 風濕內攻, 腰膝作痛, 冷痺無力, 屈伸不仁等證.

此亦肝腎虛而三氣乘襲也, 故以熟地·牛膝·杜仲·寄生補肝益腎, 壯骨强筋. 歸·芍·川芎和營養血, 所謂治風先治血, 血行風自滅也. 參·苓·甘草益氣扶脾, 又所謂祛邪先補正, 正旺則邪自除也. 然病因肝腎先虛, 其邪必乘虛深入, 故以獨活·細辛之入腎經, 能搜伏風, 使之外出; 桂心能入肝腎血分而祛寒. 秦艽·防風爲風藥卒徒, 周行肌表, 且又風能勝濕耳.

淸空膏東垣

淸空膏法治頭風, 偏正頭風火上攻; 芎草羌防柴上散, 芩連降下用茶冲.

淸空膏, 酒炒黃芩 酒炒黃連 羌活 防風(各一兩) 柴胡(七錢) 川芎(五錢) 炙甘草(一兩五錢), 爲末, 每服三錢, 茶調如膏, 白湯送下.

治偏正頭痛, 年深不愈, 及風·濕·熱上壅頭目, 腦中苦痛不止, 而成頭風病.

夫頭風一證, 有新久之不同·偏正之各異, 且病情有因風·因寒·因火·因濕·因痰·因血虛·因氣虛之分, 而治法亦當各因而別. 大抵淺而近者名頭痛, 深而遠者爲頭風; 新者多寒多實, 久者多火·多虛. 總之, 此病之始, 無不因風而來, 以風氣通於肝, 肝之氣最易上升. 故治此者, 無論何因, 皆不能不用風藥, 以高巓之上, 惟風可到也. 然肝有相火內寄, 一召外風, 卽風火相燃, 隨氣而升, 不待久鬱, 而火已成也. 故無論何因, 苦降之藥亦不可少. 是以東垣此方用羌·防·柴·芎之入肝搜風者, 上行而解散其邪, 卽以酒炒芩·連之苦寒, 先升後降, 以逐其火. 甘草緩急調中, 協和各藥. 用茶者, 取其稟至淸之氣, 能除上焦之濁垢下行耳.

清震湯 河間

古法河間清震湯, 升麻荷葉朮須蒼; 雷頭風病頭鳴響, 壯熱憎寒面目張.

淸震湯, 升麻 蒼朮(各五錢) 荷葉(一張)[4], 煎服.

治雷頭風頭面疙瘩腫痛, 或鳴響, 憎寒壯熱. 狀如傷寒, 此亦時溫疫邪之一端也.

凡溫疫一證, 爲天地厲氣所鍾, 故其氣之襲人也, 有表裏·寒熱·上下之不同, 而其間皆有毒厲之氣在焉. 若寒疫之來, 雖在上·在表, 用藥固當升散, 但升散之中, 務須寓以辟邪解毒之治. 如升麻之性陽味甘, 氣升能解百毒, 而宣散外邪, 蒼朮辛溫雄壯, 燥濕强脾, 能辟除瘴癘之氣, 亦能解散外邪, 且二味皆入陽明. 是以疫癘之氣, 無論在表·在裏, 皆至陽明, 以胃爲中土, 萬物所歸. 故卽屬裏·屬火者, 又須犀角·羚羊之類, 加之以淸邪解毒也. 荷葉色靑氣香, 形仰象震, 能助胃中淸陽上行, 甘溫辛散以升發之. 合同前二味, 使邪從上越, 且固胃氣, 使邪不傳裏耳.

烏頭湯『金匱』

烏頭湯爲金匱方, 黃芪甘草芍麻黃; 病由歷節伸舒痛, 逐濕行痺更助陽.

烏頭湯, 麻黃 芍藥 黃芪 炙甘草(各三兩) 烏頭(五枚. 㕮咀, 另以蜜二升, 煎取一升, 卽出烏頭)[5].

---

4 중국중의약출판사판에는 "枚"로 되어 있으나, 학원출판사판을 따라 "張"으로 이교(理校)하였다.

5 학원출판사판을 따라서 "㕮咀, 另以蜜二升, 煎取一升, 卽出烏頭" 구절을 오두(烏頭)의 소주(小註)로 처리하였다.

右四味, 以水三升, 煮取一升, 去滓, 內蜜於中, 更煎之, 服七合. 不知, 盡服之.

治病歷節不可屈伸, 疼痛, 以及脚氣疼痛等證.

尤注云: "此方治寒濕歷節之正法也. 夫寒濕之邪, 非麻黄 · 烏頭不能去. 而病在筋骨, 又非如皮毛之邪, 可一汗而散者. 故以黄芪之補, 白芍之收, 甘草之緩, 牽製二物, 俾得深入而去留邪, 如衛瓘監鍾鄧入蜀, 使其成功, 而不及於亂, 乃製方之要妙也". 讀者若能將前後諸方, 反覆詳玩, 融會貫通, 自然胸有成竹, 臨證不難效驗耳.

稀涎散

通關散

稀涎散子吐風痰, 皂角還須共白礬; 若用開關吹鼻嚏, 細辛牙皂合成丹.

稀涎散, 皂角(四挺, 去皮弦, 炙), 白礬(一兩), 共爲末, 溫水調下五分.

治中風暴仆, 痰涎壅盛, 氣閉不通. 可先用此令微吐稀涎, 續進他藥. 亦治喉風 · 痰閉等證.

夫風痰壅盛於上, 有升無降, 最爲急候. 當此之時, 化之則不可化, 降之又不能降, 惟有用吐法引而越之, 最爲捷徑. 且吐之一法, 自古有之. 故仲景『傷寒論』中瓜蒂散 · 梔子豉湯, 尚分別虛實而用. 何況中風暴仆, 痰涎壅盛, 以及喉風卒發等證, 皆起於一時, 無暇, 緩治哉! 凡人咽喉二竅, 關系一身. 喉通於肺, 以司呼吸, 咽通於胃, 以納水穀, 若一旦風痰暴壅, 其不致氣閉而絶穀者, 幾希矣. 方中用皂角辛鹹而溫, 無微不入, 無竅不達, 有斬關奪門之功, 具搜風滌垢之用; 協白礬之酸苦湧泄, 使風痰皆從上散, 閉可通而食可進矣.

○ 通關散, 細辛, 牙皂, 各等分. 爲末, 吹鼻取嚏. 此亦治中風閉證之一法也.

凡邪氣驟加, 正氣被遏, 經隧不通, 肢厥脈絶, 此時不特藥力所不能達, 且亦不能進. 惟有取嚏一法, 先開其關, 使肺氣一通, 則諸臟之氣皆通, 然後方可用藥施治. 二味皆辛散之品, 俱能開竅, 均可上行, 合之爲散, 以搐鼻中, 一取嚏而關卽通也.

虎骨四斤丸

方名虎骨四斤丸, 下部虛寒三氣干; 牛膝木瓜幷附子, 天麻共和肉蓯乾.

虎骨四斤丸, 木瓜 天麻 牛膝 肉蓯蓉(用酒洗, 去腐, 各一斤) 附子(炮, 二兩) 虎脛骨(一具, 酥炙), 右四味, 以醇酒五升浸, 春五 · 夏三 · 秋七 · 冬十日. 取出焙乾, 切片爆燥, 同附子 · 虎骨爲細末, 用浸藥酒打糊爲丸, 如梧子大. 每服五七十丸, 食前鹽湯 · 臨臥時用浸藥酒送下, 浸藥酒完, 以陳酒服之.

治肝腎虛寒而挾風濕, 足膝疼痛等證.

夫風 · 寒 · 濕之邪, 固皆必乘虛而受, 然痹之一證, 何以下傷肝腎, 而不上及心肺者? 以肝主風, 腎爲寒水之臟, 同氣相求, 物各從其類也, 況肝腎素虛者乎! 蓋肝腎同居下部, 肝主一身之筋, 腎主一身之骨, 故肝腎一病, 卽見足膝疼痛等證. 方以蓯蓉 · 牛膝補肝而益腎, 虎骨 · 天麻健骨而搜風, 附子通陽治寒, 木瓜舒筋袪濕. 用酒浸 · 酒丸 · 酒下者, 取其行經絡 · 開痹着之意耳.

祛寒之劑

寒者, 六淫之一, 於時爲冬, 於五行爲水, 於二氣則屬陰. 但六氣之中, 惟寒爲最厲, 觀夫君子貴陽賤陰之說, 故『易』, 與天地准坤之初六曰: “履霜堅冰至”. 懼其陰長也. 其於人也亦然. 若身中之陽氣不足, 則不特外寒乘虛襲入, 而陽虛卽寒從中生. 仲景爲醫方之祖, 以傷寒爲大病, 蓋寒爲陰慘肅殺之氣, 恐其陰盛陽衰, 生氣漸絶, 特立各方, 以垂於後. 凡寒在表者, 當宜溫散; 寒在裏者, 可與溫宣. 其他一切雜病之因寒而起, 或虛 · 或實之不同, 或氣 · 或血之各別, 皆可因此類推. 不過治寒諸法之中, 皆當顧護元陽爲主, 所謂陽氣者, 若天與日, 失其所則折壽而不彰. 道家有“分陽不盡則不死, 分陰不盡則不仙”之語, 幷可參悟. 玆集除發表之外, 特采治寒各方而切於時用者, 均列於後.

理中湯仲景

附子理中湯 枳實理中湯

理中湯主理中鄉, 甘草人參朮黑薑; 腹痛陰寒肢厥冷, 或加附子可扶陽.

原方加入苓和枳, 枳實理中名號良; 寒實結胸痛欲絶, 中虛挾滯妙非常.

理中湯, 白朮(陳壁土炒, 二兩) 人參 炮薑 炙甘草(各一兩).

治傷寒太陰病, 自利不渴, 寒多而嘔, 腹痛便溏, 脈沈無力, 或厥冷拘急, 或結胸吐蛔, 及感寒霍亂等證.

此脾陽虛而寒邪傷內也. 夫脾陽不足, 則失其健運之常, 因之寒凝濕聚. 然必其爲太陰寒濕, 方可用此方法, 否則自利嘔痛等證, 亦有火邪爲患者. 故醫者當望·聞·問·切四者合闡, 庶無差之毫氂, 繆以千里之失. 若表裏·寒熱·虛實旣分, 又當明其病之標本, 如以上諸病, 雖系寒凝濕聚, 皆因脾陽不足而來, 則陽衰爲本, 寒濕爲標. 是以方中但用參·朮·甘草大補脾元, 加炮薑之溫中·守而不走者, 以復其陽和, 自然陽長陰消, 正旺邪除耳.

○ 如寒邪盛者, 本方加附子(一枚), 名附子理中湯. 因乾薑之守而不走, 不足以祛散其寒, 故加附子之性剛善行者, 以協濟之.

○ 本方加茯苓·枳實(各一兩), 名枳實理中湯. 治寒實結胸, 胸膈高起, 手不可近者. 夫寒爲無形之邪, 溫之自去, 若挾身中有形之痰濕, 互結不散, 則爲實矣. 故必以枳實之破氣下痰, 茯苓之分消利濕, 乃爲得當耳.

四逆湯仲景

四逆湯中薑附甘, 三陰吐利四肢寒; 脈微欲絶陽將竭, 加入人參正氣全.

四逆湯, 附子(生用, 一枚) 乾薑(一兩) 甘草(一兩), 煎成冷服.

治三陰傷寒, 身痛腹痛, 下利清穀, 惡寒無汗, 四肢厥冷, 或反不惡寒, 面赤煩躁, 裏寒外熱, 或乾嘔, 或咽痛, 脈沈微細欲絶之證. 此治直中寒邪之證也.

理中湯因中焦陽虛, 寒凝濕聚, 其來也漸, 其治亦可從緩, 且其見證, 虛象居多, 故用藥亦純歸溫補. 此爲寒邪直中, 其來也驟, 所見之證, 自表至裏, 皆寒邪充徹之象, 此時無暇固本, 不得不用急則治標之法. 盛則逼陽於外, 而見假熱等證. 故以生附子之大辛大熱, 解散表裏之寒邪, 不留纖芥, 仍以乾薑之守而協濟之. 用甘草者, 一則恐薑·附之僭, 一則寓補正安中之意耳. 煎成冷服者, 寒盛於中, 逼陽於上, 熱飮則格拒不納, 所謂"熱因寒用", 治寒以熱, 涼而行之也.

○ 四逆加人參湯, 治證同前, 而爲裏虛者固本耳.

當歸四逆湯仲景

當歸四逆加吳茱萸生薑湯

仲聖當歸四逆湯, 辛通桂芍棗甘良; 久寒加入薑萸等, 發表溫中肝病康.

當歸四逆湯, 當歸 桂枝 芍藥 細辛(各三兩) 炙甘草 木通(各二兩) 大棗(二十五枚, 擘).

治厥陰傷寒, 手足厥冷, 脈細欲絶者.

柯韻伯云: "此治厥陰傷寒, 發散表邪之劑也. 厥陰居兩陰交盡, 名曰陰之絶陽. 外傷於寒, 則陰陽之氣不相順接, 故手足厥冷, 脈微欲絶. 然相火居於厥陰之位，雖寒傷於外，裏仍有熱，故先厥者，後必發熱”。因厥陰爲藏血之地，故以當歸爲君，養血之中，仍寓辛苦溫宣之意，協桂枝達表，以散寒邪。肝苦急，以甘緩之，故用甘草·大棗之甘。肝欲散，以辛散之，故用細辛之辛。內有相火，故用芍藥·木通之寒，且行且泄。況桂枝得歸·芍，生血於營，細辛同甘草，行氣於衛，如是則營氣得至於手太陰，而脈自不絶，衛氣行於四末，則手足自溫矣。

若其人內有久寒，則相火亦不足，故加吳萸之辛熱，通達厥陰之臟；生薑之辛散，自裏達表；清酒以溫經絡。此又治厥陰內外兩傷於寒之一法也。

眞武湯仲景

眞武湯能壯腎陽，茯苓朮芍附生薑；少陰腹痛陰寒盛，水氣汪洋病勢猖。

眞武湯，附子(一枚，炮) 白朮(二兩，炒) 茯苓 白芍(炒) 生薑(各三兩)。

治少陰傷寒，腹痛，小便不利，四肢沈重疼痛，自下利者。此爲有水氣，或咳，或嘔，或小便不利等證。另有加減之法。

夫腎象爲坎，一陽居於二陰之中。人之眞陰眞陽，皆寓於此。若人之眞陰耗竭，陰虛火動，卽眞火化爲邪火，龍雷之勢，莫可底止。或眞陽衰微，陽虛陰勝，卽眞水亦化爲邪水，其汪洋之勢，浩浩難當，況可更加外寒侵奪者哉！故水動於裏，而見腹痛下利，小便不利；水溢於表，而見四肢沈重疼痛。眞武，北方水神，能鎭攝眞陽，祛除邪水。故君以大辛大熱之附子，直入腎經，奠安陰中之陽。水本潤下，逆則上行，故用白芍之酸苦，以收炎上之氣。然後以生薑之辛，散之於外；茯苓之淡，滲之於下；白朮之扶土勝濕，宣之於中。使少陰之樞機有主，則開闔得宜，小便得利，下利自止，腹中·四肢之邪均解矣。

大建中湯『金匱』

大建中湯參與薑, 蜀椒煎好入飴糖; 胸中寒氣衝皮起, 嘔吐頻仍痛莫當.

大建中湯 蜀椒(炒, 二合) 乾薑(四兩) 人參(二兩), 煎去滓, 內飴糖(一升), 微煎溫服.

治心胸中大寒痛, 嘔不能飲食, 腹中寒氣, 上衝皮起, 出見有頭足, 上下痛而不可觸近者.

夫陽受氣於胸中, 胸中之陽不足, 則陰寒得以乘之, 爲痛爲嘔, 所由來也. 然寒爲無形之邪, 必賴有形之物, 或痰·或血·或食·或虫, 以爲依附, 否則雖滿痛而決不拒按以至於不可近也. 但痰·血·虫·食, 均有見證可察, 如此證之上衝皮起, 出見有頭足之形, 可見非痰·非血·非食, 其爲虫痛也無疑. 而蛔動入膈者, 皆因臟寒而來, 故治法必先溫建其中臟, 而後蛔可安, 寒可除. 用人參·飴糖補中; 以乾薑之辛熱, 守而不走, 以復其陽; 更用蜀椒之大辛大熱, 上至肺而下至腎, 逐寒暖胃, 散積殺虫, 自然虫去正安, 法之盡善者也.

小建中湯仲景

黃芪建中湯

小建中湯芍藥多, 桂甘薑棗納飴和; 中虛腹痛肝邪急, 增入黃芪補力優.

小建中湯, 桂枝 生薑(各三兩) 芍藥(六兩) 甘草(一兩) 大棗(十二枚), 飴糖(一升)後入, 溫服.

治傷寒, 陽脈澁·陰脈弦, 腹中急痛, 以及傷寒二·三日, 必悸而煩.『金匱』又治虛勞裏急, 悸, 衄, 腹中痛, 夢失精, 四肢酸疼, 手足煩熱, 咽乾口燥等證.

合三條觀之, 則知此方之治中虛木賊之病可知. 然前二條旣冠以傷寒二字, 則知其肝脾雖病於裏, 而外寒仍留於表之意, 後一條則純是肝脾爲患, 肝有相火, 故現出總總諸證. 桂枝得生薑, 可以散表; 桂枝得白芍, 可以平肝. 是以仲景桂枝湯一方, 外散風邪而救表, 內伐肝木以防脾, 足見仲景之方幷不拘定用法. 但此方因土虛木克起見, 故治法必以補脾爲先. 脾欲緩, 急食甘以緩之, 故以飴糖 · 大棗 · 甘草之甘緩, 小小建其中臟. 然後桂枝 · 生薑 · 白芍出表入裏, 隨病勢而各奏其長. 況生薑 · 大棗有協和營衛之妙, 白芍 · 甘草具安脾止痛之神, 立方之意, 眞亦神化極矣.

○ 黃芪建中湯, 卽本方加黃芪(一兩). 『金匱』, "治虛勞裏急, 諸不足". 而裏急者卽如上之裏虛 · 脈急 · 腹中引痛之象, 亦肝脾之病也; 虛勞諸不足者, 陰陽形氣俱不足也. 故加黃芪, 內益元氣, 外固表陽. 自然充虛塞空, 正氣旺而諸邪自退耳.

厚朴溫中湯

厚朴溫中陳草苓, 乾薑草蔻木香勻; 生薑和胃兼除痛, 脹滿因寒用却靈.

厚朴溫中湯, 厚朴(薑汁炒) 陳皮(去白) 炙甘草 木香 草蔻 乾薑 茯苓 生薑, 煎服. 治脾胃虛寒, 心腹脹滿, 及秋冬客寒犯胃, 時作疼痛等證.

夫寒邪之傷人也, 爲無形之邪, 若無有形之痰 · 血 · 食 · 積互結, 則亦不過爲痞滿 · 爲嘔吐, 卽疼痛亦不致拒按也, 故以厚朴溫中散滿者爲君. 凡人之氣, 得寒則凝而行遲, 故以木香 · 草蔻之芳香辛烈, 入脾臟以行諸氣. 脾惡濕, 故用乾薑 · 陳皮以燥之, 茯苓以滲之. 脾欲緩, 故以甘草緩之. 加生薑者, 取其溫中散逆, 除嘔也. 以上諸藥, 皆入脾胃, 不特可以溫中, 且能散表, 用之貴得其宜耳.

理陰煎『景岳』

新方熱陣理陰煎, 血弱中虛寒氣綿; 歸地炮薑甘草炙, 或加桂附在人添.

理陰煎, 熟地(五錢) 當歸(三錢) 炙甘草(一錢) 炮薑(一錢). 方後另有加減法.

治營陰虛弱, 寒氣內乘, 或腹痛嘔吐, 或久虛瀉痢, 以及婦人經遲血滯等證.

此理中湯之變方也. 理中者, 理中焦之陽, 故用參·朮; 此則理中焦之陰, 故用歸·地. 凡人之臟腑, 各有陰陽, 倘二氣不能兩協其平, 則有勝負而爲病矣. 中焦陽氣不足而受寒者, 固前人論之屢矣, 中焦陰血不足而受寒者, 其方未多見, 故景岳理陰煎一方, 實爲最切於時用者也. 方中用歸·地補養陰血, 卽以炮薑溫中逐寒, 然恐其剛燥太盛, 故以甘草之和中補土, 緩以監之. 且歸·地得炮薑, 不特不見其滯, 而補陰之力, 愈見其功. 故凡血虛之盛者, 若用一派陰柔膩藥, 非惟血不能生, 卽陽氣亦從玆敗壞. 是以溫補一法, 得陽生陰長之理, 爲萬世之準繩也.

半硫丸

二味黑錫丹

陽虛便閉半硫丸, 薑汁糊成老者安. 上盛下虛宜黑錫, 鉛硫二味妙通玄.

半硫丸, 半夏 倭硫黃, 等分, 生薑汁糊丸.

治老人命門火衰, 胃逆不降, 濁陰凝聚, 大便閉結等證.

夫大便不通一證, 其源各異. 有邪實成閉者, 熱則當淸, 寒則當溫; 血枯而不能潤澤者, 宜歸·地之屬, 增水行舟; 氣虛而無力運送者, 宜參·芪之類, 助元推蕩. 此爲命火衰微, 胃濁不降而致, 故以半夏和胃而通陰陽, 硫黃益火消陰, 潤腸滑便, 然後胃與大腸皆得復其常, 所謂六腑皆以通爲用也.

○ 二味黑錫丹, 黑鉛 硫黃(各二兩), 將鉛溶化, 漸入硫黃, 俟結成片, 傾地上出火毒, 研至無聲爲度. 治腎虛根本不固, 上盛下虛, 頭目眩暈, 以及痰喘氣促, 息微不續等證. 鉛稟北方水色, 鹹寒入腎, 鎭逆養陰. 硫助命火之陽, 辛潤通腸, 固眞導濁. 二味凝合成丹[6], 使之水火交戀於腎中, 陰陽互根於下部. 眞古人之立方, 皆屬不可思議耳!

黑錫丹『局方』

局方黑錫用鉛硫, 茴木沈香補骨投; 肉蔻金鈴陽起石, 蘆巴桂附下寒收.

黑錫丹, 黑鉛(二兩) 硫黃(二兩) 肉桂 製附子(各五錢) 木香 沈香 小茴 故紙 陽起石(水飛) 川楝子 葫蘆巴(酒浸, 炒) 肉果(麵裹煨, 以上各一兩), 用新鐵銚先將鉛熔化, 下硫黃末, 提起以木杵擂極細末, 放地土上退火氣, 同餘藥研一日, 至黑光色爲度, 酒糊丸, 如桐子大, 陰乾, 入布袋內擦出光瑩. 每服四十丸, 空心薑湯下, 女人艾湯下或棗湯下.

治眞元虛憊, 陽氣不固, 膀胱冷氣逆衝, 夜多小便, 男子精冷遺泄, 婦人白帶虛寒, 以及一切陰證陰毒. 服之大能升降陰陽, 墜痰定喘.

夫腎爲坎象, 一陽居於二陰之間, 人之眞陰眞陽, 皆寓於此. 一有偏勝, 則病變百出矣. 如眞陽虛乏者, 不特寒從外來, 且寒自內生, 盛則逼陽於上, 或遺脫於下, 種種變證, 莫可枚擧. 然欲補眞陽之火, 必先回護眞陰, 故硫黃 · 黑鉛兩味,

6 중국중의약출판사판에는 "胎"로 되어 있으나, 학원출판사판을 따라 "丹"으로 이교(理校)하였다.

皆能入腎, 一補火而一補水, 以之同炒, 使之水火交戀, 陰陽互根之意. 而後一派補腎壯陽之藥, 暖下焦, 逐寒濕, 眞陽返本, 陰液無傷. 寒則氣滯, 故以木香理之. 虛則氣泄, 故以肉果固之. 用川楝者, 以肝腎同居下焦, 肝有相火內寄, 雖寒盛於下, 恐肝家內鬱之火不淨耳. 故此方治寒疝一證, 亦甚得宜.

丁香柹蒂湯

丁香柹蒂胃寒宜, 呃逆頻仍取用醫; 須入人參扶正氣, 生薑散結自神奇.

丁香柹蒂湯. 丁香 柹蒂(各二錢) 人參(一錢) 生薑(五片).

治呃逆因寒而起者.

夫呃逆一證, 其聲短促, 連續不斷之象, 雖其證有火有寒, 皆能所致, 然無不皆自胃腑而來者. 以胃氣下行爲順, 上行爲逆, 或邪搏胃中, 則失其下降之令, 卽上出於口而爲呃矣. 昔人有謂腎病者, 究竟臟氣不能上至於口, 必因於胃而出也. 亦猶咳之一證, 雖有五臟之分, 然亦總不離於肺也. 方中以丁香溫胃祛寒, 補火生土. 柹蒂苦溫降氣, 生薑散逆疏邪, 二味皆胃經之藥. 用人參者, 以祛邪必先補正, 然後邪退正安, 且人參入胃, 鎭守於中, 於是前三味之功, 益臻效驗耳.

九轉靈砂丹

九轉靈砂是妙丹, 汞硫二味煉成難; 下虛上盛痰多喘, 服用參湯氣可還.

九轉靈砂丹. 水銀(三兩) 硫黃(三兩). 右二味, 用文火炒成砂子, 入水火鼎中, 煉成爲末. 米飮送服一錢, 或用參湯更妙.

治諸虛痼冷，上盛下虛，或眩暈喘促，或痰涎壅塞，一切眞氣上逆脫絶等證.

此方用水銀·硫黃二味，亦猶黑錫丹中黑鉛·硫黃之意. 水銀色黑質重，能入腎家，爲陰中之陰；硫黃入腎補火，爲陰中之陽，二味交煉成丹，有陰陽互根之象. 故能鎭逆返元，扶危濟急，眞不愧名稱其實也. 況又以人參之大力，煎湯送下，引至下焦，而成其功乎!

卷三 清暑之劑

暑者, 夏令君火炎蒸之氣也; 清者, 清凉之, 使元氣不受熱逼而耗散也. 當此之時, 日行南陸, 地氣上升, 人在氣交之中, 其蒸騰之氣, 高於岑樓, 不可見也. 暑旣爲君火之氣, 內通於心, 故暑必先傷於心. 金畏火刑, 而後及於肺, 肺主氣, 故又暑必傷氣也. 然暑必挾濕者, 以地之濕, 隨氣而升, 惟人之虛者受之. 是以前人, 有清心 · 利小便, 爲治暑兩大法門. 若人之元氣虛而感受者, 則又必參以生脈散 · 人參白虎以及東垣清暑益氣等法, 隨時加減治之.

昔人有陰暑 · 陽暑之分. 或因暑而外受寒邪, 內傷生冷, 此所謂靜而得之者, 陰暑也; 或暴日長途, 躬耕南畝, 爲熱邪所中, 此所謂動而得之者, 陽暑也. 一有此說, 後人皆謂"暑證有陰 · 有陽", 竟無的一. 不知暑爲君火, 有熱無寒, 止有傷暑 · 中暑之分, 其因暑受寒一證, 仍歸寒邪論治, 不得以陰暑亂之也. 如夏月靜而得之者, 可爲陰暑, 則冬月感寒在動而得之者, 可名陽寒乎? 然習俗相承, 其來有久, 一時斷難改易, 且有各方今人所常用者, 故不得不備載一二, 使學者有所遵循. 方後各有詳注, 當前後參觀, 自能胸有成竹, 臨證不難耳.

香薷飮

四物香薷飮 五物香薷飮 二香散

三物香薷扁朴先, 若云熱盛入黃連. 或增苓草名五物, 淸暑和脾兩法兼.
再合香蘇煎配服, 二香名號出先賢. 內傷外感均堪治, 加減臨時無執偏.

三物香薷飮, 香薷(一兩) 厚朴(薑汁炒) 扁豆(炒, 各五錢).

治夏月傷暑感冒, 嘔逆泄瀉等證. 此因傷暑而兼感外寒之證也.

夫暑必挾濕, 而濕必歸土, 乘胃則嘔, 乘脾則瀉, 是以夏月因暑感寒, 每多嘔泄之證, 以濕盛於內, 脾胃皆困也. 此方以香薷之辛溫香散, 能入脾肺氣分, 發越陽氣, 以解外感之邪; 厚朴苦溫, 寬中散滿, 以祛脾胃之濕; 扁豆和脾利水, 寓匡正禦邪之意耳.

○ 本方加黃連(薑汁炒, 三錢), 名四物香薷飮. 治暑熱上盛, 口渴心煩, 或見吐血 · 下血等證. 以暑必傷心, 心熱熾盛, 則必傷肺, 且心主血, 熱則逼血妄行, 故見以上諸證. 不得不用黃連, 苦寒入心以直折之.

○ 本方去黃連, 加茯苓 · 甘草, 名五物香薷飮. 治前證中虛濕盛者. 故以甘草助扁豆而補中, 茯苓協厚朴而祛濕.

○ 本方用香薷 · 厚朴 · 扁豆 · 甘草 · 香附 · 陳皮 · 紫蘇, 名二香散. 治外感內傷, 身熱腹脹等證. 但此之外感, 不過風寒, 此之內傷, 亦不離濕濁, 故加香附 · 陳皮, 以理氣燥濕, 紫蘇 · 甘草, 以溫中散寒. 此四味卽爲香蘇散. 或用木瓜者, 惟恐濕熱不攘, 有傷筋脈耳.

清暑益氣湯 東垣

清暑益氣參芪麥, 青陳二朮澤神麴; 味甘升葛與當歸, 黃柏還同薑棗服.

清暑益氣湯, 黃芪(一錢) 人參(五分) 白朮土炒(五分) 蒼朮(一錢) 神麴(五分) 青皮(麩炒, 二分半) 陳皮留白(五分) 炙甘草(三分) 麥冬(三分) 五味子(九枚) 當歸酒洗(三分) 黃柏酒炒(二分或三分) 澤瀉(五分) 升麻(一錢) 葛根(二分), 薑 · 棗煎.

治長夏濕熱炎蒸, 四肢困倦, 精神衰少, 胸滿氣促, 身熱心煩, 口渴自汗, 身重肢體疼痛, 小便赤澁, 大便溏黃, 而脈虛者.

夫長夏炎熱之際, 濕氣蒸騰, 人在氣交之中, 受此熏灼, 其元氣壯盛者, 原可無病, 衰弱者, 卽不能支持, 爲病百出矣. 其病也皆邪少虛多, 濕熱交攻之象. 熱傷氣, 肺受火刑, 故以參 · 芪 · 甘草培土以保肺氣; 麥冬 · 五味得人參生脈, 以保肺陰. 濕盛於中, 故以二朮燥濕安中; 濕盛則氣滯, 故以二皮理之. 脾虛濕阻, 則清濁相干, 故以升麻 · 葛根升其清; 黃柏 · 澤瀉降其濁. 脾主運化, 病則失其運化之權, 故以神麴化之. 脾爲統血之臟, 病則血無所統, 故以當歸使血各歸其經, 庶不爲暑熱所逼而妄行. 用薑 · 棗者, 因病關表裏, 以之和營衛 · 致津液也. 方名清暑而不用清暑之藥者, 以暑爲無形之邪, 必據有形之濕, 以爲依附, 故去濕卽所以清暑也.

生脈散『千金』

千金生脈散神奇, 麥味人參三物齊; 暑熱內傷元氣短, 肺虛喘咳却能醫.

生脈散, 人參 麥冬(各五分) 五味子(十一粒, 炒).

治熱傷元氣, 氣短倦怠, 口渴多汗, 肺虛而咳等證.

夫肺主一身之氣, 爲百脈所朝宗, 肺氣旺, 則臟腑之氣皆旺, 精自生而形自盛, 脈自不絶矣. 一受暑熱之氣, 金受火刑, 肺氣被灼, 則以上諸證疊出矣. 然暑爲夏月之正邪, 人之元氣充實者, 原可不病, 故邪之所湊, 其氣必虛. 方中但以人參保肺氣, 麥冬保肺陰, 五味以斂其耗散, 不治暑而單治其正. 以暑爲無形之邪, 若暑中無濕, 則不致留戀之患, 畢竟又無大熱, 則淸之亦無可淸, 故保肺一法, 卽所以却暑耳. 此又治邪少虛多 · 熱傷元氣之一法也, 在夏月肺虛者, 可以服之.

六一散河間

益元散 鷄蘇散 碧玉散 淸六散 溫六散

六一滑石同甘草, 解肌行水兼淸躁. 益元碧玉與鷄蘇, 砂黛薄荷加之好.
紅麴更添淸六名, 熱傷血分痢難了. 若云溫六和乾薑, 白痢頻仍治須早.

六一散, 滑石(六兩) 甘草(一兩), 爲末, 燈心湯下.

治傷暑感冒, 表裏俱熱, 煩躁口渴, 小便不通, 一切瀉痢淋濁等證屬於熱者.

此解肌行水, 而爲却暑之劑也. 滑石氣淸能解肌, 質重能淸降, 寒能勝熱, 滑能通竅, 淡能利水. 加甘草者, 和其中, 以緩滑石之寒滑, 庶滑石之功, 得以徹表徹裏, 使邪去而正不傷, 故能治如上諸證耳.

○ 本方加辰砂少許, 名益元散, 以鎭心神而瀉丙丁之邪熱. 蓋暑爲君火之氣, 物從其類也. 河間曰: “此方能統治上下·表裏·三焦濕熱”. 然必暑而挾濕者, 用之爲宜. 若津液虧而無濕者, 又當以生脈散之類參用之.

○ 本方加薄荷少許, 名鷄蘇散. 治前證兼肺部風熱者.

○ 本方加青黛少許, 名碧玉散. 治前證而兼有肝火者.

○ 本方加紅麴(五錢), 名清六散. 治暑傷營而爲赤痢者.

○ 本方加乾薑(五錢), 名溫六散. 治暑濕傷於氣分而成白痢者. 神而明之, 存乎其人, 總貴於臨病製宜耳.

白虎湯 仲景

人參白虎湯 蒼朮白虎湯 桂枝白虎湯

白虎湯中生石膏, 知甘粳米四般調; 金風退暑除炎熱, 加入人參法更高.
蒼朮取增前藥內, 濕溫脈細本兼標. 桂枝白虎相和服, 溫瘧難痊法實超.

白虎湯, 石膏(一斤) 知母(六兩) 甘草(二兩) 粳米(六合).

治肺胃大熱, 津液被灼, 口渴煩躁, 脈洪大, 不惡寒·反惡熱, 頭痛·自汗·鼻乾, 不得臥等證.

此足陽明·手太陰藥也. 熱淫於內, 治以甘寒. 凡暑熱炎蒸之氣, 無不有傷於肺, 肺傷必求救於胃, 於是胃汁被耗, 則燎原之火, 不戰自焚, 故見如上等證. 方中用石膏以清胃, 知母以清肺, 且二味互爲其功, 旣可退熱, 又可存陰. 更恐知母之苦降, 石膏之寒重, 有傷於中, 特加甘草·粳米, 養胃安脾, 使熱除而正氣無傷耳.

○ 本方加人參(三兩), 名人參白虎湯. 治前證肺胃陰津被焚, 而元氣亦虛者. 故加人參保護肺胃之元氣, 此治暑熱傷氣之正法也.

○ 本方加蒼朮, 名蒼朮白虎湯. 治濕溫病脈沈細者. 濕溫證必預有濕邪內伏, 復感外來之溫氣而成, 故外雖發熱, 脈則沈細, 或胸中痞悶, 或兩脛自冷, 皆由濕爲陰邪, 沈着粘膩. 故加蒼朮燥濕强脾, 發越鬱伏之氣, 然後以白虎清其溫邪, 一擧而兩得耳.

○ 本方加桂枝, 名桂枝白虎湯. 治溫瘧熱多寒少, 或但熱無寒, 表裏不解者. 夫夏暑·秋風, 感而成瘧. 故瘧之一證, 皆有伏暑, 復感外邪, 兩相搏激而致. 溫瘧者, 先有伏暑, 又感風溫之氣, 故與常瘧稍異. 是以用桂枝以解外感之風邪, 白虎以清內伏之暑熱, 表裏兩解, 寒熱自止. 然必內之伏邪化熱, 熱盛者方可用之.

新加香薷飮 鞠通

鞠通新加香薷飮, 銀翹厚朴共相等; 再入新鮮扁豆花, 暑客肺經風邪幷.

新加香薷飮, 香薷(二錢) 銀花(三錢) 鮮扁豆花(三錢) 厚朴(二錢) 連翹(二錢).

治暑風外感, 發熱無汗.

夫夏月暑熱炎蒸, 人在氣交之中, 似乎得風則爽, 何得有暑風之證? 然風有虛邪賊風, 從克賊之方來者, 皆能致病. 故感之者, 卽見發熱無汗之表證. 香薷辛溫芳香, 能由肺之經而達其絡, 以解外感之風邪. 鮮扁豆花產於夏月, 凡夏月所生之物, 均能解暑, 又凡花皆散, 且輕清入肺, 又能保液存陰. 連翹·銀花, 辛涼解散, 以清上焦之暑熱. 厚朴辛溫苦降, 能散能宣, 燥濕而除滿. 以暑必兼濕, 故治暑方中, 每加厚朴, 相須佐使, 用其廓清胸中之濕, 使暑熱自離而易解耳, 決無治上犯中, 治熱用溫之害也.

清營湯 鞠通

清營湯是鞠通方, 暑入心胞營血傷; 犀角丹元連地麥, 銀翹竹葉卷心藏.

淸營湯, 犀角(三錢) 生地(五錢) 元參(三錢) 竹葉心(一錢) 麥冬(三錢) 丹參(二錢) 黃連(二錢半) 銀花(三錢) 連翹(二錢).

治暑溫內入心胞, 煩渴 · 舌赤, 身熱譫語等證.

夫暑爲君火, 其氣通心, 故暑必傷心. 然心爲君主, 義不受邪, 所受者皆胞絡代之. 但心藏神, 邪擾則神不寧, 故譫語. 心主血, 熱傷血分, 故舌赤. 金受火刑, 故煩渴. 暑爲六淫之正邪, 溫乃時令之乖氣, 兩邪相合, 發爲暑溫, 與春溫 · 秋溫等證大抵相類, 不過暑邪最易傷心. 方中犀角 · 黃連皆入心而淸火. 犀角有輕靈之性, 能解夫疫毒; 黃連具苦降之質, 可燥乎濕邪, 二味爲治溫之正藥. 熱犯心胞, 營陰受灼, 故以生地 · 元參滋腎水, 麥冬養肺金, 而以丹參領之入心, 皆得遂其增液救焚之助. 連翹 · 銀花 · 竹葉三味, 皆能內徹於心, 外通於表, 辛凉輕解, 自可神安熱退, 邪自不留耳.

六合定中丸『局方』

局方六合定中丸, 暑濕傷中食滯干; 枳桔苓甘查朴扁, 穀芽神麴木瓜全.

六合定中丸, 枳殼 桔梗 茯苓 甘草 查炭 厚朴 扁豆 穀芽 木瓜.

治暑濕傷中, 食滯交阻, 而爲霍亂等證.

夫夏月霍亂一證, 皆由脾胃受邪, 乘胃則吐, 乘脾則瀉, 若兩傷脾胃, 則吐瀉交作. 然霍亂一證, 雖寒熱均有, 而傷濕, 傷食尤多, 故治病總不可執一, 當合脈證用藥, 方無舛誤. 但此證最易轉筋, 如轉筋在霍亂之先者, 邪乘筋脈所致; 在吐瀉之後而見者, 津枯液涸, 筋脈失養而然. 方中穀芽 · 神麴 · 查炭消磨食積, 厚朴 · 茯苓除濕宣邪, 桔梗開提肺氣, 表散外邪, 枳殼破氣行痰, 宣中導滯, 扁豆解暑和脾, 甘草和中化毒. 木瓜舒筋達絡, 無論在前在後, 皆可用之, 所謂筋急者得之卽舒, 筋緩者遇之卽利耳.

竹葉石膏湯仲景

先師竹葉石膏湯, 嘔吐虛煩元氣傷; 參半麥冬甘草等, 生薑粳米水煎嘗.

竹葉石膏湯, 竹葉(二把) 石膏(一斤) 人參(三兩) 麥冬(一升) 炙甘草(二兩) 半夏(半升) 粳米(半升), 加薑煎.

治病後餘熱留中, 虛煩 · 少氣, 上逆欲吐; 亦治傷暑發渴 · 脈虛等證.

夫熱病之後, 餘邪尚未肅清, 肺胃陰津, 早爲枯槁, 故見虛煩少氣 · 嘔吐等證. 卽夏月暑傷肺胃, 元氣虛者亦有之. 故方中以竹葉 · 石膏清肺胃之熱. 然熱則生痰, 恐留戀於中, 痰不去, 熱終不除, 故以半夏辛溫體滑之品, 化痰逐濕, 而通陰陽. 且其性善散逆氣, 故又爲止嘔之聖藥, 況生薑之辛散, 以助半夏之不及, 一散一清, 邪自不能留戀. 人參 · 甘草 · 粳米以養胃, 麥冬以保肺. 此方雖云淸熱, 而却不用苦寒, 雖養陰義仍能益氣, 不傷中和之意耳.

桂苓甘露飮 河間

桂苓甘露飮河間, 暑濕傷中煩渴連; 滑石石膏寒水石, 五苓甘草一方煎.

桂苓甘露飮, 滑石(四兩) 石膏 寒水石 甘草(各二兩) 白朮 茯苓 澤瀉(各一兩) 猪苓 肉桂(各五錢), 和硏爲末, 每服五錢.

治中暑受濕, 引飮過多, 頭痛煩渴, 濕熱便閉等證.

夫暑濕一證, 有傷於表者, 有傷於裏者. 在表者, 邪留經絡, 當因其輕而揚; 在裏者, 邪留臟腑, 非用重劑淸熱利濕, 終歸無濟. 石膏 · 寒水石, 大寒質重, 直淸肺胃之熱. 滑石寒能淸熱, 滑能利竅, 外開肌表, 內達州都. 猪苓 · 茯苓 · 澤瀉, 導濕於下, 從小便而出. 然濕爲陰邪, 無陽則不能化, 雖利濕而濕亦不能盡除, 故用肉桂之辛熱, 以散陰邪, 加白朮, 扶土和中, 安內攘外. 此方用三石以淸上焦, 五苓以利下焦, 甘草以和上下, 亦治暑之大法耳.

漿水散

古方漿水散名稀, 因暑中寒痛瀉宜; 甘草良薑醋半夏, 乾薑附桂幷能醫.

漿水散, 乾薑 附子 肉桂 甘草(各五錢) 良薑 半夏(各二錢五分), 二味皆用醋炒. 地漿水煎, 去滓冷服.

治暑月中寒, 腹痛泄瀉, 汗多脈弱, 純陰無陽之證.

夫六淫之氣, 皆隨感而病, 不必拘定時令. 如冬月非節之暖, 感之者卽爲溫病; 夏月違時之寒, 犯之者卽爲寒病. 治溫以淸, 治寒以熱, 勿得再以陰暑陽寒而惑之也. 凡寒邪中人, 必犯太陰 · 少陰兩臟. 以脾腎之陽不虛, 寒邪決不能深入, 若脾腎陽氣虛, 則寒邪直入. 於是痛瀉諸證, 所由來矣. 乾薑 · 附子 · 肉桂 大辛大熱, 以溫脾腎之元陽, 以驅中 · 下之寒濕. 良薑散寒止痛, 半夏燥濕行痰, 二味俱用醋炒者, 所謂凡欲散之, 必先斂之, 一如征剿寇盜, 當使之斂聚一方, 然後一攻而盡, 不留餘患. 用甘草者, 一以緩熱藥之急, 一則固中州之虛也.

薷苓湯

薷苓湯法最詳明, 四味香薷合五苓; 暑濕兩傷泄瀉作, 清心利便表邪輕.

薷苓湯卽四味香薷飮合五苓散爲一方, 煎服.

治暑濕兩傷泄瀉等證.

夫暑爲無形之氣, 感則僅傷上焦心肺之分, 惟濕爲有形之邪, 傷則必及乎脾胃, 而爲泄瀉等證矣. "濕多成瀉", 古訓昭然. 然暑必兼濕, 暑濕相合, 故夏月水瀉之證尤多. 古人云: "治濕, 不利小便, 非其治也". 是以清心 · 利小便, 爲治暑兩大法門. 四味香薷飮是香菁 · 厚朴 · 扁豆 · 黃連四味, 清心解暑, 方論已見於前. 五苓散是白朮 · 茯苓 · 猪苓 · 澤瀉 · 肉桂, 崇土勝濕, 化氣利水, 與後文濕門可以合看, 自能悟其深意耳.

來復丹

來復丹爲霍亂方, 陰陽錯雜暑邪傷; 五靈硝石元精石, 硫與青陳醋糊良.

來復丹, 元精石 倭硫黃 朴硝(各一兩, 一方用火硝) 五靈脂 青皮 陳皮(各一兩), 硝黃二味, 用微火同炒, 柳條攪結成砂子, 醋糊丸, 米飮下.

治伏暑陰陽乖隔, 中脘不通, 而爲霍亂等證.

夫陰陽乖隔, 清濁相干, 以致中脘不通, 而爲霍亂者, 必用分利陰陽之品而兩治之. 硫黃大熱之物, 火之精也; 朴硝大寒之物, 水之精也. 二物各稟陰陽之偏勝, 皆能通利大腸, 以之同炒而治陰陽互結之邪, 頗爲得當. 然病因伏暑而起, 暑乃君火之氣, 最易傷陰. 故以元精石稟太陰之精者, 復其陰而退其暑, 但暑必兼濕, 故用青皮 · 陳皮, 疏其氣而燥其濕. 如五靈脂者, 以其濁陰之物, 能引吾身中濁陰之物, 同歸下竅, 以類相從也. 用火硝者, 亦各有理, 故藥店皆用之.

利濕之劑

濕者, 六淫之一, 中央脾土所生, 從地氣上升, 由天氣下降, 盛於夏, 藏於冬, 聚於東南, 斂於西北. 但土無成位, 濕無專主, 故或從外得, 或從內生, 或上受, 或下受. 其受病雖不同, 而大要, 不過化熱 · 化寒兩途, 無論其表裏 · 上下, 知其爲寒濕者, 溫之 · 燥之; 知其爲濕熱者, 淸之 · 利之, 從化而來, 當從化而去也. 然病有初 · 中 · 末之分, 其病之始, 若在上 · 在表, 均可以風藥治之; 在裏 · 在下者, 或崇土以勝之, 或滲利以導之. 所謂中者, 卽化熱, 化寒之異, 若病至於末傳, 則有濕熱傷陰, 寒濕傷陽之別, 濕熱傷陰者, 宜補陰以利其濕; 寒濕傷陽者, 當助陽以化其邪. 神而明之, 變而通之, 庶信手拈來, 頭頭是道矣. 今將通用各方, 略備於後, 以爲初學者之應用可也.

五苓散 仲景

胃苓湯 茵陳五苓散

五苓散治太陽邪, 利水分消表未諧; 澤朮二苓都內導, 桂枝達外法頗佳.

胃苓卽此加平胃, 濕瀉傷中邪氣乖. 若治黃疸濕熱蘊, 茵陳加入五苓齊.

五苓散, 猪苓 茯苓 白朮炒(各十八銖) 澤瀉(一兩六銖) 桂(半兩. 用肉用枝隨證去取), 共爲末, 每服三錢, 服後多飮熱水, 汗出愈.

治傷寒太陽證, 表不解, 邪入於腑, 熱結膀胱, 小便不通, 以及諸濕腫滿, 盛於下焦, 或趨於下則爲泄瀉, 或逆於上則爲嘔 · 咳等證.

然太陽有經有腑, 經者卽爲表證, 可汗之而愈, 若傳入於腑, 腑者膀胱也, 膀胱爲水腑, 熱則水結不行, 少腹滿, 小便不利, 由是內外之濕, 悉皆趨附, 下行極而上者有之. 故用二苓 · 澤瀉直入膀胱, 瀉其熱結之水邪. 表旣未除, 故用桂枝以解不盡之表. 濕盛則土衰, 故用白朮崇土, 以勝其濕, 使脾土有健運之功. 表裏兩解, 正氣不傷耳. 如濕邪在裏, 外無表證者, 則用肉桂, 假其大辛大熱, 以入下焦, 化其陰濕, 開之 · 導之, 隨苓 · 澤滲利, 自無留滯也.

○ 胃苓湯, 本方加蒼朮 · 厚朴 · 陳皮 · 甘草. 治濕邪內傷, 胸痞腹滿, 以及傷暑泄瀉等證. 故以平胃宣散上 · 中之濕, 五苓分利下焦之邪. 凡泄瀉則水穀幷入大腸, 其小便必少. 今分利其水, 歸於前陰, 自然小便多而泄瀉止矣.

○ 茵陳五苓散, 本方加茵陳一味, 和服. 治濕鬱於裏, 不得宣化, 發爲黃疸者. 茵陳, 草類, 性味苦寒, 能內蠲水濕, 助苓 · 澤以分消, 外達皮膚, 協桂枝而解表, 故爲治黃疸病之方法耳.

猪苓湯仲景

猪苓湯法在陽明, 滑石阿膠澤二苓; 膀胱腑邪初入胃, 宣通達下又存陰.

猪苓湯, 猪苓 茯苓 澤瀉 滑石 阿膠(各一兩).

治太陽病, 裏熱不解, 熱傳陽明, 渴欲飮水, 小便不利, 恐津液內亡, 轉成胃實之證, 以及濕熱傷陰, 須補陰利濕, 幷用爲治者.

夫太陽·陽明, 其位最近, 且論傳變之次第, 亦皆太陽傳入陽明. 陽明者, 胃也. 胃者, 土也, 萬物所歸, 無所復傳. 但陽明一經, 最慮者亡津液, 津液一傷, 卽成胃實不大便之證, 故仲景治陽明, 處處以存陰救陰爲務. 如此之證, 熱在膀胱, 久而不解, 則熱傷津液, 於是渴欲飮水, 傳胃之象已形, 而小便仍不利, 膀胱之邪, 依然不化. 若不先治其本, 則熱勢終不得除. 故以二苓·澤瀉分消膀胱之水, 使熱勢下趨; 滑石甘寒, 內淸六腑之熱, 外徹肌表之邪, 通行上下·表裏之濕. 恐單治其濕, 以致陰愈耗而熱愈熾, 故加阿膠養陰熄風, 以存津液, 又爲治陰虛濕熱之一法也.

平胃散『局方』

平胃散中蒼朮甘, 陳皮燥濕助脾元; 土邪敦阜宜宣導, 水濕停痰嵐瘴蠲.

平胃散, 蒼朮泔浸(二錢) 厚朴薑炒 陳皮去白 甘草炙(各一錢), 加薑·棗煎.

治脾胃土濕太過, 胸腹痞滿, 或嘔·或瀉, 以及宿食不消, 山嵐瘴霧, 不服水土等證.

夫土曰稼穡, 不及爲之卑堅, 太過則曰敦阜. 平胃者, 平胃中之敦阜也. 然土無成位, 濕無專主, 皆從化而來, 從化而去, 隨人之臟氣使然, 陰虛者化爲濕熱, 陽虛者化爲寒濕. 故治此者, 當因其未化而化之, 乃無後患. 故用蒼朮辛溫燥濕, 辟惡强脾, 可散可宣者, 爲化濕之正藥, 厚朴苦溫, 除濕而散滿, 陳皮辛溫, 理氣而行痰, 以佐蒼朮之不及. 但物不可太過, 過剛則折, 當如有制之師, 能戡禍亂而致太平. 故以甘草中州之藥, 能補能和者, 贊輔之, 使濕去而土不傷, 致於平和也.

防己黃芪湯 仲景

防己黃芪金匱湯, 更加朮草細參詳; 脈浮風濕邪留表, 達衛和營藉棗薑.

防己黃芪湯, 防己(一兩) 炙甘草(半兩) 白朮(七錢半) 黃芪(一兩) 生薑(四片) 大棗(八枚), 煎. 服後, 如蟲行皮中, 從腰以下如冰, 坐被上, 又以一被繞腰下, 溫令微汗, 瘥[7].

治風濕脈浮 · 身重, 汗出惡風者.

此治衛陽不足, 風濕乘虛客於表也. 風濕在表, 本當以風藥勝之, 從汗出而愈. 此爲表虛有汗, 卽有風去濕不去之意, 故不可更用麻黃 · 桂枝等藥, 再發其汗, 使表益虛. 防風 · 防己二物, 皆走表行散之藥, 但一主風而一主濕, 用各不同, 方中不用防風之散風, 而以防己之行濕. 然病因表虛而來, 若不振其衛陽, 則雖用防己, 亦不能使邪適去而病愈. 故用黃芪助衛氣於外, 白朮 · 甘草補土德於中, 佐以薑 · 棗, 通行營衛, 使防己大彰厥效. 服後如蟲行皮中, 上部之濕欲解也. 或腰以下如冰, 用被繞之, 令微汗出, 差. 下部之濕, 仍從下解, 雖下部, 而邪仍在表, 仍當以汗而解耳.

7 중국중의약출판사판에는 "差"로 되어 있으나 학원출판사판에 의해 "瘥"로 이교(理校)하였다.

麻黃加朮湯『金匱』

麻黃加朮有奇勳, 甘草還宜桂杏仁; 表受濕邪身體痛, 微微汗出病安寧.

麻黃加朮湯, 麻黃(三兩, 去節) 桂枝(二兩) 炙甘草(一兩) 白朮(四兩) 杏仁(七十枚, 去皮尖), 右五味, 以水九升, 先煮麻黃減二升, 去上沫, 內諸藥, 煮取二升半, 去滓. 溫服八合, 覆取微汗.

治風濕在表, 身體疼痛, 當發其汗者.

夫風濕之客表也, 卽見身煩疼痛之表證, 固當汗以勝之. 然治風濕之表, 不可大汗, 大汗則風去濕存, 治法止可微微汗出, 然後風濕乃能皆去. 故方中用麻黃湯祛風以發表, 卽以白朮除濕而固裏. 且麻黃湯內有白朮, 則雖發汗而不至多汗, 而朮得麻黃, 幷可以行表裏之濕, 卽兩味足以治病. 況又有桂枝和營達衛, 助麻黃以發表, 杏仁疏肺降氣, 導白朮以宣中, 更加甘草協和表裏, 使之行者行, 守者守, 幷行不悖. 立方者眞不可思議耳.

實脾飮嚴氏

實脾飮用朮苓瓜, 陰水肢浮色不華; 甘朴木香薑附腹, 棗薑草蔻幷相誇.

實脾飮, 白朮土炒 茯苓 炙甘草 厚朴薑炒 大腹皮 草豆蔻 木香 木瓜 附子 炮薑, 加薑 · 棗煎.

治肢體浮腫 色悴聲短 口中不渴 二便通利. 此爲陰水.

夫水有陰 · 陽, 治宜各別. 陽水者, 其人素稟陽盛, 或酒飮蓄聚, 或濕熱蘊留, 久則脾胃日虛, 不能運化, 或發於內, 或溢於外, 爲腫 · 爲脹, 所由來也. 陰水者,純是陽虛土敗, 土不製水而然. 『經』云: “濕勝則地泥”. 故脾旺則運化行而淸濁分, 其淸者爲氣 · 爲血 · 爲津 · 爲液, 濁者則爲汗 · 爲溺而分消矣. 則知治水當以實脾爲首務也. 白朮 · 甘草補脾之正藥, 然非薑 · 附之大辛大熱, 助火生土, 何以建其溫補健運之功? 而後腹皮 · 茯苓之行水, 厚朴 · 木香之快氣, 各奏厥功. 草豆蔻芳香而燥, 治太陰獨勝之寒, 宣木瓜酸澁而溫, 疏脾土不平之木, 祛邪匡正, 標本得宜耳.

舟車丸河間

舟車丸子木香輕, 戟遂芫花牛與軍; 陽水腫堅形氣實, 前驅水陸賴靑陳.

舟車丸, 牽牛(四兩, 炒) 大黃(二兩, 酒浸) 甘遂(麪裹煨) 大戟(麪裹煨) 芫花(醋炒) 靑皮(炒) 橘紅(各一兩) 木香(五錢) 輕粉(一錢), 水丸.

治水腫 · 水脹, 形氣俱實, 口渴面赤, 氣粗腹堅, 大小便閉, 脈來沈數有力, 此爲陽水.

夫陽水先腫上體, 陰水先腫下體; 陰水脈沈遲, 陽水脈沈數, 固皆有脈證可辨. 然腫與脹, 尤有兩途, 腫則陽氣猶行, 邪實者居多; 脹則爲木橫克土, 正氣全虛, 最爲難治. 若見唇黑傷肝; 缺盆平傷心; 臍凸傷脾; 足心平傷腎; 背平傷肺, 皆不可治也. 此方用牽牛瀉氣分, 大黃瀉血分, 協同大戟 · 甘遂 · 芫花三味大劑攻水者, 水陸幷行. 再以靑皮 · 陳皮 · 木香通理諸氣, 爲之先導, 而以輕粉之無竅不入者助之, 故無堅不破, 無水不行, 宜乎有舟車之名. 然非形氣俱實者, 不可輕投.

五皮飮『澹寮』

五皮飮用五般皮, 陳茯薑桑大腹齊. 水溢皮膚喘咳腫, 肺脾俱病此方宜.

五皮飮, 陳皮 茯苓皮 生薑皮 大腹皮 桑白皮, 治水病腫滿 上氣喘急 或腰以下腫.

此亦肺之治節不行, 以致水溢皮膚, 而爲以上諸證. 故以桑皮之瀉肺降氣, 肺氣清肅, 則水自下趨, 而以茯苓之從上導下, 大腹之宣胸行水, 薑皮辛凉解散, 陳皮理氣行痰. 皆用皮者, 因病在皮, 以皮行皮之意. 然肺脾爲子母之臟, 子病未有不累及其母也. 故腫滿一證, 脾實相關, 否則脾有健運之能, 土旺則自可製水, 雖肺之治節不行, 決無腫滿之患. 是以陳皮 · 茯苓兩味, 本爲脾藥, 其功用皆能行中帶補, 匡正除邪, 一擧而兩治之, 則上下之邪, 悉皆渙散耳.

中滿分消丸東垣

中滿分消丸夏陳, 四君猪澤與砂仁; 芩連朴實乾薑配, 知母薑黃餠用蒸.

中滿分消丸, 厚朴炒(一兩) 枳實炒 黃連炒 黃芩炒 半夏薑製(各五錢) 薑黃 人參 白朮炒 甘草 猪苓(各一錢) 陳皮 知母炒(各四錢) 澤瀉(三錢) 茯苓 砂仁 乾薑(各二錢), 蒸餠爲丸.

治中滿鼓脹, 氣脹水脹, 皆屬於熱者.

夫諸脹固受邪不同, 治法亦異. 然大勢不越脾胃爲病, 以腫屬無形, 脹爲有形, 有形者必歸於胃, 胃者五臟六腑之海, 萬物所歸. 若脾旺有運化之能, 決不致滯而爲脹; 若脾土一虛, 則積而成病矣. 但土衰則濕盛, 濕從土化, 寒熱不同, 如此方之治脾虛濕熱爲脹爲滿，則用六君之補脾，以芩·連之清熱，枳·朴之辛苦，以行其氣，猪·澤之淡滲，以利其濕．然濕熱旣結，卽清之·行之·利之，尚不足以解其粘膩之氣，故用乾薑之辛熱，燥以散之，薑黃·砂仁之香烈，熱以動之，而後濕熱之邪從玆解化．用知母者，因病起於胃，不特清陽明獨勝之熱，且恐燥藥過多，假此以護胃家之津液也．丸以蒸餠者，助土以使其化耳．

茵陳蒿湯

茵陳湯法治疸黃，濕熱瘀留脈實强；梔子大黃前後泄，陽明邪實病能康．

若然寒濕爲災眚，乃是陰黃當審詳；宜去梔黃另換法，須加附子與乾薑．

茵陳蒿湯，茵陳(六兩) 大黃(二兩，酒浸) 梔子(十四枚，炒)．

治傷寒陽明病，但頭汗出 腹滿口渴 二便不利 濕熱發黃 脈沈實者．

夫黃之爲病，其源不同．『金匱』論之甚詳，大抵不越寒·熱·虛·實四者之間，而其要皆由濕鬱所致，卽脾虛之眞色外現．女勞疸之內有瘀血，亦不無內兼濕濁，故雖補虛行血，而仍不可忘却治濕一端．以黃者，土之正色，濕居長夏而屬土，內通脾胃故也．此方純治邪氣實而不虛者，如濕熱內結而成實證，則茵陳五苓等藥又屬無濟，非用下奪之法，不足以殺其邪而導其結．故以梔子泄其前，大黃泄其後，茵陳辛苦微寒，得春初生發之氣，能入太陽·陽明，發汗利水，爲治黃主藥．三味合而用之，前證自然奏效耳．若寒濕內鬱而爲陰黃者，其證則與前純乎相反，但陰黃之色瘀而晦，陽黃之色明而鮮；陽黃則口渴便閉，陰黃則口不渴·二便和，以此爲別．薑·附大辛大熱，使寒濕之邪從乎陽化，則茵陳又爲治寒濕之用耳．足見一物之功，各隨佐使而用，不必拘拘乎一物一用也．

小溫中丸

小溫中丸是古方, 脾虛濕熱病爲殃; 苦參香附針砂麯, 陳夏苓甘連朮藏.

小溫中丸, 白朮(一兩) 茯苓 半夏 甘草 神麯 陳皮 針砂醋煅(各一兩) 苦參 黃連(各五錢) 香附(一兩五錢), 醋水各半, 打神麯爲丸. 每服七·八十丸, 薑湯下.

治脾虛濕熱不化, 足腫·便溏·腹滿等證.

此因脾虛濕從熱化, 久積腹中, 以致腹滿·便溏·足腫等證所由起也. 然濕熱之邪雖盛, 皆由土虛而成, 故治法亦不忘其本. 白朮補脾燥濕, 使運化有權, 贊助藥力, 自然邪盡化而正不傷. 半夏化其濕, 茯苓利其水, 陳皮理其氣, 甘草和其中, 且皆可寓宜於補. 黃連·苦參清濕中之瘀熱, 針砂·神麯化積滯之陳邪. 用醋水爲丸者, 凡欲散之, 必先斂之, 不使其邪有散漫之意耳.

二妙丸

三妙丸 四妙丸

二妙丸中蒼朮先, 和同黃柏兩相兼. 若增牛膝名三妙, 苡薏加之四妙賢.

二妙丸, 蒼朮, 黃柏.

治濕熱盛於下焦而成痿證者.

夫痿者, 萎也, 有軟弱不振之象. 其病筋脈弛長, 足不任地, 步履歪斜. 此皆濕熱不攘, 蘊留經絡之中所致. 然濕熱之邪, 雖盛於下, 其始未嘗不從脾胃而起. 故治病者必求其本, 清流者必潔其源. 方中蒼朮辛苦而溫, 芳香而燥, 直達中州, 爲燥濕强脾之主藥. 但病旣傳於下焦, 又非治中可愈. 故以黃柏苦寒下降之品, 入肝腎直清下焦之濕熱, 標本幷治, 中下兩宣, 如邪氣盛而正不虛者, 卽可用之.

○ 本方加牛膝, 爲三妙丸. 以邪之所湊, 其氣必虛, 若肝腎不虛, 濕熱決不流入筋骨. 牛膝補肝腎, 强筋骨, 領蒼朮 · 黃柏入下焦而祛濕熱也.

○ 再加苡仁, 爲四妙丸. 因『內經』有云："治痿, 獨取陽明". 陽明者, 主潤宗筋, 宗筋主束筋骨而利機關也. 苡仁獨入陽明, 祛濕熱而利筋絡, 故四味合而用之, 爲治痿之妙藥也.

八正散『局方』

八正車前與木通, 草梢滑石黑梔同; 大黃萹蓄和瞿麥, 加入燈心分利功.

八正散, 車前子 木通 瞿麥 萹蓄 滑石 甘草梢 黑山梔 大黃, 加燈心煎.

治濕熱下注, 咽乾口渴 少腹急滿 小便不通 或淋痛尿血等證.

夫淋之爲病, 雖有多端, 其辨別不過虛實兩途. 若有邪而實者, 其來必痛, 或濕熱, 或瘀血, 有邪證 · 邪脈可據者, 悉從膀胱 · 溺道而來. 若不痛而屬虛者, 由腎臟精道而來. 蓋前陰雖一, 內有兩竅, 一爲溺竅, 一爲精竅, 故淋之一證, 無不出於腎與膀胱也. 然膀胱一腑, 有下口而無上口, 其水皆從大小腸之分別淸濁而下滲爲溺. 則知濕濁瘀血, 亦由此處而滲入膀胱爲病焉. 故此方以大黃導濕熱直下大腸, 不使其再入膀胱, 庶幾源淸而流自潔耳. 其旣蓄於膀胱者, 又不得不疏其流. 以上諸藥, 或淸心而下降, 或導濁以分消, 自然痛可止, 熱可蠲, 濕熱之邪, 盡從溺道而出矣.

潤燥之劑

燥者, 有金燥, 有火燥. 金燥爲六淫之邪, 不爲重病, 故『經』無秋傷於燥之文, 但云: "西方生燥, 燥生金". 又云: "神在天爲燥, 在地爲金". 又云: "清氣大來, 燥之勝也". 夫金在氣則天, 蒼蒼悠悠, 星漢光明而不變也; 在質則金, 堅强瑩潔, 萬古而不磨滅也; 在位則西, 東作而西成也; 在時則秋, 春華而秋實也; 在病則毛髮蒼隕等疾, 猶秋葉之搖落, 而根幹精華內蘊也. 譬之盛夏之時, 百草繁茂, 林木流津, 一至秋風肅殺, 萬物催枯, 其於人也亦然. 此金氣主成功, 燥不爲重病, 故『內經』諸篇皆以秋傷於濕爲病, 不言秋傷於燥者是也. 至於火燥者, 皆陰虧液涸而致, 『易』曰: "火就燥". 又云: "燥萬物者, 莫熯乎火". 其爲病, 燥於外則皮膚皺揭, 燥於中則精血枯涸, 燥於上則咽鼻焦乾, 燥於下則便溺閉結. 此皆言火氣之燥也. 燥萬物之不燥, 就萬物之已燥, 火也, 不待火而自燥, 火不能就之燥, 金也. 金則自燥, 不能燥物, 火不止燥能燥, 萬物皆可濕, 金不可濕, 此金燥與萬物之燥所以不同也. 篇中所采, 皆火燥之方, 僅謹錄鞠通吳氏二方, 爲金燥之一法耳.

杏蘇散

杏蘇散是鞠通方, 金燥微寒肺受戕; 枳桔二陳薑棗引, 前胡降氣下痰良.

杏蘇散, 杏仁 蘇葉 半夏 陳皮 茯苓 甘草 枳殼 桔梗 前胡 生薑 大棗.

治秋分以後, 小雪以前, 秋燥寒微之氣, 外束皮毛, 肺金受病, 頭微痛, 惡寒, 咳嗽稀痰, 鼻塞嗌塞, 脈象微弦等證.

夫燥淫所勝, 平以苦溫, 卽可見金燥之治法.『經』又云: "陽明之勝, 清發於中, 大凉肅殺, 華英改容". 當此之時, 人身爲驟凉所束, 肺氣不舒, 則周身氣機爲之不利, 故見以上等證. 方中用杏仁·前胡, 苦以入肺, 外則達皮毛而解散, 內可降金令以下行. 蘇葉辛苦芳香, 內能快膈, 外可疏肌. 凡邪束於表, 肺氣不降, 則內之津液蘊聚爲痰, 故以二陳化之, 枳·桔升降上下之氣; 薑·棗協和營衛, 生津液, 達腠理, 且寓攘外安內之功, 爲治金燥微邪之一則耳.

瓊玉膏 申先生

乾咳無痰瓊玉膏, 地黃參蜜茯苓熬; 臞仙加入沈香珀, 培土生金痰自消.

瓊玉膏, 地黃(四斤) 茯苓(十二兩) 人參(六兩) 白蜜(二斤), 先將地黃熬汁去渣, 入蜜煉稠, 再將參·苓爲末和入, 磁罐封. 水煮半日, 白湯化服.『臞仙』加琥珀·沈香(各五錢)調入, 自云奇妙.

治肺陰虧損, 乾咳無痰.

夫咳嗽一證, 古人雖分肺燥·脾濕兩途, 然其病總不離於肺臟所致. 蓋肺爲嬌臟, 畏熱畏寒, 其間不容毫髮, 故無論飮食, 偶一失愼嗆人, 必咳出方已. 雖有外

感 · 內傷之不同, 因熱 · 因寒之互異, 其屬於外者, 無非邪束於肺; 屬於內者, 或爲火熏, 或爲寒逼. 其爲寒飮上淩者, 固有寒飮之脈證可據; 卽火之爲病, 亦尙有虛 · 實之不同. 實火者, 或淸或散. 虛火者, 皆因金水虧竭而來, 故雖被火熏, 肺中無津液爲痰, 僅作癢而乾咳也. 方中以地黃滋腎水, 白蜜養肺陰, 使金水相生, 而燥咳自止. 用人參者, 取土旺金生 · 虛則補母之義. 茯苓色白入肺, 使金令下行, 卽有濁痰, 亦可隨之而下矣. 加沈香 · 琥珀者, 一則流利其氣, 一則通達其血耳.

炙甘草湯 仲景

一方用棗仁

炙甘草湯生地黃, 麻仁參麥棗生薑, 桂枝酒水阿膠等, 邪少虛多脈結嘗.

炙甘草湯, 炙甘草(四兩) 桂枝(三兩) 生薑(三兩) 麥冬(半升) 麻仁(半升) 人參 阿膠(各二兩) 大棗(三十枚) 生地黃(一斤) 右九味, 以酒七升, 水八升, 先煮八味, 取三升, 去滓, 內膠烊化, 溫服一升, 日三服.

治傷寒脈結代, 心動悸, 寒傷心, 主陰正內亡, 邪少虛多之候, 以及肺痿咳唾, 心中溫溫液液者.

夫心爲君主, 義不受邪, 於象爲離, 爲陽中之太陽. 然離中有陰, 一陰居於二陽之中. 心雖牡藏, 而主血 · 主脈者, 皆屬於心也. 若心中陰血不足, 而爲寒邪所傷, 故見以上之證矣. 方中生地 · 阿膠 · 麥冬補心之陰, 人參 · 甘草益心之陽, 桂枝 · 生薑 · 淸酒以散外來之寒邪, 麻仁 · 大棗以潤內腑之枯槁. 其治肺痿一證, 亦爲虛寒所致, 皆邪少虛多之候. 故咳唾多, 心中溫溫液液. 讀者細觀『金匱』可也.

麥門冬湯『金匱』

麥門冬湯半夏參, 棗甘粳米合煎成; 咽喉不利因虛火, 養胃除煩逆氣平.

麥門冬湯, 麥門冬(七升) 半夏(一斤) 人參(三兩) 甘草(二兩) 大棗(十二枚) 粳米(三合).

治火逆上氣, 咽喉不利, 止逆下氣, 此湯主之.

此於太陰 · 足陽明之方也. 夫肺與胃之氣, 皆以下行爲順, 上行爲逆, 若肺胃陰傷, 虛火內動, 則氣上逆矣. 氣上逆則痰涎隨之, 於是咽喉不利所由來也. 麥冬甘苦而寒, 養肺胃之陰而降火, 故以爲君. 然胃者, 肺之母氣也, 爲水穀之海, 後天之源, 凡人有胃則生, 無胃則死. 故人之生氣出胃中, 雖陰虛火逆, 不可純用甘寒潤降之品, 有傷生氣. 故以參 · 甘 · 棗 · 米等藥, 甘溫潤澤, 益氣生陰, 補而不燥, 同麥冬卽可大補中氣, 大生津液. 而以半夏辛溫之品, 參贊其間, 可以利咽喉, 散結氣, 行痰降逆, 以之爲臣. 然後立方之功, 益彰其大耳.

滋燥養營湯

滋燥養營兩地黃, 芩甘歸芍及艽防; 爪枯膚燥兼風閉, 火爍金傷血液亡.

滋燥養營湯, 當歸酒洗 生地黃 熟地黃 芍藥酒炒 黃芩酒炒 秦艽(各一錢) 防風 甘草(各五分).

治火爍肺金, 血虛風燥, 皮膚皺揭, 筋急爪枯, 或大便風閉等證.

此血虛火燥之方也. 夫營血者, 所以營養經絡, 灌漑臟腑, 潤澤一身者也. 然人之氣血稟賦, 不無偏勝, 氣屬陽, 而血屬陰, 故陰血不足者, 則內熱自生, 熱生則風動. 風火既動於內, 則外來六淫之風火, 交相竝合, 於是風火相灼於營血之中, 營陰日枯, 風火日盛. 外不能營於皮毛, 則皮膚皺揭; 內不能營於筋骨, 則筋急爪枯; 燥於上則口渴; 燥於下則便難. 種種燥象, 所由來矣. 治內生之風熱, 養陰則熱自退, 活血則風自消. 故以生地·熟地補陰壯水, 當歸和血活血, 芍藥酸苦微寒, 平內風, 清虛熱, 兩擅其長. 但既有外來風火雜合其間, 又不得不略用治標之法, 故以秦艽·防風以散風. 凡風藥皆燥, 血虛者忌燥, 此二味爲風藥中潤劑. 黃芩以清其邪火, 甘草不特協和中外, 且以緩病勢之急耳.

潤腸丸東垣

潤腸丸內大麻仁, 歸尾羌桃軍用生; 或入艽防皂角子, 津枯風燥火瘀凝.

潤腸丸, 大黃 歸尾 羌活(各五錢) 桃仁研 大麻仁去殼(各一兩), 蜜丸. 一方有防風, 或入秦艽·皂角子, 燒存性用.

治腸胃有伏火, 或風血相搏結於腸中, 大便閉澁, 不思納穀等證.

夫胃與大腸皆屬陽明, 陽明主津液, 腸胃既有伏火, 則津液耗亡. 其無形之火, 卽挾腸胃中之渣滓, 竝素有之留血, 結而爲燥. 然火疾則風生, 更不待外風之至也. 但既結爲燥實, 卽爲有形留着於內, 又非僅用潤藥可能蕩滌. 故方中雖用潤燥通腸, 不足以下其堅凝之質, 必藉大黃之推陳致新, 乃能有效. 歸尾·桃仁破其血, 羌活宣其風, 風散瘀行, 閉自通而津液自復矣. 其加艽·防·皂子者, 亦由風勝而用之耳.

韭汁牛乳飮丹溪

五汁安中飮

丹溪韭汁牛乳飮, 胃中血膈稱妙品; 或益薑梨藕汁和, 五汁安中治亦等.

韭汁牛乳飮, 韭菜汁, 牛乳, 等分和合, 時時呷之.

治胃脘有死血乾燥, 胃陰枯槁, 以致食下作痛而成膈證.

夫噎·膈·反胃·關格四證, 其始也, 固屬不同, 其終也, 皆爲津血枯槁. 故槁在吸門, 飮可下而食不可下, 此爲噎. 吸門卽喉間之會厭也. 如槁在賁門, 飮食雖可下咽, 入胃卽痛, 此爲膈. 賁門乃胃之上口也. 如槁在腸中, 則食下良久復出, 或朝食暮吐, 暮食朝吐, 此爲反胃. 若病極而至於關格, 則上不得入, 下不得出, 上下俱槁矣. 然膈之一證, 病情亦各有不同, 大抵因七情而起者爲多. 『經』云: "大怒則形氣絶而血菀於上, 此爲薄厥". 卽血膈之證也. 始則因於氣鬱, 鬱盛則成火, 火盛則津枯, 津枯則血結矣. 血結胃中, 則飮湯必呃, 口有血腥. 治此者, 不可再散其氣, 氣愈散則津愈耗, 病愈盛耳. 故以牛乳潤燥養血, 韭汁益胃消瘀, 瘀去則胃無阻, 血潤則大腸通, 而食得下矣. 其加後三味者, 薑汁豁痰和胃, 以散逆結之氣, 梨能淸熱, 藕可消瘀, 皆不外乎前法之意也.

桑杏湯鞠通

秋燥津虧桑杏湯, 沙參象貝炒豉香; 梨皮淸上梔皮降, 邪束金傷肺受殃.

桑杏湯, 桑葉(一錢) 杏仁(一錢半) 沙參(二錢) 象貝(一錢) 香豉(一錢) 梔皮(一錢) 梨皮(一錢).

治秋感燥氣, 右脈數大, 傷手太陰氣分者.

夫秋燥微寒之氣, 感而爲病者, 前於杏蘇散中已論之矣. 此因燥邪傷上, 肺之津液素虧, 故見右脈數大之象. 而辛苦溫散之法, 似又不可用矣, 止宜輕揚解外·凉潤清金耳. 桑乃箕星之精, 箕好風, 故善搜風; 其葉輕揚, 其紋象絡, 其味辛苦而平, 故能輕解上焦脈絡之邪. 杏仁苦辛溫潤, 外解風寒, 內降肺氣. 但微寒驟束, 胸中必爲不舒, 或痰或滯, 壅於上焦, 久而化熱, 故以香豉散肌表之客邪, 宣胸中之陳腐, 象貝化痰, 梔皮清熱. 沙參·梨皮, 養陰降火, 兩者兼之, 使邪去而津液不傷, 乃爲合法耳.

清燥救肺湯喩氏

清燥救肺湯喩氏, 桑葉石膏參草使; 胡麻麥杏與阿膠, 葉取枇杷功備至.

清燥救肺湯, 冬桑葉(三錢) 煨石膏(二錢半) 甘草(一錢) 人參(七分) 胡麻仁炒研(一錢) 眞阿膠(八分) 麥冬去心(一錢二分) 杏仁去皮尖炒(七分) 枇杷葉(一片, 刷去毛 蜜塗炙黃).

喩氏治諸氣膹鬱, 諸痿喘嘔之屬於肺燥者.

夫燥之一證, 有金燥, 有火燥, 前已論之詳矣. 此方爲喩氏獨創, 另具卓識, 發爲議論, 後人亦無從置辨. 雖其主治固無金燥·火燥之分, 而細閱其方, 仍從火燥一端起見. 此必六淫火邪, 外傷於肺, 而肺之津液, 素虧, 爲火刑逼, 是以見諸氣膹鬱·諸痿喘嘔之象. 然外來之火, 非徒用清降可愈, 『經』有"火鬱發之"之說. 故以桑葉之輕宣肌表者, 以解外來之邪, 且此物得金氣而柔潤不凋, 取之爲君. 石膏甘寒色白, 直清肺部之火, 稟西方清肅之氣, 以治其主病. 肺與大腸爲表裏, 火逼津枯, 肺燥則大腸亦燥. 故以杏仁·麻仁降肺而潤腸, 阿膠·麥冬以保肺之津液, 人參·甘草以補肺之母氣. 枇杷葉苦平降氣, 除熱消痰, 使金令得以下行, 則膹鬱喘嘔之證, 皆可痊矣.

增液湯鞠通

條辨書中增液湯, 津枯便閉熱邪傷; 麥冬生地元參等, 增水行舟法最良.

增液湯, 元參(一兩) 麥冬(八錢) 細生地(八錢).

治陽明溫病, 無上焦證, 數日不大便, 當下之, 若其人陰液素虛, 不可行承氣者, 此湯主之.

夫大便閉結一證, 有虛有實. 其實者, 或熱積於中, 或寒結於內, 而寒下·溫下之法固當詳察. 至其虛者, 或因氣餒, 或因津枯, 氣餒者宜用辛溫補運, 以助其傳送; 其津枯者, 非甘寒養陰·增水行舟之法, 何以使腸中堅結之濁, 順流而下, 此方妙在寓瀉於補, 以補藥之體, 作瀉藥之用, 既可攻實, 又可防虛. 元參味苦鹹·微寒, 壯水制火通二便, 啓腎水上潮於天, 其能治液涸, 固不待言. 『本經』稱"其主治腹中寒熱·積聚", 又能解熱結. 可知麥冬·生地補肺陰, 壯腎水, 使金水相生, 津自充而腸自潤, 熱邪自解, 閉結自通矣.

益胃湯鞠通

益胃湯能養胃陰, 冰糖玉竹與沙參, 麥冬生地同煎服, 溫病須知顧慮津.

益胃湯, 沙參(三錢) 麥冬(五錢) 冰糖 細生地(各五錢) 玉竹(一錢半).

治陽明溫病, 汗下後病已解, 當復其陰, 此湯主之.

夫傷寒傳入陽明, 首慮亡津液, 而況溫病傳入陽明, 更加汗·下後者乎! 故雖邪解, 胃中之津液枯槁已甚, 若不急復其陰, 恐將來液虧燥起, 乾咳·身熱等證, 有自來矣. 陽明主津液, 胃者五臟六腑之海. 凡人之常氣, 皆稟於胃, 胃中津液一枯, 則臟腑皆失其潤澤. 故以一派甘寒潤澤之品, 使之飮入胃中, 以復其陰, 自然輸精於脾, 脾氣散精, 上輸於肺, 通調水道, 下輸膀胱, 五經竝行, 津自生而形自復耳.

五汁飮鞠通

五汁飮方條辨中, 藕梨薺蔗四般春; 蘆根取汁相和服, 肺胃溫邪熱上攻.

五汁飮, 梨汁 荸薺汁 鮮蘆根汁 藕汁 甘蔗汁, 臨時斟酌多少, 和勻凉服. 不喜凉者, 重湯燉溫服之.

治手太陰溫病口渴甚者, 此湯主之.

夫溫病之來, 皆從口鼻而入, 無不先傷肺胃. 倘肺胃之陰素傷, 則津枯液涸之象, 早見一斑. 急以甘寒之屬滋液救焚, 其無形之邪, 不淸自解. 故方中五物, 皆用鮮汁, 取其甘凉退熱, 而其力較乾者煎湯爲尤甚. 且五物之中, 雖皆屬甘寒, 而各自爲用. 如梨之淸肺, 蘆之淸胃, 二味皆能流利大腸. 溫邪雖屬無形, 恐內有痰滯, 荸薺可以消導之. 熱傷陰血, 則血熱相瘀, 藕汁可以行散之. 甘蔗甘平, 和中養胃, 一如方中用甘草之意, 此亦善於立方者耳.

冬地三黃湯鞠通

冬地三黃芩柏連, 元參甘草共相添; 蘆根汁與銀花露, 溫病陰虧濕熱兼.

冬地三黃湯, 麥冬(八錢) 黃連(一錢) 蘆根汁(半酒杯, 衝) 元參(四錢) 黃柏(一錢) 銀花露(半酒杯, 衝) 細生地(四錢) 黃芩(一錢) 生甘草(三錢), 水八杯, 煮取三杯, 分三次服, 以小便得利爲度.

治陽明溫病, 實證未劇, 濕熱相兼, 不可下, 小便不利, 陰津不足者, 此湯主之.

夫溫病一證, 與傷寒迥異. 傷寒慮在亡陽, 及至寒邪化熱, 傳入胃腑, 證見燥實, 乃成下證. 溫病慮在傷陰, 內多濕熱, 卽使邪入陽明, 而成可下之證, 其粘膩交固之氣, 有非下法可以去者, 而陰氣愈熱愈傷, 勢不得不兩顧而治. 故以生地·元參·麥冬之養陰津, 三黃之化濕熱. 銀花露·蘆根汁皆系甘凉清潤之品, 一可解溫邪於外, 一可清溫邪於中. 用甘草者, 緩病之急, 和藥之性耳.

清火之劑

蔣寶素曰:"火者, 有君火, 有相火". 君火以明, 相火以位. 天之日, 人之心, 君火也, 萬物百病之火, 皆相火也. 明位相生, 君相相資, 如環無端, 亢變則病生焉. 以天地言之, 如溽暑流行, 爍石流金, 此天地六淫之火, 君火傷人之證也; 龍雷振蕩, 光焰詣天, 此天地之藏火, 火不歸元之證; 赤旱千里, 川源枯竭, 此天地之府火, 火從邪化之證; 陰霾四翳, 此天地無火之證, 皆相火也. 以人言之, 則斑疹瘡瘍, 一時暴起, 此人之六淫之火, 君火傷己之證也; 若肝腎陽升, 面戴陽色, 此人之藏火, 火不歸原之證; 伏邪化熱, 苔刺唇焦, 此人之府火, 火從邪化之證; 形神暗淡, 食少便溏, 此人之無火之證, 皆相火也. 其君相二火, 論之甚詳, 而治法尤宜細辨. 大抵五臟六腑 · 七情六淫, 皆有火病, 總不外乎表 · 裏 · 虛 · 實四者之間, 而表裏之間, 又不外乎虛 · 實兩途. 但能知其虛實, 則虛者補之 · 攝之, 實者清之 · 散之, 於是治火之法, 無餘蘊矣! 玆集但列治實火諸方於後, 以供采擇, 其餘一切虛火諸法, 皆散見各門, 學者尋繹可也.

黃連解毒湯

黃連解毒柏芩梔, 熱勢猖狂不可持; 一切火邪充上下, 躁煩吐衄急宜施.

黃連解毒湯, 黃連 黃芩 黃柏 梔子(等分).

治一切火邪, 表裏俱盛, 狂躁煩心, 口燥咽乾, 大熱乾嘔, 錯語不眠, 吐血衄血, 熱盛發斑等證.

汪訒庵曰: "毒者, 卽火邪之盛也. 邪入於陽則狂, 心爲熱所擾則煩, 躁則煩之盛也. 口燥咽乾, 火盛津枯也; 乾嘔者, 熱毒上衝也; 錯語者, 熱毒其神也; 不眠者, 熱盛而陰不靜也; 至於吐衄 · 發斑等證, 熱攻入胃, 逼血妄行也". 此皆六淫火邪, 充斥上下 · 表裏, 有實無虛之證. 故治法非緩劑可以了事者. 黃芩淸上焦之火, 黃連淸中焦之火, 黃柏淸下焦之火. 梔子瀉三焦之火, 從心肺之分, 屈曲下行, 由小腸 · 膀胱而出. 蓋四味皆大苦大寒之藥, 淸其亢甚之火, 而救其欲絶之水也. 然非實熱, 不可輕投耳.

升陽散火湯 東垣

升陽散火葛升柴, 羌獨防風參芍加; 甘草更加薑棗配, 陽經火鬱發之諧.

升陽散火湯, 柴胡(八錢) 防風(二錢半) 葛根 升麻 羌活 獨活 人參 白芍(各五錢) 生熟甘草(各三錢), 每服五錢, 加薑 · 棗煎.

治六淫火邪, 外鬱肌表, 熱如火燎, 捫之烙手, 無汗不解, 淸之不愈者, 用此發之.

夫六淫有火, 七情亦有火, 皆有表裏 · 虛實, 學者固當省察. 此方治外來之火鬱於表分, 而不得解散者. 然火之爲病, 疾如奔馬, 其客於表也, 則不能拘據於一經. 故以柴胡以發少陽之火, 升·葛以發陽明之火, 羌·防以發太陽之火. 但外來之邪, 雖充斥三陽, 然其來也, 必始自太陽, 其去也, 亦必還返太陽. 太陽與少陰爲表裏, 其界最近, 不免有侵犯之虞. 故以獨活從少陰解其渙散之邪, 而以人參·甘草益元氣, 芍藥斂陰血, 薑·棗和營衛, 皆欲使邪不犯於內耳.

凉膈散『局方』

凉膈散中梔子翹, 黃芩甘草大黃硝, 薄荷竹葉同生蜜, 中上焦煩熱勢燎.

凉膈散, 連翹(四兩) 大黃酒浸 芒硝 甘草(各二兩) 黑山梔 酒芩 薄荷(各一兩), 爲末, 每服三錢, 加竹葉·生蜜煎.

治火邪上盛, 中焦燥實, 煩躁口渴, 目赤頭眩, 口瘡唇裂, 吐血衄血, 大小便閉, 以及斑黃狂亂等證.

夫火邪至於上中二焦, 與胃中宿食渣滓之物, 結而不散, 則爲以上種種諸證. 若火之散漫者, 或在裏, 或在表, 皆可淸之·散之而愈. 如挾有形之物, 結而不散者, 非去其結則病終不痊. 故以大黃·芒硝之蕩滌下行者, 去其結而逐其熱. 然恐結邪雖去, 尙有浮遊之火, 散漫上·中, 故以黃芩·薄荷·竹葉淸徹上·中之火. 連翹解散經絡中之餘火, 梔子自上而下, 引火邪屈曲下行. 如是則有形·無形·上下·表裏諸邪, 悉從解散. 用甘草·生蜜者, 病在膈, 甘以緩之也.

左金丸

左金丸子出先賢, 一兩吳萸六兩連; 金令左行平木火, 呑酸脇痛病纏綿.

左金丸, 黃連(六兩, 薑汁炒), 吳萸(一兩, 鹽水泡), 水丸.

治肝火燥盛, 左脇作痛, 呑酸吐酸, 一切疝氣之屬於肝火者.

夫呑酸·吐酸·疝氣等證, 各有寒熱之不同, 而屬於肝火者爲尤多. 以肝居於左, 其味酸, 有相火內寄, 其脈絡陰器, 抵少腹, 故爲諸證. 蓋氣有餘卽是火, 肝火有餘, 不得不假金令以平之. 黃連苦寒入心, 直折心火, 不特實則瀉其子, 且使火不刑金, 則金令得以下行, 而木自平矣. 吳萸辛熱, 能入厥陰, 行氣解鬱, 又能引熱下行, 且引黃連入肝. 一寒一熱, 一苦一辛, 同治厥陰氣火有餘, 故疝氣之偏於熱者, 亦能取效耳.

龍膽瀉肝湯『局方』

局方龍膽瀉肝湯, 車澤柴芩生地黃; 歸草木通梔子等, 厥陰濕火力能匡.

龍膽瀉肝湯, 龍膽草酒炒 梔子酒炒 黃芩炒 澤瀉 木通 車前子 當歸酒洗 生地酒炒 柴胡 生甘草.

治肝膽濕火熾盛, 脇痛·耳聾 或筋痿陰汗, 以及陰腫陰痛 淋濁溲血等證.

夫相火寄於肝膽, 其性易動, 動則猖狂莫製, 挾身中素有之濕濁, 擾攘下焦, 則爲種種諸證. 或其人肝陰不足, 相火素强, 正値六淫濕火司令之時, 內外相引, 其氣幷居, 則肝膽所過之經界, 所主之筋脈, 亦皆爲患矣. 故以龍膽草大苦大寒, 大瀉肝膽之濕火. 肝膽屬木, 木喜條達, 邪火抑鬱, 則木不舒, 故以柴胡疏肝膽之氣. 更以黃芩淸上, 山梔導下, 佐之以木通 · 車前 · 澤瀉, 引邪熱從小腸 · 膀胱而出. 古人治病, 瀉邪必兼顧正, 否則邪去正傷, 恐犯藥過病所之弊, 故以歸 · 地養肝血, 甘草緩中氣, 且協和各藥, 使苦寒之性不傷胃氣耳.

瀉白散 錢乙

瀉白方醫肺火蒸, 桑皮地骨降而淸; 更須甘草和粳米, 助土生金妙入神.

瀉白散, 桑白皮 地骨皮(各一錢) 甘草(五分) 粳米(百粒).

治肺火皮膚蒸熱, 灑淅惡寒, 日晡益盛, 喘嗽氣急等證.

夫肺爲嬌臟而屬金, 主皮毛, 其性以下行爲順, 上行爲逆, 一受火逼, 則以上之證見矣. 治此者, 皆宜淸之 · 降之, 使復其淸肅之令. 桑白皮皮可行皮, 白能歸肺, 其甘寒之性, 能入肺而淸熱, 固不待言, 而根者入土最深, 能淸而復降, 又可推想. 地骨皮深入黃泉, 無所底止, 其甘淡而寒之性, 雖能瀉肺之伏火, 然觀其命名取意, 能入肝腎, 凉血退蒸. 可知二皮之用, 皆在降肺氣, 降則火自除也. 甘草瀉火而益脾, 粳米淸肺而養胃, 瀉中兼補, 寓補於宣, 雖淸肺而仍固本耳.

紫雪丹『局方』

紫雪黃金砂麝玄, 滑磁寒水石膏甘; 二硝丁木沈升等, 犀角羚羊熱可安.

紫雪丹, 黃金(百兩) 寒水石 石膏 滑石 磁石(各三斤) 升麻 玄參 炙甘草(各半斤) 犀角 羚羊角 沈香 木香(各五兩) 丁香(一兩), 以上幷搗銼, 入水中煎, 去滓, 入後藥. 朴硝 · 硝石(各二斤), 提淨, 入前藥汁中, 微火煎, 不住手將柳木攪, 候汁欲凝, 再加入後二味. 水飛辰砂(三兩), 當門子(一兩二錢), 二味另硏細, 入前藥拌勻, 合成, 退火氣. 冷水調服一 · 二錢.

治內外皆熱, 狂叫奔走, 發斑發黃, 口瘡脚氣, 一切蠱毒 · 藥毒等證.

方中獨以砂 · 麝 · 二硝四味用其質, 以之爲君. 朴硝下導, 硝石上散, 二物皆水鹵結成, 性峻而易消, 爲破滯散邪之專藥. 辰砂辟邪安神, 麝香通關達竅, 爲之臣. 其餘諸藥, 皆取其氣, 不用其質. 如黃金之鎭邪, 犀角 · 羚羊淸之於上, 寒 · 滑 · 石 · 磁淸之於下, 升麻之上升, 沈 · 玄之下降, 甘草守中而解毒, 丁 · 木散氣而疏邪, 用爲佐使, 在用者之得心應手耳.

萬氏牛黃淸心丸

牛黃萬氏可淸心, 梔子芩連共鬱金, 蒸餠辰砂作丸子, 熱邪內閉服之靈.

萬氏牛黃淸心丸, 西牛黃(二分) 黃芩(五錢) 黃連(五錢) 鬱金(二錢) 黑山梔(二錢), 蒸餠糊丸, 飛淨朱砂(一錢半)爲衣. 每丸計重一錢.

治溫邪內陷, 熱入心包, 痰涎壅塞, 神昏譫語, 發厥發暈, 牙關緊閉, 以及小兒急驚風等證.

夫熱邪內陷, 不傳陽明胃腑, 則傳入心包. 若邪入心包, 則見神昏 · 譫語諸證, 其勢最慮內閉. 牛黃芳香, 氣淸之品, 輕靈之物, 直入心包, 辟邪而解穢. 然溫邪內陷之證, 必有粘膩穢濁之氣, 留戀於膈間, 故以鬱金芳香辛苦, 散氣行血, 直達病所, 爲之先聲, 而後, 芩 · 連苦寒性燥者, 祛逐上焦之濕熱, 黑梔淸上而導下, 以除不盡之邪. 辰砂色赤氣寒, 內含眞汞, 淸心熱, 護心陰, 安神明, 鎭君主, 辟邪解毒, 兩者兼優. 丸以蒸餠者, 取其化滯耳.

清骨散

清骨散中鱉甲秦, 銀柴地骨草知青, 胡黃連可除邪熱, 水竭陰消骨內蒸.

清骨散, 銀柴胡(一錢半) 胡黃連 秦艽 鱉甲童便炙 地骨皮 青蒿 知母(各二錢) 炙甘草(五分).

治骨蒸勞熱.

夫骨蒸一證, 肌膚按之不熱, 自覺骨內熱勢蒸蒸而出, 每夜五心煩熱, 皆由水虧火熾, 邪熱伏於陰血之中而致. 久則陰愈虧而熱愈盛, 熱愈盛而陰愈虧, 其煎熬之勢, 不至陰竭不已耳. 故每至身體羸瘦, 脈形細數, 而勞證成矣. 然病始於熱伏陰中, 若不去其熱, 徒養其陰, 則病根不除, 無益也. 故以銀柴 · 青蒿 · 秦艽之苦寒直入陰分者, 宣熱邪而出之於表, 胡黃連 · 鱉甲 · 地骨 · 知母苦寒 · 甘寒之性, 從陰分以清伏熱於裏. 用炙甘草者, 緩其中而和其內外, 使邪去正安之意耳.

香連丸

香連丸子痢門方, 赤白相兼膿血殃; 連用吳萸同炒去, 木香生研醋丸良.

香連丸, 黃連(二十兩, 以吳萸(十兩)同炒, 去萸不用), 木香(四兩八錢, 不見火), 醋糊丸.

治下病赤白, 膿血相雜, 裏急後重.

夫痢之爲病, 固有寒熱 · 虛實 · 新久之不同. 假令在暑令之時, 由於暴起者, 皆由濕熱鬱蒸腸胃而致, 傷於血分者則赤, 傷於氣分者則白, 氣血兩傷則赤白交下. 如膿血者, 其濕熱之氣鬱於腸中, 挾腸中浮穢膏血之屬, 蒸化而成也. 裏急者, 腹中絞痛, 邪正相搏也; 後重者, 數至圊而不能便, 如暴注下迫, 火性急速也. 然後重亦有氣虛下陷者, 當察其腹痛在於便前·便後, 便前爲實, 便後爲虛, 而再加以望·聞·問·切參之, 則病無遁情矣! 黃連苦燥濕, 寒勝熱, 直折心脾之火, 故以爲君. 用吳萸同炒者, 取其疏大腸之壅氣, 且以殺大寒之性也. 裏急出於氣滯, 木香辛溫行氣, 通利三焦. 一寒一熱, 一陰一陽, 有相濟之妙也.

楡槐臟連丸

臟連丸內用楡槐, 三味相和方法佳; 共入猪腸煮爛作, 久新痔漏效堪誇.

楡槐臟連丸, 川連(二兩) 槐米 地楡炭(各一兩五錢) 猪大腸(二尺, 洗淨), 先將地楡·槐米裝入猪大腸內, 用米泔水煮爛, 和入川連, 打爲丸.

治新久痔漏, 腸風下血, 脫肛痛癢, 腸癰·臟毒等證.

夫以上之證, 其病各有新久之不同, 其血亦有鮮晦之不一. 然大抵由乎濕熱鬱於大腸, 逼於血分者爲多. 故以黃連之苦寒性燥·專除濕熱者爲君, 而以地楡·槐米之涼血疏風者佐之. 因病在大腸, 故以猪大腸引之入腸, 然後三藥得以建其功而除其病耳. 臟連丸一方, 種種不同, 似推此方爲獨得, 其藥鋪亦皆置備, 故錄之.

玉女煎『景岳』

景岳新方玉女煎, 石膏知膝地冬兼; 水虧火盛邪留胃, 脈象浮洪須細研.

玉女煎, 石膏 熟地(各五錢) 麥冬(二錢) 知母 牛膝(各一錢半).

治水虧火盛, 六脈浮洪滑大, 少陰不足, 陽明有餘, 煩熱口渴, 頭痛牙疼, 失血等證.

夫人之眞陰充足, 水火均平, 決不致有火盛之病. 若肺腎眞陰不足, 不能濡潤於胃, 胃汁乾枯, 一受火邪, 則燎原之勢而爲似白虎之證矣. 方中熟地 · 牛膝以滋腎水, 麥冬以保肺金. 知母上益肺陰, 下滋腎水, 能治陽明獨勝之火. 石膏甘寒質重, 獨入陽明, 清胃中有餘之熱. 雖然理雖如此, 而其中熟地一味, 若胃火熾盛者, 尤宜斟酌用之, 卽虛火一證, 亦宜改用生地爲是. 在用方者神而明之, 變而通之可也.

三黃石膏湯

三黃石膏芩柏連, 梔豉麻黃薑棗煎; 溫病三焦陽毒盛, 縱橫表裏火如炎.

三黃石膏湯, 石膏(一兩五錢) 黃芩 黃連 黃柏(各七錢) 梔子(三十枚) 麻黃(一兩) 淡豉(二合), 每服一兩, 薑(三片) 棗(二枚) 細茶(一撮), 煎熱服.

治溫疫病表裏三焦大熱不解, 或煩躁大渴, 面赤鼻乾, 兩目如火, 身形拘急而不得汗, 六脈洪數, 及陽毒發斑等證.

黃芩清上焦之火, 黃連清中焦之火, 黃柏清下焦之火, 梔子通瀉三焦之火, 使之屈曲下行. 夫疫之來也, 必從口鼻而入, 鼻氣通於肺, 口氣通於胃, 肺胃爲受邪之藪. 故重用石膏以清肺胃, 以杜其傳化之源. 裏熱旣清, 表尚未解, 故以麻黃 · 淡豉之發汗解表者, 一行於肺, 一行於胃, 如是則表裏均解耳. 用薑 · 棗者, 亦不過扶正散邪; 細茶者, 所以清肅上焦耳.

黃連阿膠湯

黃連阿膠湯芩芍, 鷄子黃須衝入藥; 不臥心煩屬少陰, 陽邪內陷陰津灼.

黃連阿膠湯, 黃連(四兩) 阿膠(三兩) 黃芩 芍藥(各二兩) 鷄子黃(三枚), 右五味, 以水六升, 先煮三物, 取二升, 去滓, 內阿膠, 烊盡少冷, 內鷄子黃, 攪令相得. 溫服七合, 日三服.

治少陰病得之二·三日, 心中煩不得臥者.

此病發於陰, 熱爲在裏. 夫少陰屬腎, 腎藏精, 主閉藏. 今爲陽邪內擾, 則陰精不能閉藏, 何以上交於心主? 故心煩不寐所由來也. 此方以阿膠色黑入腎者, 塡補陰精; 鷄子黃之色赤入心者, 奠安君主. 且驢皮黑而居外, 鷄子黃赤而居內, 得陰陽交互之理. 更加芍藥以護陰而和陽, 然後以芩·連從陰中直泄其陽邪, 庶不復傷其陰耳.

除痰之劑

痰者, 其源不同, 其來各異, 有燥·濕之分, 寒·熱之別, 皆津液所化. 昔人所謂“脾爲生痰之源, 肺爲貯痰之器”, 故咳出之痰, 皆出於肺. 因肺主皮毛, 其氣下行, 或外感風寒, 肺氣鬱而不降, 則肺中津液蒸而爲痰; 如肺爲火逼, 津液亦易成痰. 此等之痰, 皆出於肺, 而從咳出者也. 若脾爲生痰之源者, 因脾虛不能運化, 則胃中之津液, 與一切濕濁食飮, 皆易成痰, 而從吐出. 故痰從吐出者, 皆出於胃中, 因脾虛所致, 故云脾爲生痰之源也. 其間或挾外感之六淫, 或挾內傷之七氣, 或腎陽不足, 水邪上泛, 或腎陰虧損, 津液煎熬, 皆能成痰. 是以古人有云: “痰爲百病之母, 奇病怪證, 皆屬於痰”. 痰之變幻不一, 醫者各察其因而治之, 則痰自化矣. 又龐安常云: “善治痰者, 不治痰而治氣, 氣順則一身津液亦隨氣而順, 自無痰患”. 此亦先哲名言耳. 此集會聚各方, 治濕痰·實痰者居多, 其他治燥痰·虛痰等方, 散列各門, 參觀可也.

二陳湯『局方』

導痰湯

二陳半夏與陳皮, 甘草茯苓四味宜; 枳實膽星加入此, 導痰湯號力頗奇.

二陳湯, 半夏薑製(二錢) 陳皮去白 茯苓(各一錢) 甘草(五分), 加薑煎.

治一切痰飮爲患, 咳嗽脹滿, 嘔吐惡心, 頭眩心悸等證.

夫痰之爲病, 先當辨其燥 · 濕兩途. 燥痰者, 由於火灼肺金, 津液被灼爲痰, 其咳則痰少而難出, 治之宜用潤降清金; 濕痰者, 由於濕困脾陽, 水飮積而成痰, 其嗽則痰多而易出, 治之又當燥濕崇土, 如此方者是也. 半夏辛溫, 體滑性燥, 行水利痰, 爲治濕痰之本藥, 故以爲君. 痰因氣滯, 故以陳皮理氣而行滯; 痰因濕生, 用茯苓滲濕而導下二物爲臣. 濕痰之生, 由於脾不和, 故以甘草和中補土, 爲佐也.

○ 導痰湯, 卽本方加膽星 · 枳實, 治頑痰膠固, 非二陳所能除者. 加膽星以助半夏化痰, 加枳實以成衝墻倒壁之功耳.

清氣化痰丸

清氣化痰星夏陳, 芩苓枳實杏蔞仁; 丸須薑汁調成糊, 痰火能除氣亦純.

清氣化痰丸, 薑製半夏 膽星(各一兩五錢) 橘紅 枳實麩炒 杏仁去皮尖 瓜蔞仁去油 黃芩酒炒 茯苓(各一兩), 薑汁糊丸, 淡薑湯下.

治熱痰.

汪訒庵曰: "熱痰者, 痰因火而成也. 痰卽有形之火, 火卽無形之痰, 痰隨火而升降, 火引痰而橫行, 變生諸證, 不可紀極. 火借氣於五臟, 痰借液於五味, 氣有餘則爲火; 液有餘則爲痰. 故治痰者必降其火; 治火者必順其氣", 此方所由設也. 方中半夏 · 膽星爲治痰之君藥. 痰由於火, 故以黃芩之苦寒降之, 瓜蔞之甘寒潤之. 火因於氣, 卽以陳皮順之, 枳實破之. 然脾爲生痰之源, 肺爲貯痰之器, 故以杏仁之苦溫疏肺而降氣, 茯苓之甘淡滲濕而宣脾, 肺脾肅清, 則痰不存留矣. 以薑汁糊丸者, 用爲開痰之先導耳.

順氣消食化痰丸『瑞竹堂』

順氣消食化痰丸, 星夏青陳蘇子安; 查麥萊神葛杏附, 丸宜蒸餠服之寬.

順氣消食化痰丸, 薑半夏 膽星(各二兩) 青皮 陳皮去白 萊菔子生 黑蘇子炒 山查炒 麥芽 神麯炒 葛根 杏仁去皮尖 製香附(各一兩), 薑汁和蒸餠糊丸.

治酒食生痰, 胸膈膨悶等證.

夫嗜酒之人, 飮積於中, 多生痰疾, 各隨人之臟氣而變, 如陽虛者卽爲寒痰, 陽盛者卽爲熱痰之類. 若過食辛熱油膩之物, 亦易於生痰, 然此等之痰, 皆由於酒食粘膩滯濁而得. 方中半夏 · 膽星化痰燥濕者, 以之爲君. 治痰者必先順氣, 故以蘇子 · 杏仁降氣以化其痰, 青 · 陳 · 香附理氣以行其滯. 葛根 · 神麯以解其酒, 查 · 麥 · 萊 · 餠以消其食. 薑汁開痰快膈, 用使前驅耳.

指迷茯苓丸『指迷方』

指迷方有茯苓丸, 風化芒硝枳殼圓; 薑汁糊成半夏麴, 痰停臂痛病能蠲.

指迷茯苓丸, 半夏麴(二兩) 茯苓(一兩, 乳拌) 枳殼(五錢, 麩炒) 風化硝(二錢半), 薑汁糊丸, 薑湯下.

治痰停中脘, 兩臂疼痛.

夫痰之爲病, 在腑者易治, 在臟者難醫, 在絡者更難搜剔. 四肢者皆稟氣於脾, 若脾病不能運化, 則痰停中脘, 充溢四肢, 有自來矣. 治之者, 當乘其正氣未虛之時而攻擊之, 使脘中之痰, 去而不留, 然後脾復其健運之職, 則絡中之痰, 自可還之於腑, 潛消默運, 以成其功. 故方中以半夏化其痰, 茯苓行其濕, 枳殼破其氣, 而以薑汁開之, 芒硝下之. 用法之周到, 佐使之得宜, 其痰有不去者乎! 如病甚而絡中之痰不除者, 則可以控涎丹參酌用之可也.

控涎丹『三因』

三因妙應控涎丹, 散結搜邪攻頑痰; 芥子戟甘利臟腑, 薑湯服下卽時寬.

控涎丹, 甘遂去皮 大戟去皮 白芥子各等分, 爲末, 糊丸. 臨臥薑湯送下五分至一錢, 當瀉利.

治人忽患胸背 · 手足 · 腰項筋骨牽引釣痛, 走易不定, 或手足冷痹, 氣脈不通. 此乃痰涎在胸膈上下, 不可誤認癱瘓, 宜此方主之.

李時珍曰: "痰涎爲物, 隨氣升降, 無處不到. 入心則迷成癲癇, 入肺則塞竅喘咳背冷, 入肝則膈痛乾嘔, 寒熱往來, 入經絡則麻痹疼痛, 入筋骨則牽引釣痛, 入皮肉則瘰癧癰腫, 皆可以此方服之, 殊有奇效. 此乃治痰之本. 痰之本, 水也, 濕也. 得氣與火, 則結而爲痰. 大戟能泄臟腑水濕, 甘遂能行經隧水濕, 二味皆能直達水氣所結之處, 以攻決爲用. 白芥子能散皮裏膜外之痰. 惟在善用者能收奇功耳".

三子養親湯 韓氏

三子養親蘇子仁, 炒香萊菔子相尋, 更加芥子和同研, 氣壅痰多食積因.

三子養親湯, 紫蘇子(沈水者) 白芥子 萊菔子, 各微炒研, 煎服.

治老人氣實痰盛, 喘滿懶食等證.

夫痰之生也, 或因津液所化, 或由水飮所成. 然亦有因食而化者, 皆由脾運失常. 以致所食之物, 不化精微, 而化爲痰. 然痰塞則氣滯, 氣滯則肺氣失下行之令, 於是爲咳嗽, 爲喘逆等證矣. 病因食積而起, 故方中以萊菔子消食行痰. 痰壅則氣滯, 以蘇子降氣行痰. 氣滯則膈塞, 白芥子暢膈行痰. 三者皆治痰之藥, 而又能於治痰之中, 各逞其長. 食消氣順, 喘咳自寧, 而諸證自愈矣, 又在用者之得宜耳.

礞石滾痰丸 王隱君

礞石滾痰王隱君, 沈香和入共黃芩; 大黃酒製爲丸服, 百病多緣痰作成.

礞石滾痰丸, 靑朦石(一兩) 沈香(五錢) 大黃酒製 黃芩(各八兩). 上[8], 將礞石打碎, 用硝石一兩, 同入瓦罐, 鹽泥固濟, 曬乾, 火煅, 石色如金爲度, 研末, 和諸藥, 水丸. 量人虛實服之, 薑湯送下. 服後仰臥, 令藥在胸膈之間, 除逐上焦痰滯, 不宜飮水 · 行動.

通治實熱 · 老痰 · 怪證百病.

夫痰之清者爲飮, 飮之濁者爲痰. 故痰者皆因火灼而成, 而老痰一證, 其爲火之尤盛者也, 變幻諸病多端, 難以枚擧. 然治病者必求其本, 芟草者必除其根. 故方中以黃芩之苦寒, 以淸上焦之火; 大黃之苦寒, 以開下行之路, 故二味分兩爲獨多. 但旣成之痰, 亦不能隨火俱去, 特以礞石稟剽悍之性, 而能攻陳積之痰者, 以硝石同煆, 使其自上焦行散而下. 然一身之主宰者, 惟氣而已, 倘或因[9]痰因火, 病則氣不能調, 故以沈香升降諸氣, 上至天而下至泉, 以導諸藥爲之使耳.

白金丸

白金丸子治癲狂, 心竅痰迷惡血戰; 七兩鬱金川出者, 明礬三兩薄荷漿.

白金丸, 白明礬(三兩) 川鬱金(七兩), 薄荷糊丸.

治癲狂失心.

夫癲狂一證, 癲多喜笑, 尙知畏懼, 證屬不足; 狂多忿怒, 人不能制, 證屬有餘. 故『經』云: "重陽者狂, 重陰者癲", 又云: "邪入於陽則狂, 邪入於陰則癲". 但狂病出於肝, 由盛怒而得者爲多, 卽不由怒, 而亦必傳及於肝, 乃成斯證. 以肝者將軍之官, 有相火內寄, 其性剛暴. 故『經』有怒狂一證, 治之以生鐵落飮之文. 癲病則出於心脾, 皆由憂鬱思想而致. 然兩病悉能鬱而成火, 火盛則灼而爲痰, 痰火上乘, 迷亂君主, 則失心風等證所由來也. 鬱金苦降辛開, 專入心臟, 開其

8 중국중의약출판사판에는 "上"이 없으나 학원출판사판을 따라 이교(理校)하였다.

9 중국중의약출판사판에는 "或"이 없으나, 학원출판사판을 따라 "或"을 첨가하였다.

竅, 破其結. 白礬酸鹹而寒, 能化頑痰, 能除痼熱. 以薄荷糊丸者, 亦辛香宣散其上耳.

五癎神應丸

五癎神應麝砂礬, 星夏蠶蛇蜈蝎還; 白附須同薑汁麴, 仍宜皂角使開關.

五癎神應丸, 白附子(五錢, 炮) 半夏(二兩, 洗) 南星 烏蛇(酒浸) 生礬(各一兩) 全蝎(二錢, 炒) 蜈蚣(半條) 白僵蠶(一兩五錢, 炒) 麝香(三字, 另研) 皂角(二兩, 搥碎, 用水半升, 揉汁去渣, 同白礬一處熬乾爲度). 生薑汁煮麴糊丸, 如桐子大, 飛朱砂二錢半爲衣. 每服三十丸, 生薑湯食後送下.

治癎證不論久新, 時發時止.

夫癎之爲病, 發則正氣暴厥, 昏不知人, 或有聲, 或無聲, 病之形態不一, 時之久暫亦不一, 必待正氣復返乃已, 故蘇則其病若失. 皆由風痰膠痼經絡之中, 因所感而觸發, 隨其經絡之所稟而見證. 及其久也, 正氣漸虛, 發時日近. 然治此病者, 必乘正氣未虛之時而攻擊之. 方中白附 · 僵蠶 · 南星 · 半夏, 皆祛風豁痰之品, 匯粹用之, 而又以白礬除其痼熱, 破其積痰. 然非靈變善走之物, 不足以通其經而入其絡, 故用烏蛇 · 全蝎 · 蜈蚣之善竄者, 以入絡搜風. 皂角 · 薑汁所以開其關, 麝香通其竅, 而以朱砂安其神, 寧其君主耳.

大半夏湯『金匱』

小半夏湯

大半夏湯白蜜參, 胃虛嘔吐病相因. 須知小半方名異, 配入生薑或茯苓.

大半夏湯, 半夏(二升) 人參(三兩) 白蜜(一升) 右三味, 以水一斗二升, 和蜜揚之二百四十遍, 煮藥, 取二升半. 溫服一升, 餘分再服.

治胃反嘔吐者, 此湯主之.

尤氏云: "胃反嘔吐者, 由胃虛不能納穀, 朝食而暮吐也. 胃脈本下行, 虛則反逆, 故以半夏降逆, 參·蜜益虛. 東垣云, 生薑之治嘔, 但治上焦氣塞表實之病, 若胃虛穀氣不行, 胸中閉塞而嘔者, 惟宜益胃推揚穀氣而已, 此大半夏湯之旨也".

○ 小半夏湯, 半夏(一升) 生薑(半斤), 煎服. 治嘔家本渴, 渴者, 爲欲解今反不渴, 心下有支飮故也, 此湯主之. 因其雖嘔而飮仍在, 故以半夏味辛性燥, 有散結蠲飮之能; 生薑製半夏之毒, 且以散逆止嘔也.

竹瀝達痰丸

肆中竹瀝達痰丸, 礞石沈香半夏甘; 芩橘大黃參用黨, 竹油薑汁泛爲圓.

竹瀝達痰丸, 礞石 沈香 大黃 黃芩 半夏 橘皮 黨參 甘草, 用竹油·薑汁泛丸.

治頑痰膠痼經絡, 不得解化, 正氣又虛, 不能勝滾痰丸之峻劑者.

夫痰者, 皆津液所化, 而膠痼之痰, 又爲火灼所致. 故治痰者必先降火, 而降火者, 又必先理氣. 方中黃芩淸上, 大黃導下, 沈香升降諸氣, 而後礞石得成其消痰散結之功. 半夏 · 陳皮以匡礞石之不逮, 人參 · 甘草以助正氣之運行. 竹瀝行經入絡, 用其以化皮裏膜外之痰, 薑汁豁痰和胃, 又解竹瀝之寒, 互相爲用耳.

溫膽湯『集驗』

十味溫膽湯

溫膽湯方卽二陳, 竹茹枳實兩和勻; 痰多不寐魂難寄. 地遠參仁十味名.

溫膽湯, 陳皮 製半夏 茯苓 甘草 麩炒枳實 竹茹, 加薑煎.

治膽虛痰擾, 驚悸不眠等證.

夫人之六腑, 皆瀉而不藏, 惟膽爲清淨之腑, 無出無入, 寄附於肝, 又與肝相爲表裏. 肝藏魂, 夜臥則魂歸於肝, 膽有邪, 豈有不波及於肝哉! 且膽爲甲木, 其象應春, 今膽虛卽不能遂其生長發陳之令, 於是, 土得木而達者, 因木鬱而不達矣. 土不達則痰涎易生, 痰爲百病之母, 所虛之處, 卽受邪之處, 故有驚悸之狀. 此方純以二陳 · 竹茹 · 枳實 · 生薑和胃豁痰 · 破氣開鬱之品, 內中幷無溫膽之藥, 而以溫膽名方者, 亦以膽爲甲木, 常欲其得春氣溫和之意耳.

○ 十味溫膽湯, 本方加人參 · 遠志 · 棗仁 · 熟地. 治前證因虛而得, 以致夢遺 · 驚惕, 虛多邪少之象. 恐一於除痰, 則虛者益虛, 其病益盛, 故以人參 · 熟地之大補氣血, 協同棗仁以入於肝膽之地. 用遠志者, 取其辛散宣泄之品, 一則可行補藥之滯, 一則可交通心腎, 心腎交則魂亦可賴以安耳.

金水六君煎『景岳』

新方金水六君煎, 脾腎營虛痰咳連; 歸地二陳薑作引, 潤枯燥濕兩般賢.

金水六君煎, 當歸(二錢) 熟地(五錢) 陳皮(一錢半) 半夏(二錢) 茯苓(二錢) 炙甘草(一錢).

原方, "治肺腎虛寒, 水泛爲痰, 或年邁陰虛, 血氣不足, 外受風寒, 咳嗽嘔惡, 多痰喘急等證".

夫肺腎虛寒, 水泛爲痰之證, 似宜溫養攝納之藥爲妥, 非泛泛二陳·歸·地可以治之. 或老年脾腎兩虛, 陰血不足, 而濕痰內盛, 咳嗽不已者, 乃可用之. 凡年高之人, 血脈枯澁, 經絡隧道多不流利, 若有濕邪內盛, 肺失治節之令, 則咳嗽連聲, 斷續不已, 甚則周身經絡掣痛, 或悶[10]氣心痛. 斯時也, 不得不以二陳之屬化其痰, 然恐血枯之人, 不足以當其燥, 故特加歸·地, 以濡其血, 而澤其枯. 方爲不偏不倚, 兩得其宜, 全在學者酌宜用之耳.

和胃二陳煎『景岳』

和胃二陳煎亦新, 乾薑略炒與砂仁; 胃寒嘔吐痰生膈, 服下胸中氣自寧.

和胃二陳煎, 炒乾薑(一錢) 砂仁(五分) 陳皮 製半夏 茯苓(各二錢) 炙甘草(七分).

治胃寒生痰, 惡心嘔吐, 胸膈滿悶, 噯氣等證.

夫胃者, 爲後天生氣之源, 凡人自有生以來, 莫不賴此胃中之生氣, 以爲生長, 故『經』云: "有胃則生, 無胃則死", 而常賴腎中之眞火以爲溫養. 若火土衰微, 一

10 학원출판사판에는 "閃"으로 되어 있으나, 중국중의약출판사판을 따라 "悶"으로 이교(理校)하였다.

遇寒邪, 則痰生飮聚, 於是嘔惡痞悶等證所由來矣. 然嘔惡痞噯等疾, 雖皆爲胃病, 而寒熱虛實皆有之, 更須察其脈, 辨其舌, 詳審病源而施治, 否則 毫釐千里, 遺誤實多. 此方以乾薑入胃散寒, 砂仁入胃理氣, 寒散氣調, 再以二陳化痰蠲飮, 治胃寒而不甚虛者, 爲合法耳.

消導之劑

消者, 消其積; 導者, 行其氣 · 導其滯也. 凡人之臟腑 · 經絡, 氣血通暢流行, 纖毫不滯, 一有停阻, 則無形之邪, 挾有形之痰 · 血 · 飮食, 互相搏結, 稽留不去. 如是則氣道不利, 日以滋盛, 則爲積 · 爲聚 · 爲癥 · 爲瘕, 種種諸證, 所由來也. 然考其停阻之由, 皆由脾虛不能運化所致. 夫脾者, 具坤順之德, 有乾健之能, 消磨穀食, 變化精微, 和調五臟, 灑陳六腑, 爲後天之源, 爲倉廩之本. 凡人之有生以來, 莫不賴此以爲充長, 或火力不足, 或土德衰殘, 失其運化之職, 則停阻等病成矣. 故古人於消導之劑, 每每與補藥幷行, 以正氣不旺, 邪滯終不得去. 若正氣不虛, 驟爲痰血邪滯所困者, 原可純用攻消之法. 一切峻劑, 皆散見各門. 此類均是緩攻平治等方, 以及食積內留, 幷消補兼施之法, 與夫雜治各積之所當知者, 皆匯於此篇, 學者參觀可也.

香砂枳朮丸

香砂枳朮夏陳皮, 六品相和治法奇; 理氣寬胸痰飮去, 助脾消導用之醫.

香砂枳朮丸, 白朮(三兩, 土蒸) 枳實(一兩, 麩炒) 製半夏 陳皮 木香 砂仁(各一兩), 荷葉包陳米飯, 煨乾爲丸.

治飮食停滯, 痞悶不消, 或痰 · 或氣阻塞等證.

凡醫者之治病也, 必先定其爲外感 · 爲內傷. 而內傷之中, 又必論其有餘 · 不足. 夫七情勞倦, 皆爲不足; 飮食痰血, 皆爲有餘. 卽飮食痰血中, 亦有屬虛 · 屬實. 實者固當攻擊, 虛者則當消而去之. 枳實破滯削堅, 行胃中之氣, 化胃中之食, 能消能磨, 無所不至. 然必以白朮補脾之元氣, 助脾之健運, 而贊輔之. 積之所停, 氣必爲滯, 故以香 · 砂理之. 氣滯則痰必聚, 故以橘 · 半化之. 用荷葉燒飯爲丸者, 助淸陽之氣上升, 藉穀氣以和脾胃耳.

保和丸

保和丸內夏苓陳, 査麴連翹菔子尋; 麴糊作丸痰食去, 麥芽湯下滯能淸.

保和丸, 山査(三兩) 神麴炒 茯苓 半夏(各一兩) 陳皮 萊菔子炒 連翹(各五錢), 麴糊作丸, 麥芽湯下. 或以麥芽入藥亦可.

治食積停留, 腹痛痞滿, 或泄瀉, 或吐酸等證.

此爲食積痰滯, 內瘀脾胃, 正氣未虛者而設也. 山査酸溫性緊, 善消腥羶油膩之積, 行瘀破滯, 爲克化之藥, 故以爲君. 神麴系蒸罯而成, 其辛溫之性, 能消酒食陳腐之積. 萊菔子辛甘下氣, 而化麵積. 麥芽鹹溫消穀, 而行瘀積, 二味以之爲輔. 然痞堅之處, 必有伏陽, 故以連翹之苦寒, 散結而清熱. 積鬱之凝, 必多痰滯, 故以二陳化痰而行氣. 此方雖純用消導, 畢竟是平和之劑, 故特謂之保和耳.

參朮健脾丸 東垣

成方參朮健脾丸, 枳實陳皮查麥傳; 神麴糊丸米飮下, 脾虛食滯服之安.

參朮健脾丸, 人參(二兩) 陳皮(一兩) 白朮(土炒, 二兩) 麥芽(炒, 一兩) 山查(一兩五錢) 枳實(三兩), 神麴糊丸, 米飮下.

治脾虛飮食不消.

此爲食積 · 痰滯內瘀, 脾胃已虛者而設也. 夫脾胃之虛, 其來也漸, 固爲病之本; 而食積停滯, 其來也驟, 則爲病之標. 治病當明標本緩急. 急則治其標, 故方中雖消補幷行, 而仍以治標爲急. 故君以枳實之苦寒, 破氣行血, 消食消痰, 爲磨積之主藥. 而後以參 · 朮駕馭之, 不使其過而傷正. 且枳實得參 · 朮之力, 而用益彰, 參 · 朮得枳實則補而不滯, 兩者互相爲用. 然畢[11]竟因食積起見, 故又以麥芽之化穀, 山查之化肉而贊助之. 脾虛停積, 則氣不行, 故以陳皮理之. 用神麴糊丸者, 助其蒸化, 米飮下者, 藉穀氣以和脾胃耳.

11 중국중의약출판사판에는 "必"로 되어 있으나, 학원출판사판을 따라 "畢"으로 이교(理校)하였다.

枳實消痞丸 東垣

枳實消痞丸參朮, 茯苓甘草乾薑合; 黃連朴夏麥芽焦, 虛痞潛消脾自得.

枳實消痞丸, 枳實(麩炒) 黃連(薑汁炒, 四錢) 半夏麴 麥芽炒 人參 白朮(土炒) 茯苓(各三錢) 炙甘草 乾薑(各二錢) 厚朴(三錢), 蒸餠糊丸.

治心下虛痞, 懶倦惡食, 右關脈弦.

夫滿而不痛者爲痞. 痞屬無形之邪, 自外而入, 客於胸胃之間, 未經有形之痰·血·飮食互結, 僅與正氣搏聚一處爲患. 故以黃連·乾薑并用, 一辛一苦, 一散一降, 則無論寒熱之邪, 皆可開泄, 二味實爲治痞之主藥. 然痞結於中, 則氣壅濕聚, 必漸至痰食交阻. 故以枳實破氣, 厚朴散濕, 麥芽化食, 半夏行痰, 自無膠困難愈之勢. 但邪之所湊, 其氣必虛, 故必以四君子坐鎭中州. 祛邪扶正, 并駕齊驅, 故此方無論虛實之痞, 皆可治之. 用蒸餠糊丸者, 以穀氣助脾胃之蒸化耳.

葛花解酲湯

葛花解酲白蔻砂, 青陳參朮木香誇; 二苓澤瀉乾薑麴, 過飮傷脾濕病査.

葛花解酲湯, 葛花 白豆蔻 砂仁(各一錢) 木香(一分) 靑皮 陳皮 人參 白朮炒 茯苓(各四分) 炒神麴 乾薑 豬苓 澤瀉(各三分).

治酒積, 或嘔吐, 或泄瀉, 痞滿頭痛, 小便不利等證.

夫酒之爲物, 其質雖陰, 其性則陽, 故多飮則身熱面赤. 久則性去而質留. 質者, 水也, 陰也, 但隨人之臟氣而爲病. 若陽盛者, 多化濕熱; 陰盛者, 多化濕寒. 然脾胃正氣不虛, 則隨飮隨化, 亦無以上諸證. 治之者, 先宜以參·朮補脾之正氣, 復以乾薑溫脾中之陽, 而助其健運. 濕性粘膩, 故以豆蔻 · 砂仁 · 木香 · 青皮 · 陳皮一派辛香燥烈之品以佐之. 酒乃穀所釀成, 故以神麴消之. 論治酒之法, 解表, 利小便, 亦爲兩大法門, 故以葛花入陽明, 以解在表之酒濕; 苓 · 瀉達小腸, 以滲在裏之酒濕耳.

陰陽攻積丸 喬氏

喬氏陰陽攻積丸, 薑萸烏桂夏苓全; 巴霜沈珀參延皂, 酒麴川連萬病安.

陰陽攻積丸, 吳茱萸 炮薑 官桂 川烏 川連 製半夏 茯苓 元胡索 人參(各一兩) 沈香(另研) 琥珀(另研, 各五錢) 巴豆霜(另研, 一錢), 爲末, 用皂角四兩, 煎汁糊丸, 綠豆大. 每服八分, 加至一錢半, 薑湯下, 與補脾胃藥間服. 一方用酒麴糊丸.

夫積者, 陰也, 必有濕痰死血, 留結於三陰之界. 其所以成積之由, 莫不由正虛而得. 故治積諸方, 皆以人參駕馭其間, 爲扶正逐邪地步. 然三陰之結積, 非辛熱無以開通. 故以萸 · 桂走肝, 乾薑入脾, 烏頭達腎, 專取辛烈, 以破至陰之固壘. 半夏 · 茯苓以開痰閉, 延胡 · 琥珀以散血結, 黃連以降其伏陽, 沈香以理其氣滯, 而後, 以巴豆之無堅不破, 仗辛熱之性, 蕩滌有形之物, 銳利下行. 用皂角者, 取其爲破積之先鋒. 用酒麴者, 假穀氣以入脾胃, 消磨其不盡之邪, 爲後隊耳.

丁香爛飯丸

導滯丁香爛飯丸, 食傷冷積脹難寬; 木香香附棱莪朮, 砂智苓皮炙草甘.

丁香爛飯丸, 公丁香(一兩) 茯苓皮(三兩) 炙甘草(一兩) 甘松(三兩) 砂仁 益智仁(各三兩) 母丁香 山棱 莪朮 香附 木香(各一兩), 蒸飯爲丸, 每服一錢半.

治飮冷傷中, 食滯不化, 脘腹疼痛等證.

夫人之臟腑氣血, 喜溫而惡寒, 寒則澁不能流, 溫則消而去之. 故凡積之所成, 無不皆由寒滯而來. 於是氣爲之滯, 血爲之凝, 飮食亦爲之不化, 則稽留而成積矣. 方中丁香 · 益智補火以生土, 木香 · 砂仁導滯而宣中, 甘松 · 香附通理一切諸氣. 六藥皆香烈之性, 各逞其長而行其效, 則脾胃得其所喜, 而復其健運之常. 又以甘草培其不足, 苓皮行其痰水, 山棱 · 莪朮行氣破血, 互爲其功, 爲治積之專藥. 丸以蒸飯者, 取穀氣而爲之資助耳.

統治諸積方

諸般積聚亦須詳, 何病還宜何藥方. 酒積葛花神麴蔻, 茶須椒殼與萸薑.
穀宜穀麥鷄金麴, 肉賴山査阿魏康. 蛋積豆豉薑蔻橘, 麵求萠子炒焦香.
紫蘇薑橘消魚積, 狗肉宜求杏子霜. 種種不能詳細記, 須教藥病兩相當.

卷四 收澁之劑

收者, 收其耗散也, 澁者, 澁其滑脫也. 凡一切外感·內傷有餘之病, 治表·治裏之法, 皆已論之於前. 若夫正虛之中, 又有氣脫·血脫, 或表陽不固, 或裏陰下竭. 卽以五臟論之, 如肺氣耗散, 則咳嗽不止, 心神不足, 則驚悸怔忡, 脾虛之瀉痢, 腎虛之遺泄, 肝虛則魂無所附, 夜臥不寧. 諸如此類, 莫不皆賴酸斂收澁之劑固之·攝之. 至如女科之血崩·經漏·淋帶諸病, 宜固攝者爲尤多, 以及小兒之遺尿·脫肛, 大人之吐血·衄血·自汗·盜汗, 種種虛脫之證, 難以枚擧. 故古人立方, 補偏救弊, 十劑中有"澁可固脫"一法. 玆集, 但采簡便常用者, 匯爲一門, 學者博覽變通, 臨病參酌, 庶不致有誤人之實也.

訶子散東垣

河間訶子散

東垣訶子散神奇, 罌粟乾薑與橘皮, 泄瀉虛寒久不止, 澁能固脫此方醫.

河間訶子方名散, 甘草香連四味齊, 朮芍煎湯用送服, 熱邪久痢便能稀.

東垣訶子散, 訶子(煨, 去核, 七分) 御米殼(去蒂, 蜜炙, 五分) 乾薑(炮, 六分) 橘紅(五分), 爲末, 空心服.

治虛寒泄瀉, 完穀不化, 以及脫肛 · 下血等證.

夫泄瀉之始起也, 有因寒 · 因火 · 因食 · 因濕之不同, 其治固有或溫 · 或清 · 或消 · 或燥之各異. 倘病久失治, 或誤治不痊, 則成虛脫之證. 當此之時, 又非溫補脾腎所能取效者, 必得澁劑以固之, 乃能應手. 訶子 · 粟殼皆酸澁而溫, 澁腸固下, 乾薑溫其脾土, 陳皮燥其脾濕, 而復其健運之常, 則病自愈矣.

○ 河間訶子散, 訶子(一兩半, 生用) 煨木香(五錢) 甘草(一錢) 黄連(三錢), 爲末, 每服二錢, 用白朮 · 芍藥湯調下. 治瀉久腹痛漸少. 用此竭其餘邪, 而止其瀉痢. 此治火邪下痢, 久而虛脫者也. 故以木香 · 黄連行氣清火, 止痢厚腸, 甘草 · 芍藥甘緩酸收, 和中止痛, 訶子澁以收脫, 白朮補以强脾, 亦虛邪兩治之法耳.

眞人養臟湯謙甫

謙甫眞人養臟湯, 木香參朮芍甘當, 訶罌肉蔻安南桂, 瀉痢虛寒幷脫肛.

眞人養臟湯, 罌粟殼(去蒂, 蜜炙, 三兩六錢) 木香(一兩四錢) 肉桂(八錢) 人參 白朮(炒) 訶子 肉豆蔻 當歸(各六錢) 白芍(炒, 一兩六錢) 生甘草(一兩八錢), 每服四錢, 煎湯服之.

治瀉痢日久, 赤白已盡, 虛寒脫肛等證.

夫脫肛一證, 皆大腸之病, 寒·熱·虛·實皆可致之. 虛而挾熱者, 如前之河間訶子散, 虛而有寒者, 卽用此方. 然脫肛雖屬大腸, 推其致此之由, 皆多因脾虛而致, 故以人參·白朮·甘草大補其脾. 但瀉痢日久, 赤白雖無, 其氣分與血分, 不無虛而留滯, 故以木香理氣, 歸·芍和血, 肉桂溫其下, 而散其寒. 肉蔻·罌粟·訶子三味, 皆可固腸止脫, 而爲收澁之劑耳.

牡蠣散

牡蠣散內用黃芪, 浮麥麻黃根最宜; 自汗陽虛表不固, 此方服後顯神奇.

牡蠣散, 牡蠣(煅研) 黃芪 麻黃根(各一錢) 浮小麥(百粒), 煎服.

治陽虛自汗.

夫自汗·盜汗兩端, 昔人皆謂自汗屬陽虛, 盜汗屬陰虛立論. 然汗爲心液, 心主血, 故在內則爲血, 在外則爲汗. 不過自汗·盜汗, 雖有陽虛·陰虛之分, 而所以致汗者, 無不皆由鬱蒸之火逼之使然. 故人之汗, 以天地之雨名之, 天地亦必鬱蒸而後有雨. 但火有在陰·在陽之分, 屬虛·屬實之異, 然二證雖有陰陽, 其爲衛虛不固則一也. 此方用黃芪固衛益氣, 以麻黃根領之達表而止汗. 牡蠣鹹寒, 潛其虛陽, 斂其津液. 麥爲心穀, 其麩則凉, 用以入心, 退其虛熱耳. 此治衛陽不固, 心有虛熱之自汗者也.

當歸六黃湯

當歸六黃湯有力, 芪柏芩連二地協; 陰虛盜汗不能眠, 火擾營中難靜熄.

當歸六黃湯, 當歸 生地 熟地 黃芩 黃柏 黃連, 各等分, 黃芪, 加倍.

治陰虛有火, 盜汗發熱等證.

夫心之所藏於內者爲血; 發於外者爲汗, 汗乃心之液也. 醒而汗出者爲自汗, 因衛陽虛而不固也. 睡而汗出者爲盜汗, 營陰虛而火擾也. 然陰虛火擾, 何以寐則汗出而寤則無汗? 以衛氣者, 寐則行於陰分, 而衛虛, 故汗出; 寤則衛氣仍出之陽, 而衛復固矣. 二地之益陰補血, 用當歸引之入心. 三黃之苦, 以瀉陰中之伏火, 火邪寧熄, 營血靜而汗自不出矣. 然火靜汗止, 恐衛氣不能永固於表, 故加用黃芪以固之耳.

茯菟丹『局方』

茯菟丹療精滑遺, 石蓮五味總相宜, 還須山藥調脾土, 補澁仍兼淡滲奇.

茯菟丹, 菟絲子(十兩) 五味子(八兩) 石蓮肉 白茯苓(各三兩) 山藥(六兩), 將菟絲用酒浸, 浸過餘酒煮山藥糊丸. 漏精, 鹽湯下, 赤濁, 燈心湯下, 白濁, 茯苓湯下, 消渴, 米飮下.

治遺精 · 白濁, 以及强中 · 消渴等證, 由於腎虛者.

夫遺精 · 白濁 · 强中 · 消渴 四證, 雖皆有虛實之分, 無不皆由於腎病而起. 然腎爲藏精之地, 而所以致精病者, 又當歸咎於心, 因君火上動, 則相火下隨, 於是精離其位, 而變證蜂起, 或中州之濕熱相乘, 或上焦之津液下降. 故凡治淋濁 · 消渴等證, 皆當審脈察證, 以施治法. 此方以石蓮清心火, 下達於腎, 使上下之火邪安靜, 則精自守而不妄行. 然離位之精, 與不盡之火, 又宜使之皆出, 故以茯苓從上導下而分利之. 然後用五味固補於下, 山藥固補於中, 菟絲子補少陰之精, 能蒸騰腎水上升, 以復下注之津液耳.

金鎖固精丸

欲知金鎖固精丸, 沙苑蓮須芡實安, 龍牡更兼蓮子肉, 精遺滑脫自能痊.

金鎖固精丸, 潼沙苑(炒) 芡實(蒸) 蓮鬚(各二兩) 龍骨(酥炙) 牡蠣(鹽水煮一日一夜, 煅粉, 各一兩), 蓮子粉糊爲丸, 鹽湯下.

治精滑不禁.

夫遺精一證, 不過分其有火 · 無火, 虛實兩端而已. 其有夢者, 責相火之强, 當清心肝之火, 病自可已. 無夢者, 全屬腎虛不固, 又當專用補澁, 以固其脫. 旣屬虛滑之證, 則無火可清, 無瘀可導, 故以潼沙苑補攝腎精, 益其不足. 牡蠣固下潛陽, 龍骨安魂平木, 二味皆有澁可固脫之能. 芡實益脾而止濁, 蓮肉入腎以交心. 復用其鬚者, 專賴其止澁之功, 而爲治虛滑遺精者設也.

人參樗皮散

人參樗皮散何藥, 兩味末之君不覺; 腸風臟毒久稽留, 血痢因循正又弱.

人參樗皮散, 人參 樗根白皮(東引者, 去粗皮, 醋炙), 各等分, 爲末, 米飮下.

治腸風臟毒, 下血久而不愈, 以及久痢膿血不止等證.

夫腸風 · 臟毒 · 血痢三證, 其始也, 皆屬實邪, 或風入腸中, 或濕熱下注, 或積滯稽留於回環曲折之處, 欲去不去, 以致逼迫營血, 妄行不止, 而成以上諸證. 故治之者, 或疏風導滯, 或清熱行瘀, 觀其脈證, 而立方藥, 自能取效. 及其久也, 皆屬虛而不固矣, 雖有不盡之邪, 亦當以固本爲主, 使正旺而邪自除. 卽欲用治邪之品, 還宜從末治之. 此方用人參大補氣血, 而固其虛. 樗皮之寒能清熱, 苦能燥濕, 澁能固脫, 一物而三善備, 合人參兩味爲末, 米飮服之, 實爲治久虛下血之良法也, 豈可以藥之少而忽之!

桑螵蛸散

桑螵蛸散石菖蒲, 參茯當歸遠志俱, 龍走東方龜入北, 下虛便數力能扶.

桑螵蛸散, 人參 茯苓 遠志 石菖蒲(用鹽水炒) 桑螵蛸(鹽水炒) 龍骨(煅) 龜板(醋炙) 當歸, 各等分, 爲末, 臨臥服二錢, 人參湯下.

治小便頻數, 幷能安神魂, 補心氣, 療健忘.

夫便數一證, 有屬火盛於下者, 有屬下虛不固者. 但有火者, 其便必短而赤, 或澁而痛, 自有脈證可據. 其不固者, 或水火不交, 或脾腎氣弱, 時欲便而不能禁止, 老人 · 小兒多有之. 凡小兒睡中遺溺, 亦屬腎虛而致. 桑螵蛸補腎固精, 同遠志入腎, 能通腎氣, 上達於心; 菖蒲開心竅, 使君主得受參 · 歸之補; 而用茯苓之下行者, 降心氣下交於腎, 如是則心腎自交. 龍與龜皆靈物, 一則入肝而安其魂, 一則入腎而寧其志, 以肝司疏泄, 腎主閉藏, 兩臟各守其職, 宜乎前證皆瘳也.

固眞丸『景岳』

固眞丸治滑遺精, 菟牡金櫻與茯苓.
用蜜作丸酒送下, 新方固陣出張君.

固眞丸, 菟絲(餅, 一斤) 煅牡蠣(四兩) 金櫻子(去子, 蒸熟, 四兩) 茯苓(酒拌蒸曬, 四兩), 蜜丸.

治夢遺精滑.

夫治遺精之大法, 不過通 · 塞兩途. 通者, 通其瘀濁, 滲其濕, 清其熱, 使邪去正安, 精無擾攘, 自能固守閉藏, 而無遺滑之患. 塞者, 因其純虛無邪, 用止塞之劑, 以收其滑脫. 否則精關不固, 正氣下趨, 合污同流, 無所休息矣. 然古人立方, 每每相需幷用者, 以守位之精, 因虛而陷, 故不得不固; 離位之精, 因出而瘀, 又不得不通. 如此方之菟絲子, 大補腎中精氣, 蒸騰腎水, 使之上升而不下降; 牡蠣 · 金櫻, 澁以固之; 茯苓, 通以利之. 以蜜丸者, 取其甘緩協和之意, 使通塞之劑, 各得其平耳.

鞏堤丸『景岳』

鞏堤丸子治陽衰, 不約而遺病勢乖; 韭子地絲益智味, 藥苓朮附骨脂佳.

鞏堤丸, 熟地(二兩) 菟絲(餠炒) 白朮(各二兩) 五味子 益智仁(酒炒) 破故紙(酒炒) 製附子 茯苓 家韭子(炒, 各一兩), 爲末, 山藥糊丸.

治膀胱不藏, 水泉不止, 命門火衰, 小水不禁等證. .

夫遺尿一證, 有虛寒 · 有火迫, 然皆由下元不固而致者爲多. 凡老人 · 小兒多有之, 因老人腎氣已衰, 小兒腎氣未足之故. 蓋腎者, 胃之關也. 若關門不利, 則聚水而成病; 關門不固, 則水勢下趨, 不約而遺矣. 方中熟地 · 菟絲 · 骨脂 · 韭子, 大補腎臟. 然所以約束腎中之氣者, 又在於脾, 故以白朮 · 山藥大補脾土. 益智辛香溫暖, 獨入脾家, 且能於固攝之中, 仍寓流動之意. 附子助其眞火, 茯苓去其邪水. 而以五味子一味, 固其關, 鞏其堤也.

人參定喘湯『局方』

人參定喘首麻黃, 甘草阿膠夏曲桑, 五味生薑罌粟殼, 遠年久嗽妙非常.

人參定喘湯, 人參 麻黃(去節) 炙甘草 阿膠 半夏麴(各一錢) 罌粟殼(蜜炙, 一錢) 桑白皮(蜜炙) 五味子(各五分) 生薑(三片).

治遠年咳逆上氣, 胸滿痞塞, 聲不出者.

夫咳嗽一證, 不過辨其有邪 · 無邪之分; 失音一證, 亦不過審其金實 · 金破之分, 總不離乎外感 · 內傷之間. 但肺爲清肅之臟, 其氣下行爲順, 上行爲逆, 若邪實肺中, 則失其下行之旨, 虛而氣逆, 亦每成上壅之虞. 故無論虛補實瀉法中, 皆當兼用肅降之品. 此方治久咳正虛, 留邪未盡, 用兩顧之法. 人參 · 甘草益其氣, 阿膠復其血, 麻黃 · 生薑宣其邪, 半夏行其濁, 五味 · 罌粟斂其耗散, 桑皮清熱下行, 以順其秋金之令耳.

威喜丸

威喜丸中黃蠟苓, 二般鎔合兩相匀. 元陽不固精遺濁, 久嗽金傷虛火刑.

威喜丸, 茯苓(四兩, 卽以猪苓二兩, 共入磁器內同煮十餘沸, 取出曬乾, 不用猪苓) 黃蠟(四兩). 將茯苓四兩, 爲末, 溶化黃蠟, 爲丸如彈子大. 每服一丸, 細嚼津下. 小便靑白爲度.

治元陽虛憊, 精滑不固, 白濁遺尿, 婦人血海虛冷, 淫濁帶下夢泄等證. 專調斫喪之陽, 理潰亂之陰. 又治肺虛久嗽, 痰火未除者.

夫以上諸證, 皆從虛而不固中來, 治之者似宜純用斂澁之劑, 然淫濁帶下, 皆屬離位之精, 則又宜分消導濁. 茯苓 · 黃蠟二味, 一通一澁, 交相互用, 性皆甘淡, 得天地之至味, 故能調理陰陽, 固虛降濁, 以奏全功耳.

斂肺湯

久咳無邪斂肺湯, 藥煎訶子味相當. 芪皮白及胡桃肉, 罌粟還須甜杏霜.

斂肺湯, 百藥煎 訶子皮 五味子 黃芪皮 白及片 胡桃肉 罌粟殼 甜杏霜.

此爲久咳純虛無邪, 特設一斂固之法, 爲學者采擇耳.

夫咳嗽一證, 當辨其內傷 · 外感兩途. 外感者, 皆屬六淫之邪, 治法或溫散 ·

或清解, 邪去則肺氣清肅, 咳嗽自愈. 內傷者, 除痰飮氣火外, 皆屬肺氣耗散, 審其陰虛 · 陽虛而斂固之. 卽有虛火以及一切雜證相間, 亦不妨用兩顧之治也. 方中百藥煎 · 訶子皮 · 罌粟殼, 皆清虛之品, 入肺而斂其耗散. 五味子斂而兼補, 且能保肺滋腎. 芪皮固肺氣, 白及補肺損, 胡桃 · 杏仁潤肺燥耳.

治瘧之劑

夫瘧之一證,『內經』論之甚詳, 其要領所云: “夏傷於暑, 秋爲痎瘧”, 又云: “夏暑汗不出者, 秋成風瘧”. 由此觀之, 凡瘧之發, 無不由於伏暑而致. 人身邪正, 固勢不兩立. 然六淫之正邪, 皆可伏而後發, 乘人之虛處而伏之, 再遇外感之邪相觸, 外內相引, 新故相亂而病作矣. 伏邪旣動, 必與人身營衛之氣交爭, 故寒熱按時而作. 正氣旺者, 一日一作; 正氣衰者, 或間日·或二日, 必待正化邪盡而病愈. 蓋寒熱一次, 則邪滅一分, 故每日發者易愈, 邪化之速也. 其間日與二日發者難愈, 以正虛不能與之連日相爭, 故休數日乃作, 如此則化之遲耳. 治之者, 必本其所伏之處, 疏之·化之, 使其寒熱漸輕, 然後可用刼截之法. 其本之者何? 痰也, 血也. 蓋暑乃無形之邪, 其所以依踞者, 必賴有形之痰血爲之留伏. 故古人有“無痰不作瘧”之論, 學者於此體會·詳察之, 則治瘧之法無遺蘊矣.

清脾飲嚴用和

清脾飮子朴芩柴, 苓朮甘靑半夏加, 更益生薑草果服, 廓淸脾部瘧爲邪.

淸脾飮, 靑皮(醋炒) 厚朴 柴胡 黃芩(炒) 製半夏 茯苓 白朮(土炒) 炙甘草 草果, 加生薑, 煎.

原方主治, 瘧疾熱多寒少 · 口苦咽乾 · 小便赤澁 · 脈來弦數等證.

然觀其方藥, 竝非純用淸利之品, 其所以爲之淸脾者, 後賢皆謂能廓淸脾部之邪耳. 夫瘧邪雖伏於肝膽之間, 而所以致其伏者, 又在於脾, 因脾失運化之職, 遂致濕濁 · 痰飮與伏邪互結耳. 方中白朮 · 甘草補其脾, 復其健運. 半夏 · 茯苓行其痰, 厚朴散其濕, 而獨以靑皮入肝, 疏其伏邪, 草果入脾, 散其結滯. 柴胡升之, 散瘧邪於表, 黃芩降之, 淸瘧邪於裏. 引用生薑, 亦祛邪辟惡, 以廓淸脾部耳.

常山飲『局方』

常山飮子局方垂, 久瘧難痊截病災. 知貝果檳薑棗酒, 水煎露宿共烏梅.

常山飮, 常山(火酒炒, 五錢) 煨草果 檳榔 知母(各一錢) 烏梅(二枚) 貝母(一錢) 生薑(三片) 大棗(一枚), 半酒半水煎, 露一宿, 日未出時, 面東空心溫服. 渣再用酒煎, 待瘧將發時先服.

治瘧久不已者, 用此截之.

夫截瘧一法, 古人相沿已久. 然考其截之之法, 幷有阻截之意, 不過使其伏邪潰散, 搗其巢窟, 寒熱自止耳. 常山善吐胸中痰結, 引之上升; 檳榔能破胸下癖囊, 導之下降, 使伏邪離而不合. 知母治陽明獨勝之熱, 草果治太陰獨勝之寒, 使寒熱解而自除. 貝母化其不盡之餘痰, 烏梅斂其旣亡之氣血. 薑·棗和營衛, 致津液. 酒·水, 行經絡, 助藥力. 煎露一宿者, 以瘧由伏暑而起, 露能解暑, 白露至則炎暑退耳.

鱉甲煎丸『金匱』

鱉甲煎丸鼠蟅蜣, 桃丹硝朴桂乾薑, 柴芩夏芍阿瞿蘗, 石葦人參蜂大黃,
烏扇紫葳灶下土, 頻添淸酒浸之良. 卽將鱉甲和同煮, 搗爛爲丸法異常.

鱉甲煎丸, 鱉甲(十二分, 炙) 烏扇(三分, 燒) 黃芩(三分) 柴胡(六分) 鼠婦(三分, 熬) 乾薑 大黃 桂枝 石葦 厚朴 紫葳 半夏 阿膠 芍藥 牡丹 蟅虫(各五分) 葶藶 人參(各一分) 瞿麥(二分) 蜂窠(四分) 赤硝(十二分) 蜣螂(六分, 熬) 桃仁(二分). 右二十三味, 爲末, 取煅灶下灰(一斗), 淸酒(一斛五斗), 浸灰, 俟酒盡一半, 着鱉甲於中, 煮令泛爛如膠·漆, 絞取汁, 內諸藥爲丸, 如梧子大. 空心服七丸, 日三服.

治瘧久結爲癥瘕, 名曰瘧母, 此丸主之.

方中寒溫竝用, 攻補兼施, 化痰行血, 無所不備, 而又以虫蟻善走入絡之品, 搜剔其蘊結之邪. 柴·桂領之出表, 硝·黃導之降裏. 煅灶下灰·淸酒助脾胃而溫運, 鱉甲入肝絡而搜邪. 空心服七丸, 日三服者, 取其緩以化之耳.

何人飮『景岳』

何人飮子是新方, 久瘧雙虛法最良. 配入歸陳調氣血, 更須煨熟好生薑.

何人飮, 何首烏(五錢) 人參(三錢) 當歸(二錢) 陳皮(二錢) 煨生薑(兩片), 水二鍾, 煎八分, 於未發前服之.

治氣血兩虛, 久瘧不止.

邪盡而寒熱仍作者, 所謂陽虛則寒, 陰虛則熱, 陰陽相幷, 則寒熱仍作也. 然何以亦發作有時者? 皆由正氣餒弱, 至其時預爲顧慮, 於是陽氣困束, 寒從中生, 久則陽氣仍復而熱矣. 故凡一切祝由鎭壓諸法, 用之亦能止者, 亦不過助其陽氣, 使之伸而不束, 自無寒熱耳. 方中首烏補肝腎之陰, 人參助脾肺之陽, 當歸和其營, 陳皮理其氣, 以爲補藥之助. 生薑生則散表, 熟則溫中, 而益其陽氣耳.

杏仁湯鞠通

加減銀翹散

肺瘧宜求杏子湯, 芩苓翹蔻滑梨桑; 寒從背起苔多白, 咳嗽頻仍渴飮漿.

心瘧熱多煩渴盛, 昏狂舌赤又中黃; 元犀竹葉門冬等, 加減銀翹卽此方.

杏仁湯, 杏仁(三錢) 黃芩(一錢半) 連翹(一錢半) 滑石(三錢) 桑葉(一錢半) 茯苓塊(三錢) 白蔻皮(八分) 梨皮(二錢), 水三杯, 煮取二杯, 日再服.

治舌白渴飮, 咳嗽頻仍, 寒從背起, 伏暑所致, 名曰肺瘧, 此湯主之.

夫『內經』有五臟六腑之瘧, 惜未詳其治法. 玆特采『溫病條辨』中數方, 以廣學者見聞. 此爲伏暑留於肺絡而發也. 故以一派輕宣肺氣, 淸肅上焦之品, 治之自愈. 白蔻宣肺滯, 杏仁降肺氣, 使肺金復其清肅之令. 桑葉輕揚入絡, 散之於外; 黃芩苦寒淸金, 降之於裏. 連翹散上焦之血凝氣聚, 梨皮利肺部之熱蘊邪留. 滑石 · 茯苓, 皆入肺引邪下導耳.

○ 加減銀翹散, 連翹(十分) 銀花(八分) 元參(五分) 犀角(五分) 竹葉(三分), 共爲粗末, 每服五錢, 煎成去渣, 滴荷葉汁二 · 三茶匙, 日三服. 治熱多昏狂 · 譫語煩渴 · 舌赤中黃 · 脈弱而數, 名曰心瘧, 此方主之. 心瘧者, 邪氣留伏於心包絡, 而化爲熱也. 最多內閉之慮, 故以犀角輕靈尖銳之品, 直淸其心臟而泄其邪. 麥冬護其心陰, 元參滋其腎水, 而火自不炎. 連翹 · 銀花 · 竹葉 · 荷葉, 皆輕淸滌熱之物, 且具解散之功, 使浮遊之邪外出耳.

露薑飮鞠通

加味露薑飮

露薑飮子與參和, 脾瘧因寒吐利多. 加入靑陳果夏品, 方名加味起沈疴.

露薑飮, 人參 生薑(各一錢), 水兩杯半, 煮成一杯, 露一宿, 重湯溫服.
治太陰脾瘧, 脈濡寒熱, 瘧來日遲, 腹微滿, 四肢不暖, 此方主之.
此亦脾陽不足, 瘧邪留戀, 邪少虛多之證也. 人參大補脾中之氣, 生薑辛溫以散餘邪, 補而不滯, 散而不泄, 合成甘溫方法. 煎成露一宿服者, 亦如前方常山飮中之意耳.

○ 加味露薑飮, 人參(一錢) 生薑(二錢) 半夏(二錢) 草果(一錢) 廣皮(一錢) 靑皮(一錢, 醋炒), 水二杯半, 煮成一杯, 滴荷葉露三匙, 溫服, 渣再煮服. 治太陰脾瘧, 脈弦而緩, 寒戰, 甚則嘔吐噫氣, 腹鳴溏泄, 此方主之. 此條較前條濕濁內盛, 而寒亦重. 故加草果以溫太陰之積寒, 半夏以化脾家之濕濁, 靑皮 · 陳皮行肝脾之氣, 使濕濁去而正氣存, 則瘧邪自止. 餘法與前相同耳.

青蒿鱉甲湯鞠通

膽瘧青蒿鱉甲湯, 早凉暮熱脈弦剛. 汗多渴飲營陰耗, 花粉丹皮知母桑.

青蒿鱉甲湯, 青蒿(三錢) 知母(二錢) 桑葉(二錢) 鱉甲(五錢) 丹皮(二錢) 花粉(二錢), 水五杯, 煮取二杯, 瘧來前分二次溫服.

治脈左弦, 暮熱早凉, 汗解渴飲, 少陽瘧偏於熱重, 營不足者, 此湯主之.

夫瘧邪, 固皆伏於肝膽者爲多, 但當辨其氣分 · 血分之異. 如小柴胡湯, 治邪在肝膽氣分者也. 若肝膽營血不足者, 則邪乘虛入, 而爲前證矣. 故以鱉甲入肝膽, 養陰退熱, 搜其經絡之結邪. 丹皮凉其血熱, 知母安其腎水. 熱邪內發, 津液耗傷, 故用花粉清熱而止渴. 青蒿入肝膽血分, 疏邪出表. 然邪之由營達衛, 氣分未有不經擾攘者, 故用桑葉之入少陽氣分, 行經達絡, 以盡肝膽之餘邪耳.

厚朴草果湯鞠通

厚朴草果湯苓塊, 杏仁半夏陳皮配, 寒多濕瘧白苔生, 脘悶肢寒邪作害.

厚朴草果湯, 厚朴(一錢半) 杏仁(一錢半) 草果(一錢) 半夏(二錢) 茯苓塊(三錢) 廣皮(一錢), 水五杯, 煮取二杯, 分二次溫服.

治舌白脘悶, 寒起四末, 渴喜熱飲, 濕蘊之故名曰濕瘧, 此湯主之.

夫瘧之一證, 多因伏暑所致. 然暑必兼濕, 若脾胃濕盛之人受之者, 發則已[12]上等證作矣. 故雖熱渴, 而仍欲熱飲也. 治之者, 當以苦辛溫之法以化之, 使濕化,則暑無依附, 而病自愈耳. 草果辛溫香燥, 氣猛而剛, 能治太陰獨勝之寒, 可化脾部稽留之濕. 助以半夏·茯苓之燥, 厚朴·廣皮之散, 以佐之. 濕阻則周身氣機皆滯, 肺主一身之氣, 故以杏仁開其肺, 使之清肅下行, 其濕焉有不去者乎!

扶陽湯 鞠通

少陰三瘧取扶陽, 嗜臥形寒氣血傷, 舌淡脈微口不渴, 桂枝蜀附鹿參當.

扶陽湯, 鹿茸(五錢, 生銼末, 先用黃酒煎) 蜀漆(炒黑) 熟附子 桂枝(各三錢) 人參 當歸(各二錢), 水八杯, 加入鹿茸酒, 煎成三小杯, 日三服.

治少陰三瘧, 久而不愈, 形寒嗜臥, 舌淡脈微, 發時不渴, 氣血兩虛, 此湯主之.

此方爲腎臟眞陽不足, 邪伏至深, 非輕淺藥餌所能療治者而設. 鹿茸大補腎臟之陽, 能通督脈. 督脈總督諸陽, 爲衛氣之根本, 使周身陽氣充滿流行. 而後人參·當歸大補氣血, 助以附子之溫, 隨鹿茸同歸於腎, 正氣內充, 伏邪自潰. 蜀漆提其蘊結之邪, 升之於上; 桂枝解其遊散之邪, 疏之於表耳. 立方之意, 學者宜究心焉.

12 "已"를 학원출판사판에서는 "以"로 개정하였는데, "已"하여도 의미가 통하므로 보존한다.

減味烏梅丸鞠通

減味烏梅丸用連, 厥陰三瘧服爲先. 椒萸桂芍薑苓夏, 辛苦甘酸體用兼.

減味烏梅丸, 半夏 黃連 乾薑 吳萸 茯苓 桂枝 白芍 川椒(炒黑) 烏梅.

治厥陰三瘧, 日久不已, 勞則發熱, 或有痞結, 氣逆欲嘔等證, 此方主之.

夫瘧邪之發也, 雖皆不離乎肝膽之間, 但當分其臟·腑·經絡之異. 如在腑·在經者, 其病淺, 故僅以小柴胡·青蒿鱉甲等方可矣. 若瘧久不已, 結成痞塊, 而有氣逆欲嘔等證, 其爲入臟可知. 然厥陰, 爲兩陰交盡之臟, 體陰而用陽, 有相火內寄. 故其爲病也, 與傷寒相類, 亦見氣逆欲嘔·消渴·吐蛔等證. 其治也, 亦如治傷寒之苦辛雜用, 寒熱幷投, 剛藥以化其陰·柔藥以和其陽, 斂者斂, 散者散, 體用相得, 以順厥陰之性. 然則此條之厥陰三瘧而見氣逆欲嘔等證, 其爲邪犯肝臟, 動其肝用, 傷其肝體, 故用此方以治之耳.

殺虫之劑

虫者, 因化而生, 固有五臟之不同, 種種之各異. 然總不離於土氣卑監, 不節飮食, 爲濕蒸熱鬱而生成也. 如污下之地, 則虫生焉, 其生不息, 日以益繁. 若得風吹之, 日曬之, 則鬱者伸, 濕者燥, 而虫自無矣. 人身之虫, 亦猶是也. 但虫之在腑者易治, 在臟者難除. 久則食人之膏血, 以致肌肉羸瘦, 而成癆瘵者有之, 豈可不節飮食·愼寒暑, 而聽其虫之滋患哉! 每見小兒多虫病者, 皆由於不節飮食. 凡一切生冷瓜果, 皆爲生虫之源. 至於髮癥·鱉瘕, 以及噎膈虫脹·傳屍癆瘵等證, 皆有虫者, 無不由於脾胃正氣不充, 失其健運之常, 有以致之. 是以治之者, 不得純用殺虫之品, 當求其致病之源, 或補之, 或誘之, 或雖殺之而不損脾胃, 參酌進退, 神而明之, 則自無遺蘊矣.

烏梅丸仲景

烏梅丸治厥陰邪, 蛔厥難安煩嘔加. 辛桂椒薑連柏附, 參歸苦酒蜜相諧.

烏梅丸, 烏梅(二百枚) 細辛(六兩) 乾薑(十兩) 黃連(十六兩) 當歸(四兩) 附子(六兩, 炮, 去皮) 蜀椒(四兩, 炒出汗) 桂枝(六兩, 去皮) 人參(六兩) 黃柏(六兩), 苦酒浸烏梅一宿, 去核蒸熟, 和蜜杵, 爲丸, 如桐子大, 每服十丸.

治傷寒厥陰病, 煩躁 · 吐蛔等證. 此方本爲傷寒之方, 而列於此者, 以其有吐蛔一證, 故釋之以備學者之取用耳.

夫厥陰爲兩陰交盡之處, 然有相火內寄, 故又爲陰中之陽. 雖傷於寒, 其木火剛暴之氣, 仍不免上乘土位, 而見煩躁 · 吐蛔等證. 方中用薑 · 附 · 辛 · 椒大辛大熱之物, 溫其寒而安其體; 黃連 · 黃柏大苦大寒之品, 折其火而製其用. 烏梅 · 苦酒之酸斂, 以順其性; 參 · 歸之大補氣血, 以固其正. 用桂枝者, 以肝爲藏血之地, 從血分領邪出外耳. 至於虫得酸則靜, 得辛則伏, 得苦則安之義, 固理之所當然, 但烏梅丸之功用, 未免小窺矣.

化虫丸

化虫丸內楝檳礬, 鉛粉蕪荑鶴虱談, 百部雷雄使君子, 虫留腸胃欲除難.

化虫丸, 鶴虱 鉛粉(炒) 苦楝根 檳榔(各一兩) 使君子 蕪荑 百部 雷丸 雄黃(各五錢) 枯礬(二錢半), 爲末, 酒煮, 麵糊作丸. 量人大小服之, 一歲兒五分.

治腸胃諸虫爲患.

汪訒庵曰: "夫腸胃之中, 無物不容, 其所以化生諸虫者, 緣正氣衰弱, 或誤食生虫之物, 或濕熱鬱蒸, 而成, 亦猶物必先腐而後虫生之義也. 方中各藥, 皆殺虫之物, 走腸胃之品, 單用尚可治之, 纇萃爲丸, 而虫焉有不殺者乎?” 此治正氣未虛, 虫病初起, 輕淺易治者設也. 然學者總須臨病製方, 察其寒熱虛實, 與夫病之新久, 而參酌之, 切勿泥一方以治百病也.

甘草粉蜜湯『金匱』

甘草粉蜜湯金匱, 吐涎心痛虫爲害. 誘之甘蜜令先嘗, 鉛粉和呑殊可貴.

甘草粉蜜湯 甘草(二兩) 白粉(一兩) 白蜜(四兩), 右三味, 以水三升, 先煮甘草, 取二升, 去滓, 內粉 · 蜜攪令和, 煎如薄粥. 溫服一升, 差卽止.

治蛔虫之爲病, 令人吐涎心痛, 發作有時, 毒藥不止者, 此湯主之.

吐涎心痛, 皆由虫蝕上膈, 故俱作止有時. 所謂蛔飽而靜, 則不痛, 蛔饑求食, 擾亂胃中, 則痛而吐涎. 毒藥不止者, 用毒藥攻殺之品, 而虫不去也. 大抵虫之所食, 亦有喜惡, 故用正治之法而不去者, 必用其所喜之味以誘之. 甘草 · 白蜜之甘, 而攪以白粉善殺虫者, 誘之使食, 待甘味旣盡, 毒性便發, 虫患乃除. 此醫藥之變詐也.

理中安蛔丸

理中方內有安蛔, 薑朮參苓椒與梅. 嘔吐胃寒胸膈痛, 溫扶脾土去虫災.

理中安蛔丸, 白朮(陳壁土炒, 二兩) 人參 炮薑 茯苓 川椒 烏梅(各一兩), 蜜丸.

治胃寒吐蛔, 腹痛不止.

夫腹痛一證, 固有寒熱虛實之不同, 其爲虫積者尤多, 以其飮食不節, 生冷過度, 脾胃陽氣薄弱, 不能運化精微, 蘊釀而成虫積矣. 其痛也, 腹中似有形攻擊之狀, 上下作止不一, 亦無喜按 · 拒按之分, 喜熱 · 喜冷之辨, 或好食泥土 · 茶 · 炭等物, 脈象三五不調, 唇色或赤或白, 自有病證可徵. 急用理中, 溫理中臟, 復其健運之職, 而杜其生虫之源. 加入川椒 · 烏梅大辛大酸之品以殺之. 用蜜丸者, 使之易入虫口, 以緩椒 · 梅之急耳.

秦椒剪紅丸

秦椒剪紅丸大黃, 棱莪乾漆木香榔, 椒紅貫衆雄黃麴, 虫膈潛消血膈康.

秦椒剪紅丸, 秦椒 大黃 三棱 莪朮 乾漆 木香 檳榔 貫衆 雄黃, 爲末, 神麴糊丸, 五更時用鷄湯送下.

治虫隔 · 血膈等證.

夫虫膈與血膈兩端, 皆飮食不下, 皆有痛處. 但虫則作止無常, 攻動不一, 或饑則盛而稍得食則緩; 血則口中自覺有血腥氣, 時作呃逆, 或因大怒而血逆於上, 或因受傷而血鬱於中. 然虫膈最易裹血, 血膈每易生虫, 故出一方而兩治之. 方中行氣破血之藥, 居其大半, 而以殺虫之藥輔之. 用神麴糊丸者, 助脾而復其健運之職. 送服用鷄湯者, 以甘美之味而易入虫口也. 學者神而明之, 變而通之, 切[13]謂血膈 · 虫膈幷爲一證而混用一方也.

13 학원출판사판에는 "勿"로 되어 있고, 중국중의약출판사판에는 "切"로 되어 있다. 여기서는 "切"을 따랐다.

治目之劑

目者, 肝之竅也. 雖古人有五輪 · 八廓之分, 然總不離於肝病所致, 亦猶咳之不離肺也. 惟能辨其外感 · 內傷而已矣. 外感者, 皆從六淫風火而來, 以外來之風火, 招引肝臟之風火, 兩相搏激, 爲患特盛, 甚則亦見寒熱之表證. 此皆不過一時之時邪, 故患之者最易傳染, 然治之得法, 亦易愈也. 惟內傷則不止一端. 有腎水不足, 水無所涵, 肝火易動, 目赤腫痛, 眵淚羞明等證, 時作時止者, 有肝腎精華日減, 目視昏花者; 有肝虛不能夜視者. 大凡水能鑑物, 火能昏物, 故治目者皆以益陰滋水爲事. 然亦有水中之眞火不足, 不能蒸動眞精上行於目, 以致目不能遠視者. 至若久而成翳成障, 亦有內外之分. 其因於外者, 由風火逼迫所致, 治法固當疏散. 其因於內者, 由肝氣鬱滯而成, 治之者亦當從"木鬱達之" · "火鬱發之"之義. 或再助以外治之法, 斷不可妄用寒涼, 使之冰凝不化. 其他如內障之目無光者, 治之亦難見效, 卽先哲有金針撥翳等法, 今亦罕見其人. 與夫瞳神之散大或收縮, 其爲寒 · 爲火, 皆有證可據而治. 玆集略備應用之方十餘首, 以爲學者之采擇. 其未詳者, 再求之專書可也.

消風養血湯

消風養血芷防荊, 菊蔓芎歸兩決明, 麻芍桃紅甘草等, 時行赤眼效如神.

消風養血湯, 荊芥 蔓荊子 菊花 白芷 麻黃 防風 桃仁(去皮尖) 紅花(酒炒) 川芎(各五分) 當歸(酒洗) 白芍(酒炒) 草決明 石決明 甘草(各一錢).

治風火時行, 目赤腫痛.

此治目病之因於風火外感者也. 風氣通於肝, 肝藏血, 邪干血分, 故目赤. 風爲陽邪, 風火相搏, 內外相激, 故且腫且痛. 然邪之從外來也, 當知其從何經而入, 則用何藥以解之. 如紅之從上而下者, 屬太陽, 可用麻黃·防風等藥; 如紅自下而上者, 屬陽明, 可用白芷等藥. 自外眦來者, 則屬少陽, 如荊芥·蔓荊·菊花等類, 皆可擇而用之. 以病從外來, 仍當使之外解, 若以寒凉遏之, 卽不能速愈耳. 惟紅自內眦起者, 則爲心火實邪, 可暫用苦寒之品清泄之. 方中歸·芍·川芎養肝之血, 桃仁·紅花破肝之瘀, 甘草以緩其急, 兩決明者以決能明目, 其餘各隨其經之所病, 擇其所當用者, 用之可也.

洗肝散『局方』

洗肝散治眼睛紅, 風毒邪傷火上攻. 羌薄芎歸防草散, 大黃梔子降能通.

洗肝散, 薄荷 羌活 防風 當歸 川芎 梔子 大黃 炙甘草(各等分), 爲末, 每服二錢.

治風毒上攻, 暴作赤腫, 目痛難開, 隱澁眵淚等證.

夫肝火素盛之人, 一旦感召時行風火, 不特疊見如上之證, 每每致成裏實一端, 則小便赤澁, 大便閉艱矣. 治之者, 若僅知解外, 而不知清裏, 則表之風邪雖退, 而裏之實熱未除, 無益也. 故方中羌活 · 防風大開太陽之表, 使邪從外解; 薄荷能清利頭目, 輕宣上焦, 以助羌 · 防之不逮, 於是表邪自無容留之地. 梔子專清上焦之火, 能屈曲下行, 導火邪從小便而出; 大黃瀉實火從大便而出, 於是裏邪亦無留着矣. 甘草緩其急, 而和其諸藥, 歸 · 芎和血養肝, 以善其後耳.

百點膏 東垣

翳障瞳神百點膏, 黃連甘草蕤仁調, 當歸和血防風散, 入蜜熬成點自消.

百點膏, 黃連(二錢. 以水一碗, 熬[14]至半碗, 再入後藥) 當歸 甘草(各六分) 防風(八分) 蕤仁(去皮尖, 二分), 一同熬, 滴水不散, 去渣, 入蜜少許, 再煎少時. 要病人淨心點之, 至目微痛爲度. 一日五 · 七點, 使藥力相續, 故曰百點. 臨臥尤妙.

治風火相搏, 翳遮瞳神.

此翳障之因於外來風火, 火旺者而起也. 然無形風火, 必挾有形之血滯, 始能爲翳爲障. 如火旺者, 雖祛風養血, 其翳亦總不能遽除. 故方中重用黃連以退其火, 然後以防風散其風邪, 當歸和其血絡. 甘草緩其急, 以和其各藥之性. 蕤仁入肝, 散結搜風, 爲摩翳之需. 此方不特可以退翳, 且風火時行赤眼, 亦可用之耳.

---

14 "熬"가 중국중의약출판사판에서는 "煎"자로 되어 있고, 학원출판사판은 "熬"자로 되어 있다. 여기서는 "熬"로 채택하였다.

石斛夜光丸

石斛夜光杞菊參, 犀羚連味菟葙苓, 蒺蓉蒺膝芎甘枳, 杏藥防冬地決明.

石斛夜光丸, 石斛(五錢, 酒洗) 人參 生地 熟地(酒洗) 天冬 麥冬(去心) 白茯苓 防風 草決明 黃連(各一兩) 犀角 羚羊角 川芎 炙甘草 枳殼(炒) 青葙子(炒) 五味子(炒) 蓯蓉(酒洗, 各五錢) 懷牛膝(酒洗) 白蒺藜(去刺, 炒) 菟絲子 菊花 山藥 杏仁(去皮) 枸杞(酒洗, 各七錢). 將石斛熬膏, 和藥末, 煉蜜爲丸, 如桐子大. 每服三 · 五十丸, 鹽湯下.

治神光散大, 昏如霧露, 眼前黑花, 睹物成二, 久而光不收斂, 及內障瞳神淡白綠色.

觀以上諸證, 皆氣血內虧, 風熱鬱滯所致. 方中參 · 藥 · 苓 · 草, 皆補養元氣, 使之運行; 地 · 冬 · 蓯 · 味, 能培益眞陰, 冀其潤澤. 防風 · 菊花 · 青葙 · 草決等, 以搜其風; 犀角 · 羚羊 · 黃連 · 石斛, 以清其熱. 氣滯者用杏 · 枳破之; 氣散者以五味收之. 其餘牛膝 · 菟絲 · 枸杞之類, 皆所以益腎補肝, 固其本臟也. 然藥味龐雜, 學者不可執一用之.

磁朱丸『千金』

磁朱丸法出千金, 神麴調和糊合成. 內障能移鎭墜力, 神光散大自能明.

磁朱丸, 雲磁石 · 朱砂. 先以磁石置巨火中煅七次, 每煅必淬以醋, 研細水飛澄定晒乾, 取淨末二兩. 朱砂亦研細水飛晒乾, 取淨末一兩. 用生神麴末三兩, 與前二味和勻, 更以神麴末一兩, 水和作餅, 煮浮, 搜入前藥, 爲丸, 如綠豆大. 每服三四十丸, 空心, 米飮送下.

治神水寬大漸散, 光采不收, 及內障撥後翳不能消, 用此鎭之.

朱砂稟南方離火之氣, 中懷陰質, 鎭邪蕩穢, 隨磁石吸引之, 能下行入腎, 自然神水肅淸, 而陰霾退避矣. 用生麯者, 藉以發越丹石之性, 而助其建功也. 用米飮下者, 取穀氣以和脾胃, 使朱砂之入心, 磁石之入腎, 嬰兒·姹女藉中土以旣濟之耳. 立方之意, 豈淺鮮哉!

碧雲散

碧雲散乃眼科奇, 外障攀睛眵淚迷. 青黛川芎不食草, 末之吹鼻立能移.

碧雲散, 鵝不食草(一兩, 嗅之卽嚏者眞) 靑黛 川芎(各五錢), 爲散. 先噙水滿口, 每用綠豆許搐鼻內, 以嚏淚爲效, 搐無時. 一方加北細辛·牙皂末(各一兩).

治外障攀睛, 眵淚稠粘等證.

夫治病之道, 有正取, 有旁取. 蓋目爲肝竅, 治目者, 求之於肝, 此正治之法也. 若夫吹耳·吹鼻, 求之肺腎, 此旁取者也. 以肝腎爲子母之臟, 乙癸同源, 肝肺司升降之權, 左右相感. 靑黛·川芎淸肝火而疏肝鬱, 鵝不食草能開肺而取嚏. 用治肺之藥, 吹入肺之竅, 使金令下行, 肝邪自愈, 翳障自除耳.

宣明丸

宣明丸藥治何因, 赤腫羞明血灌睛. 四物芩連軍酒製, 薄荷蜜滴取來呑.

宣明丸, 赤芍 當歸 大黃(酒蒸) 黃芩(各二兩) 生地(三兩) 黃連 川芎 薄荷(各一兩), 蜜丸, 梧子大. 每服五十丸, 食後米飮服.

治瘀血灌睛，赤腫澁痛等證.

夫肝爲藏血之地，一受熱邪，卽逼血上行，於是血灌瞳神 · 赤腫澁痛等證，有自來矣. 治之者，當正其本而清其源，自然流清而標亦愈. 生地養肝之陰；赤芍散肝之血；當歸 · 川芎幷入肝經，理血中之氣，而遂其條達之性. 黃連 · 大黃 · 黃芩直清其上 · 中 · 下三焦之患；故以薄荷輕揚上焦，肅清餘孽. 蜜丸食後服者，亦留戀之意耳.

煮肝散

煮肝散內夜明砂，雀目羞明夜視花. 蛤粉穀精石決等，肝中煮服用之瘥.

煮肝散，夜明砂(淘淨) 蛤粉 穀精草 石決明(各一兩)，爲散，每服三錢，以猪肝竹刀批開，勿犯鐵，攤藥在內，麻線纏定. 米泔水一碗，煮肝，至熟，先取出湯，傾碗內熏眼，肝分三次細嚼，用煮肝湯熱下，一日服之.

治雀目羞明，疳眼翳障等證.

夫雀目一證，至夜則昏如霧露，視物無光，皆由肝有滯濁，積結陰分，以致精津血液至交入陰分之時，不能上升於目，故夜視無光耳. 至小兒疳眼，亦因積滯起見，流雖異，而源則一也. 方中夜明砂專入肝經，破滯化積. 況其屎[15]食蚊而化，蚊身雖化而眼不化，故取之. 穀精草得穀之餘氣，養肝磨翳，爲目疾所需. 蛤粉 · 決明皆介類之品，引之以入陰分. 以肝煮之者，使藥性歸之於肝也.

---

15 중국중의약출판사본에는 "屎"가 "矢"로 되어 있고, 학원출판사판에는 "屎"로 되어 있다. 둘 다 대변의 의미가 있는데 명확하고 쉬운 전달을 위해 "屎"로 하였다.

定志丸『局方』

定志丸療遠視難, 心虛志弱火光殘. 人參遠志菖蒲茯, 蜜滴辰砂衣可還.

定志丸, 遠志 菖蒲(各二兩) 人參 茯苓(各一兩), 蜜丸, 朱砂爲衣.

治目能近視, 不能遠視者.

王海藏曰: "目能近視, 責其有水; 不能遠視, 責其無火, 法當補心". 夫心爲一身之主宰, 元氣之所寓. 然目雖爲肝竅, 而心亦寄竅於目, 何也? 蓋目之於色也, 其好其惡, 悉憑之於心. 故凡目之無力遠視者, 又豈滋水柔肝之法所可愈哉! 方中卽以人參大補元氣, 而用菖蒲爲之先導, 使之入心宣竅, 清宮除道, 則人參之力益見其長. 茯苓寧心氣, 下交於腎; 遠志通腎氣, 上達於心. 朱砂外赤內離, 中含陰汞, 有助陰之功, 以佐人參之不逮, 於是子足不盜氣於母, 肝病自能愈耳.

地芝丸東垣

不能近視地芝丸, 水弱肝虛火勢燃. 生地天冬炒枳殼, 菊花去蒂蜜爲圓.

地芝丸, 生地(焙) 天冬(各四兩) 甘菊花(去蒂) 炒枳殼(各二兩), 蜜丸, 茶清或酒下.

治目能遠視, 不能近視者.

王海藏曰: "目能遠視, 責其有火; 不能近視, 責其無水, 法當補腎". 夫火之力剛, 故能遠照; 水之力柔, 故能近視. 人之一身, 百病千端, 亦不過一陰陽水火而已. 然腎爲主水之臟, 肺爲生水之源, 故以生地大補腎水, 天冬潤養肺金, 使之金水相生, 則肝得所養. 菊花得金水之精, 專入肝經, 能祛風於外; 枳殼具苦降之性, 單行氣分, 爲破滯之需. 庶幾風盡去而滯無留, 則補藥得力, 而病易愈耳. 用茶者, 欲火熱之下降; 用酒者, 欲藥力之上行也.

羊肝丸 類苑

羊肝丸治目昏花, 內障皆由肝滯遮. 木賊夜明蟬退等, 當歸酒洗效堪誇.

羊肝丸, 夜明砂(淘淨) 蟬退 木賊(去節) 當歸(酒炒, 各一兩) 羊肝(四兩, 去筋膜, 水煮), 搗爛和丸.

治目疾內障.

夫內障與外障, 病雖不同, 然爲肝邪上冲凝滯則一也. 肝爲藏血之地, 其性條達, 若血病則肝失所養, 失其條達之性, 於是則鬱結凝滯, 隨其上升之氣, 而爲內外諸障矣. 當歸芳香辛苦, 能潤養肝血, 而又兼行氣分, 以復其肝之本性. 夜明砂系蝙蝠屎[16], 食蚊而化, 但其眼不化, 蚊又爲食血之虫, 故能入肝破血, 爲散結行滯之需. 蟬退 · 木賊, 一則取其善脫, 一則取其善摩, 二味皆輕揚治上, 爲退翳除障之專藥. 用羊肝者, 以羊食百草, 其精華皆聚於肝, 以爲導引耳.

白蒺藜丸

白蒺藜丸治眼奇, 時行赤腫淚淋漓. 蛋清拌入爲丸服, 胬翳遮睛此可醫.

白蒺藜丸, 白蒺藜(一升) 鷄蛋(十枚. 去黃存白, 拌蒺藜一宿, 炒, 磨), 水泛爲丸.

治時行赤眼, 流淚紅腫, 胬翳遮睛, 怕火畏光等證.

夫先哲立方, 簡而備, 約而該, 用一藥而諸證皆除, 較今人之廣絡原野, 以冀

---

16 중국중의약출판사판에는 "屎"가 "矢"로 되어 있고, 학원출판사판에는 "屎"로 되어 있다. 둘 다 대변의 의미가 있는데 명확하고 쉬운 전달을 위해 여기서는 "屎"로 하였다.

一獲者, 其相去不啻如天壤矣. 白蒺藜辛苦性溫, 行瘀破滯, 有瀉肺疏肝之力, 具宣風導滯之功, 故凡一切目疾翳障等證, 悉可用之. 但蒺藜之性, 純乎疏逐見長, 恐一味單行, 誅伐無過, 故以鷄子白之潤養陰血, 以復肝家生生之體. 剛柔相濟, 剿撫互施, 宜乎如上諸證, 皆得見功耳.

外科之劑

外科者, 幷非與內證截然兩途, 實同源而異流也. 故明乎內者, 未必不明於外; 形諸外者, 未必不本主於中. 『經』云: "營氣不從, 逆於肉里[17], 乃生癰腫". 但須辨其寒熱虛實而治之, 使營氣返逆爲順, 復其常度則可矣. 夫營者主血, 循行分肉之間, 得寒則凝澁, 行之不及, 乃失其常; 得熱則沸騰, 行之太過, 亦失其常. 失常則痰凝血結, 而成外證矣. 大抵寒熱虛實, 皆有形證可辨. 如形色淡白而不痛, 舌苔白滑而不渴, 小便淸長, 脈來遲緩, 皆寒也. 色赤焮痛, 舌黃口渴, 二便不利, 脈象浮洪, 皆熱也. 而熱者多實, 寒者多虛, 初起者多實, 潰後者多虛, 不必拘拘乎大小陰陽之定論也. 至治之之法, 寒者熱之, 熱者寒之, 固無論矣. 然寒凝之證, 用溫散之法, 使旣凝之血, 得溫則行, 自然解散, 事之常也. 有證之屬熱者, 其始也, 旣結爲腫, 以寒藥服之而不效, 反用溫藥而得散者, 何也? 蓋結者非溫不行, 兩熱相攻則散, 此又事之變者也. 此皆爲外證之大者言之, 至若輕淺瘡癬之類, 又當觀其所以, 隨證治之, 或內服, 或外敷, 學者參互取效可耳. 玆集略采古法數方, 以備觀覽焉.

17 『소문(素問) · 생기통천론(生氣通天論)』에서는 "里"가 "理"로 되어 있다.

陽和湯

陽和湯法解寒凝, 外證虛寒色屬陰. 熟地鹿膠薑炭桂, 麻黃白芥草相承.

陽和湯, 熟地(五錢) 白芥子(一錢半) 鹿角膠(一錢半) 炮薑炭(五分) 桂枝(一錢) 麻黃(一錢) 甘草(五分), 煎服.

夫癰疽流注之屬於陰寒者, 人皆知用溫散之法矣. 然痰凝血滯之證, 若正氣充足者, 自可運行無阻. 所謂"邪之所湊, 其氣必虛", 故其所虛之處, 卽受邪之處. 病因於血分者, 仍必從血而求之, 故以熟地大補陰血之藥爲君. 恐草木無情, 力難充足, 又以鹿角膠有形精血之屬, 以贊助之. 但旣虛且寒, 又非平補之性可收速效, 再以炮薑之溫中散寒, 能入血分者, 引領熟地 · 鹿膠, 直入其地, 以成其功. 白芥子能去皮裏膜外之痰, 桂枝入營, 麻黃達衛, 共成解散之勳, 以宣熟地 · 鹿角膠之滯. 甘草不特協和諸藥, 且賴其爲九土之精英, 百毒遇土則化耳.

眞人活命飮

眞人活命芷歸銀, 乳沒防甘貝粉陳, 甲片皂針酒作引, 癰疽初起屬陽經.

眞人活命飮, 金銀花(二錢) 陳皮(去白) 當歸(酒洗, 各一錢半) 防風(七分) 白芷 甘草節 貝母 天花粉 乳香(各一錢) 沒藥 皂刺(各五分) 炙甲片(一錢), 用好酒煎. 毒在上, 飽服; 在下, 饑服. 善飮者, 多飮酒, 以行藥勢. 忌酸物 · 鐵器.

治一切腫毒, 初起未消, 偏於輕淺陽分者.

夫腫毒之初起也, 皆由營血阻滯, 鬱而爲熱, 營衛之氣, 失其常度, 病旣形之於外, 必有表證外見. 當此之時, 急須精銳直前之品, 搗其巢穴, 使阻者行, 滯者通, 再助之以各藥, 自然解散. 方中甲片·角針皆能直達病所, 破除結積之邪. 乳香理氣, 沒藥行瘀, 二味皆芳香宣竅, 通達營衛, 爲定痛之聖藥, 以佐甲片·角針之不逮. 然腫堅之處, 必有伏陽, 痰血交凝, 定多蘊毒, 故又以天花粉清之, 金銀花·甘草節解之. 腫毒旣生於外, 卽爲表證, 故以防風解之於後, 白芷疏之於前, 使營衛不盡之邪, 皆從汗出, 如是則腫毒解矣. 至若當歸之和血, 貝母之化痰, 陳皮之理氣, 亦由善後者以理其餘氛. 酒煎則助其藥力耳.

琥珀蠟礬丸

護心琥珀蠟礬丸, 毒盛元虛恐內干. 飛淨雄朱同白蜜, 白湯送下一錢安.

琥珀蠟礬丸, 黃蠟(一兩) 白礬(一兩二錢) 雄黃(一錢二分) 朱砂(一錢, 研細) 琥珀(一錢, 另研極細) 白蜜(二錢). 右四味, 各研細末, 另將蠟蜜入銅杓內溶化, 離火片時, 候蠟四旁稍凝, 方將藥味入內, 攪勻, 共成一塊, 將藥火上微烘, 急作小丸, 如綠豆大, 朱砂爲衣, 磁罐收貯. 每服二三十丸. 食後白湯送下. 毒盛者, 早晚服, 其功甚速.

治癰疽發背, 瘡形已成, 其人卽不虛弱, 恐毒氣不能外出, 內攻於裏, 預服此丸, 護膜護心, 亦且活血解毒.

方中黃蠟·白礬皆固澁之品, 爲護膜之主藥, 故以爲君. 雄黃·朱砂·琥珀, 不特鎭心神·安魂魄, 且皆有解毒之功. 白蜜甘平而潤, 護膜解毒, 兩擅其長. 此丸業瘍醫者, 皆當預備, 以應需用耳.

護心散

護心散治火邪攻, 瘡毒純陽躁擾凶. 甘草辰砂綠豆粉, 乳香定痛妙無窮.

護心散, 綠豆粉(一兩) 製乳香(三錢) 朱砂 甘草(各一錢). 上藥四味, 研細末. 每服二錢, 白滾湯調服, 早晩二次, 有神功.

治瘡毒內攻, 口乾煩躁, 惡心嘔吐等證. 服此護心解毒.

此治外證之火毒熾盛者也. 其燎原之勢, 亟亟[18]可危, 不特津液日被煎熬, 且有犯及心君之慮. 當此之時, 若以苦寒之法用之, 又恐苦燥惡劣之性有傷正氣, 且慮愈耗其陰, 『經』所謂"炎上作苦". 古人有久服黃連, 反能助火之說, 故以綠豆甘寒, 淸熱解毒, 無苦寒燥劣之性, 無耗陰傷正之虞, 以之爲君. 而再以甘草佐之, 其功愈大, 其效愈彰. 然營血之旣結爲腫者, 又非綠豆 · 甘草可以解散, 故以乳香之芳香, 和營理氣, 通徹表裏之藥, 以解散之. 朱砂鎭心安神, 特所以護君主耳.

透膿散

透膿散治毒成膿, 服此能成速潰功. 芎芷歸芪甲片皂, 銀花大力霎時通.

透膿散, 生黃芪(四錢) 白芷 皂角刺 川芎 炙甲片(各一錢) 當歸 金銀花(各五錢) 大力子(一錢, 炒研), 酒水各半, 煎服.

18 학원출판사판에서는 "亟"(빠를 극)을 "岌"(위태로울 급)으로 수정했는데, "亟"로도 의미가 상통하므로 그대로 보존하였다.

治癰毒內已成膿, 不穿破者, 服此卽潰.

夫癰毒之成膿也, 必由正氣充旺, 方得變化而成. 倘或氣血衰弱, 卽不能鬱蒸爲熱, 而膿之成也無期. 卽旣成膿矣, 亦須賴正氣以托之, 方能速潰, 否則有膿而不能卽潰. 卽用刀針決之, 潰後膿亦淸稀, 流而不暢, 仍須補托之劑, 方得膿稠出暢. 方中黃芪大補元氣, 芎·歸潤養陰血, 而以白芷·牛蒡宣之於皮毛肌肉之間, 使之補而不滯. 甲片·角針爲精銳之品, 能直達病所, 以成速潰之功. 金銀花以化其餘毒, 酒則行其藥勢耳.

九龍丹

九龍丹內木香巴, 乳沒兒茶血竭誇. 生蜜作丸服九粒, 橫痃癰毒立時瘥.

九龍丹, 兒茶 血竭 乳香 沒藥 木香 巴豆(去油), 各等分, 爲末, 生蜜爲丸, 豌豆大. 每服九丸, 空心熱酒一杯送下. 瀉利四五次, 方吃稀粥. 腫盛者間日再一服, 自消.

治魚口便毒·騎馬癰·橫痃毒, 一切因濕火鬱結, 初起未成膿者, 均可治之.

夫以上等證, 皆濕熱蘊結, 挾痰與血, 釀成大毒, 有牢不可破之勢. 若以輕淺通套之藥, 祛其濕熱, 解其鬱毒, 杯水車薪, 決難濟事. 卽以大黃·芒硝等寒藥下之, 亦如以水沃石, 水去而石依然. 故必以巴豆之大辛大熱, 無堅不破, 無閉不開. 腐化一切有形之物, 由大便蕩滌而下, 方能剿寇擒巨, 悉無遺類. 至於血竭之行瘀, 木香之理氣, 兒茶之化痰, 乳香·沒藥芳香通絡, 定痛疏邪, 皆爲巴豆之輔佐, 而各搜求其病本耳.

大黃牡丹湯『金匱』

大黃牡丹湯金匱, 腸癰濕熱瘀爲害. 芒硝瓜子與桃仁, 服下膿行邪自退.

大黃牡丹湯, 大黃(四兩) 丹皮(一兩) 桃仁(五十枚) 冬瓜仁(半升) 芒硝(三合), 右, 以水六升, 先將四味煮取一升, 去滓, 內芒硝, 再煎沸, 頓服之. 有膿當下膿[19], 無膿當下血.

治腸癰, 無論已成未成, 但覺少腹腫痞, 按之卽痛如淋, 小便自調, 時時發熱, 自汗出, 復惡寒, 其脈或遲緊, 或洪數, 足屈不伸者, 此湯皆可主之.

夫腸癰之病, 皆由濕熱瘀聚鬱結而成. 病旣在內, 與外癰之治又自不同. 然腸中旣結聚不散, 爲腫爲毒, 非用下法, 不能解散. 故以大黃之苦寒行血, 芒硝之鹹寒軟堅, 蕩滌一切濕熱瘀結之毒, 推之而下. 桃仁入肝破血, 瓜子潤肺行痰, 丹皮清散血分之鬱熱, 以除不盡之餘氛耳.

葦莖湯『金匱』

葦莖湯乃號千金, 瓜子桃仁薏苡仁. 瘀熱肺癰咳有濁, 甘寒清肅上焦靈.

葦莖湯, 葦莖(二升) 苡仁(半升) 桃仁(五十粒) 瓜瓣(半升). 上四味, 以水一斗, 先煮葦莖, 得五升, 去滓, 內諸藥, 煮取二升, 服一升, 再服, 當吐如膿.

治咳吐臭痰膿血, 胸中隱隱作痛, 煩滿甲錯, 此湯主之.

---

19 학원출판사판에는 "膿"이 없으나 중국중의약출판사판에는 "膿"이 있다. 『금궤요략(金匱要略)』의 문맥을 참고하여 "膿"이 있는 것으로 이교(理校)하였다.

夫肺癰·肺痿二證,『金匱』論之甚詳, 大抵肺癰屬實, 肺痿屬虛. 故痿者, 萎也, 猶草木之萎而不振也; 癰者, 壅也, 猶土地之壅而不通也. 是以肺癰之證, 皆由痰·血·火邪, 互結肺中, 久而成膿所致. 桃仁·甜瓜子皆潤降之品, 一則行其瘀, 一則化其濁. 葦莖退熱而清上, 苡仁除濕而下行. 方雖平淡, 其散結·通瘀·化痰·除熱之力實無所遺. 以病在上焦, 不欲以重濁之藥重傷其下也.

經産之劑

婦人之病, 與男子無異, 所異者, 惟經與産耳. 蓋女子至十四歲, 天癸至, 任脈通, 太衝脈盛, 月事以時下, 故能有子. 以衝爲血海, 任主胞胎, 衝任交通, 血盈則下, 一如月之盈虧有信, 故又謂之月信. 但男子則上榮唇口, 下潤宗筋, 故鬚眉·巾幗則又有異也. 然須知血者因氣而行, 血病則氣未有不病者. 如經先期而色紫者, 氣之熱; 經後期而色晦者, 氣之寒; 經前痛者, 氣之滯; 經後痛者, 氣之虛, 無不皆因氣而爲病也. 至若胎前·産後, 治法又是不同. 胎前氣血壅滯, 治宜疏暢. 如有他證, 或表裏之寒熱不齊, 或上下之食痰互發, 皆可對證用藥, 無須顧慮胎氣, 所謂"有故無殞, 亦無殞也". 産後則氣血大虛, 除惡露不盡, 自當行散外, 其餘一切諸證, 皆當以顧虛爲主, 治病之藥兼而行之. 與夫崩·帶等證, 或因火邪充斥, 或系痰濕下流, 或虛而不固者有之, 或淫濁不潔者亦有之, 當各求其生病之源而治之. 玆集特采應用之方十餘首, 略述大概, 學者又宜考之專書, 以期得心應手耳.

固經丸『良方』

固經丸治血崩方, 因熱經行紫黑張. 龜板樗皮香附芍, 黃芩黃柏酒丸良.

固經丸, 炙龜板(四兩) 芍藥(酒炒) 黃柏(酒炒, 各二兩) 酒芩(二兩) 製香附 樗皮(各五錢), 酒丸.

治經行不止, 及崩中 · 漏下, 紫黑成塊等證, 而屬於火者.

夫崩中一證, 有因氣虛, 血不固而下陷者; 有因熱盛, 血爲熱逼而妄行者; 有因損傷肝脾 · 衝任之絡, 而血驟下者, 當各因所病而治之. 如此方之治火盛而崩者, 則以黃芩清上, 黃柏清下, 龜板之潛陽, 芍藥之斂陰, 樗皮之固脫. 用香附者, 以順其氣, 氣順則血亦順耳.

升陽舉經湯東垣

升陽擧經湯梔芍, 補中益氣全方酌. 氣虛經陷漏頻頻, 薑棗煎之病能却.

升陽擧經湯, 卽補中益氣湯全方, 加白芍 · 黑山梔 · 薑 · 棗, 煎服.

治崩漏身熱, 自汗短氣, 倦怠懶食等證.

此爲中氣不固, 經血下陷之證也. 故以補中益氣全方, 取虛者補之 · 下者擧之之義. 加以白芍, 入血斂陰, 庶有所收攝, 不致如江河之日下. 黑山梔亦能入血, 取紅見黑則止 · 血得寒則不妄行之意. 雖治本而兼治標耳.

白芷散『良方』

良方白芷散如神, 帶下諸般赤白淋. 胎髮煅焦瘀可去, 螵蛸須用海中尋.

白芷散, 白芷(一兩) 海螵硝(兩個, 煨) 胎髮(一錢, 煨), 爲末, 酒調下二錢.

治赤白帶下不禁.

凡婦人帶下之疾, 固有五色之不同 · 虛實之各異, 然總不離乎濕濁浸淫, 帶脈不固而來. 其虛者, 皆由中氣之虛, 而濕濁卽乘其所虛之臟, 隨虛下陷. 治之之法, 卽可仿升陽擧經之意, 加減出入. 如帶下而無虛寒等證, 卽可於此方求之. 白芷獨入陽明, 芳香辛苦, 其溫燥之性, 爲祛風逐濕之專藥, 以陽明爲五臟六腑之海, 水穀之所藏, 濕濁之所聚, 故以爲君. 女子以肝用事, 海螵硝入肝經血分, 其性燥而兼澁, 可固可宣, 爲帶下 · 崩中之要藥, 故以爲臣. 胎髮得血之餘氣, 益陰之中, 又有去瘀之力, 使瘀者去而新者生. 以復婦人之常道, 不特赤白帶下可痊, 而一切瘀濁亦可愈耳.

四製香附丸

四製香附丸四物, 丹參芩艾砂仁末, 陳皮甘草共爲丸, 理氣調經帶赤白.

四製香附丸, 香附(四兩) 當歸(三兩) 廣艾絨(二兩) 白芍 黃芩 丹參(各二兩) 生地(四兩) 川芎(一兩五錢) 甘草 廣皮 砂仁(各一兩).

治婦人經水不調, 赤白帶下, 氣血凝滯, 腹痛經閉, 或氣塊血塊, 兩脇脹滿, 及嘔吐惡心, 胎前 · 産後一切等證.

夫婦人之病, 首重調經, 經調則諸病易愈. 卽胎前 · 産後, 亦當觀其氣血之盛衰·寒熱而調之. 調之之法固不同, 而總不外乎先理其氣, 使氣順則血調之意. 此方以丹參·四物和血調經, 必假香附之善行氣分者爲之先導, 故以爲君. 然所以資生血氣者, 又在於脾, 若脾虛氣滯, 則經血亦爲之不調, 故以甘草·陳·砂補脾疏滯. 於是觀其病之偏於寒者, 則用廣艾絨以溫之; 偏於熱者, 則用黃芩以清之. 是以醫不執方, 加減在乎人用耳.

調經益母丸

調經益母是丸方, 經水難調痛莫當, 熟地歸芎香附子, 炮薑胡索共蒲黃.

調經益母丸, 熟地(八兩) 歸身(三兩) 香附(二兩) 川芎 延胡索(各二兩) 蒲黃(一兩) 炮薑(五分).

治婦人血氣虛寒, 或經行前後凝滯作痛, 及産後因虛惡露不行等證.

凡人之血氣充盛者, 自可運行而不滯, 若因病而滯者, 自當行之·破之, 病愈則止. 若虛寒之人, 則氣血無有不滯者耳. 故方中以熟地大補陰血爲君, 而佐之以川芎活血理氣, 使之補而不滯, 香附·延胡行其氣, 蒲黃去其瘀, 炮薑之溫以助藥力, 則虛者得補, 而滯者可行耳.

啓宮丸

啓宮丸子治何因, 脂滿胞宮難姙娠. 夏曲朮芎香附草, 橘紅神麴與雲苓.

啓宮丸, 川芎 白朮 半夏麴 香附(各一兩) 茯苓 神麴(各五錢) 橘紅 甘草(各一錢), 粥丸.

治子宮脂滿, 不能孕育.

夫婦人經調而有子者, 事之常也. 若經候不調, 亦難成孕, 自當察其寒熱虛實, 因其病而調之. 至有肥盛之人, 絕無他病, 經水常調, 不能孕育者, 皆由脂滿子宮, 胞門壅塞之故. 方中以二陳除其濕·化其痰, 神麴消其滯, 香附理其氣, 川芎行其血, 白朮·苓·草補脾以資其運化. 粥丸, 藉穀味以助生氣耳.

當歸散『金匱』

當歸散治婦人娠, 白芍川芎朮與芩, 爲末酒調送服下, 安胎清熱效如神.

當歸散, 當歸 川芎 芍藥 黃芩(各一斤) 白朮(半斤), 爲末, 酒調服二錢, 日二服.

治妊娠之後, 宜常服之.

凡婦人懷妊以來, 固皆賴血爲之養, 而所慮者火, 所重者又在於脾, 以土厚則自能載物, 火清則胎無妄動之虞. 故先哲皆以黃芩·白朮爲安胎之聖藥, 亦以白朮補脾, 黃芩清火之意. 今以二物之中, 加入歸·芎之養血行氣, 芍藥之益陰斂營, 安脾御木, 宜於婦人妊娠可常服者也.

宮中十二味

宮中十二是神方, 臨産投之易若羊. 歸芍芪芎朴艾枳, 菟絲薑草貝荊羌.

宮中十二味, 炙黃芪 川芎 當歸身 白芍藥 菟絲子 荊芥 厚朴(用薑汁炒) 羌活 川貝母 炒枳殼 廣艾 甘草, 加生薑, 水煎服.

治胎至七八九月, 每月服二三劑, 産時再服三四劑, 卽易於分娩.

夫婦人懷飪之後, 固當血足氣固, 以爲充養. 然至七·八·九月, 尤宜氣血流利, 表裏無滯, 上下宣通, 無一毫之壅閉, 方可臨盆易産. 方中黃芪·甘草, 補中氣以達於衛, 歸·芎·白芍養陰血以和其營. 菟絲·廣艾益肝腎以溫其下, 以血氣者喜溫而惡寒, 得溫則流行而無滯也. 荊芥·羌活以宣表氣, 厚朴·枳殼以疏裏氣; 貝母快胸膈之氣, 以化其痰; 生薑去穢惡之氣, 以通於神明耳.

脫花煎『景岳』

臨盆將産脫花煎, 難産催生胞內連. 肉桂紅花歸重用, 川芎牛膝與車前.

脫花煎, 當歸(五錢) 肉桂(一錢) 川芎(一錢) 牛膝(二錢) 車前子(二錢) 紅花(一錢).

治臨盆將産, 服此, 催生最佳. 幷治胞衣不下, 以及死胎不下等證.

此爲妊娠稟氣素充, 血分有寒滯, 而不得通泰者設也. 故以當歸·川芎·紅花活血行氣, 再以肉桂之辛熱, 從血分可以散其積寒, 可以助其流動, 牛膝·車前引之以下行. 能飲酒者, 服藥後飮酒數杯, 以助藥勢. 方後另有加減法, 如“因氣虛者, 仍加人参; 血虛者, 仍加熟地”, 活法在乎運化耳.

生化湯『竹林』

産後偏宜生化湯, 腹留惡露痛難當. 炮薑歸草芎桃等, 童便還須和水當.

生化湯, 當歸身(六錢) 川芎(四錢) 炮薑(五分) 桃仁(五分) 炙甘草(五分).

治産後惡露不行, 腹中疼痛等證.

夫産後血氣大虛, 固當培補, 然有敗血不去, 則新血亦無由而生, 故見腹中疼痛等證, 又不可不以去瘀爲首務也. 方中當歸養血, 甘草補中, 川芎理血中之氣, 桃仁行血中之瘀, 炮薑色黑入營, 助歸·草以生新, 佐芎·桃而化舊. 生化之妙, 神乎其神! 用童便者, 可以益陰除熱, 引敗血下行故道耳.

參朮膏『丹溪』

胞損丹溪參朮膏, 黃芪炙草茯陳桃. 收生不謹成淋瀝, 引用猪羊膀胱胞.

丹溪參朮膏, 人參(二錢半) 白朮(二錢) 黃芪(一錢半) 茯苓 陳皮 桃仁(各一錢) 炙甘草(五分), 用猪·羊胞(各一枚), 煮湯入藥, 煎服.

治產後胞損, 成淋瀝證.

此證皆因收生不謹, 妄爲動手, 以致損破膀胱所致. 昔丹溪治一婦患此, 因思"肌肉破損在外者, 補之尚可長全, 胞雖在內, 想補之亦可完固", 因製此湯. 服一月後, 氣血驟充而愈. 方中參·芪·朮·草大補元氣, 而生陰血. 然產後不無瘀濁垢滯之物, 故以陳皮行氣, 茯苓降濁, 桃仁去瘀. 猪·羊胞假血肉有情之品, 以補其所損之處耳.

淸魂散 嚴氏

淸魂散用澤蘭參, 荊芥芎甘溫酒勻. 產後血虛風內襲, 忽然昏暈不知人.

淸魂散, 澤蘭 人參(各三分) 川芎(五分) 荊芥(一錢) 炙甘草(三分), 爲末, 溫酒調下.

治產後惡露已盡, 因虛感風, 忽然昏暈不知人事.

凡產後惡露已盡, 氣血大虛, 偶一不愼, 卽感風邪. 風氣通於肝, 肝爲風臟, 內外相召, 卽如類中之狀, 內閉外脫等證所由來也. 荊芥芳香辛苦, 獨走肝經血分, 搜散風邪, 故以爲君. 病旣因虛而來, 故仍以人參·甘草之補正. 雖虛而得之產後, 不免血氣或有留滯, 故以澤蘭之去瘀行水, 川芎之活血理氣. 調以溫酒者, 助其解散之功耳.

加味芎歸湯

加味芎歸開骨散, 血餘龜板共相贊. 臨盆交骨不能開, 服下安然產無難.

加味芎歸湯, 當歸(一兩) 川芎(七錢) 龜板(手大一片, 醋炙, 硏末) 頭髮(取生育過婦人髮, 鷄子大一團, 煅存性).

治胎產五·六日不下, 或初生女子交骨不開, 以及死胎不下等證.

當歸·川芎二味, 古方謂之佛手散, 統治胎前·產後一切諸證, 以及安生胎·落死胎, 其功甚大. 蓋以二物於養血之中, 寓理氣之力, 其辛香之氣, 可散可宣, 溫潤之功, 能和能補. 胎產一證, 皆賴此氣血, 氣血一理, 故卽能逆者順而病者愈矣. 炙龜板取其得至陰之氣, 而有解脫之功. 血餘則行水消瘀, 且能補益陰血, 還原神化耳.

小兒之劑

小兒之證，向有專科，以其痘證·驚風·疳積等類爲大人所無．然痘之一證，古人本無種痘之法，其出也，亦無分大人·小兒，故治法亦大小一例而論，直至種痘之法行，僅種之於小兒，於是才爲幼科專任．至於疳積一證，究亦與大人一理而治．不過以小兒形體未充，臟氣未足，難於運化，易於成積，因積久不化，肌膚乾槁，腹大筋凸，乃爲之疳．其實亦有虛實·寒熱·多寡·輕重之分．卽大人之身體羸弱，或因病致虛，因虛成積者，亦多有之，不得妄立疳積之名，獨歸之於小兒也．所謂驚風者，名目尤覺不通．蓋因小兒元氣怯弱，不勝外感六淫之邪，一有所傷，最易成痙，或病久致虛，亦易成痙．當須辨其邪自何來，虛從何起，按證用藥，自無不效，豈可渾以急驚·慢驚稱之哉！然小兒治所難者，因其不能言語，不知病情，其脈象又全無憑據，不特三部九候之不能朗晰，卽喜笑啼哭，脈亦爲之變遷．故醫者只得察其面色之浮沈，音聲之壯弱，問其二便，按其胸腹，與夫舌苔之黃白，口氣之淸濁，合而得之，其表裏·寒熱·虛實自可了然無誤．由此觀之，治大人·小兒之法，實一理也．玆集特采世之所尚者數方，以廣初學者之眼界，至其中之是非曲直，明眼者自能辨之．

啓脾散

啓脾散法妙無窮, 參朮陳砂五穀虫, 查炭建蓮共作粉, 兒童常服病消融.

啓脾散, 潞黨參(元米炒黃, 去米) 製冬朮 建蓮肉(各三兩) 查炭 五穀虫(炭, 各二兩) 陳皮 砂仁(各一兩), 共爲末, 每服二錢, 開水下.

治小兒因病致虛, 食少形羸, 將成疳積等證. 或稟賦素虧, 脾胃薄弱, 最易生病者, 皆宜服之.

凡小兒之離母胎也, 皆謂之後天, 莫不藉穀食以爲長養. 因先天之稟賦不足者, 難於接補; 後天之氣血虧弱者, 易於滋培, 故古人每有假後天以濟先天之法. 不特脾胃爲後天之源, 抑且土爲萬物之母, 土旺則四臟皆旺, 正自充而病自除耳. 方中黨參 · 蓮肉 · 冬朮大補脾元, 陳皮 · 砂仁助其健運, 而以查炭 · 穀虫消磨不盡之滯, 兼廣補藥之功, 眞立方之妙耳.

八珍糕

健脾啓胃八珍糕, 白朮苓蓮臘米焦, 藥芡甘陳俱焙炒, 洋糖和作送兒曹.

八珍糕, 白朮 白茯苓 懷山藥 蓮肉 芡實(以上皆放飯上蒸透, 曬乾, 微炒) 陳皮(三兩, 焙) 甘草(三兩, 焙) 臘炒米[20](三升), 共爲末, 加洋糖作糕食之.

治小兒脾胃虛弱, 食少便溏, 但覺形體羸瘦, 不能勝苦劣之藥者.

20 중국중의약출판사판에는 "臘米炒"로, 학원출판사판에는 "臘炒米"로 되어 있다. 여기서는 "臘炒米"를 따랐다.

夫藥之治病也, 皆以偏治偏, 故藥能治病, 不能養人; 食能養人, 不能治病. 是以一切病之久而不愈者, 皆當調之以甘藥. 以食物之適於口者, 卽脾胃所補. 土旺則自能生物, 生生之氣自可源源而來. 以上諸品, 皆系純甘之味, 而無雜劣之性. 陳皮以行其滯氣, 米穀以致其冲和. 作而爲糕, 香甘可口, 雖爲食料之需, 實亦治病之一法也.

蘆薈肥兒丸

蘆薈肥兒查曲陳, 二連二朮朴砂仁,
棱莪穀麥銀柴草, 枳木苓檳蟾薄君.
一切諸般濕熱證, 疳虫食積盡皆平.

蘆薈肥兒丸, 蒼朮 白朮 胡黃連 陳皮 麥芽(乳炒) 穀芽 使君子肉(各二兩) 砂仁 山棱 甘草 蘆薈 莪朮 枳殼 檳榔(各一兩) 神麴 銀柴胡 茯苓 山查 川連(各一兩五錢) 木香(四錢) 乾蟾(五只), 薄荷葉煎水泛丸.

治小兒骨蒸發熱, 面黃肌瘦, 肚腹膨脹, 積聚作痛, 五疳目翳.

證皆由濕熱疳虫積聚所致, 當急去其邪. 凡所以去積 · 蕩滌濕熱者, 必先理氣, 氣順則邪自不留. 故方中以木香爲君, 砂仁 · 陳皮 · 厚朴 · 枳殼 · 檳榔均佐之以行氣者也. 蒼朮燥其濕, 黃連淸其熱, 銀柴胡 · 胡黃連爲治疳熱之方, 使君子乃殺疳虫之劑. 山棱 · 莪朮之峻攻, 查 · 麴 · 二芽之消導, 乾蟾 · 茯苓之導水, 蘆薈之潤下, 皆所以開下行之路[21]也. 然治病之法, 去邪必當顧正, 否則恐邪去而

21 "開下行之路"를 수행하는 주체에 대하여 중국중의약출판사판에서는 "蒼朮燥其濕, 黃連淸其熱; 銀柴胡 · 胡黃連爲治疳熱之方, 使君子乃殺疳虫之劑; 山棱 · 莪朮之峻攻, 查 · 麴 · 二芽之消導, 乾蟾 · 茯苓之導水, 蘆薈之潤下, 皆所以開下行之路也."로 구두점을 찍어 蒼朮 · 黃連 · 銀柴胡 · 胡黃蓮 · 使君子 · 山

正亦傷. 故以白朮·甘草固脾之元氣. 用薄荷葉煎水泛丸者, 取辛香之氣, 清上透表, 快膈宣中, 使各病隨藥力以施行之意. 至肥兒丸方, 種種甚多, 大抵不出此意. 然總非有益之物, 勿喜其名而忘其害也.

錢氏牛黃丸

錢氏牛黃丸最良, 膽星全蝎麝臍香,
防風蟬退天麻棗, 白附僵蠶汞和嘗.
凡屬急驚癎閉證, 風痰迷悶細參詳.

錢氏牛黃丸, 膽星 全蝎(去足, 焙) 蟬退(各二錢半) 牛黃 白附子 僵蠶(洗, 焙) 防風 天麻(各一錢半) 麝香(五分), 煮棗肉, 和水銀(五分), 細研, 入藥末爲丸, 荊芥湯下.

治風癎迷悶, 痰涎抽掣, 將成閉證.

此卽大人所謂中風, 小兒所謂急驚也. 考其受病之由, 故治法亦無稍異. 大抵中之一證, 先須辨其內閉·外脫兩途. 如見脫證, 急當溫補, 猶小兒之慢驚; 若閉證則又宜豁痰·開竅·搜風爲首務矣. 病因於風, 故以全蝎·蟬退·白附·僵蠶·防風·天麻等, 大隊搜風之藥爲君. 而以麝香之香, 以開其閉, 牛黃之寶, 以通其靈. 水銀鎭墜痰涎, 爲峻猛之劑, 然恐其陰寒攻劫之性, 直前無往, 故以大棗監之. 其他如抱龍丸·回春丹, 一切治驚之藥, 無非芳香鎭墜之品, 皆誤會"驚"

棱·莪朮·山查·神麴·麥芽·穀芽·乾蟾·茯苓·蘆薈 모두를 "開下行之路"의 주체로 보았고, 학원출판사판에서는 "蒼朮燥其濕, 黃連淸其熱, 銀柴胡·胡黃連爲治疳熱之方, 使君子乃殺疳虫之劑. 山棱·莪朮之峻攻, 查·麴·二芽之消導, 乾蟾·茯苓之導水, 蘆薈之潤下, 皆所以開下行之路也."라고 하여 山棱·莪朮·山查·神麴·麥芽·穀芽·乾蟾·茯苓·蘆薈를 "開下行之路"의 주체로 보았다. 모두 가능하나 蒼朮·黃連·銀柴胡·胡黃蓮·使君子가 "開下行之路"에 직접적인 관련이 없으므로 학원출판사판을 따랐다.

字之名義耳.

逐寒蕩驚湯『福幼編』

逐寒蕩驚湯福幼, 慢驚臨死還能救. 胡椒薑桂與丁香, 每用一錢勿爲過,
灶內龍肝三兩來, 煎湯共煮相和就. 寒痰頃刻卽能開, 陰去陽生天保佑.

逐寒蕩驚湯, 胡椒(一錢) 炮薑(一錢) 肉桂(一錢) 公丁香(十粒) 右四味, 研末, 以灶心土(三兩)煮水, 澄極清, 煎藥大半茶杯, 頻灌之.

專治小兒氣體本虛, 或久病不愈, 或痘疹後, 或誤服寒凉, 泄瀉嘔吐, 久則轉成慢驚.

醫者亂用清熱鎭驚·豁痰開竅之藥, 愈治愈劇, 以致痰聲漉漉, 口噤不開, 氣息奄奄, 危如朝露. 急以此方投之, 自能開寒痰, 寬胸膈, 止嘔吐, 蕩驚邪. 待其元氣稍回, 穩睡片刻, 再服大劑溫補, 其效立見. 夫慢驚一證, 無不皆因久虛而來. 小兒爲稚陽之體, 元氣未充, 虛則生寒, 以致生氣日索, 陰氣日甚. 斯時也, 若僅以區區溫補之劑, 緩不濟事, 故以炮薑·肉桂·丁香等破陰回陽, 以復下焦之生氣. 但寒痰之在上膈者, 格拒湯藥, 嘔不能下. 故以胡椒之大辛大熱者冲開寒痰, 而以伏龍肝散逆和中, 自不致嘔而不內, 藥力直行中下, 以建大功. 此證此法, 不特耳聞目見, 卽親手治驗者, 皆效如應響, 學者識之.

保嬰出痘方『福幼編』

保嬰出痘有良方, 福幼編中宜審詳. 芥穗銀花生地草, 桃紅歸芎共煎湯,
更須原落臍中帶, 炙研湯調服下良. 次日便能標點見, 此身可保永無殃.

保嬰出痘方[22], 生地 當歸 赤芍(各二錢) 金銀花 紅花 桃仁 荊芥穗(各一錢) 生甘草(五分), 右藥八味, 秤足, 用水二茶杯, 煎至一杯. 再用小兒本人落下臍帶二三寸, 炭火瓦上焙乾, 研末入藥, 盡日內陸續與小兒服完. 次日卽出痘點, 三日收功, 不灌膿亦不結痂. 須在小兒初生十八日內服之有效, 過十八日外, 則不驗矣.

夫痘瘡之發, 悉由胎毒, 故爲人之所難免. 然昔之出痘皆因時邪感召而起, 所出者每多重險. 厥後種痘之法行, 於是可擇小兒無病之時種之, 以痘苗相引而出, 乃保全者多, 可謂奪天地之化工矣. 考痘之所以出·所以痂始終皆賴營血爲之主持, 若血不虛不滯, 則自然順而且吉. 故方中生地·歸·芎益其虛, 桃仁·紅花行其滯, 銀花·甘草解其毒, 而以荊芥穗從營透表, 以達之於外. 然無所引之物, 則深藏之胎毒何由領出? 故特用本人落下之臍帶, 同氣相求, 以爲導引. 且臍帶爲生命之蒂, 元氣所系, 其陰陽未剖之前, 先具此物, 靈通呼吸, 混合太虛, 較痘苗尤爲功大耳.

---

22 학원출판사판에는 "保嬰出痘方"이 "原方"으로 되어 있다.

柴歸飮『景岳』

柴歸飮治痘瘡初, 達表鬆肌血自和. 芥穗更兼炙草芍, 臨時加減在人由.

柴歸飮, 當歸(二錢) 芍藥(一錢半) 柴胡(一錢) 荊芥穗(一錢) 炙甘草(七分), 或加生薑. 血熱者加生地, 血虛者加熟地, 氣虛者加人參, 寒加薑, 熱加黃芩.

治痘瘡初起, 發熱未退, 無論是痘是邪, 疑似之間, 均宜用此平和養營之劑, 以爲先着. 有毒者可托, 在邪者可散, 實者不致助邪, 虛者不致損氣.

大凡痘瘡標點之時, 皆宜氣血流暢. 若無表裏虛實寒熱等證, 但宜營血充足, 使之順行無滯, 助其達表而已. 故方中以當歸和營益血, 可導可宣, 而以柴胡·荊芥領之出表. 然其解散之性, 與夫痘瘡之出沒, 誠恐擾亂營陰, 故特用白芍以護之. 炙甘草取其鎭守中州, 專資解毒, 庶邪盡化而正不傷耳.

凉血養營煎『景岳』

新方凉血養營煎, 血熱陰虧痘不堅. 生地芩甘歸芍骨, 紅花紫草立方賢.

凉血養營煎, 生地 當歸 白芍 生甘草 地骨皮 紫草 黃芩 紅花, 水一鍾半, 煎服. 分量量兒大小, 加減用之.

治痘瘡血虛·血熱, 口渴便燥, 以致痘形色紅而薄, 或枯暗不起等證.

此因小兒素稟陰虛有火, 適逢出痘, 於是毒火相煽, 變證疊起. 故無論見點至結痂日期之遠近, 凡見以上等證者, 皆可用之. 方中取四物之益陰養血, 去川芎之香竄, 慮其辛散助火, 加黃芩·地骨以淸陰分之熱, 紅花·紫草以行血分之瘀. 蓋痘必由營分而出, 若血中有火與痘毒相搏, 亦必爲之瘀結也. 生甘草解毒和中, 且可緩寒藥之性耳.

搜毒煎『景岳』

搜毒煎爲痘熱方, 火邪壅盛痘難張. 翹通芩芍旁蟬退, 地骨尤宜紫草良.

搜毒煎, 紫草 地骨皮 牛蒡子 黄芩 木通 連翹 蟬退 白芍 各等分, 水一鍾半煎服.

治痘瘡熱毒熾盛, 紫黑乾枯, 煩熱·便結等證.

此證因出痘之時, 適逢六淫火邪外來, 襲留營分, 以致營熱沸騰, 與痘毒互相搏結, 故見以上諸證. 又非陰虛內熱者可比, 一切滋陰之品, 似不宜施, 當直清其邪熱, 使之達表鬆肌則可矣. 黄芩·地骨, 爲清熱邪之主藥. 然熱鬱於外者, 內必不通, 故以木通之通利, 下達州都, 使內通而外邪易達. 紫草·連翹, 走營分以解其熱結. 牛蒡·蟬退, 達肌表以疏其鬱邪. 白芍護營陰, 欲其邪解而正不傷, 賴以爲安撫耳.

六氣煎『景岳』

六氣煎醫痘證寒, 陽虛倒陷痒難安. 參芪朮草當歸桂, 加減隨人若轉丸.

六氣煎, 炙黄芪(二錢) 人參(一錢) 白朮(二錢) 當歸(二錢) 炙甘草(五分) 肉桂(五分).

治痘瘡陽氣虛寒, 不能起發, 以致痒塌倒陷等證.

夫痘瘡之出沒, 始終皆在乎血, 而能使血之所以行動, 所以敷布者, 又在乎氣. 若陽氣虛寒之人, 又逢時令之寒, 或誤用寒涼, 不特見點時晄白不齊, 卽起漿亦多虛殼淸稀, 不能充足, 如何尚能載毒外出? 其不致於痒塌倒陷者鮮矣! 黄芪益衛氣, 人參補肺氣, 白朮助脾氣, 甘草解毒氣, 當歸養血氣, 肉桂從下焦溫養元氣, 自然氣載血行, 血載毒出, 陷者起而痒者平, 宜乎有六氣之意歟!

太乙保和湯『金鏡錄』

催漿太乙保和湯, 解毒鬆肌內助漿. 參草地紅楂桔米, 川芎紫草木通薑.

太乙保和湯, 人參 甘草 生地 紅花 楂炭 桔梗 川芎 紫草 木通 生薑 粳米.

治痘瘡見點之後, 因氣虛血滯, 不能成漿之證.

大抵痘瘡一證, 始終皆以半月爲期, 如發熱三日, 布點三日, 成漿三日, 回痂三日, 落痂三日. 或不能應期而變幻者, 當各求其所由而治之. 如此證之至成漿之時, 而不能成漿, 倘無表裏寒熱等證, 其氣虛血滯可知. 方中人參 · 甘草大補元氣, 生地滋養陰血, 川芎行血中之氣, 紅花 · 楂炭 · 紫草宣血中之瘀. 然旣鬱滯於外者, 其內必有伏陽, 故以木通之苦寒清上達下, 裏和而表自鬆也. 凡痘毒之發, 皆由腎臟而起, 以痘毒藏於腎中, 自腎而肝而脾而心, 以及於肺, 由裏達表, 移深居淺, 以收全功. 故以桔梗領之入肺, 生薑助其達表. 且生薑入於人參 · 地黃之中, 不特無橫散之劣, 且有助漿之優. 粳米和中培穀氣, 以資其運用耳.

痘後落痂諸方

痘證緣何不落痂, 皆因脾肺熱邪遮. 益元甘露五皮等, 審察休敎氣血乖.

治痘之法, 本有專書, 自發熱 · 見點 · 灌膿 · 結痂 · 落痂, 總以三五十五日爲期. 若依期無變端者, 皆爲順證. 如不應朝數, 種種逆證, 亦不過於虛實寒熱 · 毒盛毒輕之間而辨之. 卽如落痂一端, 當於十四五朝, 漸次依期脫盡爲順. 若過期粘滯不脫, 卽當審其所以不脫之由. 或因氣血虛弱, 不能充足於外; 或因肺脾餘熱, 留滯於皮毛肌肉之間; 或六淫之外加; 或七情之內起, 皆能粘滯不脫. 醫者當審其致病之由, 於望·聞·問·切四者之間, 悉心推究, 胸中自有成竹, 固不得以脾肺熱邪爲定論, 亦不得以益元·甘露之法爲定法也. 由此觀之, 不特落痂如此, 卽自發熱以至灌膿, 所有不應朝數種種逆證, 無不皆由於此也.

但天花盛行之時, 自出之痘, 皆由時邪感觸而起. 時邪爲天地疫癘之氣, 故出痘者皆有疫邪夾雜於痘毒之間. 是以所出之痘, 多逆少順, 且當察其時邪之爲寒疫·溫疫. 須知人身之毒皆隨感而化, 不可拘定前人"痘宜溫·痧宜凉"之一說. 假令爲冬月寒疫所觸者, 用溫法, 適時逢夏令, 君火炎蒸之氣與身中之毒氣煎熬焦灼, 不戰自焚, 則羚羊·犀角又當必用也. 以二物皆甘寒解毒, 有輕靈透發之功, 無苦寒遏伏之患, 故無論治痘治疫, 悉宜法之, 豈可與黃柏·黃連等味, 同日語哉!

厥後種痘之法行, 始知擇無病小兒種之. 仍以痘痂研末塞鼻, 約六時取出, 其苗毒先達於肺, 由肺而及於心脾肝腎, 引領素蓄之胎毒, 仍自腎而行之肺, 出於皮毛, 亦以半月收功, 可以爲奪天地之化工, 挽生民之夭折矣. 雖然種痘一法, 當擇小兒之無病者種之, 固盡人知之, 其擇苗一法, 尤不可不詳. 每見因種苗適斷, 卽取時苗用之, 或逢不吉之痘, 漿不滿足, 或賊痘痘疔之痂, 大而且厚, 此等之苗, 若誤用之, 其害有不可勝言者. 蓋苗之種自鼻孔, 內通臟腑, 外達皮膚, 無所不到, 苗之善者, 固能引毒外出, 其不善者, 不特不能引毒外出, 且反引毒內攻, 變證百出, 莫可救遼. 亦有僥幸而不死, 痘愈後, 以痘毒綿延, 仍歸不愈者. 自種痘之法行, 大人之免於天花者, 固當感深肌髓而無病; 小兒之死於非命者, 實屬繁多. 此當責之種師擇苗不佳, 非可怪昔人立種法之不善也. 此無他想, 亦天地間劫運使然, 無足爲怪.

幸天道好還, 生機漸轉, 咸同間, 卽有種牛痘之法, 始於泰西, 傳於兩廣. 其始西人本無出痘之證, 自通商以來, 西人之在華者, 亦每爲傳染, 深以爲慮. 於是西人之善於格物·明於化學者, 觀夫牛之兩乳旁, 有似痘形之狀, 豐滿圓綻, 內有稠漿，未始非牛之痘毒所聚於此，而牛又稟坤土之精，善能解毒，故乃取牛痘之漿，以種人之兩臂．手少陽三焦之經，雖經絡浮於外，而亦內通臟腑，且三焦之氣無所不通，卽假牛有情之血，以引出人身中無形之毒火．其痘仍於種處所出，幷不多出，較之鼻苗，不特易，而且速，且絕無險逆等證，自種後至結痂，大人小兒均安穩如常，毫無顧慮以及諸般宜忌．故凡種過牛痘之後，卽逢天花盛行之年，亦決不再出．兵燹後克復旋里所觀，種牛痘之兒，數十年來，從未見有再出者．迄今此法遍行天下，人皆信任勿疑，從此打破小兒入鬼關，亦天道之一轉也．

再論其鼻苗·牛痘兩端，幷論相較，其中是非曲直，自能辨之．鼻苗之苗，善惡臧否，皆不得而知，卽種師亦相爲買易，難於自擇．牛痘之苗，卽以痘兒當面相過，毫無猜疑顧慮之事．其易辨者，一也．

又鼻苗由鼻孔而入，直透於肺，肺爲嬌臟，毫髮不容，豈堪任此等苗毒爲之擾攘！雖其傳遞臟腑至易至速，其路固近，而其途甚險．至牛痘則種之於手臂，循三焦之經，以次而內傳臟腑，仍從種處而出．若謂經絡不能內通臟腑，何以古人針灸一法，每每臟腑之病，從經絡而補瀉之，其效驗捷於湯藥？軒岐之成法昭然．雖其路較遠，而其途又甚平穩也．此其可辨者，二也．

又有今之種師，以及愚夫愚婦，皆謂“牛痘種自肌膚，必不能內透骨髓之毒，他日仍須重出，後患無已；鼻苗則自內達外，雖屬危險於一時，倘得僥幸萬全，卽終身永無後患”，殊不知牛痘之後患，尚且未必，卽使不免，亦不過重出．卽重出，亦未必一定危險．種鼻雖可永無後患，然目前之存亡難料，現在之顧慮堪優．試問，以無病小兒，欲除後患，而爲此僥幸之圖，宜乎？不宜乎？與其難決於目前，不如且聽於後日．知者自能辨其曲直，無待再辨者，三也．未識高明君子，不以斯言爲河漢否？

解救之劑

人稟天地之和氣以生, 故能陰陽平勻, 身無疾病, 度百歲乃去, 以盡終其天年. 若陰陽一有偏勝, 則災疾幷起. 於是聖人設醫學, 教人以治病之法, 補偏救弊, 以復其平. 其有藥之不愈, 病仍不起者, 此皆委之於數而已. 然人之因病而致死亡者, 常也; 若偶因非常之災, 或毒藥虫蛇, 以致禍起不測者, 其變也. 雖然人命關天, 事非勉强, 但君子論理不論數, 故爲醫者旣有司命之責, 豈容坐觀成敗, 而不爲之解救乎! 玆特搜采各方之簡易靈應·可備緩急者, 抄錄於下, 以爲解救之劑云.

誤服諸毒方

砒毒從來衆聽聞, 誤呑傾刻命難存; 防風冷水相和服, 羊鴨諸般生血呑.
鹽鹵若從口腹下, 豆漿生飮立能生. 諸般菌毒虫呑腹, 綠豆地漿皆可尋.
尙有生呑鴉片土, 蛋淸鴨血最爲靈; 白糖冷水常常灌, 輾轉昏迷神自淸.
誤服水銀解救法, 川椒炒熱睡鋪勻. 須知種種諸般治, 宜冷毋溫切記心.

夫天生毒藥, 原所以治人之疾病, 以偏治偏; 初未嘗敎人無故服之, 以索死也. 砒霜亦一藥也, 其性辛熱大毒, 其用燥痰·殺虫·能引吐, 故一切久瘧·痰哮之疾, 皆可用之. 不過須愼用, 毋孟浪耳. 若無故而服至一二分, 則熱毒之性, 無所遏制, 身中之氣血, 爲之沸騰, 或出於上, 或出於下, 不盡不止也. 解救之法, 或用羊血, 或鴨血, 皆宜生服. 以有情之血, 同類相求, 用以奠安身中之血. 且羊食百草, 鴨爲水族, 一則取其解毒, 一則取其養陰. 或有用防風一兩, 硏末, 冷水調服. 此方出於『驗方新編』, 極云神效. 然亦難解其意, 或防風專殺砒石之毒歟! 其次則糞淸·童便·藍靛搗汁之類, 皆可服之, 皆能除熱解毒也.

鹽鹵鹹苦異常, 難沾唇舌, 服後則周身之血爲之解散瘀敗, 陽津陰液, 皆立時消耗, 一如豆漿之得鹽鹵, 卽凝爲腐也. 解法原以生豆腐漿冷飮二三碗, 如一時難得, 卽以生黃豆搗碎, 冲冷水, 去渣服之, 惟此物可殺其毒也. 或用白砂糖五六兩, 冷水調服, 亦極效驗. 此則甘能益血, 土能制水也.

菌毒·虫毒, 皆稟地之陰晦濕毒而生, 故誤服菌毒, 便覺舌麻口噤; 虫毒入腹, 卽疞痛吐瀉. 解之之法, 惟地漿爲第一. 務須乾淨黃土, 挖深三尺, 以淸水攪之, 飮一二碗卽可. 緣諸毒旣自土而生, 百毒仍遇土而化也, 卽解救一切百毒, 亦可用之. 至於綠豆·黑豆·甘草等物煎湯, 亦均可解, 但總須冷飮爲宜. 惟活羊血·活鴨血等, 還須隨時熱飮耳.

鴉片爲黑粟花之津液, 其釀造之法, 固未經目睹, 然其毒烈之性, 能致人於死者, 則亦難知. 但服此而死者, 大抵皆如醉死之狀, 故雖身冷氣絶, 其身則柔軟異常. 每每置於背陰土地, 久久自醒. 亦有以白糖調冷水灌之而愈者. 如逢天時炎熱, 或以冷豆腐貼胸, 或解散頭髮, 浸冷水中, 不過醒有遲速耳. 有人服此諸藥不效, 用生鷄蛋清二十餘枚, 服至大便溏解而愈, 亦取其潤腸解毒, 回護元氣, 保攝元陰, 皆不使之走散之意. 至若或用硼砂冷水調服, 或灌以活鴨血, 皆可解散其毒. 又有用清油灌之而愈者, 因鴉片粘滯腸胃, 見油卽散也. 解救之法頗多, 學者尤宜博采, 以便急需耳.

水銀之性, 陰寒重墜, 凡身中空隙之處, 無所不到, 周身陽氣爲之削伐殆盡, 故無內服解救之法. 當用眞川椒數斤, 炒熱, 鋪席下, 令患者脫衣, 蓋被內睡之. 過一夜, 水銀卽從毛孔中鑽入花椒內矣.

諸虫咬傷方

惡蛇咬着證多凶, 紮定方能毒不攻; 內服煙油冷水灌, 外敷白芷與明雄.
百虫毒螫諸般痛, 甘草調敷自嚼融. 更有蜈蚣咬傷者, 水摩指甲拓無窮.
若然蝎子將人螫, 半夏明礬醋拌從. 瘋狗咬傷勢最急, 生春韭汁服多功;
杏仁嚼爛堪敷貼, 方法諸般效則同. 人咬必須童便洗, 嚼敷甘草亦堪宗.

凡遇毒蛇咬傷, 急宜用繩上下紮緊, 使毒氣不致走散. 外用鷄蛋一枚, 破一孔, 對傷口按住, 片刻蛋內色卽變黑, 則再換, 以蛋色不變爲止. 或再用明雄黃 · 白芷爲細末, 濕則乾摻, 乾則清水調敷. 再取多年旱煙筒內煙油, 用冷水洗出, 飮一二碗. 受毒重者, 其味必甜而不辣, 以多飮爲佳. 傷口痛甚者, 內有蛇牙, 多用煙油揉擦, 必出. 有人被毒蛇咬住, 繞纏不放, 除內服煙油水外, 幷以煙油滴入蛇口內, 蛇卽鬆口, 落地而死, 其人隨愈, 神效之至. 蓋此物專制蛇毒也.

百虫毒螫, 用生甘草嚼爛敷之, 以甘草爲九土之精英, 百毒遇土則化也. 或用二味拔毒散，卽用雄黃·明礬爲末敷之，或以藍靛汁擦之，亦可愈也．

蜈蚣傷，用十指甲磨水敷之，立效如神．或以大蜘蛛放傷處，吸去其毒，卽將蜘蛛投於水中，以全其命．或用甘草·藍靛之類，皆可．

蝎螯傷，用白礬·半夏爲末，醋調敷之，或照上蜈蚣咬傷等方，皆可取用．

瘋狗因其嗅食毒蛇之物而成瘋，故被咬者，仍可照蛇咬方之煙油法用之．或外用杏仁搗爛敷之，內服韭菜汁一碗，隔七日再服一碗，四十九日共服七碗．百日內忌鹽·醋，一年內忌猪肉，終身忌食狗肉·蠶蛹·紅飯豆，方得保全．又方：初被咬時，卽用深砂罐兩枚，盛以好酒，烫滾去酒，以罐口按住傷處，吸定片刻，拔出汙黑血水，滿則自落．再以一罐，如法換之，輪流提拔，以盡爲度．無論何虫所咬，皆可用之．又方：被咬時，卽用豆豉研末，香油調稠爲丸，如彈子大，常在傷處時時滾擦，丸內如有茸茸狗毛，此系毒氣已出，換丸再擦，至無毛爲止，神效．又刺毛虫傷，亦可用此法治之．凡瘋狗咬傷，切不可誤服斑蝥·木鱉等毒藥，以致小便疼痛難忍，周身寒慄如瘧狀，不特解毒，而又加毒耳．

凡被人咬傷，其牙最毒，若有牙黃入肉，則痛不可忍．無論初起與日久，雖至腫爛，總宜用童便洗盡汙血．洗時雖痛，亦須忍住片刻．然後以生甘草，自己嚼融，厚敷，乾則隨換，日夜不斷，一日必愈．卽無論各物咬傷，亦可用之．

誤吞諸物硬喉方

魚骨哽喉食橄欖，猫延鵝唾白糖含．若因猪骨喉中梗，犬唾吞之骨自殘．

誤服金銀鉛錫鐵，多餐肥肉便通關．吞針入腹如何治？韭菜還同蠶豆餐．

銅器銅錢若誤服，荸薺羊脛骨灰安．繞喉亂髮呑難出，仍服餘灰治不難．

偶或誤吞竹木刺，絲瓜炙炭酒冲寬，驗方種種宜多記，以便臨時可保全．

凡魚骨哽咽，或在胸中不下，以橄欖食之卽下．如無鮮者，卽以橄欖磨水飲之，卽愈. 或取猫涎, 或鵝涎, 皆可服之. 又方: 白飴糖含口中, 令其自消, 則骨與俱化矣. 又方: 以魚膽煎湯, 服之自能嘔出. 至若神咒符之靈應者, 亦可取用.

猪骨哽, 用犬吊起一足, 取其涎, 緩緩咽下, 其骨卽化, 屢試如神. 以犬善食猪骨故也. 或用硼砂, 井花水化服. 或酒煎威靈仙, 和砂糖服之.

誤服金銀·五金等物, 用羊脛骨燒灰爲末, 米湯調服二三錢, 一日必出. 如誤呑金箔, 遲則難救, 急取生羊血灌之, 最爲神效. 如誤呑鐵器, 以炭皮研末, 調粥食之, 炭末卽裹鐵器由大便而出, 神效方也.

誤呑針者, 煮蠶豆·韭菜同食, 針與菜俱從大便而出. 又方: 照前法, 用木炭皮研末, 和粥食之, 亦出.

誤呑銅器·銅錢, 照上用羊脛骨灰服法治之. 或多食荸薺, 自然消化, 其效無比.

亂髮卡喉者, 仍以亂髮燒灰, 水調服一錢. 但服髮灰, 須令燒盡, 如有生髮未經燒盡者, 食之害人. 或用舊油木梳燒枯爲末, 酒冲服.

誤呑竹木卡喉, 用老絲瓜燒灰, 每服三錢, 酒送下, 甚效. 或照魚骨哽喉之服魚膽法服之. 又方: 木卡喉者, 用鐵斧摩水灌下, 卽愈. 竹卡喉, 制燈草灰, 開水送下, 卽愈. 外用燈草灰, 放膏藥上, 對痛處貼之, 一夜卽消. 如因竹木刺入肉者, 用蓖麻子和松香搗爛敷之, 痛止卽出, 神效.

誤食虫蛇等毒方

食蛇中毒取煙油, 冷水調冲服貴多. 倘或蜈蚣呑入腹, 生鷄淋血咽之瘥.
螞蝗誤食多生子, 白蜜田泥靛汁求. 鱉與河豚鱔蟹等, 各宜推類問根由.

解食蛇毒方：取多年旱煙筒內煙油, 用冷水洗出二三碗飲之. 凡受蛇毒者飮之, 其味必甜, 幷不難忍, 屢試如神. 或蛇毒遺在食物內, 亦效. 又方: 明雄黃研末, 調冷水服, 效. 又方: 蜈蚣一條, 焙枯末, 冷水調服, 一服卽解.

解食蜈蚣毒方：以生鷄血灌之, 甚效. 又方: 食鷄蛋二三個, 略過片刻, 再飮生油一杯, 卽行吐出, 絶妙方也. 又用手指甲磨冷水, 多飮之, 其效無比. 或照前服地漿水亦可.

誤呑螞蟥入腹者：此物最難消化, 久必生子, 食人肝血, 腹痛不可忍, 面目黃瘦, 不治卽死. 用桂元肉包煙油呑之, 螞蟥卽死, 隨大便而出, 屢試如神. 此經驗第一方也. 又方: 用白蜜頻頻服之, 至一二斤卽愈. 凡螞蟥火燒爲末, 見水卽活, 惟以蜜浸之, 卽化爲水, 故服蜜最佳, 但少則不效. 然體虛人又不可多服, 不如第一方之妙也. 又方: 田中泥一兩, 雄黃二錢, 爲丸, 分作四服, 開水下, 其虫入泥隨大便而出. 有時螞蟥行至鼻孔, 血流不止, 只用田泥泡水一碗, 放鼻孔前, 必然乘泥而下. 又方: 青靛調水, 飮之卽瀉出.

解食鱉魚毒：飮藍靛汁卽解. 又白馬尿飮之卽解. 凡鱉與莧菜同食者, 此方又妙.

解食河豚諸魚毒方：多食橄欖, 幷用橄欖核磨水服之, 極效. 或照前解百毒方治之.

鱔魚毒解法：與鱉魚同.

解螃蟹毒：紫蘇煎濃汁, 冷服一二碗, 卽解.

戒鴉片煙癮方

戒煙方法固爲多, 薑汁砂糖配合和; 加入煙灰共煎煉, 服之斷癮起沈疴.

鴉片之物, 本外洋煉以爲藥, 用之治病. 且流入於中國也, 初亦不過備西人之治病, 未嘗教人以制成器具, 吸之爲常也. 初吸之時, 自覺精神倍爽, 疾病頓除, 以爲安樂之中, 可作消閑之具, 不無可取. 皆因華人之性, 懦弱因循, 喜逸而惡老，喜靜而惡動，於是卽樂以爲常．迨吸之旣久，則成癮矣．何爲癮？因肺中空竅，皆爲煙膏充滿，肺喜清肅，主一身之氣，因其膏膠固於中，則一身之氣不得通泰，四肢九竅，皆爲之不舒．試思，煙槍·煙斗，吸之數日，卽有煙膏充滿，各須以物通之·刮之，然後乃可再吸，至於肺中之煙膏，豈亦能以物通之·刮之！故於癮發之時，惟有仍照前吸食一番，使肺中膠固之膏，得熱煙之氣而暫開，一身通泰，閉者開而逆者順矣．然不多時，故態仍來，只能仍用前法．故肺中之煙膏，愈吸愈多，愈多愈吸，周身之氣血，日漸消磨，不至同歸於盡不止也．

歷來戒煙諸方，皆不過重用補養之藥而加煙膏·煙灰之品，塞責了事，服之固可不吸鴉片煙，而終身仍不能離此等之藥，肺中膠固之膏仍不能去，亦非法之善也．偶於抄錄方中，見有一法，頗爲得理，附之以備采用．方用好淡茶葉四兩，食鹽四兩，熟鴉片二錢，三味共和，放銅鍋內，炒微黃色，每到癮來時，將二錢泡茶飲之，服完卽愈．須忌鐵器，幷忌酒糟·鴨子．服之七日，則吐黑痰，黑盡則吐白痰，白盡則除癮矣．且無一切壞證，反能除一切宿疾，肥胖轉健．夫茶稟天地至清之氣，產於山原之間，專感雲露之滋培，不受纖塵之滓穢，其性甘苦而寒，善除上焦鬱熱垢膩之物，故以爲君．鹽爲解煙之物，凡鴉片熬膏之時，略用食鹽少許，投之卽化爲水，不能成膏，足見肺中煙膏膠固之物，亦可用以蕩除．用煙膏二錢者，假之爲引導，以領上二藥直達病所，以成其功，自然膠固之煙膏，漸漸化解，由咳而出矣．

又方：用甘草一味熬膏，與煙膏對和調勻，如常吸食三五日後，卽漸漸不欲吸，自然斷癮．此方最易，旣不費錢，又不傷人，斷後幷無疾病．癮深者，照法治之，一月卽斷．

又方：用赤砂糖三斤，開水化烊，濾淨，生薑汁半斤，濾淨，加入煙灰五錢，共熬成膏，如膏滋狀．癮來時，以一調羹開水冲服，自然斷癮，且身無他病，健旺如常，卽可漸漸減少，或稍和代參膏，相和服之．有人效過，極靈極穩．

ㅈ

處方索引

저자소개

| 장 병 성 張秉成 |

청대(淸代) 의가로, 자(字)는 조가(兆嘉)이며 강소성(江蘇省) 무진현(武進縣) 사람이다. 생전의 사적에 대해서는 자세하게 전해져 내려오진 않으나, 사관(謝觀)의 서문을 참고해 보면 생존 당시부터 명의로 이름을 날려 많은 의료활동을 함과 동시에, 활발한 교육활동으로 여러 제자를 길러낸 근대의 명의이자 교육자임을 알 수 있다.

그는 제자들의 교육을 위해 여러 의학서적을 저술하였는데 그 종류는 아래와 같다.

* 『본초편독(本草便讀)』 1887년에 저술된 4권의 본초(本草) 서적으로, 상용약물 580여 종을 『본초강목(本草綱目)』의 분류를 참고해 24종류로 나눈 다음, 개별 약물의 성미(性味)와 공효(功效)를 1~4구절로 개괄한 후, 그 아래에 부주(附注) 형태로 보다 자세한 의의를 기술하고 있다.

* 『맥진편독(脈診便讀)』 1903년에 간행된 1권의 맥진(脈診) 서적으로, 맥법(脈法)의 원류, 진맥(診脈)의 원리, 맥위(脈位)와 맥형(脈形)에 대한 서술 등을 담고 있다. 말미에는 맥법(脈法) 뿐만 아니라 색진(色診)과 설진(舌診) 방법도 첨부해 싣고 있으면서, 진단에 있어 사진(四診)의 합참(合參)과 병인(病因)에 대한 탐구를 강조하였다.

* 『성방편독(成方便讀)』 1904년 간행된 4권의 방제(方劑) 서적으로, 고금으로 상용되는 방제 290여 수(首)를 『의방집해(醫方集解)』의 분류를 참고해 21종류로 나눈 다음, 각 처방별로 암송을 위한 칠언가결(七言歌訣)을 제시한 후, 아래에 병인(病因)과 병리(病理) 및 처방의 배오(配伍) 원리 등을 분석해 싣고 있다.

이들 서적은 발행 당시부터 의학계의 주목을 받아 의사들에게 널리 읽혔고, 현재까지도 본초학, 방제학 및 진단학 관련 수많은 의학 서적에 다수 인용되고 있다.

역자소개

| 정 기 훈 鄭岐薰 |

대전대학교 한의과대학 졸업
대전대학교 대학원 한의학과 졸업
(신계내과학 및 본초학 한의학박사)

계림한의원 원장(전)
대전광역시 중구한의사회 재무(전)
대전광역시 중구한의사회 감사(전)
대전광역시한의사회 대의원(전)
대전광역시한의사회 학술이사(현)
대한한의사협회 중앙대의원(전)
동신대학교 대학원 한의학과 겸임교수(전)
중부대학교 한방제약과학과 겸임교수(전)
대전대학교 한의학과 한의학과장, 한의예과장(전)
대한본초학회 이사(현)
대한한의학방제학회 이사(현)
대한고금의학회 회장(현)

저서

『東垣脾胃論譯釋』(공역, 대성문화사, 1992)
『한약자원가공』(공저, 충청남도교육청, 2006)
『瀕湖脈學按』(공저, 도서출판 초락당, 2007)
『炮製學』「天論」(편저, 도서출판 문진, 2008)
『藥務關係法規』(편저, 도서출판 문진, 2008)
『藥務關係法規』(편저, 도서출판 문진, 2009)
『地精錄(人蔘學)』(공저, 도서출판 문진, 2009)
『명방60수』(공역, 도서출판 문진, 2014)

강의

宋永剛의 『명방60수』
柯琴의 『傷寒附翼』
陳修園의 『金匱方歌括』
임상특강(生理痛, 中風, 口眼喎斜)
吳瑭의 『溫病條辨』

성방편독
成方便讀

발행일 2021년 1월 29일 초판 1쇄

저자 장병성
역자 정기훈

발행처 문진
주소 대전광역시 유성구 대학로 31 한진오피스텔 2004호
전화 042-933-6510
팩스 042-367-5510
홈페이지 http://munjin.co.kr

ISBN 979-11-87638-66-7 93510

책값은 뒤표지에 있습니다.
파본은 구입하신 서점에서 교환해 드립니다.